图书在版编目（CIP）数据

《伤寒论》注评：典藏版／中医研究院研究生班编著．—2 版．—北京：中国中医药出版社，2018.1

（中医经典注评丛书）

ISBN 978 - 7 - 5132 - 4432 - 9

Ⅰ．①伤…　Ⅱ．①中…　Ⅲ．①《伤寒论》–注释　②《伤寒论》–研究

Ⅳ．①R222.22

中国版本图书馆 CIP 数据核字（2017）第 224091 号

中国中医药出版社出版

北京市朝阳区北三环东路 28 号易亨大厦 16 层
邮政编码　100013
传真　010 - 64405750
山东临沂新华印刷物流集团印刷
各地新华书店经销

开本 787×1092　1/16　印张 33.25　字数 760 千字
2018 年 1 月第 2 版　2018 年 1 月第 1 次印刷
书号　ISBN 978 - 7 - 5132 - 4432 - 9

定价　198.00 元
网址　www.cptcm.com

社 长 热 线　010 - 64405720
购 书 热 线　010 - 89535836
维 权 打 假　010 - 64405753

微信服务号　zgzyycbs
微商城网址　https：//kdt.im/LIdUGr
官 方 微 博　http：//e.weibo.com/cptcm
天猫旗舰店网址　https：//zgzyycbs.tmall.com

如有印装质量问题请与本社出版部联系（**010 - 64405510**）

典藏版前言

本套《中医经典注评丛书》自 2011 年出版至今，已经过去 6 年了，其间多次重印，成为我社学术著作的品牌之一，赢得了良好口碑。更令我们欣慰的，是广大读者客观、中肯的评价："此书大善，乃全国第一届中医研究生班同学几人一组精心编著，其中不乏当今的名医大家，真是令人钦佩！""对难点的把握十分深刻。课堂上老师没有讲清、教材中含糊的疑难之处，在此套书中大半可寻得答案。""注释散而不乱，排版十分宜人，阅读很有快感。""虽无具体病案，却多有临床运用的概括。""内容详尽易懂，直奔主题，字字珠玑。是一套经典的好书。"

朱熹曰："圣贤所以教人之法，具存于经。有志之士，固当熟读、深思而问辨之。"愿广大读者能典藏此套丛书，作为案头必备，学而时习之。为了便于收藏并时常翻阅，现出版"典藏版"以飨读者。

中国中医药出版社

2017 年 10 月 1 日

叙　言

　　1976 年，经中央批准，著名中医学家岳美中先生创建了全国中医研究班，并面向全国招收了第一批学员。1978 年，国家恢复研究生教育后，又举办了全国第一届中医研究生班（中国中医科学院研究生院前身）。

　　三十多年来，研究生院在"系统学习、全面掌握、整理提高"方针指引下，始终坚持"以经典为基石、在临证中学习、在学习中研究、在研究中发展"的办学理念，培养了一批又一批中医高层次人才。

　　为了很好地重现众多名师为研究生授课时留下的宝贵资料，研究生院陆续整理了既往编写的研究生教学讲义和著名中医专家授课的录音、录像资料，供研究生教学以及中医同道参考。此次整理出版的《中医经典注评丛书》包括《〈黄帝内经·素问〉注评》、《〈黄帝内经·灵枢〉注评》、《〈伤寒论〉注评》、《〈金匮要略〉注评》四部，系当年内部印刷的研究生教学参考书。这次整理，将经典原文改为繁体字，统一了体例，并对错印之处进行了修改，其余一概保留原貌。

　　该丛书的整理工作，由宋春生常务副院长主持，刘艳骄、马晓北、杜新亮负责《〈黄帝内经·素问〉注评》，史欣德、胡春宇负责《〈黄帝内经·灵枢〉注评》，都占陶、苏庆民负责《〈伤寒论〉注评》，杨卫彬、张文彭、徐慧负责《〈金匮要略〉注评》的具体整理工作。相信该书的面世，将为研读中医经典著作提供参考。真诚希望广大读者提出宝贵意见。

中国中医科学院研究生院

2010 年 10 月 18 日

前　言

　　《伤寒论注评》是我班 1978 年级的中医研究生在学习研究《伤寒论》的过程中集体编写的。全书按宋·赵开美本条文排列顺序逐条加以评注，其编写体例是继每条原文后，分列〔校勘〕〔词解〕〔句解〕〔提要〕〔选注〕〔评述〕等项，对附有方剂的条文每方之后复列〔方解〕〔验案〕〔评述〕等项目。条文及方剂的〔评述〕部分多能集中反映作者的学习研究心得，而〔验案〕一项则选择前贤应用经方佳案予以评析，以期理论联系实际，为临床服务。

　　该书初稿完成后，1979 年级、1980 年级部分研究生参加了有关修改工作。该书由时任研究生部的主任方药中研究员及副主任时振声副主任医师进行指导、总审，教研室王琦副主任主持了修改定稿工作。这次付印一则作为研究生院《伤寒论》教学参考之用，一则作为临床医生及中医爱好者的学习参考。

中医研究院研究生班

1984 年秋

目　录

辨太阳病脉证并治上

〔原文〕

1. 太陽之爲病，脉浮，頭項強痛⁽¹⁾**而惡寒。**

〔词解〕

(1) 头项强痛：即头痛项强。项，颈之后部。强，音降（jiàng）。项强为颈项牵强不舒感。

〔提要〕

太阳病提纲。

〔选注〕

柯韵伯：仲景作论大法，六经各立病机一条以提揭一经纲领，必择至当之脉证而表彰之……后凡言太阳病者必据此脉证，如脉反沉、头不痛、项不强、不恶寒，是太阳之变局矣。

仲景立六经总纲法，与《内经》热论不同。太阳只重在表证表脉，不重在经络主病，看诸总纲，各立门户，其意可知。

方有执：此揭太阳之总病乃三篇之大纲。以下凡首称太阳病者，皆指此而言之也。

程郊倩：太阳之见证，莫确于头痛恶寒，故首揭之，使后人一遇卒病，不问何气之交，而但见此脉此证，均可作太阳病处治，亦必兼此脉此证，方可作太阳病处治。虽病已多日，不问其过经已未，而尚见此脉此证，仍可作太阳病处治。

〔评述〕

《伤寒论》六经之概念，是在《素问·热论》所述六经之基础上发展而来的。六经病证的实质是根据十二经脉所属五脏六腑的病理变化，结合其各种临床表现的证候，按照这些证候的部位、性质、病机、病势进行证候分类，从而归纳为六经病证。显然这种分类归纳是建立在脏腑经络基础之上，并通过其内部有机联系而进行的。因此，六经分证的每一经已不是单纯指本经的走行。关于这一点柯韵伯在注释中作了正确的说明。

由于太阳主一身之表，故凡感受风寒外邪，出现发热恶寒、头痛项强、脉浮的都可称为太阳病，临床把这种证候表现作为辨别太阳病的依据。只要见到此证此脉，便可作太阳病处理。方氏、程氏以及后世注家均把本条称为太阳病的提纲，其理乃在于此。

（孙学东）

〔原文〕

2. 太陽病⁽¹⁾**，發熱，汗出，惡風**⁽²⁾**，脉緩**⁽³⁾**者，名爲中風**⁽⁴⁾**。**

〔校勘〕

《金匮玉函经》《千金翼方》："汗出"下有"而"字。"脉缓者"句作"其脉缓"。"为中风"句上无"名"字。

〔词解〕

(1) 太阳病：指上条太阳病的基本脉证。

　　(2) 恶风：即恶风寒也，不独为恶风解。

　　(3) 脉缓：即脉浮缓之意。缓为缓和，浮缓是浮脉有缓和之象，相对于浮紧而言。与素称之"缓脉"意义不同。

　　(4) 中风：中，音众（zhòng）。此处指外感之中风，即《难经》所说"伤寒有五"之中的狭义中风。

〔句解〕

　　发热、汗出、恶风、脉缓：当人体初受风寒侵袭，阳气外浮与邪相争则发热，玄府失守则汗出，汗出则肌疏不胜风袭故恶风；更以汗液外出，故脉象松弛而呈缓象。凡此多与汗出有关。此示中风与伤寒之别。从症状上讲，有汗与无汗是关键之处。

〔提要〕

　　太阳中风的主要脉证。

〔选注〕

　　柯韵伯：风为阳邪，风中太阳，两阳相搏，而阴气衰少，阳浮故热自发，阴弱故汗自出，中风恶风，类相感也。风性散漫，脉应其象，故浮而缓。若太阳初受病，便见如此脉证，即可定其名为中风而非伤寒矣。

　　方有执：太阳病，上条所揭云云者是也。发热，风干于肌肤而郁蒸也。汗出，腠理疏，玄府开而不固也。此以风邪郁卫，故卫逆而主于恶风。缓，即下文阳浮而阴弱之谓。中，当也。凡音称太阳中风者，则皆指此而言也。

　　汪琥：脉缓，当作浮缓看。浮为太阳病脉，缓是中风脉。

　　钱潢：缓者，紧之对称，非迟脉之谓也。风为阳邪，非劲急之性，故其脉缓也。

〔评述〕

　　本条是太阳中风病主脉主证，是对太阳病中风症状的解释，可以说是中风的提纲。太阳病分为伤寒、中风两类。历代注家对其病因病机解释不同：有云中风是中于风邪也，伤寒是伤于寒邪也；又有云寒伤营，风伤卫者。其实风与寒难以分开，伤营、伤卫也只为病邪深浅之意。结合临床实践，不难看出，所以成中风、伤寒者，一则是致病因子不同，二则是在相同病因下体质有异而造成的。所以，分辨伤寒、中风，只需辨别临床症状即可，所谓"寒伤营，风伤卫"的概念，也仅是对其病因病机相对给予概括的称谓，不可拘泥。

（孙学东）

〔原文〕

3. 太陽病或已發熱，或未發熱，必惡寒，體痛，嘔逆，脉陰陽俱緊[1]者，名爲傷寒[2]。

〔校勘〕

　　成无己本："逆"作"噎"。

　　《金匮玉函经》："脉"字前均有"其"字，"俱紧"后无"者"字，"为伤寒"前无"名"字。

　　康平本、成无己本："名为伤寒"均作"名曰伤寒"。

〔词解〕

（1）脉阴阳俱紧：对脉之阴阳有两种解释：一种认为指脉的部位，寸为阳，尺为阴。如方有执说："阴为关后，阳为关前，俱紧，三关通度而急疾，寒性强劲而然也。"另一种认为指脉的浮沉，浮取为阳，沉取为阴。如柯韵伯说："阴阳指浮沉而言，不专指尺寸也。"两说各有所取，临床当脉证合参，不必拘泥。紧，指脉象紧张，如切绳状。与弦脉相似，但弦脉端直以长，紧脉则转索有力。

（2）名为伤寒：伤寒分广义和狭义两种。广义伤寒，包括多种外感热病。《难经》说："伤寒有五：有中风，有伤寒，有湿温，有热病，有温病。""伤寒有五"，即为广义伤寒。五种之中的伤寒，即为狭义伤寒。本条系指麻黄汤证的狭义伤寒而言。

〔提要〕

太阳伤寒的主证主脉。

〔选注〕

方有执：或，未定之词，寒为阴，阴不热，以其着人而客于人之阳经，郁而与阳争，争则蒸而为热。已发热者，时之所至，郁争而蒸也；未发热者，始初之时，郁而未争也。必，定然之词，然此以寒邪郁营，故营病而分见恶寒，曰必者，言发热早晚不一，恶寒则必定即见也。

钱潢：体痛者，伤寒营分也。营者，血中精专之气也。血在脉中，随营气而流贯滋养夫一身者也。此因寒邪入于血脉之分，营气涩而不快于流行，故身体骨节皆痛也。

《金鉴》：胃中之气，被寒外束，不能发越，故呕逆也。

柯韵伯：太阳受病，当一二日发，故有即发热者，或有至二日发者。盖寒邪凝敛，热不遽发，非热风邪易于发热耳。然即发热之迟速，则其人所禀阳气之多寡，所伤寒邪之深浅，固可知矣。然虽有已发未发之不齐，而恶寒体痛呕逆之证，阴阳俱紧之脉先见，即可断为太阳之伤寒。

尤在泾：此太阳伤寒之脉之证也，与前中风条参之自别。盖风为阳邪，寒为阴邪，阳气疾，阴气徐，故中风身热，而伤寒不即热也。风性解缓，寒性劲切，故中风汗出脉缓，而伤寒无汗脉紧也。恶寒者，伤于寒则恶寒，犹伤于风则恶风，伤于食则恶食也。体痛呕逆者，寒伤于形则痛，胃气得寒则逆也，然窃尝考诸条：中风中湿，并兼体痛；中风中暍，俱有恶寒；风邪上壅，多作干呕；湿家下早，亦成哕逆。故论太阳伤寒者，当以脉紧无汗、身不即热为主，犹中风以脉缓、多汗、身热为主也。其恶寒、体痛、呕逆，则以之合证焉可耳，不言无汗者，以脉紧该之也。

〔评述〕

本条文为太阳伤寒的主证主脉。太阳伤寒，属于太阳病的一个类型——表实证。太阳主表，统领一身之营卫而具有卫外御邪的功能。外邪侵入人体，太阳首当其冲，正邪交争于体表，致使营卫失和。由于病邪的性质不同、人体受邪的浅深和机体抗邪能力的不同，则有伤寒与中风、表实与表虚的不同。分析病机，当从正与邪两个方面加以考虑。各注家从寒邪的特点、正气与邪气交争而营卫失和的临床表现进行了分析，指出寒邪属阴，其性收引而主痛，闭塞毛窍则卫外阳气不得伸张，收引经脉则营血阻滞不通，故表现为恶寒无汗、脉阴阳俱紧及疼痛等症状。综合起来，其病机在于卫阳被遏，营阴阻滞。各家所注，各有所长。论发热之迟速，柯韵伯不但从受邪浅深，而且从人之体质差异，所谓"禀刚气之多寡"来分析，高于其他各家所注。在论述本条所言之脉证中，尤在泾提出了"当以脉紧无汗，身不即热为主"，以与脉缓、汗出、身热之太阳中风相鉴别，是很有道理的。但是，恶寒、体痛等亦为不可忽视的主证。且细审辨之，中风虽亦有恶寒，然则多见风而恶寒，且恶寒较轻；中湿虽亦体痛，然体痛而重；风邪上壅虽亦见呕，然多作干呕。临证当善于同中察异，脉证合参，以求辨证无差，论治无误。学习本条，当与第1条、第35条等太阳伤寒的有关条文合看，并参看太阳中风的有关条文，以资鉴别。

（许家松）

〔原文〕

4. 傷寒⁽¹⁾**一日，太陽受之，脉若静**⁽²⁾**者，爲不傳**⁽³⁾**；頗欲吐，若躁煩，脉數急**⁽⁴⁾**者，爲傳也。**

〔校勘〕

《金匮玉函经》："躁烦"上无"若"字，"为传也"作"乃为传"。

成无己本："躁"作"燥"。

〔词解〕

（1）伤寒：指广义伤寒，包括中风在内，与上条"名为伤寒"有广狭之分。

（2）脉若静：指脉与证符（伤寒脉紧，中风脉缓），无数急现象。

（3）传：《辞源》转也，授也，谓以此之所受，转受之于彼也。

（4）脉数急：与脉静相对而言。张令韶：数急，对静而言。

〔提要〕

辨伤寒传与不传的脉证。

〔选注〕

尤在泾：寒气外入，先中皮肤，太阳之经，居三阳之表，故受邪为最先。而邪有微甚，证有缓急，体有强弱，病有传与不传之异，邪微者不能挠于正，其脉多静；邪甚者，得与正相争，其脉数急，其人则躁烦而颇欲吐。盖寒邪稍深，即变而成热；胃气恶邪，则逆而欲吐也。

沈金鳌：一日，约辞，非定指一日也。脉静者，太阳伤寒脉浮紧，仍是浮紧之脉未尝他变也，故病仍在太阳，而亦未他传，此据脉知之，而太阳诸症自在可见。若更验之于证，胸中之阳为在表之寒所郁，因而欲吐躁烦，脉又不静，而浮紧变为数急，太阳之邪势必入里而传阳明，盖欲吐躁烦，皆阳明胃证也。此又兼审脉证而知之。

沈明宗：此凭脉辨证，知邪传与不传也。脉浮而紧，为太阳正脉，乃静是不传他经矣。若颇欲吐，或躁烦，而脉数急，则邪机向里已著，势必传经为病也。

钱潢：伤寒一日，太阳受者，即《内经》热论所谓"一日巨阳受之，二日阳明受之"之义也。因太阳主表，总统营卫，故先受邪也。然寒伤营之证，其脉阴阳俱紧，或见浮紧之脉。若一日之后，脉安静恬退，则邪轻而自解，不至传入他经矣。倘见颇觉欲吐，则伤寒呕逆之证犹未除也。况吐则邪入犯胃，乃内入之机，若口燥而烦热、脉数急者，为邪气已郁为热,其气正盛,势未欲解,故为传经之候也。

《金鉴》:伤寒一日,太阳受之,当脉浮紧,或汗或未汗,若脉静如常,此人病脉不病,为不传也。初病或呕未止颇欲吐,若躁烦脉数急者,此外邪不解,内热已成,病热欲传也。宜以大青龙汤发表解热,以杀其势;或表里有热证者,则当以双解汤两解之也。

〔评述〕

本条是从脉证的变化上来诊断伤寒的传与不传。从脉象来看,文中的"脉若静",是指脉与证符,即伤寒脉浮紧、中风脉浮缓之意;脉数急,是与脉静相对而言的,是脉象有变化的意思。这一点,以沈金鳌为代表的注家写得很清楚。而以《金鉴》为代表的部分注家,将脉静理解为"脉静如常,此人病脉不病"则不妥。从证上看,烦躁欲吐就是病邪向里的表现,各家的意见,在这点上是基本一致的。

《素问·热论》上说:"伤寒一日巨阳受之,二日阳明受之……"这就是传经学说的理论根据,临床上的病变,并不是如此机械刻板的,它既可以传入阳明,又可以传入少阳,甚至也有转属太阴、少阴的,但也可以就在太阳而不发生传变的。病邪的传与不传,是从脉与证的表现上来测定的,其日数只是大约而言。"一日"可理解作疾病的初期阶段,此时如果脉证相符,如伤寒的脉浮紧、中风的脉浮缓,就说明病邪仍在太阳,没有传变;如果脉象数急,又有时欲呕吐、躁烦不安现象的,就说明病邪已有传变的趋势。呕吐为少阳经的主症,躁烦是阳明里热的现象,见到这些症状,说明病势已由表传里。大凡疾病的传变,阳证入阴为逆,阴证出阳为顺。病在三阳,说明病人的阳气犹能与邪相争,若阳气不能抵御病邪,或经误治阳气伤残,病邪即内陷三阴,这是由浅入深,由轻转重的传变;又如直中的少阴证,经过治疗,阴寒消散,阳气未复,也能出现阳经的证候,这是由阴转阳,由重转轻的表现。

(肖燕军)

〔原文〕

5. 傷寒二三日⁽¹⁾,陽明、少陽證⁽²⁾不見者,爲不傳也。

〔校勘〕

《金匮玉函经》《千金翼方》:均作"伤寒其二阳证不见,此为不传"。

〔词解〕

(1) 二三日:根据《素问·热论》的说法,传经是有规律的,每天传一经。一日太阳,二日阳明,三日少阳,四日少阴,五日太阴,六日厥阴。但临床实际所见并不尽然,当以脉证为凭。

(2) 阳明、少阳证:阳明的不恶寒,反恶热,身热,心烦,口渴,不眠等证;少阳的寒热往来,胸胁苦满,善呕,口苦,咽干,目眩,耳聋等证。

〔提要〕

辨伤寒不传变之法。

〔选注〕

方有执:上条举太阳而从脉言,此复举阳明少阳而从证言,次第反复,互相发明也。然不传有二,一则不传而遂自愈,一则不传而犹或不解,若阳明、少阳虽不见,太阳亦不解，则始终在太阳者有之，余经同推。要皆以脉证所见为准，若只蒙眬，拘日数论经，其去道远矣。

沈金鳌：阳明少阳二经之证，至二三日不见，可知其脉仍浮紧而亦不变，此亦但据证而知之也。可见一日太阳，二日阳明，以次相传之日数未可泥矣。

《金鉴》：伤寒二日阳明受之，三日少阳受之，此其常见。若二三日，阳明证之不恶寒、反恶热、身热、心烦、口渴、不眠等症，与少阳证之寒热往来、胸胁苦满、善呕、口苦、咽干、目眩、耳聋等症不见者，此为太阳邪轻热微，不传阳明少阳也。

尤在泾：邪既传经，则必递见他经之症。伤寒二三日，阳明少阳受病之时，而不见有身热、恶热、口苦、咽干、目眩等症，则邪气止在太阳，而不更传阳明少阳可知。仲景示人以推测病情之法为此。

成无己：伤寒二三日，无阳明少阳证，知邪不传，止在太阳经中也。

〔评述〕

本条论伤寒的传经与不传经，主要以证候为准，而不必拘于日数。各注家的意见基本是一致的，而以方有执和沈金鳌说得最为清楚。

按照《素问·热论》上传经的规律是一日太阳，二日阳明，三日少阳。但虽然二日，并未见到不恶寒、但恶热、口渴欲饮等阳明证，三日并未见到口苦、咽干、目眩等少阳证，则可断知病邪仍在太阳，而后有传变，如方有执所说的那样。太阳病也有不传变而始终在一经的，所谓不传，有两方面的意义：一是不传而自趋痊愈，一是不传而病邪仍在太阳不解。总之，诊断传经与否，主要以脉证为主，如病程虽较久，但仍见太阳脉证的，则仍是太阳病；如日数虽短，但脉证已经脱离了太阳病的范围，就不能再作太阳论治。

（肖燕军）

〔原文〕

6. 太陽病，發熱而渴，不惡寒者，爲溫病。若發汗已，身灼熱者，名風溫。風溫爲病，脉陰陽俱浮[1]，自汗出，身重[2]，多眠睡[3]，鼻息必鼾[4]，語言難出。若被下者，小便不利，直視[5]失溲[6]。若被火[7]者，微發黃色，劇則如驚癇，時瘈瘲[8]。若火薰之，一逆[9]尚引[10]日，再逆促命期[11]。

〔校勘〕

《金匮玉函经》："伤寒"下无"者"字。"被下者"作"下之"，"被火"下无"者"字，"发黄"下无"色"字，"瘈瘲"作"掣纵发作"。"若火薰之"句，作"后以火薰之"。

成无己本："名风温"句作"名曰风温"，"息"字上无"鼻"字。

〔词解〕

（1）脉阴阳俱浮：《内经》对脉象的诊察分为两种情况。一种是三部九候的遍身诊察法，一般不用阴阳来分；另一种是在诊察胃气脉中分阴脉和阳脉。《素问·太阴阳明论》说："足太阴者三阴也，其脉贯胃，属脾络嗌，故太阴为之行气于三阴。阳明者表也，五脏六腑之海也，亦为之行气于三阳。"说明阴阳脉的胃气均是从太阴脉和阳明脉而来，故可用此六脉来推测胃气之多少。太阴脉测在寸口，阳明脉测在人迎，故脉阴阳俱浮，可理解为此二处的脉浮。

（2）身重：身体沉重酸软乏力。

（3）多眠睡：神志昏迷，多昏睡的状态。

（4）鼾：音酣（hān），即昏睡时的呼吸声。

（5）直视：眼球转动不灵，目光呆滞无神。

（6）失溲：注家多释为大小便自遗，当包括无尿的情况。

（7）被火：即用火热方法治疗，是古代的治疗方法，如火熏、烧艾、烧针等。

（8）瘛疭：音掣纵（che zòng）。指手足抽搐。

（9）逆：指治疗的错误。

（10）引：延长的意见。

（11）促命期：促即迫近之意，命期即死期。意为加速死期的到来。

〔句解〕

（1）太阳病发热而渴，不恶寒者为温病：指出温病的主要特征是发热而渴、不恶寒。

（2）若发汗已，身灼热者，名风温：这里的风温指太阳温病误治的变证，与后世温病学中所讲的风温概念不尽相同。尤在泾说："伤寒，寒伤在表，汗之则邪去而热已。风温，温与风得，汗之则风去而温胜，故身灼热也。"

（3）风温为病……语言难出：此段具体说明了风温的临床表现。其症状主要是因津液缺乏，热度高而致。其中，脉阴阳俱浮说明内外一片热象；自汗出说明表邪已有转向气分里热之势；身重说明津液缺乏，经脉不得濡养；多眠睡说明气分之热已扰心神；鼻息必鼾、语言难出说明热邪充斥肺胃，以致气机紊乱。

（4）若被汗者……剧则如惊痫，时瘛疭：说明再一次误治而发生的又一次变证。因为风温已属误治，使津液缺乏，热邪加重。若再用汗、下、被火之法，则更进一步损伤津液，出现小便不利；若更严重则有无尿之危，或出现筋脉失养而抽搐动风；若热邪进一步加重，以致血液受损，则可能出现身微黄；若热扰心神则惊痫。

（5）若火熏之……再逆促命期：说明误治一次，虽使病情加重，尚不至立即危害生命。但一再误治，就会危及生命。以此告诫医生临证之时必须及时总结经验，随时纠正错误。

〔提要〕

本条列出了温病的特征及误治后出现的种种变证。说明温病治法不能用峻汗解表。

〔选注〕

尤在泾：此温病之证也。温病者，冬春之月，温暖太甚，所谓非常之暖，人感之而即病者也。此正是伤寒对照处。伤寒传变乃成热，故必传经而后渴，温邪不待传变，故在太阳而即渴也。伤寒阳为寒郁，故身发热而恶寒。温病阳为邪引，故发热而不恶寒也。伤寒，寒伤在表，汗之则邪去而热已。风温，温与风得，汗之则风去而温胜，故身灼热也。

程郊倩：温病之源头，只是阴虚而津液少，汗下温针，莫非亡阴夺津液之治，故俱属大忌。未发汗只是温，发汗已身灼热，则温病为风药所坏，遂名风温。

章虚谷：太阳外感之邪，若发汗已，必热退身凉矣。今热邪从少阴而发，当清其热，乃误发其汗，反伤津气，助其邪势，故其更灼热，因而勾起其肝风，鼓荡其温邪，故名曰风温。

《金鉴》：温病热病不恶寒者，表热也；口渴引饮者，里热也。表热无寒，故不宜汗；里热无实，故不宜下；表里俱热，尤不宜火。

陆渊雷：自古有温病之名，时复与伤寒对立，学者将以为温病治疗异于伤寒，故仲景于此但举证候，不出主方，所以示渴而不恶寒之证既同于阳明，则治法亦在阳明法中也。不称阳明，而称太阳温病者，以自古相传之六经概念，阳明由传变而来，温病则始病即如此。

〔评述〕

本条主要是列出温病的特征，以此和其他外感热病进行鉴别。《素问·热论》说："今夫热病者，皆伤寒之类也。"《难经》说："伤寒有五，有中风，有伤寒，有湿温，有热病，有温病。"说明外感热病可分为五种，温病即为其中一种。其与伤寒、中风的内容见于《伤寒论》，湿热及热病的内容可在《金匮要略·痉湿暍病脉证第二》中看到。五种热病的证治归纳于下：

中风：恶风，发热，汗出，脉浮缓，用桂枝汤。

伤寒：恶寒，或发热，体痛，呕逆，脉阴阳俱紧，用麻黄汤。

温病：发热，口渴，不恶寒，可用《温病条辨》银翘散。

湿热：一身尽痛，发热，日晡所剧，身色如薰黄，但头汗出，背强欲得被覆向火，用麻黄杏仁薏苡甘草汤。

热病：汗出，恶寒，身热而渴，用白虎加人参汤。

承淡安在《伤寒论新注》一节中说："太阳病之伤寒则五者中之一，本条之温病亦五者中之一，于此提出殆与太阳伤寒作分辨耳。"历来注家多未从五者关系来看，仅从寒温两大类进行分别，认为此条主要是与伤寒作鉴别用，似与《内经》《难经》原义不合。

关于风温的名词，诸家颇有不同看法。尤氏认为，既有风邪又有温邪，所以叫风温，这是从外因角度进行解释；章氏认为温病误汗之后肝风内起，鼓荡温邪，所以叫风温，这是从内因角度进行解释的；程氏认为温病为风药所坏，所以叫做风温，这是从误治角度进行解释的。以上解释均把风温看成是误治而形成的，可见与温病的风温是不同的。本条的风温就是温病的坏病，其症状较初起的温病为重，其命名的意义不过是作为诊断上的分辨罢了。陆氏关于温病的治法同于阳明，似不确切。温病初起应用辛凉解表法，至于误治后的风温则可用治阳明方治之。

（彭荣琛）

〔原文〕

7. 病有發熱惡寒者，發於陽也；無熱惡寒者，發於陰也。發於陽，七日愈；發於陰，六日愈；以陽數七，陰數六故也。

〔校勘〕

《金匮玉函经》《千金翼方》："病"字上均有"夫"字，两"热"字下都有"而"字，"无热"均作"下热"。"阳"字下都有"者"字，成无己本亦有。

〔提要〕

依据证候的不同，以判断疾病的性质和痊愈的日期。

〔选注〕

王焘：病发热而恶寒者，发于阳；无热而恶寒者，发于阴。发于阳者可攻其外，发于阴者可温其内。发表以桂枝汤，温里宜四逆汤。

钱潢：此一节提挈纲领，统论阴阳，当冠于六经之首。自叔和无己诸家，错简于太阳脉证之后，致喻氏以未热注无热，悖于立言之旨矣。盖仲景以外邪之感受本难知，发则可辨，因发知受有阴经阳经之不同，故分发热无热之各异，以定阳奇阴耦（偶）之愈期也。发于阳者，邪入阳经而发也；发于阴者，邪入阴经而发也。即《素问·阴阳应象大论》所谓："阳盛则身热，阴盛则身寒，阴阳更胜之变也。"

沈金鳌：三阳病，俱备不发热者，便是发于阴。三阴病，俱有反发热者，便是发于阳。

尤在泾：此特举阳经阴经受邪之异，而辨其病状及其愈期。发于阳者，病在阳之经也，以寒加阳，阳气被郁，故发热而恶寒。发于阴者，病在阴之经也，以阴加阴，无阳可郁，故无热而但恶寒耳。夫阳受邪者，必阳气充而邪乃解；阴受病者，必阴气盛而病始退。七日为阳气来复之日，六日为阴气盛满之候，故其病当愈耳。然六日七日，亦是概言阴阳病愈之法大都如此，学者勿泥可也。

张璐：此条以有热无热，证阳病阴病之大端。言阳经受病，则恶寒发热；阴经受病，则无热恶寒。

程郊倩：经虽有六，阴阳定之矣。阴阳之理虽深，寒热见之矣。在发热恶寒者，阳邪被郁之病，寒在表而里无寒，是从三阳经为来路也。在无热恶寒者，阴邪独治之病，寒入里而表无热，是从三阴脏为来路也。同一证而所发之源自异。七与六不过奇偶二字解，特举之为例，以配定阴阳耳。日子上宜活看，重在阳数阴数之数字上。

张隐庵：此言太阳少阴之标阳标阴为病也。以寒邪而病太阳之标阳，故发热恶寒而发于太阳也；以寒邪而病少阴之标阴，故无热恶寒而发于少阴也。

《金鉴》：病谓中风伤寒也，有初病即发热恶寒者，是谓中风之病发于卫阳者也；有初病不发热而恶寒者，是谓伤寒之病，发于营阴者也。发于阳者七日愈，发于阴者六日愈，以阳合七数，阴合六数也。

喻嘉言：风为阳，卫亦阳，故病起于阳；寒为阴，营亦阴，故病起于阴。无热恶寒，指寒邪初受，未郁为热而言也；少顷郁勃于营间，则仍发热矣。太阳病第三条云：或已发热，或未发热，正互明其义也。病发于阳，其愈宜速，乃六日传经已尽，必至七日方愈者，阳数七，主进故也。病发于阴，其愈宜迟，乃至六日经尽即愈者，阴数六，主退故也。得病之始，各从阴阳之类而起；得病之终，各从阴阳之类而愈。此道之所以本系自然，而人身与天地同撰也。

柯韵伯：无热指初得病时，不是到底无热。发于阴指阳证之阴，非指直中之阴。阴阳指寒热，勿凿分营卫经络。按本论曰：太阳病，或未发热，或已发热。已发热即是发热恶寒；未发热即是无热恶寒。斯时头项强痛已见，第阳气闭郁，尚未宣发，其恶寒体痛，呕递脉紧，纯是阴寒为病，故称发于阴，此太阳病发于阴也。又阳明篇云：病得之一日，不发热而恶寒，斯时寒邪凝敛，身热恶热，全然未露，但不头项强痛，是知阳明之病发于阴也。推此则少阳往来寒热，但恶寒而脉弦细者，亦病发于阴；而三阴之反发热者，便是发于阳矣。寒热者，水火之本体；水火者，阴阳之朕兆。七日合火之成数，六日合水之成数，至此则阴阳自和，故愈。盖阴阳互为其根，阳中无阴，谓之孤阳；阴中无阳，便是死阴。若是直中之阴，无一阳之生气，安得合六成之数而愈耶？《内经》曰："其死多以六七日之间，其愈皆以十日以上，使死期亦合阴阳之数，而愈期不合者，皆治者不如法耳。"

〔评述〕

本条提纲挈领，统论阴阳，当冠于六经辨证之首。运用阴阳的朴素辩证思想，通过寒热证候的不同来判断疾病的性质，即通过对发热恶寒与无热恶寒两个证候的分析，辨出病发于阳和病发于阴，作为临床诊断治疗的准则。

历来注家对于本条发于阴的看法极不一致，归纳起来，大致如下：

（1）以钱潢、张璐、程郊倩、尤在泾等为代表的认为，发于阳是发于阳经，发于阴是发于阴经。

（2）张隐庵认为，发于阳是发于太阳，发于阴是发于少阴。

（3）喻嘉言、《医宗金鉴》认为，发于阳、发于阴都是病在太阳，阴阳是指风寒之邪和营阴卫阳而言。

（4）柯韵伯认为阴阳是指寒热而言，不必凿分营卫经络。

（5）沈金鳌认为，阳病不发热就是病发于阴，阴病发热就是病发于阳。

我认为钱天来等的说法较全面。所谓阳，是指太阳、少阳、阳明三阳而言；所谓阴是指太阴、少阴、厥阴三阴而言。三阳经病，大多属于热证、实证；三阴经病，大多属于寒证、虚证。发热恶寒发于阳，无热恶寒发于阴，是根据疾病初期症状，观察其有无发热，以判定病发于阳或病发于阴。

发热而又恶寒，反映了正邪斗争的情况。阳气能与邪争则发热；阳气被邪所伤则恶寒。凡三阳经病皆有发热，例如太阳病有发热恶寒、阳明病有潮热或蒸蒸发热、少阳病则有往来寒热，所以说凡有发热的证候为病发于阳经。无热恶寒是没有发热，只有恶寒，反映了阳气已虚，阴寒独盛，阳不能与邪争，所以三阴寒病皆无热证。由此可见，阴阳总统六经，验之于寒热，有热则知病发于阳，无热则知病发于阴，况阳虚则恶寒，故可知病为阴证无疑。

在临床上也有例外的情况，所以必须联系其他证候，全面分析。如太阳病初起，也可能有一个未发热的阶段，故论中也说"太阳病，或已发热，或未发热，必恶寒，体痛，呕逆"等症不过时间短暂，很快就转入发热恶寒了。又如少阴里寒也有和太阳表证同时俱见者，并不是绝对不发热的，如少阴病麻黄附子细辛汤证、麻黄附子甘草汤证等就是少阴病初起发热的例子。所以，我们应当全面地看问题，既要知其常，又要达其变；既要掌握其一般的规律，又要了解其特殊的情况，这样才能更好地指导临床实践。

至于条文中所说的"阳数七，阴数六"、"七日愈，六日愈"等，历代注家都以水火成数（水生数一，成数六；火生数二，成数七）和象数奇偶的阴阳（七为奇数，属阳数；

六为偶数，属阴数）来解释。因为七为阳数，六为阴数，所以有"七日愈，六日愈"的说法，其中似含有预后的意思。但疾病的愈期，每因受邪的轻重、人体的强弱、治疗的当否而有所不同。因此"发于阳，七日愈；发于阴，六日愈"尚待进一步研究。

（白兆芝）

〔原文〕

8. 太陽病，頭痛至七日以上自愈⁽¹⁾者，以行其經盡⁽²⁾故也。若欲作再經⁽³⁾者，針足陽明，使經不傳則愈。

〔校勘〕

《金匮玉函经》《诸病源候论》《千金翼方》：均无"以行"二字，"尽"作"竟"。

《医宗金鉴》、成无己本："以上"作"已上"。

〔句解〕

（1）七日以上自愈：即前条病发于阳七日愈之义。《内经》及后世医家，多以五行生成数以测病期，借以说明疾病轻重、愈之时日。此不过示人凡病其自愈，皆有大概时日而已。

（2）行其经尽：即在太阳一经行尽。

（3）欲作再经：即传于他经。

〔提要〕

邪行经尽则愈，不愈则传经，并提出防止传经的措施。

〔选注〕

周禹载：七日而云以上自愈者，明明邪留太阳，至七日则正气复而邪气退也。所谓经尽，盖六日之间，营卫流行，复至七日而行受邪之经耳，岂诚一日太阳，二日阳明，六日间六经证见，至七日乃又显太阳经证也。针足阳明者，谓太阳将传阳明，故于趺阳脉穴针之，以泄其邪，则邪散而自愈矣。

柯韵伯：旧说伤寒日传一经，六日至厥阴，七日再传太阳，八日再传阳明，谓之再经，自此说行，而仲景之堂，无门可入矣。夫仲景未尝有日传一经之说，亦未有传之三阴尚头痛者，是未离太阳可知。日行则与传不同，曰其经是指本经，而非他经矣。发于阳者七日愈是七日乃太阳一经行尽之期，不是六经传变之日。岐伯曰"七日太阳病衰，头痛少愈"有明证也，故不曰传足阳明，而曰欲作再经，是太阳过经不解，复病阳明，而为并病也。针足阳明之交，截其传路，使邪气不得再入阳明之经，则太阳之余邪亦散，非归并阳明，使不犯少阳之谓也。

成无己：伤寒自一日至六日，传三阳三阴经，至七日当愈……针足阳明，为迎而夺之，使经不传则愈。

喻嘉言：七日而云以上者，该六日而言也。六日传至厥阴，六经尽矣，至七日当传太阳，病若自愈，则邪已去尽，不再传矣。设不愈，则七日再传太阳，八日再传阳明以竭其邪，言过，言竭，皆言泄之也。凡针刺者，以泄盛气也，故后言刺风池、风府，亦主泄其风邪暴盛之意，因刺法乃泄热之善策，不欲人妄施汗下温三法也。言足阳明自是胃之经穴，必有实欲再传之势，方可刺之。

〔评述〕

本条冠太阳病，言有太阳表证之义。但言头痛，是明举一症为代表。因太阳病中"头项强痛"为太阳经脉受邪之主症，故但举"头痛"与"行其经尽"相对。太阳病至六七日，正盛邪却，多有自愈之势。若病不愈，日久必伤人正气，则太阳之邪易传入阳明。此时可针足阳明，以疏解阳明经气，提高其抗邪能力，使经不传而愈。此也《内经》"上工不治已病治未病，不治已乱治未乱"思想的体现。

伤寒传经，古今皆有争议。《素问·热论》"伤寒一日巨阳受之，二日阳明受之……"似有日传一经之意，于是成无己囿于此说，而云"伤寒自一至六日，传三阳三阴经"。喻嘉言也说"六日传至厥阴，六经尽矣"。这显然不符合实际情况。而柯、周二氏则认为病邪传变，虽先后有序，而绝不见一日太阳，二日阳明……指出"仲景未尝有日传一经之说……发于阳者七日愈，是七日乃太阳一经行尽之期，不是六经传变之日"。并认为"行经则与传经不同，曰其经是指本经，而非他经矣"。这种说法比较正确。盖伤寒传经之说，仲景较之《内经》是有发展的。他虽然指出，"伤寒一日，太阳受之"，但对传与不传则要观其脉证而定，"脉若静者，为不传，颇欲吐，若躁烦，脉数急者，为传也"。所谓传经，只是用于疾病的传变和发展，其有一定的规律，对日亦有其大概而已。至于传与不传以及几日方传，则因个人体质及疾病种类不同而异。既不能否定其规律性的存在，又不能刻板机械地去生搬硬套，只有这样，才有利于对疾病的治疗和预防。

（花金方）

〔原文〕

9. 太陽病，欲解時，從巳至未上。

〔校勘〕

《金匮玉函经》《千金翼方》："至"均作"尽"，均无"上"字。

〔句解〕

从巳至未上：古时用十二地支计时，把一日分为十二个时辰。巳、未，都是时辰名。从巳至未上，相当于上午10时至下午2时。

〔提要〕

从"人与天地相应"的观点，提出邪去病愈之时须正气来复。

〔选注〕

尤在泾：太阳经为诸阳之长，巳未午时为阳中之阳，太阳病解，必从巳至未，所谓阳受病者，必阳气充而邪乃解也，与发于阳者七日愈同义。

曹颖甫：病之将退，不惟持药力，亦赖天时之助也。《金匮要略·痉湿暍》篇云"风湿相搏，一身尽痛，法当汗出而愈"。值天阴雨不止，医云此可发其汗，汗之不愈者，但风气去，湿气在，故不愈也。由此观之，寒病不得无阳之助，庸有济乎。

《金鉴》：凡病欲解时，必于其经气之旺。太阳，盛阳也。日中阳气盛，故从巳午未之旺时而病解。

〔评述〕

《素问·生气通天论》云："夫自古通天者，生之本，本于阴阳……五脏十二节，皆通乎天气。"《素问·宝命全形论》曰："人以天地之气生，四时之法成。"人的生长壮老已，以及疾病的发生、发展、预后，无不与自然界息息相关。这是中医学的理论特点之一。天之六淫，可致人病；天之阴阳，亦可助人正气抗邪外出。本条就是这种理论的具体应用。太阳为诸阳之长，阳气最盛，而一日之中，巳至未时阳气最旺，故太阳病不论自愈或药解，多在阳盛之时，两阳相得，更能促其痊愈。此即《内经》"自得其位而起"之义。这是古人实践经验的总结，虽不尽如此，但也不能一概否定。

诸注家皆宗《内经》之旨，解说、立论颇为精当。曹氏谓"病之将退不惟恃药力，亦赖天时之助也。"并以金匮湿病为例，说明治病不单要"知毒药为真"，还要"法天则地"，合于天时。这种思想是合乎中医精神的，并为临床家所重视。

（花全方）

〔原文〕

10. 风家(1)，表解而不了了(2)者，十二日愈。

〔词解〕

（1）风家：指常病伤风感冒者。

（2）不了了：病未彻底痊愈，尚有不舒服的感觉。

〔提要〕

风家邪去之后，须待正气来复，病才痊愈。

〔选注〕

柯韵伯：不了了者，余邪未除也。七日表解后，复过一候，而五脏元气始充，故十二日精神爽慧而愈。此虽举风家，伤寒概之矣。如太阳七日病衰，头痛少愈，曰衰，曰少，皆表解而不了了之谓也。六经部位有高下，故发病有迟有早之不同，如阳明二日发，八日衰；厥阴至六日发，十二日衰；则六经皆自七日解而十二日愈矣。若误治不在此例。

喻嘉言：风家表解，用桂枝汤之互词也。用桂枝表解已，已胜其化矣，而不了了者，风为阳邪，卫为阳气，风邪虽去，而阳气之扰攘，未得遽宁，即故治之，无可治也。七日不愈，候十二日则余邪尽出，正气复理，必自愈矣，是当静养以需，不可喜功生事也。

曹颖甫：不了了者，或头微痛，或咳吐风痰，仲景不出方治，但云十二日愈，不欲以药味伤正气也。

吴遵程：经中凡勿药而俟其自愈之条甚多，今人凡有诊视，无不与药，至自愈之证，反多不愈矣。

〔评述〕

风家，即素患太阳表证之人。"此虽举风家，伤寒概之矣。"表解不了了，指表邪已去，身微有不适而言。大凡治病，但邪气去者，尚不为了，必正气恢复，才能神清身爽。病既称风家，必正气素虚。因此，表解之后，须稍待数日，静息调养，才可康复，十二日，约略之辞也。

注家对本条的注释可概括为二：一是凡病之解，只驱邪尚嫌不足，应当注意正气的恢复。二是正气之变，不当只注意用药物扶持，而且还要注意到人体的自愈机能。

中医学自《内经》开始，就非常注意疾病的自复机能，因凡药皆有所偏，故用药治病，当适可而止，"毒药攻邪"之后，必以"五谷为养，五果为助，五畜为益，五菜为充，气味合而服之，以补益精气"，才可使疾病痊愈。张仲景深得《内经》之旨，并具体应用于临床，提出勿药而俟其自愈之条甚多。如论中58条"凡病，若发汗，若吐，若下，若亡血，亡津液，阴阳自和者必自愈"；49条之"津液自和，便自汗出愈"等都是这种思想的体现。

（花金方）

〔原文〕

11. 病人身大热，反欲得衣者，热在皮肤⁽¹⁾，寒在骨髓⁽²⁾也。身大寒，反不欲近衣者，寒在皮肤，热在骨髓也。

〔校勘〕

《金匮玉函经》："病人"作"夫病"。

成无己本："得"下有"近"字。

〔词解〕

（1）皮肤：言浅，指外表而言。

（2）骨髓：言深，指内里而言。

〔提要〕

审视病人欲、恶，可辨寒热之真假。

〔选注〕

成无己：皮肤言浅，骨髓言深；皮肤言外，骨髓言内。身热欲得近衣者，表热里寒也；身寒反不欲近衣者，表寒里热也。

陈素中：病人身大热，反欲得衣，以其人阳气素虚，寒邪外郁于表，热在皮肤为标，寒在骨髓为本，脉须沉而迟，手或微厥，下利清谷，宜小建中汤加黄芪；病人身大寒，反不欲近衣，以其人蓄热素盛，寒郁热邪于内，寒在皮肤为标，热在骨髓为本，脉必滑而口燥咽干，宜桂枝汤加黄芩或白虎加人参汤。此虽寒热互见，治本不治标，不必如活人书标本先后施治也。

〔评述〕

寒热之证，真者易分，假者难辨。《灵枢·师传》云："临病人问所便……夫中热者消瘅则便寒，寒中之属则便热。"首先提出以病人喜恶进行辨证的方法。仲景在此以疾病在表之寒热为假，以病人之喜恶为真的辨证思想，就是由《内经》而来。当然只据此是不足确诊寒热真假的，还应结合四诊尤其是苔、脉、二便等。

诸注家多以辨真假寒热为本条主旨，并指出寒热之皮肤者，病浅在外者属假；在骨髓者，病深在里者属真。由于"本真不可得而见，而标假易惑"，给临床诊断造成一定的困难。这些见解都是十分正确的。

陈氏言身大热欲近衣为外热里寒，身大寒而不欲近衣是外寒里热，并非指寒热真假而言，这种解释恐欠妥，可能是过于看重了论中"身大热"、"身大寒"之证而引起误解。

（花金方）

〔原文〕

12. 太陽中風，陽浮而陰弱⁽¹⁾，陽浮者熱自發，陰弱者汗自出，嗇嗇⁽²⁾惡寒，淅淅⁽³⁾惡風，翕翕⁽⁴⁾發熱，鼻鳴⁽⁵⁾乾嘔⁽⁶⁾者，桂枝湯主之。

〔校勘〕

《金匮玉函经》《脉经》《千金翼方》："阴弱"均作"阴濡弱"。

《千金翼方》："嗇嗇"作"涩涩"，"翕翕"作"嗡嗡"。

〔词解〕

(1) 阳浮而阴弱：阴阳指脉象之沉浮而言，也有以尺、寸分阴阳者。参见第3条。

(2) 嗇嗇：音色（sè）。形容怕冷的样子。

(3) 淅淅：音西（xī）。微风之音响，比喻微风洒袭肌肤的畏风感觉。

(4) 翕翕：音西（xī）。发热轻浅，如羽毛披覆在身上的感觉。

(5) 鼻鸣：鼻塞不通、气息不利而发出的呼吸音。

(6) 干呕：呕而无物也。

〔提要〕

太阳中风证治。

〔选注〕

方有执：阳浮而阴弱，乃言脉状以释缓之义也。《难经》曰："中风之脉，阳浮而滑，阴濡而弱也。"阳浮者，热自发；阴弱者，汗自出。关前阳，外为阳，卫亦阳也。风邪中于卫，则卫实，实则太过，太过则强，然卫本行脉外，又得阳邪而助之，强于外，则其气愈外浮，脉所以阳浮。阳主气，气郁则蒸热；阳之性本热，风善行而数变，所以变热亦快捷，不待闭郁而即自蒸发。故曰：浮阳者，热自发也。关后阴，内为阴，营亦阴也。营无故，则营比之卫为不足于内，则其气愈内弱，脉所以阴弱。阴主血，汗者血之液，阴弱能内守，阳强不能外固，所以致汗亦直易，不待覆盖而即自出泄，故曰：阴弱者汗自出也。嗇嗇恶寒，淅淅恶风，乃双关之句。嗇嗇，言恶寒由于内气馁，不足以耽当其渗逼，而恶之甚之意。淅淅，言恶风由于外体疏，犹惊恨雨水，卒然淅沥其身而恶之切之意。盖风动则寒生，寒生则肤粟，恶则皆恶，未有恶寒而不恶风，恶风而不恶寒者，所以经皆互文而互言之也。翕翕发热，乃形容热候之轻微。翕，火炙也，团而合也，言犹雌之伏卵，翕为温热而不蒸蒸大热也。鼻鸣者，气息不利也。干呕者，气逆不顺也。盖阳主气而上升，气息通于鼻，阳热壅甚故鼻塞而息鸣，气上逆而干呕也。

程郊倩：阴阳以浮沉言，非以尺寸言，观伤寒条，只曰脉阴阳俱紧，并不著浮字可见。惟阳浮同于伤寒，故发热同于伤寒。惟阴弱异于伤寒，故汗自出异于伤寒，虚实之辨在此。

喻嘉言：风寒互言，后人相传谓伤风恶风，伤寒恶寒，苟简率易，误人多矣。

〔评述〕

本条主要论太阳中风的证治，对于中风是否仅仅中于风邪一说，方有执和喻嘉言都明确指出风与寒不能分开，在病因上风与寒不能截然分辨，在症状上恶风与恶寒也是互文互言，否则误人多矣。

对于太阳中风的病机，方有执解释得颇为详细，太阳病有伤寒与中风的不同，一般认为伤寒是表实证，中风是表虚证。在这里应指出的是伤寒的表实是风寒之邪实郁于表，应为名副其实的实证，而中风的表虚证应当理解为与伤寒相比较而言的虚证。

营属阴，卫属阳，营卫协调，才能保证卫外功能的正常。外邪侵袭人体，卫气发挥卫外功能，相对而言表现强大，也可讲是"营弱卫强"。营卫失调，卫外功能失常，故表现发热、恶寒、汗出的中风症状。所以说太阳中风的病理关键是营卫失调。桂枝汤能调和营卫，所以用于太阳中风。

〔方剂〕

桂枝湯方

桂枝三兩（去皮）　芍藥三兩　甘草二兩（炙）　生薑三兩（切）　大棗十二枚（擘）

上五味，㕮咀[1]三味，以水七升，微火煮取三升，去滓，適寒溫，服一升，服已，須臾，啜[2]熱稀粥一升餘，以助藥力，溫覆令一時許，遍身漐漐[3]微似有汗者益佳，不可令如水流離，病必不除。若一服汗出病瘥，停後服，不必盡劑。若不汗，更服依前法；又不汗，後服小促其間，半日許，令三服盡。若病重者，一日一夜服，周時觀之。服一劑盡，病證猶在者，更作服。若汗不出，乃服至二三劑。禁生冷黏滑、肉面五辛[4]、酒酪[5]、臭惡等物。

〔校勘〕

《金匮玉函经》："擘"作"劈"。

成无己本：无"三味"二字，"离"作"漓"。"小促"下有"役"字，"不出"下有"者"字。

《金匮·下利篇》："流漓"作"淋漓"。

《仲景全书》："遍身"作"通身"，"小促"上有"当字"。《金匮玉函经》亦有"当字"，"周"作"晬"，没有"禁生冷"以下十五字。

《千金方》："若病重"以下为"重病者，一日一夜乃差，当晬时观之，服一剂汤，病证犹在，当复作服之，至有不汗出，当服三剂乃解"。

《外台秘要》：则为"若病重者，昼夜服，特须避风，若服一剂，晬时不解，病证不变者，当更服之"。

王宇泰云："小促宋版作少从容。"但赵复宋本并不如此，是王氏所见另一宋本。

〔词解〕

（1）㕮咀：音府举（fǔjǔ），即把药切碎，系古代制剂法。因古无铁器，破碎药物时，用口咬如豆块状，相当于现代刀刃切饮片法。

（2）啜：音戳（chuò）。意即急饮。

（3）漐漐：音折（zhé），汗出极微的样子。

（4）五辛：《本草纲目》以小蒜、大蒜、韭、芸苔、胡荽为五辛。各家解释不一，一般均指有刺激性之食物而言。

（5）酪：动物乳类制品。

〔方解〕

《金鉴》：名曰桂枝汤者，君以桂枝也。桂枝辛温，辛能发散温通卫阳；芍药酸寒，酸能收敛，寒走阴营。桂枝君芍药，是于发汗中寓敛汗之旨；芍药臣桂枝是于和营中有调卫之功。生姜之辛，佐桂枝以解表；大枣之甘，佐芍药以和中。甘草甘平，有安内攘外之能，用以和中气，既以调和表里，且以调和诸药。以桂芍之相须，姜枣之相得，籍甘草之调和，阳表阴里，气卫血营，并行而不悖，是则刚柔相济，以相和也。而精义在服后须臾啜稀粥，以助药力，盖谷气内充不但易为酿汗，更使已入之邪，不能少留，将来之邪，不得复入也。又妙在温覆令一时许。漐漐微似有汗，是授人以微汗之法也。不可令如水流漓，病必不除，是禁人以不可过汗之意也。此方为仲景群方之冠，乃解肌发汗、调和营卫之第一方也。凡中风伤寒，脉浮弱，汗自出，而表不解者，皆得而生之。其他但见一二证即是，不必悉具也。此汤倍芍药、生姜，加人参名"桂枝新加汤"，用以治营表虚寒，肢体疼痛。倍芍药加饴糖，名"小建中汤"，用以治里虚心悸。腹中急痛再加黄芪，名"黄芪建中汤"，用以治虚损、虚热、自汗、盗汗。因知仲景之方，可通治百病也。若一服汗出病差，谓病轻者，初服一升病即解也。停后服不必尽剂，谓不可再服第二升，恐其过也。若不汗更服依前法，谓初服不汗出未解，再服一升，依前法也。又不汗后服，谓病仍不解，后服第三升也。小促其间，半日许令三服尽，谓服此将三升，当小促其服亦不可太缓，以半日三时许为度，令三服尽始适中，其服之宜也。若病重者，初服一剂三升尽，病不解，再服一剂，病犹不解，乃更服三剂，以一日一夜周十二时为度，务期汗出病解而后已。后凡有曰依桂枝汤法者，即此之谓也。

方有执：微火者，取和缓不猛，而无沸溢之患也。滓，淀垽也，古人药大剂，釜铛中煮，绵绞漉汤，澄泸取清，故曰去滓。啜，大饮也。漐漐，和润而欲汗之貌。微似二字，最为要紧，有影无形之谓也，不可禁止之词也。如水流漓，言过当也，病必不除，决言不遵节制，则不效验也。

柯韵伯：此为仲景群方之魁，乃滋阴和阳，调和营卫，解肌发汗之总方也。凡头痛发热，恶风恶寒，其脉浮而弱，汗自出者，不拘何经，不论中风、伤寒、杂病，咸得用此发汗。

曹颖甫：方用桂枝以通肌理达四肢，芍药以泄孙络，生姜、甘草、大枣以助脾阳。又恐脾阳之不动也，更饮热粥以助之，而营阴之弱者振矣。营阴之弱者振，然后汗液由脾而泄于肌腠者，乃能直出皮毛，与卫气相接，卫始无独强之弊，所谓阴阳自和自愈者也。

〔验案〕

乡人吴德甫伤寒、身热、自汗、恶风、鼻出涕，关以上浮，关以下热，予曰：此桂枝证也，仲景法中第一方，而世人不究耳。便出服之。一啜而微汗解，翌日诸苦顿除。（《伤寒论著三种》）

里间张太医家一妇，病伤寒，发热恶风，自汗，脉浮而弱。予曰：当服桂枝。彼云：家有自合者。予令三啜之，而病不除。予询其药中用肉桂耳。予曰：肉桂与桂枝不同。予自治以桂枝汤，一啜而解。（《许叔微伤寒论著三种》）

〔评述〕

《经方应用》指出，桂枝汤是《伤寒论》的第一方。根据《伤寒论》及《金匮要略》

两书所载，由本方为基础加减变化的方子共有 29 个，足见其制方之妙和应用之广泛，故有"群方之冠"之称。从《伤寒论》有关桂枝汤证的论述来看，本方的应用要点必须具备"脉缓"、"自汗"两大主症，其病机是营卫不和。只要符合上述的临床表现和病理机制，都可用本方治疗。近年来，有关桂枝汤加减应用的报道颇多，远远超越了仲景原文所论述的范围。由此可知，桂枝汤并不是一方治一种病，而是一方能治多种病，它的作用不是单一的，而是多方面的，若与其他药物配合，或变更药量，应用就更为广泛。本方配伍精当，结构严密，颇堪效法。

本方的服法，发人深省，历代医家都很重视。余无言指出服用本方应注意三点：①服后须臾，啜热粥以助药力，尤当注意"须臾"二字。②温覆令一时许，尤当注意"一时许"三字。③取漐漐微似汗出，不可令如水流漓，尤当注意"微似汗"三字。确为得其要领，可称善读书者也。

（孙学东）

〔原文〕

13. 太陽病，頭痛，發熱，汗出，惡風，桂枝湯主之。

〔校勘〕

《脉经》："风"字下有"若恶寒"三字，成无己本有"者"字。

〔提要〕

桂枝汤主治证。

〔选注〕

柯韵伯：此条是桂枝本证，辨证为主，合此证即用此汤，不必问其伤寒、中风、杂病也。今人凿分风寒，不知辨证，故仲景佳方置之疑窟。四症中头痛是太阳本症，头痛、发热、恶风，与麻黄证同，本方重在汗出，汗不出者，便非桂枝证。

方有执：此与前条，文虽差互详略，而证治则一。前条有脉无头痛，以揭病名；此有头痛无脉，以言治。互相详略耳，无异殊也。

〔评述〕

本条是桂枝汤的主治证，与上条互相详略，应结合全面理解。临床应用本方的要点，即柯韵伯所云："本方重在汗出，汗不出者，便非桂枝证。"

（孙学东）

〔原文〕

14. 太陽病，項背强几几，反汗出惡風者，桂枝加葛根湯主之。

〔校勘〕

《金匮玉函经》："反"上有"而"字，末句为"桂枝汤主之，论云，桂枝加葛根汤主之"十五字，《千金方》同。

《千金方》："论云"作"本论云"。

〔句解〕

（1）项背强几几：几几，音殊（shū）。项背强几几即项背牵强、拘急不舒的感觉。因太阳经行于背，风邪侵入，经气不舒，津液不能上达，经脉失于濡养所致。《素问·刺腰痛论》"腰痛挟背而痛至头，几几然"，与此义近。

（2）反汗出恶风：太阳病，项背强几几，本当无汗恶风，为太阳伤寒表实之证，今有项背强几几之感，而见汗出，故曰"反"。

〔提要〕

太阳中风证经脉失养证治。

〔选注〕

成无己：几几者，伸颈之貌也，动则伸颈摇身而行。项背强者，动则而之。项背几几者，当须汗，反汗出恶风者，中风表虚也，与桂枝汤以和表，加葛根以祛风。

周禹载：几几者，头不舒也。颈属阳明，于太阳风伤卫中，才见阳明一证，即于桂枝汤加葛根一味，则两经之邪自解。

陆渊雷：葛根为项强之特效药，而项强则由津液不达之故。

南京中医学院：太阳病，何以会项背强？①太阳经脉循项背而行，风寒侵入，经气不舒。《内经》："邪入于输，腰背乃强。"②津液不上达，太阳经脉失于濡养。

项背强加葛根的理由：葛根其气轻浮，能鼓舞胃气上行以生津液。《本经》云"葛根能起阴气"；张洁古说"葛根升阳生津"，就是输送津液的意思。

〔评述〕

上述注家，以南京中医学院（现南京中医药大学）注解较为完备。明确指出本条病因病机是太阳中风，经气不舒，津液不能上达，并引证文献强调葛根对项背强几几的治疗作用。现已证明葛根确能缓解项背肌的拘急紧张状态。

学习本条文可与32条及《金匮要略·痉湿暍病脉证第一》篇互参，加深对项背强几几的理解。

〔方剂〕

桂枝加葛根湯方

葛根四兩　麻黄三兩（去節）　芍藥二兩　生薑三兩（切）　甘草二兩（炙）　大棗十二枚擘　桂枝二兩（去皮）

上七味，以水一斗，先煮麻黄，葛根減二升，去上沫，内[1]諸藥，煮取三升，去滓，温服一升，復取微似汗，不須啜粥，餘如桂枝法將息[2]及禁忌。

〔校勘〕

《金匮玉函经》：无"麻黄"，"一斗"作"九升"，并无"将息及禁忌"五字。

林亿等认为："太阳中风自汗用桂枝，伤寒无汗用麻黄，今证云汗出恶风，而方中有麻黄，恐非本意也。第三卷有葛根汤本证，云无汗恶风，正与此方同，是合用麻黄也。此云桂枝加葛根汤，恐是桂枝汤中但加葛根耳。"

〔词解〕

（1）内：同纳。

（2）将息：调养之意。

〔方解〕

张隐庵：用桂枝汤以解太阳肌中之邪，加葛根宣经络之气，而治太阳经脉之邪。

陈修园：此即桂枝证渐深，将及阳明，故加葛根以断其前路，仍用桂枝以截其后路。尚书云"去疾莫如尽"，此方得之。

阎德闰：总其方观之，主要发汗，以去项强。若桂枝与葛根，一则健胃，一则滋养，以助理其健康也。

〔验案〕

寅戌，建康徐南强，得伤寒，背强，汗出，恶风。予曰："桂枝加葛根汤证。"病家曰："他医用此方，尽二剂而病如旧，汗出愈加。"予曰："得非仲景三方乎？"曰："然"。予曰："误矣。是方有麻黄，服则愈见汗多。林亿谓止于桂枝加葛根也。"令生而服之，微汗而解。(《许叔微伤寒论著三种》)

〔评述〕

本方由桂枝汤加葛根而成。桂枝汤解肌和营，以治太阳表虚，汗出恶风；葛根有解肌发表生津的作用，治项背拘急。共奏解肌发汗，和营生津的作用。由于本方主症是太阳表虚证兼有津不上达的项背强几几，故方中似不应有麻黄，上述诸家的意见可资参考。

近年来实验证明，葛根有较强解热作用，对解除高血压引起的头痛、颈项痛有较好疗效。有扩张脑、心血管以改善脑循环、冠脉循环的作用，故本方还可试用于心、脑血管循环障碍性病变。

(邱德文)

〔原文〕

15. 太陽病，下之後，其氣上衝者，可與桂枝湯，方用前法；若不上衝者，不得與之。

〔校勘〕

《金匮玉函经》《千金翼方》：没有"后"和"方用前法"，"得"作"可"。成无己本同。

〔提要〕

太阳病误下后气上冲的治法。

〔选注〕

成无己：太阳病属表，而反下之，则虚其里，邪欲乘虚传里。若气上冲者，里不受邪，而气逆上与邪争也，则邪仍在表，故当复与桂枝汤解外；其气不上冲者，里虚不能与邪争，邪气已传里也，故不可更与桂枝汤攻表。

丹波元简：按上冲，诸家未有明解，盖此谓太阳经气上冲，为头项强痛等症，必非谓气上冲心也。

〔评述〕

太阳病本应使用汗法，若误下里虚邪陷，不可再用汗法解表。但若下后有气上冲者，说明邪未陷于内，而正气有抗邪外出之势，当因势利导，仍以桂枝汤解表驱邪。关于"其气上冲"的理解，注家多未明言其义，丹波元简认为"此谓太阳经气上冲"、"非谓气上冲心"，所见极是。任应秋氏的分析更为深刻："气上冲者，这是对病机的概括认识。气，即正气，指机体的调节机能。调节机能不断地和疾病作斗争，有趋上向外，排除病毒的机势，便是正气上冲，太阳病的发热脉浮、汗出恶风、头痛项强、鼻鸣干呕等症，都是正气上冲的具体表现。"

（孙学东）

〔原文〕

16. 太陽病三日，已發汗，若吐、若下、若温針⁽¹⁾仍不解者，此爲壞病⁽²⁾，桂枝不中與之也。觀其脉證，知犯何逆，隨證治之。桂枝本爲解肌，若其人脉浮緊，發熱汗不出者，不可與之也。常須識⁽³⁾此，勿令誤也。

〔词解〕

（1）温针：用针刺穴内，以艾裹针体而烧的一种治疗方法。

（2）坏病：由于误治使病情恶化的各种变证之概称。

（3）识：通志，记住。如苏轼《石钟山记》："因笑谓迈曰：'汝识之乎？'"

〔提要〕

误治导致坏病及表实证不可与桂枝汤。

〔选注〕

柯韵伯：《内经》曰，未满三日者，可汗而已。汗不解者，须当更汗。吐下温针之非太阳所宜，而三日中亦非吐下之时也。治之不当，故病仍不解。坏病者，即变证也。若误汗，则有遂漏不止、心下悸、脐下悸等症；妄吐，则有饥不能食、朝食暮吐、不欲近衣等症；妄下，则有结胸痞硬、协热下利、胀满清谷等症；火逆，则有发黄圊血、亡阳奔豚等症。是桂枝症已罢，故不可更行桂枝汤也。

尤在泾：仲景既详桂枝之用，复申桂枝之禁，曰桂枝本为解肌而不可以发汗。解肌者，解散肌表之邪，与麻黄之发汗不同，故惟中风发热、脉浮缓、自汗出者为宜。若其人脉浮紧，发热，汗不出者，则是太阳麻黄证。设误与桂枝，必致汗不出而烦躁，甚则斑黄狂乱，无所不至矣。此桂枝汤之大禁也，故曰不可与也。当须识此，勿令误也，仲景叮咛之意至矣。

方有执：肌，肤肉也。盖风中卫而卫不固，发热汗出而恶风。卫行脉外，肤肉之分也，桂枝救护之，热粥释散之，病之所以解也，故曰本为解肌。不可与，言病不对，禁勿妄投也。识，记也，记其政事谓之识，言当常常用心以记其事，勿忘勿怠，而不可使有一忽之失误。

〔评述〕

本条再度申说桂枝汤应用的基本原则。柯氏之注颇为详尽，"是桂枝证已罢，故不可更行桂枝汤也"，一语概括经文的旨意，堪称善读书者。

仲景明言太阳病误治不愈，"此为坏病"，意在告人太阳表证不复存者，不可再用桂枝汤。若太阳表证仍在，又须辨明证属中风还是伤寒。证属中风者，方可投与桂枝汤。桂枝汤为滋阴助阳、调和营卫之剂，亦即仲景所谓"桂枝本为解肌"之意。"脉浮缓"、"自汗出"两大主证，为本方的应用要点。若"脉浮紧"、"不汗出"当用开腠发汗的麻黄汤之类，绝对禁用本方。误用之，轻则风寒不解，甚则可致"坏病"，故仲景谆谆告诫"常需识此，勿令误也"。

太阳病治法不当导致"坏病"，原因种种，证候表现也多种多样，故其治疗方法，不可执一而论，必以脉、证为客观依据，灵活施治。不惟"坏病"如此，三阳三阴的各种病证皆同此理。"观其脉证"、"随证治之"是《伤寒论》贯彻始终的治疗原则。

（陈　庚）

〔原文〕

17. 若酒客病，不可與桂枝湯。得之則嘔，以酒客不喜甘故也。

〔校勘〕

《金匮玉函经》《千金翼方》：均无"若"、"病"、"以"三字。

《注解伤寒论》："得之"作"得汤"。

〔词解〕

酒客：平素嗜酒的人。

〔提要〕

平素嗜酒之人患太阳中风，不宜服桂枝汤。

〔选注〕

柯韵伯：平素好酒，湿热在中，故得甘必呕，仲景用方慎重如此，言外当知有葛根连芩以解肌之法矣。

喻嘉言：酒客平素湿与热搏结胸中，才挟外邪，必增满逆，所以辛甘之法遇此辈即不可用，辛甘不可用，则用辛凉以彻其热，辛苦以消其满，自不待言矣。

《金鉴》：酒客谓好饮之人也。酒客病，谓过饮而病也。其病之状，头疼发热，汗出呕吐，乃湿热薰蒸使然，非风邪也。若误以桂枝汤服之则呕，以酒客不喜甘故也。

〔评述〕

诸家对本条注解，意见基本一致。柯氏之注，理明义达，不但申明酒客病不宜服桂枝汤的根由，且能绩仲景余韵，增举葛根连芩以为酒客病的解肌之法；喻氏之注亦详于阐发酒客素蕴湿热之理，并举出辛凉、辛苦以作为酒客病的治法。然则喻氏以性味示治法，柯氏补出方药，酒客之病，便有忌有宜，法方亦备。惟《金鉴》之论，似觉不妥，以酒客病释为饮酒而病，不但与本条体例不合，且不属伤寒范围，不过其中也阐述了酒客不喜甘是因有湿热的道理，仍可作为参考。

本条原文是仲景为桂枝汤指出禁忌，酒客嗜饮，势必素蕴湿热，如患太阳中风，虽见桂枝汤证，亦当慎察，不可贸然使用桂枝汤。盖桂枝汤乃辛甘之剂，辛能助热，甘能助湿，湿热得辛甘之药而壅滞于中，致使胃气上逆而呕吐。本条前一句"若酒客病，不可与桂枝汤"是紧接上条，继续讲桂枝汤的禁忌，因上条是讲桂枝汤解肌而治太阳中风，若属伤寒证，切不可与服桂枝汤，但这样一来，易使人觉得只要是太阳中风证，就用桂枝汤无妨了，仲景怕人有这样错觉，故列出此条，以明桂枝汤的准确使用方法。即使是太阳中风，亦当具体分析，若酒客患之，就不当用桂枝汤。

（周铭心）

〔原文〕

18. 喘家[1]作桂枝湯，加厚朴杏子佳。

〔校勘〕

《金匮玉函经》《千金翼方》："杏子"均作"杏仁"。

〔词解〕

（1）喘家：指素患喘病的人。

〔提要〕

宿有喘疾而病太阳中风的治法。

〔选注〕

魏念庭：凡病人素有喘证，每感外邪，势必作喘，谓之喘家，亦如酒客等有一定之治，不同泛常人一例也。

钱潢：气逆喘急，皆邪壅上焦也。盖胃为水谷之海，肺乃呼吸之门，其气不利，则不能流通宣布，故必加入厚朴、杏仁乃佳。

〔评述〕

本条讲平素有喘疾，又因太阳中风而诱发的治法。所以用桂枝加厚朴杏仁者，是喘者必又兼桂枝汤证也。本条未明言太阳中风证，乃省文笔法，与17条"若酒客病，不可与桂枝汤，得之则呕，以酒客不喜甘故也"之笔法相同。本方属旧病新感同治法。

〔方剂〕

桂枝加厚朴杏子湯方

桂枝三兩（去皮）　甘草（炙）二兩　生薑三兩（切）　芍藥三兩　大棗十（擘）二枚　厚朴二兩（炙，去皮）　杏仁五十枚　（去皮尖）

上七味，以水七升，微火煮取三升，去滓，温服一升，復取微似汗。

〔方解〕

任应秋：喘家作桂枝汤，犹言有喘病的人又感受了太阳中风证，应服桂枝汤的时候，要注意他的喘病。厚朴、杏仁都有降气定喘的作用，可以适当加进汤方里。这说明治病要灵活兼顾。

〔验案〕

初某，男，3个月，因发热4天，咳嗽、气促，抽风2次，于1961年2月24日住某医院。

住院检查摘要：患儿于2月21日突然发热、咳嗽，有少量痰，伴有腹泻，日四五次，为黄色溏便，精神萎顿，吃奶少，2天后咳嗽气喘加重。连续在某门诊治疗，用退热消炎止咳等西药未效。2月24日突然抽风2次，每次持续三四秒钟，两次间隔时间较短，当即住院。症见高热无汗、烦躁哭闹、时有惊惕不安等。先用土、红霉素等西药，并服大剂麻杏石甘汤，复以银翘散加味，寒凉撤热，症状未见改善，即停用红霉素。于27日请蒲老会诊，当时高烧40℃，仍无汗，面色青黄而喘满，膈动足凉，口周围色青，唇淡，脉浮滑，指纹青，直透气关以上，舌质淡、苔灰白，胸腹满。此属感受风寒，始宜辛温疏解，反用辛凉苦寒，以致表郁邪陷，肺卫不宣。治拟调和营卫，透邪出表。苦温合辛温法，用桂枝加厚朴杏子汤加味。

处方：桂枝五分　白芍六分　炙草五分　生姜二片　大枣二枚　厚朴五分　杏仁十粒僵蚕一钱　前胡五分　一剂。

药后有微汗出，体温渐退，精神好转，喉间有水鸡声，腹仍满，膈动微减，吃奶已好转，仍便溏一日5次，口周围青色稍退。脉滑不数，指纹青色亦稍退，舌淡苔秽白。营卫虽和，但肺气仍闭，湿痰阻滞。宜温宣降逆化痰为治，用射干麻黄汤加减，

处方：射干五分　麻黄五分　细辛三分　法半夏一钱　紫菀五分　五味子七粒　炙草五分　生姜二片　前胡五分　炒苏子一钱　大枣二枚　一剂。

药后体温降至36.4℃，精神好转。全身潮润，足欠温，腹满已减，二便如前，面色青白，右肺水泡音较多，左肺较少，脉沉滑，舌淡苔退。乃表邪已解，肺胃未和。宜调和肺胃，益气化痰为治。仿厚朴生姜半夏甘草人参汤加味。

处方：西洋参五分　川朴七分　法半夏一钱　炙草五分　生姜二片　橘红五分　二剂。

药后仅有微咳，呼吸正常，食欲增进，大便日一二次成形，小便多，两肺呼吸音粗糙，少许干啰音。脉沉细而滑，舌正常无苔。用二陈汤加白前、苏子、枇杷叶、生姜调肝胃、化湿痰以善其后。3月8日病愈出院。(《蒲辅周医案》)

〔评述〕

本方为喘有太阳中风证而设，方用桂枝汤以解肌发表、调和营卫；厚朴、杏仁以宣肺降气止咳。喘家而又新患太阳中风可用，太阳中风引起喘作者亦可用之，应与43条互参。

（孙学东）

〔原文〕

19. 凡服桂枝湯吐者，其後必吐膿血也。

〔校勘〕

《金匮玉函经》《千金翼方》：均无"凡"、"也"二字。

〔提要〕

内热盛者不适用桂枝汤。

〔选注〕

柯韵伯：桂枝汤不特酒客当禁，凡热淫于内者，用甘温辛热以助其阳，不能解肌，反能涌越，热势所过，致伤阳络，则吐脓血可必也。所谓桂枝下咽，阳盛则毙者以此。

恽铁樵：此连上条，皆属误用桂枝，酒客不过得之而呕；若阳盛得桂枝，胃不能受而呕，则其后当见血。可疑处在脓字，当是讹字。

钱潢：其后必吐脓血句，乃未至逆料之词也。言桂枝性本甘温，设太阳中风，投之以桂枝汤，而吐者，知其人本阳邪独盛于上，因热壅上焦，以热拒热，故吐出而不能容受也。若邪久不衰，薰灼肺胃，必作痈脓，故曰其后必吐脓血也，此以不受桂枝而知之，非误用桂枝而致之也。乃各注家俱言胃家湿热素盛，更服桂枝，则两热相搏，中满不行，势必上逆而吐，热愈淫溢，蒸为败浊，必吐脓血，此一大禁也。不知桂枝随已吐出，何曾留着于胸中，岂可云更服桂枝，两热相搏乎，前人遂以此条，列为桂枝四禁，岂不谬乎。

舒驰远：酒客病，不可与桂枝汤，得汤则呕者，其后果必吐脓血乎，盖积饮素盛之人，误服表药，以耗其阳，而动其饮，上逆而吐，亦常有之。若吐脓血者，从未之见也，定知叔和有错。

〔评述〕

认为本条为阳盛之人误服桂枝汤致变，是多数注家的意见。柯氏以酒客禁服桂枝汤联系本条，举出"桂枝下咽，阳盛则毙"的戒言，可作为这种意见的代表。

钱氏之注与上不同，他认为吐脓血并非误服桂枝汤引起，是"此以不受桂枝而知之，非误用桂枝而致之"。他的理由是服桂枝汤立即又被吐出，等于没有服下，故与吐脓血毫无关系，但他认为可以通过病人不受桂枝汤而知道疾病的发展可能发生吐脓血的情况。

以上两种意见都不能断然取舍，皆有可取之处。误服桂枝汤助阳助火，对阳盛之人来说，必可加重热势，其后酿成痈脓而吐脓血，并非没有可能；服桂枝汤吐与其后吐脓血，只有时间的先后，而无因果关系，也是不能排除的情况。只要有一种可能，就提示对桂枝汤的使用需持慎重态度。学习本条的目的，不在于搞清楚是否"必吐脓血"，而在于明确"阳热内盛者，不可服桂枝汤"这一原则。

（周铭心）

〔原文〕

20. 太陽病，發汗，遂漏⁽¹⁾不止，其人惡風，小便難⁽²⁾，四肢微急⁽³⁾，難以屈伸者，桂枝加附子湯主之。

〔校勘〕

《金匮玉函经》《脉经》《千金翼方》："汗"字上均有"其"字，下有"而"字。

〔词解〕

（1）漏：渗泄不止的意思，在这里是形容汗多。

（2）难：不通畅的意思。

（3）急：拘急，即屈伸运动不自如。

〔提要〕

发汗太过而导致阳虚液脱的症状和治法。

〔选注〕

成无己：太阳病因发汗，遂漏不止而恶风者，为阳气不足，因发汗阳气亦虚，而皮肤不固也；小便难者，汗出亡津液，阳气虚弱不能施化；四肢微急，难以屈伸者，亡阳而脱液也。与桂枝加附子汤，以温经复阳。

尤在泾：发汗伤阳，外风复袭，汗遂漏不止，《活人》所谓漏风是也。夫阳者，所以实腠理，行津液，运肢体者也。今阳已虚不能护其外，复不能行于里，则汗出小便难，而邪风之气方外淫而旁溢，则恶风、四肢微急难以屈伸，是宜桂枝汤解散风邪，兼和营卫，加附子补助阳气，并御虚风也。

柯韵伯：太阳固当汗，若不取微似汗，而发之太过，阳气无所止息，而汗出不止矣。汗多亡阳，玄府不闭，风乘虚入，故复恶风。汗多于表，津弱于里，故小便难。四肢者，诸阳之本；阳气者，精则养神，柔则养筋，开合不得，寒气从之，故筋急而屈伸不利也。此离中阳虚不能摄水，当用桂枝以补心阳，阳密则漏汗自止矣；坎中阳虚不能行水，必加附子以回肾阳，阳归则小便自利矣。内外调和，则恶风自罢，而手足便利矣。

喻嘉言：大发其汗，致阳气不能卫外为固而汗漏不止，即如水淋漓之互词也。恶风者,腠理大开为风所袭也。小便难者,津液外泄,而不下渗,兼以卫气外脱,而膀胱之气化而不行也。四肢微急难以屈伸者,筋脉无津液以养,兼以风入而增其劲也。此阳气与阴津两亡,更加外风复入,故用桂枝加附子以固表驱风,而复阳敛液也。

陈修园:太阳病,固当汗之,若不取微似有汗,为发汗太过,遂漏不止,前云如水流漓,病必不除,故其人恶风犹然不去。汗涣于表,津竭于里,故小便难。四肢为诸阳之本,不得阳气以养之,故微急,且至难以屈伸者,此因大汗以亡阳,因亡阳以脱液,必以桂枝加附子汤主之。方中取附子以固少阴之阳,固阳即所以止汗,止汗即所以救液,其理微矣。

〔评述〕

综合各家的论述,可以看出他们对本条的认识是大同小异,基本上都认为本证的病因病机是由于发汗太过,或汗不如法,以致阳虚液脱,只是对汗漏不止、恶风二症的看法稍有不同。如成氏认为汗漏不止、恶风都属阳虚;陈氏认为汗漏不止是阳虚,恶风是表证未解;尤、柯、喻三氏则认为恶风是汗后复感外风所致。

汗后复感外风而恶风,这种情况在临床上可能会出现,但恶风一症并非是汗后复感外风才出现的。因为太阳病本来就有恶风一症,桂枝汤服法有"不可令如水流漓,病必不除"之语,今已汗漏不止,那么恶风当然属于太阳病表证未解。另外,一般来讲,表阳虚腠理不固,就可出现恶风症,今汗漏不止,阳气更虚,阳虚不能卫外而为固,必然恶风,这是临床常见的现象。如果肯定必复感外风始有恶风,不仅是过于拘泥,而且也脱离实际。所以,成、陈二氏的意见不无道理。

《素问·阴阳别论》说:"阳加于阴谓之汗。"汗为人体的阴液与阳气所化,大汗不但亡阳,同时也能伤阴。治疗太阳病,虽然以发汗为主,但以絷絷汗出为佳。今发汗太过,导致阳虚液脱。阳虚不能卫外,故恶风;阴液不足,故小便难;阳气主温煦,阴血主濡润,阳虚不足以煦,阴虚不足以濡,故四肢微急、难以屈伸。故用桂枝汤调和营卫,加附子以复阳固表。

学习本条可与29条相互参阅,加深理解。

〔方剂〕

桂枝加附子汤方

桂枝三兩(去皮)   芍藥三兩   甘草二兩(炙)   生薑三兩(切)   大棗十二枚(擘)   附子一枚(炮去皮,破八片)

上六味,以水七升煮,取三升,去滓,温服一升。本云桂枝湯,今加附子,將息如法。

〔校勘〕

《金匮玉函经》:甘草作二两,"味"字下有"咬咀三物"四字,"本云"作"本方"。

成无己本:不载本方,只于卷第十云:"于桂枝汤方内加附子一枚,炮去皮,破八片,余以前法。"

〔方解〕

张璐:用桂枝汤者,和在表之营卫;加附子者,壮在表之元阳。本非阳虚,故不用四逆。

柯韵伯：是方以附子加入桂枝汤，大补表阳也。表阳密，则漏汗自止，恶风自罢矣；汗止津回，则小便自调，四肢自柔矣。

周禹载：仲景何遽用附子？观本文云遂漏不止，知其漏正未有止期也。人身津液有几，堪漏而无已耶？故以附子入桂枝汤中，即为固表回阳上剂。

〔验案〕

有一士人，得太阳证，因发汗，汗不止，恶风，小便涩，足挛曲而不伸，予诊其脉浮而大，浮为风，大为虚。予曰：在仲景方中有两症大同而小异。一则小便难，一则小便数，用药稍差，有千里之失。仲景第七证（即指本证）云：太阳病发汗，遂漏不止，其人恶风，小便难，四肢微急，难以屈伸者，桂枝加附子汤。第十六证（即指29条）云：伤寒脉浮，自汗出，小便数，心烦微恶寒，脚挛急，反与桂枝汤，欲攻其表，此误也，得之便厥，咽中干，烦躁，吐逆。一则漏风小便难，一则自汗小便数，或恶风或恶寒，病各不同也。予用第七证桂枝加附子汤，三啜而汗止，复佐以甘草芍药汤，足便得伸。（《普济本事方》）

〔评述〕

本方用桂枝汤以调和营卫，加附子以复阳固表，具有复阳敛液、固表止汗作用。适用于发汗太过，阳虚液脱证，所以有"固表回阳上剂"之称。

许氏验案的精华，在于补充本条脉象之未备，指出"脉浮而大，浮为风，大为虚"，临证时应予重视。应用本方要注意，如发汗太过，以致大汗淋漓、四肢厥冷、脉微弱属亡阳者，急用四逆汤以回阳救逆，非本方所能胜任。若太阳病过汗，只要有汗漏不止、恶风或微恶寒、脉浮无力，即可施用本方，不必待"小便难、四肢微急、难以屈伸"等诸症悉具。

此外，临床所见，并不一定必为太阳表证误汗才可导致本证，如妇人产后或素体阳虚外感，也可见到。故凡属阳虚漏汗者，皆可用本方治疗。

（李 林）

〔原文〕

21. **太陽病，下之後，脉促**[(1)]**胸滿者，桂枝去芍藥湯主之。**

〔校勘〕

《金匮玉函经》《脉经》《千金翼方》："后"字均作"其"字，并连下句读。

赵开美本："促"字后注有"一作纵"三字。

〔词解〕

(1) 脉促：脉数而不规则的间歇。此条脉促是胸中阳气受损所致。

〔提要〕

太阳病误下脉促胸满的治法。

〔原文〕

22. **若微寒者，桂枝去芍藥加附子湯主之。**

〔校勘〕

《金匮玉函经》、成无己本："微"字后均有"恶"字。

〔提要〕

太阳病误下后，脉促胸满微恶寒的治法。

〔选注〕

成无己：脉来数，时一止复来者，名曰促。促为阳盛，则不因下后而脉促者也。此下后脉促，不得为阳盛也。太阳病下之，其脉促不结胸者，此为欲解。此下后脉促而复胸满，则不得为欲解，由下后阳虚，表邪渐入而客于胸中也。与桂枝汤以散客邪，通行阳气。芍药益阴，阳虚者非所宜，故去之。阳气已虚，若更加之恶寒，则必当温剂以散之，故加附子。

程郊倩：有阳盛而见促脉者，亦有阳虚而见促脉者，当辨之于有力无力，仍须辨之于外证也。

喻嘉言：此条之微恶寒，合上条观之，则脉促、胸满喘而汗出之内，原伏有虚阳欲脱之机。故仲景于此条，特以"微恶寒"三字发其义，可见阳虚则恶寒矣。又可见汗不出之恶寒，即非阳虚矣。

沈明宗：误下扰乱阴阳之气则脉促，邪入胸膈几成结胸，但结满而未痛耳，故以桂枝汤单提胸膈之邪，使从表解。去芍药者，恶其酸收，引邪内入故也。若脉促、胸满而微恶寒，乃虚而踯躅，阳气欲脱，又非阳实之比，所以加附子固护真阳也。然伤风下后之恶寒，与未下之恶寒迥然有别。而汗后之恶寒，与未汗之恶寒亦殊。

柯韵伯：促为阳脉，胸满为阳证，然阳盛则促，阳虚亦促，阳盛则胸满，阳虚亦胸满。此下后脉促而不汗出，胸满而不喘，非阳盛也，是寒邪内结，将作结胸之证。

尤在泾：阳邪被抑，不复浮盛于表，亦未结聚于里，故其胸满，其脉促。促者，数而时一止也。夫促为阳脉，胸中为阳之府，脉促胸满，则虽误下，而邪气仍在阳分。故以桂、甘、姜、枣甘辛温药，从阳引而去之。去芍药者，恐酸寒气味，足以留胸中之邪，且夺桂枝之性也。若微恶寒者，其人阳不足，必加附子，以助阳气而逐阳邪，设徒予前法，则药不及病，虽病不增剧，亦必无济矣。

陈修园：太阳之气，由胸而入，若太阳病误下之后，阳衰不能出入于外内，以致外内之气不相交接，其脉数中一止，其名为促。气滞于胸而满者，桂枝去芍药汤主之。盖桂枝汤为太阳神方，调和其气，使出入于外内，又恐芍药之苦寒以缓其出入之势，故去之。若脉不见促而见微，身复恶寒者，为阳虚已极，桂枝去芍药方中加附子汤主之，恐桂、姜之力微，必助之附子而后可。

《金鉴》：太阳病，表未解而下之，胸实邪陷，则为胸满、气上冲咽喉不得息，瓜蒂散证也。胸虚邪陷，则为气上冲，桂枝汤证也。今下之后，邪陷胸中，胸满脉促，似乎胸实而无冲喉不得息之证，似乎胸虚又见胸满之证，故不用瓜蒂散以治实，亦不用桂枝汤以治虚，惟用桂枝之甘辛，以和太阳之表，去芍药之酸收，以避胸中之满。若汗出微恶寒，去芍药方中加附子主之者，以防亡阳之变也。

〔评述〕

以上两条，主要讨论太阳病误下后损伤胸阳的脉证和治法。太阳病，本应使用汗法，若误用下法，必导致里虚邪陷，而见脉促胸满，此为下后损伤胸中之阳气，致邪陷于胸的证候。脉促是数中一止，主心阳已伤，但与邪尚能力争，为病在阳而犹未入阴。胸满是邪陷于胸，正气向外抗拒，阳气不能畅达所致。此时邪从表传，有渐入之机，但仍在阳分。在这种正虚邪陷的情况下，用桂枝汤复心阳而调营卫，鼓舞心胸阳气，拒邪仍从表解。芍药阴柔，不利于胸阳受损，所以减去。

如果下后，不仅脉促胸满，同时见到轻微恶寒的证候，则"见微知著"，说明阳气已虚，故用前方加附子以温经扶阳。

值得注意的是，这里的脉促应与下面两种情况的脉促有所区别。其一是，第140条："太阳病，下之，其脉促，不结胸者，此为欲解也。"其二是，第34条"太阳病，桂枝证，医反下之，利遂不止。脉促者，表未解也，喘而汗出者，葛根黄芩黄连汤主之。"

第140条是太阳病误下后，邪势将衰，正气将复，而无邪陷结胸的现象，故预知其为欲解，其脉促为正胜邪之象。第34条是太阳病中风证误用下法，而致协热下利，里热已盛，表犹未解，其脉促为阳气有余而表邪未全陷里。二者均与本条之因误下损伤胸中之阳，邪气乘虚而入之脉促不同。

所以，对于误下后出现的脉促，必须结合其他临床证候全面进行分析。如本条与第34条，同为脉促，但病却完全两样。一为误下后胸阳被损，一为误下后里热挟表热下利；一为脉促与胸满并见，一为脉促与下利并见；一为脉促无力，一为脉促有力。所以不能孤立地看待脉象和症状。正如《医宗金鉴》所云："要知仲景立法，每在极微处设辨，恐人微处易忽也。今以微恶寒发其义，却不在汗出上辨寒热，而在汗出恶寒不恶寒上辨寒热；不在脉促上辨寒热，而在脉促之有力、无力辨寒热。于此又可知不惟在胸满上辨虚实，而当在胸满之时满、时不满、常常满而不减上辨虚实矣。"所有这些都是我们在临床辨证论治时所应注意的。

此外，"微恶寒"的"微"字，陈修园认为是"脉微"，考张隐庵、张令昭、陈恭溥等注家，均作这样解释，有一定道理，可互参考。

〔方剂〕

桂枝去芍藥湯方

桂枝三兩（去皮）　甘草二兩（炙）　生薑三兩（切）　大棗十二枚（擘）

上四味，以水七升，煮取三升，去滓，温服一升。本云桂枝湯，今去芍藥，將息如前法。

桂枝去芍藥加附子湯方

桂枝三兩（去皮）　甘草二兩（炙）　生薑三兩（切）　大棗十二枚（擘）　附子一枚（炮，去皮，破八片）

上五味，以水七升，煮取三升，去滓，温服一升。本云桂枝湯，今去芍藥加附子，將息如前法。

〔校勘〕

《金匮玉函经》："味"下有"㕮咀"二字，"云"字作"方"字。

〔方解〕

陈恭溥：桂枝去芍药汤，保胸阳、宣卫阳之方也。凡下利虚其胃阳，而致胸满者用之，夫下之则虚其中胃矣。中胃虚不能制下焦浊阴之气，以致浊阴干上，而胸为之满，太阳之气格于外，而不能入，故脉见促。桂枝、甘草能保心阳，以开胸阳，则太阳之气，出入无乖而脉平；生姜、大枣宣补胃阳，以制浊阴之气，则胸满愈。去芍药者，为其阴药，恐益阴而桂枝无力也。

柯韵伯：桂枝汤阳中有阴，去芍药之酸寒，则阴气流行，而邪自不结，即扶阳之剂矣。若微恶寒，则阴气凝聚，恐姜桂之力不能散，必加附子之辛热，仲景于桂枝汤一加一减，遂成三法。

方有执：凡下而证变者，皆误下也。胸满者，阳邪乘虚入里而上搏于膈也。用桂枝者，散胸满之阳邪也；去芍药者，恶其走阴而酸收也，微恶寒，阳虚也。加附子，回阳也。

吴鞠通：此证脉促，用桂枝去芍，微恶寒加附子，讵不与脉经相反乎？不知脉经所云促脉，系指未经误下之阳盛实热而言，仲景所云是指已经误下之阳虚欲脱者而论。是阳盛之脉促，不因误下或汗出淋漓，此其常也；而阳虚之脉促，则因下后，毫不汗出者，此其变也。观此则阳盛脉促，当用凉；阳虚脉促，当用温可知矣。况上文言脉促胸满，系寒邪内结，下文言微恶寒者加附子，系阴气凝聚乎。

左季云：桂枝汤阳中有阴，去芍药之酸寒，则阴气流行，邪自不结，即扶阳之剂矣。若微见恶寒，则阴气凝聚，恐姜、桂之力薄不能散邪，加附子之辛热为纯阳之剂矣。仲景于桂枝汤一加一减，皆成温剂，而更有扶阳纯阳浅深之区别如此。

〔验案〕

刘渡舟氏治一患者，男，成人，建筑公司工人。多年来，胸中发闷，甚或疼痛，遇寒则更甚，并伴有咳嗽、气短等症。切其脉沉弦而缓，握其手甚凉，询其小便清长且多，舌质淡嫩苔白略滑。辨为心胸阳虚，寒邪凝滞为痹。为疏桂枝三钱，炙草二钱，附子三钱，生姜三钱，大枣七枚。患者见方除姜枣外仅三味药，流露不满之色。一周后欣然来告，称连服六付，多年之胸中闷痛得以解除。

〔评述〕

桂枝去芍药汤主治太阳病误下之后，损伤胸中阳气，邪陷于胸，而见脉促胸满的证候。因切其脉急促，症见胸满，说明胸阳虽受损伤，但正与邪犹能力争，邪气从表传胸，逐渐入里，但仍在阳分而未入于阴，故用桂枝、甘草、生姜、大枣等甘辛温之药鼓舞心胸阳气以抗拒邪气，使之仍从表解。因芍药酸寒阴柔，既对受损的胸阳不利，也有留恋邪气之弊，而且对桂枝发挥其鼓舞阳气的作用亦有所碍，故去而不用。如果同时见到有轻微恶寒的症状，说明阳气已虚，必须急急扶助阳气。若仍与桂枝去芍药汤，恐药力太薄，不能担负此扶阳重任，故加附子之辛热温阳之力，以助阳气而逐阴邪。

本方系仲景为伤寒太阳病误下后出现的变证所设。加减化裁对于一些内科疾病，效果甚佳。陆润德曰："脉促者多见于心脏衰弱之人，今本证乃即下之后而见脉促，是心脏衰弱可知矣……桂枝去芍药加附子汤之证为第22条'若微恶寒者，此汤主之'。陈念祖也谓'阳虚已极，徒抑其阴无益，必加熟附子，以壮其阳'，而斥喻嘉言、程扶生辈之误说。我以为下后若见恶寒者，多为有血液循环器衰弱之兆，若不强其心（温经），势难奏效，故陈氏之壮阳说，理可通也。"此方加减用于心肾阳虚的病人，症见心悸气短、胸腹胀满、水肿、指唇青紫、四肢厥冷、舌淡苔白水滑、脉沉弱，常可用附子配桂枝、甘草以扶助心肾之阳，温化水邪，加人参以益气，丹参以活血，白术、茯苓以健脾利水，且生姜之辛散，可佐附子以补阳，于主水中寓散水之意。此外，本方还可用于因胸阳不足，阴乘阳位所致的胸闷、胸痛等病证，如胸痹等运用本方，可以起到辛温通阳的治疗作用。

（白兆芝）

〔原文〕

23. 太陽病，得之八九日，如瘧狀⁽¹⁾，發熱惡寒，熱多寒少⁽²⁾，其人不嘔⁽³⁾，清便欲自可⁽⁴⁾，一日二三度發。脉微緩者，爲欲愈也；脉微而惡寒者，此陰陽俱虛⁽⁵⁾，不可更發汗、更下、更吐也；面色反有熱色⁽⁶⁾者，未欲解也，以其不能得小汗出，身必癢，宜桂枝麻黄各半湯。

〔校勘〕

《金匮玉函经》《千金翼方》："发热"后均有"而"字，"热多"后亦均有"而"字，"欲自可"作"自调"。不可发汗篇"欲自可"作"续自可"，《脉经》同。"此"字后有"为"字，《千金翼方》同。

〔词解〕

（1）如疟状：疟疾寒热往来，休作有定时，但不是一日发作二三次，所以说"如疟"而不是疟疾。

（2）发热恶寒，热多寒少：发热恶寒，表示表证未解，热多寒少是正复邪衰的征象。

（3）其人不呕：呕为少阳病的主症之一，在此提示非少阳证。

（4）清便欲自可：清，同圊（qīng），即厕所。古代称入厕为"行清"。清便欲自可，指大小便正常，在此提示非阳明证。

（5）阴阳俱虚：这里的阴阳指表里言，谓表里都虚。

（6）热色：就是红色。

〔提要〕

太阳病日久不解的三种转归，以及治疗和禁忌。

〔选注〕

成无己：今虽发热恶寒，而热多寒少，为阳气进，而邪气少也。里不和者，呕而利，今不呕，清便自调者里和也。寒热间日发者，邪气深也；日一发者，邪气复常也；日再发者，邪气浅也；日二三发者，邪气微也。《内经》曰："大则邪至，小则平。"言邪甚则脉大，邪少则脉微，今日热多而脉微缓者，是邪气微缓也，故云欲愈。脉微而恶寒者，表里俱虚也。阳，表也；阴，里也。脉微为里虚，恶寒为表虚，以表里俱虚，故不可更发汗、更下、更吐也。阴阳俱虚，则面色青白，仅有热色者，表未解也。热色为赤色也，得小汗则和，不得汗，则得邪气外散皮肤而为痒也，与桂枝麻黄各半汤小发其汗，以除表邪。

尤在泾：病在太阳，至八九日之久，而不传他经，其表邪本微可知。不呕、清便欲自可，则卫未受邪可知。病如疟疾，非真是疟，亦非传少阳也，乃正气内胜，数与邪争故也。至热多寒少，一日二三度发，则邪气不胜而将退舍矣。更审其脉而参验之。若得微脉，则欲愈之象也；若脉微而恶寒者，此阴阳俱虚，当与温养，如新加汤之例。而发汗吐下，初在所禁矣。若面色仅有热色者，邪气欲从表出，而不得小汗，则邪气无从出；如面色缘缘正赤，阳气怫郁在表，当解之薰之之类也。身痒者，邪盛而攻走经筋则痛，邪微而游行皮肤则痒也。人既不得汗出，则非桂枝所能解；而邪气又微，亦非麻黄所可发，故合二方为一方，变大制为小制。桂枝所以为汗液之地，麻黄所以为发散之用，且不使药过病，以伤其正也。

黄坤载：若外不恶寒而面上仅有热色者，是阳气蒸发欲从外解，而表寒郁迫，未欲解也。使得小汗略出，则阳气通达，而无热色矣。以其正颇虚，不得小汗，阳郁皮腠，莫之能通，是其身必当发痒，解之以桂枝麻黄各半汤。

〔评述〕

本条说明太阳病八九日不解的三种归转，及其脉证和治疗。条文可分为两段来理解。"太阳病……一日二三度发"，为第一段，说明患太阳病的时间和证候。病人的主要证候是如疟，发热恶寒，热多寒少，一日二三度发。虽有往来寒热，但因表现为一日二三度发，所以是如疟而非疟。发热恶寒，说明邪在于表，病的性质仍属太阳。得之八九日，热多寒少，说明邪入日久而见衰，阳气将复而有驱邪外出之势。但因患病已久，在辨证上，传经之变必当排除，所以举出不呕、清便欲自可两个证候以排除传里之变。不呕，则未入少阳；二便调，则未入阳明。这一段条文，把病的性质、正邪双方力量的对比交代得清楚无疑。第二段，列举三种转归：第一种，脉见缓和，向愈之象，故从略。第二种，脉微者是正气衰，恶寒者是阳气虚。因表里俱虚，故提出治疗禁忌，勿犯虚虚之戒。第三种是本条的重点，有证有方，邪郁于表，不可不汗；正气略虚，不可过汗。故提出驱邪而不伤正的麻桂合方减量以服，亦称为小汗法。所选注家，论述精当。尤在泾对条文分析全面贴切。黄坤载对阳郁于表而面赤身痒，当用小汗法的病理，阐述是尤为透彻。

〔方剂〕

桂枝麻黄各半湯方

桂枝一兩十六銖[1]（去皮）　芍藥　生薑（切）　甘草（炙）　麻黄各一兩（去節）　大棗四枚（擘）　杏仁二十四枚（湯浸去皮尖及兩仁者）

上七味，以水五升[2]，先煮麻黄一二沸，去上沫，内諸藥，煮取一升八合，去滓，温服六合。本云桂枝湯三合、麻黄湯三合，并爲六合，頓服，將息如上法。

〔校勘〕

《千金翼方》：杏仁下无"汤浸"二字。

《金匮玉函经》："上七味"后有"㕮咀"二字，"本云"作"本方"，"顿服"后加有"今裁为一方"五字。

成无己本：无"本云"后二十三字。

赵开美本："将息如上法"后，有林亿的一段按语："臣亿等谨按：桂枝汤方，桂枝、芍药、生姜各三两，甘草二两，大枣十二枚。麻黄汤方，麻黄三两，桂枝二两，甘草一两，杏仁七十个。今以算法约之，二汤各取三分之一，即得桂枝一两十六铢，芍药、生姜、甘草各一两，大枣四枚，杏仁二十三个零三分枚之一，收之得二十四个，合方。详此方乃三分之一，非各半也，宜云合半汤。"

〔词解〕

（1）铢：音朱（zhū），古代重量单位。汉、晋制十黍为一累，十累为一铢，六铢为一分，四分为一两，一两等于二十四铢。东汉之一两约合今之市两0.45两，13.92g。

（2）升：容量单位。东汉十合（音阁）为一升。一升约合今之市升0.1981升，合198.1ml。

〔方解〕

尤在泾：桂枝麻黄各半汤，助正之力，侔于散邪……桂枝汤不特发散邪气，亦能补助正气。以其方甘酸辛合用，具生阳化阴之妙。与麻黄合剂，则能尽麻黄之力，而并去其悍。

徐灵胎：微邪已在肤中，故自出不得故身痒，以此汤取其小汗足矣。阳明篇曰，身痒如虫行皮中状者，以此久虚故也。此方分量甚轻，计共约六两，合今之释仅一两三四钱，分三服，祇服四钱零。乃治邪退后至轻之剂，犹勿药也。

柯韵伯：此因未经发汗，而病已日久，故于二汤各取三合，并为六合，顿服而急汗之。两汤相合，泾渭分明，见仲景用偶方轻剂，其中更有缓急大小反佐之不同矣。原法两汤各煎而合服，犹水陆之师，各有节制，两单相为表里，异道夹攻之义也。后人算其分两合为一方，与葛根青龙辈何异。

〔验案〕

顾左　住斜方路　十月二十一日

寒热交作，一日十数度发，此非疟疾，乃太阳病，宜桂枝麻黄各半汤。

桂枝三钱　甘草钱半　杏仁五钱　麻黄钱半　白芍钱半　生姜二片　大枣四枚

（《经方实验录》）

〔评述〕

桂枝麻黄各半汤为桂枝汤和麻黄汤两方的合剂，可以说是汗法中之偶方轻剂，适用于表邪已微，正气略虚，尚需得汗而解者。因表邪未解，阳郁于表，不得汗出，故当取麻黄汤疏达皮毛，汗之而解，此非桂枝汤所能奏达；因病已日久，正气略虚，驱邪力薄，当取桂枝汤扶助正气，调和营卫，此非麻黄汤所能专任。因此，两方相合而轻用，各有所取，以收小汗辟邪之效果，而避过汗伤正之弊。各家对本方的理解基本一致，对药量和煎服法，有两种理解：一为两方相合，取其药量的三分之一；一为两汤各取三合，顿服之。柯氏力主后者，强调两者差异，但未提出临床验证，有待进一步探讨。

（许家松）

〔原文〕

24. 太陽病，初服桂枝湯，反煩不解者，先刺風池⁽¹⁾、風府⁽²⁾，却與桂枝湯則愈。

〔校勘〕

《金匮玉函经》《千金翼方》："先"字上均有"当"字。

《脉经》："先"字上为"法当"二字。

〔词解〕

（1）风池：穴名，在脑后发际陷中，是足少阳胆经穴，可治偏正头痛、目眩、热病汗不出等。

（2）风府：穴名，项后正中入发际一寸大筋中是，为督脉经穴，可治头痛项强、目眩等。

〔提要〕

桂枝汤证而服桂枝汤后，反烦不解的变通治法。

〔选注〕

陈修园：太阳病，审其为桂枝证，用桂枝汤，照法煮取三升，分三服。若初服桂枝汤一升，反烦不解者，缘此汤只能治肌腠之病，不能治经脉之病，治其本而遗其半故也。宜先刺风池、风府，以泻经中之热，却与留而未服之桂枝汤二升，照法服之则愈。

徐灵胎：此非误治，因风邪凝结于太阳之要路，则药力不能流通，故刺之以解其结。盖风邪太甚，不仅在卫而在经，刺之以泻经气。

魏念庭：恐误认为已传之烦躁，故标出以示人，言不解，则太阳之证俱在，但添一烦，知其非传里之烦，而仍为表未解之烦也。

方有执：烦字从"火"从"页"。《说文》："页，头也。"然则烦者热闷而头疼之谓也，邪欲出而与正分争，作汗之兆也。

喻嘉言：中风之证，凡来传变者，当从解肌，舍解肌无别法也。然桂枝汤以解肌，而反加烦闷者，乃服药时不如法也。其法为何？即啜稀热粥以助药力，不使其不及，但取周身漐漐微似有汗，不使太过之谓也。此云服汤反烦者，必微似汗亦未得，肌窍未开，徒用药力引起风邪，漫无出路，势必内热而生烦也。刺风池、风府，以泻风热之暴甚，后风不继，庶前风可息，更与桂枝汤引之外出则愈矣。

〔评述〕

对于本条初服桂枝汤反烦不解的认识，肯定并非误治，诸家意见基本一致，但对于反烦不解的机转问题，却有不同看法。陈氏认为桂枝汤只能治肌腠之病，不能治经脉之病，初服桂枝汤，在经之邪未解，故反烦不解；徐氏认为风邪凝结于太阳要路，药力不能通达所由，二氏之见略同，其意皆云桂枝汤药力尚不足以解在经之风邪，自然宜先刺风池、风府，以泻经中风热，复以桂枝汤解肌发汗，使在肌腠与在经脉之风邪一鼓而除，这样的解释是恰切合理的。惟喻氏认为反烦不解是因为服桂枝汤不得法，即没有啜稀热粥所致，这种提法不甚妥当。诚然，服药不得法，药力难以发挥作用，完全有可能导致反烦不解，但就本条文而论，若确属服药不得法而致，则后服如法即可，似无特举刺风池、风府之必要了；再则既然初服未如法，条文后句也当指明再服须如法服用，原文则未指出，避直就曲，让后人猜测，恐非仲景立论之意旨！喻氏之论实难令人信服。另外，喻氏认为烦为内热的表现，亦有可商之处。应当明确，这里的烦字，只是一种形容词，与阳明里热之烦迥然不同，假使真是内热而烦，则用药当从辛凉，岂有更服桂枝汤之理。

至于其他注家之解，亦各有所长，如魏氏强调反烦不解的烦非传经之烦，而仍为表未解之烦；方氏则从烦字字义上推断出该烦的病理及表现，认为此烦是邪欲出而与正分争，作汗之兆，应当有"热闷而头痛"的表现，这些认识皆可作为本条文的较好脚注。

综观注家之说，基本能揭示本条经文的意义。初服桂枝汤，反烦不解，是太阳在经风邪太甚，病重药轻，不能达到驱邪外出的目的，故见反烦不解，先刺风池、风府，疏泻在经风邪，使阳气不被所闭，然后再服桂枝汤取汗，则病可痊愈。这种药物与针刺相结合的治法，是很有实用价值的。

叙述太阳病发汗后反增烦热证治的条文，如第57条"伤寒发汗，已解，半日许复烦，脉浮数者，可更发汗，宜桂枝汤"，可与本条互看。彼乃太阳伤寒先用麻黄汤发汗，邪虽已解，但未尽去，半日许邪气复聚而烦；本条是太阳中风，用桂枝汤治疗，但因在经之邪较甚，药轻病重，初服不解反增烦闷。前者因已发汗，病之大势已去，故仅用桂枝汤更发汗即愈；后者初服桂枝汤，邪未得解，反增一烦，故不但继以桂枝汤如法取汗，并且须加刺风池、风府以驱在经之风邪，双管齐下，方能取效。可见，治太阳中风之法不拘于桂枝一方，而桂枝之方亦有治太阳伤寒之用，于此，仲景辨证之细、立法之活亦可略见一斑了。

（周铭心）

〔原文〕

25. 服桂枝湯，大汗出，脈洪大者，與桂枝湯如前法。若形似瘧，一日再發者，汗出必解，宜桂枝二麻黄一湯。

〔校勘〕

成无己本、《金匮玉函经》《脉经》"似"字均作"如"。

《金匮玉函经》："脉洪大者"作"若脉但洪大者"。

《脉经》："再"字下有"三"字。

〔提要〕

服桂枝汤汗不如法引起的变局证治。

〔选注〕

《金鉴》：今脉虽洪大而不烦渴，则为表邪仍在太阳，当更与桂枝汤如前法也。服汤不解，若形如疟，日再发者，虽属轻邪，然终是为风寒所持，非汗出必解，故宜服桂枝二麻黄一汤，小发营卫之汗。

尤在泾：服桂枝汤汗虽大出而邪不去，所谓如水淋漓，病必不除也。若脉洪大则邪犹甚，故宜更与桂枝取汗，如前法者。如啜热稀粥，温服取汗之法也。

柯韵伯：然服桂枝后大汗，仍可用之更汗，非若麻黄之不可复用也……是法也，可以发汗，汗生于谷也。即可以止汗，精胜而邪却也。若不同此法，使风寒客于玄府，必复恶寒发热如疟状。然疟发作有时，日不再发，此则风气留其处，故日再发耳，必倍加桂枝以解肌，少与麻黄以开表，所谓奇之不去则偶之也，此又服桂枝后少加麻黄之一法。

方有执：服桂枝汤，证转大汗出，脉转洪大者，乃风多寒少，风邪欲散，而以微寒持之。两者皆不得解，而寒热如疟也。

〔评述〕

多数注家对本条的解释合情合理，不乏真知灼见。《金鉴》以"脉虽洪大而不烦渴"

说明表邪仍在太阳而非白虎汤证，令人信服；尤氏指出邪气犹甚，点明了脉见洪大之理；柯韵伯认为证见大汗出服桂枝汤即可止汗，其机理在于"精胜而邪却"，言简意深，启人悟机。惟方氏"风多寒少"之论与理不通，也没有实际指导意义。

仲景反复告诫，服桂枝汤必取遍身漐漐微似汗出，若令如水流漓病必不除。本条文所述之证即为其例。若见脉洪大者，为正邪交争剧烈之象，当及时再与桂枝汤，"精胜而邪却"，不可误作白虎汤证，虽大汗出而无大烦渴不解之证可资鉴别。若证见"形似疟，一日再发者"，为邪气减而未尽，正气又不足，则需用桂枝汤与麻黄汤合方轻剂，取微汗而解，可免邪去正衰之变。仲景这种细致入微而巧妙灵活的辨证施治方法，足资后学师法。

〔方剂〕

桂枝二麻黄一湯方

桂枝一兩十七銖（去皮）　芍藥一兩六銖　麻黄十六銖（去節）　生薑一兩六銖（切）　杏仁十六個（去皮尖）　甘草一兩二銖（炙）　大棗五枚（擘）

上七味，以水五升，先煮麻黄一二沸，去上沫，内諸藥，煮取二升，去滓，温服一升，日再服。本云桂枝湯二分[1]，麻黄湯一分，合爲二升，分再服。今合爲一方，將息如前法[2]。

〔校勘〕

《千金翼方》：杏仁"去皮尖"下有"兩仁者"三字。

成无己本：没有"本云"下二十九字。

《金匮玉函经》："本云"作"本方"。

〔词解〕

（1）分：即份。指桂枝汤与麻黄汤的比例。

（2）将息如前法：指用桂枝汤的将息法。

〔方解〕

林亿等：谨按桂枝汤方，桂枝、芍药、生姜各三两，甘草二两，大枣十二枚。麻黄汤方，麻黄三两，桂枝二两，甘草一两，杏仁七十个。今以算法约之，桂枝取十二分之五，即得桂枝、芍药、生姜各一两六铢，甘草二十铢，大枣五枚。麻黄汤取九分之二，即得麻黄十六铢，桂枝十铢三分铢之二，收之得十一铢，甘草五铢三分铢之一，收之得六铢，杏仁十五个九分枚之四，收之得十六个。二汤所取相合，即共得桂枝一两十七铢，麻黄十六铢，生姜、芍药各一两六铢，甘草一两二铢，大枣五枚，杏仁十六个，合方。

张璐：详此方药品与各半不殊，惟铢分稍异，而证治攸分，可见仲景于差多差少之间，分毫不苟也。

江苏省中医学校《伤寒论释义》：本方虽同样由麻桂二方组成，但其中麻黄和杏仁的分量，却较各半汤为轻，而芍药、甘草、生姜又较各半汤为重，因此所主证候，亦就不尽相同。本方适用于大汗出后表邪稽留太阳，出现如疟的症状，使再得微汗而解。由剂量上可以看出，其发汗的力量较各半汤为小。

〔验案〕

头痛恶寒，脉紧，言謇，肢冷，舌色淡，太阳中风，虽系春季，天气早间阴晦，雨气甚寒，以桂枝二麻黄一法。

去节麻黄三钱　桂枝六钱　灸甘草三钱　杏仁五钱　生姜六片　大枣二枚

煮三杯，得微汗，再服，不汗促投其间。（《吴鞠通医案》）

〔评述〕

本方为风寒轻证而设，寓有扶正祛邪之意。《金鉴》指出："其形如疟，日再发者，虽属轻邪，然终是风寒所持，非汗出必不解。"故用本方"小发营卫之汗"。根据药味组成分析，可见本方具有资胃气、和营卫、轻开腠理之功。临床应用当着眼于微寒束表，营卫不充这一病理特点，不必为汗后如疟之证所拘。所选吴氏验案，即为一例。

（彭荣琛）

〔原文〕

26. 服桂枝湯，大汗出後，大煩渴不解，脉洪大者，白虎加人參湯主之。

〔校勘〕

《金匮玉函经》《脉经》："脉"字上均有"若"字。

《脉经》《千金方》：均作白虎汤。

〔提要〕

服桂枝汤转属阳明的证治。

〔选注〕

成无己：大汗出，脉洪大而不渴，邪气犹在表也，可更与桂枝汤。若大汗出，脉洪大而烦渴不解者，表里有热，不可更与桂枝汤，可与白虎加人参汤，生津止渴，和表散热。

钱潢：此因大汗后，遂至胃中津液竭，阳邪乘虚入里，至大烦渴不解。上篇之大汗出，脉浮而微热，消渴者，及中篇之发汗后，脉浮数烦渴之证，皆以误汗亡阳，下焦无火，膀胱之气化不行，失其蒸腾之用，故气液不得上升而渴也。若脉浮，则其邪仍在太阳，故以五苓散主之。今大烦渴，而脉见洪大，则邪不在太阳，而已传入阳明矣，即阳明篇所谓"阳明脉大者是也"，故以白虎汤解胃中之烦热，加人参以补其大汗之虚，救其津液之枯竭也。

〔评述〕

此条文论述服桂枝汤大汗出后，表邪虽去，遂致胃中津液耗竭，病邪乘虚入里，里热炽盛，故脉见洪大、大烦渴不解，当用白虎加人参汤清热生津。与25条相比较，虽同见服桂枝汤大汗出、脉洪大之症，但病理上却有很大区别。大烦渴之有无，是鉴别两者之要点，成无己之注讲得非常清楚。钱氏联系有关条文，分析本条"烦渴"的病机和证属特点，也有一定的参考价值。

〔方剂〕

白虎加人參湯方

知母六两　石膏一斤（碎，绵裹）　甘草二两（灸）　粳米六合　人参三两

上五味，以水一斗，煮米熟汤成，去滓，温服一升，日三服。

〔校勘〕

《外台秘要》：作"上五味切，以水一斗二升煮米熟，去米，内诸药，煮取六升，去

· 37 ·

滓，温服一升，日三服"。

成无己本：云"于白虎汤内加人参三两，余以白虎法"。

〔方解〕

柯韵伯：邪入阳明，故反恶热，热越故汗出，因邪热灼其津液，故渴欲饮水。邪盛而实，故脉洪大。半犹在经，故兼浮滑。然火炎土燥，终非苦寒之品所能治。经曰，甘先入脾。又曰，以甘缓之。是以知甘寒之品，乃泻胃火生津液之上剂也。石膏甘寒，寒胜热，甘入脾，又质刚而主降，备中土生金之体，色白通肺，质重而含脂，具金能生水之用，故以为君。知母气寒主降，苦以泻肺火，辛以润肾燥，故为臣。甘草为中宫舟楫，能土中泻火，寒药得之缓其寒，使沉降之性皆得留连于胃。粳米气味温和，禀容平之德，作甘稼穑，得二味为佐，阴寒之物庶无伤脾胃之虑也。煮汤入胃，输脾归肺，水精四布，大烦大渴可除矣。白虎为西方金精，取以名汤，秋金得令，而炎暑自解矣。更加人参，以补中益气而生津，协和甘草、粳米之补，承制石膏、知母之寒，泻火而土不伤，乃操万全之术者。

曹颖甫：方用石膏、知母以除烦，生甘草、粳米加人参以止渴，此白虎加人参汤之旨也。

〔验案〕

江应宿治岳母年六十余，六月中旬，劳倦中暑，身热如火，口渴饮冷，头痛如破，脉虚豁，二三至一止，投人参白虎汤，日进三服，渴止热退，头痛用白萝卜汁吹入鼻中良愈。（《名医类案》）

〔评述〕

《经方应用》指出："本方即白虎汤加人参组成。热盛烦渴，故用白虎汤清热止渴；热伤气阴，故加人参补气救阴。可知本方是为热病气阴两伤而设，但重心仍在清热。邪盛而正虚，故方亦以祛邪为主，扶正为补。"简单明了地概括了本方方义。《伤寒论》对本证有"渴欲饮水，口干舌燥"、"大汗出后，大烦渴不解"、"欲饮水数升"等描述，可见其临床表现之"汗"、"渴"的程度，较之白虎汤证更为严重。条文中虽言其脉洪大，但根据方药组成及"大汗大渴"之症可知脉必洪大无力，此也与白虎汤证洪大有力之脉有别。总之，白虎汤证而见气阴两伤，是本方证的辨证要点。

（胡荫奇　陈　庚）

〔原文〕

27. 太陽病，發熱惡寒，熱多寒少，脉微弱者，此無陽[1]也，不可發汗。宜桂枝二越婢[2]一湯。

〔校勘〕

《千金翼方》："者"字作"则"。

《金匮玉函经》："发汗"上有"复"字。

《仲景全书》："发汗"作"更汗"。

〔词解〕

（1）无阳：指阳虚。无，少的意思；阳，阳气。

（2）越婢：婢与脾古字通用。《金匮玉函经》方后煎法，二"婢"字均作"脾"可证。成无己云"胃为十二经之主，脾治水谷，为卑藏，若婢。"《内经》曰"脾主为胃行其津液，是汤所以谓之越婢者，以发越脾气，通行津液"。《外台》方一名起脾汤，即此意也。

〔句解〕

（1）宜桂枝二越婢一汤：应接在"热多寒少"句下读。

（2）脉微弱者，此无阳也，不可发汗：是古文的自注笔法。

〔提要〕

表未解而阳已虚，邪渐化热入里证治。

〔选注〕

张隐庵：此言太阳阳热多，本寒少，表邪从肌膝而内陷者，治宜发越其病气也。太阳病发热恶寒者，言病太阳标本之气，当恶寒发热，今热多寒少，乃寒已化热，阳热多而本热少，脉微弱则表阳乘虚内陷，故曰此无阳也。谓内陷则无在表之阳，不可发汗者，不可发太阳之表汗也。此表阳从肌入里，故宜桂枝二以解肌，越婢一以发越表阳之内陷。

章虚谷：此条经文，宜作两截看，宜桂枝二越婢一汤句，是接热多寒少句来，今为煞句，是汉文兜转法也。若脉微弱者，此无阳也，何得再行发汗，仲景所以禁示人曰，不可发汗，宜作煞句读，经文了了，毫无纷论矣。婢当作脾，以其辛甘发脾气，故名越脾。越婢者，传写之误也。

〔评述〕本条主要是说明太阳表证在邪少正弱的情况下，迁延时日，以致表邪逐渐化热入里所形成的外寒内热证候。其证内热偏重，因其既有邪在表之发热，亦有在里之发热，故热多寒少。与大青龙汤证相比，则此证的表里证候均不如大青龙汤重。因外无身疼痛，内无烦躁，故只用表里双解之轻剂。若脉弱者，说明阳气不足，故不可发汗，否则可致汗液大泄而亡阳。

将主治方剂列于论证的最后，这是《伤寒论》中常用的文法，很多注家不明此意，随文顺释，以致谬误百出。如张氏的注解，就是随文顺释的结果。章虚谷指出"是汉文兜转法也"，一语破千载之惑。

〔方剂〕

桂枝二越婢一湯

桂枝（去皮）　芍藥　麻黄　甘草各十八銖（炙）　大棗四枚（擘）　生薑一兩三銖（切）　石膏二十四銖（碎，綿裹）

上七味，以水五升，煮麻黄一二沸，去上沫，内諸藥，煮取二升，去滓，温服一升。本云當裁[1]爲越婢湯桂枝湯，合之飲一升，今合爲一方，桂枝湯二分，越婢湯一分。

〔校勘〕

《金匮玉函经》《千金翼方》："煮麻黄"上均有"先"字。

《金匮玉函经》、成无己本："本云"均作"本方"。

《金匮玉函经》：煎法里两个"婢"字都作"脾"。

〔词解〕

（1）本云当裁：即本来应该分开之意。

〔方解〕

林亿等：谨按桂枝汤方，桂枝、芍药、生姜各三两，甘草二两，大枣十二枚。越婢汤方，麻黄二两，生姜三两，甘草二两，石膏半斤，大枣十五枚。今以算法约之，桂枝汤取四分之一，即得桂枝、芍药、生姜各十八铢，甘草十二铢，大枣三枚。越婢汤取八分之一，即得麻黄十八铢，生姜九铢，甘草六铢，石膏二十四铢，大枣一枚八分之七，弃之。二汤所取相合，即共得桂枝、芍药、甘草、麻黄各十八铢，生姜一两三铢，石膏二十四铢，大枣四枚，合方。旧云桂枝三，今取四分之一，即当云桂枝二也，越婢汤方见仲景杂方中，《外台秘要》一云起脾汤。

柯韵伯：考越婢汤，比大青龙无桂枝、杏仁，与麻黄杏子石膏汤同为凉解表里之剂，此不用杏仁之苦，而用姜枣之辛甘，可以治太阳阳明合病，热多寒少而无汗者，犹白虎汤背微恶寒之类，而不可以治脉弱无阳之证也。

吴人驹：发散表邪，皆以石膏同用者，盖石膏其寒性，寒能胜热，其味薄，薄能走表，非若芩连之辈，性寒味苦而厚，不能升达也。

《金鉴》：桂枝二麻黄一汤，治形如疟，日再发者，汗出必解，而无热多寒少，故不用石膏之凉也。桂枝麻黄各半汤，治如疟状，热多寒少，而不用石膏，更倍麻黄者，以其面有怫热郁色，身有皮肤作痒，是知热不向里而向表，令得小汗以顺其势，故亦不用石膏之凉里也。桂枝二越婢一汤，治发热恶寒，热多寒少，而用石膏者，从其表邪寒少，肌里热多，故用石膏之凉，佐麻黄以和营卫，非发营卫也。

〔验案〕

韩某　寒热往来，一日二三度，头眩项强，身痛腰疼，口苦微干，苔白微燥，脉浮。用桂枝二麻黄一汤一剂治愈。（江西中医学院《函授通讯》）

〔评述〕

《伤寒论评释》指出："桂枝二越婢一汤方，即桂枝汤加麻黄、石膏而成，也就是大青龙汤去杏仁加芍药，名虽越婢辅桂枝，实际上也可说是大青龙汤的变剂，去杏仁恶其从阳而辛散，加芍药以其走阴而酸收。主以桂枝二，仍以和营卫为主；辅以越婢一，取其辛凉之性，以清泄里热，发越郁阳。"这对本方的解释比较合理。关于本方与桂枝二麻黄一汤、桂麻各半汤主证之区别，以《金鉴》的注解为好，可供学习参考。

（彭荣琛）

〔原文〕

28. 服桂枝湯，或下之，仍頭項强痛，翕翕發熱，無汗，心下滿微痛，小便不利者，桂枝去桂加茯苓白术湯主之。

〔校勘〕

《脉经》《千金翼方》：均无"或"字、"仍"字。

《金匮玉函经》："满"字下有"而"字。

《脉经》：无"白"字。

〔词解〕

（1）心下：胸脘之间，即心窝部。

〔提要〕

太阳夹饮误治伤津，病仍不解的治法。

〔选注〕

许宏：问曰，心下满微痛，乃是欲成结胸，何缘作停饮治之？答曰，诸证皆是结胸，但小便不利一症乃停饮也，故此条仲景作停饮治之。

柯韵伯：汗出不彻而遽下之，心下之水气凝结，故反无汗而外不解，心下满而微痛也。然病根在心下，而病机在膀胱。若小便利，病为在表，仍当发汗；若小便不利，病为在里，是太阳之本病，而非桂枝证未罢也。故去桂枝而君以苓术，但得膀胱水去，而太阳表里证悉除，所谓治病必求其本也。

章虚谷：太阳外邪不解而无汗者，必有恶寒，里有水邪上逆，必有心悸、或咳或呕等证，如小青龙汤、五苓散各条之证可见也。此条外症无恶寒，内症无心悸、咳呕，其非水邪上逆、表邪不解可知矣，其心下满微痛者，由误下而邪陷三焦表里之间也。经云："三焦膀胱者，腠理毫毛其应。"故翕翕发热，无汗而不恶寒，非太阳之邪也。翕翕者，热在皮毛，应在三焦也。盖脾胃之气，必由三焦转输，外达营卫，三焦邪阻，脾胃之气不能行于营卫经络，故内则心下满微痛，外则头项强痛、发热无汗，中则水道不通而小便不利也。所以此方专在助脾和胃，以生津液，宣化三焦之气，使津气周流，表里通达，小便自利，其邪亦解，故曰小便利即愈。不曰汗出愈者，明其邪不在表，而在三焦中道也，故其方又与小柴胡之和解表里相同。小柴胡主足少阳，此方主手少阳也，其与五苓散证治不同，亦非方之加减有错误也。

徐灵胎：头痛发热，桂枝证仍在也，以其无汗，则不宜更用桂枝，心下满则用白术，小便不利则用茯苓，此证乃亡津液而停饮者也。

陈修园：太阳病服桂枝汤，服后未愈，医者不审其所以未愈之故，或疑桂枝汤之不当，而又下之，仍然表证不解，而为头项强痛、翕翕发热无汗，且又兼见里证而为心下满微痛、小便不利者。然无汗则表邪无外出之路，小便不利则里邪无下出之路，总由邪陷入脾，失其转输之用，以致膀胱不得气化而外出，三焦不行决渎而下出。《内经》曰："三焦膀胱者，腠理毫毛其应。"是言通体之太阳也。此时须知利水法中，大有转旋之妙用，而发汗亦在其中，以桂枝去桂加茯苓白术者，助脾之转输，令小便一利，而诸病霍然矣。

唐容川：此与五苓散互看自明。五苓散是太阳之气不外达，故用桂枝以宣太阳之气，气外达则水自下行，而小便利矣；此方是太阳之水不下行，故去桂枝重加苓术，以行太阳之水，水下行则气自外达，而头痛发热等症自然解散，无汗者必微汗而愈矣。然则五苓散重在桂枝以发汗，发汗即所以利水也；此方重在苓术以利水，利水即所以发汗也。实知水能化气，气能行水之故，所以左宜右有。

成无己：头项强痛，翕翕发热无汗，虽经汗下，而邪气仍在表也。心下满微痛，小便不利者，则欲成结胸。今外证未罢，无汗，小便不利，则心满微痛，为停饮也。与桂枝汤以解外，加茯苓白术以利小便，行留饮。

《金鉴》：去桂当是去芍药，此方去桂，将何以治疗头项强痛、发热无汗之表乎！细玩服此汤，曰余以桂枝汤法煎服，其意自见。服桂枝汤已，温覆令一时许，通身染染微似有汗，此服桂枝汤法也。若去桂则是芍药甘草茯苓白术，并无辛甘走营卫之品，而曰余以桂枝汤法，无所谓也。且论中有脉促胸满、汗出恶寒之证，用桂枝去芍加附子汤主之。去芍者，为胸满也，此条证虽稍异而其满则同，其为去芍药可知，当改之。此为汗下后表不解，而心下有水气者，立法治也。服桂枝汤或下之，均非其治矣。仍有头项强痛、翕翕发热之表证，心下满微痛、小便不利、停饮之里证，设未经汗下，则是表不解而心下有水气，当用小青龙汤汗之，今已经汗下，表里俱虚，小青龙汤非所宜也，故用桂枝汤去芍药之酸收，避无汗心下之满，加苓术之渗燥，使表里两解，则内外诸证自愈矣。

喻嘉言：服桂枝汤，病不解而证变，又或下之，则邪势乘虚入里，是益误矣。在表之邪未除，而在里之饮上逆，故仿五苓两解表里之法也。

张璐：此条颇似结胸，所以辨为太阳表证尚在者，全重在翕翕发热、无汗上。

林澜：头项强痛，经汗下而不解，心下满微痛，小便不利，此为水饮内蓄，故加苓术，得小便利、水饮行、腹满减，而表证悉愈矣。如十枣汤证，亦头痛，乃饮热内蓄，表证已解，故虽头痛，只用逐饮，饮去则病自安也。

尤在泾：头项强痛，翕翕发热，无汗，邪在表也；心下满微痛，饮在里也。表间之邪与心下之饮相得不解，是以发之而不从表出，夺之而不从下出也。夫表邪挟饮者，不可攻表，必治其饮而后表可解。桂枝汤去桂加茯苓白术；则不欲散邪于表，而但逐饮于里，饮去则不特满痛除，而表邪无附，亦自解矣。

张隐庵：此言肌腠之邪而入于里阴也。服汤不解，故仍头项强痛、翕翕发热；入于里阴，故无汗；邪从胸膈而入于中土，故心下满而微痛；脾不能转输其津液，故小便不利。桂枝去桂者，言邪不在肌也，入于中土而津液不输，故加茯苓白术，助脾气充达于肌腠，俾内入之邪仍从胸膈而外出。马曰："小便利则愈者，亦言脾气之转输也。"

〔评述〕

诸家对本条的看法极不一致，自《金鉴》提出本方去桂疑有讹误之后，去桂去芍尤为争辩的焦点。

究竟去桂去芍，自然应当以证候表现为依据。诸家对本条所述证候的看法，归纳起来，不外两种：一者，认为是有表邪又有停饮；二者，认为是三焦邪阻，脾胃失运。成无己、柯韵伯、喻昌、《金鉴》等皆持第一种看法，但他们解释本证应用本方的道理却各不相同。按理外有表邪，内有水饮，本方自当具有解表利水之功，然方中既已去桂，何言解表，故成氏不得不含混其词，丢弃"去桂"二字不谈，而但云用桂枝汤以解外。倒是柯氏善为机变，提出虽仍有表证，但"非桂枝汤证未罢"，而是"太阳之本病"以膀胱停饮为主，"但得膀胱水去，而太阳表里证悉除"，这样一来，去桂似势在必行了。其实这种说法仅证明去桂是可以的，而不能证明去桂是必要的，因而就不能是一个正确的判断。喻氏一如成氏，避而不谈"去桂"。至于《金鉴》之论，竟直以去桂为去芍之误，固然古书不乏讹误之处，但就《金鉴》所持论据来看，似难置信。其所以认为去桂乃去芍之误的理由之一：去桂将何以治头项强痛、发热无汗之表证。这里应当活看，单纯头项强痛、发热无汗之证，自当用麻黄汤发汗，其中不但有桂枝，且有峻烈之麻黄，但此条文证并非头项强痛、发热无汗一端，而是尚有小便不利之症，更重要的是已经发汗或泻下，其伤津耗液可知。虽有表证，终属余邪；虽是无汗，不可发汗，去桂所当必行。其理由之二：方后有"余以桂枝汤法煎服"，认为必是温覆取微似有汗，这个考据似乎十分正确可靠，但却忽视了下面"利小便则愈"之语句，未免顾此失彼，丢弃了主要方面，而且所引证的仍是成氏本之文，赵氏复刻宋本并无"余以桂枝汤法煎服"句，只是作"温服一升，利小便则愈"，考《金匮玉函经》等书以及其他各种注本，皆作"利小便则愈"，因而这样的引证显然是不够全面的。其理由之三：认为此证心下满微痛，与桂枝去芍药汤证的胸满相同，胸满忌芍药，便不究病因，不研病理，而断言芍药不可用，这样的结论尤属主观片面。

观以上诸家，虽然都认为本条证是既有表邪，又有水饮停蓄，但在与方药联系上的看法却不一致，不是言去桂属讹，就是在"去桂"问题上含糊其辞，或是认为治里为主。注释虽多，终嫌词不达意，论理推断，不无牵强附会。关于本方所以去桂的道理，要以徐氏"亡津液而有停饮"的说法最为贴切。已经发汗或攻下，津液已伤，故应去桂枝之燥，水饮尚存，故加苓术以为主药，中可助脾运化，下可疏利膀胱。

另外，章氏认为本条文证既非表邪，亦非停饮，而是三焦邪阻，脾胃三气不能行于营卫经络，本方作用为宣化三焦，助脾和胃以生津液，其立说新颖，论理自然，堪作参考。

至于唐、陈、二张、林、尤诸家之见，皆未越出上述诸家看法的范围。

〔方剂〕

桂枝去桂加茯苓白术汤方

芍药三两　甘草二两（炙）　生薑（切）　白术　茯苓各三两　大枣十二枚（擘）

上六味，以水八升，煮取三升，去滓，温服一升，小便利则愈。本云桂枝汤，今去桂枝加茯苓白术。

〔校勘〕

《金匮玉函经》："六味"下有"㕮咀"二字，"八升"作"七升"，"云"作"方"。

《注解伤寒论》：不载本方，仅于第十卷云于桂枝汤内，去桂枝加茯苓、白术各三两，余仿前法煎服，小便利则愈。

〔方解〕

陈修园：此治太阳里证，俾膀胱水利而表里之邪悉除。五苓散末云，多服暖水出汗愈，意重在发汗，故用桂枝；本方末云，小便利则愈，重在利水，故去桂枝。但既去桂枝，仍以桂枝名汤者，以头痛发热桂枝证仍在，但不在太阳之经，而在太阳之腑，因变其解肌之法而为利水，利水则满减热除，而头项强痛亦愈矣。仲景以心下满加白术，今人谓白术壅满，大悖圣训矣。

徐灵胎：凡方中有加减法，皆佐使之药，若去其君药，则另立方名，今去桂枝，而仍以桂枝为名，所不可解也。

〔验案〕

北京中医学院已故名老中医陈慎吾老先生曾治一小儿，一年前染感冒后，发热始终不退，因诣陈老处就诊，见其前诊，已用过桂枝汤、大柴胡汤并调胃承气汤等汗下方药，均未取效，热仍未退。因思汗下而热不退，常见两端：一者瘀血不去、阴血耗伤，祛瘀则热退；二者水饮内停而风寒不解，利水则热退。诊此患儿全无瘀血证可寻，却有小便不利、无汗、心下痛而腹鸣等症状，显系水饮停蓄，舍利小便何能收功！然久病岂可峻攻，须是既能健脾助运，又能疏利膀胱者堪任，故茯苓、白术当为首选之药；病久胃气无有不伤，用药所当兼顾，调补脾胃，无如则甘草、大枣；腹鸣有水，散水消饮，正需生姜之力。而老人每易伤阳，阳多亏虚；小儿每易伤阴，阴常不足。本例系小儿，发热逾年不退，且又几经汗下，伤阴可知，芍药益阴又且止痛，用之甚宜。故为疏方：茯苓 10g，白术 10g，芍药 10g，甘草 6g，生姜 10g，大枣十二枚。患者服头煎则热退，二煎则心下痛、腹鸣等症状消失，饮食二便皆趋正常，病告痊愈。陈老复顾所用方药，恰桂枝去桂加茯苓白术汤，叹服仲景之法，若非经而验之，弗知其微旨妙用。（本案系根据听陈老讲课者的课堂笔记整理）

〔评述〕

本方方名的看法，有不同意见。如徐大椿以方去桂枝而仍以桂枝为名，便认为不可理解，这样的认识未免太拘泥。须知方剂虽多以君药为名，但却不能说为方名者必为君药，还当根据多方面情况去看。本方之所以虽去桂枝而仍以桂枝为名者，原因在于以下两点：其一，本条开首一句就提到桂枝汤，而其后举述方药时仍以桂枝为基础加减变化，便使得本条经文上下联系自然，有助学者记诵；其二，本条中有翕翕发热、头痛的症状，是桂枝汤证主要表现之一，见此症状，极易使人想到桂枝汤，方以桂枝为名，也就使学者临证时能信手拈来，便于使用，较之另立别名，更有实际意义。因此认为，仲景此方之名是有着眼处的。

从本方药物组成上看，茯苓、白术健脾利水除湿，芍药缓急止痛、顾护阴液，甘草、大枣调补中气，生姜和胃散水消饮，六药相须为用，对于因水饮停蓄而致的脾失健运、津液不化、阴血伤耗之证，表现为头痛发热、无汗、心下满痛、小便不利等症状者，使用本方，甚是妥帖可靠。陈老本案，不但所用方药与桂枝去桂加茯苓白术汤不错一味，而且从患者的症状表现以及既往治疗的情况来看，也差不多与 28 条原文相同。细玩陈老此案，更觉仲景之书从不误人。

（周铭心）

〔原文〕

29. 傷寒脉浮，自汗出，小便数，心煩，微惡寒，脚攣急[1]，反與桂枝欲攻其表，此誤也。得之便厥[2]，咽中乾，煩躁，吐逆者，作甘草乾薑湯與之，以復其陽；若厥愈足温者，更作芍藥甘草湯與之，其脚即伸；若胃氣不和，譫語[3]者，少與調胃承氣湯；若重發汗，復加燒針者，四逆湯主之。

〔校勘〕

《注解伤寒论》："反与桂枝"下有"汤"字。

〔词解〕

（1）脚挛急：腿脚拘急，屈伸不利。

（2）厥：手足厥冷。

（3）谵语：说胡话。

〔提要〕

阳虚误服桂枝汤变局证治。

〔选注〕

《金鉴》：伤寒脉浮，自汗出，中风证也；小便数，心烦，里无热之虚烦也；微恶寒者，表阳虚不能御也；脚挛急者，表寒收引拘急也，是当与桂枝增桂加附子汤以温经止汗，今反与桂枝汤，攻发其表，此大误也。服后便厥者，阳因汗亡也；咽干者，阴因汗竭也；烦躁者，阳失常也；吐逆者，阴格拒也。故作甘草干姜汤与之，以缓其阴而复其阳。若厥愈足温，则是阳已复，更宜作芍药甘草汤与之，以调其阴而和其阳，则脚即伸也。若胃不和而谵语，知为邪已转属阳明，当少少与调胃承气汤，令其微溏，胃和自可愈也。若重发汗者，谓不止误服桂枝汤，而更误服麻黄汤也，或后加烧针，劫取其汗，以致亡阳证具，则又非甘草干姜汤所能治，故又当与四逆汤以急救其阳也。

丹波元简：此证不当表疏，其人阳津素少，故虽桂枝本汤，犹过其当。盖与少阴直中，稍相近似，而不比彼之寒盛，故虽经误汗，仅须甘草干姜；而阳回之后，或变胃燥。若其重误治，则变为纯阴证也。此条本证，次条拟以桂枝增桂加附子者，不无可疑。何以言之？夫既为附子所宜，则误汗便厥之际，不得不遂与四逆，而仅用单味小方，窃恐万无其理。盖自汗出、小便数、心烦等证，与伤寒二三日，心中悸而烦（102条小建中汤证）稍同其情，而系从前虚乏，为邪凌虐者，则亦是小建中所主也。

山田正珍：伤寒二字，泛称疫而言，非太阳伤寒也。脉浮、自汗出、小便数、心烦、微恶寒、脚挛急，即少阴病。当知其汗出恶寒者，乃与附子泻心之恶寒汗出者，同为阳虚之病。故此证虽有脉浮恶寒之似表者，决不可攻表。惟寒以干姜附子扶阳剂以温之也。今乃错认其似表者以发之，故有厥冷、咽干、烦躁、吐逆之变，因作干姜附子汤，以复其阳气。旧本作甘草干姜汤，大非也！甘草干姜汤治肺痿多涎唾者之方，安能挽回阳气将尽者乎。

顾尚之：桂枝加附子汤证，误在不加附子，阳气以辛散而上越，故用甘草干姜以复之；阴气以辛温而内耗，故用芍药甘草以和之；阴耗而邪入阳明，则宜调胃；烧针以重亡阳，则宜四逆。

陈修园：热盛伤津，故脚挛急，并可悟脉浮、自汗、小便数，皆有热证，即有微恶寒一症，亦可知表之恶寒渐微，里之郁热渐盛，其与桂枝证，貌虽相似，而实悬殊。

〔评述〕

本条脉浮、自汗出、微恶寒诸症似同桂枝汤证，然小便数、心烦、脚挛急等症就绝非桂枝汤证了。脉浮、自汗出、微恶寒为上阳虚而不固，小便数为阳虚膀胱失摄，心烦为阳虚心神虚怯，脚挛急是筋脉缺乏阳气温煦及阴液濡养。综合证候进行分析，其病理和第20条桂枝加附子汤证大致相同。顾氏所论甚是，非丹波氏所谓建中、新加汤证，亦非山田正珍所谓干姜附子汤证，陈修园以为热证更无道理。至于《医宗金鉴》以为桂枝增桂加附子汤者，乃据后条而言，但文中并无气上冲之证，故亦无需加桂。误用桂枝汤，引起变证，阳愈虚而四肢厥冷，阴愈伤而咽中干燥，阴阳逆乱则烦躁吐逆。在此阴阳两虚之际，作甘草干姜汤以复其阳，再作芍药甘草汤以复其阴，治法井然，庶无偏弊。倘因服温药复阳致胃热而见谵语，宜少与调胃承气汤以和之，使胃和而谵语自止；若重发汗，复加烧针，是一逆再逆，其厥逆必更甚于前，则非甘草干姜汤所能为力，故应用四逆汤回阳救逆。

仲景此处对阴阳两虚之证，立先复阳后复阴之法，然则后世对此等证，常采用阴阳两复之法，其效更捷。

〔方剂〕

甘草乾薑湯方

甘草四兩（炙）　乾薑二兩

上二味，以水三升，煮取一升五合，去滓，分温再服。

〔校勘〕

《金匮玉函经》：甘草作二两。

《注解伤寒论》：干姜下有"炮"字。

《金匮玉函经》《注解伤寒论》："味"字下均有"㕮咀"二字。

〔方解〕

《类聚方广义》：甘草干姜汤之厥，只是因误治，一时激动急迫之厥耳，不比四逆汤之下利清谷、四肢拘急、脉微大汗厥冷也。甘草倍干姜者，所以缓其急迫也，观咽干、烦躁、吐逆之证，可以知其病情矣。

柯韵伯：仲景回阳，每用附子，此用干姜、甘草者，正以见阳明之治法。夫太阳少阴所谓亡阳者，先天之元阳也，故必用附子之下行者回之，从阴引阳也。阳明所谓亡阳者，后天胃脘之阳也，取甘草、干姜以回之，从乎亡也。盖桂枝之性辛散，走而不守，即佐以芍药，尚能亡阳；干姜之味苦辛，守而不走，故君以甘草，便能回阳。

〔验案〕

史某，男，1岁，1963年4月12日会诊。病程已越一月，初起由发热十天，始出麻疹，但出之不顺，出迟而没速，因而低热久稽不退，咳嗽微喘，咽间有痰，不思饮食，大便日行二三次，稀水而色绿，面色黯而颧红，肌肉消瘦，皮肤枯燥，脉沉迟无力，舌淡唇淡，无苔，奄奄一息，甚属危殆。此由先天不足，后天营养失调，本体素弱，正不足以胜邪，所以疹出不透，出迟而没速。余毒内陷肺胃，又因苦寒过剂，以致脾胃阳衰，虚阳外浮。救治之法，以急扶胃阳为主，若得胃阳回复则生。

处方：炙甘草二钱　干姜（炮老黄色）一钱　党参一钱　粳米（炒黄）三钱　大枣（擘）二枚　二剂，每剂煎取120毫升，分6次服，4小时1次。

服第一剂，稍有转机，开始少思饮食，脉稍有力，舌苔亦渐生；服第二剂，手足见润汗，仍咳喘有痰，脉沉迟，舌淡苔薄白。此胃阳渐复，正气尚虚，后以益气温阳、调理脾胃而愈。

按：本例中医诊为疹后伤阳，虚阳外浮，尤以胃阳为重点，故取甘草干姜汤急复胃阳。（《蒲辅周医案》）

〔评述〕

本方是辛甘化阳之方。取甘草之甘平能补中益气，干姜之辛温可以复阳。辛甘合用，为理中之半，重在复中焦之阳气。笔者常用本方治小儿呕吐泄泻证属中阳虚衰者，多有良效。

〔方剂〕

芍藥甘草湯方

白芍藥　甘草各四兩（炙）

上二味，以水三升，煮取一升五合，去滓，分溫再服。

〔校勘〕

《金匮玉函经》："芍药"上无"白"字。"味"字下有"㕮咀"二字，成无己本同。

〔方解〕

柯韵伯：盖脾主四肢，胃主津液，阳盛阴虚，脾不能为胃行津液，以灌四旁，故足挛急。用甘草以生阳明之津，芍药以和太阴之液，其脚即伸，此亦用阴和阳法也。

吴遵程：芍药甘草汤，即桂枝汤去桂枝姜枣也。甘酸合用，专治营中之虚热，其阴虚阳乘，至夜发热，血虚筋挛，头面赤热，过汗伤阴，发热不至，或误用辛热，扰其营血，不受补益者，并宜用之，真血虚挟热之神方也。

〔验案〕

一翁，五十余岁，闲居则安静，聊劳动则身体痛不可忍，家事坐废殆三十年，医药一无验，来请予。予诊之，周身青筋，放之，迸出毒血甚多，即与芍药甘草汤，约十次而复常，任耕稼矣。(《生生堂医谈》)

〔评述〕

此酸甘化阴之方。津液不足则无以灌溉，血液不足则无以养筋。芍药积血养筋，甘草补中缓急，故服后其脚即伸。此方药仅两味，而临床应用广泛，凡阴虚阳不和之身痛、腹痛、脚腿疼痛，甚则挛急者，或用原方，或对症加以他味，投之无不立效。

(赵戬谷)

〔原文〕

30. 問曰：證象陽旦[(1)]，按法治之而增劇，厥逆，咽中乾，兩脛拘急而讝語。師曰言夜半手足當溫，兩脚當伸，後如師言，何以知此？答曰：寸口脉浮而大，浮爲風，大爲虚，風則生微熱，虚則兩脛攣，病形象桂枝，因加附子參其間，增桂令汗出，附子溫經，亡陽故也。厥逆咽中乾，煩躁，陽明內結，讝語煩亂，更飲甘草乾薑湯；夜半陽氣還，兩足當熱，脛尚微拘急，重用芍藥甘草湯，爾乃脛伸；以承氣湯微溏，則止其讝語，故知病可愈。

〔校勘〕

《金匮玉函经》：无"师曰"的"曰"字，"知此"作"知之"，两"为"字上都有"即"字，"参"字作"于"字，没有"重"字。

成无己本：两"为"字上都有"则"字，"病形"作"病证"，"躁"作"燥"。

〔词解〕

(1) 阳旦：即桂枝汤。《金匮要略》产后门阳旦汤原注云："即桂枝汤。"《千金要方》《外台秘要》别有阳旦汤，乃桂枝汤加黄芩，名同而实异。

〔句解〕

以承气汤微溏：用承气汤使大便变稀软。有缓泻之意。

〔提要〕

本条阐述前条之意，设为问答，以说明误治之后，病情所以增剧、所以痊愈以及预断的依据。

〔选注〕

程郊倩：此条即上条注脚，借问答以申明其义也。证象阳旦句，应前条伤寒脉浮、自汗出、小便数、心烦、微恶寒、脚挛急一段。按法治之句，应前条与桂枝汤，欲攻其表一段。而增剧至拘急而谵语句，应前条此误也，得之便厥、咽中干、烦躁吐逆者一段。师言夜半手足当温，两胫当伸，后如师言，何以知此句，应前条已用甘草干姜汤，并调胃承气汤一段。答曰寸口脉浮而大，浮则为风，大则为虚，风则生微热，虚则两胫挛，证象桂枝，因加附子参其间，增桂令汗出，附子温经，亡阳故也数句，发明以补出前证病源及用桂枝之误，见证象桂枝而实非桂枝证，将成亡阳也。厥逆，咽中干，烦躁，阳明内结，谵语烦乱，申叙前证，以著亡阳之实。更饮甘草干姜汤，夜半阳气回，两足当温，重应前条甘草干姜汤一段。胫尚微拘急，重与芍药甘草汤。尔乃胫伸，重应前条芍药甘草汤一段。以承气汤微溏，则止其谵语，重应前条调胃承气汤一段。故知其病可愈，亦非泛结，见其愈也。由于救之得法，万一为烦躁谵语等证所惑，而大青龙之见，不无交互于胸中，欲其病之愈也得乎。

陆渊雷：此条似设为问答，申明上条之义，然语无精要，反觉支离。舒驰远、尤在泾等皆以为非仲景原文，柯氏直删去，皆是也。且如脉大何以知是虚，虚何以知其两胫挛。信如所言，则脉大者，两胫必挛乎？自病形象桂枝以下，序次凌乱，亦与上条不相应，不可从矣。

陈逊斋：因加附子参其间，"因"字下面应加一"未"字，"附子温经"四字应删去。

〔评述〕

本条文设问答以申明上条之义。程氏之注颇为详细。虽如陆氏所云，条文"序次凌乱"有"支离"之感，但也可从中得到以下几点启发：①伤寒阳虚自汗出，脉浮，微恶寒，证候类似于太阳中风桂枝汤证，临证务需详察审辨，心烦、小便数、脚挛急等症可资鉴别。桂枝汤虽非峻汗之剂，然终属辛温发散，阳虚误用，也可致亡阳耗津之变，不可不加注意。②病有阴阳两虚，治法阴阳两补为其常，先复阳后复阴为其变。亡阳为急，也可先复其阳，免受甘寒益阴之药的牵制，以取捷效，之后再予养阴。应结合临床实际，酌情处理。

（赵戬谷）

辨太阳病脉证并治中

〔原文〕

31. 太陽病，項背强几几，無汗惡風，葛根湯主之。

〔校勘〕

《外台秘要》："无汗"作"反汗不出"。

《外台秘要》《金匮玉函经》："风"字下都有"者"字。

〔提要〕

太阳表实兼津不上达的葛根汤证。

〔选注〕

成无己：太阳病项背强几几，汗出恶风者，中风表虚也；项背强几几，无汗恶风者，中风表实也。表虚宜解肌，表实宜发汗，是以葛根汤发之也。

方有执：无汗者，以起自伤寒，故汗不出，乃上篇有汗之反对，风寒之辨别也。恶风乃恶寒之互文，风寒皆通恶，而不偏有无也。

喻嘉言：按此与上桂枝加葛根汤条，以有汗无汗定伤风伤寒之别。盖太阳初交，阳明未至，两经各半，故仲景原文不用合病二字。然虽不名合病，其实乃合病之初症也。

徐灵胎：阳明病汗出而恶热，今无汗而恶风，则未全入阳明，故曰太阳病。

〔评述〕

上述诸家对本证的机理已阐释完备，尤以成氏平允可取。方氏指出"风寒皆通恶"，有其临床实际意义。喻、徐二氏均言太阳、阳明合病，其义亦当。本证与麻黄汤证相近，二者不同的是，麻黄汤证有喘而无项背强几几，葛根汤证没有喘而有项背强几几，均有无汗恶风等太阳表实证。治疗上麻黄汤重在发汗定喘，故佐以杏仁；葛根汤重在发汗生津，故主以葛根。

学习本条应与14条桂枝加葛根汤证结合参看。

〔方剂〕

葛根湯方

葛根四兩　麻黄三兩（去節）　桂枝二兩（去皮）　芍藥二兩　生薑三兩（切）
甘草二兩（炙）　大棗十二枚（擘）

上七味，以水一斗，先煮麻黄、葛根，减二升，去白沫内諸藥，煮取三升，去滓，温服一升，覆取微似汗，餘如桂枝法將息及禁忌，諸湯皆仿此。

〔校勘〕

《外台秘要》：麻黄作"四两"，桂枝作"桂心"。

成无己本："芍药"下有"切"字。

《金匮玉函经》、成无己本："味"字下有"哎咀"二字。《外台秘要》有"切"字。

《金匮玉函经》、成无己本、《千金翼方》："似汗"句下均有"不须啜粥"四字。

《外台秘要》："似汗"句下有"出，不须啜热粥助药发"九字。

成无己本：没有"诸汤皆仿此"五字。

〔方解〕

柯韵伯：葛根味甘气凉，能起阴气而生津液，滋筋脉而舒其牵引，故以为君；麻黄生姜，能开玄府腠理之闭塞，祛风而出汗，故以为臣；寒热俱轻，故少佐桂芍，同甘枣以和里。此于麻桂二汤之间，衡其轻重，而为调和表里之剂也。葛根与桂枝，同为解肌和里之剂，故有汗无汗，下利不下利皆可用，与麻黄专于治表者不同。

王晋三：葛根汤即桂枝汤加麻黄倍葛根以去营实，小变麻桂之法也。独是葛根麻黄治营卫实，芍药桂枝治营卫虚，方中虚实重复者，其微妙在法先煮麻黄，葛根减二升，后纳诸药，则是发营卫之汗为先，而固表收阴袭于后，不使热邪传入阳明也。故仲景治太阳病未入阳明者，用以驱邪，断入阳明之路。若阳明正病中，未尝有葛根之方。东垣易老，谓葛根是阳明主药，误矣。

徐灵胎：前桂枝加葛根汤一条，其现证亦同。但彼反汗出，故无麻黄；此云无汗，故加麻黄也。按葛根：《本草》治身大热，大热乃阳明之证也。以太阳将入阳明之经，故加此药。

《伤寒论译释》：葛根汤即桂枝汤加葛根麻黄而成，有解肌发汗、生津舒筋的作用，治疗太阳病津不上润，筋脉失养，而有项背部强急牵引之证。然本方主治有二：一即本条之太阳病，项背强几几，无汗恶风者是；一即下文之太阳与阳明合病，必自下利者是。惟已离太阳而传之阳明之经，或阳明之府者，即不是葛根汤所主。此仲景心法所当知者。

〔验案〕

封姓缝匠，病恶寒，遍身无汗，循背脊之筋骨疼痛不能转侧，脉浮紧。余诊之曰：此外邪袭于皮毛，故恶寒无汗，沉脉浮紧，证属麻黄，而项背强痛，因邪气已侵及背输经络，比之麻黄更进一层，宜治以葛根汤。

葛根五钱　麻黄三钱　桂枝二钱　白芍三钱　甘草二钱　生姜四片　红枣四枚。

方义系借葛根之升提，达水液至皮肤，更佐麻黄之力，推运至毛孔之外，两解肌表，虽与桂枝二麻黄一同意，而用却不同。服后顷刻觉背内微热，再服背汗遂出，次及周身，安睡一霄，病遂告瘥。(《经方实验录》)

〔评述〕

本方是主治太阳实证兼见项背强几几的主方。柯氏、王氏对于本方，议论精辟，方义解释十分中肯，《伤寒论译释》又综合前贤之长。任应秋氏指出："使用葛根汤的标准，似比桂枝汤重，较麻黄汤证为轻。"可作参考。但必须具有"项背强几几"的见证。近来实验研究证实，本方有较强解热作用。其中葛根有扩张血管、缓解项背肌肉拘急紧张状态的作用。本方临床应用亦有发展，如祝谌予氏用本方治疗急性中耳炎、顽固性腰痛，尤其治产后受风腰痛，但以近期者效果较好。而病久邪已入经入血，则效果较差。眼肌麻痹的复视、面神经麻痹、中风口不能张开、急性风湿性关节炎、风湿热、脉管炎、半身出汗而半身不出汗、坐骨神经痛、肩周围炎等均可辨证应用。用治鼻额窦蓄脓时，可加生石膏、大黄。总之随着中医理论、中药药理研究的进展，葛根汤应用范围正在逐步扩大。

(邱德文)

〔原文〕

32. 太陽與陽明合病⁽¹⁾者，必自下利⁽²⁾，葛根湯主之。

〔校勘〕

《金匮玉函经》：无"者"字、"下"字。

《脉经》：作"太阳与阳明合病，而自利不呕者，属葛根汤证"。

《千金翼方》：注云："一云用后葛根黄芩黄连汤"。

〔词解〕

(1) 合病：二经同时受邪，同时出现症状，谓之合病。

(2) 下利：即腹泻。

〔句解〕

必自下利：太阳、阳明合病，表热无汗，表邪不得外泄，内迫阳明，下走大肠而下利。所谓自利，指出这不是医生误治后的下利，亦非三阴病里虚不足的下利。

〔提要〕

太阳、阳明合病下利的证治。

〔选注〕

成无己：伤寒有合病、有并病。本太阳病不解，并于阳明者，谓之并病；二经俱受邪相合病者，谓之合病，合病者，邪气甚也。太阳阳明合病，与太阳少阳合病、阳明少阳合病，皆言必自下利者，以邪气并于阴则阴实而阳虚，邪气并于阳则阳实而阴虚，寒邪气甚，客于二阳，二阳方外实，而不主里，则里气虚，故必下利，与葛根汤以散经中甚邪。

张隐庵：合病者，合病二阳之气也。太阳主开于上，阳明主合于下，此太阳从阳明之合，故必自下利，病背俞之分而循经下入，故亦葛根汤。

徐灵胎：合病全在下利一症上审出，盖风邪入胃则下利矣。

汪琥：太阳主水，阳明主谷，二府之气不和，则水谷虽运化而不分清，故下利也。

《金鉴》：太阳与阳明合病者，表里之气，升降失常，故下利也。治法解太阳之表，表解而阳明之里自和矣。

陈修园：合病者，两经之热邪并盛。不待内陷，而胃中之津液为其逼而不守，必自下利。虽然下利，而邪犹在表，未可责之于里。既非误下邪陷之里虚，断不可以协热下利之法治之，仍将以两经之表证为急，故以葛根汤主之。

唐容川：修园以为两经之邪热内陷，非也。观下文葛根黄芩黄连汤证，方是邪热内陷。玩其文法，下节云桂枝证，而此二节所谓太阳，即可知其为麻黄证矣。麻黄证本系伤寒，乃阴邪也，阴邪内合阳明，陷于大肠，则自下利，逆于胃中则但呕。理中汤之治呕利，以寒单在里，故以温里为急；葛根汤之治呕利，则以寒自外来，故仍以发表为主，使寒仍从外解也。

《外台方议》：经云：下利不可发汗，发汗则胀满。今此下利又发汗者何也？答曰：少阴病，下利清谷者为里虚，若更发汗，则脾虚而胀。今太阳病未罢，或有头痛、恶风寒等证尚在于表，其脉尚带浮，便传入阳明而有口渴身热等证，又自下利，必须此方发散太阳之表，以中有葛根能除阳明之邪也。故诸证但发热兼有里而脉浮者，此方最善。

喻嘉言：寒者，阴也。阴性下行，故合阳明胃中之水谷而下奔，用葛根汤以解两经之邪，不治利而利自止耳。

〔评述〕

本条主要阐述太阳与阳明合病的证治。所谓合病，上述诸注家均认为是太阳与阳明两经同时受邪，即是外邪较盛，侵犯人体，出现太阳经的恶寒发热、头项强痛等表证，又出现阳明经的下利之证。邪自表入，表邪未尽，故仍以解外为主。《伤寒论》中关于太阳与阳明合病一共有三条，即32条和33条（"太阳与阳明合病，不下利，但呕者，葛根加半夏汤主之"）、36条（"太阳与阳明合病，喘而胸满者，不可下，宜麻黄汤"）。这三条病机证治比较如下：

$$太阳和阳明合病，外邪盛于 \atop 体表、表闭邪不外泄而内迫于里 \left\{ \begin{matrix} 下奔则利——肠（葛根汤） \\ 上逆则呕——胃（葛根加半夏汤） \\ 干肺则喘而胸满——肺（麻黄汤） \end{matrix} \right.$$

关于表邪是寒邪还是热邪各注家意见不一。陈修园认为是表热内陷，唐容川、喻嘉言等认为是表寒内迫。从方测证，葛根汤用麻、桂、姜等辛温之品，故应以外感风寒之邪最妥。

关于本方与葛根芩连汤治利的比较。本方主治太阳阳明合病下利者，即太阳表寒之邪内迫，阳明里气不和下陷所致，治疗上以葛根配麻、桂解表散寒，寒邪散，里气和则利自止；葛根芩连汤，是太阳表虚证，医反用下，利遂不止，邪热内迫干肺出现喘而汗出，故用葛根配芩连轻清外发，清热止利，里气和，则诸证自解，重在清里。

（邱德文）

〔原文〕

33. 太陽與陽明合病，不下利，但嘔者，葛根加半夏湯主之。

〔校勘〕

《金匮玉函经》：无第一句，与32条合成一条。

〔句解〕

不下利，但呕者：本条文与上条文同样是太阳与阳明合病，但不同的是，上条是邪内迫于肠故见下利；本条是邪迫于胃，故见呕逆。所以治疗仍以葛根汤解表为主，加半夏一味，降逆止呕。

〔提要〕

太阳与阳明合病，邪迫于胃证治。

〔选注〕

成无己：邪气外甚，阳不主里，里气不和，气下而不上者，但下利而不呕；里气上逆而不下者，但呕而不下利。与葛根汤以散其邪，加半夏以下逆气。

柯韵伯：太阳阳明合病、太阳少阳合病、阳明少阳合病，必自下利，则下利似乎合病当然之证。今不下利而呕，又似乎与少阳合病矣，于葛根汤加半夏，兼解少阳半里之邪，便不得为三阳合病。

徐灵胎：前条因下利而知太阳阳明合病，今既不下利则合病从何而知？必须从两经本证一一对勘，即不下利，而亦可定为合病矣。

喻嘉言：二条以下利不下利，辨别合病之主风主寒不同。风者阳也，阳性上行，故合阳明胃中之水饮而上逆；寒者阴也，阴性下行，故合阳明胃中之水谷而下奔。然上逆则必加半夏入葛根汤以涤饮止呕；若下利则但用葛根汤以解两经之邪，不治利而利自止耳。

《伤寒论译释》：本条与上条同样是表邪不得外泄、内迫阳明的见证。所不同的前者是下迫于肠，所以下利；此条是上犯于胃，所以呕逆。治疗仍以解表为主，故仍用葛根汤，但加半夏一味，降逆止呕。

〔评述〕

上述注家对本条的认识，基本精神是一致的。成氏认为外邪太甚，犯太阳阳明二经，表邪不解，里气不和，胃气上逆为呕；喻氏认为呕是外中风邪，利是外感寒邪；《伤寒论译释》认为邪迫于胃则呕，邪迫于肠则利，所见极是。惟柯氏认为呕为兼见少阳，不太合理。徐氏指出临证从实际出发，根据证候一一审定，这种态度是可取的。

〔方剂〕

葛根加半夏湯方

葛根四兩　麻黄三兩（去節）　甘草二兩（炙）　芍藥二兩　桂枝二兩（去皮）　生薑二兩（切）　半夏半斤（洗）　大棗十二枚（擘）

上八味，以水一斗，先煮葛根、麻黄，減二升，去白沫，內諸藥，煮取三升，去滓，溫服一升，覆取微似汗。

〔校勘〕

《金匮玉函经》："麻黄"作"二两"。"白沫"作"上沫"。

成无己本："麻黄"下有"汤泡去黄汁焙干称"八个字。《可发汗篇》、成无己本："生姜"都作"三两"。

〔方解〕

周禹载：中风伤寒，自有定则，今虽呕而无汗出证，所以不用桂枝加葛根汤，而仍用葛根汤加半夏者，正以麻黄葛根祛两经之寒邪，半夏主上气呕逆，消心膈痰饮也。可见同一邪也，呕者上逆，则不下走；上条下利，则不上逆。倘有兼之者，其势已盛，恐又非此汤可以治之也。

徐灵胎：此条乃太阳阳明合病，故用葛根汤全方，因其但呕加半夏一味止呕，随病立方，各有法度。

《伤寒论译释》：葛根半夏汤证，乃太阳阳明二经同感寒邪，故以麻葛达表解肌，以半夏镇逆止呕，表解呕止，而病自愈。此亦因势利导，宣通逆气之方也。

〔评述〕

本方主治太阳阳明合病，外邪不解，里气不和，邪迫于胃，兼见呕逆者。方中葛根汤发汗解肌，两解太阳阳明之寒邪，加半夏以降逆止呕，逆气降则胃和而呕止。实验证明，半夏具有良好的镇静、镇吐作用，对神经性呕吐、妊娠呕吐、胃炎呕吐等均有良效，故本方对胃肠型感冒有良好的解肌发汗、止吐生津的作用。

（邱德文）

〔原文〕

34. 太陽病，桂枝證，醫反下之，利遂⁽¹⁾不止，脉促者，表未解也；喘而汗出者，葛根黄芩黄連湯主之。

〔校勘〕

《金匮玉函经》《脉经》《千金翼方》："遂"字均在"利"字上，"脉"字上均有"其"字。

赵开美本：注"促，一作纵"。

〔词解〕

（1）遂：音随（suí），作"于是"讲。

〔句解〕

医反下之：本不应使用下法而下之，故曰"反下之"。

〔提要〕

桂枝汤证误下，表证未解，又兼里热下利的证治。

〔选注〕

柯韵伯：桂枝证，脉本弱，误下后而反促者，阳气重故也。邪束于表，阳扰于内，故喘而汗出，利遂不止。利遂不止者，所谓暴注下迫，皆属于热，与脉弱而协热下利不同，此微热在表而大热入里。

成无己：桂枝汤证，邪在表也，而反下之，虚其肠胃，热为所乘，遂利不止。邪在表则见阳脉，邪在里则见阴脉。下利脉微迟，邪在里也。促为阳盛，虽下利而脉促者，知表未解也。病有汗而喘者，为自汗出而喘也，即邪气外甚所致。喘而汗出者，为因喘而汗出也，即里热气逆所致，与葛根芩连汤散表邪，除里热。

钱潢：促为阳盛，下利则脉不应促，以阳邪炽盛，故脉加急促，是以知其邪尚在表而未解也。然未若协热下利之表里俱不解，及阳虚下陷，阴邪上结，而心下痞硬，故但言表而不言里也。

《金鉴》：协热利二证，以脉之阴阳分虚实立治，故当矣。然不可不辨其下利之黏秽鸭溏，小便或白或赤，脉之有力无力也。

张锡驹：案下后发喘汗出，乃天气不降，地气不升之危证，宜用人参四逆辈。仲景用葛根芩连汤者，尚在表未解一句。

〔评述〕

本条以柯韵伯注文较为妥当，"利遂不止"实为里热太盛，热迫下利。脉促是脉来急促，是表邪未解又兼里热而成，表里俱热，热蒸则汗出，热蒸于肺则喘，故"喘而汗出"。《伤寒论》中的下利按八纲分证，可分为如下几种：①表证为主：32 条"太阳与阳明合病者，必自下利，葛根汤主之"。②热利而兼表证：34 条"太阳病，桂枝证，医反下之，利遂不止，脉促者，表未解也，喘而汗出者，葛根芩连汤主之"。③里热证：371 条"热利下重者，白头翁汤主之"。④虚寒证：225 条"脉浮而迟，表热里寒，下利清谷者，四逆汤主之"。⑤伤阴证：319 条"少阴病，下利六七日，咳而呕渴，心烦不得眠者，猪苓汤主之"。⑥气郁证：318 条"少阴病，四逆，其人或咳，或悸，或小便不利，或腹中痛，或泄利下重者，四逆散主之"。⑦里实证：321条"少阴病，自利清水，色纯青，心下必痛，口干燥者，可下之，宜大承气汤"。⑧半表半里证：165条"伤寒发热，汗出不解，心下痞硬，呕吐而下利者，大柴胡汤主之"。以上为八纲分证的举例，《伤寒论》中远不止这些条文，充分体现了对"下利"一症的辨证论治原则。《医宗金鉴》对本条的注释，颇为可取。

〔方剂〕

葛根黄芩黄連湯方

葛根半斤　甘草二兩（炙）　黄芩三兩　黄連三兩

上四味，以水八升，先煮葛根，减二升，内諸藥，煮取二升，去滓，分温再服。

〔校勘〕

《千金方》《外台秘要》：方名均作"葛根黄连汤"。

《外台秘要》：葛根"半斤"作"八两"。"黄芩"下有"切"字，成无己本作"二两"。"黄连"下有"金色者"三字。

《金匮玉函经》："味"字下有"㕮咀"二字。有"切"字。"二升"下有"掠去沫"三字。

〔方解〕

柯韵伯：君气轻而质重之葛根，以解肌而止利；佐苦寒清肃之芩连，以止汗而除喘；用甘草以和中。先煮葛根后内诸药，解肌之力优，而清中之气锐，又与补中逐邪之法迥殊矣。

陆渊雷：凡有里热，而病势仍宜外解者，皆葛根芩连所主，利与喘汗，皆非必俱之证。黄芩、黄连俱为苦寒药，寒能泄热。所谓热者，充血及炎性机转是也。

左季云：此误下虚其肠胃，为热所乘，为制解表清里之清方也。又云本方兼治：①外感发热恶寒之下利；②病疹；③不恶寒之温热病；④病疫。

〔验案〕

徐某，壮热，腹痛，下利日十余次，色黄气臭，肛门灼热，口渴，心烦，苔黄燥，脉滑数，用大剂葛根芩连汤加白芍，一剂热退利减，再剂其病如失。（《江西中医学院函授通讯》）

姜佐景，伤寒愈后，目赤不退，多眵，自投葛根芩连汤一剂而愈。（《经方实验录》）

惠甫表弟目赤，身大热，神昏谵语，头剧痛，惠甫用葛根芩连汤一剂而热退神清痛止，再剂而目赤尽退。（《经方实验录》）

〔评述〕

陆氏指出："凡有里热，而病势仍宜外解者，皆葛根芩连所主，利与喘汗，皆非必俱之症。"这是对葛根黄芩黄连汤证病理机制的高度概括。只要认识到这一实质问题，就可灵活地应用于临床，不必拘于下利、喘汗之有无。正如左氏列举之数病皆可运用。病势向外而有里热，是应用本方的基本条件。

（纪晓平）

〔原文〕

35. 太陽病，頭痛發熱，身疼腰痛，骨節疼痛，惡風無汗而喘者，麻黃湯主之。

〔校勘〕

《金匮玉函经》《脉经》《千金翼方》："身疼"均作"身体疼"。

《千金方》："恶风"作"恶寒"。

《外台秘要》：作"伤寒头疼腰痛，身体骨节疼，发热恶风，汗不出而喘"。

〔提要〕

太阳伤寒的主要症状和治法。

〔选注〕

喻嘉言：足太阳经起目内眦，循头背腰腘，故所过疼痛不利；寒邪外束，人身之阳不得宣越，故令发热；寒邪在表，不能任寒，故令恶寒；寒主闭藏，故令无汗；人身之阳，既不得宣越于外，则必壅塞于内，故令作喘；寒气刚劲，故令脉紧。

柯韵伯：太阳主一身之表，风寒外束，阳气不伸，故一身尽疼；太阳脉抵腰中，故腰痛；太阳主筋所生病，诸筋者，皆属于节，故骨节疼痛；从风寒得，故恶风；风寒客于人则皮毛闭，故无汗；太阳为诸阳主气，阳气郁于内，故喘；太阳为开，立麻黄汤以开之，诸症悉除矣。麻黄八症，头痛发热恶风同桂枝证，无汗身疼同大青龙证，本证重在发热身疼、无汗而喘。

风寒本自相因，必风先开腠理，寒得入于经络，营卫俱伤，则一身内外之阳不得越，故骨肉烦疼，脉亦应其象，而变见于寸口也……要之冬月风寒，本同一体，故中风伤寒，皆恶风恶寒。营病卫必病，中风之重者便是伤寒，伤寒之浅者便是中风，不必在风寒上细分，须当在有汗无汗上着眼耳。

《金鉴》：营病者恶寒，卫病者恶风，今营病而恶风者，盖以风动则寒生，恶则皆恶，未有恶风而不恶寒，恶寒而不恶风者，所以仲景于中风伤寒证中，每互言之。以是知中风伤寒，不在恶风恶寒上辨，而在微甚之中别之也。

钱潢：恶风，虽或可与恶寒互言，然终是营伤卫亦伤也。何则，卫病则恶风，营居卫内，寒已入营，岂有不从卫分而入者乎，故亦恶风也。

沈明宗：太阳之邪，从皮毛而入，郁逆肺气，以故作喘，且寒主收敛，伤营则腠理闭密，故用麻黄汤发之。

尤在泾：足之太阳，其脉上际巅顶，而下连腰足。而寒之为气，足以外闭卫阳，而内郁营血，故其为病，有头痛发热、身疼腰痛、骨节疼痛、恶风无汗而喘之证。然惟骨痛、脉紧、无汗为麻黄汤的证，其余则太阳中风亦得有之。学者若不以骨痛、脉紧、无汗为主，而但拘头痛、发热等证，必致发非所当发矣。

〔评述〕

本条说明了太阳伤寒的主证和治疗方剂，应把本条与第1条、第3条结合起来学习和理解。第1条为太阳病的总纲，包括了伤寒与中风；第3条言脉而略于证；本条则详于证而未及脉。因此，必须前后参合，相互补充，才能掌握太阳伤寒的辨证要领，以及与太阳中风的鉴别。各注家多从寒邪的特点，太阳膀胱经的循行部位，以及它主一身之表的功能来阐发太阳伤寒的发病机理是很恰当的。本病的发病机理，在于寒邪外束肌表，而使卫阳闭郁于外，营阴阻滞。太阳之经气不得畅通，郁于上则头痛，郁于外则发热，郁于经脉则身疼腰痛、骨节疼痛。营卫阻滞，卫外功能失调，则恶风寒；腠理闭则无汗。肺合皮毛，皮毛闭塞则使肺气郁闭而为喘。尤在泾把太阳伤寒的病理概括为"外闭卫阳，而内郁营血"是很精当的。对"恶风"、"恶寒"的解释，柯韵伯提出了精湛的见解，《金鉴》、钱潢也都指出了不可机械划分。对无汗而喘，当以沈明宗解为好。至于麻黄八症中之主次，尤氏提出"惟骨痛、脉紧、无汗为麻黄汤之症"，柯氏提出"重在发热、身疼、无汗而喘"仅供参考。柯氏所提之发热，与中风桂枝证显然不好鉴别。临床当根据太阳伤寒辨证的有关条文全面考虑，不必再强分主次。

〔方剂〕

麻黄湯方

麻黄三兩（去節）　　桂枝二兩（去皮）　　甘草一兩（炙）　　杏仁七十個（去皮尖）

上四味，以水九升，先煮麻黄，減二升，去上沫，内諸藥，煮取二升半，去滓温服八合，覆取微似汗，不須啜粥，餘如桂枝法將息。

〔校勘〕

《千金翼方》："甘草一兩"作"二兩"。

《金匱玉函經》《千金翼方》："杏仁七十個"均作"七十枚"。

成无己本："去皮尖"前有"汤"字，"尖"字后有"味辛温"三字。《千金翼方》有"两仁者"三字。《外台秘要》作"去皮尖两人碎"六字。《千金方》云："喘不甚，用五十枚。"

《金匱玉函經》："味"字后有"哎咀"二字。《外台秘要》有"切"字。《金匱玉函經》："覆取微似汗"作"温复出汗。"

〔方解〕

张隐庵：麻黄空细如毛，气味苦温，宣通阳气达于肤表，又肺主皮毛，配杏仁以利肺气而通毛窍，甘草和中而发散，桂枝解肌以达表。复取微似汗者，膀胱之津液，随太阳之气运行肤表，由阳气之宣发，而后薰肤充身泽毛，若雾露之溉，如大汗出则津液漏泄矣。不须啜粥者，此在表之津液，化而为汗，非水谷之精也。

柯韵伯：此为开表逐邪发汗之峻剂也。古人用药，用法象之义。麻黄中空外直，宛如毛窍骨节，故能去骨节之风寒，从毛窍而出，为卫分发散风寒之品。桂枝之条纵横，宛如经脉系络，能入心化液，通经络而出汗，为营分散解风寒之品。杏仁为心果，温能助心散寒，苦能清肺下气，为上焦逐邪定喘之品。甘草甘平，外拒风寒，内和气血，为中宫安内攘外之品。此汤入胃，行气于玄府，输精于皮毛，斯毛脉合精而溱溱汗出。在表之邪，其尽去而不留，痛止喘平，寒热顿解，不烦啜粥而藉汗于谷也。

李时珍：仲景治伤寒，无汗用麻黄，有汗用桂枝，未有究其精微者。津液为汗，汗即血也。在荣则为血，在卫则为汗。夫寒伤荣，荣血内涩不能外通于卫，卫气闭固，津液不行，故无汗、发热而憎寒。夫风伤卫，卫气受邪不能内护于荣，荣气虚弱，津液不固，故有汗、发热而恶风。然风寒之邪皆由皮毛而入，皮毛者，肺之合也。肺主卫气，包罗一身，天之象也。证虽属乎太阳，而肺实受邪气。其证时兼面赤，佛郁，咳嗽，疾喘，胸满诸证者，非肺病乎？盖皮毛外闭，则邪热内攻，而肺气愤郁，故用麻黄甘草同桂枝引出荣分之邪，达之肌表，佐以杏仁泄肺而利气。是则麻黄汤虽太阳发汗重剂，实为发散肺经火郁之药也。

钱潢：濒湖此论，诚千古未发之秘。惟桂枝为卫分解肌之药，而能与麻黄同发营分之汗者，以卫居营外，寒邪由卫入营，故脉阴阳俱紧。阳脉紧，则卫分受邪；阴脉紧，则邪伤营分。所以欲发营内之寒邪，先开卫间之出路，方能引邪由营达卫，汗出而解也。

章虚谷：因此方纯乎发表，故先煮麻黄；又用甘草以缓其性，使阳气周遍，以取微似有汗。若发散迅速，大汗淋漓，阳气不及周行而外奔，其邪反未能出也，故甘草止用一两，不同桂枝汤之甘草重用，取其守中，为调营卫之法，此为治寒伤营之主方也。

张锡纯：麻黄发汗，力甚猛烈，先煮之去其浮沫，因其沫中含有发表之猛力，去之所以缓麻黄发表之性也。

〔验案〕

黄汉栋，夜行风雪中，冒寒，因而恶寒、时欲呕、脉浮紧，宜麻黄汤。生麻黄三钱，川桂枝三钱，光杏仁三钱，生甘草钱半。汉栋服后，汗出，继以桔梗五钱，生草三钱，泡汤饮之，愈。（《经方实验录》）

〔评述〕

麻黄汤为治疗太阳伤寒之主方，为汗法的代表方剂。麻黄辛温，散风寒，开腠理皮毛，发汗定喘，以之为君；桂枝辛甘温而通阳，温经散寒，助麻黄增强其发汗解表之功而为臣；杏仁苦温，利肺气而止喘以为佐；甘草甘平，调和诸药而和中，以之为使。四味配合，以收发汗解表，宣肺平喘之效。药仅四味，组方精当，配伍严谨。

本方为汗法之峻剂，临床应严格掌握其适应证。对尺中脉迟或微、胃中冷、咽喉干燥、淋家、疮家、衄家、亡血家、汗家等麻黄汤之禁忌证，当熟记而勿犯。

关于麻黄汤的用量，一般可采用麻黄10g，杏仁10g，桂枝6g，甘草3g。临床当结合地区、气候、年龄、体质灵活掌握。

观各家所注，以李时珍阐发精微至深。其特点为将营卫与血汗，卫气、皮毛与肺的关系联系起来分析，指出"证虽属太阳，而肺实受邪气"，不但很好地解释了太阳伤寒无汗而喘的病理，而且使麻黄发汗平喘的作用亦寓意于其中。钱潢誉为"诚千古未发之秘"，实未为过。

（许家松）

〔原文〕

36. 太陽與明陽合病，喘而胸滿者，不可下，宜麻黃湯。

〔校勘〕

成无己本、《金匮玉函经》："汤"字后均有"主之"二字。

〔提要〕

太阳阳明合病喘而胸满的治法。

〔选注〕

方有执：肺主气，气逆则喘，喘甚则肺胀。胸满者，肺胀也。胸乃阳明之部分，喘乃太阳伤寒之本病，以喘不除，甚而至于胸满，故曰合病。然肺不属太阳阳明，而太阳阳明合病之伤寒，病全在肺，何也？曰：肺为五脏之华盖，内受诸经百脉之朝会，其藏金，其性寒，寒邪凑于荣，肺以寒召寒，类应故也。不可下者，喘来太阳之初，满惟在胸，不在胃也。夫麻黄汤者，主治太阳伤寒之初病。有阳明，何以独从太阳之主治也。曰：麻黄固善于散寒，其功尤能泻肺家之实满。杏仁惟其利于下气，故其效则长于定喘。桂枝虽佐，其实有纲维之妙；甘草虽使，其才有和缓之高。是故太阳表之治法，则阳明胸之功自奏矣。

汪琥：喘而胸满，则肺气必实而胀，所以李东璧云"麻黄汤虽太阳发汗重剂，实为发散肺经火郁之药"。彼盖以喘而胸满，为肺有火邪实热之证，汤中有麻黄、杏仁专于泄肺利气，肺气泄利则喘逆自平，又何有于阳明之胸满耶。

钱潢：胸满者，太阳表邪未解，将入里而犹未入也，以阳明病而心下硬满者，尚未可攻，攻之遂利不止者死，况太阳阳明合病乎？

陆渊雷：阳明可下，合病则表证未解，故不可下。阳明病，腹满者可下，今合病而胸满，则其满不在肠，故不可下。喘而胸满者，因汗不得出，热毒壅迫于肺脏故也，与麻黄汤发汗，则胸满自除。

〔评述〕

本条文为太阳阳明合病的一种类型——喘而胸满者，所以谓之太阳阳明合病，当有太阳病之表现，又有阳明里证之表现。从条文看，其胸满是因喘而致，当为风寒闭束，肺气不得宣降，壅滞于肺所致。因此，汪誉友实际上否定了合病之说，从方从证看，实属有理。方有执则以"胸乃阳明之部分"，张隐庵也主"膺胸乃阳明所主之部分"，顺文释义，虽亦有理，但终究有牵强之感。

关于太阳、阳明合病，共列三种类型——下利、呕、喘而胸满，均有表邪不得外泄。如邪下迫大肠，则为下利，葛根汤主之；上犯于胃而为呕，葛根加半夏汤主之；阻于肺则喘而胸满，麻黄汤主之。三者均有太阳表邪不得外解，故均以解除太阳表邪为主。

（许家松）

〔原文〕

37. 太陽病，十日以去，脉浮細而嗜臥[1]者，外已解也；設胸滿脅痛者，與小柴胡湯；脉但浮[2]者，與麻黄湯。

〔校勘〕

《金匮玉函经》《千金翼方》："以去"作"已去"，"脉"字前有"其"字。

《金匮玉函经》《脉经》《千金翼方》："外已解也"均作"此为外解。"

〔词解〕

（1）嗜卧：安静喜卧而无恶寒发热等不适，为病将痊愈的表现。

（2）脉但浮：脉只现浮象。此处当兼见恶寒、头痛、无汗等麻黄汤证。

〔提要〕

举例说明太阳病日久的不同转归。

〔选注〕

尤在泾：太阳病，至十余日之久，脉浮不紧而细，人不烦躁而嗜卧者，所谓紧去人安，其病为已解也。下二段是就未解时说，谓脉浮细不嗜卧，而胸满胁痛者，邪已入少阳，为未解也，则当与小柴胡汤。若脉但浮而不细，不嗜卧者，邪犹在太阳而未解也，仍当用麻黄汤，非外已解而犹和之、发之之谓也。

李荫岚：太阳病十日已过，乃再经邪衰当解时也。太阳脉浮，少阳脉细，今脉浮细，是邪由太阳而转入少阳也。邪在表则不欲卧，今嗜卧者，是邪在少阳渐迫近于里也。十日以上见此脉证，而不更见其他项表证者，故知外已解也，外已解者，谓无太阳表邪也。胸胁为少阳经之所行，设见胸胁满痛，是邪留着于少阳之分，故可与小柴胡汤；若邪不在少阳，脉不细而但浮，是外证未解，且无胸胁满痛之证，虽嗜卧，仍不得谓邪已内传；以脉浮，寒邪在表，虽嗜卧，仍为太阳证也。故可与麻黄汤，以散太阳表寒也。

〔评述〕

本条例举脉证，说明太阳病日久可自愈、可传变，也可仍属太阳表证，不可拘于"发于阳，七日愈"、"七日以上行其经尽"之说。病程之长短，只能作为诊断治疗的参考。病久未药，也可自愈。病初愈，邪气虽去，正气未复，故脉浮细而嗜卧，并无他症所见，不可误认为病势深入；或已传变，必有相应脉证。设胸满胁痛者，属小柴胡汤证；身热汗自出，不恶寒反恶热者，属白虎汤证；如仍属太阳伤寒表证，必见恶寒无汗等证。条文所示小柴胡汤、麻黄汤，不过举例而言，并非太阳病日久只有这几种变化的可能。因此，注家对本条是两种还是三种结局的争论意义不大。仲景明确指出："伤寒二三日，阳明少阳证不见者，为不传也。"因此，本条的基本精神，在于证候表现是诊断和治疗的客观依据，不能单纯依病程之久暂作主观的判断。否则，就违背了"辨证施治"这一根本原则。

（卢丙辰　陈　庚）

〔原文〕

38. 太陽中風，脉浮緊、發熱、惡寒、身疼痛、不汗出而煩躁者，大青龍湯主之。若脉微，汗出惡風者，不可服之。服之則厥逆[1]、筋惕肉瞤[2]，此爲逆[3]也。

〔校勘〕

《千金方》："太阳中风"作"中风伤寒"。

《金匮玉函经》《脉经》《千金翼》："身"字下均有"体"字。

《千金方》《外台》："不汗出"均作"汗不出"。

《千金方》：无"躁"字。

《金匮玉函经》《脉经》："烦躁"下有"头痛"二字，无厥逆之"逆"字。

成无己本："不可服"下无"之"字，"逆也"下有"大青龙汤主之"六字，方氏依黄仲理，改为"以真武汤救之"六字，喻、程、张等皆同，明王济川校成本无此六字。

〔词解〕

(1) 厥逆：四肢厥冷。

(2) 筋惕肉瞤：因大汗出后，阳亡液脱，筋肉不得煦濡而出现的筋肉跳动之症。

(3) 此为逆：这里指治疗上的错误，造成疾病向坏的方面发展。

〔提要〕

大青龙汤的主证主脉及误服变证。

〔选注〕

程郊倩：脉则浮紧，证则发热恶寒，身疼痛，不汗出而烦躁，是寒在表，郁住阳热之气在经，而生烦热，则并扰其阴而作躁，总是阳气怫郁不得越之故。此为寒得麻黄之辛热而外出，热得石膏之甘寒而内解，龙升雨降，郁热顿除矣。然此非为烦躁设，为不汗出之烦躁设。若脉微弱，汗出恶风者，虽有烦躁证，为少阴亡阳之象，全非汗不出而郁蒸者比也。

喻嘉言：大青龙汤证，为太阳无汗而设，与麻黄汤证何异？因有烦躁一证并见，则非此法不解。

曹颖甫：发热恶寒为发于阳，故虽脉浮紧、身疼痛、不汗出并同伤寒，仲师犹以中风名之，为其发于阳也。

〔评述〕

本证脉浮紧、身疼痛、不汗出、发热、恶寒，很明显应为麻黄汤证，所多者为"烦躁"一症。说明表寒是一方面，里热又是一方面，表寒而内有郁热，便非麻黄汤所能奏效。故以麻黄汤倍麻黄加石膏、生姜、大枣，使表寒里热，得以一汗而悉除之。

喻嘉言等倡"三纲鼎立"之说：认为风伤卫，桂枝汤；寒伤营，麻黄汤；风寒两伤营卫，大青龙汤。其实风能伤卫，亦能伤营，寒能伤营，岂不伤卫？大青龙汤为外有风寒，里有郁热，"风寒两伤营卫"的概念根本不能概括，所以多数注家表示异议。曹颖甫氏认为本条"脉浮紧、发热恶寒、身疼痛、不汗出"等症状，明为伤寒，却以中风名之，是"为其病发于阳也"，录之以供研讨。

大青龙汤为峻汗剂，绝不可用于脉微弱、汗出恶风之虚证，否则易致阳亡阴竭，出现"厥逆"、"筋惕肉瞤"等不良后果。如见此危状，有的注家认为可服真武汤以救之。

又，本证之烦躁，乃风寒外束，阳热被郁于内；阳明病的烦躁，里热汗出，绝无表闭；少阴烦躁，是真寒假热，阴盛格阳。三者必须严加区别，庶免致误。

大青龍湯方

麻黄六兩（去節）　桂枝二兩（去皮）　甘草二兩（炙）　杏仁四十枚（去皮尖）生薑三兩（切）　大棗十枚（擘）　石膏如雞子大（碎）

上七味，以水九升，先煮麻黄，減二升，去上沫，內諸藥，煮取三升，去滓，溫服一升，取微似汗。汗出多者，溫粉粉之。一服汗者，停後服；若復服，汗多亡陽遂虛，惡風煩躁，不得眠也。

〔校勘〕

《千金翼方》："石膏如雞子大，碎"下有"綿裹"二字。

《金匱玉函經》"取微似汗"作"復令汗"，《外台》作"厚覆取微似汗"。

〔方解〕

柯韵伯：此麻黄证之剧者，故加味以治之也。诸证全是麻黄，有喘与烦躁之别。喘者是寒郁其气，升降不得自如，故多用杏仁之苦以降气；烦躁者是热伤其气，无津不能作汗，故特加石膏之甘以生津，然其性沉而大寒，恐内热顿除，而表寒不解，变为寒中而协热下利，是引贼破家矣，故必倍麻黄以发表，又倍加甘草以和中，更用姜枣以调营卫，一汗而表里双解，风热两除，此大青龙清内攘外之功，所以佐麻、桂二方之不及也。

曹颖甫：惟其风寒两感，故合麻黄、桂枝二方，以期肌表两解；惟其里热为表寒所压，故泄不得，因而烦躁不安，故加鸡子大之石膏一枚，如是则汗液外泄，里热乘机进出，乃不复内郁而生烦躁矣。

〔验案〕

一人冬日得伤寒证，胸中异常烦躁，医者不识为大青龙汤证，竟投以麻黄汤，服后分毫无汗，胸中烦躁益甚，自觉屋隘莫能容，诊其脉洪滑而浮，治以大青龙汤，为加花粉八钱，服后五分钟，周身汗出如洗，病若失。（《医学衷中参西录》）

何某得伤寒，脉浮紧，许叔微曰：若头痛、发热、恶风、无汗，则麻黄证也；烦躁，则大青龙证也。何曰：今烦躁甚。遂以大青龙汤汗解而愈。（《名医类案》）

〔评述〕

大青龙之适应证为不汗出而烦躁，以上张、许二氏治验，皆符合这一适应证，故投之而效。

已故老中医蒲辅周强调指出，本方是发汗峻剂。因为里热为外寒所束，故麻黄用量用至六两之多。由于大剂麻、桂辛温发表，表寒一去，里热乘机外达，所以汗出甚多。我曾用本方治疗过数例大叶性肺炎初起的患者，其症恶寒、寒战、高热，体温40℃左右，不汗出，烦躁不安，脉浮紧，投以本方，每每汗出，体温下降，控制了病情发展。方中麻黄一般用三五钱，石膏两许，始克奏功。曾见有人麻黄用四分，蜜炙，石膏用三钱，而仍名"用大青龙汤表里两解"，未免用量太轻，有失仲景立方之意。

由于本方是发汗峻剂，所以体实病实者，用之无妨；体弱病实，亦当慎；若脉微弱，汗出恶风，则根本不是大青龙的适应证，用之每致大汗亡阳，所以应当谨慎。

温粉究竟系何物？一说川芎、白芷、藁本三物合米粉相合扑身，一说麸皮、糯米、龙骨、牡蛎粉。我临床止汗，单用龙骨、煅牡蛎粉扑身，也有些效果。总之，这仅仅是一种辅助治疗方法，欲得汗止，更重要的还是以药物治疗，如阳虚者，用参附龙牡；阴虚者，用生脉散加枣皮。

（何绍奇）

〔原文〕

39. 伤寒，脉浮缓，身不疼，但重，乍⁽¹⁾有轻时，无少阴證⁽²⁾者，大青龍湯發之⁽³⁾。

〔校勘〕

《金匮玉函经》："身"字上有"其"字。

《千金翼方》："者"字下有"可与"二字。

〔词解〕

（1）乍：忽然。

（2）无少阴证：指没有少阴病阴盛阳虚的证候。

（3）发之：发表解散。

〔提要〕

大青龙汤证的变局。

〔选注〕

尤在泾：伤寒脉浮缓者，脉紧去而成缓，为寒欲变热之证。经曰脉缓者多热是也。伤寒邪在表则身疼，邪入里则身重，寒已变热而脉缓，经脉不为拘急故身不疼但重。而其脉犹浮，则邪气在或进或退之时，故身体有乍重乍轻之候也，是以欲发其表则经已有热，欲清其热则表犹不解，而大青龙汤兼擅发表解热之长，苟无少阴厥逆汗出等证者，则必以此法为良矣。不云主之而言发之者，谓邪欲入里而以药发之，使邪从表出也。

魏念庭：身重一症必须辨明，但欲寐而常重则属少阴，误发其汗变上厥下竭者，少阴热也；变筋惕肉眴者，少阴寒也。其犯误汗之忌，一也。

徐灵胎：脉不沉紧，身有轻时，为无少阴外证；不厥利、吐逆，为无少阴里证，此邪气俱在外也，故以大青龙汤发其汗。

柯韵伯：寒有重轻，伤之重者，脉阴阳俱紧而身疼；伤之轻者，脉浮缓而身重。亦有初时脉紧见缓，初时身疼，继而不疼者，诊者易执一以拘也。然脉紧者，必身疼，脉浮缓者，身不疼，中风伤寒皆然，又可谓之定脉定证矣。脉浮缓下当有发热、恶寒、无汗、烦躁等证，盖脉浮缓、身不疼，见表证亦轻，但身重乍有轻时，见表证将罢，以无汗烦躁，故合用大青龙。无少阴证，仲景正为不汗出而烦躁之证，因少阴亦有发热恶寒、无汗烦躁之证，与大青龙汤同，法当温补，若反与麻黄之散、石膏之寒，真阳立亡矣。必细审其所不同，然后不失其所当用也。

前条是中风之重证，此条是伤寒之轻证。

〔评述〕

诸家对本条文见解大同小异。总之，本条文是大青龙汤的变局，其证脉不浮紧而浮缓，身不疼但重，都是说感邪程度不同。但是，如果仅凭这两句，即使无少阴证，也没有径投大青龙汤之理。仔细体会，本条精神是在大青龙汤“不汗出而烦躁”这个主症具备的前提下，脉象不出现浮紧而是浮缓，身不疼，但重，乍有轻时，只要不属于少阴证的虚寒证，还可以用大青龙汤表里两解。

（何绍奇）

〔原文〕

40. 傷寒，表不解[1]，心下有水氣，乾嘔，發熱而咳，或渴，或利，或噎[2]，或小便不利，少腹滿，或喘者，小青龍湯主之。

〔校勘〕

《金匮玉函经》《脉经》《千金方》：“少腹”均作“小腹”，“喘”上均有“微”字。“噎”，后条均作“噫”。

〔词解〕

（1）表不解：指恶寒、发热等太阳表证仍在。

（2）噎：由于水气上逆而致饮食时梗塞不舒。

〔提要〕

外有风寒、内蓄水饮的小青龙汤主证及兼证。

〔选注〕

《金鉴》：伤寒表不解，谓脉浮紧、头痛、身痛、发热、恶寒之证仍在也。心下有水气，谓干呕而咳也。然水之病不一，故曰或渴，或利，或噎，或小便不利、少腹满，或喘者，皆有水气之证，故均以小青龙汤，如法加减主之也。

汪昂：发热、恶寒、身痛、头痛属太阳表证，仲景书中，凡有里证兼表证者，则以表不解三字赅之。内有水饮，则水寒相搏，水留胃中，故干呕而噎；水寒射肺，故咳而喘；水停则气不化，津不升故渴；水渍肠间故下利；水蓄下焦，则小便不利而少腹满，水气内渍，所传不一，故为或有之证。

〔评述〕

表不解，指麻黄证；心下有水气，是宿恙。水寒之气相合，外可郁闭肌表，内可影响肺胃，而为发热、干呕、咳、喘等症，故以小青龙汤外散风寒，内化水饮。又，水饮的见证不一，因其随气之升降，无处不到，或水蓄于中，使津不上而为渴，或水流肠间而为下利，或壅于上为噎，或留于下为小便不利、少腹满，不过都是或有之症，病因病机与主证一致，所以都可以使用小青龙汤。以上意见是注家们比较一致的。

刘渡舟氏指出，小青龙汤证脉象为弦脉，或沉弦，或浮弦；舌为水滑苔；病人不得平卧，多涕泪，咳嗽剧烈时甚至晕厥，移时方醒；痰为清浠之泡沫痰，作凉感，易于咯出，咯出之痰，须臾则化为水。小青龙汤有无表证均可使用，但尺脉迟者，多为心肾虚衰，方中麻黄、细辛发越肾气，应慎用或禁用。

〔原文〕

小青龍湯方

麻黄（去節）　芍藥　細辛　乾薑　甘草（炙）　桂枝（去皮）各三兩　五味子半升　半夏半升（洗）

上八味，以水一斗，先煮麻黄减二升，去上沫，内諸藥。煮取三升，去滓，温服一升。若渴，去半夏，加栝樓根三兩；若微利，去麻黄，加蕘花如一鷄子，熬令赤色；若噎者，去麻黄，加附子一枚，炮；若小便不利、少腹满者，去麻黄，加茯苓四兩；若喘，去麻黄，加杏仁半升，去皮尖。且蕘花不治利，麻黄主喘，今此語反之，疑非仲景意。林億等按小青龍湯，大要治水。又按本草，蕘花下十二水。若水去，利則止也。又按千金，形腫者，應内麻黄。乃内杏仁者，以麻黄發其陽故也。以此證之，豈非仲景意也。

〔校勘〕

《千金方》："蕘花"作"芫花"。

《外台秘要》："若噎者"作"食饮噎者"。《伤寒总病论》"噎"作"咽"。

成无己本：无"且蕘花"以下二十字。屠俊夫曰：蕘花即芫花类也，以之攻水其力甚峻，五分可令人下利数十次，岂有治停饮之微利而用鸡子大之蕘花乎，似当改加茯苓四两。

〔方解〕

《金鉴》：太阳停饮有二：一中风有汗为表虚，五苓散证也；一伤寒无汗为表实，小青龙汤证也。表实无汗,故合麻桂二方以解外;去大枣者,以其性滞也;去杏仁者,以其无喘也;有喘者仍加之;去生姜者,以有干姜也,若呕者仍用之;佐干姜细辛,极温极散,使寒与水俱得从汗而解;佐半夏逐痰饮,以清不尽之饮;佐五味敛肺气,以敛耗伤之气;若渴者去半夏加花粉,避燥以生津也;若微利与噎,小便不利,少腹满,俱去麻黄,远表而就里也;加附子以散寒则噎可止,加茯苓以利水则微利止,少腹满可除矣。

《伤寒论译释》:本方以麻黄、桂枝、芍药行荣卫而散表邪,以干姜、细辛、半夏行水气而止咳呕,以五味子之酸而敛肺之逆气,以甘草之甘而和诸药,即《内经》所谓"以辛散之,以甘缓之,以酸收之"之意。

陈修园:干姜以司肺之辟,五味以司肺之阖,细辛以发动其阖辟活动之机。小青龙汤中当以此三味为主,故他药皆可加减,此三味则缺一不可。

〔验案〕

张志明,夏天多水浴,因而致咳,诸药无效,遇寒则增剧,此为心下有水气,小青龙汤主之。净麻黄钱半,川桂枝钱半,干姜钱半,姜半夏三钱,北细辛钱半,五味子钱半,大白芍二钱,生甘草一钱。

二诊:咳已痊愈,但觉微喘耳,宜三拗汤轻剂。净麻黄六分,光杏仁三钱,甘草八分。(《经方实验录》)

某氏,内饮招外风为病,既喘且咳,议小青龙汤。桂枝三钱,茯苓三钱,炒白芍一钱五分,干姜三钱,麻黄(蜜炙)一钱,制五味一钱,生苡仁五钱,细辛八分,半夏三钱,炙甘草一钱五分。煮三杯,分三次服。

二诊:痰饮喘咳,前用小青龙业已见效,但非常服之品。脉迟缓,议外饮治脾法。茯苓六钱,桂枝五钱,生于术三钱,益智仁一钱五分,制茅术四钱,半夏六钱,生苡仁五钱,炙甘草二钱,生姜五片。煮三杯,分三次服,四帖。(《吴鞠通医案》)

〔评述〕

曹、吴二氏医案,都是外有风寒,内有宿饮,所以皆用小青龙汤方,且两案都有复诊,证明效果是确实的。

我在临床上常用本方治疗慢性支气管炎,无论有无外感,都可使用。有里热者,酌加石膏、芦根,稍凉服。已故宁波名医范文虎用小青龙汤轻剂,即除半夏用三钱外,余每味药只用三五分,治疗痰饮咳喘,我仿用过,效果的确很好。又,心脏病患者,服麻黄、细辛多不佳,我于老人体弱及素有心跳心累史者,恒去麻黄、细辛。

关于小青龙汤的加减法,不少人怀疑是后人所加,但曹颖甫氏治痰饮患者,哮喘就去麻黄加杏仁,张菊人《医话》载:一水肿患者,因水浸于肺,喘促不休,喘满并作,苦不能耐,与以小青龙加芫花五分,泻水数十遍,次日而获喘平肿消。这些例证,说明对原书加减法,还有进一步实践研究的必要。

(何绍奇)

〔原文〕

41. 傷寒,心下有水氣,咳而微喘,發熱不渴。服湯已,渴者,此寒去欲解也,小青龍湯主之。

〔校勘〕

《金匮玉函经》《脉经》《千金翼方》："已"字下均有"而"字。

〔提要〕

服小青龙汤后渴者，是疾病向愈的表现。

〔选注〕

柯韵伯：咳与喘皆水气射肺所致。水气上升，是以不渴；服汤已而反渴，水气内散，寒邪亦外散也。此条正欲明服汤后渴者是解候，恐人服止渴药，反滋水气，故先提不渴二字作眼，后提出渴者以明之。

尤在泾：内饮外寒，相得不解，气凌于肺，为咳而微喘，发热不渴，如上条之证也。是必以小青龙外解寒邪，内消水饮为主矣。若服汤已渴者，是寒外解而饮内行也，故为欲解。"小青龙汤主之"六字当在发热不渴下。

《金鉴》：伤寒心下有水气，咳而微喘，发热不渴，此为外伤寒邪，内停寒饮，宜以小青龙汤两解之。服汤汗解以后渴者，乃已汗，寒去内燥之渴，非未汗停饮不化之渴，故曰寒去欲解也。当少少与水饮之，以滋其燥，令胃和，自可愈也。

〔评述〕

诸家对本条文的意见大致相同，小青龙汤的适应证是外寒内饮（《伤寒论》称作"水气"），但上条有"或渴"，此条说"不渴"，看来似自相矛盾，其实只是病情表现上的不同，其病机却是一致的。因为上条之"或渴"，是水气停于心下，津不上承，非津不足之真渴，临床见者，或喜热饮，或饮亦不多；本条文同样因水饮停心下，水饮属寒，所以不渴。柯氏更指出"此条正欲明服汤后渴者是解候，恐人服止渴药，反滋水气，故先提不渴二字作眼，后提出渴者以明之"，这是很有见地的。

尤氏指出"小青龙汤主之"六字当在"发热不渴"下，这是对的。因为服小青龙汤后，寒去水化，胃阳转旺，所以出现渴的现象，既然不渴是因于水饮，那么，渴就是水饮已去的征象，正如仲景所说"此寒去欲解也"。此时焉有再用小青龙汤之理。

（何绍奇）

〔原文〕

42. 太陽病，外證[1]**未解，脈浮弱者，當以汗解，宜桂枝湯。**

〔校勘〕

《金匮玉函经》："浮"字上有"其"字，"汤"字下有"主之"二字。

〔词解〕

（1）外证：指表证。也有人认为表证与外证涵义略有不同，表证所指者狭，外证所指者广。

〔提要〕

太阳病表未解而脉浮弱，仍可用桂枝汤汗解。

〔选注〕

成无己：脉浮弱者，荣弱卫强也。

方有执：外证未解，谓头痛项强、恶寒等证犹在也。浮弱，即阳浮而阴弱，此言太阳中风凡在未传变者，仍当从表解肌，盖言不得下早之意。

程知：外证未解，脉见浮弱，即日久犹当以汗解，只宜桂枝解肌之法，不宜误行大汗之剂。至于不可误下，更不待言矣。

《金鉴》：太阳病外证未解，谓太阳病表证未解也。若脉浮紧，是为伤寒外证未解，今脉浮弱，是为中风外证未解也，故当以桂枝汤汗解之。

徐灵胎：病虽过期，脉证属太阳，仍不离桂枝法。

〔评述〕

上引各注家均着重指出脉浮弱是本条文重点。徐氏解释更为精当，指出"浮为在表，弱为营虚受邪"。程氏、徐氏还指出，太阳病虽然日久，只要脉证属于太阳中风，即可用桂枝汤。这些见解对于桂枝汤的应用，讲得十分透彻，也合乎临床实际。

（邱德文）

〔原文〕

43. 太阳病下之，微喘者，表未解故也，桂枝加厚朴杏子汤主之。

〔校勘〕

成无己本、《金匮玉函经》《千金方》："杏子"均作"杏仁"。

《千金翼方》：作"桂枝汤"，并有"一云麻黄汤"五字小注。

〔提要〕

太阳病误下致喘的治法。

〔选注〕

成无己：下后大喘，则为里气大虚，邪气传里，正气将脱也。下后微喘，则为里气上逆，邪不能传里，犹在表也，与桂枝汤以解外，加厚朴杏仁以下逆气。

曹颖甫：究其所以喘者，则以心下微有水气，肺气不宣之故，故于桂枝汤方中加厚朴杏仁，以蠲微饮而宣肺郁，则汗一出而微喘定矣。此桂枝加厚朴杏子所以为下微喘之方也。

〔评述〕

本为太阳病，应用汗法，却用下法误治，但因患者体质较好，正气受损不甚，仍上冲向外，引起微喘。15条中所谓"下之后，其气上冲"，即是此病机制。表证仍在，故用桂枝汤；又兼喘证，故加厚朴杏仁。成无己和曹颖甫的解释都很合理。

本条文与18条，一是喘家又患太阳中风，一是太阳中风误下致喘，喘有新旧之别，中风有先后之异，但二者病机都属风寒束表，肺气不宣，故用方一样。此正为仲景辨证施治精神所在。

（孙学东）

〔原文〕

44，太阳病，外证未解，不可下也，下之为逆。欲解外者，宜桂枝汤。

〔校勘〕

成无己本、《金匮玉函经》："解"字下均有"者"字，"汤"字下均有"主之"二字。

《金匮玉函经》《千金翼方》：均没有"欲"字。

〔句解〕

（1）下之为逆：逆指违反治疗原则。如果太阳病外证仍在，宜以汗解。若反之下，伤人正气，引邪内陷，加重病情，故为逆。

（2）欲解外者，宜桂枝汤：想要解除太阳表证，适宜用桂枝汤以汗解。"宜"有斟酌、商榷之意，桂枝汤只是举例而言。如果是太阳表实证，宜麻黄汤，或用麻桂各半汤、桂枝二麻黄一汤等。总之，应当根据太阳表证的具体脉证表现，选用适当的方剂。

〔提要〕

治疗太阳表证未解的宜忌。

〔选注〕

成无己：经曰："本发汗而复下之，为逆也。"若先发汗，治不为逆。

喻嘉言：下之为逆，即指结胸等证而言。欲解外者，必无出桂枝一法。

程郊倩：若下后外证未解者，仍当解外。有是证，用是药，不可以既下而遂谓桂枝汤不中与也。

徐灵胎：此禁下之总诀，言虽有当下之证，而外证未除，亦不可下，仍宜解外而后下之。

柯韵伯：外证初起，有桂枝、麻黄之分，如当解未解时，惟桂枝可用，故桂枝汤为伤寒中风解外之总方。凡脉浮弱、汗自出而表不解者，咸得而主之也，即阳明病脉迟汗出多者宜之，太阴病脉浮者宜之，则知诸经外证之虚者，咸得同太阳未解之治法，又可见桂枝汤不专为太阳用矣。

陈元犀：桂枝汤本为解肌，误下及邪未陷者，仍用此方。若已陷者，仍宜用桂枝汤主之。

〔评述〕

上述诸注家，成氏引经为证，为太阳病表证未解，下之为逆找出依据。喻氏指出太阳病误下以结胸证多见。程氏明确指出，下之后外证仍在，宜桂枝汤解外；若下后出现其他变证，当"有是证，用是药"，不可拘泥一桂枝汤。徐氏认为本条文是阐明太阳病禁下证的总诀。柯氏强调桂枝汤运用的广泛性，着重阐发仲景方药的精义。这些认识和见解，均各有所长。总观诸家的意见，本条文主要阐明三个问题：①说明太阳病外证未解，应当汗解。禁下，下之为逆。②若太阳病，误下之后，外证仍在，可用桂枝汤解外。③下后产生变证，以结胸证为多见。若出现变证，应当观其脉证，知犯何逆，随证治之。

（邱德文）

〔原文〕

45. 太陽病，先發汗不解，而復下之，脉浮者不愈。浮爲在外，而反下之，故令不愈。今脉浮，故在外，當須解外則愈，宜桂枝湯。

〔校勘〕

成无己本、《金匮玉函经》："故在外"均作"故云在外"。

《金匮玉函经》《脉经》《千金翼方》："当"字下均没有"须"字，"解外则愈"作"解其外则愈"。

成无己本："汤"字下有"主之"二字。

〔提要〕

太阳汗下之后，表证仍在的治法。

〔选注〕

喻嘉言：见已下其脉仍浮，证未增变者，仍当急解其外也。

张隐庵：此言先汗复下，仍脉浮而不愈者，先宜桂枝汤以解外也。

程郊倩：愈不愈辨之于脉。其愈者，必其脉不浮而离于表也；若脉浮者，知尚在表，则前此之下，自是误下，故令不愈。从前之误，不必计较，只据目前，目前之证，不必计较，只据其脉。脉若浮知尚在外，虽日久尚须解外则愈。有是脉，用是药，亦不以既下而遂以桂枝汤为不中与也。

柯韵伯：误下后而脉仍浮，可知表证未解，阳邪未陷，只宜桂枝解外，勿以脉浮仍用麻黄汤也。下后仍可用桂枝汤，乃见桂枝汤之力量矣。

周禹载：此条虽汗下两误，桂枝证仍在，不为坏证。

徐灵胎：脉浮而下，此为误下，下后仍浮，则邪不因误下而陷入，仍在太阳，不得因已汗下，而不复用桂枝也。

钱潢：表证未解，未可逆用他法也。医见汗后不解，疑其邪已入里，而复下之，下之而不愈者，以药不中病，故令不愈。今以脉仍浮，故知邪仍在外，当须仍解其外则愈矣，宜桂枝汤主之。

〔评述〕

上述注家，程氏指出以脉浮为辨证要点，太阳表证，汗、下后病仍不解，脉浮者，则知表证仍在，仍以汗解，这是很宝贵的临床经验。周氏、徐氏等指出浮脉见于太阳汗下之后，宜用桂枝汤。柯氏反复强调桂枝汤在误下之后太阳表证未解时的应用。综观之，本条说明以下几个问题：①脉浮是邪在表的主要依据，即使在汗、下之后，只要脉浮等表证仍在，就可以汗解，强调了辨证的重要。②太阳病误下之后，脉浮者，外证仍在，此时宜桂枝汤。因下后正气受损，而桂枝汤有和营解肌之功，用之较宜。进一步指出了桂枝汤的临床应用规律。

（邱德文）

〔原文〕

46. 太陽病，脉浮緊，無汗，發熱，身疼痛，八九日不解，表證仍在，此當發其汗。服藥已，微除，其人發煩，目瞑[1]**，劇者必衄。衄乃解，所以然者，陽氣重**[2]**故也，麻黄湯主之。**

〔校勘〕

《金匮玉函经》《脉经》："证"均作"候"。

《脉经》"仍"作"续"。

〔词解〕

(1) 目瞑：《集韵》："瞑，目不明也。"即目合不欲开的意思。

(2) 阳气重：指表热重。热重而表闭不得开泄，故迫血妄行而流鼻血，热从衄解而愈。

〔提要〕

太阳伤寒日久不解的证治及药后衄解的证因。

〔选注〕

尤在泾：脉浮紧，无汗发热，身疼痛，太阳麻黄证也。至八九日之久而不解，表证仍在者，仍宜以麻黄汤发之。所谓治伤寒不可拘于日数，但见表证脉浮者，虽数日犹宜汗之是也。乃服药已，病虽微除，而其人发烦目瞑者，卫中之邪得解，而营中之热未除也。剧者血为热搏，势必成衄，衄则营中之热亦除，而病乃解。所以然者，阳气太重，营卫俱实，故须汗血并出，而后邪气乃解耳。阳气，阳中之邪气也。

柯韵伯：麻黄汤主之句，在当发其汗下，此于结句补出，是倒序法也。仲景于论证时，细明其所以然，未及于方故耳。前辈随文衍义，谓当再用麻黄以散余邪，不知得衄乃解句何处着落。

太阳脉，自目内眦络阳明脉于鼻。鼻者阳也，目者阴也。血虽阴类，从阳气而升，则从阳窍而出，故阳盛则衄。

阳络受伤，必逼血上行而衄矣。血之与汗，异名同类，不得汗，必得血，不从汗解，而从衄解。此与热结膀胱血自下者，同一局也。

程知：至于烦瞑剧衄，乃热郁于营，阳气重盛，表散之药与之相搏而然。

程郊倩：阳气重，由八九日所郁而然，得衄则解者，阳气解也。

浅田栗园：瞑则瞑眩之瞑，谓目眩。"其人"以下，所谓药瞑眩也。邪气与药气相搏而发烦闷，目亦瞑，是邪将得汗而解之兆。论云，欲自解者，必当先烦乃有汗而解。可见病将自解时，必先发闷也。

〔评述〕

本条说明太阳伤寒日久，表证仍在，服麻黄汤后出现烦瞑剧衄，邪得衄解的机理。关于药后烦瞑的解释，浅田栗园与程知认为是重盛之阳邪和药力相搏的表现，较其他注解舍药从邪解释高出一筹。关于邪从衄解的原因，柯氏从经络的循行路线来解释出血的部位，从血汗同源来解释邪得衄解的机理，较其他注释更为确切。柯氏所解"麻黄汤主之"当置于"此当发其汗"句下，是很恰当的。因为，"太阳病，脉浮紧，无汗，发热，身疼痛，八九日不解，表证仍在，此当发其汗"。正是麻黄汤的适应证，故应以"麻黄汤主之"。而烦瞑剧衄，则是服药后出现的证候，且邪从衄解而病向愈，何需再服麻黄汤？关于阳气重的原因，当以程郊倩所注为宜。

（许家松）

〔原文〕

47. 太陽病，脉浮緊，發熱身無汗，自衄者愈。

〔提要〕

太阳伤寒，自衄者愈。

〔选注〕

成无己：风寒在经，不得汗解，郁而变热，衄则热随血散，故云自衄者愈。

周禹载：浮紧无汗，麻黄证也，使早汗之，何致衄乎？惟未经发汗，则邪热上行，势必逼血而出于鼻，故衄既成流，则阳邪随解，夺血无汗，此之谓也。仲景恐人于衄后复用表药，故曰愈。

《金鉴》：太阳病，凡从外解者，惟汗与衄二者而已。今既失汗于卫，则营中血热妄行自衄，热随衄解，必自愈矣。

黄坤载：发热无汗而脉浮紧，是宜麻黄汤发汗以泄卫郁。若失服麻黄，皮毛束闭，卫郁莫泄，蓄极思通，势必逆冲鼻窍而为衄证，自衄则卫泄而病愈矣。

方有执：此条上承，复以其更较轻者言。得衄自愈者，汗本血之液，北人谓衄为红汗，达其义也。

〔评述〕

本条文说明太阳伤寒，可因自衄而愈。其机转由于表气郁闭，不得汗解。失汗则寒闭于卫，热郁于营。营中血热妄行冲逆鼻窍而致衄，邪随衄解而自愈。本条文与46条，都是表证从衄而解，机理基本相同。但上条文较本条文为重，需得药之助，而本条文则可自衄而解。各家所述，均甚妥当。

（许家松）

〔原文〕

48. 二阳并病⁽¹⁾，太阳初得病时，發其汗，汗先出不徹，因轉屬陽明，續自微汗出，不惡寒。若太陽病證不罷者，不可下，下之爲逆，如此可小發汗。設面色緣緣⁽²⁾正赤者，陽氣怫鬱⁽³⁾在表，當解之、薰之⁽⁴⁾；若發汗不徹，不足言陽氣怫鬱不得越，當汗不汗，其人躁⁽⁵⁾煩，不知痛處，乍在腹中，乍在四肢，按之不可得，其人短氣，但坐，以汗出不徹故也，更發汗則愈。何以知汗出不徹？以脉澀故知也。

〔校勘〕

《金匮玉函经》："在表"二字作"不得越"，没有"若发汗不彻，不足言，阳气怫郁不得越"两句；"故知也"作"故知之"。

《脉经》："若发汗不彻，不足言，阳气怫郁不得越"十五字作"若发汗不大彻"。"故知也"三字同《金匮玉函经》。

〔词解〕

（1）二阳并病："二阳"指太阳与阳明；"并病"指一经病证未罢，而一经病证复起。此之"二阳并病"是太阳病未罢而阳明病又起。

（2）缘缘：连绵不断之谓。

（3）怫郁：《说文》："怫，郁也。"怫郁，即郁遏之意。

（4）薰之：以薰法治之。薰法是一种外治法，以热气薰蒸人体，达到发汗解表的目的。

（5）躁烦：烦为心胸烦闷，躁为躁扰不安。本论中烦、躁二字概念各别，如成无己所言"烦也，躁也，有阴阳之别焉。烦，阳也；躁，阴也。烦为热之轻者，躁为热之甚者"。故一般认为"躁烦"重而"烦躁"轻，但本条之"躁烦"仍当烦躁释为妥。

〔提要〕

二阳并病多因太阳病发汗不彻而致，其治法仍宜汗不宜下。

〔选注〕

成无己：太阳病未解，传并入阳明，而太阳证未罢者，名曰并病。续自微汗出而不恶寒者，为太阳证罢，阳明证具也，法当下之。若太阳证未罢者，为表未解，则不可下，当小发其汗，先解表也。阳明之经循面，色缘缘正赤者，阳气怫郁在表也，当解之薰之，以取其汗。若发汗不彻者，不足言阳气怫郁，止是当汗不汗，阳气不得越散，邪无从出，拥甚于经，故燥医统本作躁烦也。邪循经行，则痛无常处，或在腹中，或在四肢，按之不可得而短气，但责以汗出不彻，更发汗则愈。《内经》曰：诸过者切之，涩者，阳气有余，为身热无汗。是以脉涩知阳气拥郁而汗出不彻。

喻嘉言：太阳初得伤寒之病，以麻黄发其汗不彻，故传阳明，似乎当用下法，以太阳之邪未彻，故下之为逆，如此者可小汗。设面色正赤，是寒邪深重，阳气怫郁于表，所以重当解薰之，又非小汗所能胜矣。若是发汗不彻，不足言阳气怫郁不得越也，毕竟当汗不汗，其人烦躁，方是阳气不得越耳。

尤在泾：二阳并病者，太阳病未罢，而并于阳明也。太阳得病时，发汗不彻，则邪气不得外出，而反内走阳明，此并之由也；续自微汗出，不恶寒，此阳明证续见，乃并之证也；若太阳证不罢者，不可下，下之为逆。所谓本当发汗而反下之，此为逆是也。如是者，可小发汗，以病兼阳明，故不可大汗而可小发，此并病之治也；面色缘缘正赤者，阳气怫郁在表而不得越散，当解之薰之，以助其散，又并病之治也。"发汗不彻"下疑脱一彻字，谓发汗不彻，虽彻而不足云彻，犹腹满不减，减不足言之文。汗出不彻，则阳气怫郁不得越。阳不得越，则当汗而不得汗，于是邪无从出，攻走无常，其人躁烦，不知痛处，乍在腹中，乍在四肢，按之而不可得也。短气者，表不得泄，肺气不宣也。坐，犹缘也，言躁烦、短气等证，但缘汗出不彻所致。故当更发其汗，则邪气外达而愈，非转薰解所能已其疾矣。以面色缘缘正赤者，邪气怫郁躯壳之表；躁烦、短气者，邪气怫郁躯壳之里也。按《内经》云：脉滑者多汗。又曰：脉涩者，阴气少阳气多也。夫汗出于阳而生于阴，因诊其脉涩，而知其汗出不彻也。此又并病之治也。

汪琥：此条虽系二阳并病，其实太阳证居多。始则太阳经，汗先出不彻，因转属阳明成并病，作首一段看。虽续得微汗，不恶寒，然太阳证不因微汗而罢，故仍可小发汗，此又作一段看。设其人面色缘缘正赤，此兼阳明邪热，郁甚于表，当解之薰之，此又作一段看。若此者，终是初得病时，发汗不彻之误，以至因循而当汗不汗，其人阳气怫郁而面赤，犹不足言也。当见躁烦短气，浑身上下痛无定著，此虽与阳明并病，而太阳之邪不少衰也，故云更发汗则愈，此又作一段看。不彻者，不透也；不足言者，犹言势所必至，不须说也。

〔评述〕

本条论述二阳并病之病因、病机及治法。全条可分三段来看：从"二阳并病"至"不恶寒"为第一段，说明二阳并病形成之原因及症状。二阳并病之成因，多因太阳病发汗不彻而致。太阳病当用汗法，但若用之不当，或病重药轻，或服不如法，则易汗出不彻，传入阳明，致太阳未罢，阳明又起，出现不恶寒、微自汗出等阳明里热证候。当然，若太阳病失治、误治，未用汗法，亦可传入阳明引起二阳并病，文中虽未明述，但从"当汗不汗"一句，亦可悟出，非特"发汗不彻"才可致二阳并病。

从"若太阳病证不罢者"至"当解之薰之"为第二段，说明二阳并病之治法，仍拟先汗后下之法。先发汗以解太阳之表，则阳气散越，诸症自减，若表解后里热仍在者，再议清下。对于"设面色缘缘正赤……当解之薰之"一段，诸家认识未尽一致。有以面部为阳明经所布，故面色缘缘正赤是阳明热壅所致者，如上述成、汪二氏，皆有此意；但亦有据"阳气怫郁在表"和"解之薰之"之法，认为是太阳之证者。孰者为是？面色缘缘正赤一症，即所谓面色潮红也，太阳、阳明皆可见到。但因阳明之热者，必是里热薰蒸于面所致；在太阳之经者，即如成无己《伤寒明理论》所言"即风寒客于皮肤，阳气怫郁所致也"。如23条桂麻各半汤证之"面色反有热色者"之类也。文中云"阳气怫郁在表"，若无风寒之外闭，岂有阳气之怫郁！且治法明言"当解之薰之"，均取汗解表之法，何以治里热之阳明证，非太阳经而何？或有人以"解之"为清解之法，则与经旨相背。观《伤寒论》原文云"解"者，多指解表而言，如"欲解外者"、"外证未解"、"表未解"、"当以汗解"、"非已解也"等，又岂能断为清解之法。当然单凭"面色缘缘正赤"一症是难以辨其太阳阳明的，还需结合全身其他证候，才能辨明。《医宗金鉴》有谓"赤色深重，潮热便硬，里实也；赤色浅淡，恶寒无汗，表实也"亦可参考。

从"若发汗不彻"至"以脉涩故知也"，为第三段，是重申本病因发汗不彻所致之病机脉证。但对本段条文的解释，尤其是对"若发汗不彻，不足言，阳气怫郁不得越"一句有分歧。而此一句中，症结又在"不足言"三字上。一种见解认为"不足言，阳气怫郁不得越"为一句。不足言者，是不能说也，即汗出不彻不可以认为是阳气怫郁不得越，只有当汗不汗才是阳气怫郁不得越，如成氏、喻氏等。一种见解认为"不足言，阳气怫郁不得越"，中间断开分两句，不足言即不足以说、微不足道之意，是指"汗出不彻"而言，则"汗出不彻"就是引起"阳气怫郁不得越"的原因。尤、汪二氏及今之《伤寒论译释》均属此见。笔者认为从上下文义来理解，后一见解较妥。因本段是解释汗出不彻之病机及病证。前已指出，阳气怫郁不得越是二阳并病的一种病机变化，发汗不彻或当汗不汗均可引起之。更何况"发汗不彻"和"当汗不汗"二者是相互联系的，很难强分。故本段可以理解为"发汗不彻"是因当汗而未汗或汗不得法而致，并引起了阳气怫郁不得越，从而出现一系列症状："其人躁烦，不知痛处，乍在腹中，乍在四肢，按之不可得，其人短气但坐"，并指出脉象为"涩"。

这些证候归纳起来有二：一是"躁烦"、"不知痛处"。躁烦，即烦躁之意，不必按阴证之躁烦强解。"不知痛处"既说明阳气怫郁不得通畅之机体不适，似痛非痛，莫名其状的一种症状，故"按之不可得"；又说明是躁烦的一种表现。这种病机病证与39条"身不疼，但重，乍有轻时"很相似，再加上"躁烦"一症。大青龙汤证亦有"烦躁"，二者可谓相像，但实则不同。大青龙汤证为太阳病，里仅郁热而已；此则二阳并病，内外皆有，故"乍在腹中，乍在四肢"，非独郁热，里真有热也。彼则病专太阳，且无汗出，故宜峻汗；此则病兼阳明，又已汗出，故宜小汗。二是"短气但坐"，短气一症有表里虚实之别。其表证实证，或由汗出不彻，阳气怫郁，肺气壅塞，不能宣达而致，或是热郁于内，失其清肃，则肺气上逆；而虚证则可由过汗或热邪伤气，致肺气不足，不能续息而致。本条之短气，若初起恐多为实，但久之则恐伤肺气，转为虚证，亦不可忽略。对于"但坐"一症，乃因短气而致。尤氏等将"其人短气但坐，以汗出不彻故也"一句，断为"……其人短气，但坐以汗出不彻……"，以"缘"释"坐"，不知所据，故不敢贸然从之，且仍按"短气但坐"解释为是。

又，尤氏对于"汗出不彻，不足言……"一句，在"不足言"前加一"彻"字，与"腹满不减，减不足言"之句法相比。殊不知"彻"与"减"二字含义不同，故彼处则言简义通，而此处加一"彻"字，则文义难通，不免有蛇足之嫌，大可不必。

关于"脉象"，笔者认为本条之"脉涩"是指脉象涩滞不畅之感，而同今之涩脉主要指血少精亏及瘀血阻滞者不完全相同。成、尤二氏俱引《内经》之文来说明，《素问·脉要精微论》原文是"诸过者切之，涩者阳气有余也……阳气有余为身热无汗"。此之阳气有余为阳邪亢盛，而相对阴血不足。从本条来说，阳邪亢盛乃因邪气闭阻，故怫郁化热，兼之阴血不足，脉道涩滞不利，故脉有涩象。因证偏属实，故必涩而有力，同血少精亏之涩而无力者不同。

有关二阳并病之病机病证已如上述。但对于本条之证，笔者认为汪氏之"其实太阳证居多"是颇有见地的。从其治之小汗法，则必是太阳病为主。再从"阳气怫郁在表"，更知其为寒邪束闭于外，阳气郁遏不能发越，故用熏法解外。设若是阳明病较著，岂能擅用熏法。

二阳并病之治法，本条虽用小汗法，但应当具体分析。总的来说，当先汗后下，或先汗后清。先发汗以解太阳之表，致阳气散越则诸症自减，若表解后里热仍在者，再议清下。故小汗法只是指二阳并病之汗法而言，并不能概括二阳并病之全部治则。但若太阳表证不重，或阳明里热已炽，则不妨表里同治，或汗下同用，或清解并举，甚至亦可根据证情，以清下为主，兼祛表邪，岂可独用汗法，徒伤其津，以致内热转盛呢？后世各家对这种表里同治之法，多所发明，值得学习参考。

至于本条之具体用方，虽古人各有所见，如有用桂枝加葛根汤者（喻昌），有用桂枝二越婢一汤者（张璐），有用大青龙辈者（程应旄），有用桂麻各半汤者（张志聪），甚至有主张用麻黄汤、桂枝汤者，而《医宗金鉴》则主张，先以麻桂各半汤或桂枝二越婢一汤小和之，更用大青龙汤、葛根汤发其汗。但这些认识多为臆测之词，正如丹波元简所云"然原文语意未太明，故未审定为何是也"还较实事求是。但文中既云小汗之法，且指出外寒内热之病机，从《伤寒论》遣方用药的规律来看，则大抵麻黄、石膏合用之剂或可一试，绝不可用纯麻、桂辛温之剂，汗之太过伤其津液而助其热。至于具体方药当随证选用。

（姚乃礼）

〔原文〕

49. 脉浮数者，法当汗出而愈，若下之，身重心悸者，不可發汗，當自汗出乃解。所以然者，尺中脉微，此里虚，須[1]表裏實，津液自和，便自汗出愈。

〔校勘〕

《金匮玉函经》："乃"字作"而"字。

〔词解〕

（1）须：在此处作等待讲。

〔提要〕

太阳病误下后尺脉微者不可发汗，可待其自汗而愈。

〔选注〕

程郊倩：经曰，诸脉浮数，当发热而洒淅恶寒，言邪气在表也，法当汗出而解无疑矣。若下之而身重心悸者，不惟损其胃气，虚其津液，而营血亏乏可知，其人尺中之脉必微，尺主里，今脉虽浮数，而尺中则微，是为表实里虚，麻黄汤之伐营为表里俱实者设，岂可更用之以虚其里乎！须如和表实里之法治之，使表里两实，则津液自和，而邪无所容，不须发汗，而自汗出愈矣。

尤在泾：脉浮数者，其病在表，法当汗出而愈，所谓脉浮数者，可发汗，宜麻黄汤是也。若下之，邪入里而身重，气内虚而心悸者，表虽不解，不可以药发汗，当候其汗自出而邪乃解。所以然者，尺中脉微，为里虚不足，若更发汗，则并虚其表，里无护卫，而散亡随之矣。故必候其表里气复，津液通和，而后汗出而愈，岂可以药强迫之哉！

《金鉴》：伤寒未发热，脉多浮紧，寒盛也；已发热，脉多浮数，热盛也，均宜麻黄汤发汗则愈。若不发汗而误下之，不成坏证者，必其人里气素实也，故惟见失汗身重之表，误下心悸之里，则不可复发其汗，当待其表里自和，自然汗出而解。所以然者，因失汗表实，误下里虚，尺中脉微，表里未谐，故不即解也。须待其里亦实，而与表平，平则和，和则阳津阴液，自相和谐，所以便自汗出而愈矣。

钱潢：身重者，因邪未入里，误下而胃中阳气虚损也。凡阳气盛则身轻，阴气盛则身重，故童子纯阳未杂，而轻僄跳跃，老人阴盛阳衰，而肢体龙钟，是其验也。误下阳虚与误汗阳虚无异，此条心悸与发汗过多、叉手冒心之心下悸，同一里虚之所致也。

魏念庭：程注谓须用表和里实之法治之，亦足匡补仲师之法，而未出方，愚谓建中、新加之属，可以斟酌而用，要在升阳透表，温中和里而已。

〔评述〕

程氏对本条原文逐层剖析，深入浅出，是能发经文之微。他明确指出下之后的脉象仍见浮数，是很必要的。因为本条经文是以"脉浮数者，法当汗出而愈"开首的，其后句中虽无脉浮数之字，但却寓脉浮数之意。假使下后只尺中脉微，而无余脉之浮数，谁也不会考虑发汗，告诫人不可发汗便失去了意义。其他诸家只提到下后仍有表证，亦无不可，但就本条来讲，不免失之笼统。

另外，程氏将"须表里实"释为"须如和表实里之法治之，使表里两实"，恐局限了原文本意。应当看到，仲景本条有两重意思：告诫人们不可妄用发汗药乃其一，明示病可自汗出而愈乃其二，而寓有教人不可惟药物是恃和重视机体自然抗病能力的微旨。似此条因下而致的暂时性里虚，完全可以自然恢复充实；而所余在表之邪，亦可以待里虚恢复后，自汗而解。因此，不但发汗药因怕更虚其里而不可用，而且程氏的和表实里之法亦无须使用。当然，若确属里气大虚，或其人素体本虚，自当另论，那就不妨使用一些温养药物促使其里气早复，汗出而愈，免得坐失良机，延误治疗。这样分析起来，可以认为"须表里实"主要是指等待表里之气自然地趋于恢复，也可能包含有"须如和表实里之法治之，使表里两实"的意思，程氏直释为后者，故嫌其局限。

尤氏之注，简明扼要，铺叙自然；《金鉴》之注，特点是能类比分析，说理明确，虽无新解卓见，却未失仲景原旨，皆属可取。

至于钱氏，则尤重阐明身重心悸的病理机转，指出误下阳虚与误汗阳虚无异，此条心悸，与发汗过多的叉手自冒心之心悸皆同一里虚所致，可帮助我们理解此条不可发汗的道理。

魏氏崇程氏之说，为程氏提出的表和里实之法补出建中、新加之方，从本条身重、心悸、尺中脉微的证候来看，建中、新加二方仍属合拍切用，临证遇本条证时，不妨选用。

（周铭心）

〔原文〕

50. 脉浮紧者，法当身疼痛，宜以汗解之；假令尺中遲[1]者，不可發汗。何以知然，以榮氣不足，血少故也。

〔校勘〕

《金匮玉函经》："身疼"下有"头"字，"血少"作"血气微少"。

〔词解〕

（1）尺中迟：指尺部之脉出现迟象。主营血衰少。

〔提要〕

尺脉迟者为营阴不足，虽有表证，不可发汗。

〔选注〕

成无己：经曰，夺血者无汗。尺脉迟者，为荣血不足，故不可发汗。

方有执：尺以候阴，迟为不足。血，阴也，营主血；汗者，血之液。尺迟不可发汗者，嫌夺血也。

张璐：尺中脉迟，不可用麻黄发汗，当频与小建中和之。和之而邪解，不须发汗；设不解，不妨多与之，复而汗之可也。

尤在泾：脉浮紧者，寒邪在表，于法当身疼痛，而其治宜发汗。假令尺中脉迟，知其营虚而血不足，则虽身疼痛而不可发汗。所以然者，汗出于阳而生于阴，营血不足而强发之，汗必不出，汗即出而筋惕肉瞤，散亡随之矣，可不慎哉。

〔评述〕

各注家对本条的认识比较一致。脉浮紧，身疼痛，是太阳伤寒，汗解之似无疑义，但仲景在这里提出一个问题，假如是遇到尺中脉迟的，还能不能发汗？回答是不可以。因为尺中迟是"荣气不足，血少"，盖血汗同源，阴血不足，即使有脉浮紧、身疼痛的表证，也不能只看到"邪"的一方，而不看到"正"的一方。张璐认为此时可用小建中汤和之，后世亦有养血发汗之法，尤氏并指出此种情况下强发汗的严重后果，都有一定的参考价值。许叔微《本事方》载："乡人邱生，病伤寒，发热，头痛，烦渴，脉虽浮数而无力，尺以下迟而弱。"许氏据此条认为虽病麻黄证而尺脉弱未可发汗，乃用建中汤加当归、黄芪。至五日，尺部脉方应，遂投麻黄汤，啜至第二服，发狂，须臾稍定，略睡，及汗而愈。录之以供参考。

（何绍奇）

〔原文〕

51. 脉浮者，病在表，可發汗，宜麻黄湯。

〔校勘〕

《金匮玉函经》："麻黄汤"作"一云桂枝汤"；《脉经》作"桂枝汤"。

《千金方》：作"夫脉浮者，病在外，可发汗，宜桂枝汤。"

〔提要〕

脉浮主表病，可用麻黄汤。

〔选注〕

成无己：浮为轻手得之，以候皮肤之气。《内经》曰："其在皮者汗而发之。"

刘宏璧：但脉浮不紧，何以知其表寒实也，必然无汗始可发也。

程郊倩：麻黄汤为寒伤营之主剂，而所禁多端。乃尔，将令后人安所措手乎？曰，亦于脉与证之间互参酌之，不必泥定紧之一字始为合法也。脉浮无紧，似不在发汗之列。然视其证，一一寒伤营之表病，则不妨略脉而详证，无汗可发汗，宜麻黄汤。

〔评述〕

本条以脉而言治，其意在于强调脉浮主表证。"可发汗"者，无汗表实之意寓于其中。《伤寒论》条文，有时脉、证、治三者一一言之，如第12条桂枝汤条；有时但言证治而略于脉，意在强调证，如第35条；有时又但言脉治，意在强调脉，如本条。学习和运用时，当前后条文会通、脉证治合看，不可拘泥于一字一句，望文生义，以偏概全，致使无所适从。程郊倩主张脉证合参不泥于一字一句是很有道理的。学习本条，当与第3条、第35条合看，适得麻黄汤证之要领。

（许家松）

〔原文〕

52. 脉浮而數者，可發汗，宜麻黄湯。

〔校勘〕

《脉经》：作"太阳病，脉浮而数者，发其汗，属桂枝汤证"。

《千金方》：作"夫阳脉浮大而数者，亦可发汗，宜桂枝汤"。

〔提要〕

脉浮数者，可用麻黄汤。

〔选注〕

成无己：浮则伤卫，数则伤营，荣卫受邪，为病在表，故当汗散。

方有执：浮与上同，而此多数，数者，伤寒之欲传也。可发汗而宜麻黄汤者，言乘寒邪有向表之浮，当散其数而不令其至于传也。

柯韵伯：数者，急也，即紧也。紧则为寒，指受寒而言。数则为热，指发热而言。词虽异而意则同，故脉浮紧者，即是麻黄汤证。

刘宏璧：脉数何以知其未入里也，以脉兼浮，故可汗也。

程郊倩：脉浮数者，虽与浮紧稍异，然邪势拥在表可知，则不必寒伤营之表病具备，自不妨略证而详脉，无汗可发汗，宜麻黄汤。

黄坤载：浮为在表，表被风寒则宜汗。脉数即浮紧之变文，紧则必不迟缓，亦可言数，是伤寒之脉，当以麻黄汤发汗也。

尤在泾：二条凭脉以言治而不及证，且但举浮与数，而不言紧，而云可与麻黄汤发汗，殊为未备。然仲景自有太阳伤寒条与麻黄汤证，在学者当会通全书而求之，不可拘于一文一字间也。

《金鉴》：伤寒脉浮紧者，麻黄汤诚为主剂矣。今脉浮与浮数，似不在发汗之列，然视其病，皆伤寒无汗之表实，则不妨略脉而从证，亦可以用麻黄汤汗之。观其不曰以麻黄汤发之主之，而皆曰可发汗，则有商量斟酌之意焉。

〔评述〕

本条与上条，均以脉言治。对脉"浮而数"的理解，注家有两种看法：一种认为浮数即浮紧的变文，数乃对迟缓而言，数即不迟缓，说明里气不虚而病在表，故可以麻黄汤发汗。一种认为数为欲传里之象而未传里，故当以麻黄汤散之以防其传里之变。因条文简约，完全舍证而孤立求脉，难免出现望文生义，牵强附会。因此，学习本条还当本着前后条文互见，脉证合参的原则才能全面领会麻黄汤的证治。也就是如尤在泾所指出的"当会通全书而求之，不可拘于一文一字间也"。

(许家松)

〔原文〕

53. 病常自汗出者，此爲榮氣和，榮氣和者，外不諧[(1)]**，以衛氣不共榮氣諧和故爾。以榮行脉中，衛行脉外，復發其汗，榮衛和則愈，宜桂枝湯。**

〔校勘〕

《金匮玉函经》《千金翼方》：作"病常自汗出者，此为荣气和，卫气不和故也。荣行脉中，为阴主内；卫行脉外，为阳主外。复发其汗，卫和则愈，宜桂枝汤"。

《脉经》《千金方》："荣气和者"以下十八字作"荣气和而外不解，此卫不和也"二十字。

〔词解〕

(1) 谐：协调和合之意。

〔句解〕

复发其汗：病本常自汗出，再以桂枝汤发汗，故称复发其汗。

〔提要〕

荣卫不能谐和所致的自汗出及其治法。

〔选注〕

柯韵伯：发热时汗便出者，以荣气不足，因阳邪下陷，阴不胜阳，故汗自出也。此无热而常自汗出者，其荣气本足，因阳气不固，不能卫外，故汗自出，当乘其汗正出时，用桂枝汤啜稀热粥，是阳不足者，温之以气，食入于阴，气长于阳也。阳气普遍，便能卫外而为固，汗不复出矣。和者，平也；谐者，合也。不和见卫强，不谐见荣弱，弱则不能合，强则不能密，皆令自汗。但以有热无热别之，以时出、常出辨之，总以桂枝汤啜热粥汗之。

周汝鸣：气取诸阳，血取诸阴，人生之初，具此阴阳，则亦具此气血。气血者，则人身之根本乎！血何以为荣，荣行脉中，滋荣之义也；气何以为卫，卫行脉外，护卫之义也。然则荣与卫，岂独无所自来哉。曰：人受谷于胃，胃为水谷之海，灌溉经络，长养百骸，五脏六腑，皆取其气，故清者为荣，浊者为卫，荣卫之气，周流不息，一日一夜，脉行五十度，平旦以复会于气口，所谓阴阳相贯，如环无端，这是二气恒相随而不相离也。夫惟血营气卫，常相流通，则人何病之有，一有窒碍，百病由此生矣。

徐灵胎：荣气和者，言荣气不病，非调和之和。自汗与发汗迥别：自汗乃荣卫相离，发汗乃荣卫相合；自汗伤正，发汗驱邪。复发者，因其自汗；而更发之，则荣卫和而自汗反止矣。

张令韶：卫气者，所以肥腠理，司开阖，卫外而为固也。今受邪风，不能卫外，故常自汗出，此为荣气和而卫不和也。卫为阳，荣为阴，阴阳贵乎和合，今荣气和而卫气不与之和谐，故荣自行于脉中，卫自行于脉外，两不相合，如夫妇之不调也。宜桂枝汤发其汗，调和荣卫之气则愈。

〔评述〕

柯氏反复分析比较了常自汗出与发热时汗便出两个证候在病理上的不同特点，指明本条常自汗出是荣气本足，卫气不固，说理透彻明晰，堪为本条佳释。以下周、徐二家之解亦各具特色：如周氏以阴阳气血的理论说明荣卫二气的生理功能，以荣卫的循行情况进一步阐明荣卫之间的相互关系，从而说明由荣卫不和而产生疾病的道理；徐氏则强调指出自汗乃荣卫相离，发汗使荣卫相合，二者迥别，发汗之汗与自汗之汗有本质不同，使人明确桂枝汤发汗即所以止汗的道理，皆能帮助我们加深对原文精神的理解。至于张氏之注，虽也能依据荣卫二气的生理特性，叙述本条证主要为卫气不和，但却把卫气不和的原因归咎于受邪风，实属不妥。要知荣卫不和固可因受邪风引起，而非惟有受邪风始成荣卫不和。因此，张氏之解，局限了桂枝汤的临床应用范围。

（周铭心）

〔原文〕

54. 病人藏無他病，時發熱，自汗出而不愈者，此衛氣不和也，先其時發汗則愈，宜桂枝湯。

〔校勘〕

《千金方》："时发热"作"时时发热"。

《注解伤寒论》："桂枝汤"下有"主之"二字。

〔句解〕

藏无他病：藏，为脏，同里。藏无他病系指里和能食、二便正常。除"时发热，自汗出"之外并无其他不适。

〔提要〕

卫气不和而致时发热自汗出的治法。

〔选注〕

成无己：藏无他病，里和也；卫气不和，表病也。《外台》云："里和表病，汗之则愈。"

汪琥：藏无他病者，谓里和能食，二便如常也。又曰，及其发热自汗之时，用桂枝汤发汗则愈。苟失其时，则风邪入里，病热必深，桂枝汤非所宜矣。

程郊倩：如病人藏无他病，属之里分者，只发热自汗出，时作时止，缠绵日久不休，比较之太阳中风证之发无止时，不同矣。既无风邪，则卫不必强，营不必弱，只是卫气不和，致闭固之令有乖。病既在卫，自当治卫，虽药同于中风，服法不同，先其时发汗，使功专于固卫，则汗自敛，热自退，而病愈，此不必太阳中风而桂枝汤可主者一也。又曰，桂枝为解肌之剂，而有时云发汗者何也？以其能助卫气升腾，使正气得宣而汗出，与麻黄汤逐邪气，使汗从外泄者不同。

尤在泾：人之一身，经络网维于外，藏府传化于中，而其为病从外之内者有之，从内之外者有之。藏无他病，里无病也，时发热自汗，则有时不发热、无汗可知，而不愈者，是其病不在里而在表，不在营而在卫矣。先其时发汗则愈者，于不热无汗之时，而先用药取汗，则邪去卫和而愈；不然，汗液方泄而复发之，宁无如水淋漓之患耶！

方有执：卫气不和者，表有邪风而不和也。

〔评述〕

学习本条，应注意对脏无他病的认识，时发热自汗出与太阳中风的区别和给药的时间问题，并与53条互参。

对脏无他病的认识，成无己认为是里和，汪琥进而解释为里和能食，二便如常。发热汗出是卫气不和，卫为表，卫气不和即为表病；里和是针对表病而言，能食、二便如常是里和的表现。成、汪二氏的见解是正确的。

本条"时发热，自汗出而不愈"，应与太阳中风证相区别，对此注家看法不一。方有执认为卫气不和是表有邪风；《金鉴》认为本条是解释95条。皆以本条证与太阳中风相混。汪琥、尤在泾虽未明言本证与太阳中风证相同，但从"苟失其时，则风邪入里，病热必深"和"先用药取汗，则邪去卫和而愈"之句来看，他们的观点也是认为表有风邪。以上观点似欠妥。程郊倩独能深悟原文本意，明确指出本条发热汗出是时作，时作与太阳病中风证的持续发热汗出者不同。"无风邪"，"卫不必强，荣不必弱"，"只是卫气不和，致闭固之令有乖"，这就与太阳中风分清了界限。

"先其时发汗则愈"是强调了用药的时间。程氏称先其时发汗"功专固卫"；尤氏则云若不先其时发汗，而"汗液方泄而复发之，宁无如水淋漓之患耶"。可见，先其时发汗的意义在于振奋阳气，使卫阳得固，营卫得和，而无劫营伤津之弊。

（周铭心）

〔原文〕

55. 傷寒脉浮紧，不發汗，因致衄者，麻黄湯主之。

〔提要〕

伤寒表实失汗而致衄，如衄后表仍不解，可用麻黄汤治疗。

〔选注〕

柯韵伯：脉紧无汗者，当用麻黄汤发汗，则阳气得泄，阴血不伤所谓夺汗者无血也。不发汗，阳气内扰，阳络伤则衄血，是夺血者无汗也。若用麻黄汤再汗，液脱则毙矣。言不发汗因致衄，岂有因致衄更发汗之理乎！观少阴病无汗而强发之，则血从口鼻而出，或自目出，能不慎哉！愚故亟为校正，恐误人者多耳。

尤在泾：伤寒脉浮紧者，邪气在表，法当汗解，而不发汗，则血无从达泄，内搏于血，必致衄也。衄则其邪当去，而犹以麻黄汤主之者，此亦营卫并实，如前条所谓阳气重之证。前条卫已解而营未和，故虽已发汗，犹须得衄而解；此条营虽通而卫尚塞，故既已自衄，而仍与麻黄汤发汗而愈。然必欲衄而血不流，虽衄而热不解者乃为合法，不然靡有不竭其阴者。

曹颖甫：伤寒为病，脉浮紧无汗，为一定不易之病理；麻黄汤一方，亦为一定不移之治法。但阳气太重之人，有服麻黄汤以衄解者，亦有不待服麻黄汤而以衄解者，似不发汗而致衄，病当从衄解矣。乃自衄之后，脉之浮紧如故，发热恶寒无汗亦如故，此麻黄汤证不从衄解，而仍宜麻黄汤者，与营虚不可发汗之证，固未可同日语也。

陈修园：伤寒脉浮紧不发汗因致衄者，其衄点滴不成流，虽衄而表邪未解，仍以麻黄汤主之，俾玄府通，衄乃止，不得以衄家不可发汗为辞，谓汗后有额上陷，脉紧，目直视不能眴，不得眠之变也。盖彼为虚脱，此为邪盛，彼此判然；且衄家是素衄之家，为内因致衄，此是有邪而致，为外因。

〔评述〕

本条是太阳伤寒，除脉浮紧外，当有恶寒发热、头痛、体痛、无汗等症，本当用麻黄汤发汗而愈，却不发汗，表邪不得泄越，势必逼血妄行而为鼻衄。一般地说，得衄则邪随之外泄，病当自愈，但此处却言"麻黄汤主之"，所以柯氏认为是错误，指责说"岂有因致衄更发汗之理"。不知情况有常有变，也有一些病人衄后表仍不解，也就是说病不为衄衰（尤氏、陈氏并补出了"欲衄而血不流"，"其衄点滴不成流"，可资参考）。"脉之浮紧如故，发热恶寒无汗亦如故"（曹氏语），所以还当用麻黄汤开腠发汗，表解而衄亦自止（因为此条之衄，乃是表邪壅遏，欲止其衄，必先解表，所谓"治病必求于本"，未可见血投凉）。当然，既已见衄，考虑到汗与血同源这个关系，使用汗法应当谨慎，得汗便当停服，不可汗之太过。至于柯氏引少阴无汗强发，和本条性质不同，未可为训。

（何绍奇）

〔原文〕

56. 傷寒不大便六七日，頭痛有熱者，與承氣湯。其小便清者，知不在裏，仍在表也，當須發汗；若頭痛者必衄，宜桂枝湯。

〔校勘〕

王肯堂校本《千金翼方》："有热"作"身热"，"热"字下且有"小便赤"三字。

赵开美本："其小便清者"一云"大便青"。

《金鉴》："若头痛"之"若"字当是"苦"字。

尤在泾："宜桂枝汤"四字疑在"当须发汗"句下。

〔词解〕

小便清：小便清利如常。

〔提要〕

不大便而头痛有热者，有表证里证之异，辨别要点在于小便清利还是黄赤。在表宜桂枝汤解外，在里与承气汤去其里结。

〔选注〕

《金鉴》：伤寒不大便六七日，里已实，似可下也；头痛热未已，表未罢，可汗也。然欲下则有头痛发热之表，发汗则有不大便之里，值此两难之时，惟当以小便辨之。其小便浑赤，是热已在里，即有头痛发热之表，亦属里热，与承气汤下之可也；若小便清白，是热尚在表也，即有不大便之里，仍属表邪，宜以桂枝汤解之。

柯韵伯：此辨太阳阳明之法也！太阳主表，头痛为主；阳明主里，不大便为主。然阳明亦有头痛者，浊气上冲也；太阳亦有不大便者，阳气太重也。六七日是解病之期，七日来仍不大便，病为在里，则头痛身热属阳明，外不解由于内不通也，下之里和而表自解矣。若大便自去，则头痛身热，病为在表，仍是太阳，宜桂枝汗之。若汗后热退而头痛不除，阳邪盛于阳位也，阳络受伤，故知必衄，衄乃解矣。

张璐：六七日不大便，明系里热，况有热以证之，更无可疑，故虽头痛，必是阳明热蒸，可与承气汤。然但曰可与，不明言大小，其旨原不在下，不过借此以证有无里热耳。若小便清者，为里无热，邪未入里可知，则不可下，仍当解表，以头痛有热，寒邪怫郁于经，势必致衄。然无身疼目瞑，知邪气原不为重，故不用麻黄而举桂枝，以解营中之邪热，则寒邪亦得解散矣。

曹颖甫：伤寒不大便六七日，已及再经之期，病邪将传阳明，六七日不见大便而见头痛发热，则已见阳明之证。但阳明头痛与太阳异，太阳之头痛，在额旁太阳穴；阳明头痛在阙上（两眉间曰阙，属阳明）。

朱彦修：外证未解，不可下，下为逆。今头痛有热，宜解表，反与承气，正是责其妄下之故也，故下文又言小便清者，知其无里邪，不当行承气，又继之曰，须当发汗，曰头痛必衄，反复告诫，论意甚明。

魏念庭：此条之衄，乃意料之辞，非已见之证也。

〔评述〕

大多数注家皆认为本条是辨太阳、阳明之法，不大便六七日，头痛有热，如小便清利如常，则病在太阳，虽不大便，而非里热，仍当解表；如小便黄赤，则病在阳明，是为里热，便可攻下。这个观点是较为合理的。但是，《金鉴》、柯氏等皆认为头痛发热是表证，如病属在里，"外不解"由于"内不通"，"下之则里和表自解矣"。我们认为，头痛发热不一定都是表证，仔细体会仲景原意，就是告诉我们也可能是表证，也可能是里热，辨之之法，在于小便清利还是黄赤。表证身热头痛，乃寒气客于太阳之表，表解则头痛发热便愈；里证身热头痛，乃邪热内结阳明，浊邪上犯清阳，大便行，热结去，身热头痛亦愈。明明示人不可一见大便几天未下，便直认为里，妄施攻下；也不可一见头痛发热，便直认为表证而妄用解表，必先辨证而后论治。曹氏以太阳、阳明头痛之部位不同加以区别，可供参考。至于朱氏之议，认为仲景此条重申表未解而未可攻里的精神，似不可从。

"若头痛者必衄"，魏氏认为是意料之词；《金鉴》认为"若"当作"苦"，都有道理。尤氏认为"宜桂枝汤"四字，疑在"当须发汗"句下，是正确的。这是古汉语的倒装句法，在《伤寒论》中是很常见的。

（何绍奇）

〔原文〕

57. 傷寒發汗已解，半日許復煩，脉浮數者，可更發汗，宜桂枝湯。

〔校勘〕

《金匮玉函经》《脉经》《千金翼方》："脉"字上均有"其"字。

《金匮玉函经》："可更发汗"作"与复发汗"。《脉经》《千金翼方》作"可复发其汗"。

成无己本：无"已"字，"汤"字下有"主之"二字。

〔提要〕

伤寒汗后，余邪未尽或复感外邪的证治。

〔选注〕

方有执：伤寒发汗者，服麻黄汤以发之之谓也；解，散也；复，重复也。既解而已过半日之久矣，何事而复哉？言发汗不如法，汗后不谨，重新又有所复中也。盖汗出过多，则腠理反开，护养不谨，邪风又得易入，所以新又烦热而脉转浮数，故曰可更发汗。更，改也，言当改前法，故曰宜桂枝汤。桂枝汤者，中风解肌之法，微哉旨也。庸俗不省病加小愈之义，不遵约制，自肆粗莽，不喻汗法，微似之旨，骋以大汗为务，病致变矣，反谓邪不尽，汗而又汗，辗转增剧，卒致莫救，不知悔悟。

喻嘉言：用桂枝汤者，一以邪重犯卫，一以营虚不能复任麻黄也。

钱潢：汗乃津液血液所化，而各有生原。有阳气重而汗随衄解者，有汗出不彻而更发其汗，有病常自汗出而复宜发汗者，有先用麻黄汤而后用桂枝汤者，有津液气血虚而不可发汗者，有邪复入于肌腠而更宜汗解者，夫伤寒首重汗下，故于此申言发汗之总纲。

柯韵伯：浮弱为桂枝脉，浮数是麻黄脉。仲景见麻黄脉证，即用麻黄汤，见桂枝脉证，即用桂枝汤。此不更进麻黄，而却与桂枝者，盖发汗而解，则麻黄证已罢，脉浮数者，因内烦而然，不得仍认麻黄汤脉矣。麻黄汤纯阳之剂，不可以治烦。桂枝汤内配芍药，奠安营气，正以治烦也。且此烦因汗后所致，若再用麻黄发汗，汗从何来？必用啜热粥法始得汗。桂枝汤本治烦，服桂枝汤后，外热不解，而内热更甚，故曰反烦。麻黄证本不烦，服汤汗出，外热初解，而内热又发，故曰复烦。凡曰麻黄汤主之，桂枝汤主之者，定法也。服桂枝不解仍与桂枝，汗解后复烦，更用桂枝者，活法也。服麻黄复烦者，可更用桂枝；用桂枝复烦者，不可更用麻黄。且麻黄脉证，但可用桂枝更汗，不可先用桂枝发汗，此又活法中定法矣。

尤在泾：脉浮数，邪气在表之证，故可更发其汗，以尽其邪；但以已汗复汗，故不宜麻黄之峻剂，而宜桂枝之缓法，此仲景随时变易之妙也。

任应秋：已解后又发热、脉数，是机体的调节机能的恢复还没有十分巩固，只有续用桂枝汤进行调整。

〔评述〕

本条汗后已解复见表证，有人认为属邪气未尽而复聚，也有人认为是正气未复而复感，都有一定道理，且验之临床两种可能均存在，无须分辨谁是谁非。单凭一脉一症追究病初属"伤寒"还是"中风"既不可能，也无必要。但仲景指出本证"发汗已解"颇有深意，既云已曾发汗病解，今仅见"烦"，脉非浮紧而为浮数，邪气已缓自不待言，营卫受损之意也在其中，故不可再用峻汗法，即喻嘉言所谓"不能复任麻黄也"。然虽见烦躁，又不可误认为邪气入里，脉浮数为病仍在表可证，故大法仍不离解表。仲景不言"桂枝汤主之"而曰"宜桂枝汤"，既有必不可再用麻黄汤之意，又有未必一定用桂枝汤之意，桂枝二麻黄一汤、桂枝二越婢一汤也在选用之例。总之，"汗"后再"汗"，必注意资助荣卫之源。

（邱德文）

〔原文〕

58. 凡病，若發汗，若吐，若下，若亡血，亡津液，陰陽自和⁽¹⁾者，必自愈。

〔校勘〕

成无己本：无"亡血"二字。

《金匮玉函经》《脉经》："亡津液"作"无津液"，"阴阳"上有"而"字。

〔词解〕

（1）阴阳自和：不见阴阳偏盛偏衰之病脉病证，阴阳自趋调和。

〔提要〕

阴阳自和必能自愈。

〔选注〕

尤在泾：阴阳自和者，不偏于阴，不偏于阳，汗液自出，便溺自调之谓。汗吐下亡津液后，邪气既微，正气得守，故必自愈。

《金鉴》：凡病，谓不论中风、伤寒一切病也。若发汗，若吐，若下，若亡血，若亡津液，施治得宜，自然愈。既或治未得宜，虽不见愈，亦不致变诸坏逆，则其邪正皆衰，可不必施治，惟当静以俟之，诊其阴阳自和，必能自愈也。

柯韵伯：其人亡血、亡津液，阴阳安能自和，欲其阴阳自和，必先调其阴阳之所自，阴自亡血，阳自亡津，益血生津，阴阳自和也。

程知：脉以左右三部匀停为无病，故汗吐下后阴阳和者，必自愈，不须过治也。

〔评述〕

审原文之意，在于说明"病"是阴阳失调的表现，治病就是调整阴阳，令其和平。无论曾经运用过什么样的治疗方法，包括误治在内，只要病人目前有阴阳平和的趋势，就可自愈。应根据病人的临床客观表现决定是否用药，不必拘泥于治疗的过程，也启发我们重视人体的自调能力。柯氏所谓"益血生津"之见，有乖原文本意，"自和"、"自愈"，显然是不假药力之意。

（赵歆谷）

〔原文〕

59. 大下之後，復發汗，小便不利者，亡津液故也，勿治之，得小便利，必自愈。

〔校勘〕

《金匮玉函经》《脉经》《千金翼方》："汗"字下均有"其人"二字，"得"均作"其"字。

〔提要〕

误治津伤，小便不利，津复者自愈。

〔选注〕

尤在泾：既下复汗，重亡津液，大邪虽解，而小便不利，是未可以药利之。俟津液渐回，则小便自行而愈，若强利之，是重竭其阴也，况未必即利耶。

柯韵伯：勿治之，是禁其勿得利小便，非待其自愈之谓也。然以亡津液之人，勿生其津液，焉得小便利？欲小便利，治在益其津液也。

程郊倩：大下之後，复发汗，津液之存于膀胱者有几？夫膀胱为津液之府，府已告匮，只宜添入，岂容减出！虽具五苓散证，勿以五苓散治之，惟充其津液，得小便利而杂病皆愈。学者欲得利小便之所宜，必明利小便之所禁，而后勿误于利小便也已。

〔评述〕

此条与71条互参可知小便不利有蓄水和津伤之别。蓄水者可利，津伤者不可利，利小便则重竭阴液。"勿治之"三字意在告诫不可用利小便的方法来治疗，如属津伤不甚，小便暂时不利，没有其他症状，体内津液每可自然恢复，小便自行通利；若津伤过甚，体内津液一时难以自复的，当如柯氏所说"益其津液"病始得愈。条文既云小便不利为"亡津液故也"，显然不是五苓散证，岂有既具五苓散证而不可用五苓散证之理？故程氏的说法不当。

（赵戬谷）

〔原文〕

60. 下之後，復發汗，必振寒[1]，脉微細，所以然者，以内外俱虚故也。

〔校勘〕

《金匮玉函经》《脉经》《千金翼方》："汗"字上均有"其"字。

〔词解〕

（1）振寒：怕冷而颤抖，即寒战。

〔提要〕

下后复汗，内外俱虚的脉证。

〔选注〕

成无己：发汗则表虚而亡阳，下之则里虚而伤血。振寒者，阳气微也；脉微细者，阴血弱也。

尤在泾：振寒，振慄而寒也；脉微为阳气虚，细为阴气少。既下复汗，身振寒而脉微细者，阴阳并伤，而内外俱虚也，是必以甘温之剂，和之养之为当矣。

张璐：误汗亡阳，误下亡阴，故内外俱虚。虽不出方，其用附子回阳，人参益阴，已有成法，不必赘也。

柯韵伯：内阳虚故脉微细，外阳虚故振寒，即干姜、附子之证。

唐容川：振寒二字，振是振战。凡老人手多战动，皆是血不养筋之故。此因下后伤阴血，血不养筋，则筋强急；若不恶寒，则无所触发，筋虽强急，亦不振动。兹因复发其汗，伤其阳气，气虚生寒，是以发寒而振。惟其气虚，则脉应之而微，微者气不能鼓出，故脉之动轻；惟其血虚，则脉应之而细，细者血管中血少，故缩而窄小。所以然者，内被下而血虚，外被汗而气虚之故也。仲景文法，字字承接，一丝不乱，读此节可悟仲景全部文法，此与苓桂术甘、真武证之振皆同，惟彼单论水寒，此兼论血气，义自有别。

〔评述〕

下之虚其里，汗之虚其表，是阴阳俱虚。振寒，脉微是阳气虚，脉细是阴血不足。汗下后见此脉证，为内外俱虚之候。成氏、尤氏、张氏所论甚是，唐氏分析更为具体入微，柯氏单从阳虚着眼，似不够全面。

（赵戬谷）

〔原文〕

61. 下之後，復發汗，晝日煩躁不得眠，夜而安静，不嘔，不渴，無表證，脉沉微，身無大熱者，乾薑附子湯主之。

〔校勘〕

《金匮玉函经》《脉经》《千金翼方》："汗"字上均有"其"字，"渴"字下均有"而"字，"脉"字上均有"其"字。

〔提要〕

汗下亡阳之证治。

〔选注〕

成无己：下之虚其里，汗之虚其表，既下又汗，则表里俱虚。阳主于昼，阳欲复，虚不胜邪，正邪交争，故昼日烦躁不得眠；夜阴为主，阳虚不能与之争，是夜则安静。不呕不渴者，里无热也；身无大热者，表无热也。又表证而脉沉微，知阳气大虚，阴寒气胜，与干姜附子汤退阴复阳。

程郊倩：昼日烦躁不得眠，虚阳扰乱，外见假热也；夜而安静，不呕不渴，无表证，脉沉微，身无大热，阴气独治，内系真寒也。宜干姜附子汤，直从阴中回阳，不当于昼日烦躁一假热证狐疑也。

朱肱：阴发躁，热发厥，物极则反也，大率以脉为主，诸数为热，诸迟为寒，无如此最验也。假令身体微热，烦躁面赤，其脉沉而微者，皆阴证也；身微热，里寒故也；烦躁者，阴盛故也；面戴阳者，下虚故也。若医者不看脉，以虚阳上膈躁，误以为实热，与凉药，则气消成大病矣。

顾尚之：烦而兼呕，是少阳证；烦而兼渴，是白虎证，故辨之。又恐外邪袭入而烦躁，再以脉证审之。

〔评述〕

汗下之法，用之得当则邪去病除，用之失宜，则耗伤正气。大凡误下多伤阴，误汗多伤阳。《内经》云："阳气者，若天与日，失其所则折寿而不彰。"陈慎吾老师指出，阴伤阳不亡者，其阴可以再生；阳亡而阴不伤者，其阴则无后继，故病不怕伤阴而虑亡阳。观《伤寒论》中第58、59两条，虽是汗下之后亡血、亡津液，但示人以勿治之，"得小便利"、"阴阳和者必自愈"，而汗下伤阳之证则与干姜附子汤主之。可见《伤寒论》对人体的阳气是非常重视的。当然这并不是说《伤寒论》不重视阴津，只不过是有所侧重而已。又如本论29条中，也是先复其阳，再养其阴。这些恐怕都是后人提出"回阳以急，救阴宜缓"的理论根据。

诸注家对本条病机、病证论述颇详。顾氏提出对呕的鉴别诊断也有临床价值，可供参考。

〔方剂〕

乾薑附子湯方

乾薑一兩　附子一枚生用（去皮，切八片）

上二味，以水三升，煮取一升，去滓，顿服[1]。

〔校勘〕

《千金翼方》："服"下有"即安"二字。

〔词解〕

（1）顿服：一次服完。

〔方解〕

徐忠可：脉微无大热，是外感邪袭，而更烦躁，非阳虚发躁之渐乎，故以生附干姜急温其经。比四逆，不用甘草者，彼重在厥，故以甘草先调其中，而壮四肢之本；此重在虚阳上泛，寒极发躁，故用直捣之师，而无取扶中之治。

柯韵伯：茯苓四逆，固阴以收阳；干姜附子，固阳以配阴。二方皆从四逆加减，而有救阳救阴之异。茯苓四逆较四逆为缓，固里宜缓也；姜附者，阳中之阳也，用生附而去甘草，比四逆为峻，回阳当急也。一去甘草，一加茯苓，而缓急自别，加减之妙，见用方之神乎。

〔验案〕

一妇人，伤寒数日，咽干烦渴，脉弦细，医者汗之，身冷衄血，续而脐中出血，许叔微谓，此乃少阴病强汗动血所致，投以姜附汤，数服血止，后得微汗解。

一人伤寒，病起即厥逆，脉八九至，窦材与姜附汤，至夜半汗出愈。（《续名医类案》）

〔评述〕

人身阳气，肾中命火为先天之根，脾胃之阳为后天之本。方以附子温肾中真火，干姜益脾胃之阳，阳回则诸症自解。因证较四逆轻，故减其量，但病在汗下之后，其势较急，故去甘草之缓，回阳宜急也。煎后一次尽服，俾药力集中，以期速愈。柯韵伯以四逆汤为基础，把干姜附子汤、茯苓四逆汤与之比较；徐忠可以厥之有无而别证之轻重，论述皆简明精当。

（花金方）

〔原文〕

62. 發汗後，身疼痛，脉沉遲者，桂枝加芍藥生薑各一兩人參三兩新加湯主之。

〔校勘〕

《金匮玉函经》《脉经》《千金翼方》："身"字下均有"体"字，"脉"字上均有"其"字，又无"各一两"及"三两新加"七字，为"桂枝加芍药生姜人参汤"。

〔提要〕

汗后气阴损伤，身疼痛证治。

〔选注〕

成无己：汗后，身疼痛，邪气未尽也；脉沉迟，荣血不足也。经曰："其脉沉者，荣气微也。"

尤在泾：发汗后邪痹于外而营虚于内，故身疼痛不除，而脉转沉迟。经曰："其脉沉者，营气微也。"又曰："迟者荣气不足，血少故也。"故以桂枝加芍药生姜人参，以益不足之血，而散未尽之邪。

程郊倩：身疼痛，脉沉迟，全属阴经寒证之象。然而得之太阳病发汗后，非属阴寒，乃由内阳外越，营阴遂虚。经曰："其脉沉者，营气微也。"又曰："迟者营中寒。"营主血少，则隧道窒涩，卫气不流通，故身疼痛。于桂枝汤中倍芍药、生姜，养营分而从阴分宣阳，加人参三两，托里虚而从阳分长阴。曰新加汤者，明沉迟之脉，非本来之沉迟，乃汗后新得之沉迟，故治法亦新加人参而倍姜芍耳。

陈修园：发汗后邪已净矣。而身犹疼痛，为血虚无以荣身，且其脉沉迟者，沉则不浮，不浮则非表邪矣。迟则不数紧，不数紧则非表邪之疼痛矣，以桂枝加芍药生姜各一两人参三两新加汤主之，俾血运行则病愈。

《伤寒论译释》："发汗后"三字为本条辨证论治之主要眼目，身疼痛，脉沉迟，见于发汗后，方能断为营血不足，卫气失于流畅，而用新加汤治疗。若不在发汗以后，则沉主里，迟主寒，身疼痛为寒湿痹之类，就须用桂枝附子汤一类的方剂来治疗了。

〔评述〕

分析上述注家的观点，对本条的病理机制有如下两种看法：成氏及尤氏认为，发汗后表邪未尽而营阴已伤。由于过汗而伤及营血，正伤则无力驱邪外出，故见身疼痛而脉反沉迟，用桂枝汤为基础方，散其未尽之表邪，加芍药、生姜、人参以补其营阴，助正气之复而有利于驱邪。以陈修园为代表的其余注家，则认为通过发汗表邪已解，身疼痛是因为营血不足，无以荣身，隧道不利而窒涩，卫气流行不畅所致，脉沉迟之因也是如此。桂枝加芍药生姜各一两人参三两新加汤是温运营血卫气、补益气血的方剂，气血充足，运行通畅则病愈。这两种观点都有一定的道理，似以后者更符合条文的本意。

另外，应注意少阴病的附子汤证也可以见身疼痛、脉沉。如 305 条"少阴病，身体痛，手足寒，骨节痛，脉沉者，附子汤主之"，此属少阴虚寒真阳不足，寒盛于内，营阴涩滞所致，与本条有所区别。

本方的临床应用不必拘于一定在太阳病汗后，凡素体营阴不足，而证见脉沉迟、身疼痛者，皆可酌情使用。

〔方剂〕

桂枝加芍藥生薑各一兩人參三兩新加湯方

桂枝三兩（去皮）　芍藥四兩　甘草二兩（炙）　人參三兩　大棗十二枚（擘）生薑四兩

上六味，以水一斗二升，煮取三升，去滓，温服一升。本云桂枝湯，今加芍藥生薑人參。

〔校勘〕

《注解伤寒论》：不载此方，惟于卷十云："于第二卷桂枝汤方内更加芍药生姜各一两，人参三两，全依桂枝汤法服。"

《千金翼方》："生姜"下有"切"字。

《金匮玉函经》："味"字下有"哎咀四味"四字，"本云"作"本方"。

〔方解〕

《金鉴》：是方即桂枝汤倍芍药生姜加人参也。汗后身疼痛，是营卫虚而不和也，故以桂枝汤调和其营卫。倍生姜者，以脉沉迟，营中寒也；倍芍药者，以营不足，血少故也；加人参者，补诸虚也。桂枝得人参，大气周流，气血足而百骸理，人参得桂枝通行内外，补营阴而益卫阳，表虚身痛，未有不愈者也。

陈蔚：方用桂枝汤，取其专行营分，加人参以滋补血脉生始之源，加生姜以通血脉循行之滞，加芍药之苦欲敛姜桂之辛，不走肌腠而作汗，潜行于经脉而定痛也。

〔评述〕

本方的适应证是虚多邪少，以虚为主。方中重用姜、芍则能生津益阴，宣通卫气，加人参补气阴而使百脉宣和。所以本方是一个扶正兼以祛邪的方剂。临床可用于因出汗过多，津液损伤，不能濡养筋脉，经脉气血流通不畅而身疼痛者；或太阳中风表证，虽未经发汗，但素体营阴不足的患者。

（沙凤桐）

〔原文〕

63. 發汗後，不可更行桂枝湯，汗出而喘，無大熱者，可與麻黄杏仁甘草石膏湯。

〔校勘〕

《金匮玉函经》《脉经》："杏仁"均作"杏子"。

《注解伤寒论》：末句作"可与麻黄杏仁甘草石膏汤主之"。

〔提要〕

汗后热邪迫肺的证治。

〔选注〕

方有执：更行，犹言再用。不可更行桂枝汤则是已经用过，所以禁止也。盖伤寒当发汗，不当用桂枝。桂枝固卫，寒不得泄，而气转上逆，所以喘益甚也。无大热者，郁伏而不显见也。以伤寒之表犹在，故用麻黄以发之，杏仁下气定喘，甘草退热和中，本麻黄正治之佐使也。石膏有撤热之功，尤能助下喘之用，故易桂枝以石膏，为麻黄之变制。而太阳伤寒，误汗转喘之主治，所以必四物者而后可行也。

尤在泾：发汗后，汗出而喘，无大热者，其邪不在肌腠，而入肺中。缘邪气外闭之时，肺中已自蕴热，发汗之后，其邪不从汗而出之表者，必从内而并于肺耳。

《金鉴》：今太阳病发汗后，汗出而喘，身无大热而不恶寒者，知邪已不在太阳之表，且汗出而不恶热者，知邪亦不在阳明之里。其所以汗出而喘，既无大热又不恶寒，是邪独在太阴肺经。故不可更行桂枝汤，可与麻黄杏子甘草石膏汤，发散肺邪，而汗喘自止矣。

〔评述〕

"发汗后，不可更行桂枝汤"，多数注家认为是表邪已去，内热迫肺造成的。惟方氏认为汗不如法，表邪未解，内热转盛造成。虽表证有无不同，而内热迫肺这一病机则同，临床上表证尚在者可用本方，表证已解亦可用本方，惟以"肺热壅盛"为关键。

对于邪所在部位分析，《金鉴》的解释颇有实际意义。肺热壅盛，故不可更行桂枝汤辛温助热。方氏云"不可再行桂枝汤则是已经用过，所以禁止也"的认识不当。然其分析本证之由来可能由伤寒表实误用桂枝造成则有一定道理。伤寒表闭，不以麻黄开发毛窍，而以桂枝固卫助阳，致表邪未解而里热壅盛，气上逆而喘，热薰蒸而汗出，当此之时，必以麻杏甘石汤宣肺达表，清热定喘，然其终不及尤氏、《金鉴》所论确当明了。

〔方剂〕

麻黄杏仁甘草石膏湯方

麻黄四兩（去節）　　杏仁五十個（去皮尖）　　甘草二兩（炙）　　石膏半斤（碎，綿裹）

上四味，以水七升，煮麻黄，減二升，去上沫，內諸藥，煮取二升，去滓，溫服一升。本云黃耳杯[1]。

〔校勘〕

《千金方》：本方名"四物甘草汤"。

《金匮玉函经》："杏仁五十个"作"杏仁五十枚"，无"本云黄耳杯"五字。

《金匮玉函经》《千金翼方》《注解伤寒论》："煮麻黄"上均有"先"字。

〔词解〕

(1) 黄耳杯：162 条作"黄耳杯"。汪琥《伤寒辨注》云："想系置水器也。"

〔方解〕

尤在泾：发汗后，汗出而喘，无大热者，其邪不在肌腠，而入肺中……故以麻黄、杏仁之辛入肺者，利肺气，散邪气；甘草之甘平、石膏之甘辛而寒者，益肺气，除热气，而桂枝不可更行矣。盖肺中之邪，非麻黄、杏仁不能发；而寒热之郁，非石膏不能除。甘草不特救肺气之困，拟以缓石膏之悍也。

喻嘉言：此证太阳之邪虽汗解出，然肺中之热邪未尽，所以少虽少止，喘仍不止，故用麻黄发肺邪，杏仁下肺气，甘草缓肺急，石膏清肺热，即以治足太阳之药，通治于少阴经也。

〔验案〕

肖翁三郎心成兄，幼时出麻，冒风隐闭，喘促烦躁，鼻扇目瞗，肌肤枯涩，不啼不食。只麻杏石甘汤一服，肤润，麻渐发出。再服，周身麻出如痱，神爽躁安，目开喘定。

（《经方应用》）

〔评述〕

本方的使用，条文虽云"发汗后"，不过是一种托辞，临床上有不经发汗而见此证者，亦可以此方治之。结合162条看，方证与本条相同，惟其得之于"下后"，可知无论是否曾经发汗，见此证则投此药而已。

对于本证中表证之有无，方有执认为表证仍在，而多数注家认为无有表证，综合分析似以表证存在较合经旨。本方中麻黄四两，较麻黄汤中之麻黄尚多一两，说明表仍闭郁不畅，开表宣肺仍是重要的治疗原则。笔者在临床治疗小儿肺炎，中医辨证属表闭热郁于肺者，投以本方略加化裁，效果很好。若无表证者，麻黄减量。诚然，麻、膏、杏三药相伍，重在走肺而非解表，主要作用不在发汗而在定喘，这一点还是需要明确的。

（王树芬）

〔原文〕

64. 發汗過多，其人叉手自冒心[1]**，心下悸欲得按者，桂枝甘草湯主之。**

〔词解〕

（1）叉手自冒心：叉手，两手交叉。冒，覆盖。形容病人两手覆盖在自己的心胸部。

〔选注〕

成无己：发汗过多亡阳也。阳受气于胸中，胸中阳气不足，故病人叉手自冒心。心下悸欲得按者，与桂枝甘草汤，以调不足之气。

尤在泾：叉手自冒心，里虚欲作外护；悸，心动筑筑然不宁，欲得按而止。故宜补心阳为主。

徐灵胎：发汗不误，误在过多。汗为心之液，多则心气虚。二味扶阳补中，此乃阳虚之轻者，甚而振振欲擗地，则用真武汤矣。一证而轻重不同，用方奇异，其意精矣。

《金鉴》：发汗过多，外亡其液，内虚其气，气液两虚，中空无倚，故心下悸，惕惕然不能自主，所以叉手冒心，欲得自按，以护庇而求定也。故用桂枝甘草汤，以补阳气而生津液，自可愈也。

程郊倩：汗为心液，不惟妄汗不可，即当汗而先其分数亦不可。叉手冒心欲得按者，因阳虚不能自主，而心下悸也。然心下悸有心气虚，有水气乘，水乘先因心气虚，今心下悸者，乃阳气虚惕然自恐，欲得按以御之，故用桂枝甘草，载还上焦之阳，使回旋于胸中也。

〔评述〕

本条的发病机制是汗出过多，阴液被劫，阳气随之外脱，以致气阴两虚。汗为心之液，胸为阳位，为宗气所会之处。过汗伤阳，则心气不足，心气虚则悸而欲得按。用桂枝甘草汤，一方面强心气以定心悸，另外也可补心阴，以阴助阳。桂枝甘草汤证与真武汤证均有心下悸，但真武汤证阳虚程度较桂枝甘草汤严重，阳虚不能制水，水气上泛，故见心下悸、身瞤动、振振摇欲擗地等症，应与本证鉴别。

〔方剂〕

桂枝甘草湯方

桂枝四兩（去皮）　甘草二兩（炙）

上二味，以水三升，煮取一升，去滓顿服。

〔方解〕

柯韵伯：汗多则心液虚，心气馁故悸……桂枝为君，独任甘草为佐。去姜之辛散，枣之泥滞，并不用芍药，不籍其酸收，且不欲其苦泄。甘温相得，气血和而悸自平。

《伤寒论译释》：本方作用侧重于补益心阳，药味少而见效快，所以煎好后一次服下。方中用桂枝非为发表，乃取其入心而益阳，配以甘草补虚益气。桂枝配甘草，则桂枝温而不热，所以能益阳而不致发汗。辛甘合用，阳气乃生，心阳得复而悸动就及痊愈。

〔验案〕

沈康生夫人，病经一月，两脉虚浮，自汗恶风，此卫虚而阳弱也，与黄芪建中汤一剂汗遂止。夫人身之表，卫气主之，所以温分肉，实腠理，司开合者，皆此卫气之用。故《内经》曰："阳者卫外而为固也。"今卫气一虚而分肉不温，腠理不密，周身毛窍有开无合，由是风之补入，汗之内外其孰从而拒之，故用黄芪建中汤以建立中气，而温卫实表也。越一日病者叉手自冒心间，脉之虚濡特甚，此汗出过而心阳受伤也。仲景云："发汗过多，病人叉手自冒心，心下悸者，桂枝甘草汤主之。"与一剂具已。（马元仪医案）

〔评述〕

桂枝甘草汤的基本作用是温通心阳。临证凡病机属于心阳不振证而见心悸等症者皆可使用，不必拘泥汗后所致。近年来，临床医家在本方的基础上随证加入活血化瘀、宽胸理气、益气养阴等药，治疗风湿性心脏病、冠心病及植物神经功能失调等多种原因引起的心慌心跳，确有可靠疗效。

（沙凤桐）

〔原文〕

65. 發汗後，其人臍下悸者，欲作奔豚[1]，茯苓桂枝甘草大棗湯主之。

〔校勘〕

《金匮玉函经》《脉经》："奔"均作"贲"。

〔词解〕

（1）奔豚：《诸病源候论》云"奔豚者，气上下游走，如豚之奔，故曰奔豚"可供参考。这里形容病人脐下悸动，有水气上冲之感。

〔提要〕

误汗伤阳，肾气上逆证治。

〔选注〕

成无己：汗者心之液，发汗后脐下悸者，心气虚而肾气发动也。肾之积曰奔豚，发则从少腹上至心下，为肾气逆，欲上凌心，今脐下悸为肾气发动，故云欲作奔豚，与茯苓桂枝甘草大枣汤以降肾气。

柯韵伯：心下悸欲按者，心气虚。脐下悸者，肾水乘火而上克……然水势尚在下焦，欲作奔豚，尚未发也。

《金鉴》：今发汗后，脐下悸欲作奔豚者，乃心阳虚，而肾水之阴邪乘虚欲上干于心也。主之以苓桂枣甘汤者，一以助阳，一以补土，使水邪不致上干，则脐下悸可安矣。

〔评述〕

本证属汗伤心阳，下焦寒水之气有上逆之势，故在温复心阳的基础上利水气以安心神，佐大枣护中气而养心神。既非脾虚转输失职，故不用白术，又非膀胱蓄水，故不用猪苓、泽泻。本证与上条桂枝甘草汤证同为心阳受损，但病机、证候有所区别，正如《伤寒论译释》指出："本条与上条（64条）都是汗后变证，一为心阳伤，一为心阳虚而水邪上逆。"主要分别：前证是心下悸，本证是脐下悸；心下悸则叉手冒心，脐下悸则欲作奔豚；桂枝甘草汤补益心阳为主，茯苓桂枝甘草大枣汤补益心阳、温化肾气、培土制水、平降冲逆为主。

〔方剂〕

茯苓桂枝甘草大棗湯方

茯苓半斤　桂枝四兩（去皮）　甘草二兩（炙）　大棗十五枚（擘）

上四味，以甘瀾水一斗，先煮茯苓，減二升，內諸藥，煮取三升，去滓，溫服一升，日三服。作甘瀾水[1]法，取水二斗，置大盆內，以杓揚之，水上有珠子五六千顆相逐，取用之。

〔校勘〕

《金匮玉函经》："甘瀾水"作"甘烂水"。《千金方》无"甘瀾"二字，仅是"用水一斗"。

〔词解〕

（1）甘瀾水：又名劳水。其作法乃取水扬之，意在增强轻灵流动之性。正如钱潢所云："动则其性属阳，扬则其势下走。"

〔方解〕

尤在泾：茯苓能泄水气，故以为君；桂枝能伐肾邪，故以为臣；然欲治其水，必防其土，故取甘草、大枣补益土气为使。甘瀾水者，扬之令轻，使水气去不益肾邪也。

章虚谷：茯苓取其味淡以泄水邪，既重用为君，而又先煮，则更淡而力胜也。肾为寒水之脏，肾气上逆，欲作奔豚，故佐甘草、大枣培土以制水。桂枝通太阳经府之气，则水寒之邪，随茯苓从膀胱而泄矣。

柯韵伯：茯苓以伐肾邪，桂枝以保心气，甘草、大枣培土以制水。甘瀾水状似奔豚，而性柔弱，故名劳水，用以先煮茯苓，取其下伐肾邪，一惟下趋也。本方取味皆下，以畏其泛耳。

〔评述〕

大多注家都谓本方以"泄水气，伐肾邪"为旨，然临证所见此类病人，多素有心、脾、肾三脏阳气虚馁之证。且论中原文云发汗后而致此病。所谓发汗，必指发汗太过，或强责虚人之汗，令汗伤营卫之气度，阳气受损，无力养神柔筋，因虚而动。本方重用茯苓，殆不在取其利水伐肾，而用其行脾健运，镇静安神。《本经》谓茯苓主"胸胁逆气，忧患惊邪恐悸"，又《名医别录》云"茯苓益阴气，补神气"。由此可见，重用茯苓而先煎，非为泄水气、伐肾邪而设，实为益心脾以安肾气而用。

桂枝、甘草同用之方剂，论中凡数见，其所主皆"冲逆"、"悸动"之证。据《别录》记载，桂枝能"治筋通脉"，甘草能"通经脉、利血气"，二药相协，能够通血脉，平冲逆，制动悸，缓急迫。用于过汗损伤心阳，营卫气度失调而出现的冲逆、悸动，欲作奔豚者，极为合拍。大枣味甘性温，功可补益心脾之气，缓解挛引强急。《本经》有大枣主"大惊"之说。本方用大枣十五枚之多，乃取其益心脾，缓急迫，镇惊安神之用。煎以甘澜之水，在于增强轻清灵动、行而不滞之性也。

本方调气化、和阴阳，缓急迫、止动悸，益心脾以安肾气，故可治欲作奔豚之证。

（李炳文）

〔原文〕

66. 發汗後，腹脹滿者，厚樸生薑半夏甘草人參湯主之。

〔校勘〕

《金匮玉函经》：无"者"字。

〔提要〕

汗后脾气虚弱，气滞腹胀的证治。

〔选注〕

成无己：吐后腹胀和下后腹胀满皆为实，言邪气乘虚入里为实。发汗后，外已解也。腹胀满知非里实，由脾胃津液不足，气涩不通，壅而为满，与此汤和脾胃而降气。

张隐庵：此因发汗而致脾脏之穷约也。夫脾为胃行其津液者也，胃府之津液消亡，则脾气虚而腹胀满矣。

程郊倩：胃为津液之主，发汗亡阳，则胃气虚，而不能敷布诸气，故壅滞而为胀满，是当实其所虚，自能虚其所实矣。虚气留滞之胀满，较实者，自不坚痛。

尤在泾：发汗后表邪虽解而腹胀满者，汗多伤阳，气窒不行也。是不可以徒补，补之则气愈窒；亦不可以径攻，攻之则阳益伤，故以人参、甘草、生姜助阳气，厚朴、半夏行滞气，乃补泄皆行之法也。

柯韵伯：此条不是妄汗，以其人本虚故也。上条（指89条）汗后见不足证，此条汗后反见有余证，邪气盛则实，故用厚朴、姜、夏，散邪以除腹满；正气虚，故用人参、甘草补中而益元气。

《金鉴》：发汗后表已解而腹满者，太阴里虚之腹满也。故以厚朴生姜半夏甘草人参汤主之，消胀除散满，补中降逆也。

汪琥：此条乃汗后气虚腹胀满，其人虽作胀满而内无实形，所以用人参、炙甘草等甘温补药无疑也。

张令韶：此言发汗而伤其脾气也。脾主腹，故腹满为太阴主病。发汗后而腹胀满，则知其人脾气素虚，今脾气愈虚，则不能转输，浊气不降，清气不升，而胀满作矣。

山田正珍：阳明篇曰"吐后腹胀满者，调胃承气汤主之"。又曰"大下后，六七日不大便，烦不解，腹满痛者，此有燥屎也，宜大承气汤"。按下后胀满者，为邪实；吐后胀满者，乃药毒遗害也。成无己概为邪实，非矣。

〔评述〕

腹部胀满，有虚实之分。成无己《伤寒明理论》说："腹满者，俗谓之肚胀是也……腹满不减者，则为实也；若腹满时减者，又为虚也。"《金匮要略》曰："腹满时减，复如故，此虚寒从下上也，当以温药和之。盖虚气留滞，亦为之胀，但比之实者，不至坚痛也。大抵腹满，属太阴证也，阳热为邪者，则腹满而咽干；阴寒为邪者，则腹满而吐，食不下，自利益甚，时腹自痛。太阴者，脾土也，治中央，故专主腹满之候。"综观《伤寒论》所论及腹满条文，属虚证者有66、273、279等条，大都由于脾阳不振，脾主大腹，脾阳虚不能运化转输所致。临证见腹部外形膨满，但按之则虚满而不硬，温熨揉按便觉舒适，脉虚弱无力或虚大，不耐寻按，舌质淡苔薄，大便有时不实。如本条的腹满，即因发汗阳气外泄，以致脾阳虚而不运，气壅湿滞所致。治疗时必须补消兼施，补虚健脾，开结散满。体现了《内经》"塞因塞用"的治疗原则。属实证者有79、208、241、249、254、255、322等条，可分为三种情况：①热邪结于里，并不一定有燥屎，以清热消结为主，如79条用栀子厚朴汤。②热结邪实，大便不通，腹部硬满而痛，手不可按，其脉实，其苔黄厚，治疗必须攻下实邪，祛除肠道积滞或燥屎，如208条、241条、254条、255条用大、小承气汤。③尽管曾有虚证的过程，只要当前的里实症状很具体，仍得攻里，如322条少阴病大承气汤急下证。

汗、吐、下后，均能发生腹胀满，但吐、下后之腹胀满多为表证误治以致邪气乘虚内陷，而满属实；汗后之腹胀满，则因脾胃素虚，发汗时阳气外泄，汗后表邪虽解，而脾阳更虚，失于运化，而满属虚。但也非绝对。如肠胃实热壅滞，汗后亦可有属实之胀满，如254条；脾胃素虚，表邪轻微，误吐、下后，亦可有属虚之腹胀满，如279条下后的桂枝加芍药汤证，即属里虚腹满痛。临床鉴别腹胀满的属实属虚，不能拘泥于汗、吐、下后，主要应根据脉证来判断。

理解本条精神应方证互参，活看。可能是脾胃素虚者，所患外感，因汗而脾气愈虚，引发腹胀满。即使未经发汗，只要是脾胃素虚、气壅湿滞的腹胀满，同样可以用厚朴生姜半夏甘草人参汤来治疗。

〔方剂〕

厚朴生薑半夏甘草人參湯方

厚朴半斤（炙，去皮）　生薑半斤（切）　半夏半升（洗）　甘草二兩　人參一兩

上五味，以水一斗，煮取三升，去滓，温服一升，日三服。

〔校勘〕

《金匮玉函经》、成无己本："半升"作"半斤"。

《金匮玉函经》《千金翼方》："味"字下有"咬咀"二字。

《千金翼方》、成无己本："甘草"下有"炙"字。

〔方解〕

钱潢：厚朴味苦辛，性温，下气开滞，豁痰泄实，故能平胃气而除腹满，张元素之治寒胀而与热药同用，乃结者散之之神药也。此虽阳气已伤，因未经误下，故虚中有实，以胃气未平，故以之为君。生姜宣通阳气，半夏蠲饮利膈，故以之为臣。参、甘补中和胃，所以益汗后之虚耳，然非胀满之要药，所以分量独轻。由此推之，若胃气不甚虚亏，而邪气反觉实者，当消息而去取之，未可泥为定法也。观《金匮》之腹痛胀满，仲景以厚朴三物、七物二汤治之，皆与枳实、大黄同用，则虚实之分可见矣。

柯韵伯：此太阴调胃承气之方也……夫汗为阳气，而腰以上为阳，发汗只可散上焦营卫之寒，不能治下焦脏腑之湿。若病在太阴，寒湿在肠胃而不在营卫，故阴不得有汗，妄发其汗，则胃脘之微阳随而达于表，肠胃之寒湿入经络，而留于腹中，下利或止，而清谷不消，所以汗出必胀满也。凡太阳汗后胀满，是阳实于里，将转属阳明；太阴汗后而腹满，是寒实于里，而阳虚于内也。邪气盛则实，故用厚朴、姜、夏，散邪而除胀满；正气夺则虚，故用人参、甘草，补中而益元气，此亦理中之剂欤。若用之于太阳汗后，是抱薪救火，如此证而妄作太阳治之，如水益深矣。

王晋三：太阴病，当腹满，是伤中也。与吐下后邪气入里腹胀，治法不同。厚朴宽胀下气，生姜散满生津，半夏利窍通阴阳，三者有升降调中之理，佐甘草和阳，人参培阳，补之泄之，则阴结散、虚满消。

成无己：《内经》曰："脾欲缓，急食甘以缓之，用苦泄之。"厚朴之苦，以泄腹满；人参、甘草之甘，以益脾胃；半夏、生姜之辛，以散滞气。

〔验案〕

尹某，男性，患腹胀证，自述心下胀满，日夜有不适感，按之不痛，是属虚胀证，投以厚朴生姜半夏甘草人参汤，经复诊一次，未易方而愈。（《岳美中医案集》）

〔评述〕

本方为消补兼施之剂，主治虚中挟实的腹胀满。若纯实纯虚者，非本方所宜。按原方比例，临证应用时，厚朴、生姜剂量要大，人参、甘草剂量宜小，厚朴与人参之比为8:1，应该注意，否则效果不好。笔者在临床常用本方治疗慢性胃炎属脾虚腹胀或挟积泄泻者，投之每效。肝炎属肝旺脾虚的腹胀满者，可用本方合四逆散。

（赵健雄）

〔原文〕

67. 傷寒若吐、若下後，心下逆滿[(1)]，氣上衝胸，起則頭眩[(2)]，脉沉緊，發汗則動經[(3)]，身爲振振搖者，茯苓桂枝白术甘草湯主之。

〔校勘〕

《金匮玉函经》："若下"下有"若发汗"三字，"脉"字上有"其"字。

《脉经》《千金翼方》：作"伤寒吐下发汗后"，少一"振"和"白"字。

《脉经》：上二"则"字皆作"即"字。

〔词解〕

（1）心下逆满：心下，即胃脘部。逆满，气逆胀满。

（2）起则头眩：起，由卧而起。可理解为动则眩晕也。

（3）动经：扰动经脉之气。

〔提要〕

伤寒误下之后，中阳虚而水饮上逆的脉证、治法及禁忌。

〔选注〕

尤在泾：此邪解而饮发之证。饮停于中则满，逆于上则气上冲而头眩，入于经则身振振而动摇。《金匮》云："膈间支饮，其人喘满，心下痞坚，其脉沉紧。"又云："心下有痰饮，胸胁支满，目眩。"又云："其人振振身瞤剧，必有伏饮是也。"发汗则动经者，无邪可发，而反动其经气，故与茯苓、白术以蠲饮气，桂枝、甘草以生阳气，所谓病痰饮者，当以温药和之也。

成无己：吐下后，里气虚，上逆者，心下逆满，气上冲胸；表虚阳不足，起则头眩；脉浮紧为邪在表，当发汗；脉沉紧，为邪在里，则不可发汗。发汗则外动经络，损伤阳气。阳气外虚，则不能主持诸脉，身为振振摇者，与此汤以和经益阳。

〔评述〕

本条为伤寒误治损伤中阳，清阳不升，水气上逆，故"起则头眩，心下逆满，气上冲胸"；"脉沉紧"也为寒饮在里之证。尤在泾联系《金匮要略》有关内容，点明此属"痰饮病"，简捷明了，正中要害。既为痰饮，治疗"当以温药和之"，汗、吐、下三法均非所宜。尤氏的注释有助于我们掌握本条的基本精神。

细析原文"发汗则动经"句，显然是强调痰饮病禁用汗法。误用则"身为振振摇者"，为阳虚水泛，当温经回阳利水，苓桂术甘汤难以胜任，故成、尤二氏认为"身为振振摇"也属苓桂术甘汤证，恐与原文本义不合，也与临床实际不符。后世提出用真武汤治之，很有道理。

〔方剂〕

茯苓桂枝白术甘草湯方

茯苓四两　桂枝三两（去皮）　白术　甘草各二两（炙）

上四味，以水六升，煮取三升，去滓，分温三服。

〔校勘〕

《金匮要略》《金匮玉函经》：白术均作三两。

《金匮玉函经》："分温三服"句下有"小便即利"四字。

〔方解〕

程郊倩：此颇同真武汤之制，彼多汗出身热，阳已亡于外；此只冲逆振摇，阳不安于中，故去芍、附而易桂枝也。

成无己：阳不足者，补之以甘，茯苓、白术，生津液而益阳也；里气逆者，散之以辛，桂枝、甘草行阳散气。

陈修园：术、草和脾胃，以运津液；苓、桂利膀胱，以布气化。

〔验案〕

痰饮聚于胸中，咳而短气，心悸，用四君补气，二陈化痰，款冬止咳，加减成方，仍不越苓桂术甘之制，若舍仲景，别求良法，是犹废规矩，而为方圆也，讵可得哉。桂枝、茯苓、白术、甘草、半夏、陈皮、党参、款冬花。（《王旭高医案》）

〔评述〕

本方重用甘淡之茯苓益脾利水，为主药；但饮之所成，因于气化不行，而气化不行则因于阳气之不足，故配辛甘温通之桂枝，温阳化气以消水饮，为辅药；更佐以苦温之白术，健脾燥湿以杜生痰之源；使以甘草益气和中，调和诸药，合之而成健脾利水，温化痰饮之剂，是为张仲景治痰饮病"以温药和之"的代表方剂之一。

苓桂术甘汤问世以来，历代医家颇为赞赏，治疗范围也逐步扩大到内、外、妇、儿各科。近世医家根据本方的功用和原理，在辨证论治的基础上，酌情加减，用以治疗支气管哮喘、急慢性胃肠炎、梅尼埃综合征、肾病或心脏病水肿等多种疾病，每获良效，可见本方含有不少精蕴，尚待今后进一步研究探讨。

（李炳文　陈　庚）

〔原文〕

68. **發汗病不解，反惡寒者，虛故也，芍藥甘草附子湯主之。**

〔校勘〕

《金匮玉函经》《脉经》《千金翼方》："发汗病不解"句均作"发汗不解"，"反"字上均有"而"字。

〔句解〕

发汗病不解：指发汗后，表证虽去而病仍未解。

〔提要〕

虚人病表，误汗而致阴阳俱虚的证治。

〔选注〕

钱潢：发汗病不解者，发汗过多而阳气虚损，故生外寒，仍未解之状也。恶寒而曰反者，不当恶而恶也。本以发热恶寒而汗之，得汗则邪气当解，而不恶寒矣。今病不解，而反恶寒者，非风寒在表而恶寒，乃误汗亡阳，卫气丧失，阳虚不能卫外而恶寒也。或曰，既云发汗病不解，安知非表邪未尽乎！曰，若伤寒汗出不解，则当仍有头痛、发热、脉浮紧之辨矣。而仲景非惟不言发热，且毫不更用解表而毅然断之曰虚故也，即以芍药甘草附子汤主之。则知所谓虚者，阳气也……其脉必微弱或虚大，虚数而见汗多，但恶寒之证……而以芍药甘草附子汤而主之。

方有执：未汗而恶寒，邪盛而表实；已汗而恶寒，邪退而表虚。汗出之后，大邪退散，荣气衰微，卫气疏漫而但恶寒，故曰虚。

曹颖甫：发汗病不解，未可定为何证也。汗出恶热，则为白虎汤证；外证不解，汗出恶风，则仍宜发汗，为桂枝汤证。若反恶寒者，则为营气不足，血分中温度太低，不能温分肉而濡皮毛，故反恶寒。

〔评述〕

太阳病发汗，是正治之法，今发汗病仍不解，而反恶寒，必是汗不得法。盖同是太阳病，有表虚表实之分，麻桂之剂，各有其用，若用之不当，必成坏证。病人体质不同，治法自也当异。就太阳病而言，大凡壮者病表发其汗，虚者病表建其中。虚者阴阳易动，汗之不当可致阴阳两伤，即本条所云"病不解，反恶寒"之证。

诸注家中以钱氏最为详细精当，他除对本条证状、病机逐一分析外，尚提出一些兼见证，值得参考。曹氏指出发汗病不解的几种不同见证，以资鉴别，对人颇有启发。

〔方剂〕

芍藥甘草附子湯方

芍藥　甘草（炙）各三兩　附子一枚（炮，去皮，破八片）

上三味，以水五升，煮取一升五合，去滓，分温三服。疑非仲景方。

〔校勘〕

《金匮玉函经》："各三两"作"各一两"。

《金匮玉函经》《千金翼方》："五升"作"三升"，无"疑非仲景方"五字。

《金匮玉函经》："五合"作"三合"，《千金翼方》作"二合"。

成无己本："分温三服"无"三"字，"方"作"意"字。

〔方解〕

方有执：营者，阴也，阴气衰微，故用芍药之酸以收之；卫者，阳也，阳气疏漫，故用附子之辛以固之。甘草甘平，合营卫和而谐之，乃国老之所长也。

周禹载：汗多为阳虚，而阴则素弱，补阴当用芍药，回阳当用附子，势不得不芍、附兼资。然又惧一阴一阳，两不相合，于是以甘草和之，庶几阴阳谐而能事毕矣。

程郊倩：芍药得桂枝则发表，得附子则补表，甘草和中从阴分敛戢其阳，阳回而虚者不虚矣。

柯韵伯：芍药止汗收肌表之余津，甘草和中除咽痛而止吐利，附子固少阴而招失散之阳，温经脉而缓脉中之紧，此又仲景隐而未发之旨欤。作芍药、甘草而治脚挛急，因其阴虚，此阴阳俱虚，故加附子，皆治里不治表之义。

〔评述〕

此方药虽简单，确有扶阳益阴之妙。芍药、甘草酸甘化阴，为益气和血之品；附子、甘草辛甘化阳，有益气助阳之妙用。因是虚人外感，更发其汗而致阴阳两虚，故三药合用，使芍药、甘草益阴而不碍阳，附子、甘草益阳而不伤阴，两相制伍，以期阴平阳秘，共奏扶阳益阴之功。

周、方二氏从阴阳荣卫而论述诸药之用，所说颇合情理。程氏指出芍药配桂枝则发表，配附子则实表，此论也十分精辟。

（花金方）

〔原文〕

69. 發汗，若下之，病仍不解，煩躁[1]者，茯苓四逆湯主之。

〔校勘〕

《脉经》《千金翼方》：均为"发汗、吐、下后不解，烦躁"。

〔词解〕

（1）烦躁：胸中热郁不安为烦，手足扰动不宁为躁。烦与躁常并见、并称。本证可见于内伤、外感多种疾病，有虚实寒热之分。外感病中，一般凡不经汗下而烦躁者多实，汗下后烦躁者多虚。内伤杂证，烦多于躁，常见于阴虚火旺证候。

〔提要〕

汗下后，阴阳两伤的症状和治法。

〔选注〕

成无己：发汗若下，病宜解也，若病仍不解，则发汗外虚阳气，下之内虚阴气，阴阳俱虚，邪毒不解，故生烦躁，与茯苓四逆汤以复阴阳之气。

程郊倩：发汗下后，病仍不解，而烦躁者，此时既有未解之外寒，复有内热之烦躁，大青龙之证备具矣，不为所误者几何？不知得之汗下后，则阳虚为阴所凌，故外亡而作烦躁，必须温补兼施。盖虚不回则阳不复，故加人参于四逆汤中，而只以茯苓一味泄热除烦。

尤在泾：发汗若下不能尽其邪，而反伤其正，于是正气欲复而不得复，邪气虽微而不即去，正邪交争，乃生烦躁，是不可更以麻桂之属逐其邪，以及栀豉之类止其烦矣。是方干姜、生附子之辛所以散邪，茯苓、人参、甘草之甘所以养正，乃强主弱客之法也。

陈修园：太阳病发汗病不解，若下之而病仍不解，忽增出烦躁之证者，以太阳底面，即是少阴，汗伤心液，下伤肾液，少阴之阴阳水火离隔所致也，以茯苓四逆汤主之。

柯韵伯：未经汗下而烦躁，为阳盛；汗下后而烦躁，是阳虚。汗多既亡阳，下多又亡阴，故热仍不解，姜附以回阳，参苓以滋阴，则烦躁止而外热自除。此又阴阳双补法。

汪琥：此条亦系真寒证，既误汗之，复误下之，病仍不解，反作烦躁，乃阴寒病，误服凉药之所致也。又，伤寒汗下，则烦躁止而病解矣。若阴盛之烦躁，强发其汗，则表疏亡阳；复下之，则里虚亡阴。卫阳失护，营阴内空，邪仍不解，更生烦躁，此亦虚烦虚躁，乃假热之象也。只宜温补，不当散邪，故以茯苓四逆汤主之。

〔评述〕

关于本条所论烦躁的病机，注家见解不一。成无己认为"阴阳俱虚，邪毒不解，故生烦躁"；程郊倩认为"阳虚为阴所凌，故外亡而作烦躁"；尤在泾认为"正邪交争，乃生烦躁"；陈修园认为烦躁是"少阴之阴阳水火离隔所致"；汪琥认为烦躁是"阴寒病误服凉药之所致"；柯韵伯与成无己见解相同。从本条所论烦躁的病因来看，是因于汗下之后，正如成无己所说"发汗若下之，病宜解也，若病仍不解，则发汗外虚阳气，下之内虚阴气"，汗下后阴阳两虚是肯定的。从所用方药茯苓四逆汤的组成来看，四逆汤为回阳正剂，加参、苓有益阴之效。茯苓的益阴作用前人也有记载。再从本方证的烦躁与干姜附子汤证的烦躁之区别来看：干姜附子汤证的烦躁，虽也发于汗下后，但其强调昼日烦躁不得眠，夜而安静，单属阳虚；茯苓四逆汤证的烦躁不分昼夜，正是阴阳两虚的表现。所以，成无己的见解是正确的。

〔方剂〕

茯苓四逆汤方

茯苓四兩　人參一兩　附子一枚（生用，去皮，破八片）　　甘草二兩（炙）　乾薑一兩半

上五味，以水五升，煮取三升，去滓，温服七合，日二服。

〔校勘〕

《金匮玉函经》："味"字下有"哎咀"二字，"三升"作"一升二合"，"去滓"以下作"分温再服，日三服"。

《千金翼方》："三升"作"二升"。

成无己本：茯苓为"六两"，"日二服"作"日三服"。

〔方解〕

成无己：四逆汤以补阳，加茯苓人参以益阴。

柯韵伯：茯苓四逆，固阴以收阳，茯苓感天地太和之气化，不假根而成，能补先天无形之气，安虚阳外脱之烦，故以为君；人参配茯苓补下焦之元气；干姜配生附，回下焦之元阳；调以甘草之甘，比四逆为缓，回里宜缓也。

《金鉴》：汗下俱过，表里两虚，阴盛格阳，故昼夜见此扰乱之象也。当以四逆汤壮阳胜阴，更加茯苓以抑阴邪，佐人参以扶正气，庶阳长阴消，正回邪退，病自解而烦躁安矣。

〔验案〕

士州侯臣，尾池治平女，患疫八九日，汗大漏，烦躁不得眠，脉虚数，四肢微冷，众医束手。时藩医员黑岩诚道者，在余塾，其父尚谦，延余诊之，投以茯苓四逆汤，服之一二日，汗止，烦闷去，足微温矣。

又云：汤岛明神下，谷口佐兵卫妻，年四十许，经水漏下，一日，下血块数个，精神昏愦，四肢厥冷，脉沉微，冷汗如流，众医束手，余与茯苓四逆汤，厥愈，精神复常。（《橘窗书影》）

〔评述〕

本方药物组成比较简单，成无己对本方解释也简单明了。柯韵伯解释本方很为精细，但未能强调本方益阴的方义。《金鉴》说茯苓以抑阴邪，佐人参以扶正气，可理解为茯苓淡渗利湿，可祛阴湿寒水，渗湿足以健脾，故能佐人参以扶正气，否则茯苓能抑阴邪费解。关于本方的使用，《圣济总录》记载治霍乱脐上筑悸。《类方广义》上说治四逆加人参汤证而心下悸，小便不利，身瞤动，烦躁者；又说治霍乱重症吐泻后，厥冷筋惕，烦躁，不热不渴，心下痞硬，小便不利，脉微细者，可用此方，服后小便利者得救；还说治诸久病精气衰惫，干呕不食，腹痛溏泄而恶寒，面部、四肢微肿者，产后失于调摄者，多有此证。以及治慢惊风，搐搦上窜，下利不止，烦躁怵惕，小便不利，脉微数者，可用本方。

（郭正权）

〔原文〕

70. 發汗後，惡寒者，虛故也；不惡寒但熱者，實也，當和胃氣，與調胃承氣湯。

〔校勘〕

《金匮玉函经》《脉经》《千金翼方》："虚故也"后均有"芍药甘草附子汤主之"几字。

《金匮玉函经》："与调胃承气汤"作"与小承气汤"，《千金翼方》作"与，一云调胃承气汤。"

〔提要〕

发汗不当引起的虚实两种转归及实证的治法。

〔选注〕

尤在泾：汗出而恶寒者，阳不足而为虚也，芍药甘草附子汤治是证。汗出而不恶寒但热者，邪入里成实也，然不可以峻攻，但与调胃承气汤和其胃气而已。

黄坤载：阳虚之人，汗则亡阳；阴虚之人，汗则亡阴。汗后恶寒者，气泄而阳虚也，故防入少阴；不恶寒反恶热者，津伤而阳实也，是已入阳明，将成大承气汤证，宜早以调胃承气和其胃气，予夺其实也。

成无己：汗出而恶寒者，表虚也；汗出而不恶寒但热者，里实也。经曰："汗出不恶寒者，此表解里未和也，与调胃承气汤和其胃气。"

柯韵伯：虚实皆指胃言。汗后正气夺则胃虚，故用附子、芍药；邪气盛则胃实，故用大黄、芒硝。此自用甘草是和胃之意，此见调胃承气汤是和剂而非下剂也。

〔评述〕

本条是汗后引起的两种不同转归：一是阳不足则为虚；一是热入里而成实。所以同一汗法而出现两种相反的结果，是由病人的体质情况决定的。黄氏之注论述颇当，且对虚实二端的发展及其防治指出了方向，很有临床指导意义。柯氏言"虚实俱指胃言"，令人费解。成氏认为汗出恶寒为表虚，说法也欠全面。

（王树芬）

〔原文〕

71. 太陽病，發汗後，大汗出，胃中乾，煩躁不得眠，欲得飲水者，少少與飲之，令胃氣和則愈。若脉浮，小便不利，微熱，消渴[1]者，五苓散主之。

〔校勘〕

《脉经》："后"字作"若"字，"干"字作"燥"字。

《金匮玉函经》："欲得饮水"句作"其人欲饮水"。

《金匮玉函经》《脉经》："少少与"三字作"当稍"两字，"胃气"作"胃中"。

成无己本、《金匮玉函经》："五苓散"上都有"与"字。

〔词解〕

(1) 消渴：形容渴饮不止。与《金匮要略》之"消渴病"不同。

〔提要〕

五苓散证及与胃中干燥烦渴之鉴别。

〔选注〕

《金鉴》：若脉浮，小便不利，微热，消渴者，则是太阳表邪未罢，膀胱里饮已成，经曰："膀胱者州都之官，津液藏焉，气化则能出矣。"今邪热薰灼，燥其现有之津，饮水不化，绝其未生之液，津液告匮，求水自救，所以水入则消渴不止也。用五苓散者，以其能外解表热，内输水腑，则气化津生，热渴止而小便利矣。

张令韶：大汗出，胃中干者，乃胃无津液而烦躁，故与水以润之；小便不利者，乃脾不转输，水精不布而消渴，故用五苓散以散之。若胃中干者，复与五苓散利其小便，则愈干矣。

〔评述〕

《素问·经脉别论》云："饮入于胃，游溢精气，上输于脾，脾气散精，上归于肺，通调水道，下输膀胱。"《素问·灵兰秘典论》曰："膀胱者，州都之官，津液藏焉，气化则能出矣。"这是人体水液从摄入直至排出的全过程。水液代谢的进行，是依赖脏腑的气化作用来完成的，即脾气的转输、肺气的通调、肾阳的蒸腾、膀胱的贮藏和排出等。因此，凡影响脏腑气化功能的因素，都可能导致水液代谢的失常。太阳病，汗出表邪不解，脾失于转输，肺不得宣发则津液不能输布，故"消渴"；肺不得通调水道，膀胱气化失职，故小便不利，此即本条五苓散证之病理机制。口渴、小便不利的原因并非津液涸竭，而是由于津液不能输布。气化失常则津液内蓄，津液内蓄反过来又影响气化，二者互为因果，故以五苓散化气行水，气化功能恢复则渴止、小便利。注家中，《金鉴》侧重于膀胱的气化，张氏侧重于脾气的转输，二说并无矛盾，只是失于全面，应结合起来讨论分析。

〔方剂〕

五苓散方

猪苓十八铢（去皮）　澤瀉一兩六铢　白术十八铢　茯苓十八铢　桂枝半兩（去皮）

上五味，搗爲散，以白飲[1]**和服方寸匕**[2]**，日三服，多飲暖水，汗出愈，如法將息。**

〔校勘〕

成无己本：泽泻"铢"字下有"半"字。

成无己本、《金匮玉函经》："桂"字下均无"枝"字。

《金匮要略》、成无己本、《金匮玉函经》："搗为散"句均作"为末"二字，《千金翼方》作"各为散，更于臼中治之"；《外台秘要·天行病门》作"为散水服"；《千金方》亦作"水服"。

《千金方》："多饮暖水"无"暖"字。《外台秘要》作"多饮暖水，以助药势"。

成无己本：没有"如法将息"四字。

〔词解〕

（1）白饮：即米汤。

（2）方寸匕：古代食具之一，曲柄浅斗，状如今之羹匙。《名医别录》云："方寸匕者，作匕正方一寸，抄散不落为度。"

〔方解〕

柯韵伯：猪苓色黑入肾，泽泻味咸入肾，具水之体。茯苓味甘入脾，色白入肺，清水之源。桂枝色赤入心，通经发汗，为水之用。合而为散，散于胸中则水精四布，上滋心肺，外溢皮毛，通调水道，一汗而解矣。本方治汗后表里俱热，燥渴、烦躁不眠等症全同白虎，所异者，在表热未解及水逆与饮水多之变证耳。若谓此方是利水而设，不识仲景之旨矣。若谓用此以生津液，则非渗泄之味所长也。

〔验案〕

江应宿治友人王晓寓中一仆十九岁，患伤寒发热，饮食下咽，少顷尽吐，喜饮凉水，入咽亦吐，号叫不定，脉洪大浮滑，此水逆证，投五苓散而愈。（《名医类案》）

〔评述〕

本方为化气利湿之名方。方中泽泻、猪苓、茯苓甘淡渗湿利水；白术苦温健脾运湿；桂枝辛温通阳化气。诸药合用，可使气化行而水道利，因而水湿得去，诸症自消。临床观察和实验研究证明，本方确有利尿作用。柯韵伯认为并非为利水而设，是从五苓散证的病因病机上来理解，另有深刻的含义。"若谓用此以生津液，则非渗泄之味所长也"，正说明了应用本方的注意事项，即津液损伤、阴血亏损之人作渴而小便不利者，不可使用，以防重劫其阴。吴仪洛《成方切用》云："五苓散逐内外水饮之首剂。凡太阳表里未解，头痛发热、口燥咽干、烦渴饮水，或水入即吐，或小便不利者，宜服之。又治霍乱吐利，烦渴引饮及瘦人脐下有动悸，吐涎沫而颠眩者，咸属水饮停蓄，津液固结，便宜取用，但需增损合宜耳。若津液损伤，阴血亏损之人，作渴而小便不利者，再用五苓利水劫阴之药，则祸不旋踵矣。"可说是对五苓散作用、适应证及禁忌证的概括。后世不少方剂，如胃苓汤、春泽汤等都是在本方的基础上发展起来的，从而进一步扩充了该方的应用范围。

（王大鹏　陈　庚）

〔原文〕

72. 發汗已，脉浮數，煩渴⁽¹⁾者，五苓散主之。

〔校勘〕

《金匮玉函经》："已"字作"后"字，"脉浮"下有"而"字。

《脉经》《千金翼方》："烦"字上均有"后"字。

〔词解〕

（1）烦渴：形容口渴不止的程度。

〔提要〕

补述蓄水证的脉证。

〔选注〕

陈逊斋：此亦有小便不利在内，否则为阳明热结之白虎证也。

方有执：已，言当发汗毕，非谓表病罢也。烦渴者，膀胱水蓄不化，故用四苓以利之；浮数者，外证未除，故凭一桂以和之，所以谓五苓能两解表里也。

《金鉴》：发汗已，为太阳病已发过汗也；脉浮数，知邪尚在表也。若小便利而烦渴者，是初入阳明，胃热白虎证也；今小便不利而烦渴，足太阳腑病，膀胱水蓄，五苓散证也，故用五苓散，如法服之，外疏内利，表里两解也。

〔述评〕

本条承上条再论五苓散证的脉证，故文字简略。"发汗已，脉浮数，烦渴"，证似白虎，注家多着重从小便之利与不利加以鉴别，不无道理。但我们认为，单凭小便的变化是不够的，尚需结合脉象和舌象全面分析。白虎汤证脉洪数，烦渴而舌红干燥无津；五苓散证脉浮数，烦渴而舌不红而质润。

（王大鹏　陈　庚）

〔原文〕

73. 傷寒汗出而渴者，五苓散主之；不渴者，茯苓甘草湯主之。

〔校勘〕

长沙古本："汗出而渴"之下有"小便不利"四字。

〔提要〕

五苓散证与茯苓甘草汤证的辨证要点。

〔选注〕

张隐庵：此释上文之义，而申明助脾调胃之不同也。大汗出而渴者，乃津液之不能上输，用五苓散主之以助脾；不渴者，津液犹得上达，但调中和胃可也，茯苓甘草汤主之，方中四味主调中和胃而通利三焦。

《金鉴》：此申上条或渴而不烦，或烦而不渴者，以别其治也。伤寒发汗后，脉浮数，汗出烦渴，小便不利者，五苓散主之。今惟曰汗出者，省文也。渴而不烦，是饮盛于热，故亦以五苓散主之，利水以化津也；若不烦且不渴者，是里无热也，惟脉浮数，汗出小便不利，是营卫不和也，故主以茯苓甘草汤和表以利水也。

〔评述〕

本条文字简略，承前述二条文之意，仅以"渴"证论述。茯苓甘草汤证与五苓散证之不同，只在渴与不渴之间，其他症状，必大致相同。注家对本条"渴"与"不渴"之病机认识不一，如张隐庵以脾和胃之不同解释、《金鉴》以有热与无热来区别，都有一定道理，若将两者结合起来，才能比较深刻地理解本条的基本精神。

〔方剂〕

茯苓甘草湯方

茯苓二兩　桂枝二兩（去皮）　　甘草一兩（炙）　　生薑三兩（切）

上四味，以水四升，煮取二升，去滓，分温三服。

〔校勘〕

《金匮玉函经》："茯苓二两"作三两。

〔方解〕

王晋三：茯苓甘草汤，治汗出不渴，其义行阳以统阴，而有调和营卫之妙。甘草佐茯苓，渗里缓中并用，是留津液以安营；生姜佐桂枝，散外固表并施，是行阳气而实卫，自无汗出亡阳之虞矣。

〔评述〕

本方主要作用为温阳而散水气。方中茯苓淡渗，桂枝温阳，甘草和中，生姜温胃散水。四物相伍，治水气停中，不烦不渴，心下悸，而四肢厥逆等证。王氏对本方之注释，简明切要，可作参考。

（王大鹏）

〔原文〕

74. 中風發熱，六七日不解而煩，有表裏證，渴欲飲水，水入則吐者，名曰水逆[1]，五苓散主之。

〔校勘〕

《金匮玉函经》《千金翼方》《外台秘要》："名曰"二字均为"此为"。

〔词解〕

(1) 水逆：胃有停水，水气不化，渴欲饮水，水入即吐之证。

〔提要〕

水逆证治。

〔选注〕

柯韵伯：邪水凝结于内，水饮拒绝于外，既不能外输于玄府，又不能上输于口舌，亦不能下输于膀胱，此水逆所由名也。

黄坤载：中风发热，六七日经尽不解，而且烦渴思饮。外而发热，是有表证；内而作渴，是有里证；渴欲饮水，而水入则吐者，是有里水瘀停也，此名水逆。由阳水在中，而又得新水，以水济水，正其所恶，两水莫容，自当逆上也。五苓散，桂枝行经而发表，白术燥土而生津，二苓、泽泻泄水而泄湿也。多服暖水，蒸泄皮毛，使宿水亦从汗散，表里皆愈矣。

〔评述〕

水逆一证之病机，柯氏之注简明，黄氏之注详尽，都有助于理解。以上四条经文，从不同角度论述太阳蓄水证治，如加以归纳，可知本证的主要表现为脉浮数、发热、汗出、小便不利、消渴或渴欲饮水但水入则吐等。其中以口渴、小便不利为最主要的证候。其病理机制，可用"气化不利、水液内蓄"八个字概括。临证主要应和津液不足之口渴、小便不利作鉴别。掌握了这几个要点，五苓散也就运用自如了。

(王大鹏)

〔原文〕

75. 未持脈⁽¹⁾時，病人手叉自冒心，師因教試令咳而不咳者，此必兩耳聾無聞也，所以然者，以重發汗虛故如此。發汗後飲水多必喘，以水灌⁽²⁾之亦喘。

〔校勘〕

《脉经》："手叉"作"叉手"。

《金匮玉函经》《脉经》《千金翼方》："不咳"均作"不即咳"，"重发汗"作"重发其汗"，"如此"两字均作"也"字。

《金匮玉函经》、成无己本："发汗后"以下十四字，另为一条。

《金匮玉函经》《脉经》《千金翼方》："多"字下，均有"者"字。

〔词解〕

(1) 持脉：即诊脉。

(2) 灌：洗，以水洗浴的意思。

〔句解〕

所以然者，以重发汗虚故如此：所以这样，是因为发汗太过，病人虚弱的缘故。

〔提要〕

本条提示了通过望诊和问诊诊断病情的方法。同时指出汗后水邪从不同途径伤肺，可导致喘证。

〔选注〕

柯韵伯：汗出多则心液虚，故叉手外卫，此望而知之。心寄窍于耳，心虚故耳聋，此问而知之。

喻嘉言：此示推测阳虚之一端也，阳虚耳聋，宜即顾其阳，与少阳传经邪甚之耳聋迥别矣。

程郊倩：诸阳虽受气于胸中，而精气则上通于耳。今以重发汗而虚其阳，阳气所不到之处，精气亦不复注而通之，故聋以此验。叉手自冒心之为悸，为心虚之悸，非水乘之悸也。

钱天来：误汗亡阳，则肾家之真阳败泄，所以肾窍之两耳无闻，犹老年肾惫阳衰亦两耳无闻，其义一也，治法宜固其阳。

成无己：喘，肺疾，饮水多喘者，饮冷伤肺也；以冷水灌洗而喘者，形寒伤肺也。

丹波元简：水攻，论中无所考，惟《玉函脉经》有可水篇，其中一条云"寸口脉洪而大，数而滑"云云，针药所不能制，与水灌枯槁，阳气微散，身寒温衣复汗出，表里通利，其病即除。正其义也。

尤在泾：发汗之后肺气必虚，设饮水过多，水气从胃上射肺中必喘，或以水灌洗致汗，水寒之气从皮毛而内侵其所合亦喘，成氏谓喘为肺疾是也。

〔评述〕

以上各家从不同的角度对本条进行了阐发，但基本观点是一致的。"未持脉时，病人叉手自冒心"，是从望诊而知为心阳不足之征；"师因教试令咳而不咳者，此必两耳聋无闻也"，这是从问诊知道是汗后阳虚。心寄窍于耳，心阳虚则两耳无所闻。"所以然者，以重发汗虚故如此"，是说明以上见证的病因病机，由于重发汗致虚之故。汗后伤津，津伤欲饮水自救，宜少少饮之。因为汗出太过不单伤津，阳气亦微，饮水过多，阳微不能行水化水，水停不化则为邪，水寒射肺故喘。汗后卫阳不固，水浴不慎，外寒袭表，肺合皮毛，亦可作喘。此明"形寒饮冷则伤肺"之义。

此条"以重发汗虚故如此"之前，是64条"发汗过多，其人叉手自冒心，心下悸欲得按者，桂枝甘草汤主之"在诊断上的补充说明。为进一步诊断心阳虚的程度，再以耳聋与不聋来作参考，所以又叫病人咳，如果不咳，就证明病人耳聋，心气虚较甚。心肾一为火脏一为水脏，一上一下，两脏交济。心气大虚则会累及肾气虚，肾气虚不能上注于耳，则耳聋，说明心气虚的程度较重。临床治疗可酌在桂枝甘草汤的基础上加参附之类即可。饮水过多与用水灌洗所致之喘，本条并未出治方，部分注家认为饮水过多之喘，可用小青龙汤，可供临床参考。

（沙凤桐）

〔原文〕

76. 發汗後，水藥不得入口爲逆，若更發汗，必吐下不止。發汗、吐、下後，虛煩不得眠，若劇者，必反復顛倒，心中懊憹[(1)]，梔子豉湯主之；若少氣[(2)]者，梔子甘草豉湯主之；若嘔者，梔子生薑豉湯主之。

〔校勘〕

《脉经》："发汗吐下后"句"汗"字下有"其"字。

《金匮玉函经》：自"若更"以下九字无。

《注解伤寒论》："发汗吐下"开始又另列一条。

《千金翼方》：没有"若剧"的"若"字和"必"字。

《外台秘要》："者必"两字作一"则"字，"心中懊憹"作"心内若痛懊憹"。

〔词解〕

（1）懊憹：自觉心中烦乱不宁。

（2）少气：指言语无力，呼吸微弱短促。《景岳全书》："少气者，气少不足以言也。"

〔提要〕

（1）发汗后出现剧烈呕吐者，不可更发汗。

（2）汗、吐、下后余热留扰胸膈的症状、治法及其加减法。

〔选注〕

程郊倩：此证胃阳属虚，夙有寒饮，假令始初即以制饮散逆之品加入发汗药内，必无此逆也。

柯韵伯：阳重之人，大发其汗，有升无降，故水药拒隔而不得入也。若认为中风之干呕，伤寒之呕逆而更汗之，则吐不止，胃气大伤矣。此热在胃口，须用栀子豉汤、瓜蒂散，因其势而吐之，亦通因通用之法也。五苓散水下剂，不可认为水逆而妄用之。

成无己：发汗吐下后，邪热乘虚客于胸中，谓之虚烦者，热也，胸中烦热，郁闷而不得发散者是也。热气伏于里者，则喜睡，今热气浮于上，烦扰阳气，故不得眠；心恶热，热甚则必神昏，是以剧者反复颠倒而不安，心中懊憹而愦闷。

《金鉴》：未经汗吐下之烦，多属热，谓之热烦；已经汗吐下之烦，多属虚，谓之虚烦。不得眠者，烦不能卧也。若剧者，较烦尤甚，必反复颠倒，心中懊憹也。烦，心烦也；躁，身躁也。身之反复颠倒，则谓之躁无宁时，三阴死证也。心之反复颠倒，则谓之懊憹，三阳热证也。懊憹者，即心中欲吐不吐，烦扰不宁之象也，因汗、吐、下后，邪热乘虚客于胸中所致。既无可汗之表，又无可下之里，故用栀子豉汤顺其势以涌其热，自可愈也。

〔评述〕

本条重点论述本太阳病，因汗不如法，以致邪热乘虚扰于胸膈，出现以虚烦不得眠、心中懊憹为特征的栀子豉汤证及其变证加减法。但仔细推敲原文精神，觉得前后文意互有出入，当分而论之。

前半段从"发汗后，水药……必吐下不止"为一层意思。太阳病用发汗剂为正治之法，一般不会发生呕吐，如桂枝汤尚有治"鼻鸣干呕"之症，今见"水药不得入口"，必有二因：一是汗之太过伤及中阳，胃气因而不和乃吐；一是患者素属胃阳不足之体或宿有寒饮，发汗引动饮邪上逆而吐。如程郊倩所说的"此证胃阳属虚，夙有寒饮"即是。本证二经发汗中阳受损，上为吐逆不止，水药不得入口；下为下利清谷，无火则无以熟谷矣。当用理中汤合小半夏汤等温中和胃一类方剂投治，以回中阳。

后半段"发汗吐下后，虚烦不得眠……栀子生姜豉汤主之"为太阳病误用汗、吐、下后出现的另外一种病证。本证经汗、吐、下后，实邪虽去，但余热未尽，邪热乘虚留扰胸膈，而见虚烦不得眠。所谓"虚烦"者，从厥阴篇375条"下利后更烦，按之心下濡者，为虚烦也，宜栀子豉汤"内容来分析，虚烦的含义不仅患者自觉心烦闷乱，且临床上有"按之心下濡"的特征，可见此非有形实邪，而是无形之余热。进而理解此"虚"字，是乘虚而入之意，不作"虚实"之"虚"义解。邪热客于胸中，故虚烦不安，不可眠睡；余热扰乱心神，故甚则出现神不安舍，反复颠倒，烦扰不守。

〔方剂〕

栀子豉汤方

栀子十四个（擘）[1]　　香豉四合（绵裹）[2]

上二味，以水四升，先煮栀子，得二升半，内⁽³⁾豉，煮取一升半，去滓，分爲二服，温進一服，得吐者，止後服。

〔校勘〕

《脉经》《千金翼方》：汤名均无"豉"字。

《注解伤寒论》："十四个"作"十四枚"。

《外台秘要》："二升半"下有"去滓"两字，"取"字上有"更"字。

《金匮玉函经》《千金翼方》："吐"字上均有"快"字。

〔词解〕

（1）擘：同掰（bāi），把东西分成两半。

（2）绵裹：把药装在布袋里。

（3）内：通纳，放入之意。

〔方解〕

栀子苦寒清心除烦；豆豉具轻清升散之性，宣泄胸中郁热。两药合用共奏清热除烦之功。

〔验案〕

江应宿治都事靳相庄，患伤寒十余日，身热无汗，怫郁不得卧，非躁非烦，非寒非痛，时发一声，如叹息之状，医者不知何证，迎予诊视曰，懊憹怫郁证也。投以栀子豉汤一剂，十减二三，再以大柴胡汤下燥屎，怫郁除而安卧，调理数日而起。（《名医类案》）

〔评述〕

关于栀子豉汤的应用：栀子豉汤功能清热除烦，按本条精神原为太阳病经汗、吐、下后，余热扰于胸膈以致虚烦懊憹不眠证而设。栀子味苦性寒，苦能泄热，寒能胜热，以彻胸中余邪，且栀子色赤入心，为除烦之妙药；豆豉系轻清之品，可升清辟浊。一降一升，配伍之妙用，热邪除则虚烦解，心神宁则眠可安，用之确有良效。诚如张锡驹说："栀子性寒，导心中之烦热以下行。豆豉黰熟而轻浮，引水液之上升也。阴阳和而水火济，烦自解矣。"

当然，临床应用时，不是一定要待历经汗、吐、下后出现是证方才用之。大凡不论汗、吐、下服，温进一服，得吐者止后服。

〔校勘〕

《外台秘要》："二升半"下有"去滓"两字。

《金匮玉函经》："吐"字上有"快"字。

《注解伤寒论》：不载本方，但于卷第十云："栀子豉汤方内加生姜五两，余依前法，得吐止后服。"

〔方解〕

本方是栀子豉汤加入生姜，乃治栀子豉汤证兼有呕者。

〔验案〕

叶天士治张五，切脉小弦，纳谷脘中哽噎，自述因平素恼郁强饮，则知木火犯土，胃气不得下行，议苦辛泄降法。栀子、香淡豆豉、生姜汁炒黄连、郁金、竹茹、半夏、丹

皮。(《伤寒类方汇参》)

〔评述〕

栀子豉汤证兼见呕者，乃虚热相搏，中气上逆，故加生姜散逆止呕。《医宗金鉴》说："呕者，是热迫其饮也。加生姜以散之。"张志聪说："呕者，中气逆也，加生姜以宣通。"

栀子豉汤加生姜即能止呕，可证栀子豉汤并非涌吐之剂。故后世注家有将"得吐者止后服"六字删去。

（王庆其）

〔原文〕

77. 發汗若下之，而煩熱胸中窒[(1)]**者，栀子豉湯主之。**

〔校勘〕

《脉经》："窒"作"塞"。

《千金方》："窒"字下有"气逆抢心"四字。

〔词解〕

(1) 胸中窒：胸中痞塞不舒，似有窒息之感。

〔提要〕

补充栀子豉汤的证候。

〔选注〕

张锡驹：窒，窒碍而不通也。热不为汗下而解，故烦热，热不解而留于胸中，故窒塞而不通也，亦宜栀子豉汤，升降上下，而胸中自通矣。

方有执：窒者，邪热壅滞而窒塞，未至于痛而此痛轻也。

成无己：阳受气于胸中，发汗若下，使阳气不足，邪热客于胸中，结而不散，故烦热而胸中窒塞。

〔评述〕

76条言"虚烦不得眠"、"心中懊憹"，本条说"烦热胸中窒"，意思类同，均为邪热郁滞于胸膈之故。但烦热且窒，似较虚烦更进一步。诚如方有执所说，窒"未至于痛而此痛轻也"。故以栀子豉汤解郁除烦泄热。

（王庆其）

〔原文〕

78. 傷寒五六日，大下之後，身熱不去，心中結痛[(1)]**者，未欲解也，栀子豉湯主之。**

〔校勘〕

《金匮玉函经》："未欲解也"句作"此为未解"。

〔词解〕

(1) 结痛：结，郁结；痛，疼痛。较之"胸中窒"为甚。

〔提要〕

栀子豉汤证候之一较前为剧。

〔选注〕

尤在泾：心中结痛者，邪结心间而为痛也。然虽结痛而身热不去，则其邪亦未尽入，与结胸之心下痛而身不热者不同。此栀子豉汤之散邪彻热，所以轻于小陷胸之荡实除热也。

程郊倩：痛而云结，殊类结胸，但结胸身无大热，知热已尽归于里，为实邪；此则身热不去，则所结者因下而结，邪仍在于表，故云未欲解也。

柯韵伯：病发于阳而反下之，外热未除，心中结痛，虽轻于结胸，而甚于懊憹矣。结胸是水结胸胁，用陷胸汤，水郁则折之也；此乃热结于心中，用栀子豉汤，火郁则发之也。

〔评述〕

76、77、78 三条均为栀子豉汤方证，76 条主症是"虚烦不得眠"，77 条主症是"烦热胸中窒"，78 条是"身热不去，心中结痛"。一症更比一症重，可以理解为栀子豉汤证的轻、中、重三种不同证型。病因均属太阳病误治邪陷胸膈，余热扰乱所致。

本条身热不去，心中结痛，羔起大下之后，似与结胸证、痞证类似，但病理机制有所不同，为便于辨治，列表如下（表1）：

表1   栀子豉汤、陷胸汤、泻心汤证比较

	栀子豉汤证	陷胸汤证	泻心汤证
痛的情况	胸中窒、支结而痛、按之心下濡	按之心下石硬，痛不可近	心下痞、痞甚则硬但不痛
烦的程度	虚烦（懊憹不眠）	实烦（便秘，心下至少腹硬满而痛）	痞烦为主
病　　因	余热留扰（无形）	热与水结（有形）	邪陷气结（无形）
治　　则	清热止烦	荡实逐水	开结泻痞

至于"身热不去"一症，程郊倩认为"邪仍在于表"，张隐庵则认为"栀子豉汤能解表里之余邪也"。其实不然，本证"伤寒五六日"，又经大下，实邪已去，仅存余热，"身热不去"为余邪未去之象。若夫邪在表，则必有恶寒发热并见，且栀子豉汤仅以清热除烦为专，并无解表之功，不足为凭。所谓"未欲解"，是指余热未解，非指表邪未解。

（王庆其）

〔原文〕

79. 伤寒下后，心烦腹满，卧起不安者，栀子厚朴汤主之。

〔校勘〕

《金匮玉函经》《脉经》："心烦"作"烦而"二字。

〔提要〕

栀子豉汤变法。

〔选注〕

成无己：下后但腹满而不心烦，即邪气入里为里实，但心烦而不腹满，即邪气在胸中为虚烦；既烦且满，则邪气壅于胸腹间也。满则不能坐，烦则不能卧，故卧起不安。

柯韵伯：心烦则难卧，腹满则难起，起卧不安是心移热于胃，与反复颠倒之虚烦不同。

〔评述〕

伤寒下后的变证甚多，正如成无己所云，有"满而不烦"，有"烦而不满"的，其中有寒热虚实之分。如以腹满为主的，有汗后损伤脾阳致虚满的厚朴生姜半夏甘草人参汤证（66 条）；有下后烦不解，腹满痛，燥屎内结的大承气汤证（241 条）。如以烦为主的，有吐下虚烦不得眠，心中懊憹的栀子豉汤证（76 条）；有下后呕吐不止，郁郁微烦的大柴胡汤证（103 条）；有汗下后昼日烦躁不得眠，夜而安静，脉沉微的干姜附子汤证（61 条）；有汗下后病仍不解，烦躁的茯苓四逆汤证（69 条）等等。今 79 条下之后，既见心烦，又见腹满。纵观条文有"心烦"、"卧起不安"，参看 76 条可知此乃栀子豉汤证。现又增一腹满症，为邪气壅于胸腹之间，比邪在胸膈的栀子豉汤证更深一层；但又不同于肠胃实热，燥屎内结，烦躁、腹满并见的大承气证。故 79 条以栀子厚朴汤除烦泄满。

〔方剂〕

栀子厚朴湯方

栀子十四個（擘） 厚朴四兩（炙，去皮） 枳實四枚（水浸，炙令黃）

上三味，以水三升半，煮取一升半，去滓，分二服，溫進一服，得吐者，止後服。

〔校勘〕

《金匮玉函经》："枳实"下无"水浸"二字，"炙令黄"作"去穰炒"。"三升"下无"半"字。

《千金翼方》："吐"字上有"快"字。

〔方解〕

本证为栀子豉汤证增腹满一症，为邪壅胸腹之间，故以栀子泄热除烦，枳实、厚朴宽中去满，三药相协对烦而腹满有良效。

〔评述〕

本方取栀子豉汤和小承气汤二方之意加减而成。栀子苦寒入心止心烦，朴、实理气宽中泄腹满。不用大黄者，乃虽有腹满而未至阳明腑实，其证无燥矢便秘，故不用硝黄的攻下，而用栀子的清热除烦。其不用豆豉者，因邪已入里较深，比栀子豉汤证更进一层，故不用香豉之宣透达表。所以，柯韵伯认为栀子厚朴汤是"两解心腹之妙剂也。热已入胃则不当吐，便未燥硬则不可下，此为小承气之先著"。

又厚朴一味味苦性偏温燥，虽有下气散满之功，临床应用时须辨明舌苔是否厚腻，若心烦舌红而苔不厚腻，纵有胀满症，亦不宜轻易浪投厚朴。此时宜伍黄连，加强清心除烦作用。

（王庆其）

〔原文〕

80. 傷寒，醫以丸藥大下之，身熱不去，微煩者，栀子乾薑湯主之。

〔校勘〕

《金匮玉函经》："丸"作"圆"。

〔提要〕

上焦有热，中焦有寒的治法。

〔选注〕

尤在泾：大下后，身热不去，证与前同，乃中无结痛而烦，又微而不甚，正气虚不能与邪争，虽争而亦不能胜之也，故以栀子彻胸中陷入之邪，干姜复下药损伤之气。

柯韵伯：攻里不远寒，用丸药大下之，寒气留中可知。心微烦而不懊憹，非吐剂所宜也，用栀子以解烦，倍干姜以逐内寒，而散表热，寒因热用，热因寒用，二味成方，而三法备矣。

〔评述〕

本条述伤寒医用丸药峻下误治而致上热中寒之证治。"身热不去，微烦"，余邪扰于胸膈，此为上焦有热。又柯韵伯说："攻里不远寒，用丸药大下之，寒气留中可知。"攻下药每多苦寒之品，误下最易损及中阳，本条虽未详列证候，但腹痛便溏、肠鸣下利诸症，可推而论之，故用干姜温脾去寒，此为中焦有寒也。读《伤寒论》经文需前后对照互参，或从方中测证，体味原意，悟其要领。

至于柯氏认为本方用栀子以"散表热"，把"身热不去"作为表热来看待，实不恰当，且栀子并无解表之功。前已论及，可参阅。

〔方剂〕

栀子乾薑湯方

栀子十四個（擘）　乾薑二兩

上二味，以水三升半，煮服一升半，去滓，分二服，温進一服，得吐者，止後服。

〔校勘〕

《金匮玉函经》："三升"下无"半"字，"吐"字上有"快"字。

〔方解〕

本方以栀子泄热除烦，是为身热不去而微烦设。用干姜是为中寒而设，寒热并投，以除上热中寒。

〔评述〕

陈蔚氏对本方评议颇为精辟，他说："栀子性寒，干姜性热，二者相反，何以同用之？而不知心病而烦，非栀子不能清之；脾病生寒，非干姜不能温之。有是病则用是药，有何不可？且豆豉合栀子，坎离交媾之义也；干姜合栀子，火土相生之义也。"把栀、姜合用释为火土相生，是属不当。本方证系寒热错杂之证，用药亦必须寒热并投，使烦热除，中阳复，共奏功效。运用之妙，存乎一心，此仲景处方之奇胜也。

（王庆其）

〔原文〕

81. 凡用栀子湯，病人舊微溏⁽¹⁾者，不可與服之。

〔校勘〕

《金匮玉函经》："汤"字下有"证"字，"病"字作"其"字，没有"旧"字。

〔词解〕

（1）旧微溏：平日大便偏溏。

〔提要〕

栀子诸汤禁忌。

〔选注〕

程郊倩：凡治上焦之病者，辄当顾中、下。栀子为苦寒之品，病人今受燥邪，不必其溏否，但旧微溏，便知中禀素寒，三焦不足，栀子之涌，虽去得上焦之邪，而寒气攻动脏腑，坐生他变，困辄难支，凡用栀子汤者，俱不可不守此禁，非独虚烦一证也。

尤在泾：病人旧微溏者，未病之先，大便本自微溏，为里虚而寒在下也。栀子汤本涌泄胸中客热之剂，旧微溏者，中气不固，与之，恐药气乘虚下泄而不能上达，则膈热反因之而深入也，故曰不可与服之。

黄坤载：栀子苦寒之性，弛脾胃而滑大肠。凡用栀子诸汤，设病人旧日脾阳素虚，大便微溏者，不可与服也。

〔评述〕

本条提出虽有可用栀子豉汤之证，倘若素有脾阳不足，泄利便溏者，不可妄投。栀子味苦性寒，中阳不足者用之恐犯"虚虚"之戒。故凡治病，不可忽略体质之阴阳虚实，当因人而异。

（王庆其）

〔原文〕

82. 太陽病發汗，汗出不解，其人仍發熱，心下悸，頭眩，身瞤[1]動振振欲擗[2]地者，真武湯主之。

〔校勘〕

《金匮玉函经》："发汗，汗出不解"作"发其汗而不解"。"瞤"字下有"而"字。"擗"，《脉经》作"仆"。

《千金方》《千金翼方》："真武"均作"玄武"。

〔词解〕

（1）瞤：音运（yùn），掣动也。《素问·气交变大论》有"肌肉瞤酸"。"身瞤动"指肢体不能自制，抽掣动作。

（2）擗：音辟（bì），同"噼"、"僻"，倒也。

〔句解〕

振振欲擗地：意指身体振颤，欲倒于地。

〔提要〕

太阳误汗，阳虚水泛之证治。

〔选注〕

曹颖甫：太阳与少阴为表里，太阳为寒水之经，外主皮毛，内统上中二焦；少阴为寒水之脏，膀胱为寒水之府，属下焦。发汗不解，则少阴肾气为浮阳所吸，水气凌心，故心下悸；水在心下，故阳不归根而头眩；身瞤动，振振欲擗地者，上实下虚，故痿弱不支，谚所谓头重脚轻也。此为表汗太过、少阴上逆之证，故非用炮附子一枚温其肾气，使三焦水液化蒸气外出皮毛，上及头目，不足以收散亡之阳；非利水之茯苓、白术，不足以遏心下之水；非芍药、生姜疏营之瘀而发其汗液，不足以杀其水气。此太阳篇用真武汤之义也。少阴病情，与此相反，所以同一方治者，详少阴篇中。

钱潢：汗出不解，仍发热者，非仍前表邪发热，仍汗后亡阳，虚阳浮散于外也。心下悸者，非心悸也，盖心之下，胃脘之上，鸠尾之间，气海之中，《灵枢》谓膻中为气之海也。误汗亡阳则膻中之阳气不充，所以筑筑然跳动。振振欲擗地，前注不解，而方氏引毛诗注云："擗，拊心也。"喻氏谓无可置身，欲擗地而避处其内，并非也。愚谓振振欲擗地者，即所谓发汗则动经，身为振振摇之意，言头眩而身瞤动，振振然身不能自持，而欲仆地，因卫分之真阳伤亡于外，周身经脉总无定主也，乃用真武汤者，非行水导湿，乃补其虚而复其阳也。

喻嘉言：此本为误服大青龙汤，因而致变者立法。然阳虚之人，才发其汗，便出不止，用麻黄、火劫之法，多有见此证者。所以仲景于桂枝汤中，垂戒不可令如水淋漓，益见解肌中且有逼汗亡阳之事矣。大青龙证中垂戒云，若脉微弱，汗出恶风者，不可服，服之则厥逆，筋惕肉瞤，正与此段互发。振振欲擗地五字，形容亡阳之状如绘，汗虽出，热不退，则邪未尽而正已大伤，况里虚为悸，上虚为眩，经虚为身瞤振振摇，无往而非亡阳之象，所以行真武把关坐镇之法也。

张隐庵：太阳发汗，仍发热者，太阳之病不解也；心下悸者，夺其心液而心气内虚也；头眩者，肾精不升，太阳阳气虚于上也；身瞤动振振欲擗地者，生阳之气不充于身，筋无所养，故有经风不宁之象也……

〔评述〕

太阳病本应发汗解表，若治疗不当，发汗太过，都能导致过汗亡阳的变证。过汗亡阳，虚阳外越，故有"汗出不解，其人仍发热"；肾阳虚衰不能制水，水气上逆，则见心下悸；卫外亡阳不固，周身经脉无主，故身瞤动，振振欲擗地。《素问·生气通天论》指出："阳气者，精则养神，柔则养筋。"此发汗过多，津液枯少，阳气偏虚，筋肉失其所养使然。可见，本证病理主要是阳气不充，挟有水气，用真武汤之目的在于补其虚，复其阳，行水湿。柯韵伯氏指出："此条用真武者，全在降火利水，重在发热而心下悸，并不在头眩身瞤。"他认为"若肾火归原，水气自然下降，外热因之亦解"，这是从另一方面论述了真武汤证的病理及治疗意义。对于本条发热，不少注家认为是"虚阳外越"，但张志聪认为是"太阳之病不解"，余如方有执、成无己、魏念庭、张璐等均采此说，故将张志聪注录出作为相反意见，以便进一步研究讨论。

本条之"振振欲擗地"与67条苓桂术甘汤证，"发汗则动经，身为振振摇"，同为阳虚水动，但本条重点在肾阳虚、证较重，67条为中阳虚水饮上逆、证较轻。本条与64条都有心下悸的症状，但真武汤证为误汗损伤肾阳，水气上逆，故心下悸、振振欲擗地、头眩、身瞤动；而桂枝甘草汤证乃误汗损伤心阳，心气虚而内动，故心下筑筑然悸动不宁、欲得外护而按之，此当鉴别。

真武汤方见316条。

（王　琦）

〔原文〕

83. 咽喉乾燥者，不可發汗。

〔校勘〕

《脉经》：无"喉"字。

《千金翼方》："不可发汗"作"忌发汗"。

《金匮玉函经》："汗"上有"其"字。

〔提要〕

咽喉干燥者禁汗。

〔选注〕

方有执：咽喉干燥者，胃中无津液，肾水亦耗衰，少阴之脉循喉咙也，发汗则津液愈亡，而肾水益衰，故致戒如此。

尤在泾：病寒之人，非汗不解，而亦有不可发汗者，不可不审。咽喉者，诸阴之所集，而干燥则阴不足矣；汗者，出于阳而生于阴，故咽喉干燥者，虽有邪气，不可温药发汗，若强发之，干燥益甚，为咳，为咽痛，为吐脓血，无所不至矣。

陈修园：汗之不可轻发，必于未发之先，审察辨别，而予断其不可。咽喉为三阴经脉所循之处，考脾足太阴之脉挟咽，肾足少阴之脉循喉咙，肝足厥阴之脉循喉咙之后，三阴精血虚少，不能上滋而干燥者，不可发汗，或误发之，命将难全，亦不必再论变证也。

〔评述〕

咽喉干燥者，津液不足也。因津液不足无以上承，阴虚阳亢，是以咽喉干燥。方氏认为属胃津无，肾水耗；陈氏认为属三阴精血虚少。说法略有不同，其基本精神是完全一致的。津液不足则禁用辛温发汗之剂，诚如尤氏所云："虽有邪气，不可温药发汗，若强发之，干燥益甚，为咳，为咽痛，为吐脓血，无所不至矣。"此为阴虚之人患外感风寒，后世所创滋阴发汗法，方用葳蕤汤之类，可补《伤寒论》之不足。

（程昭寰）

〔原文〕

84. 淋家，不可發汗，汗出必便血。

〔校勘〕

《金匮玉函经》："发"下有"其"字。成无己本："汗出"作"发汗"。

〔词解〕

淋家：指平素患小便淋沥不尽、尿频、尿急、尿痛的人。

〔提要〕

淋家禁汗及误汗变证。

〔选注〕

成无己：膀胱里热则淋，反以汤药发汗，亡耗津液，增益客热，膀胱虚燥，必小便血。

方有执：膀胱蓄热而血妄则淋，复发汗以迫其血，则血愈不循经而愈妄，便出者，其道顺故也。

尤在泾：巢氏云"淋者，肾虚而膀胱热也，更发其汗，损伤脏阴，益增腑热，则必便血，如强发少阴汗而动其血之例也。"

〔评述〕

足太阳膀胱，司一身之寒水，统全身之营卫，而膀胱水府，"州都之官，津液藏焉"。寒盛膀胱，则气不化水而聚，水从其类而病水，热蓄膀胱，则津液煎迫而动血则病淋。"淋家"膀胱热盛，津液已虚，此时虽患外感，亦不可辛温以强逼其汗，否则，不惟外邪不解，反增膀胱蓄热，阴液愈虚，邪热迫血妄行，从小便出而为尿血。

（程昭寰）

〔原文〕

85. 瘡家⁽¹⁾雖身疼痛，不可發汗，汗出則痓⁽²⁾。

〔校勘〕

《金匮玉函经》《脉经》《千金翼》："发汗"作"攻其表"。

成无己本："汗出"作"发汗"。

〔词解〕

（1）瘡家：指久患疮疡的病人。

（2）痓：音厕（chè）。筋脉强急，甚至角弓反张一类表现。

〔提要〕

疮家禁汗及误汗变证。

〔选注〕

成无己：表虚聚热则生疮，疮家身疼如伤寒，不可发汗，发汗则表气愈虚，热势愈甚，生风，故变痓也。

柯韵伯：疮家病与外感不同，故治法与风寒亦异，若以风寒之法治之，其变亦不可不知也。疮虽痛偏一处，而血气壅遏，亦有遍身疼者，然与风寒有别，汗之则津液越出，筋脉血虚，挛急而为痓矣，诸脉证之当审，正此故耳。

尤在泾：身疼痛，表有邪也，疮家脓血流溢，损伤阴气，虽有表邪，不可发汗，汗之血虚生风，必发痓也。

〔评述〕

久患疮痛溃疡者，营血不足可知，虽兼外感，亦不可用辛温峻汗。因营血为汗液之源，营血本虚，更加发汗，营血更虚，甚则筋脉失养而产生强直拘急之症。治疗上只可以养血发汗法，令邪去而不伤正。

成氏、柯氏认为本条身疼痛为疮家本有之症，并非外感，虽与条文本意不尽相符，但作为鉴别诊断来说，确有实际临床意义。

（程昭寰）

〔原文〕

86. 衄家⁽¹⁾不可發汗，汗出必額上陷，脉急緊，直視不能眴⁽²⁾，不得眠。

〔校勘〕

《金匮玉函经》："发汗"作"攻其表"，"必额上陷"句作"必额上促急而紧"。《诸

117

病源候论》同，惟"促"字作"湆"字。《外台秘要》引《诸病源候论》"促"作"脉"，都没有"陷"字。《脉经》作"必额陷，脉上促急而紧。"

〔词解〕

（1）衄家：指经常鼻出血的人。

（2）不能眴：眴，音顺（shùn），眼球转动为眴。"不能眴"即眼睛转动不灵活。

〔句解〕

汗出必额上陷，脉急紧：本句断句恐有误，"陷脉"二字不应分读。《灵枢·九针十二原》云："针陷脉则邪气出"。"陷脉"为深陷于肌肉中之经脉。故本句应读为："汗出必额上陷脉急紧"。

〔提要〕

衄家禁汗及误汗变证。

〔选注〕

陈修园：血从阴经并督脉而出者为衄，汗为血液，凡素患衄血之人，必额上陷，脉紧急，目直视不能眴，不得眠。所以然者，以太阳之脉起于目内眦，上额交巅；阳明之脉，起于鼻，交额中，旁纳太阳之脉；少阳之脉起于目锐眦，三经相互贯通，俱在于额上鼻目之间，三阳之血，不营于脉，故额上陷脉紧急也。三阳之血，不贯于目，故目直视不能眴也；阳血虚少，则卫气不能行于阳，故不得眠也。此三阳之危证也。

柯韵伯：太阳之脉，起自目内眦上额，已脱血而复汗之，津液枯竭，故脉紧急而目直视也，亦心肾俱绝矣，目不转故不能眴，目不合故不得眠。

钱潢：额上，非即额也，额骨坚硬，岂得即陷，盖额以上之囟门也。

《金鉴》：衄家者，该吐血而言也，谓凡吐血、衄血之人，阴气暴亡，若再发其汗，汗出液竭，诸脉失养，则额角上陷中之脉，为热所灼，故紧且急也。

〔评述〕

"衄家"，即血虚有热之人，若外感风寒之邪，误用辛温发汗之剂必耗血伤阴更助热邪，故不可发汗，这是本条的基本精神，注家所见略同。《伤寒论》治法未备，后世温病学家创滋阴养血解表法可补其不足。条文中"汗出必额上陷，脉急紧"句，注家众说纷纭，柯韵伯避而不谈，成无己随文顺释与理不通，钱潢指出"额上，非即额也，额骨坚硬，岂得即陷"，言之有理，但他又把"额上"解释为"囟门"，显然与事实不尽相符。一者，囟门下陷仅见于囟门未闭的小儿误汗伤津，其他患者无论老少长幼皆不可能出现；再者，即使是小儿误汗囟门下陷，与是否属于"衄家"也没有多少关系。故钱氏的看法也难以令人信服。我们认为，本句的句读应为"汗之必额上陷脉紧急"，即"陷脉"二字不可分读。《灵枢·九针十二原》有"夫气之在脉也，邪气在上，浊气在中，清气在下，故针陷脉则邪气出，针中脉则浊气出，针太深则邪气反沉，病益"之论，其中已有"陷脉"的提法；又《素问·生气通天论》之"陷脉为瘘"皆可为证。"陷脉"，指深部之脉。如此则条文可译释为"素日衄血之人外感风寒，不可用辛温发汗法。若误汗可致额上深部之脉紧急，眼睛直视，不能入睡"。

（陈　庚）

〔原文〕

87. 亡血家，不可發汗，發汗則寒慄而振。

〔校勘〕

《金匮玉函经》《脉经》《千金翼》："不可发汗"作"不可攻其表"，"发汗则"作"汗出则"。

〔提要〕

亡血家禁汗及误汗的变证。

〔选注〕

成无己：《针经》曰："夺血者无汗，夺汗者无血。"亡血发汗则阴阳俱虚，故寒慄而振摇。

程郊倩：亡血而更发汗，身内只剩一空壳子，阳于何有，寒自内生，故寒慄而振，是为阴阳两竭。凡遇可汗之证，便不可不顾虑，夫阴经之荣血有如此者。

陈修园：阳亡而阴无所附，阳从外脱，其人则寒慄而振。

唐容川：此寒慄而振，与前必振寒，内外俱虚故也同义。彼是下后亡阴，筋脉失养，复发汗又亡其阳，则寒气发动，筋脉不能自持，故振；此节亡血家即是阴筋失养，复发汗以亡其阳，则寒气发动，筋脉不能自持，故寒慄而振，其义正与前同。

〔评述〕

汗血同源，夺血者无汗，夺汗者无血。阴阳互根，发汗既可伤津，又可亡阳。本为"亡血家"，可知素体阴血大亏，汗源不充，阳气亦不充沛，若误用辛温发汗，必致阴阳气血大虚，筋脉失于温煦濡养，故寒慄而振。若遇阴阳气血素亏之人外感风寒，当在益气养血的基础上，微发其汗，不必拘于"亡血家"，这是学习本条所应掌握的主要精神。

(李　林)

〔原文〕

88. 汗家[(1)]**重發汗，必恍惚心亂，小便已，陰疼**[(2)]**，與禹餘糧丸。**

〔校勘〕

《金匮玉函经》："发"字有"其"字。

〔词解〕

(1) 汗家：指平素体虚容易出汗的人。

(2) 小便已，阴疼：小便之后尿道作痛。

〔提要〕

汗家禁汗及误汗的变证。

〔选注〕

成无己：汗者，心之液，汗家重发汗，则心虚恍惚心乱，夺汗者无水，故小便已阴中疼。

程郊倩：心主血，汗者心之液，平素多汗之家，心虚血少可知。重发其汗，遂至心失所主，神恍惚而多怔忡之象，此之谓乱。小肠与心相表里，心液虚，而小肠之水亦竭，自致小便已阴疼，与禹余粮丸，其为养心血和津液，不急于利小便，可意及也。

舒驰远：平日汗多者，表阳素亏，若重发其汗，则阳从外亡，胸中神魂无主，故心神恍惚而内乱也。小便已阴疼者，阳气大虚，便出则气愈泄而化源伤，故疼。便前疼为实，便后痛为虚。从来皆云汗者心之液，汗多者重汗则心血伤，小肠之血亦伤，宜生心血通水道，愚谓不然，如果血虚，曷为不生内烦诸证，此病在气分，宜于涩以固脱之外，大补阳气则当矣。

尤在泾：禹余粮丸方缺。常器之云"只禹余粮一味火煅服亦可。"按禹余粮体重可以去怯，甘寒可以除热，又性涩主下焦前阴诸病也。

〔评述〕

《内经》云："汗为心之液。"平素常易出汗者，阳气多虚，卫阳不固，津液素亏。若再发其汗，阴阳两损，必致心气失养。心气虚于上，则心无所主，故呈恍惚乱心不安之状。阴液亏于下，则小便后会出现茎中疼痛的症状。禹余粮丸方虽缺如，但根据本证病机病证，结合禹余粮一药的性味功能，也可掌握立法处方的原则，大体不外以禹余粮敛阴固摄、重镇安神，酌加益气养阴之品，注家的看法可供参考。

（李　林）

〔原文〕

89. 病人有寒，復發汗，胃中冷，必吐蚘[1]。（一作逆）

〔校勘〕

《金匮玉函经》："发"下有"其"字。

〔词解〕

蚘：音回（huí），蛔的异体字，即蛔虫。

〔提要〕

胃中虚寒误汗的变证。

〔选注〕

张隐庵：夫阴阳气血，皆生于胃府水谷，病人有寒，胃气虚矣，若复发汗，更虚其中焦之气，则胃中冷，必吐蚘。夫蚘乃阴类，不得阳热之气，则顷刻殒生而外出矣。

《金鉴》：胃寒复汗，阳气愈微，胃中冷甚，蚘不能安，故必吐蚘也。宜理中汤、乌梅丸可也。

〔评述〕

病人素有寒，胃阳不足，虽有太阳表证，也不可单纯予以发汗。汗之则阳气外泄，胃中更加虚寒，故可吐蛔或吐逆。应在温中的基础上解表，《金鉴》提出用理中汤送服乌梅丸，很有参考价值，也可考虑应用小建中汤、吴茱萸汤之类。临证时，若病人发热恶寒、时时欲吐、不能食、腹中冷痛，多属平素胃中虚寒而又病伤寒，即应注意在温中的同时解表，这是学习本条的真正意义。

（李　林）

〔原文〕

90. 本發汗，而復下之，此爲逆也；若先發汗，治不爲逆。本先下之而反汗之，爲逆；若先下之，治不爲逆。

〔校勘〕

《金匮玉函经》：无"若"字，"先发汗"、"先下之"下并有"者"字，无"此为"二字。

〔提要〕

汗下先后逆顺。

〔选注〕

《金鉴》：若表急于里，本应先汗而反下之，此为逆也；若先汗后下，治不为逆也；若里急于表，本应先下而反汗，此为逆也；若先下而后汗，治不为逆。

程郊倩：大凡治伤寒之法，表证急者即宜汗，里证急者即宜下，不可拘之于先汗而后下。汗下得宜，治不为逆。

黄坤载：风寒外闭，宜辛温发散而不宜下；燥热内结，宜苦寒攻下而不宜汗。若表邪未解，里邪复盛，则宜先汗而后下；若里邪急迫，表邪轻微，则宜先下而后汗，错成逆矣。若治法得宜，先后不失，不为逆也。

顾尚之：先表后里，仲景定法，此处忽有先下之说，可见刘河间之通圣散、双解散，并以硝黄入表剂中，而吴又可《瘟疫论》谓以承气通其里，里气一通，不待发散，多有自汗而愈者，皆深得仲景之微旨也。

〔评述〕

关于汗下之法，仲景论述甚多，其中对可汗、禁汗、可攻不可攻论述都很详尽。总而言之，其一般情况下，在表里同病时，先汗而后下，先表而后里，此为常法。仲景列此条，正说明定法之外，尚应变通，即应据患者病情而定汗下先后。文中说"本发汗而复下之，此为逆也"，显然虽有可下之证必是较轻。言"本先下之"者，必是下证已俱，自然应先下后汗。此正合《内经》"小大不利治其标，小大利治其本"的治疗原则。因此，不可拘于先汗后下的常法，而应辨标本缓急。

诸注中，《金鉴》和程氏之注较好。程氏指出，表证急者宜汗，里证急者宜下，正合仲景本意。顾尚之以河间防风通圣散、双解散为证，说明了后世对仲景表里双解法的发展。吴又可《瘟疫论》谓"以承气通其里，里气一通，不待发散，多有自汗而愈者"的可贵经验，对临床确有指导意义。

（花金方）

〔原文〕

91. 伤寒，医下之，继得下利，清谷[1]不止，身疼痛者，急当救里；后身疼痛，清便自调者，急当救表。救里宜四逆汤，救表宜桂枝汤。

〔校勘〕

《金匮玉函经》："身疼痛者"作"身体疼痛者"。

〔词解〕

清谷：泄下不消化之食物。

〔提要〕

表证误下而致表未解、下利清谷的治疗规律。

〔选注〕

尤在泾：伤寒下后，邪气变热，乘虚入里者，则为挟热下利。其邪未入里，而脏虚生寒者，则为下利清谷，各因其人邪气之寒热，与脏气之阴阳而为病也。身疼痛者，邪在表也，然脏气不充，则无以为发汗散邪之地，故必以温药舍其表而救其里，服后清便自调，里气已固而病不除，则又以辛甘发散为急，不然在表之邪又将入里而增患矣。

喻嘉言：下利清谷者，脾中之阳气微，而饮食不能腐化也。身体疼痛者，在里之阴邪盛，而筋脉为其阻滞也。阳微阴盛，凶危之至，当急救其里之微阳，俾利与痛而俱止，救后小便清大便调，则在里之阳已复，而身痛不止。明是表邪未尽，营卫不和所致，又当急救其表，俾外邪仍从外解，而表里之辨，始为详且尽耳。

王三阳：此证当照顾协热利，须审其利之色何如，与势之缓急，不可轻投四逆桂枝也。

程郊倩：身痛疼者，伤寒之本证；下利清谷者，为医误下之续证。缓急之宜，只是先医药，后医病。病只伤人于外，药辄伤人于里。清便自调者，药邪去而里气和，乃从外邪治病。

〔评述〕

治病必辨标本缓急，急则治其标，缓则治其本。前条以法论先后，本条以病而定缓急，其精神都是示人于临证时，通常达变，随证施治。本证因"脏气不足，无以为发汗散邪之地"，必先以温阳救里，"服后清便自调，里气已固，而病不除，则又以辛甘发散为急"。若先予辛甘发散之剂，必犯虚虚之戒。大凡表里俱实者，先表后里；表里俱虚者，先里后表，此为常法。当然不可拘泥，应遵《内经》"详察间甚，以意调之"之旨，决定"并行"或"独行"。

（花金方）

〔原文〕

92. 病發熱頭痛，脈反沉，若不差[1]，身體疼痛，當救其裏，四逆湯方。

〔校勘〕

《金匮玉函经》："疼痛"上有"更"字。

成无己本："四逆汤方"作"宜四逆汤"。

〔词解〕

（1）不差：不愈的意思。

〔句解〕

（1）脉反沉：发热头痛，身体疼痛，皆是太阳表证，当见浮脉，今脉不见浮而见沉，沉是里脉，表证见里脉，是脉证不相应，也就是说不应出现而出现，所以称之曰"反"。

（2）当救其里：沉脉主里主虚，是少阴之脉，说明肾阳已虚，虽然有表证，也不可从太阳论治而妄投汗法，以免造成亡阳的不良后果。此时，应当用温阳祛寒的四逆汤，先救其里。

〔提要〕

脉证不符，而以舍证从脉之法为治。

〔选注〕

成无己：发热头痛，表病也。脉反沉者，里脉也。经曰，表有病者，脉当浮大，今脉反沉迟，故知愈也。见表病而得里脉则当差，若不差，为内虚寒甚也，与四逆汤救其里。

柯韵伯：此太阳麻黄汤证，病为在表，脉浮而反沉，此为逆也。若汗之不差，即身体疼痛不罢，先凭其脉之沉而为在里矣。阳证见阴脉，是阳消阴长之兆也。热虽发于表，为虚阳，寒反据于里，是真阴矣。必有里证伏而未见，藉其表阳之尚存，乘其阴之未发，迎而夺之，庶无吐下利厥逆之患，里和而表自解矣。邪之所凑，其气必虚，故脉有余而证不足，则从证；证有余而脉不足，则从脉。有余可假，不足为真，此仲景心法。

尤在泾：发热身疼痛，邪在表也，而脉反沉，则脉与病左矣。不差者，谓以汗药发之而不差也，以其里气虚寒，无以为发汗散邪之地，故与四逆汤，舍其表而救其里，如下利身疼痛之例也。

《金鉴》：身体疼痛之下，当有"下利清谷"四字，若无此四字，则当温其里之文竟无着落矣，未有表病而温里之理也。

周禹载：身体疼痛，并不及恶寒微厥，则四逆何敢漫投？而仲景明言救其里，因脉本沉，中则阳气素虚，复投汗药，则阳气外亡，阴寒内存，至此则发热变为身疼，敢不回阳，则身痛必如被杖，阴燥因致厥逆，势所必致。然曰，当救者，可想而知也。

程郊倩：此条乃太阳中之少阴，麻黄附子细辛条，乃少阴中之太阳，究竟二证皆是发于阳，而病在阴，故皆阳病见阴脉。

陆渊雷："若不差"上当有阙文，身体疼痛亦未见是急当救里之候。以意推之，当云病发热头痛，脉反沉，可与麻黄附子细辛汤；若不差，身体疼痛，下利呕逆者，当救其里，宜四逆汤。盖发热头痛，是太阳证，其脉当浮，今得少阴之沉脉，故曰反。证则太阳，脉则少阴，此即《内经》所谓两感之病，其实乃正气祛病而力不足之现象，宜发汗、温经并行，则麻附细辛为对证之方，且以文势论，亦必有"可与"一句，然后"若不差"句有所承接，下文云"腹中急痛，先与小建中汤；不差者，小柴胡汤主之（100条）"可以为例也。身体疼痛，虽太阳少阴俱有之证，究不得为里，必有下利呕逆而脉沉，乃为里寒，合于救里之义也。

曹颖甫：病发热头痛，其病在表，则其脉当浮，而脉反见沉，则表证当减，为血分之热度渐低，而表热当除，头痛当愈也，此理之可通也。惟后文所云"若不差，身体疼痛，当救其里，宜四逆汤"则大误矣。夫身体疼痛，为麻黄汤证，即上节所谓急当救表者，岂有病在表而反救其里之理？愚按，"身体疼痛"四字实为"腹中疼痛"之误，寒邪入腹，故脉沉，如此乃与宜四逆汤密合无间。自来注家遇此等大疑窦，犹复望文生训，坐令仲师医学失传，可叹也。

〔评述〕

诸注家对本条的理解角度不同，故其观点不尽一致，然皆大同小异，似可互相补充。兹分下列几点略论之：

（1）认为本条是论脉证相逆，舍证从脉的治法。大多数注家都认为本条发热头痛、身体疼痛皆是太阳表证。若脉象见浮，是表证见表脉，自当从太阳论治，采用发汗方剂。今脉象不见浮而反见沉，沉脉主里、主虚，为少阴阳虚之脉象，是表证见里脉，为脉证不应，故以汗法治之，非但表证不解，反易损伤阳气，导致里之虚寒更甚，则当以四逆汤急救其里。可与少阴篇 323 条"少阴病，脉沉者，急温之，宜四逆汤"互参。

（2）认为本条先是太阳、少阴两感之病。如程氏、陆氏均认为本条发热头痛，脉反沉为证属太阳，脉属少阴，是多于阳而病在阴，即《内经》所说"两感之病"。太阳与少阴相表里，实则太阳，虚则少阴。今证见发热头痛、脉反沉，实是正气祛病而力不足的现象，本条提到"若不差"，当是已用麻黄附子细辛汤发表温经的治法，但不愈，脉象仍沉，此时，虽有身体疼痛的表证，但因里虚为急，所以急当救里，宜四逆汤。此可与少阴篇 301 条"少阴病，始得之，反发热，脉沉者，麻黄细辛附子汤主之"参看。

（3）认为本条有阙文错简。如《医宗金鉴》认为"身体疼痛"下当有"下利清谷"四字。陆氏认为"若不寒"上有阙文，当云"病发热头痛，脉反沉，可与麻黄附子细辛汤。若不差，身体疼痛，下利呕逆者，当救其里，宜四逆汤"。此皆为独有心得的见解，很有临床参考意义。从本条条文来看，虽只提到脉沉，并无里虚寒症状，但从脉测证，确应有"下利清谷"等症状，否则，头痛发热，反脉沉者，则与 301 条麻黄附子细辛汤证无异，又何须用四逆汤急救其里呢？其实本条也可认为是表里同病，表实里虚，先里后表的一个治例，可与前条（91 条）"伤寒，医下之，续得下利清谷不止，身疼痛，急当救里；后身疼痛，清便自调者，急当救表。救里宜四逆汤，救表宜桂枝汤"合参，其理益明。至于曹氏认为"身体疼痛"当是"腹中疼痛"，于临床亦有实用价值，可资参考。不过，其言曰"误"，恐未能全识仲景本意，若能参阅厥阴篇 372 条"下利，腹胀满，身体疼痛者，先温其里，乃攻其表。温里宜四逆汤，攻表宜桂枝汤"则可知本条腹中疼痛或胀满等腹部症状当有，但身体疼痛之症状也并非不可见也。

（张士卿）

〔原文〕

93. 太陽病，先下而不愈，因復發汗。以此表裏俱虛，其人因致冒，冒[1]家汗出自愈。所以然者，汗出表和故也。裏未和，然後復下之。

〔校勘〕

成无己本："先下"后有"之"字。

《金匮玉函经》《脉经》：均无"以此"二字，"冒家"下均有"当"字。

《脉经》："里未和"作"表和"，成无己本作"得里未和"。

〔词解〕

（1）冒：头目如物蒙蔽。

〔提要〕

正虚邪郁致冒，仍可汗出而愈。

〔选注〕

成无己：冒者，郁也。下之则里虚而亡血，汗之则表虚而亡阳，表里俱虚，寒气怫郁，其人因致冒。《金匮要略》曰："亡血复汗，寒多故令郁冒，汗之则郁怫之邪得解则冒愈。"又曰："冒家欲解必大汗出，汗出表和而里未和者，然后复下之。"

程郊倩：其人因致冒者，阳气不到也；汗者，阳气之所酿。汗出，知阳气复还于表，故愈。

《金鉴》：太阳表病，当汗不汗，先下之不愈，因复发其汗，以此表里俱虚。因虚，其人致冒，理必然也。冒家者，谓凡因病而昏冒者也。然冒家或有汗出自愈，其所以然者，非表里俱虚，乃邪正皆衰，表里自和故也。得汗出而自愈者，和于表也；得下利而自愈者，和于里也。得里未和，然后下之。

〔评述〕

太阳病，汗下失序，正气受损，表邪未解，阳气怫郁在上，故病人头目昏冒。汗出，则表邪去，阳气通达，冒证可除。本条所谓"表里俱虚"，意为邪气不甚，正气亦受损，正邪相持于表，并非正气衰竭之意，故可"汗出自愈"。"所以然者，汗出表和故也"。鉴于邪气不甚，正气受损，可考虑采用微汗法或在发汗剂中酌加扶正之药。若属汗下不当、正气欲脱之时时自冒者，绝不可认为"汗出自愈"，这是学习本条应该注意到的问题。

（李　林）

〔原文〕

94. 太陽病，未解，脉陰陽俱停，必先振慄，汗出而解。但陽脉微者[1]，先汗出而解；但陰脉微者[2]，下之而解。若欲下之，宜調胃承氣湯。

〔校勘〕

《金匮玉函经》："脉阴阳俱停"句下作"必先振汗而解，但阳微者，先汗之而解；阴微者，先下之而解。汗之宜桂枝汤。下之宜承气汤"，《千金翼方》同。

《脉经》："调胃承气汤"作"大柴胡汤"，"阴"、"阳"下无两"脉"字，"汗出"作"汗之"。林亿等校本"停"后有"一作微"原注。

〔词解〕

（1）阳脉微：寸部脉微见搏动。

（2）阴脉微：尺部脉微见搏动。

〔句解〕

（1）脉阴阳俱停：阴阳作尺寸解。"停"历代注家有三种解释：一作停止，脉阴阳俱停是尺寸的脉搏均隐伏而诊之不得；一作脉象平和均匀解释；一作原注脉微解，详以下选注。

（2）振慄，汗出而解：《世医得效方》亦称"战汗"。在外感热病过程中，邪盛正弱，人体既弱之阳气，与邪相争，先经振慄，继而汗出，热退病解，这是正气胜邪的表现。

〔提要〕

从脉诊判断战汗自愈之机及汗之或下之而解。

〔选注〕

成无己：脉阴阳俱停，无偏胜者，阴阳气和也。经曰"寸口、关上、尺中三处，大小浮沉迟数同等，此脉阴阳为和平，虽剧当愈"。今脉阴阳俱和，必先振慄汗出而解。但阳脉微者，阳不足而阴有余也，经曰"阳虚阴盛，汗之则愈"。阴脉微者，阴不足而阳有余也，经曰"阳盛阴虚，下之则愈"。

程郊倩：太阳病不解，脉阴阳俱停止而不见者，是阴极而阳欲复也。三部既无偏胜，解之兆也。然必先振慄，汗出而解者，郁极而欲复，邪正必交争，而阴阳乃退耳。若见停止之脉，而仍不解者，必阴阳有偏胜处也。但于三部停止中，而阳脉微见者，即于阳微处，知其阳部之邪实盛，故此处欲停之，而不能停也，先汗出以解其表邪则愈；于三部停止中，而阴脉微见者，即于阴微处，知其阴部之邪实盛，故此处欲停之，而不能停也，下之以解其里邪则愈。

《金鉴》：太阳病未解，当见未解之脉，今不见未解之脉，而阴阳脉俱停，三部沉伏不见。既三部沉伏不见，则当见可死之证，而又不见可死之证，是欲作解之兆也。作解之兆，必先见振慄，汗出而始解者，乃邪正交争作汗故也。但作解之脉，不能久停，脉之将出，必有其先，先者何，先于三部上下阴阳沉伏不见处求之也。若从寸脉阳部微微而见者，则知病势向外，必先汗出而解。若从尺脉阴部微微而见者，则知病势向内，必自下利而解。如不自下利，若欲下之以和里，宜调胃承气汤主之。由此推之，则可知如不自汗出者，若欲汗之以和表，宜麻桂各半汤主之也。

黄坤载：太阳表证未解，脉忽尺寸俱停，止而不动，此心气虚不能外发、营卫郁闭之故也。顷之必先振慄战摇而后汗出而解，其未停止之先，尺寸之脉，必有大小不均，若但寸脉微弱者，是阳郁于下，必阳气升发，汗出而后解，此先振慄而后汗出者也。若但尺脉微弱者，是阴虚阳燥，下窍堵塞，得汗不解，必下之通其结燥，使胃热下泄而后解。阳明病腑热蒸发，则汗出表解，今太阳病表证未解，是内热未实，此时若欲下之，宜于汗后用调胃承气，硝黄甘草调其胃府之燥热也。

汪琥："脉微"二字应活看，此非微弱之微，乃邪滞而脉道细伏之义。邪滞于经，则表气不得利达，故阳脉微；邪滞于腑，则里气不能通畅，故阴脉微。先汗出而解，仲景无方，《千金》云"宜桂枝汤。"

徐灵胎：脉法无停字，疑是沉滞不起，即下微字之义。寸为阳，尺为阴，微字即上停字之意，与微弱不同，微弱则不当复汗下也。

丹波元简：案停脉，成氏为均调之义。方、喻、张、柯、魏、汪（指方有执、喻嘉言、张璐、柯韵伯、魏念庭、汪琥）并同。程钱二氏（指程郊倩、钱潢）及《金鉴》为停止之谓，然据下文"阴脉微"、"阳脉微"推之，宋版注一作微者，极为允当。况停脉，《素》《灵》《难经》及《本经》中，他无所见，必是讹谬，且本条文意与他条不同，诸注亦未明切，但程注稍似可通，故姑取之云。

〔评述〕

1. 关于"振慄，汗出而解"。《伤寒论》中提出振慄汗出而解的，有94、101、110、149四条。《伤寒明理论》说："邪气外与正争则为战，战其愈者也，邪气内与正争则为慄，慄为甚者也。""振者，森然若寒，耸然振动者也。振，近战也，而轻者为振矣。战，为正与邪争，争则鼓慄而战。振，但虚而不至争，故止耸动而振也。""战者，身为之战摇者是也。慄者，心战是也。战与之振，振轻而战重也；战与之慄，战外而慄内也。"可见振战而慄，是人体正气偏弱，邪气偏盛，但偏弱之正气，与邪气交争，故发生先振慄而后汗出，热退病解，战胜疾病的过程。本条脉阴阳俱微的人，示正气偏弱，要想胜邪汗解，必先振慄。101、149 两条是少阳证被误下，110 条是太阳病被误下，误下必伤正气，所以要想胜邪汗出而解，都有振慄的经过。且 101、149 两条，均为柴胡汤证，使用小柴胡汤之后出现振慄汗解，说明柴胡汤证已届正气偏虚，正邪交争剧烈所致。又成氏所说"战外而慄内"者，振战示恶寒，卫阳虽衰于外，心阳还能守于中；慄，是心里怯冷，示心阳已竭于里。故振战而不慄，证较轻；振战而慄，证较重。《伤寒论》60 条下后发汗出现振寒，67 条亡血家发汗出现寒慄而振，都说明是正虚阳衰的表现，且后者重于前者。

2. 关于"脉阴阳俱停"。丹波元简氏已综述各家意见，我认为以微脉为妥。太阳病未解，一定有发热、恶寒、头痛等症，脉应呈浮象，如病人平素正气较弱，正与邪争，抗邪外出，营卫之气一时郁聚不能外达，脉象就会闭伏不显，这是欲汗之机，正弱而欲胜邪，必作振慄汗出而解，脉搏也随之恢复正常。这种微脉，仅是战汗前的一时反映，瞬间即过，与生机即将休止的绝脉是绝对不同的。

3. 关于"阳脉微，先汗之而解；但阴脉微者，下之而解"。此处的阳脉、阴脉多数注家认为指寸脉、尺脉，但对本句的注释意见不一，我认为程应旄和《医宗金鉴》的注释较妥。阳脉微，是寸部脉微微搏动（较关尺脉隐伏而言），示阳部邪实，病势向外，故宜汗解；阴脉微，是尺部脉微微搏动（较寸关脉隐伏而言），示阴部邪实，病势向里，用下法使里之实邪外泄即愈。因此时正气较弱，故汗之宜选小汗剂，如有的注家提出的桂枝汤或麻桂各半汤，下之宜和下，如调胃承气汤。又脉象的阴阳，也有说浮取为阳，沉取为阴，阳脉微者，知病邪还在表分，宜汗出而解；阴脉微者，知病邪已入里，当下之而愈，可作为参考。总之，根据脉象决定可汗可下，必须参照病人的具体情况，有无可汗可下之证，脉证合参，才能决定治法，选择恰当的方药。

山田正珍认为本条系王叔和所搀入，非仲景氏言也。"脉之分阴阳，及调胃承气汤本非下剂，而称欲下之……文采辞气，本自不同乎。"查《伤寒论》调胃承气汤各条（29、30、70、94、105、123、207、248、249）言下者仅见此条，故山田正珍氏所言可作参考。

（赵健雄）

〔原文〕

95. 太陽病，發熱汗出者，此爲榮弱衛强，故使汗出。欲救⁽¹⁾邪風⁽²⁾者，宜桂枝湯。

〔校勘〕

《金匮玉函经》："救"字作"解"字。

〔词解〕

（1）救：解除的意思。

（2）邪风：此处作风邪解。

〔提要〕

桂枝汤证发热汗出的病机。

〔选注〕

程应旄：邪风者，四时不正之风也，邪风则不必脉尽浮缓，然太阳病之发热、汗出证自存也。夫汗者荣所主，固之者卫。今卫受风邪，则荣为卫所并而荣弱矣；正气夺则虚，故云弱也。卫受风邪，肌表不能固密，此亦卫之弱处，何以为强，邪气盛则实，故云强也。荣弱而卫受邪，故津液失其所主与所护，徒随邪风外行而溢之为汗。然则荣之弱固弱，卫之强亦弱，凡皆邪风为之也。

《金鉴》：经曰"邪气盛则实，精气夺则虚"。卫为风入则发热，邪气因之而实，故为卫强，是卫中之邪气强也；荣受邪蒸则汗出，精气因之而虚，故为荣弱，是荣中之阴气弱也。

方有执：上（即12条）言阳浮而阴弱，此言营弱卫强。卫强即阳浮，营弱即阴弱，彼此互言而互相发明者也。救者，解救、救护之谓。不曰风邪，而曰邪风者，以本体言也。

柯韵伯：此释中风汗出之义，见桂枝汤为调和营卫而设。营者阴也，卫者阳也，阴弱不能藏，阳强不能密，故汗出。

尤在泾：仲景荣弱卫强之说，不过发明所以发热汗出之故，后人不察，遂有风并于卫，卫实而荣虚；寒中于荣，荣实而卫虚之说。不知邪气之来，自皮毛而入肌肉，无论中风伤寒，未有不及于卫者，其甚者，乃并伤于荣耳，郭白雪所谓涉卫中荣者是也。是以寒之浅者，仅伤于卫；风之甚者，并及于荣。卫之实者，风亦难泄；卫而虚者，寒犹不固。无汗必发其汗，麻黄汤之所以去表实而发邪气；有汗不可更发汗，桂枝汤所以助表气而逐邪气。学者但当分病证之有汗无汗，以严麻黄、桂枝之辨，不必执荣卫之孰虚孰实，以证伤寒、中风之殊，且无汗为表实，何云卫虚，麻黄之去实，宁独遗卫，能不胶于俗说者，斯为豪杰之士。

〔评述〕

本条为桂枝汤证的补充说明，指出桂枝汤证主要症状发热、汗出的病理机转为荣弱卫强，并无新的意义。但须指出，这种荣弱卫强系由邪风引起，而非无外邪的单纯荣卫不和之证，故必当与12、53、54等条参看，方能对桂枝汤各证病理机转有更加清楚的理解。诸家对本条的注释，已很详细。其中以尤在泾之注，独能启人悟机。他通过对本条的分析，驳斥了"凿分风并于卫，寒中于荣"的说法，而提出"当分病证之有汗无汗，以严麻黄、桂枝之辨，不必执荣卫之孰虚孰实，以证伤寒、中风之殊"。这种摒除主观臆度之说，重视临证实践的治学精神，是值得学习和发扬的。

（周铭心）

〔原文〕

96. 傷寒五六日，中風，往來寒熱[1]，胸脅苦滿[2]，嘿嘿[3]不欲飲食，心煩喜嘔[4]，或胸中煩而不嘔，或渴，或腹中痛，或脅下痞鞕，或心下悸，小便不利，或不渴，身有微熱，或咳者，小柴胡湯主之。

〔校勘〕

《金匮玉函经》：作"中风五六日，伤寒往来寒热"。《脉经》作"中风往来寒热，伤寒五六日以后"。《仲景全书》作"伤寒、中风五六日"。

《脉经》："心烦"作"烦心"。

《金匮玉函经》《脉经》："硬"作"坚"，"心下悸"作"心中悸"。

《外台秘要》："心下悸"作"心下卒悸"。

《金匮玉函经》：“身”作“外”。

成无己本：“嘿嘿”作“默默”，“小柴胡”句上有“与”字。

〔词解〕

（1）往来寒热：是发热的一种表现形式，寒热来去交替，恶寒后发热，发热后恶寒。

（2）胸胁苦满：谓胸部连及胁部，有苦闷胀满的感觉。

（3）嘿嘿：嘿，音末（mò），与默同，不出声。“嘿嘿”，心中不爽快，默不作声的意思。

（4）喜呕：有呕意而不吐，总以一吐为快，但不一定有吐的情况。

〔提要〕

小柴胡汤证治。

〔选注〕

成无己：病有在表者，有在里者，有在表里之间者。此邪气在表里之间，谓之半表半里证。五六日，邪气自表传里之时。中风者，或伤寒至五六日也。《玉函》曰：“中风五六日，伤寒，往来寒热即是。”或中风，或伤寒，非是伤寒再中风，中风复伤寒也。经曰“伤寒中风，有柴胡证，但见一证便是，不必悉具者”正是。谓或中风或伤寒也，邪在表则寒，邪在里则热，今邪在半表半里之间，未有定处，是以寒热往来也。邪在表，则心腹不满；邪在里，则心腹胀满。今止言胸胁苦满知邪气在表里之间，未至于心腹满，言胸胁苦满，知邪气在表里也。嘿嘿，静也。邪在表，则呻吟不安；邪在里，则烦闷乱。《内经》曰“阳入之阴则静”。嘿嘿者，邪方自表之里，在表里之间也。邪在表则能食，邪在里则不能食，不欲食者，邪在表里之间，未至于必不能食也。邪在表，则不烦不呕；邪在里，则烦满而呕。烦喜呕者，邪在表方传里也。邪初入里，未有定处，则所传不一，故有或为之证。有柴胡证，但见一证便是，即是此或为之证。

方有执：太阳一经，惟荣卫之不同，所以风寒分异治，阳明切近太阳，荣卫之道在迩，风寒之辨尚严。少阳一经，越阳明去太阳远风寒无异治，经以伤寒五六日中风，往来寒热交互为文者，发明风寒至此，同归于一治也。

程郊倩：少阳无自受之邪，俱属太阳逼蒸而起，故曰伤寒中风，非寒伤少阳，风中少阳也。职属中枢，去表稍远，邪必逗延而后界此，故曰五六日。少阳脉循胁肋，在腹阴背阳两歧间，在表之邪欲入里，为里气所阻，故寒往而热来；表里互拒而留于歧分，故胸胁苦满；神识以拒而昏困，故嘿嘿；木受邪则妨土，故不欲食。胆为阳木而居清道，为邪所郁，火无从泄，逼炎心分，故心烦；清气郁而为浊，则成痰滞，故喜呕。然不曰呕，而曰喜呕，则非真呕可知。此与苦满之“苦”字，不欲饮食之“不欲”字，皆病情之得于内者，所贵在无形以揣之也。

《金鉴》：伤寒中风，见口苦、咽干、目眩之证与弦细之脉，更见往来寒热云云证，知邪已传少阳矣。

〔评述〕

分析本条“伤寒五六日，中风”，系倒装句法。观诸家之见，此句的原意应是“伤寒或中风已经五六天了”。伤寒或中风五六日后，出现了往来寒热、胸胁苦满、嘿嘿不欲饮食、心烦喜呕等症状，这说明太阳表证已罢，邪由表入里，正气抗邪，正邪相争在半表半里，为小柴胡汤的主证。寒热往来，交替发作，日发数次，发无定时，这是邪在少阳的特征。它既与太阳病寒热同时兼具的发热恶寒不同，又与疟疾病寒热发作有定时的往来寒热有本质区别。胸胁是少阳部位，邪热壅于少阳，故胸胁苦满；邪热郁阻胸中，气机不宣，影响于胃，故嘿嘿不欲饮食；热郁则烦，胃逆则呕，故心烦喜呕。若热邪郁结胸胁，而未涉及胃部，则胸中烦而不呕；若热郁于胸，气机不宣，津液不布，虽渴亦不多饮，故曰或渴；若肝气犯脾，或有腹痛证，故曰或腹中痛；若邪气蓄于胸胁，可能出现胁下痞硬症状。少阳统辖三焦，三焦的决渎之官，乃水气通行之道路，三焦发生病变，则影响水液的通调，如水停于胸则心悸、水停于下则小便不利。若里气已和则不渴，表犹未尽则身有微热。若水气犯肺，有时也出现咳嗽症状。凡此种种病变，其主证可投以小柴胡汤治之，若有兼证可在小柴胡汤方的基础上，根据出现的兼证灵活加减。

本条所叙述的是小柴胡汤主治证，但这些还不能完全包括少阳病的主证，少阳病提纲的口苦、咽干、目眩等症也是临床常见的少阳病证候。因此，把二者结合起来看，对少阳病的认识更清楚，对加深理解小柴胡汤的主治范围更有帮助。

〔方剂〕

小柴胡湯方

柴胡半斤　黄芩三兩　人參三兩　半夏半斤（洗）　甘草三兩（炙）　生薑三兩（切）　大棗十二枚（擘）

上七味，以水一斗二升，煮取六升，去滓，再煎取三升，温服一升，日三服。若胸中烦而不嘔者，去半夏、人參，加瓜蔞實一枚；若渴去半夏，加人參合前成四兩半，栝樓根四兩；若腹中痛者，去黄芩，加芍藥三兩；若脅下痞鞕，去大棗，加牡蠣四兩；若心下悸，小便不利者，去黄芩，加茯苓四兩；若不渴，外有微熱者，去人參，加桂枝三兩，温覆微汗愈；若咳者，去人參、大棗、生薑，加五味子半升，乾薑二兩。

〔校勘〕

《金匮玉函经》："七味"下有"㕮咀"二字，"再煎"作"再煮"，没有"三服"的"服"字，"若渴"下有"者"字，成无己本亦有。

《千金翼方》：无"瓜蒌四两"句。

《金匮玉函经》《千金翼方》："硬"作"坚"，下有"者"字。

《千金翼方》《外台秘要》："牡蛎四两"作"六两"。

成无己本、《金匮玉函经》《千金翼方》：缺桂枝的"枝"字。

《仲景全书》：大枣作"十二枚"。

《千金翼方》：柴胡作"八两"。

〔方解〕

程郊倩：柴胡疏木，使半表之邪得从外宣；黄芩清火，使半里之邪得从内彻；半夏豁痰饮，降里气之逆；人参补内虚，助生发之气；甘草佐柴胡，调和内外；姜枣助参夏通达荣卫。相须相济，使邪无内向而外解也。

章虚谷：小柴胡汤升清降浊，通调经腑，是和其表里，以转枢机，故为少阳之主方。

尤在泾：胸中烦而不呕者，邪聚于膈而不上逆也，热聚则不得以甘补，不逆则不必以辛散，故去人参、半夏，而加瓜蒌实之寒，以除热而荡实也。渴者，木火内烦而津虚气燥也，故去半夏之温燥，而加人参之甘润、栝楼根之凉苦，以彻热而生津也。腹中痛者，木邪伤土也，黄芩苦寒，不利脾阳；芍药酸寒，能于土中泻木，去邪气止腹痛也。胁下痞硬者，邪聚少阳之募；大枣甘能增满，牡蛎咸能软坚。好古云"牡蛎以柴胡引之，能去胁下痞也"。心下悸，小便不利者，水饮蓄而不行也，水饮得冷则停，得淡则利，故去黄芩加茯苓。不渴，外有微热者，里和而表未解也，故不取人参之补里，而用桂枝之解外也。咳者，肺寒而气逆也，经曰"肺苦气上逆，急食酸以收之"。又曰"形寒饮冷则伤肺"，故加五味之酸以收逆气；干姜之温以祛肺寒；参枣甘壅，不利于逆；生姜之辛，亦恶其散耳。

柯韵伯：先辈论此汤，转旋在柴、芩二味，以柴胡清表热，黄芩清里热也。卢氏以柴胡半夏得二至之气而生，为半表半里之主治，俱似有理。然本方七味中，半夏黄芩俱在可去之例，惟不去柴胡、甘草，当知寒热往来，全赖柴胡解外，甘草和中。

《金鉴》：邪正在两界之间，各无进退而相持，故立和解一法，既以柴胡解少阳在经之表寒，黄芩解少阳在府之里热；犹恐在里之太阴，正气一虚，在经之少阳，邪气乘之，故又以姜、枣、人参和中而预壮里气，使里不受邪而和，还表以作解也。

〔验案〕

齐秉慧以小柴胡汤治张太来妻之寒热间作，口苦咽干，头痛两侧，默不欲食，眼中时见红影动，其家以为雷号，来寓备述，予曰非也。少阳胆热溢于肝经，目为肝窍，热乘肝胆，而目昏花，予用小柴胡汤和解少阳，加当归、香附宣通血分，羚羊角泻肝热而廓清目中，不数剂而愈。

治予八女，六岁，寒热往来，每予梦中惊叫而醒，爬人身上，且哭且怕，至十余夜，不能瞑目，将合眼就大叫大哭，维时予南罢外回，归家妇语如故。余曰：此胆虚热乘，用小柴胡汤去黄芩（未见口苦咽干，不用黄芩），加白茯苓、远志宁心安神，竹茹开郁，真琥珀定惊，一剂而全。（《齐氏医案》）

小柴胡汤加减治疗产后发热8例。8例发热均由产后感染而致，体温38℃～39.6℃，持续发热天数3～6天，白细胞（1.2～3.2）×10^9，常见头晕头痛，发热以午后为甚，胸闷，口苦或泛恶。诊前均已用西药如抗生素、安乃近、冬眠灵等治疗，因疗效不显，或热退而其他症状仍存在，用中药治疗，基本处方为小柴胡汤加减（软柴胡、炒黄芩、党参、姜半夏、甘草、当归、川芎、炒白芍、丹参、益母草、生姜）。如恶露未净，腹痛拒按者去白芍、生姜，合生化汤；发热微恶寒，肢节烦疼，自汗出者，加桂枝；兼血压高者，柴胡用醋炒；有形寒、肌肉疼痛者，用柴胡加桂枝汤。疗效：服3～5剂后均痊愈。（上海中医药杂志,1965年第10期）

小柴胡汤去党参加防风、葛根治疗疟疾4例，其中2例为恶性疟，2例为间日疟，均经血涂片检查证实。一般症状为寒热往来，头痛，颈痛，腹痛，食欲不振，口渴。服法：每日一剂，分两次服。第一次在发作前2小时服，4小时后服第二次。症状消除后，改用补中益气汤加减善后。疗效：4例均于1～4日内退热，其中1例恶性疟于8日后涂片检查仍为阳性。（《中医中药治疗经验汇编》，广西北海，1959年第一辑）

〔评述〕

本方为和解少阳的主方。其作用，章氏有概括的论述；其方义，以程氏的分析为简要；其加减，尤氏之说明颇详尽。

本方组成严谨，方中柴胡气质轻清，味苦微寒，能透达少阳之邪，疏解气机郁滞，为主药；黄芩苦寒，气味厚重，能清胸腹郁热，为辅药。柴、芩合用，解半表半里之邪，以除寒热往来、胸胁苦满、心烦诸症。因本证由"血弱气尽，腠理开，邪气因入"而引起，故佐人参、甘草、大枣益气和中，扶正以祛邪；再佐生姜、半夏降逆和胃而止呕。

本方应用范围很广，不但能治疗伤寒少阳病，且凡病机与少阳病相同者，无论伤寒、杂病，如疟疾、热入血室、妇人产后发热、大病差后发热者皆可使用。历代医家对此多有宝贵经验，如清代王孟英用本方治疟疾，以"呕吐胁痛、畏寒不渴、舌苔微白"为辨证要点；治疗黄疸，以"腹满而痛、脉弦胁痛、少阳未罢"为辨证要点；治产后郁冒，以"脉微弱、吐不能食、大便反坚、但头汗出"为辨证要点。《金匮发微》并指出"小柴胡汤重用黄芩，令人大便泄，屡验"。这些宝贵经验，很值得临床参考借鉴。

（李　林）

〔原文〕

97. 血弱氣盡[1]，腠理[2]開，邪氣因入，與正氣相搏，結於脅下。正邪分爭，往來寒熱，休作有時，嘿嘿不欲飲食，藏府相連，其痛必下，邪高痛下[3]，故使嘔也，小柴胡湯主之。服柴胡湯已，渴者，屬陽明，以法治之。

〔校勘〕

《金匮玉函经》《千金翼方》："饮食"均作"食饮"。"结"字作"在"字，"故使"下有"其"字。"服柴胡汤已"句下《金匮玉函经》、成无己本另列为一条。

《千金翼方》："已"作"而"。

《金匮玉函经》："属"字上有"此"字。

成无己本："阳明"下有"也"字。

〔词解〕

（1）血弱气尽：气血不足、正气衰弱的意思。

（2）腠理：皮肤、肌肉之纹理。

（3）邪高痛下：邪高指邪在上焦，痛（一作病）下是指病邪渐传入下部。

〔提要〕

小柴胡证的病机及转属阳明之证治。

〔选注〕

王肯堂：血弱气尽至结于胁下，是释胸胁苦满句；正邪分争三句，是释往来寒热句，倒装法也。嘿嘿不欲饮食，兼上文满痛而言；脏腑相连四句，释心烦喜呕也。

尤在泾：血弱气尽，腠理开，谓亡血、新产、劳力之人，气血不足，腠理疏豁，而邪气乘之也。邪入必与正相搏而结于胁下，胁下者，少阳之募，而少阳者，阴阳之交也。邪气居之，阴出而与邪争则寒，阳入而与邪争则热，阴阳出入，各有其时，故寒热往来、休作有时也。嘿嘿不欲饮食，必如上条。"脏腑相连"四句，是原所以邪气入结之故。谓胆寄于肝，地逼气通，是以其邪必从腑入脏，所以其痛必下也。邪高谓病所来处，痛下谓病所结处，邪欲入而正拒之，则必上逆而呕也。至其治法，亦不出小柴胡和解表里之法。服后邪解气和，自必不渴，若渴者，是少阳邪气复还阳明也。以法治之者，谓当从阳明之法，而不可复从少阳之法矣。

黄坤载：少阳之病，缘太阳阳明之经，外感风寒，经气郁勃，逼侵少阳，少阳之经，因于二阳之侵，血弱气尽，腠理开泄，二阳经邪因而内入，与本经正气两相搏战；经气郁迫，结滞胁下，少阳之经，自头走足，脉循胁肋，病则经气不降，横塞胁肋，此胸胁苦满、胁下痞硬之故也。正气病则正亦为邪，阴郁而为寒，是为阴邪；阳郁而为热，是为阳邪。邪正分争，休作有时，此往来寒热之故也。分争之久，正气困乏，精神衰倦，静默无言，饮食不思，此嘿嘿不欲饮食之故也。脾脏胃腑以膜相连，一被木郁，则胃气上逆，脾气下陷，脾气既陷，则肝气抑遏而克脾土，其痛必在下部，此腹中作痛之故也。胃土既逆，则上脘填塞，君火下降，浊气涌翻，于是心烦而喜呕吐；胃土逆而邪高，脾气下陷则痛下，痛下而邪高，此心烦喜呕之故也。是皆小柴胡汤证，宜以主之。

郑重光：少阳、阳明之病机在呕渴中分，渴则转属阳明，呕则仍在少阳。如呕多虽有阳明证，不可攻之，因病未离少阳也。服柴胡汤渴当止，若服柴胡汤已加渴者，是热入胃府，耗津消水，此属阳明胃病也。

方有执：已，毕也。渴亦柴胡或为之一症，然非津液不足，水饮停逆则不渴，或为之渴，寒热往来之暂渴也。今服柴胡毕而渴，则非暂渴，其为热已入胃，亡津液而渴可知，故曰属阳明也。

〔评述〕

本条的主要内容有两点：①"血弱气尽……小柴胡汤主之"这一节主要对上条小柴胡汤主证的病理机转作了进一步阐发。②"服柴胡汤已……以法治之"这一节主要叙述服小柴胡汤后转属阳明的客观指征及治法。

王、尤、黄三氏对第一节的解释基本上是一致的。大体上说，其病理机转是在人体气血不足时，阳气不能卫外为固，腠理不密，外邪因入，邪入与正气相搏，结于胁下。胁下为少阳的部位，少阳受邪，正邪交争故出现往来寒热、休作有时、胸胁苦满、嘿嘿不欲饮食等小柴胡汤证。所不同的是，尤、黄二氏对"脏腑相连"的解释，略有歧异。尤氏认为是胆寄于肝，地逼气通；黄氏认为是脾脏胃腑，以膜相连。他们从不同的角度阐述一个问题，都有一定道理。我们认为把尤、黄二氏的意见结合起来看就比较全面了。脾胃与肝胆在生理上相互联系，在病理上也是相互影响的。肝病则影响于脾，故其痛必下；胆病亦影响胃，胃气上逆故呕。当然邪气与胃气相搏而上逆，也能致呕。

郑、方二氏对第二节的解释很明了。小柴胡汤证，本来不欲饮食，则其原来不渴可知，虽间有或渴一症，然其渴必不太甚，并且与小柴胡汤去半夏加栝楼根，即可有效。今服汤以后，由不渴转而为渴，这就是转属阳明的客观指征。但阳明有经证、腑证之分，治疗上经证用白虎，腑证用承气，所以转属阳明后，要根据具体病情决定治法，这就是"以法治之"的基本精神。

（李　林）

〔原文〕

98. 得病六七日，脉迟浮弱，恶风寒，手足温，醫二三下之，不能食，而脅下满痛，面目及身黄，頸項强，小便難者，與柴胡湯，後必下重⁽¹⁾；本渴飲水而嘔者，柴胡湯不中⁽²⁾與也，食穀則噦⁽³⁾。

〔校勘〕

《金匮玉函经》《脉经》："而胁下满痛"均作"其人胁下满痛"。

成无己本："本渴饮水而呕者"作"本渴而饮水呕者"。

《金匮玉函经》："不中与之"作"不复中与之"。

〔词解〕

(1) 后必下重：大便时有肛门下坠感。

(2) 中：适合，当。

(3) 哕：音约（yuē），呃逆。

〔提要〕

太阳病兼太阴里虚而被误下改变的柴胡疑似证。

〔选注〕

柯韵伯：浮弱为桂枝脉，恶风为桂枝证，然手足温而身不热，脉迟为寒，为无阳，为在脏，是表里虚寒也。法当温中散寒，而反二三下之，胃阳丧亡，不能食矣。食谷则哕，饮水则呕，虚阳外走，故一身面目悉黄；肺气不化，故小便难而渴；营血不足，故颈项强；少阳之枢机无主，故胁下满痛，此太阳中风误下之坏病，非柴胡证矣。柴胡证不欲食，非不能食，小便不利，非小便难，胁下痞硬不是满痛，或渴不是不能饮水，喜呕不是饮水而呕，与小柴胡汤后必下利者，虽有参甘，不禁柴芩、瓜蒌之寒也。此条亦是柴胡疑似证，而非柴胡坏证……此条似少阳而实太阳坏病。

成无己：得病六七日，脉迟浮弱，恶风寒，手足温，则邪气在半表半里未为实，反二三下之，虚其胃气，损其津液，邪蕴于里，故不能食而胁下满痛；胃虚为热蒸之，薰发于外，面目及身悉黄也。颈项强者，表仍未解，小便难者，内亡津液，虽本柴胡汤证，然以里虚、下焦气涩而小便难，若与柴胡汤又走津液，后必下重也。不因饮水而呕者，柴胡汤证；若因饮而呕者，水停心下也。《金匮要略》曰"先渴却呕者，为水停心下，此属饮家"。饮水者，水停而呕；食谷者，物聚而哕，皆非小柴胡汤所宜。二者皆柴胡汤之戒，不可不识也。

《金鉴》：得病六七日，少阳入太阴之时也。脉迟，太阴脉也；脉浮，太阳脉也；恶风寒，太阳证也；手足温，太阴证也。医不以柴胡桂枝汤解而和之，反二三下之，表里两失矣。今不能食，胁下满痛，虽似少阳之证，而实非少阳也。面目及身发黄，太阴之证已具矣；颈项强，则阳明之邪未已也；小便难者，数下夺津之候也。此皆由医之误下，以致表里杂揉，阴阳同病，若更以有少阳胁下满痛之一症，不必悉具，而又误与柴胡汤，则后必下重，是使邪更进于太阴也。虽有渴证，乃系数下夺津之渴，其饮水即呕，亦非少阳本证之呕，缘误下所致，故柴胡汤不中与也。

尤在泾：病六七日，脉浮不去，恶风寒不除，其邪犹在表也。医及二三下之，胃气垂伤，邪气入里，则不能食而胁下满痛，且面目及身黄，颈项强，小便难。所以然者，其人脉迟弱而不数，手足温而不热，为太阴本自有湿，而热又入之，相得不解，交蒸互郁，而面目身体悉黄矣。颈项强者，湿痹于上也；胁下满痛者，湿聚于中也；小便难者，湿不下走也，皆与热相得之故也。医以其胁下满痛，与柴胡汤以解其邪，后必下重者，邪外解而湿下行，将欲作利也。设热湿并除，则汗液俱通而愈矣，何至下重哉。本渴而饮水呕者，《金匮》所谓"先渴却呕者，为水停心下，此属饮家也"。饮在心下，则食谷必哕，所谓诸呕吐，谷不得下者，小半夏汤主之是也，岂小柴胡所能治哉。

〔评述〕

本条文"得病六七日，脉迟浮弱，恶风寒，手足温"是追叙患病的日数及先时的脉证。从其脉证来分析，柯氏、《金鉴》都认为是里虚表未解之证；而成氏则认为是半表半里证，欠妥，因从脉证来看，并无半表半里之少阳证。尤氏虽认识到表邪未解，但对里虚的估计不足，仅认识到太阴本自有湿。柯氏、《金鉴》认为本自虚寒，下之只能伤其胃阳，因此出现寒湿发黄；而尤氏和成氏则认为下后表邪内陷，热入于里与内湿相结，而造成湿热发黄。两者有着根本的不同。因此，对本条文最后提出"柴胡汤不中与之"的理解也截然不同。我们认为柯氏、《金鉴》之说似为有理，因为条文一开始就明确指出"脉迟浮弱，手足温"，伤寒本论中曰"太阴伤寒，手足自温"，可见其先时之证，当系太阳表邪未解，而兼见太阴里虚寒之证无疑，应温中解表。但医屡用攻下，正气愈伤，土虚湿郁而发生一系列变证。脾胃阳伤，故不能食；土虚无从安木，肝木横进，故胁下满痛；湿邪郁蒸，而面目身黄。王好古曰："伤寒病……若下之太过，往往变成阴黄。"湿滞于下，故小便不利；湿痹于上，故颈项强。若医不察，以胁下满痛误用小柴胡汤，"虽有参草，不禁柴芩"，以致脾气更虚，中气下陷，故必下重。柯氏并举柴胡证与本证详细对照分析，辨其真伪，其论颇得要领。

（戚燕如）

〔原文〕

99. 伤寒四五日，身热恶风，颈项强，胁下满，手足温而渴者，小柴胡汤主之。

〔校勘〕

《脉经》《千金翼方》："身热恶风"均作"身体热"。

〔提要〕

太阳证虽未尽，病机已在少阳的证治。

〔选注〕

《金鉴》：身热恶风，太阳证也；颈项强，太阳阳明证也；胁下满，手足温而渴，阳明少阳证也。此为三阳合病之始，固权其孰缓孰急，以施其治。然其人胁下满，手足温而渴，是已露去表入里，归并少阳之机，故独从少阳以为治也。

柯韵伯：身热恶风，颈项强，桂枝证未罢。胁下满，已见柴胡一证，便当用小柴胡去参夏加桂枝瓜蒌以两解之。不任桂枝而主柴胡者，从枢故也。

张隐庵：手足温者，手足不冷也。非病人自觉其温，乃诊者按之而得也。

汪琥：此条系三阳经齐病，而少阳之邪居多也。

承淡安：上条与本条之证几相似，彼不能用柴胡汤，此则可用之。彼属太阴之热，此属三阳之热也。症相似而虚实悬殊，仲师以本条紧接上条，似有深意在焉，上条恐人误认柴胡证，本条又恐人比拟上条，不敢用柴胡汤也。

〔评述〕

诸家之说各有见地。本条乃太阳之表证未全罢，少阳之经已受邪，且有邪将化热伤津之候。何以知之？四五日，身热仍恶风，知表犹未罢也。胁下满则少阳证已露。颈项强者，似太阳证仍在，但重点实乃在于少阳。要知太阳之项强，因风府受邪，经输不利，头项强痛；合阳明之项强，必连背强几几；此则颈项强，自颈而及项，转动不灵也。颈，少阳经脉所上之部，故此证亦为由太阳转属少阳之证。手足温而渴，可知其将化热，津伤之兆已显。故虽表未解，不可再汗，且病机重在少阳，故以小柴胡汤，如柯氏之言，从枢达之也。

本条与上条之证颇相类似，惟上条乃数下之后虚其脾胃，太阴不运，气滞湿蕴，土虚而致木乘，故不可与小柴胡汤，当以培中健运、益气除湿、温阳之品。两条的辨证要点：上条乃得之数下之后，本证未经误下由传经而来，此病因之不同；上条之颈项强，胁下满，伴见身黄、不能食、小便难，可知其为脾湿内蕴，因虚而致木乘，本条则无此脾虚诸症。故少阳之见症略似，而一以大下里虚，一未经下里不虚，一是脾虚乃主要病机，一则少阳之热为主要病机，而小柴胡或投之致变，或投之收功，全在医者之辨证精当否。

有云身热、手足温而渴为阳明病者，非也。身热，三阳经共有之症，伴见恶风，乃太阳之表未罢。阳明之主症在汗自出，不恶寒反恶热。阳明内热固必口渴，但不可凭此一症而断为阳明病。太阳病，心下有水气则或渴，如小青龙汤之治；太阳病，热邪入腑，水气不化，则内蓄而无津上承亦消渴，如五苓散之治；太阳病，汗后胃燥，少与水以润之以欲愈之渴，及少阳热伤津液之渴，与柴胡加栝楼根之治，如本条等皆是渴症，故渴症不与阳明内热诸症同见者则非阳明病。所以说本条乃少阳太阳并病的又一治法。

柴胡桂枝汤亦为太阳少阳俱病而设，但其病机与本条有异。本证病机重在少阳，邪热将归并于少阳之经，表证虽未尽，但已微，只得枢机和转，外证自解；而彼则肢节烦疼，非和解所能除去。且此仅恶风，彼尚恶寒，轻重显明，故此但给少阳即可，彼非两解不可，宜别之。

（高 铎）

〔原文〕

100. 傷寒，陽脉澀，陰脉弦，法當腹中急痛，先與小建中湯。不差者，小柴胡湯主之。

〔校勘〕

成无己本："急痛"下有"者"字，"小柴胡"上有"与"字。

《金匮玉函经》："者"字作"即与"二字。

〔提要〕

少阳证兼有虚寒腹痛，先补后和的治法。

〔选注〕

方有执：阳主气，涩主痛，阴主血，弦主急，投以小建中汤者，求之于益阴而和阳也，不差则不对可知矣。小柴胡汤者，少阳之主治也，盖少阳属木，其脉弦，木盛则土受制，故涩而急痛也，然则是治也者，伐木以救土之谓也。

喻嘉言：阳脉涩，阴脉弦，浑似在里之阴寒，所以法当腹中急痛，故以小建中之缓而和其急，腹痛止而脉不弦涩矣。若不差，则弦为少阳之本脉，而涩乃汗出不彻，腹痛乃邪欲传太阴也，则用小柴胡汤以和阴阳，为的当无疑矣。

尤在泾：阳脉涩，阳气少也；阴脉弦，阴有邪也。阳不足而阴乘之，法当腹中急痛，故以小建中汤温里益虚散阴气。若不差，知非虚寒在里，而是风邪内干也，故当以小柴胡汤散邪气止腹痛。

《金鉴》：伤寒脉得浮涩，营卫不足也；脉得沉弦，木入土中也。营卫不足则表虚，木入土中则里急，惟表虚里急，腹中急痛，所以先用小建中汤，以其能补营卫兼缓中急，则痛可差也。或不差，必邪尚滞于表，知涩为营卫不通。弦为少阳本脉，故与小柴胡汤，按法施治也。

〔评述〕

阳脉与阴脉有按轻取、重取解释者。阳脉涩，尤在泾认为是阳气少；阴脉弦，《金鉴》认为是木入土中。本条以脉示人以病机，轻取脉涩，可理解为中阳虚弱；重取脉沉弦，可理解为少阳邪盛。本条病机正是少阳之邪不解，更见脾胃虚寒。见此病机，当先和解少阳还是先温中补虚？须看二者缓急之情，少阳证急如呕满寒热，当先和解少阳，如里证急迫，如本条所能谓腹中急痛，则当以温中补虚为先。里和往往外邪自解，如不能自解是少阳之邪未解，仍可以用和法，以小柴胡汤治疗。但不能理解为不差是没有虚寒之里证。

〔方剂〕

小建中汤方

桂枝三兩（去皮）　　甘草三兩（炙）　　大棗十二枚（擘）　　芍藥六兩　生薑三兩（切）　　膠飴一升

上六味，以水七升，煮取三升，去滓，内飴，更上微火消解，温服一升，日三服。嘔家不可用建中汤，以甜故也。

〔校勘〕

《金匮玉函经》、成无己本："内饴"作"内胶饴"。

《外台秘要》：作"先煮五味，取三升，去滓，内饴，更上火微煮，令消解"，"用"字作"服"字，《金匮玉函经》《千金翼方》没有"建中汤"三字。

《金匮玉函经》、成无己本、《金匮要略》：甘草均作"三两"。

《千金翼方》：大枣作"十一枚"。

〔方解〕

成无己：建中者，建脾也。《内经》曰："脾欲缓，急食甘以缓之。"胶饴、大枣、甘草之甘，以缓中也。辛，润散也，荣卫不足，润而散之，桂枝、生姜之辛以行荣卫。酸，收也、泄也，正气虚弱，收而行之，芍药之酸以收正气。

方有执：小建中者，桂枝汤倍芍药而加胶饴也。桂枝汤扶阳而固卫，卫固则营和；倍芍药者，酸以收阴，阴收则阳归附也；加胶饴者，甘以润土，土润则万物生也。

《金鉴》：是方也，即桂枝汤倍芍药加胶饴也。名曰小建中者，谓小小建立中气也。盖中气虽虚，表尚未和，不敢大补，故仍以桂枝和营卫，倍芍药和饴糖，调建中州，而不啜稀粥，温覆令汗者，其意重在心悸中虚，而不在伤寒之表也。中州建立，营卫自和，津液可生，汗出乃解，悸烦可除矣。呕家不可用，谓凡病呕者不可用，恐甜助呕也。

〔验案〕

王右，腹痛喜按，痛时自觉有寒气自上下迫，脉虚弦，微恶寒，此为肝乘脾，小建中汤主之。（《经方实验录》）

脉双弦，有寒饮在胃也；脘痛吐酸，木克土也；得食则痛缓，病属中虚，当和中泄木祛寒，小建中汤加减主之。白芍、桂枝、干姜、炙草、半夏、橘饼、川椒、党参、白术。（《柳选四家医案》）

〔评述〕

本方即桂枝汤倍芍药加饴糖而成。方中以饴糖为主，合桂枝甘温相得，能温中补虚；合甘草、芍药，甘酸相伍能缓急止痛；复佐生姜之辛温，大枣之甘温，辛甘化合能健脾胃而和营卫。方名"建中"者，以其主要功用在于建复中气也。中气建，则可期营卫和、表邪解。目前临床广泛用于治疗各种原因所致的虚寒性腹痛（如胃及十二指肠溃疡、慢性胃炎、胃下垂等辨证属虚寒者），以及体虚自汗、气虚发热等，疗效可靠。

（郭正权）

〔原文〕

101. 傷寒中風，有柴胡證，但見一證便是，不必悉具。凡柴胡湯病證而下之，若柴胡證不罷者，復與柴胡湯，必蒸蒸而振[1]，却復發熱汗出而解。

〔校勘〕

《金匮玉函经》："有柴胡"作"小柴胡"。

《金匮玉函经》《千金翼方》："病"字、"若"字、"却复"的"复"字都没有，成无己本亦无"复"字。

〔词解〕

（1）蒸蒸而振：蒸蒸，内热貌。气从内达，邪从外出，则发生振慄之状，是形容战汗的现象。

〔句解〕

但见一证便是：一证是指柴胡主证之一而言，如往来寒热、胸胁苦满、默默不欲饮食、心烦喜呕是。而其他或然证，如或渴、或呕、或腹中痛等，自不必悉具。

〔提要〕

辨柴胡汤的使用法及辨误下后服柴胡汤的机转。

〔选注〕

郑重光：有柴胡证，但见一证便是，不必悉具者，言往来寒热是柴胡证。此外，兼见胸胁满硬，心烦喜呕，及诸证中凡有一证者，即是半表半里，故曰呕而发热者，小柴胡汤主之。因柴胡为枢机之剂，风寒不全在表，未全入里者，皆可用，故证不必悉具，而方有加减法也。至若柴胡有疑似证，不可不审者，如胁下满痛、本渴而饮水呕者，柴胡不中与也；及但欲呕，胸中痛，微溏者，亦非柴胡证。此等又当细为详辨者也。

程郊倩：柴胡汤病证已经误治，而里证无伤，不妨仍作小柴胡汤处治，有如下之一法，柴胡证之所禁者，犯此须防表邪乘虚而入，坏病随成，不复留此柴胡证耳。若柴胡证不罢者，则里气尚能拒表，枢机未经解纽，复与小柴胡汤，使邪气得还于表，而阳神内复，自当蒸蒸而振，振后却发热汗出解。

黄坤载：柴胡证本不宜下而误下之，柴胡证罢，此为坏病；若其证不罢，复与柴胡汤，必蒸蒸而振慄，却发热汗出而解。阳气欲发，为阴邪所束，郁勃鼓动，故振慄战摇，顷之透发肌表，则汗而解矣。

尤在泾：柴胡证，如前条所谓往来寒热，胸胁苦满等证是也。伤寒中风者，谓无论伤寒中风，有柴胡证者，但见一证，便当以小柴胡和解之，不可谓具不具，而以他药发之也……柴胡证不应下而反下之，于法为逆，若柴胡证不罢者，仍宜柴胡汤和解，所谓此虽已下，不为逆也。蒸蒸而振者，气从内达，邪从外出，有战胜之义焉，是以发热汗出而解也。

张隐庵：恐泥或烦、或渴、或痛、或痞、或悸、或咳之并呈，故于此申明之。

钱潢：蒸蒸者，热气从内达外，如蒸炊之状也。邪在半里，不易达表，必得气蒸肤润，振战鼓慄，而后发热，汗出而解也。

刘栋：凡柴胡汤正证中，往来寒热一证也，胸胁苦满一证也，嘿嘿不欲饮食一证也，心烦喜呕一证也。病人于此四证中，但见一证者当服柴胡汤也，不必须其他悉具矣。

〔评述〕

本条说明用柴胡汤，只要审其病机确属少阳，即可使用，症状不必悉具。并指出下后柴胡证仍在者，用柴胡汤获效的情况。

柴胡汤为和解少阳之剂，少阳病为邪在半表半里。柴胡汤所主的证候，除如刘栋所言，如96条中所说的"往来寒热，胸胁苦满，嘿嘿不欲饮食，心烦喜呕"及七个或然症之外，亦应包括263条少阳病的提纲"少阳之为病，口苦、咽干、目眩也"。程郊倩在论及少阳篇提纲证时曾说过："少阳在六经中典开合之枢机，出则阳，入则阴，凡客邪侵到其界，里气辄从而中起，故云半表半里之邪。半表者，指经中所到之风寒而言，所云往来寒热、胸胁苦满等是也；半里者，是胆腑而言，所云口苦、咽干、目眩是也。表为寒，里为热，寒热互拒，所以有和解一法。观其首条所揭（指263条）口苦、咽干、目眩之证，终篇总不一露（指整个少阳篇），要知终篇无一条不具有首条之证也。有此条之证，而兼一二表证，小柴胡汤方可用；无此条之证，而只据往来寒热等，及或有之证，用及小柴胡，腑热未具，而里气预被寒侵，是为开门揖盗矣。"他说的是有道理的，应将少阳篇的提纲证：口苦、咽干、目眩亦作为柴胡汤的主证之一。条文中所说"但见一证"，郑重光认为是除"往来寒热"主证外，兼见其他诸证中之一证，尤在泾则认为不仅要有"往来寒热"，而且应有"胸胁苦满"。其余各家意见也基本如此，均忽视了"口苦、咽干、目眩"的少阳提纲证，是不够全面的。

"但见一证，不必悉具"，应该全面地理解。一方面，如郑重光所言"因柴胡为枢机之剂，风寒不全在表，未全入里者，皆可用，故证不必悉具，而方有加减法也"。在临床上，只要抓住病人的主要症状，确定病人的病机确属少阳，就可以大胆使用小柴胡汤，而不必诸症悉备方才使用。实际上，临床上病人同时具备所有柴胡汤五个（或四个）主症及七个或有兼证的，也几乎是没有的。另一方面，所谓"但见一证"亦不应理解为只要有柴胡汤的一个症状，就可不顾病人的其他症状而使用柴胡汤。恽铁樵说："证有主从，柴胡证以往来寒热为主，所谓不必悉具者，谓副证不必悉具，非主证可以不具也。"他说的是比较正确的。但就临床来讲，仅有"往来寒热"是不够的，在同时兼见"胸胁苦满"或"口苦、咽干、目眩"等证的情况下，再使用小柴胡汤方比较稳妥。因此，这里所说的"一证"，只是大的而言，可理解为在"口苦、咽干、目眩"的基础上，但见"往来寒热、胸胁苦满"等证中的一症，也可理解为在"往来寒热、胸胁苦满"的基础上但见"口苦、咽干、目眩"中的一症即可，才能比较准确地认为是病在少阳的小柴胡汤证。所以，在临床上，必须较全面地了解病情，既灵活大胆，又细致谨慎，才算正确地理解了仲景原文的精神。

在治法上，邪在表的宜汗，在里的宜下，少阳证既不在表，又不在里，因此汗下皆不能祛病，只有使用小柴胡汤和解少阳，借少阳的枢转作用，驱邪外出。如果误用攻下，柴胡证仍在的，是病邪未因误下而内陷，仍停留在半表半里之间，还须使用柴胡汤以和解。至于蒸蒸而振，发热汗出的机转，是因误下正气受伤，待服药后，正气得药力之助，振奋而驱邪外出的战汗现象。

（肖燕军）

〔原文〕

102. 傷寒二三日，心中悸而煩者，小建中湯主之。

〔校勘〕

《外台秘要》：作"伤寒一二日"。

〔提要〕

里虚兼感外邪的证候与治法。

〔选注〕

陈平伯：但云心中烦悸，不云无汗恶寒等证，可知服过麻黄汤后，表实已解，里虚渐著，故以此汤补之。

《金鉴》：伤寒二三日，未经汗下，即心悸而烦，必其人中气素虚，虽有表证，亦不可汗之。盖心悸阳已微，心烦阴已弱，故以小建中汤先建其中，兼调营卫也。

魏念庭：建中者，治其本也。与建中后，徐审其在表，则仍当发汗，以中州既建，虽发汗阳亦不致亡矣；审其传里，则应下之，以中州既建，虽下阳亦不致陷矣。所谓急则从标，而缓则从本也。

汪琥：伤寒二三日，邪当传里之时，今则别无他证，但心中悸而烦者，此外邪已微而不传，正气骤虚，不能自持也。盖阳气内虚则心悸，阴气内虚则心烦，故以小建中汤，以建其里气之虚。

〔评述〕

关于产生悸和烦的原因，陈平伯认为是里虚渐著的表现、《医宗金鉴》认为是中气素虚所致、魏念庭认为是中州不建的缘故、汪琥也认为是由正气骤虚而产生，各注家见解基本上一致。小建中汤具有温里建中补虚的效果，所以小建中汤证的悸和烦，是里虚中州不建所致，这是肯定的。

本条还示人以标本缓急的道理。陈平伯认为"但云心中悸烦，不云无汗恶寒等证，可知服过麻黄汤后，表实已解"，这种说法仅是推测，并无根据，很难说是否服过麻黄汤，是否表实已解。但是有表邪当先解其表，不可妄温其里，也是常理。而在里证急于表证的时候，即里证成为主要矛盾的时候，正如《金鉴》所说"虽有表证，亦不可汗之"。中气不足，则无抗邪能力，必须中州既建，或发汗解表，或攻下救里，方能收效而不伤正。

（郭正权）

〔原文〕

103. 太陽病，過經⁽¹⁾十餘日，反二三下之，後四五日，柴胡證仍在者，先與小柴胡。嘔不止，心下急⁽²⁾，鬱鬱⁽³⁾微煩者，爲未解也，與大柴胡湯下之則愈。

〔校勘〕

《金匮玉函经》《外台秘要》："反"字作"及"字。

《脉经》《千金翼方》："仍"字作"续"字。

成无己本、《脉经》《外台秘要》《千金翼方》："小柴胡"下均有"汤"字。

《金匮玉函经》《千金翼方》："呕不止，心下急"均作"呕止小安"，"郁郁"上有"其人"二字。

成无己本："大柴胡"下无"汤"字。

〔词解〕

（1）过经：病传他经。

（2）心下急：指胃脘部窘迫不舒感。

（3）郁郁：郁闷心烦之意。

〔提要〕

小柴胡汤证有里实的证治。

〔选注〕

喻嘉言：过经十余日，而不知太阳证犹未罢，反二三下之，因而致变者多矣。后四五日，柴胡汤证仍在，未有他变，本当行大柴胡汤两解表里，但其人之邪，屡因误下之深入，既非大柴胡汤下法所能服，故须先用小柴胡汤提其邪出半表，然后乃用大柴胡汤合法也。

成无己：日数过多，累经攻下，而柴胡证不罢者，亦须先与小柴胡汤，以解其表。经曰"凡柴胡汤病证而下之，若柴胡证不罢者，复与小柴胡汤者是也"。呕止者，表里和也；若呕不止，郁郁微烦者，里热已甚，结于胃中也，与大柴胡汤下其里热则愈。

章虚谷：过经十余日者，太阳之邪过于少阳经也。少阳不当下，而反二三下之，幸其人体强无他变证，后四五日柴胡证仍在者，先与小柴胡和之。若呕不止，心下急，郁郁微烦者，其陷入阳明腑邪未解也，故不用参、甘补中，仍以柴、芩、半夏之升降，姜、枣之调和，而加白芍平肝，枳实、大黄通利，使郁逆之邪，从阳明而下，是经腑兼治而大其制也。

〔评述〕

本条的过经与123条的过经意义略有不同。彼之过经，为病起时间而言；此之过经，为病传少阳而言。根据"仍"字来看，可知未下前已具有柴胡证。文中"先与小柴胡汤"之"先"字，已寓有后与大柴胡汤之意。盖攻下之法，仅可荡涤在内之食、水、燥结实邪，不能解半表半里之积热。且津液愈耗，其热愈甚。所谓"柴胡证仍在者"，我以为当是大小柴胡证均在，先以小柴胡汤解半表半里之热，更以大柴胡汤解半表半里之结，即所谓"阳证先外后内"之法。小柴胡汤偏于半表，大柴胡汤偏于半里。

〔方剂〕

大柴胡湯方

柴胡半斤　黃芩三兩　芍藥三兩　半夏半斤（洗）　生薑五兩（切）　枳實四枚（炙）　大棗十二枚（擘）

上七味，以水一斗二升，煮取六升，去滓再煎，溫服一升，日三服。一方加大黃二兩，若不加恐不爲大柴胡湯。

〔校勘〕

《千金翼方》：柴胡作"八两"。

《金匮玉函经》：生姜作"三两"。

《外台秘要》：半夏作"水洗"，大枣作"十二枚"。

《金匮玉函经》《外台秘要》："再煎"下有"取三升"三字，依照小柴胡汤的煎服法，当属脱文。

成无己本、《金匮玉函经》：方中原有大黄二两；《本事方》方中也有大黄，注云"伊尹汤液论，大柴胡汤同枣、姜共八味，今监本无，脱之也"。

〔方解〕

吴遵程：表证未除，故柴胡以解表；里证又急，故用大黄、枳实以攻里，芍药安脾敛阴，黄芩退热解渴，半夏和胃止呕，姜辛散而枣甘缓，以调荣卫而行津液，此表里交治，下剂之缓者也。

周禹载：大柴胡总以少阳为法，而复有里者也。外邪未解，既不可治内，而里证已具，复不可专外，故于和之之中，加下药微利之。

〔验案〕

羽流蒋尊病，其初心烦喜呕，往来寒热，医初以小柴胡汤与之，不除。予诊之曰，脉洪大而实，热结在里，小柴胡安能除也。仲景云伤寒十余日，热结在里，复往来寒热者，与大柴胡汤，二服而病除。（《伤寒九十论》）

〔评述〕

大柴胡汤在《伤寒论》中凡三见：103条、136条、165条。本方是小柴胡汤和小承气汤复合加减之剂，主治少阳阳明证矣。邪在少阳，症见寒热往来、胸胁苦满，故用柴胡、黄芩以和解少阳。里有实热，症见心下痞硬，或心下满痛、郁郁微烦、大便不解，或协热下利，故用大黄、枳实以泻热结。去参、草者，因里气不虚。用半夏增生姜之量，因呕不止。同时大黄伍芍药可治腹中实痛，枳实配芍药可治气血不和，烦满不得卧。故大柴胡汤具有外解少阳，内泻热结的作用。

近年来，临床常以本方加减治疗急性胰腺炎、急性胆囊炎、胆石症、胆道蛔虫症及胃、十二指肠溃疡急性穿孔所引起的腹膜炎等，常获满意疗效，使不少患者免于手术治疗，使古方发挥了更大的治疗作用。

（李博鉴）

〔原文〕

104. 傷寒十三日不解，胸脅滿而嘔，日晡所[(1)] 發潮熱，已而微利，此本柴胡證，下之以不得利，今反利者，知醫以丸藥下之，此非其治也。潮熱者實也，先宜服小柴胡湯以解其外，後以柴胡加芒硝湯主之。

〔校勘〕

《金匮玉函经》："日晡"下无"所"字。无"此非"之"此"字。"先宜"的"宜"字作"先再服"，并无"以解外"的"以"字。

《脉经》《金匮玉函经》《千金翼方》无"已"字。

《外台秘要》：作"热毕而微利"。

《脉经》《千金翼方》："本"字下有"当"字。

《外台秘要》："以不得利"无"以"字。成无己本作"而不得利"，

〔词解〕

（1）日晡所：指申酉之时。

〔提要〕

大柴胡汤误用丸药下后的证治。

〔选注〕

成无己：伤寒十三日，再传经尽当解之时也。若不解，胸胁苦满而呕者，邪气犹在表里之间，此为柴胡汤证，若以柴胡汤下之，则更无潮热自利，医反以丸药下之，虚其肠胃，邪热乘虚入府，日晡所发潮热，热已而利也；潮热虽为热实，然胸胁之邪未已，故先以小柴胡汤以解外，后以柴胡加芒硝汤以下胃热。

喻嘉言：胸胁满而呕，邪在少阳表里之间也；发潮热，里可攻也；微下利便未硬也。以大柴胡汤分解表邪，荡涤里热，则邪去而微利亦自止矣。若误用丸药，则徒引热邪内陷而下利，表里俱不解也。故先用小柴胡分提以解外邪，后加芒硝以涤胃中之热也。

〔评述〕

上述注家对"已而下利"意见不一，喻氏以为下利，"便未硬也"；成氏认为下利为误治变证。根据原文中"医以丸药下之"句分析，当以成氏之说法为妥。

伤寒不解，症见胸胁满而呕，此本大柴胡汤证，应以大柴胡汤治之。医误用丸药下之，故外证不解，反见"日晡所发潮热，已而微利"，虽利而内实不去，徒伤肠胃，已不能再任大柴胡汤攻下，故先服小柴胡汤以解其外，后以柴胡加芒硝汤和解之中兼泻下实热。

〔方剂〕

柴胡加芒硝湯方

柴胡二兩十六銖　黄芩一兩　人参一兩　甘草一兩（炙）　生薑一兩（切）　半夏二十銖（本云五枚，洗）　大枣四枚（擘）　芒硝二兩

上八味，以水四升，煮取二升，去滓，内芒硝，更煮微沸，分温再服，不解更作。

林亿等按：《金匮玉函经》方中无芒硝。别一方云，以水七升，下芒硝二合，大黄四兩，桑螵蛸五枚，煮取一升半，服五合，微下即愈。本云柴胡再服以解其外，余二升加芒硝、大黄、桑蛸螵也。

〔校勘〕

《金匮玉函经》《外台秘要》：半夏作"五枚"，《千金翼方》为"一合洗"。

《外台秘要》：芒硝作"二合"，"煮取二升"作"煮七味取二升"，"煮微沸"作"上火煎一二沸"。

《金匮玉函经》：在"再服"下有"以解为差"四字，《千金翼方》有"以解其外"四字。

成无己本：不载此方。

〔方解〕

汪琥：小柴胡加芒硝汤，用人参、甘草以扶胃气，且微利之后，溏者既去，燥者自留，加芒硝者，能胜热攻坚，又其性速下而无碍胃气，乃一举而两得也。

章虚谷：按此方以小柴胡三分之一，而重加芒硝者，因其少阳之证，误用丸药下之，余热留于阳明而发潮热，故仍用小柴胡和少阳，而加芒硝咸寒润下，以清阳明之热，不取苦重之药峻攻也……其用芒硝者，取其咸寒而不峻利，以清阳明无形之热，非为攻泻而设也，用者审之。

〔评述〕

柴胡加芒硝汤为少阳、阳明兼治的方剂，由于下不如法，致使胃气已虚，燥结渐成，故以参、草、大枣扶脾胃之气，加芒硝以润燥软坚化结。柴胡加芒硝汤与大柴胡汤相比，大柴胡汤治少阳兼阳明里实而正未虚；小柴胡加芒硝治少阳证兼里实燥坚，正气已虚。故前者不用参、草以扶正，而加枳实、芍药、大黄以祛邪；后者仍用参、草，仅加芒硝以软坚化结，而不用大黄、枳实以攻下，恐伤已虚之正气，可见仲景治病时时以正气为本的思想。

（李博鉴）

〔原文〕

105. 傷寒十三日，過經譫語者，以有熱也，當以湯下之。若小便利者，大便當鞕，而反下利，脉調和⁽¹⁾者，知醫以丸藥⁽²⁾下之，非其治也。若自下利者，脉當微厥⁽³⁾，今反和者，此爲内實也，調胃承氣湯主之。

〔校勘〕

成无己本："十三日"下有"不解"二字。

《脉经》《金匮玉函经》《千金翼方》："谵语"有"而"字，"以有热也"句作"内有

热也"。

《千金翼方》：没有"调胃"二字。

〔词解〕

（1）脉调和：与下文"脉当微厥"相对而言。若为虚寒自利，脉当微厥，今不微厥，故谓调和。

（2）丸药：指汉代民间常用的泻下成药，多为几种小量烈性的药配制而成。

（3）脉当微厥：《伤寒论·辨不可下病脉证并治》云"厥者，脉初来大，渐渐小，更来渐渐大，是其候也"可供参考。

〔提要〕

阳明里实误用丸药攻下而里实仍在证治。

〔选注〕

汪琥：谵语者，自言也。寒邪郁里，胃中有热，热气薰膈，则神昏而自言也。谵语有热，法当以汤药涤之。若小便利者，大便当坚硬而不出，今反下利，及诊其脉又调和，而非自利之脉，知医非其治，而以丸药下之也。若其人不因误下而自利者，其脉当微，而手足见厥，此为内虚，不可下也。今脉反和，反和者，言其脉与阳明腑证不相背之意。若脉果调和，则无病矣。此为内实，故见谵语下利等证。与调胃承气汤，以下胃中之实热也。肠中坚实之物不能去，所下者，旁流溏垢耳。据仲景法，下利谵语者，有燥屎也，宜小承气汤，今改用调胃者，以医误下之故，内实不去，胃气徒伤，故于小承气汤去枳实、厚朴，而加甘草，以调和之也。因便坚实，以故复加芒硝。

张令韶：若胃气虚寒而自利者，脉当微厥。厥者，脉初来大，渐渐小，更来渐渐大也。

钱潢：微厥者，忽见微细也。微厥则正气虚衰，真阳欲亡，乃虚寒之脉证也。

〔评述〕

汪氏对本条的病因、病机的论述均较贴切，尤其是对内有实热而反下利，以及不用小承气而用调胃承气的原因分析，很有说服力。但其对"脉当微厥"的认识，不如钱潢氏合理。将"脉当微厥"分解为"脉当微"、"手足见厥"，从文理上显然不通。钱氏指出"微厥者，忽见微细也"，"乃虚寒之脉证也"，比较符合经文的原意。此外，对于本条"下利"一症，汪氏认为是"肠中坚实之物不能去，所下者旁流溏垢耳"，意即此为热结旁流，也欠妥。按热结旁流之下利，是大承气汤的适应证，非调胃承气汤所能胜任。刘渡舟氏指出："调胃承气汤证是阳明腑实证的开始阶段，病理变化是胃中燥热，阳气有余，热邪敛结成实。但其热尚盛于胃，而对肠的燥热程度还是不够的。因此，此时不能说大便硬，只是大便秘结。"再结合29、30、70、94、207、248等条文来看，凡表证邪传阳明，邪气在胃者，皆可以调胃承气汤治之，是知本条下利非热结旁流之证。

（王树芬）

〔原文〕

106. 太陽病不解，熱結膀胱[1]，其人如狂[2]，血自下，下者愈。其外不解者，尚未可攻，當先解其外；外解已，但少腹急結者，乃可攻之，宜桃核承氣湯。

〔校勘〕

《金匮玉函经》："血自下"作"血必自下","下者愈"作"下者即愈","少腹"作"小腹"。

成无己本："解其外"作"解外"。

《脉经》《千金翼方》："其外"下均有"属桂枝汤证"五字。

〔词解〕

（1）热结膀胱：实指邪热结于小腹部位。

（2）如狂：形容烦躁不安，如同发狂一样。

〔提要〕

太阳蓄血病因证治。

〔选注〕

《金鉴》：太阳病不解，当传阳明，若不传阳明而邪热随经瘀于膀胱营分，则其人必如狂。如狂者，瘀热内结，心为所扰，有似于狂也。当此之时，血若自下，下者自愈，若不自下或下而未尽，则热与瘀血下蓄膀胱，必少腹急结也。设外证不解者，尚未可攻，当先以麻黄汤解外，外解已，但少腹急结痛者，乃可攻之，宜桃核承气汤。

尤在泾：太阳之邪不从表出而内传于府，与血相搏，名曰蓄血，其人当如狂，所谓蓄血在下，其人如狂是也；其证当下血，血下则热随血出而愈，所谓血病见血自愈也；如其不愈而少腹急结者，必以法攻而去之。然其外证不解者，则尚未可攻，攻之恐血去而邪复入里也，是必先解其外之邪而后攻其里之血，所谓从外之内而盛于内者，先治其外而后治其内也。

柯韵伯：阳气太重，标本俱病，故其人如狂，血得热则行，故尿血也，血下则不结，故愈。冲任之血，合于少腹，热极则血不下而反结，故急。然病自外来者，当先审表热之轻重以治其表，继用桃仁承气汤以攻其里之结血。此少腹未硬满，故不用抵当，然服五合取微利亦不欲下意。

沈金鳌：此小便尿血也，缘阳气太重，标本俱病，血得热则行，故尿血。若热极则血反结，少腹为膀胱之室，故膀胱之热结，少腹必急结，尚未硬满，故不用抵当，只用承气。

钱潢：盖太阳在经之表邪末解，故热邪随经，内入于府，而瘀热结于膀胱，则热在下焦，血受煎迫，故溢入迴肠，其所不能自下者，蓄积于少腹而急结也……若果膀胱之血，蓄而不行，则膀胱瘀塞，下文所谓少腹硬满，小便自利者又何自出乎？历见蓄血必从大便而出，未见有伤寒蓄血而出于小便者。若果出于小便，因何反用桃仁承气及抵当通其大便乎！

〔评述〕

太阳病不解，邪热不传阳明而随经入里，侵犯膀胱之腑，谓之太阳腑证。太阳腑证有蓄水、蓄血之别：热入而犯气分，气化不行，热与水结者，谓之蓄水，证见少腹胀满、小便不利、神志正常，用五苓散；热入而犯血分，血蓄不行，热与血结者，谓之蓄血，症见少腹急结或硬满疼痛、小便自利、神志失常，用桃核承气汤、抵当汤丸。二者虽皆治太阳病不解，邪热随经入腑之证，但一主气分，一主血分，一从前利，一从后攻，各有不同。

关于"热结膀胱"的部位，历来争议较大。我们认为"热结膀胱"是指"热结膀胱部位"，不专指膀胱脏器，厥阴病也有"冷结膀胱"的说法（如340条"病者手足厥冷，言我不结胸，少腹满，按之痛者，此冷结在膀胱关元也"）。故钱潢说："本证是太阳表邪不解，热在下焦，血管煎迫，故溢入迴肠，蓄积于少腹而急结也。"山田正珍也说："热结膀胱者，邪气郁结于下焦膀胱部分之谓，下文所谓少腹急结，便其外候矣，非且指膀胱一腑言之也。"程郊倩说："少腹坚满，故知其热在下焦，小便自利，故知其热不结于下焦之气分，而结于血分也，热结于气分则尿涩，热结于血分则蓄血。"根据以上诸家的说法，验之于临床，蓄血证之热结膀胱是热结在下焦血分，这种说法比较中肯切实。

关于"血自下，下者愈"一句，条文中未明确指出是小便下血，还是大便下血。沈金鳌氏认为是尿血，柯琴氏认为此处也是指尿血，但多数注家认为是指大便下血，因为如果蓄血在膀胱之内，那么必然小便不利，本证只有少腹急结而无小便不利，下文抵当汤条更指出小便自利为蓄血证的辨证要点，所以"血自下"应是大便下血。若从桃核承气汤和抵当汤、丸都是攻下瘀热而治疗蓄血的方剂来看，也说明应是大便下血。

〔方剂〕

桃核承氣湯方

桃仁五十個（去皮尖）　　大黄四兩　　桂枝二兩（去皮）　　甘草二兩（炙）　　芒硝二兩

上五味，以水七升，煮取二升半，去滓，内芒硝，更上火微沸，下火，先食温服[1]五合，日三服，當微利。

〔校勘〕

《金匮玉函经》：作"桃仁承气汤"。

《千金翼方》：芒硝作"一两"。作"更煮一沸，分温三服"。

《金匮玉函经》：作"先煮四味，取二升半，去滓，内硝，更煮微沸，温服"。

〔词解〕

（1）先食温服：即饭前服药的意思。

〔方解〕

钱潢：神农本经桃仁主瘀血血闭，洁古云主治血结血秘，通润大肠，破蓄血；大黄下瘀血积聚，荡涤肠胃，推陈致新；芒硝走血软坚，热淫于内，治以咸寒之义也；桂之为用，通血脉，消瘀血，尤其所长也；甘草所以保脾胃和大黄芒硝之寒峻耳。

尤在泾：此即调胃承气汤加桃仁、桂枝，为破瘀逐血之剂。缘此证热与血结，故以大黄之苦寒，荡实除热为君；芒硝之咸寒，入血软坚为臣；桂枝之辛温，桃仁之辛润，擅逐血散邪之长为使；甘草之甘，缓诸药之势，俾去邪而不伤正为佐也。

陈蔚：桂枝用至二两者，注家认为兼解外邪，而不知辛能行气，气行而血乃行也。

〔验案〕

李某，年二十余，先患外感，诸医杂治，证屡变，医者却走。其父不远数十里踵门求诊。审视面色微黄，少腹满胀，身无寒热，坐片刻即怒目注人，手拳紧握，伸张如欲击人状，有顷即止，嗣复如初。脉沉涩，舌苔黄暗，底面露绛红色。诊毕主人促疏方，并询病因。答曰，病已入血分，前医但知用气分药，宜其不效。《内经》言："血在上善忘，血在下如狂。"此证即《伤寒论》热结膀胱，其人如狂也，当用桃核承气汤，即疏方授之。一剂知，二剂已，嗣以逍遥散加丹、栀、生地调理而妥。(《豚园医案》)

赵某，女，25 岁，包钢职工家属，1971 年 8 月 27 日初诊。由爱人代诉：患者自今年 5 月结婚后，月经即未来潮，自认为怀孕，后经某医院妇产科检查，并非怀孕，即用调经药医治十余天，月仍不来潮而停药。后三日，于夜间陡然烦躁不安，时哭时笑，骂詈奔走，经中西医调治，疗效不显。诊见少腹硬满，小便通利，苔黄，舌质红，尖端有紫点，脉象沉弱而结。据此脉证，乃肝气郁结，气滞血阻，冲任失调，血瘀阻滞于子宫，经闭如狂，遂先用桃仁承气汤加味。处方：桃仁三钱，大黄三钱，桂枝二钱，炙甘草二钱，赤芍三钱，丹皮四钱，茯苓三钱，玄明粉二钱（冲服）。两剂，水煎饭前服。8 月 29 日二诊，患者服药后，大便数次，睡眠好转，其他症状也减轻，已不骂人和奔走，脉渐有缓象，两尺尤显。又按前方予二剂，服法同前。9 月 4 日三诊，自诉服第四剂药的第一次煎药后，于 9 月 3 日夜间 9 时左右，少腹疼痛，又大便一次，遂即月经来潮，内有黑紫色血块。现诸症消失。再诊其脉，结脉消失，脉象和缓。遂嘱其停药一周再诊。9 月 12 日四诊，脉象缓和，经尽病愈。从此停药，膳食静养。〔新中医，1975，(2)：32〕

〔评述〕

桃核承气汤为调胃承气汤加桂枝、桃仁而成。桂枝宣阳行气，通经活血；桃仁活血化瘀，并与大黄、桂枝配合则增强活血化瘀之力；更合调胃承气汤苦寒泻下，使瘀热下行。适用于热重于瘀的蓄血轻证。

使用桃核承气汤时，如太阳表证未解，应当先解表，表解后方可用活血祛瘀法。服药时应在饭前，这样药效较大、较快。服后大便应该见微溏。

桃核承气汤的临床运用十分广泛，除运用于少腹急结、其人如狂、小便自利的下焦蓄血证外，还可以治疗诸多杂病，如：①治女子月经不调，先期作痛，或经水不行、癥瘕积聚，或产后恶露不下，腹中作痛、喘胀欲死或胎死腹中；②跌打损伤，内有瘀血停留；③小便淋血、癃闭。总之，凡属"下焦瘀热"者，均可加减运用。

（俞景茂）

〔原文〕

107. 伤寒八九日，下之，胸满烦惊，小便不利，谵语，一身尽重，不可转侧者，柴胡加龙骨牡蛎汤主之。

〔校勘〕

《外台秘要》："下之"下有"后"字。

《脉经》《千金翼方》：均无"尽重"二字。

〔提要〕

伤寒误下后邪气内陷证治。

〔选注〕

成无己：伤寒八九日，邪气已成热，而复传经之时，下之虚其里，而热不除；胸满而烦者，阳热客于胸中也；惊者，心恶热而神不守也；小便不利者，里虚津液不行也；谵语者，胃热也；一身尽重，不可转侧者，阳气内行于里，不荣于表也。

《金鉴》：伤寒八九日，邪不解，表不尽，不可下也。若下之，其邪乘虚内陷，在上者，轻则胸满，重则结胸；胸满者，热入于胸，气壅塞也。在中者，轻则烦惊，重则昏狂，烦惊谵语者，热乘在心，神不宁也。在下者，轻则小便不利，重则少腹满痛；小便不利者，热客下焦，水道阻也；邪壅三焦，则荣卫不行；水无去路，则外泄肌体，故一身尽重，不可转侧也。此柴胡加龙骨牡蛎汤主之，其大意在和解镇固，攻补兼施也。

张璐：此系少阳之里证，诸家注作心经病，误也。盖少阳有三禁，不可妄犯。虽八九日过经，下之尚且邪气内犯，胃土受伤，胆木失荣，痰聚膈上，有如是之变，故主以小柴胡和解内外，逐饮通津，加龙骨、牡蛎以镇肝胆之惊也。

〔评述〕

本条为太阳伤寒未有里实而用下法，邪气乘虚内犯少阳，以致三阳经均受影响，"胸满烦惊"为少阳受邪之象，"小便不利"为太阳腑气不化，"谵语"为阳明胃热。三阳受邪，则开、合、枢不利，故一身尽重不可转侧。此病为虚实互见、表里错杂之证，治疗仍宜以和解法，故用柴胡加龙骨牡蛎汤主之。

〔方剂〕

柴胡加龍骨牡蠣湯方

柴胡四兩　龍骨　黃芩　生薑（切）　鉛丹　人參　桂枝（去皮）　茯苓各一兩半　半夏二合半（洗）　大黃二兩　牡蠣一兩半（熬）　大棗六枚（擘）

上十二味，以水八升，煮取四升，内大黃，切如棋子，更煮一二沸，去滓，温服一升。本云柴胡湯今加龍骨等。

〔校勘〕

《金匮玉函经》："铅丹"作"黄丹"。"服一升"作"分再服"。

成无己本：无"黄芩"。半夏作"二合"。"十二味"作"十一味"。

《千金翼方》：半夏作"一合"。

《仲景全书》："牡蛎一两半"下有"煅"字。

《外台秘要》："棋"字上有"博"字。无"切如棋子"四字。

《金匮玉函经》《外台秘要》："一两沸"作"取二升"。

"本云"以下作"本方柴胡汤内加龙骨、牡蛎、黄丹、桂枝、茯苓、大黄也，今分作半剂"二十四字。

〔方解〕

尤在泾：伤寒下后，其邪有并归一处者，如结胸、下利诸候是也；有散漫一身者，如此条所云诸证是也。胸满者，邪痹于上；小便不利者，邪痹于下；烦惊者，邪动于心；谵语者，邪结于胃，此病之在里也。一身尽重，不可转侧者，筋脉骨肉，并受其邪，此病之在表者也。夫合表里上下而为病者，必兼阴阳合散以为治。方用柴胡、桂枝，以解其外而除身重；龙牡、铅丹，以镇其内而止烦惊；大黄以和胃气，止谵语；茯苓以泄膀胱，利小便；人参、姜、枣，益气养营卫，以为驱除邪气之本也。如是表里虚实，泛应曲当，而错杂之邪，庶几尽解耳。

柯韵伯：此方取柴胡汤之半，以除胸满心烦之半里，加铅丹、龙牡以镇心惊，茯苓以利小便，大黄以止谵语。桂枝者，甘草之误也，身无热无表证，不得用桂枝，去甘草则不成和剂矣。心烦谵语而不去人参者，以惊故也。

成无己：与柴胡以除胸满而烦，加龙骨、牡蛎、铅丹，收敛神气而镇惊；加茯苓以行津液，利小便；加大黄以逐胃热、止谵语；加桂枝以行阳气而解身重。错杂之邪，斯悉愈矣。

〔验案〕

张意田治一人，戊寅三月间，发热，胸闷不食，大便不通，小便不利，身重汗少，心悸而惊。予疏消食药，证不减，更加谵语叫喊，脉弦缓，乃时行外感，值少阳司天之令，少阳证虽少，其机显然。脉弦发热者，少阳本象也；胸闷不食者，逆于少阳之枢分也。少阳三焦，内合心包，不解则烦而惊，甚则阳明胃气不和而谵语；少阳循身之侧，枢机不利，则身重不能转侧；三焦失职，则小便不利；津液不下，则大便不通。此证宜以伤寒八九日下之，胸满烦惊，小便不利，谵语，一身尽重，不能转侧者，柴胡加龙骨牡蛎汤主之，果愈。(《名医类案》)

〔评述〕

本方即小柴胡汤减去甘草，以解少阳表里错杂之邪；加桂枝、茯苓行太阳之气而利小便；加大黄以泻阳明里热而除谵语；加龙牡、铅丹镇肝胆之怯而定惊。少阳之气调和，三阳之邪得解，则身重也除。

近代用本方治疗肝胆气郁、痰火郁结之精神神经系疾患，如癫痫、癔病、精神分裂症等，多有良效。就本人体会，每见服药得快利而病解。惟方中铅丹，久用有中毒之危险，可用生铁落或朱砂代之。

(赵健雄)

〔原文〕

108. 傷寒，腹滿譫語，寸口脉浮而緊，此肝乘脾也，名曰縱[(1)]**，刺期門**[(2)]**。**

〔校勘〕

《金匮玉函经》《脉经》："腹满"下均有"而"字。

〔词解〕

(1) 纵：五行顺次相克的形式。《平脉法》："水行乘火，金行乘木，名曰纵。"又，纵，恣也，放也，恣纵无度之意。

(2) 期门：为肝经募穴，第六肋间隙、距正中线三寸半，刺之可泻肝经邪气。

〔提要〕

肝乘脾的证治。

〔选注〕

成无己：腹满谵语者，脾胃疾也。浮而紧者，肝脉也。脾病见肝脉，木行乘土也。经曰，水行乘火，木行乘土，名曰纵。此其类矣。期门者，肝之募，刺之以泻肝经盛气。

柯韵伯：腹满谵语，得太阴阳明内证；脉浮而紧，得太阳阳明表脉。阴阳表里，疑似难明，则证当详辨，脉宜类推。脉法曰："脉浮而紧者，名曰弦也。"弦为肝脉，《内经》曰"诸腹胀大，皆属于热。"又曰"肝气盛者多言"。是腹满由肝火，而谵语乃肝旺所发也。肝旺则侮其所胜，直犯脾土，故曰纵。刺期门以泻之。

张令韶：纵，谓纵势而往，无所顾虑也。

《金鉴》：伤寒脉浮紧，太阳表寒证也。腹满谵语，太阴阳明里热也。欲从太阳而发汗，则有太阴阳明之里，欲从太阴阳明而下之，又有太阳之表，主治诚为两难，故不药而用刺法也。虽然太阴论中，太阳表不解，太阴腹满痛而用桂枝加大黄汤，亦可法也。此肝乘脾名曰纵，刺期门，与上文义不属，似有遗误。

〔评述〕

本条腹满、谵语，近似阳明腑实证，但未见腑实证的实大之脉和潮热、腹痛之症。寸口脉浮而紧，近似太阳伤寒，但不见头痛恶寒发热之表证，故非太阳病。本证之病机在于肝木亢盛，正如柯韵伯所说"是腹满由肝火，而谵语乃肝旺所发也。肝旺则侮其所胜，直犯脾土"。刺期门，以泻肝经之实邪，治病求本也。

（赵健雄）

〔原文〕

109. 傷寒發熱，嗇嗇惡寒，大渴欲飲水，其腹必滿，自汗出，小便利，其病欲解，此肝乘肺也，名曰橫[1]，刺期門。

〔校勘〕

《金匮玉函经》《脉经》："饮水"均作"饮酢浆"。

〔词解〕

(1) 横：五行反克的形式。如《平脉法》曰："火行乘水，木行乘金，名曰横。"

〔句解〕

自汗出，小便利，其病欲解：此句按条文之意，应在"刺期门"之后来理解。

〔选注〕

成无己：伤寒发热，啬啬恶寒，肺病也。大渴欲饮水，肝气胜也。《玉函》作大渴欲饮酢浆，是知肝气胜也。伤寒欲饮水者愈，若不愈而腹满者，此肝行乘肺，水不得行也。经曰"木行乘金名横"，刺期门以泻肝之盛气，肝肺气平，水散而津液得通，外作自汗出，内为小便利而解也。

张令韶：横，谓横肆妄行，无复忌惮也。

黄坤载：肺统卫气而性收敛，肝司营血而性疏泄，发热恶寒，大渴腹满，是金气敛闭，而木不能泄也。汗出便利，是木气发泄，而金不能收也。营泄而卫宣，故其病欲解。

〔评述〕

本条以五行生克理论解释本证之病机，因肺主皮毛，肺病则毛窍闭塞，故发热、恶寒；肺主治节，治节之令不行，则失其通调水道，下输膀胱之功能，故小便不利；肝强则脾土弱，津液不能上输，故口渴；水停不化，气机壅滞，故腹满。病变之关键在于肝，故"刺期门"以泄肝经之邪。肝脏之邪得泄，肝肺之气得平，脾土输转正常，毛窍通畅则自汗出，水道通调则小便利，故曰"其病欲解"。

关于"横"的涵义，以《平脉法》之解为妥。此外，山田正珍认为此条文为后人所记，无可靠依据，仅供参考。

（赵健雄）

〔原文〕

110. 太陽病二日，反躁，反熨⁽¹⁾其背而大汗出，大熱入胃，胃中水竭，躁煩⁽²⁾，必發譫語；十餘日，振慄⁽³⁾，自下利者，此爲欲解也。故其汗從腰以下不得汗，欲小便不得，反嘔欲失溲⁽⁴⁾，足下惡風，大便鞕，小便當數而反不數及不多；大便已，頭卓然而痛，其人足心必熱，穀氣下流⁽⁵⁾故也。

〔校勘〕

《金匮玉函经》："反躁"至"大热入胃"句作"而反烧瓦熨其背，而大汗出，火热入胃"。"振栗"后无"自下利者"四字。

〔词解〕

（1）熨：为火热疗法之一种。其方法有二：一曰药熨，即用药物捣筛，醋拌绵裹，微火炙令暖，平贴于患部。如《千金方·熨背散》和现今市场所售之《坎离砂》均属此种熨法。一曰熨贴，指将膏药加热摊开，并乘热贴于患部，从上至下按之。此外，民间亦有用砖烧热或麦麸炒热，外以布包放置体外以取暖、发汗、止痛的，也属熨法。

（2）躁烦：手足扰动不宁为躁；胸中热郁不安为烦。《伤寒明理论》说："所谓躁烦者，谓先发躁而迤逦（按：指牵连不断）复烦者也。"

（3）振栗：指颤抖。

（4）失溲：遗尿。

（5）谷气下流：谷气，指饮食入胃以后所产生的精气。下流，指精气向下流动。

〔句解〕

头卓然而痛：卓，《辞源》："高也。"这里引申为"剧烈"、"厉害"。头卓然而痛，是说头部剧烈的疼痛。

〔提要〕

太阳病误用火攻的变证、正复欲解的证候及其后遗症的症状和机理。

〔选注〕

成无己：太阳病二日，则邪在表，不当发躁而反躁者，热气行于里也。反熨其背而发汗，大汗出，则胃中干燥，火热入胃，胃中燥热，躁烦而谵语，至十余日，振栗，自下利者，火邪势微，阴气复生，津液得复也，故为欲解。火邪去，大汗出，则愈。若从腰以下不得汗，则津液不得下通，故欲小便不得，热气上逆而反呕也。欲失溲、足下恶风者，气不得通于下而虚也。津液偏渗，令大便硬者，小便当数。经曰，小便数者，大便必硬也。此以火气内燥，津液不得下通，故小便不数及不多也。若火热消，津液积则硬结之便得润，因自大便也。便已，头卓然而痛者，先大便硬，则阳气不得下通，既得大便，则阳气降下，头中阳虚，故卓然而痛。谷气者，阳气也。先阳气不通于下之时，足下恶风，今阳气得下，故足心热也。

黄坤载：太阳病，皮毛被感，表郁为热，内尚无热，候其表热传胃，日久失清，乃见烦躁。今二日之内，方入阳明，不应躁而反躁，其胃阳素盛可知，乃不用清凉，反熨其背而大汗出，火炎就燥，邪热入胃，胃中水竭，乃生躁烦，燥热薰心，必发谵语。若十余日后，微阴内复，忽振栗而自下利，则胃热下泄，此为欲解也。方其熨背取汗，火热薰腾，上虽热而下则寒，故从腰以下绝无汗意。外寒郁其内热，故膀胱闭涩，欲小便而不得，阳气升泄，不根于水，膀胱无约，时欲失溲，如此则小便当数而反不数者，津液枯也。水枯则大便干硬，便干肠结，胃热不得下达，故气逆作呕。火气上逆，故足下逆冷而恶风寒。及振栗下利，大便已行，则谷气宣畅四达，头痛而火从上散，足热而阳从下达，胃小燥热，解散无余，缘谷气以便通而下流故也。便通而头痛者，如炉底壅塞，火焰不升，一通则火即上炎也。

柯韵伯：此指火逆之轻者言之。太阳病二日，不汗出而烦躁，此大青龙证也。不知发汗而兼以清火，而反以火熨其背，背者太阳之部也。太阳被迫，因转属阳明。胃者，阳明之腑，水谷之海也，火邪入胃，胃中水竭，屎必燥硬，烦躁不止，谵语所由发也，非调胃承气下之，胃气绝矣。十余日句，接大汗出来，盖其人虽大汗出，而火热未入胃中，胃家无恙，谵语不发，烦躁已除。至二候之后，火气已衰，阳气微，故振栗而解；阴气复，故自利而解。此阴阳自和而自愈者也。故其汗至末，是倒叙法。释下利未解前症，溯其因而究其由也。言所以能自下利者，何以故？因其自汗出时，从腰以下不得汗，夫腰以下为地，地为阴，是火邪未陷入于阴位也，二肠膀胱之液俱未伤也。欲小便不得，而反呕欲失溲，此非无小便也，其津液在上焦，欲还入胃中故也。凡大便硬者，小便当数而不多，今小便反不数而反多，此应前欲小便不得句，正以明津液自还入胃中而下利之意也。利是通利，非泻利之谓，观大便已可知矣。头为诸阳之会，卓然而痛者，阴气复则阳气虚也。心必热，反应足下恶风句，前大汗出则风已去，故身不恶风，汗出不至足，故足下恶风也。今火气下流，故足心热。火气下流，则谷气因之下流，故大便自利也。大便已头痛，可与小便已阴疼者参之。欲小便不得，反失溲，小便当数，反不数，及不多，与上条小便难、小便利，俱是审其阴气之虚不虚，津液之竭不竭耳。

《金鉴》：将本条列入"太阳下篇"存疑。

陆渊雷引丹波氏云：十余日振栗自下利者，《金匮玉函经》《脉经》作十余日振栗而反汗出者，似是。欲解也故之故，《玉函》无之，亦似是。成注云，大汗出则愈，且成注文代以若字，皆与《玉函》符，极觉明畅。渊雷按：自此以下，论火逆烧针之坏证，然此条文不明畅，亦非仲景语，今从丹波氏所斠，合成注观之。

〔评述〕

此条可分五段来理解：

（1）"太阳病二日，反躁"：叙述误用熨法之前的证候。

"太阳病"指"脉浮，头项强痛而恶寒"。"二日"指刚得病不久，邪气按正常规律应是尚未入里化热。"反躁"一句中之"反"是指出现不符合一般规律的现象；"躁"系手足躁扰不安，乃下文所述"躁烦"之轻者。它是由于内热素盛，复感寒邪，风寒束表，阳热内郁，不能外达，无形之热留扰胸膈，影响脾胃，波及其外合所致。所以正治方法应按柯琴氏之意见，采用大青龙汤，发汗解表以散外寒，辛寒除烦而清里热。

(2)"反熨其背……必发谵语":叙述误用熨法火攻的变证及其机理。

熨法属于火热疗法之一种,它既有发汗解表作用,又有散寒逐痹之功,适用于风寒湿痹和感寒而无里热、阴液不虚者。此条所述之病为表寒里热,故不应当使用熨法。今误用之,以致变端蜂起。《伤寒论》120 条云:"脉浮,宜以汗解。用火灸之,邪无从出,因火而盛……名火逆也。"使用熨法之后,火气虽微,内攻有力。火热迫汗大出,表虽解而津液受伤,火邪入里,与胸膈无形之热邪相合而成"大热",由太阳传入阳明胃腑,热伤津液,致"胃中水竭"。热邪上扰神明,故"躁烦"、"必发谵语"。当是之时,救逆之法,按柯氏所言,用调胃承气汤釜底抽薪、泄热存阴,较为稳妥。

(3)"十余日振栗,自下利者,此为欲解也":叙述火攻变证转愈的证候。

疾病转归不外两途:一为恶化,一为向愈。使用熨法出现变证之后十余日,突然出现振栗,是津气回复,正气驱邪外达之象。"自下利"之"利",柯氏作"通利"解,其说可取。大便向下通利,是里气亦和,津液恢复之象。此病出现表里之气趋向调和,所以疾病"欲解"。值得提出的是,黄坤载认为"振栗"、"自下利"都属于胃热下泄,对两种症状的解释也含糊不清,容易给人造成误解。

(4)"故其汗……小便当数而反不数及不多":属插入句,补叙误火之后的变证。

"故从腰以下不得汗",是说误熨虽然"大汗出",但是由于熨的部位在背,所以出汗的范围仅限于腰以上,而腰以下未得出汗,因此足下仍然恶风。火邪入里,汗出过多,津伤胃燥则大便变硬。常见的大便变硬,如成氏所言,津液偏渗膀胱,小便应当增多。今小便反不数及不多,是津液受伤太甚的表现,故时"欲小便不得",或"欲失溲"。津液受伤,阳明腑热过盛则胃失和降,故气机上逆而反作呕吐。在阐述此段时,成无己注文中将开头的"故"字改为"若"字,陆氏认为此一改与《玉函》符,颇感明畅。笔者认为,根据《辞源》的解释,"故"在古文句子之首时作"承上之词"或"发语词"来使用,本来其意义和"若"字就无大区别,因此,无论改与不改,都不会影响对这段话的理解。

(5)"大便已……谷气下流故也":叙述火逆证之病机和证候。

此段所述之证候的解释,诸注家分歧较多。成氏认为是阳气下降,头中阳虚;黄氏认为是阳从下达,火气上散;柯氏认为是火气下流,阳气上虚。推敲起来,均属望文生义、随文作注,不符合临床实际。结合临床所见,笔者认为,"大便已,头卓然而痛,其人足心必热"应作为火逆变证临床痊愈后的后遗症解释较妥。为什么出现头卓然而痛、足心热?正如文中所述,是"谷气下流"的缘故。"谷气",指水谷之精气,它本来是津液的来源,这里被用来作为津液的笼统代名词。津液出于中焦,其"下流"系指流于肠中,以濡润肠道。肠道得津液之濡,则燥热可除,大便得通,令大便多日不通之人可以"大便已"。

可是,由于火逆之证使津液受伤太甚,所以虽然经患者十余日纳谷进饮食,津液有所恢复,但是在疾病转愈过程中,谷气下流,濡润肠道就要耗去大量津液,以致不能"内渗于骨空,补益脑髓"(《灵枢·五癃津液别论》)。轻者出现脑转耳鸣,重者阴虚阳亢则"头卓然而痛"。足心为少阴肾脉之分野,肾之津液不足,阴虚生内热,故其"足心必热"。这两个症状,加上大便偏干的症状,都是热性病临床治愈后,常遗留的真阴不足证候，用朱丹溪所制大补阴丸有一定疗效。

综上所述，本条对火逆证误治前后的症状、正复欲解的证候，以及临床治愈后的后遗症作了全面而系统的描述，很像一个个案病例。因此，笔者认为，将本条作为特殊经验来看待比较恰当，不同意《医宗金鉴》将它列入"存疑"的观点。

（李春生）

〔原文〕

111. 太陽病中風，以火劫發汗⁽¹⁾，邪風被火熱，血氣流溢，失其常度，兩陽⁽²⁾相薰灼，其身發黃。陽盛⁽³⁾則欲衄，陰虛⁽⁴⁾小便難，陰陽俱虛竭⁽⁵⁾，身體則枯燥，但頭汗出，劑頸而還，腹滿微喘，口乾咽爛；或不大便，久則讝語；甚者至噦，手足躁擾，捻衣摸床⁽⁶⁾。小便利者，其人可治。

〔校勘〕

《金匮玉函经》：无"病"字，"发"下有"其"字。

《脉经》："溢"作"决"，"剂"作"齐"。

《金匮玉函》："捻"作"寻"，《脉经》作"循"。

成无己本："阴虚"下有"则"字。

〔词解〕

（1）火劫发汗：是古人用火取热，以助发汗的治疗方法，如熨背、烧针、灸、薰，以及用桃叶烧地坑，去火后卧热坑中取汗等。

（2）两阳：风为阳邪，火亦属阳，既中风，而又用火劫，所以称为两阳。

（3）阳盛：指热邪炽盛。

（4）阴虚：内热炽盛，津液内枯，故小便难。

（5）阴阳俱虚竭：指内外气血俱耗竭而言。

（6）捻衣摸床：神志迷乱时，用手摸弄衣被或床。

〔句解〕

（1）但头汗出，剂颈而还：阳热薰灼，津液内枯，不能遍身作汗，但火性炎上，故阴液随之上越，所以只头部有汗，剂颈而还。喻嘉言："剂，剂限之谓；而还，犹谓以还，言剂限颈以还，而头汗出也。"

（2）或不大便，久则谵语，甚者至哕，手足躁扰，循衣摸床：以上症状为热壅胃肠所致，也是病情危重的表现。热结于胃肠，消津耗液，则大便硬；热邪上扰神明，则神昏谵语；四肢为诸阳之本，阳盛则四肢实而不能自主，故而手足躁扰、循衣摸床；阴阳俱虚，邪热炽盛，正气逆乱，胃气败绝，故而见哕，即《内经》所说"病深者，其声哕"。

（3）小便利者，其人可治：小便利是津液未竭，所以可治。

〔提要〕

误用火劫产生发黄等变证及其预后。

〔选注〕

《金鉴》：太阳病中风，不以桂枝汤汗之，而以火劫发汗，故致生诸逆也。风属于阳邪，被火益逆，故血气流溢，失其常态也。以风火俱阳，故曰两阳薰灼。热蒸血瘀，达于肌表，故其身发黄也。血为热迫，故上逆欲衄。阴虚液竭，故小便难。阴阳俱竭，故身体枯燥。阳热薰灼，阴液上越，故头汗出、剂颈而还也。热搏太阴，故腹满口燥。热传少阴，故口燥咽烂。热壅于胸，故肺热微喘。热结于胃，故不大便。愈久则热益深，故喘逆谵语、神明昏乱、手足躁扰、捻衣摸床之证见矣。凡此诸坏证，推求其源，皆由邪火逆乱，真阴立亡，多不可治。然或小便利者，则阴气尚在，故犹为可治也。可不慎于始哉！

钱潢：上文言阳盛，似不当言阴阳虚竭。然前所谓阳盛者，盖指阳邪而言，后所谓阳虚者，以正气言也。自所谓火食气，以火邪过盛，阳亦为之消烁矣。

成无己：三阳经络至颈，三阴至胸中而还，但头汗出、剂颈而还者，热气炎上，搏阳而不搏于阴也。

柯韵伯：中风伤寒之病，以阳为主，故最畏亡阳。而火逆之病，则以阴为主，故怕阴竭。小便利者为可治，是阴不虚，津液未亡，太阳膀胱之气化犹在也。

张令韶：但头汗出，剂颈而还者，火热上攻，而津液不能周遍也。夫身体既枯燥，安能有汗，所以剂颈而还。脾为津液之主，而肺为水之上源，脾肺不能转输，故腹满微喘也。因于风者，上先受之，风火上攻，故口干咽烂。或不大便，久则谵语者，风火之阳邪，合并于阳明也。甚者至哕，火热入胃，而胃气败逆也。四肢为诸阳之本，阳实于四肢，故不能自主，而手足躁扰，捻衣摸床也。小便利者，阴液未尽消亡，而三焦决渎之官尚不失职也，故其人可治。

〔评述〕

本病的病机是邪风与火热之气相互为伍，外薰肌肤，内迫脏腑，造成了一个邪热炽盛，阴阳俱虚的局面，故而喘哕躁扰、循衣摸床、二便不利等险证蜂起。由于本病终是火邪为患，故而小便之通利与否，成为本病预后的关键所在。如小便利者，为津液未竭，尚可救治；如小便不利，则津液告竭，难以挽救。

对于剂颈而还一句，各家注解不一，有的说是因为热气炎上，搏阳而不搏于阴；有的说是阳热薰灼，阴液上越之故；还有的说火热上攻，津液不能周遍使然。但如果能结合本论134条太阳病误下后"若不结胸，但头汗出，余处无汗，剂颈而还，小便不利，身必发黄"和《金匮要略·黄疸病脉证并治第十五》篇中"病黄疸，发热烦喘，胸满口燥者，以病发时火劫其汗，两热所得，然黄家所得，从湿得之"一条的内容来看，发黄的病因和病机，除了两热相得外，还应该有湿邪的存在。湿与热相搏结，郁阻于肌肤，玄府之开阖失司，湿热不得从汗而泄，上蒸于头，则"但头汗出，剂颈而还"，湿热困阻于中焦，脾胃失其健运之功，致使三焦之水道不通，州都之气化无能，故而小便不利。湿热既无外出之路，则氤氲薰蒸而为黄疸。所以说"但头汗出，剂颈而还"与"小便难"都应当看做是湿热为患使然。小便利，说明脾胃、三焦、膀胱各司其职，湿热之邪有外出之路，正气恢复有望，所以说尚可治愈。

另外，对"小便利者，其人可治"一句，柯氏和张氏除了从阴液是否枯竭这方面来认识外，还能联系到膀胱气化、三焦决渎的功能是否正常，这是十分难得的。因为本病终究还是"阴阳俱虚竭"，其他注家只看到阴虚的一面，忽略了阳虚的一面，较之柯、张二氏，略逊一筹。正因为本病阴阳虚，湿热又盛，扶正怕碍邪，攻邪恐伤正，湿热搏结难解，所以我们认为本病是黄疸之重症，预后不良。

（胡兆垣）

〔原文〕

112. 傷寒脉浮，醫以火迫劫之，亡陽必驚狂，卧起不安者，桂枝去芍藥加蜀漆牡蠣龍骨救逆湯主之。

〔校勘〕

《脉经》《千金翼方》："医"上均有"而"字，无"必"字。

《注解伤寒论》："卧起不安者"作"起卧不安者"。

〔提要〕

伤寒火劫，致心阳亡失，心神浮越的变证和治法。

〔选注〕

山田正珍：以火迫劫之者，谓以温针强发其汗也。下文太阳伤寒者，加温针必惊也，劫与胁古字通用，迫劫，即迫胁也……此条卧起不安，乃前条（107 条）胸满之外候。救逆二字，后人所加，宜删……惊狂，卧起不安，乃火攻汗过多，遂亡其阳，火热乘虚陷脉中，上而乘心，心气为之不镇也。故于桂枝方内，去芍药加蜀漆牡蛎龙骨以镇其躁扰也……此证虽云亡阳，然而未至汗出恶寒、四肢厥冷之甚，故无取乎姜附剂也。

成无己：伤寒脉浮，责邪在表，医以火劫发汗，汗大出者，亡其阳。汗者，心之液。亡阳则心气虚，心恶热，火邪内迫，则心神浮越，故惊狂、起卧不安。与桂枝汤，解未尽表邪；去芍药，以芍药益阴，非亡阳所宜也；火邪错逆，加蜀漆之辛以散之；阳气亡脱，加龙骨、牡蛎之涩以固之。《本草》云"涩可去脱"，龙骨、牡蛎之属是也。

孙纯一：亡阳者，心阳被火迫劫而不内守，故曰亡阳也。惊狂、起卧不安者，以热攻寒，邪被火迫不得外泄而内扰神明，心虚阳浮，而邪扰之故，惊狂甚则起卧不安也。桂枝去芍药加蜀漆龙骨牡蛎救逆汤主之。桂枝去芍药者，因心阳虚，神气外浮，故去芍药，仍用桂枝以助心阳，甘草以和中，生姜、大枣调和营卫，重加龙骨、牡蛎镇摄安神。心气虚则痰浊易生，故加蜀漆以涤痰逐邪。因病势急，故名桂枝去芍药加蜀漆龙骨牡蛎救逆汤。

《金鉴》：伤寒脉浮，医不用麻桂之药，而以火劫取汗，汗过亡阳，故见惊狂，起卧不安之证。盖由火劫之误，热气从心，且大脱津液，神明失倚也。然不用附子、四逆辈者，以其为火劫亡阳也。宜以桂枝汤法芍药加蜀漆龙骨牡蛎救逆汤主之。去芍药者，恐其阴性迟滞，兼制桂枝不能迅去其外，反失救急之旨，况既加龙、蛎之固脱，亦不须芍药之酸收也。蜀漆气寒味苦，寒能胜热，苦能降逆，火邪错逆，在所必需。

喻嘉言：篇中误服大青龙汤厥逆、筋惕肉瞤而亡阳者，乃汗多所致，故用真武汤救之。此以火迫劫而亡阳者，乃方寸元阳之神，被火迫劫而飞腾散乱，故惊狂、起卧不安，有如此者，少缓须臾，神丹莫挽矣，故以此汤救之。盖神气散乱，当求之于阳，桂枝汤阳药也，然必去芍药之阴敛，始得疾趋以达于阳位。更加蜀漆者，缘蜀漆之性最急，又加龙骨、牡蛎，有形之骨属，为之舟楫，以载神而返其宅也。

方有执：亡阳者，阳以气言，火能助气，甚则反耗气也。惊狂、起卧不安者，神者，阳之灵，阳亡则神散乱，所以动皆不安，阳主动也。

· 157 ·

柯韵伯：伤寒者，寒伤君主之阳也。以火迫劫汗，并亡离中之阴，此为火逆矣。妄汗亡阴，而曰亡阳者，心阳为阳中之太阳，故心之液为阳之汗也。惊狂者，神明扰乱也。阴不藏精，惊发于内；阳不能固，狂发于外。起卧不安者，起则狂，卧则惊也。凡发热自汗者，是心液不收，桂枝方用芍药，是酸以收之也。此因迫汗，津液既亡，无液可敛，故去芍药。加龙骨者，取其咸以补心，重以镇怯，涩以固脱，故曰救逆也。且去芍药之酸，则肝家得辛甘之补，加牡蛎之咸，肾家有既济之力，此虚则补母之法，又五行承制之妙理也。蜀漆不见本草，未详何物，诸云常山苗则谬。

尤在泾：阳者心之阳，即神明也。亡阳者，火气通于心，神被火迫不守，此与发汗亡阳者不同。发汗者，摇其精则厥逆，筋惕肉瞤，故当用四逆；被火者，动其神则惊狂，起卧不安，故当用龙、蛎。其去芍药者，盖欲以甘草急复心阳，而不须酸味更益营气也。与发汗后，其人叉手自冒心，心下悸欲得按者，用桂枝甘草汤同意。蜀漆即常山苗，味辛，能去胸中邪结气，此证火气内迫心包，故须之逐邪而安正耳。

承淡安：伤寒、脉浮，病在表也，应以汗解，医则以火迫劫取其汗，致卫阳亡于外，火毒劫于内，而为惊狂、卧起不安。以表证未解，仍用桂枝汤；以起卧不安，胸有痰浊，去芍药而加蜀漆；以其惊狂，复加龙、牡以镇之。

钱潢：火迫者，或薰，或熨，或烧针，皆是也。劫者，要挟逼胁之称也。以火劫之，而强逼其汗，阳气随汗而泄，致卫阳丧亡，而真阳飞越矣。

汪琥：伤寒脉浮者，是伤寒见风脉也。风脉既见，其为表虚可知，医人误以火迫劫之，汗乃大出而亡其阳……夫亡阳者，汗必多，汗为血液，何不用芍药以和营，以方中已有牡蛎之咸寒，龙骨之收涩，而芍药可不用也。且也，牡蛎、龙骨兼能胜火热之气而镇惊狂。其加蜀漆者，必病人素有痰热结于胸膈，至此，复挟火邪错逆，故用蜀漆之辛以散之也。否则亡阳证，而用此暴悍之剂，大非所宜。又桂枝汤中，生姜一味亦太辛散，虽有寒邪，宜稍减用之。

张隐庵：伤寒脉浮，病在太阳之表，以火迫劫，则阳气外亡矣。亡阳则神失其养，必惊狂而起卧不安也。用桂枝保助心神；龙骨、牡蛎启水中之生阳；蜀漆乃常山之苗，从阴达阳，以清火热；甘草、姜枣，助中焦水谷之精，以生此神；芍药苦泄，故去之。夫太阳合心主之神，外浮于肤表，以火迫劫之，此为逆也。用桂枝加蜀漆牡蛎龙骨汤，启下焦之生气，助中焦之谷精，以续外亡之阳，故名曰救逆。

陆渊雷：此条之亡阳，与附子四逆证之亡阳意义稍异，所亡者是肌表之卫阳，而其人适阳盛者，于是胸腹内脏之阳上冲以补其阙失，冲气剧而胸腹动甚，有似惊狂者，卧起不安，即惊狂之状也。

〔评述〕

1. 诸家对导致惊狂、卧起不安的认识有所不同

（1）认为惊狂的产生，是因为汗多亡心阳，再加火邪内迫心神，致使心神浮越而为惊狂，如山田氏、成氏、承氏、《医宗金鉴》等。

（2）认为惊狂、卧起不安的产生，是由于火迫劫之，而火扰心神，致使心神不守，肝风内动，而为惊狂、卧起不安，如尤氏、喻氏、章氏（见"〔方解〕"）。

（3）认为惊狂、卧起不安的产生，是因为以火迫劫之，汗出过多，既损津液，又伤阳气，使心失所养，神不内守而为惊狂，卧起不安，如柯氏、张氏。

（4）认为惊狂、卧起不安的产生，是由于火迫劫之，汗出过多，损伤心阳，再加外邪被火迫之后，不得外泄而内扰于心，即心阴虚阳浮而邪扰之，故为惊狂、卧起不安，如孙氏。

（5）认为惊狂、卧起不安的产生，是因为火劫迫汗，损伤卫阳，而胸腹内脏之阳上冲以补其阙失，冲气剧而胸腹动甚，故有似惊狂、卧起不安，如陆氏。

上述几种对导致惊狂、卧起不安的看法，当以第一种为是。因为伤寒脉浮是病邪在表，当以麻黄汤发汗，或桂枝汤解肌。若用火法劫汗，以致大汗淋漓，汗为心之液，汗出过多，不但耗伤津液，也会损伤心阳，汗出液伤，阴不能敛阳，神不内守，再加火邪内迫于心，致使心阴虚阳浮，心神失养，神不内藏，故惊狂、卧起不安。

2. 关于亡阳

以上诸家，对本条所论之亡阳，有不同的看法，可归纳为以下三方面：①认为是亡心阳，如成氏、孙氏、喻氏、尤氏、《医宗金鉴》中。②认为是亡卫阳，如承氏、陆氏、钱氏等。③只指出是亡阳，而不具体说明是哪一种，如山田氏、方氏等。

《伤寒论》中对于亡阳的论述，可归纳为亡心阳、亡肾阳和亡卫阳三个方面，其主要论述条文，有以下数条。

（1）亡心阳：①"伤寒脉浮，医以火迫劫之，亡阳必惊狂、卧起不安者，桂枝去芍药加蜀漆牡蛎龙骨救逆汤主之。"（112条）②"发汗多，若重发汗者，亡其阳，谵语，脉短者死，脉自和者不死。"（211条）③即38条大青龙汤证的服法禁忌所论述的"一服汗者，停后服，若复服，汗多亡阳，遂虚，恶风烦躁，不得眠也"。

心藏神，汗出过多，不但耗伤津液，也会损伤心阳，"阳气者，精则养神"（《素问·生气通天论》），心阳损伤，神失所养而不内守，再加火邪内迫，故出现惊狂、卧起不安、谵语、烦躁、不得眠等神志症状，治宜复阳镇惊安神，方用桂枝去芍药加蜀漆牡蛎龙骨救逆汤。

（2）亡肾阳：①"太阳中风，脉浮紧，发热恶寒，身疼痛，不汗出而烦躁者，大青龙汤主之。若脉微弱，汗出恶风者，不可服之。服之则厥逆，筋惕肉瞤，此为逆也。"（38条）②"太阳病发汗，汗出不解，其人仍发热，心下悸，头眩身瞤动，振振欲擗地者，真武汤主之。"（82条）③"病人脉阴阳俱紧，反汗出者，亡阳也，此属少阴，法当咽痛而复吐利。"（283条）

肾为先天之本，内寓元阴元阳而主水，发汗太过，损伤肾阳，致使阳虚水逆，"阳气者，精则养神，柔则养筋"（《素问·生气通天论》）。肾阳虚不能温煦经脉和制水，阳虚水逆，故有厥逆下利、脉微细、筋惕肉瞤、头眩、身瞤动等症状出现，治宜温肾回阳，方用真武汤、四逆汤等。

（3）亡卫阳：①"太阳病，发汗遂漏不止，其人恶风，小便难，四肢微急，难以屈伸者，桂枝加附子汤主之。"（20条）②"若微寒者，桂枝去芍药加附子汤主之。"（22条）③"发汗病不解，反恶寒者，虚故也，芍药甘草附子汤主之。"（68条）

发汗太过或汗不如法，汗为人体的阴液与阳气所化，大汗不但伤阴，也可亡阳，"阳者，卫外而为固也"（《素问·生气通天论》）。阳虚不能卫外，故产生汗多、恶风寒等症状，治宜固卫阳，方用桂枝加附子汤或芍药甘草附子汤等。

通过以上讨论，我们可以看出，本条所论亡阳，当是亡心阳。

3. 关于心阳损伤几个方的比较

（1）桂枝甘草汤："发汗过多，其人叉手自冒心，心下悸欲得按者，桂枝甘草汤主之。"本方心阳损伤轻，只有心下悸，故只用桂枝温心阳，甘草益心气。

（2）茯苓桂枝甘草大枣汤："发汗后，其人脐下悸者，欲作奔豚，茯苓桂枝甘草大枣汤主之。"本方为心阳损伤较轻而肾水上逆，故方中用桂枝温心阳，甘草益心气，茯苓、大枣安肾气、培中土以治水邪。

（3）桂枝甘草龙骨牡蛎汤："火逆下之，因烧针烦躁者，桂枝甘草龙骨牡蛎汤主之。"本方为心阳受损较重，再加以火邪内迫，致神不内守，心神烦乱，故方中用桂枝温心阳，甘草益心气，龙骨、牡蛎安神镇惊。

（4）桂枝去芍药加蜀漆牡蛎龙骨救逆汤："伤寒脉浮，医以火迫劫之，亡阳必惊狂，卧起不安者，桂枝去芍药加蜀漆牡蛎龙骨救逆汤主之。"本方为心阳损伤最重，再加火邪内迫，致神不内守，浮越于外，故用桂枝温心阳，甘草益心气，牡蛎、龙骨安神镇惊，蜀漆通泄阳热之邪，生姜、大枣以资助中焦之气。

〔方剂〕

桂枝去芍藥加蜀漆牡蠣龍骨救逆湯方

桂枝三兩（去皮）　甘草二兩（炙）　生薑三兩（切）　大棗十二枚（擘）　牡蠣五兩（熬）　蜀漆三兩（洗去腥）　龍骨四兩

上七味，以水一斗二升，先煮蜀漆，减二升，内諸藥，煮取三升，去滓，温服一升。本云桂枝湯，今去芍藥加蜀漆、牡蠣、龍骨。

〔校勘〕

《仲景全书》："去腥"作"去脚"。

《注解伤寒论》："上七味"作"上为末"。无"本云"以下十六字。

《金匮玉函经》《千金翼方》："七味"下有"咬咀"两字，"水一斗二升"作"水八升"，"本云"作"本方"，方后云"一法，以水一斗二升煮取五升"。

〔方解〕

张令韶：桂枝色赤入心。取之以保心气，佐以龙牡者，取水族之物，以制火邪，取重镇之物，以治浮越也。芍药苦平，非亡阳所宜，故去之。蜀漆取通泄阳热，故先煮之。神气生于中焦水谷之精，故用甘草、大枣、生姜，以资助中焦之气也。病在阳，复以火劫，此为逆也，故曰救逆。

王晋三：火迫心经之阳，非酸收可安，故去芍药而用龙牡镇摄，借桂枝、蜀漆疾趋阳位，以救卒阳散乱之神明，故先煮蜀漆，使其飞腾，劫去阳分之痰，并赖其急性，引领龙牡，从阳镇惊固脱，方寸无主，难缓须臾，故曰救逆。

祝味菊：本方是桂枝去芍汤加蜀漆、龙骨、牡蛎三味所组成，去芍汤本用以治"脉促胸满"。《别录》说蜀漆能"疗胸中邪结气"，李时珍说蜀漆能"驱逐痰水"。可见本方所主必有胸满痰多症。龙骨、牡蛎有镇静作用，殆为"惊狂、卧起不安"设，卧起不安是胸满烦惊的具体表现，其病情殆较桂甘龙牡汤重，但较柴胡加龙牡汤为轻。

章虚谷：伤寒脉浮，其邪在表，应以麻黄发汗。妄用火迫劫之其阳津，外既不解，火邪内攻，肝风动则惊，心火乱则狂。肝藏魂，心藏神，神魂不宁则起卧不安也。故以桂枝汤去芍药之酸敛，加蜀漆清膈上痰涎，龙骨、牡蛎镇摄心肝之气以止惊狂，而龙骨、牡蛎皆钝滞，仍藉桂枝之轻扬、色赤入心者为使佐。甘草、姜枣和中，调营卫，合桂枝以去余邪。其阴阳之气乘逆，故名救逆汤。

徐灵胎：此与少阴汗出亡阳迥别。盖少阴之亡阳乃亡阴中之阳，故用四逆辈回其阳于肾中。今乃以火逼汗，亡其阳中之阳，故用安神之品镇其阳于心中，各有至理，不可易也。去芍药，因阳虚不复助阴也。蜀漆去心腹邪积，龙骨、牡蛎治惊痫热气。

〔验案〕

梁某，男，36岁，病因大惊而起，日夜恐惧不安，晚上不敢独宿，即使有人陪伴，也难安寐而时惊醒；白天不敢独行，即使有人陪伴，也触目多惊而畏不前，每逢可怕之事，即自发呆，而身寒、肢厥、拘急并引入阴筋，手足心出汗，发作过后，则矢气、尿多，饮食减少，舌淡苔白，脉弦。1964年6月1日初诊，我即投以桂枝汤去芍药加龙骨牡蛎等（桂枝四钱，炙甘草八钱，生姜三钱，大枣六枚，生龙骨一两，远志三钱，桂圆肉二两，小麦二两）连服三剂，夜寐渐安，恐惧感明显减退，发呆次数大减，可以独自出外行走，不再需人陪伴。（万友生讲稿《桂枝汤及其加减法的理论探讨和临床运用》）

按：本案虽为桂枝去芍药加蜀漆牡蛎龙骨救逆汤的加减运用，但也可看出，本方对心肝阳虚，神魂不宁之证，疗效是较好的，确有温心阳、益心气、镇静安神之功效。

〔评述〕

1. 关于去芍药加蜀漆和牡蛎、龙骨

（1）关于去芍药的原因，各家看法不同，归纳起来有以下几种：①因本条是亡心阳，而芍药阴柔，不利于亡阳故去之，如成氏、孙氏、徐氏等。②认为芍药性阴柔酸收迟滞，能牵制桂枝，使其不能迅速复其心阳故去之，如《医宗金鉴》。③认为津液既亡，无液可敛故去之，如柯氏。④因芍药酸收阴柔，而胸有痰浊故去之，如承氏。

根据以上几种看法，再结合因阳虚而去芍药的21条桂枝去芍药汤和122条桂枝去芍药加附子汤来看，当以第一种看法。即因亡心阳，而芍药阴柔，不利于亡阳，故去之为是。

（2）关于加蜀漆：各家对蜀漆的认识不同，有的认为本条惊狂是胸膈有寒，加蜀漆以去痰，如孙氏、汪氏、章氏等；有的认为火邪内迫也是导致惊狂的原因之一，故用蜀漆以清热邪，如《医宗金鉴》、张令韶等；有的认为蜀漆辛散可以散邪，如成氏；有认为蜀漆性急，能使神速返其宅，如喻氏。但是结合病因、病机来看，当以用蜀漆以清热散邪，而使神速返其宅为是。

（3）关于加龙骨、牡蛎：各家对加牡蛎、龙骨的认识，基本一致。即镇惊安神，收涩固脱。

2. 本方的方义

因汗多损伤心阳，任用桂枝温心阳，炙甘草益心气；因火邪内迫心神，故用蜀漆以清热散邪而使神速返其宅；心神外浮而惊狂，故用牡蛎、龙骨以镇惊安神，收涩固脱；生姜、大枣以资中焦化源。《伤寒论译释》认为：①肝虚欲脱之疟疾可用本方，以桂枝、蜀漆祛邪，龙骨、牡蛎固脱；②治伤寒误用灸法及汤泼火伤证。

（邢洪君）

〔原文〕

113. **形作傷寒，其脉不弦緊而弱，弱者必渴，被火必譫語；弱者發熱，脉浮，解之當汗出愈。**

〔校勘〕

《金匮玉函经》《脉经》：均无"形作"二字。

《注解伤寒论》："被火"下有"者"字。

〔句解〕

形作伤寒：是指病的症状，好像伤寒。

〔提要〕

里虚不得用火法治疗。

〔选注〕

成无己：形作伤寒，谓头痛身热也，脉不弦紧，则无伤寒表脉也。经曰"诸弱发热"则脉弱为里热，故云弱者必渴。若被火气，两热相合，搏于胃中，胃中躁烦，必发谵语；脉弱发热者，得脉浮为邪气还表，当汗出而解矣。

《金鉴》：三"弱"字，当俱是"数"字，若是"弱"字，热从何有？不但文义不属，且论中并无此说。形作伤寒者，言其病形作伤寒之状也。但其脉不弦紧而数，数者热也。脉浮数热在表，太阳证也；沉数热在里，阳明证也。数脉为热，热入阳明，故必口渴；若被火劫，其热更甚，故必谵语，脉数之病，虽皆发热，然其施治不无别焉。若脉浮数，发热，解之当以汗，汗出可愈，宜大青龙汤；脉沉数，发热，解之当以下，下之可愈，宜调胃承气汤；若脉数无表里证，惟发热而渴、谵语者，不可汗下，宜白虎汤、黄连解毒汤，清之可也。

孙纯一：形作伤寒，有头痛、身热等症也。伤寒脉当弦紧，今不弦紧而反弱者，为病实而正虚也。脉弱为阴不足，而邪气乘之，生热损阴，则必发渴，即太阳病发热而渴，不恶寒者为温病也。被火劫汗，两热相合，邪热愈炽，扰及神明，必神昏谵语矣。弱者发热脉浮，则邪欲出表，阴气虽虚，解之使汗而愈，宜用辛凉解表，忌辛温解表法。

钱潢：此温病之似伤寒者也。形作伤寒者，谓其形象有似乎伤寒，亦有颈项强痛、发热体痛、恶寒无汗之症，而实非伤寒也。因其脉不似伤寒之弦紧而反弱，弱者细软无力之谓也。如今之发斑者，每见轻软细数无伦之脉，而其实则口燥舌焦，齿垢目赤，发热谵语，乃脉不应证之病也。故弱者必渴，以脉虽似弱，而邪热则盛于里，故胃热而渴也。以邪热炽盛之证，又形似伤寒之无汗，故误用火劫取汗之法，必致温邪得火，邪热愈炽，胃热神昏而语言不伦，遂成重剧难治之病矣。若前所谓，其脉不弦紧而弱者，身发热而又见浮脉，乃弱脉变为浮脉，为邪气还表，而复归于太阳也，宜用解散之法，当汗出而愈矣。

柯韵伯：形作伤寒，见恶寒、体痛、厥逆，脉当弦紧，而反浮弱，其本虚可知，此东垣所云劳倦内伤证也。夫脉弱者，阳不足，阳气陷入阴分必渴，渴者液虚故也。若以恶寒而用火攻，津液亡，必胃实而谵语，然脉虽弱而发热，身痛不休，宜消息和解其外，谅非麻黄所宜，必桂枝汤啜热稀粥，汗出则愈矣，此为挟虚伤寒之证。

尤在泾：形作伤寒，其脉当弦紧，而反弱，为病实而正虚也。脉弱而阴不足，而邪气乘之，生热损阴，则必发渴，及更以火劫汗，两热相合，胃中躁烦，汗必不出而谵语立至矣。若发热脉浮，则邪欲出表，阴气虽虚，可解之，使从汗而愈，如前桂枝二越婢一法；若脉不浮，则邪热内扰，将救阴之不暇，而可更取其汗耶。

顾尚之：形作伤寒，无汗可知，乃脉不紧而弱，则又似桂枝证，况弱脉不渴者多矣。而云弱者必渴，则必另有液亏之证，而不可过劫其阴，故被火而谵语。发热脉浮，当以汗解，借用桂枝二越婢一汤，庶乎近之。

汪琥：愚疑以"发热"二字当在渴字之前。形作伤寒，言病人之形，似太阳伤寒，头项强痛，恶寒而无汗矣。及诊其脉，不弦紧而反弱，弱者，风脉也，风为阳，其人必发热而渴，误被火劫。汗虽不出，风火相合，热搏于胃，胃中躁烦，必至谵语。然此谵语者，非胃实，不可下也。还诊其脉，而弱中带浮，邪仍在表，解之之法，当用药使汗出而愈。按此条论，仲景无治法，《补亡论》则用救逆汤，误矣。愚意云，宜大青龙汤，更加凉药主之。

《伤寒论译释》：认为本条是温病有四个根据：①形作伤寒，脉不弦紧而弱，浮紧为表寒，弱与紧为相对而言，既不称紧，其无表寒可知，然既有寒热头痛等症，总属外感一类。②弱者必渴，脉弱是温邪内炽，阴血不足之证，阴不足故口渴。③被火必谵语，原属温邪，被火是火上加油，故必发谵语。④发热脉浮，解之当汗出愈，虽非寒邪，但脉浮总是外出之机，故可用辛凉解肌发汗之法。

本证似为温病初期症状。因其恶寒、发热、头痛等症类似伤寒，所以说形作伤寒。但伤寒脉浮，按之必弦紧，今脉反弱，弱是阴不足的表现，而且口渴更是有热的确据。原是温邪，当然不能用火法治疗，假使误火，必邪热愈炽，胃热神昏，就要发生言语谵妄等变证。如本证脉弱兼有浮象，是邪气有外出之机，可用解表的方法以发其汗，汗出便可痊愈。但是这种汗法，不是麻黄、桂枝辛温发汗所宜的，后人吴鞠通在《温病条辨》中说："温病亦喜发汗，发汗则宜辛凉解肌。"因此，我们可以从汗病发汗方中选择恰当的方药。"被火必谵语"句，亦属于倒装文法，应放在"解之当汗出愈"句后，意思是不用汗法而用火法，就会产生谵语的变证。本条与第6条温病误治脉证互看，其理益明。

〔评述〕

综上可以看出，诸家对本条持有不同见解，可归纳为以下几个方面：①认为本条所述是里热证，如成氏、《医宗金鉴》等，《医宗金鉴》并指出如果脉浮发热可用大青龙汤治疗；②认为本条是温病，如钱氏、孙氏和《伤寒论译释》，《伤寒论译释》并列出四条根据；③认为本条是阴亏之体而又感受外邪，如尤氏、顾氏；④认为本条是属劳倦内伤而又外感风寒的挟虚伤寒之证，如柯氏等。

根据以上所述和原文精神，当以尤氏、顾氏之说为是，即阴虚之体而又外感寒邪。外感寒邪故形似伤寒而有头痛、身热等症，阴虚液不足故脉弱而渴。脉弱而渴也是与体实之人感寒不同之处，是辨证的要点。若误用火攻，是阴虚被火，胃中津液愈虚，火邪越炽，故"必发谵语"；若发热而脉弱中见浮，示正气尚能达表，可驱邪外出，所以说"解之当汗出愈"，可酌用《千金方》加减葳蕤汤。

(邢洪君)

〔原文〕

114. 太陽病，以火薰(1)之，不得汗，其人必躁，到經不解，必清血(2)，名爲火邪(3)。

〔校勘〕

《金匮玉函经》："汗"字下有"者"字。

《注解伤寒论》：无"经"字。

〔词解〕

(1) 火薰：《医宗金鉴》："火薰，古劫汗法也，即今火炕温覆取汗之法。"方有执："薰，亦劫汗法，盖当时庸俗用之。烧炕铺陈，洒水取气，卧病人以薰蒸之类。"

(2) 清血：即便血。

(3) 火邪：这里是指因火薰而发生的变证，与六淫之一的"火邪"不同。

〔提要〕

太阳病误用火熏而发生便血的火逆证。

〔选注〕

成无己：此火邪逼血，而血下行者也。太阳病用火薰之，不得汗，则热无从出，阴虚被火，必发躁也。六日传经尽，至七日再到太阳经，则热气当解，热气逼血下行，必清血。

张隐庵：太阳病以火薰之，则伤其表阳之气；不得汗，则不得阴液以和之。火伤心主之神，故其人必躁。躁者，上伤心主之神，而下动少阴之气也。到经者，成氏谓复到太阳之经，则当汗出而解。若不解，则火气内攻，必动其血而下围矣。

喻嘉言：名为火邪，示人以治火邪，而不治其血也。

《金鉴》：太阳病，以火薰之不得汗，其人必内热躁甚，阴液愈伤，阳不得阴，无从化汗，故反致不解也。其火袭入阴中，伤其阴络，迫血下行，故必围血也。命名火邪，示人以当治火邪，不必治围血也。

方有执：躁，手足疾动也；到，犹言反也，谓徒躁扰而反不得解也。汗为血之液，血得热则行，火性大热，既不得汗，则血必横溢，所以必围血也。

程郊倩：太阳病以火薰之，取汗竟不得汗，其液之素少可知，盖阳不得阴，则无从化汗也。阴虚被火，热无从出，故其人躁扰不宁也。到经者，随经入里也。火邪内攻，由浅入深，循行一周，经既尽矣。若不解则热邪且陷入血室矣，必当围血，缘阳邪不从汗解，因火袭入阴络，故逼血下行。名为火邪，苟火邪不尽，围血必不止。故申其名示人以治火邪，而不治其血也。

唐容川：此与热入血室、热结膀胱、蓄血等证，皆是指血室而言。

舒驰远：火邪迫血，皆无汗而致，若有汗，阳邪有其出路矣，自无迫血之事也。上条

（111条）血从上逆者，是风伤卫，风性上行，故欲衄；此条下趋阴窍者，是寒伤荣，寒性下行，故圊血。

汪琥：太阳病，本无汗，此麻黄汤证也。医人误以火熏迫之，究不得汗，热原无从出，火邪入胃，以故发躁而不宁也。寒伤营而汗又为血液。到经不解者，太阳到六七日，为传经已尽，邪仍不解，则胃中所郁火热之邪，将迫血下行而如圊矣。此名为火邪者，是申明圊血之故，实由火邪所迫而言也。按此条论，仲景无治法。《补亡论》常器之云，可依前救逆汤、黄芩芍药汤。愚以黄芩芍药汤，庶几犹可；救逆汤，还宜加减用之。

丹波元简：案"到经"二字未详。方氏无"经"字，注云"到，反也，反不得解也"。喻氏不解，志聪、锡驹、钱氏、汪氏并从成注。柯氏改为"过经"。程氏云"到经者，随经入里也"。魏氏云"火邪散到经络之间为害"。数说未知孰是，姑依成解。

王肯堂：到，与倒通，反也。到不解者，犹云反不解而加甚也。本文称太阳病，则不可便注为传经尽也。

尤在泾：此火邪迫血，而血下行者也。太阳表病用火熏之，而不得汗，则邪无从出，热气内攻，必发躁也。六日传经尽，至七日则病当解，若不解，火邪迫血，下走肠间，则必圊血。圊血，便血也。

孙纯一：清作圊，圊血即便血之意。太阳病用以火熏法不得汗，因而火热内迫，热扰于血而作躁，到七日传经之期而不解，必伤及血络而便血，拟用葛根黄芩黄连汤加贯众炭一两治之。

〔评述〕

本条主要是论述太阳表证，误用火熏治疗而发生便血的火逆证治。对于导致便血的病因病机，诸家的认识基本上是一致的，即误用火法以治太阳表证，病不解而火气反而内攻，损伤阴络，迫血下行而为便血。

对躁扰不安的认识，有的认为是火伤心神，如张隐庵；有的认为是热邪入胃，如汪氏；有的认为是阴虚被火，热无从出，如成氏、程氏。但从全文来看，当以火伤心神解释较好。因本条是因误用火法，火邪内迫，深入营血，损伤阴络，迫血下行而为便血，心主神志又主血，热在血分，热扰心神故有躁扰不安之症。

对"到经"的认识，各家不同。成氏、尤氏等认为到经是指到太阳经，即"太阳病，头痛至七日以上自愈者，以行其经尽故也"之意；而王氏和方氏认为"到"与"倒"通，是反不解而加甚之意。但从本条病因病理来看，躁扰不安是火热内陷而扰心神，如果经过几天躁扰不解，热邪郁久，必定更加炽盛，损伤阴络而为便血。根据以上所述，对"到经"的理解，当以成氏之说为是，但不必拘于其七日之说。

关于本条治法，孙氏认为可用葛根黄芩黄连汤加贯众炭治疗，可资参考。

（邢洪君）

〔原文〕

115. 脉浮，热甚，而反灸[1]之，此为实。实以虚治，因火而动，必咽燥吐血。

〔校勘〕

《金匮玉函经》："甚"作"盛"，无"必"字。《注解伤寒论》"甚"下无"而"字。

《脉经》《千金翼方》:"吐"作"唾"。

〔词解〕

(1) 灸:即是以艾炷燃火置于一定部位的治疗方法。

〔提要〕

表实阳热证候,误用灸治而致咽燥吐血的变证。

〔选注〕

成无己:此火邪迫热,而血上行者也。脉浮热甚为表实,医以脉浮为虚,用火灸之,因火气动血,迫血上行,故咽燥唾血。

喻嘉言:脉浮热甚,邪气甚也。邪气盛则实,反灸之,是实以虚治也。血随火炎而妄逆,在所必至矣。咽燥者,火势上逼,枯涸之应耳。

尤在泾:此火邪迫血,而血上行者也。脉浮热甚,此为表实,古法泻多用针,补多用灸,医不知而反灸之,是实以虚治也。两实相合,迫血妄行,必咽燥而唾血。

程郊倩:脉浮热甚,无灸之理,而反灸之,由其人虚实不辨故也。表实有热,误认虚寒,而用灸法,热无从泄,因火而动,自然内攻,邪束于外,火攻于内,肺金被伤,故咽燥而吐血。

张令韶:上节(114条)以火薰发汗,反动其血,血即汗,汗即血,不出于毛窍而为汗,即出于阴窍而圊血。此节言阳不下陷,而反以下陷灸之,以致迫血上行而唾血。

《金鉴》:脉浮热甚,实热在表也,无灸之之理,而反灸之,此为实实,谓其误以实为虚也。故热因火动,其势炎炎,致咽燥而吐血必矣。盖上条(114条)火伤阴分,迫血下行,故令圊血;此条火伤阳分,迫血上行,故吐血也。

陈修园:手少阴之脉上膈挟咽,火气循经上出于阳络。经云"阳络伤则血外溢是也"。大黄泻心汤可用,或加黄芩。

汪琥:脉浮热甚,乃风邪盛于表,此为表实,灸法多补,病惟虚寒者宜之。今者表有风热而反灸,是以实作虚治也。邪因火动,内搏于胃,故咽燥而唾血。此条论,仲景无治法,《补亡论》常器之云,可依前救逆汤,误矣。愚意云,宜犀角地黄汤。

孙纯一:脉浮热甚者,表热甚之症也,宜发散表邪,而反灸之,此为表实证。表实证用治虚寒灸法治之,是实所其实。因火上亢而动其上焦之血,必火灼津液而咽喉干燥,火灼动血而吐血,拟用黄芩黄连大黄泻心汤加贯众炭治之。

〔评述〕

脉浮是说明病在表,热甚不惟是指表热,说明里已有热,表里俱热,热邪炽盛故称热甚。因为在《伤寒论》中表证只是说发热而没有提示热甚。在这表里俱热,热邪炽盛之证,应采用表里两解之法,而反误用灸法,则是以热治热,必致火热更为亢盛,热伤阳络,血为火迫而造成咽燥吐血等证。

前114条是用火薰,此条是用艾灸,同是被火之误,火热内迫,一则阴络受伤,而血下出为便血;一则阳络受伤,血上溢而为吐血,主要是与病人体质和病情有关。如病人下焦阴不足,则火热易伤阴络,迫血下行而为便血;如病人阳盛体质,则火热易于上炎,伤及阳络而吐血。另外,如果病人表里俱热,热邪炽盛,再误用火法,则发病急速而为吐血；若只有表证而无里热，误用火法，则发病缓（到经后）而为便血。

对于本条的治疗，任氏提出可用犀角地黄汤，孙氏主用黄芩黄连大黄泻心汤加贯众炭，都可参考。

（邢洪君）

〔原文〕

116. 微數之脉，慎不可灸，因火爲邪，則爲煩逆，追虚逐實[1]，血散脉中[2]，火氣雖微，内攻有力，焦骨傷筋[3]，血難復也。脉浮宜以汗解，用火灸之，邪無從出[4]，因火而盛[5]，病從腰以下必重而痹，名火逆[6]也。欲自解者，必當先煩，煩乃有汗而解，何以知之？脉浮，故知汗出解。

〔校勘〕

《金匮玉函经》："脉浮宜以汗解"以下至"名火逆也"，另是一条；"欲自解者"以下，又另是一条。

《金匮玉函经》《脉经》《千金翼方》："宜以汗解，用火灸之"句作"当以汗解，反而灸之"；"名火逆也"句作"此为火逆"；"乃"字上无"烦"字，"乃有汗"独立为一句；"而解"上有"随汗"两字。

成无己本："汗出解"下有"也"字，《金匮玉函经》作"汗出而解"。

〔词解〕

(1) 追虚逐实：血本虚而更加火法，劫伤阴分，是为追虚；热本实，而更用火法，增加里热，是为逐实。

(2) 血散脉中：火毒内攻，血液流溢，失其常度。

(3) 焦骨伤筋：形容火毒危害之烈。由于血为火灼，筋骨失去濡养故曰焦骨伤筋。

(4) 邪无从出：误治后表邪不能从汗而出。

(5) 因火而盛：误用灸法，邪热愈加炽盛。

(6) 火逆：误用火法治疗，形成变证。

〔选注〕

成无己：微数之脉，则为热也，灸则除寒，不能散热，是慎不可灸也。若反灸之，热因火则甚，遂为烦逆，灸本以追虚，而复逐热为实，热则伤血，又加火气，使血散脉中。气主煦之，血主濡之，气血消散，不能濡润筋骨，致焦骨伤筋，血散而难复也。脉浮在表，宜以汗解之，医以火灸取汗，而不得汗，邪无从出，又加火气相助，则热愈甚，身半以上，同天之阳，身半以下，同地之阴，火性炎上，则腰以下阴气独治，故从腰以下，必重而痹也。烦热也，邪气还表，则为烦热，汗出而解，以脉浮，故为邪还表也。

柯韵伯：欲自解便寓不可妄治意。诸经皆有烦，而阳更甚，故有发烦、反烦、更烦、内烦等症。盖烦为阳邪内扰，汗为阳气外发，浮为阳盛之脉，脉浮则阳自发，故可必其先烦，见其烦必当待其有汗，勿遽投汤剂也。汗出则阳盛，而寒邪自解矣。若烦而不得汗，或汗而不解，则审脉定证，麻黄青龙在所施而恰当矣。

程郊倩：若血少阴虚之人，脉见微数，尤不可灸。虚邪因火内入，上攻则为烦为逆。血本虚也，而更加火，则为追虚；热本实也，而更加火，则为逐实……脉浮在表，汗解为宜矣。用火灸之，不能得汗，则邪无出路，因火而盛，虽不必焦骨伤筋，而火阻其邪，阴气渐竭。下焦乃营血所治，营气竭而莫运，必重著而为痹，名曰火逆，则欲治其痹者，宜先治其火矣。如诊得脉浮，即是邪还于表之兆，切勿妄治其烦，使汗却而当解者，反不解也。

〔评述〕

阳虚而寒，可灸。阴虚而热，误用灸法犹抱薪救火。今脉见微数，微为血少，数为有热，当投甘寒养血清热之药。若用灸法，更伤阴血，追虚逐实，焦骨伤筋。

关于"病从腰以下必重而痹"，注家意见不一。成氏认为腰以下阴气独治，程氏认为下焦营气竭而不运，也有人认为是湿气下流而成痹。我们认为可能是由于热灼阴血、肝肾阴虚、筋脉失养所致。仲景虽未出方，可通过补益肝肾、滋阴养血的方法取效。

至于条文中提到烦而脉浮的病机，多数注家意见相近，烦为正气抗邪欲作汗之兆，脉浮为邪在表之证据。柯氏指出勿见烦而脉浮则妄用镇静安神之品，以致汗不能出，邪不能去，很有理论和实际意义。

（程昭寰）

〔原文〕

117. 燒針⁽¹⁾令其汗，針處被寒，核起而赤者，必發奔豚，氣從少腹上衝心者，灸其核上各一壯⁽²⁾，與桂枝加桂湯，更加桂二兩也。

〔校勘〕

《金匮玉函经》《脉经》："奔"作"贲"。

《千金翼方》："气从少腹上冲心者"无"心"字。

《脉经》《千金翼方》：无"各"字。

《金匮玉函经》《千金翼方》：无"更加桂二两也"句。

〔词解〕

（1）烧针：用针裹以绵，胡麻油润湿之，燃烧待红时，医者左手固定患者穴位两边皮肤，去绵速刺，旋即抽出，按住针孔。一名温针、火针、燔针，是古人取汗的一种方法。今之疡医，于关节深处不能施刀者，间有以烧针以决脓。

（2）灸其核上各一壮：就是说在针刺部位的红色核状肿物上各用艾火烧灼一次，一壮就是灸完一个艾炷。

〔提要〕

烧针发汗，针处受寒引发奔豚的症状与治法。

〔选注〕

成无己：烧针发汗，则损阴血，而惊动心气，针处被寒气聚而成核，心气因惊而虚，肾气乘寒而动，发为奔豚。《金匮要略》曰："病有奔豚，从惊发得之，肾气欲上乘心，故其气从少腹上冲心也，先灸核上以散其寒，与桂枝加桂汤以泻奔豚之气。"

黄坤载：汗后阳虚脾陷，木气不舒，一被外寒闭其针孔，风木郁动，必先奔豚。若气从少腹上冲心胸，必是奔豚发作，宜先灸核上各一壮，散其外寒，即以桂枝加桂汤更加桂枝以疏风木而降奔豚也。

章虚谷：针处被寒，寒闭其经穴而核起，太阳之邪不得外泄，内遏肾脏水寒之气，必致上冲于心，如豚之奔突，以太阳经脉络肾，寒邪由表犯里也。先灸核上，通阳散寒，再服桂枝加桂汤平肾邪而调营卫，则表里通和，邪解而愈。

山田正珍：按烧针取汗，其术极暴，若其人虚弱者，为之必亡阳而发奔豚也，否则何以至于其针处被寒核起而赤耶，其暴可知也。今其人既已亡阳而不取姜附者，以未见筋惕肉瞤、汗出恶风、厥逆烦躁等危候也，故与之桂枝加桂汤，以下冲气也。盖奔豚，虚悸之甚者耳，其灸核上者，以温散寒邪也。

汪琥：病至用烧针发汗，此必是太阳伤寒证也，仲景法宜用麻黄汤以汗之。今医误用烧针，以令其汗，太阳初得病，为寒气在表，故其寒邪，即从针孔处，反入于里。在外，则肉肿起如核而色赤；在内，必发奔豚，其气从少腹直上冲心也。盖太阳为寒水之经，肾即为寒水之脏，脏腑相合，经病用针，故引寒邪之气，内入于脏也。

《金鉴》：烧针即温针也，烧针取汗，亦是汗法，但针处宜当避寒，若不谨慎，外被寒袭，火郁脉中，血不流行，必结肿核赤起矣。且温针之火，发为赤核，又被寒侵，故不但不解，反召阴邪。盖加针之时，心既被惊，所以肾阴乘心之虚，上凌心阳而发奔豚也。奔豚者，肾阴邪也，其状气从少腹上冲于心也。先灸核上各一壮者，外去寒邪，继与桂枝加桂汤，更加桂者，内伐肾邪也。

柯韵伯：寒气外束，火邪不散，发为赤核，是将作奔豚之兆也。从少腹上冲心，是奔豚已发之象也。此因当汗不发汗，阳气不舒，阴气上逆，必灸其核以散寒，仍用桂枝以解外，更加桂者，补心气以益火之阳而阴自平。

尤在泾：烧针发其汗，针处被寒者，故寒邪虽从汗而出，新寒复从针孔而入也。核起而赤者，针处红肿如核，寒气所郁也。于是心气因汗而内虚，肾气乘寒而上逆，则发为奔豚，气从少腹上冲心也。灸其核上，以杜再入之邪，与桂枝加桂，以泄上逆之气。

钱潢：烧针者，烧热其针而取汗也……风寒本当以汗解，而漫以烧针取汗，虽或不至于因火为邪，而针处孔穴不闭，已被寒邪所侵，故肿起如核，皮肤色赤。直达阴经，阴邪迅发，所以必发奔豚气也。

魏念庭：崇明何氏云，奔豚一证，乃寒邪自针孔入，风邪不能外出，直犯太阳本府，引动肾中素有阴寒，因发而上冲。

张令韶：张均卫问曰："烧针亦是火攻，因火而逆，何以复用火灸？"答曰："灸者，灸其被寒之处也，外寒束其内火，火郁于内，故核起而赤也。"

孙纯一：烧针者，用粗针外裹棉花蘸油烧之，俟针红去棉而刺入，是古人取汗之一法也。核起而赤者，针处被寒，寒气所郁，气血壅滞，故红肿如果核而赤也。奔豚者，少腹突起一块，直上冲心，有时扪之可得，其粗如臂，按之作响，气闷如绝，又有时忽然消失，痛苦立解，以其状如豚之奔，故名奔豚也。一壮，火灸一枚艾球也。烧针令其汗，针处被寒（被，受也）邪所郁，气血壅滞，则核起而赤者，肾脏寒水与寒上凌心胸，而发奔豚也，灸其核上各一次。以桂枝加桂汤，有云加桂枝以治外邪者，又有云加肉桂以治肾寒者，此条加桂，以肾寒证重，宜加肉桂。

《伤寒论讲义》（二版教材）：用烧针取汗，表邪未解，而针处复被寒邪所乘，邪滞于针处不得疏散，突起如核，发为赤色者，必发奔豚。这是因为其人素有寒，复因烧针取汗，损伤心阳，寒气乘虚上犯所致。用桂枝汤止冲以解表，灸其核上各一壮，以散针处之寒邪。

〔评述〕

本条主要是论述表证而误用烧针取汗，导致奔豚的证治。大多数注家认为奔豚的产生是肾之水寒之气逆而上冲所致。但对其导致的原因，各家则有不同看法，可归纳如下：

（1）太阳表证，误用烧针，表寒不解，反致寒邪入里，太阳与少阴相表里，太阳寒邪入里，引致少阴水寒之气上冲而发为奔豚，如章氏、汪氏、张氏、孙氏等。

（2）烧针发汗，汗出太过，损伤心阳，复感寒邪，引致肾脏寒水之气上逆而发奔豚，如尤氏、柯氏。

（3）因烧针刺激，使心神被惊而致虚，肾之水寒之气乘心阳虚而上逆，发为奔豚。即《金匮要略》所载奔豚等四种病从惊发得之之意，如山田氏、《医宗金鉴》等。

（4）发汗致阳虚脾陷，木郁不舒，再加外寒郁闭，致风木之气郁而内动发为奔豚，如黄氏。

（5）烧针发汗既可损伤阴血而动肾气，又可用因惊而致心虚，再加复感外寒引动肾气致肾之寒水之气上冲而发奔豚，如成氏。

综上所述，可以认为导致奔豚发生的主要原因之一是烧针发汗，汗出过多致使心阳受损伤，但是并没有达到像 112 条明确提出"亡阳"的程度。另外，烧针使心神被惊而致虚，这也是有可能的。因为《金匮要略》里明确指出"病有奔豚，有吐脓，有惊怖，有火邪，此四部病皆从惊发得之"。另外，复感外寒也是引起奔豚的原因之一。"针处被寒，核起而赤者，必发奔豚"，这说明复感寒邪，引动肾之寒水之气上冲，也是一个主要原因。另外，素体有寒也是一个主要原因。综上我们可以认为，导致奔豚产生的原因，内因是素体有寒，外因是烧针发汗和复感外寒。病机是心阳虚，外寒引动肾之寒水之气上冲发为奔豚。

〔方剂〕

桂枝加桂湯方

桂枝五兩（去皮）　芍藥三兩　生薑三兩（切）　甘草二兩（炙）　大棗十二枚（擘）

上五味，以水七升，煮取三升，去滓，温服一升。本云桂枝湯，今加桂滿五兩，所以加桂者，以能泄奔豚氣也。

〔校勘〕

《注解伤寒论》不载本方。《金匮玉函经》无满以下十五字。

〔方解〕

方有执：与桂枝汤者，解其欲自解之肌也；加桂者，桂走阴而能伐肾邪，故用之以泄奔豚之气也。然则所加者，桂也，非枝也，方出增补，故有成五两云耳。

徐灵胎：所加桂枝，不特御寒，且制肾气，又药味重则能达下，凡奔豚之证，此方可增减用之。

陈蔚：少阴上火而下水，太阳病以烧针令其汗，汗多伤心，火衰而水乘之，故发奔豚，故用桂枝加桂，使桂枝得尽其量，能上保少阴之火脏，下能温少阴之水脏，一物而两扼其要也。

章虚谷：相传方中或加桂枝，或加肉桂。若于肾邪，宜加肉桂；如解太阳之邪，宜加桂枝也。

柯韵伯：仍用桂枝以解外，更加桂者，益火之阳，而阴自平也。桂枝更加桂，治阴邪上攻，只在一味中加分两，不于本方外求他味，不即不离之妙如此。茯苓桂枝甘草大枣汤，证已在里，而奔豚未发；此证尚在表而发，故治有不同。

山田正珍：按方有执云，所加者桂也。果尔，惟当称加，不可云更加也。

《金鉴》：徐彬曰，此乃太阳风邪，因烧针令汗，复感于寒，邪从太阳之腑膀胱袭入相合之肾脏，而作奔豚，故仍从太阳之例，用桂枝全方。倍加桂者，以内泻阴气，兼驱外邪也。

〔验案〕

湖北张某，为书店帮伙，一日延诊，云近日得异疾，时有气痛，自脐下少腹起，暂冲痛到心，顷之止，已而复作，夜间尤甚，请医不能治，已一月有奇。审视舌苔白滑，脉沉迟，即与桂枝加桂汤，一剂知，二剂愈。（《豚园医案》）

〔评述〕

（1）关于桂枝加桂汤方中是加桂枝还是加肉桂的问题：对于这个问题，有的认为应加桂枝，如徐氏、陈氏等；有的认为应当加肉桂，如方氏；有的认为应根据病情来决定，如解表用桂枝，温肾用肉桂，章氏即持此种观点。《神农本草经》中载有牡桂和菌桂两种。李时珍认为牡桂即是肉桂，而张锡纯认为牡桂是桂枝，并指出："桂枝，味辛微甘，性温，力善直通，能升大气（即胸之宗气）、降逆气（如冲气、肝气上冲之类）、散邪气（如外感风寒之类）。仲景苓术甘汤用之治短气，是取其能升也；桂枝加桂汤用之治奔豚，是取其能降也。"另外，正如山田氏所指出，如果是加肉桂，应当称"加"而不能称"更加"。综上可以看出，从原文精神来看应加桂枝，临床也可根据病情的需要，或加桂枝，或加肉桂。

（2）关于桂枝加桂汤的方义：本方的方义，以上注家看法基本相同，因复感外寒故用桂枝汤以解肌表之邪，更加桂枝以降上逆之肾气。

（3）桂枝加桂汤的应用范围和衍变：关于本方的应用，不但可以治疗奔豚，《伤寒论今释》载有："雉间焕云：奔豚至剂虽綦多，特加桂汤为最可也。"又灸后有大发热不止，是火邪也，今谓之炷热，又称灼热，此方主之。又云，生平头痛有时发，苦之一二日或四五日，其甚则昏迷吐逆，绝饮食，恶药气者，每发服此则速起，或每天阴雨头痛者，亦当服之，能免其患也。对本方的衍变，《千金方》根据本方之意，创立奔豚汤（桂心、甘草、人参、半夏、生姜、吴萸），用以治疗"大气上奔胸膈中，诸病发时，迫满短气不得卧，剧者便慌欲死，腹中冷湿，肠鸣相逐成结气"的奔豚证。

（邢洪君）

〔原文〕

118. 火逆下之，因燒針煩躁者，桂枝甘草龍骨牡蠣湯主之。

〔校勘〕

"烦躁"原本作"烦燥"。

〔提要〕

误用烧针复下而出现烦躁的治法。

〔选注〕

喻嘉言：此证误而又误，虽无惊狂等变，然烦躁则外邪未尽之候，亦真阳欲亡之机，故但用桂枝以解其外，龙牡以安其内。

尤在泾：火逆复下，已误复误，又加烧针，火气内迫，心阳内伤，则生烦躁，桂枝、甘草以复心阳之气，牡蛎、龙骨以安烦乱之神。

成无己：先火为逆，复以下除之，里气因虚，又加烧针，里虚而为火热所烦，故生烦躁，与桂枝甘草龙骨牡蛎汤以散火邪。

张隐庵：火逆者，因火而逆也。逆则阳气上浮，下之则阴气下陷，因加烧针，则阴阳水火之气不和。夫太阳不得少阴之气以和之则烦，少阴不得太阳之气以下交则躁，宜桂枝甘草龙骨牡蛎汤和太阳少阴心肾相交之血气。

〔评述〕

各家对本条的见解略有不同，成、尤、张三氏认为是先火后下，又加烧针，是经过三误；喻氏认为烧针即火逆，烧针与下之，但为两误。此外，还有认为烦躁乃火逆之后果，"下之"二字为衍文应删去，火逆是总的提纲，而烧针致烦躁是火逆诸证中之一种。据条文来看，喻氏之说较为妥当，烧针即为火逆，火逆后复下之。

尤在泾说"火气内迫，心阳内伤，则生烦躁"。本条火逆烦躁的机制是火邪扰动心阳，令心神浮越，桂枝甘草汤证为心阳不足，但无心神浮越，与本证有轻重不同。

〔方剂〕

桂枝甘草龍骨牡蠣湯方

桂枝一兩（去皮）　甘草二兩（炙）　牡蠣二兩（熬）　龍骨二兩

上四味，以水五升，煮取二升半，去滓，温服八合，日三服。

〔校勘〕

《金匮玉函经》：甘草、牡蛎、龙骨均作"三两"。

成无己本："四味"作"为末"，无"半"字。

〔方解〕

成无己：辛甘发散，桂枝、甘草之辛甘，以发散经中之火邪；涩可去脱，龙骨、牡蛎之涩，以收敛浮越之正气。

柯韵伯：火逆下之，因烧针而烦躁，即惊狂之渐也，急用桂枝、甘草以安神，龙骨、牡蛎以救逆。

汤本求真：以桂枝、甘草和表缓解，以龙骨、牡蛎镇惊狂之动气，烦躁自治之意。

〔评述〕

本条桂枝甘草龙骨牡蛎汤证，乃烧针所致心阳受伤，心神浮越之证。方以桂枝入心助阳，甘草补养心气，龙骨、牡蛎安神镇惊。章虚谷指出：“此出救治之法也，虽已下之，而无别证，但因烧针而烦躁者，以桂枝、甘草益心脾之气，龙骨、牡蛎镇摄心肝散越之阳，则魂魄安，烦躁止。或问，火逆下之，津液皆伤，何不用养阴之法？余曰，其表里阴阳气俱已乖逆，若用柔阴之药，反而郁滞不和，更变他证，故以味薄气清者，先收散乱之阳，调和而镇摄之，气和则津液自生，此仲景用法之妙，非常见所能及也。”章氏的看法，很有参考价值。

本方之应用，由于近代很少用烧针治病，故不必限于因烧针之误，凡病机属心阳虚损，心神浮越者，即可用本方治疗。

（傅景华）

〔原文〕

119. 太陽傷寒者，加温針[(1)]必驚[(2)]也。

〔校勘〕

《金匮玉函经》：无“者”字。

《脉经》《千金翼方》：无“太阳”二字。

《千金翼方》：“温针”作“火针”。

〔词解〕

（1）温针：即是烧针，可参117条“烧针”解。

（2）惊：这里是指惊恐不安。

〔提要〕

太阳伤寒误用温针的变证。

〔选注〕

章虚谷：太阳伤寒，邪闭营卫，阳气已郁，用药发汗，则外解而阳伸，妄用温针，不能解表，反使火气入营，内扰于心，则必惊甚则狂也。

陈修园：病在肌表，不宜针刺伤其经脉，神气外浮，故心惊。《内经》所谓起居如惊，神气乃浮是也。

汪琥：太阳伤寒，宜用麻黄汤以发汗。医人误加温针，以攻其寒，殊不知寒盛于外，热郁于内，针用火温，营血得之，反增其热，热气凑心，必见惊证。惊者，神不宁而时作耸动故也。按此条论，仲景无治法，《补亡论》常器之云，可依前救逆汤。愚以救逆汤，宜加减用之。

成无己：寒则伤荣，荣气微者，加烧针，则血留不行。惊者温针，损荣血而动心气。《金匮要略》曰“血气少者属于心”。

尤在泾：寒邪在表，不以汗解，而以温针，心虚热入，必作惊也。

柯韵伯：温针者，即烧针也，烧之令其温耳。寒在形躯而用温针刺之，寒气内迫于心，故振惊也。

《金鉴》：太阳伤寒，加温针必惊者，谓病伤寒之人，卒然加以温针，其心畏而必惊也。非温针之后，必生惊病也。

钱潢：温针，即前烧针也。太阳伤寒，当以麻黄汤发汗，乃为正治。若以温针取汗，虽欲以热攻寒，而邪受火迫，不得外泄而反内走，必致火邪内犯阳神，故震惊摇动也，

孙纯一：太阳伤寒者，宜发汗而解，伤寒虽属寒邪，竟是表热邪盛之证。妄加用温针，不能出汗，反使火气入营，热邪由营血随经内扰于心神，必为惊也。

山田正珍：此条火逆总纲……所谓太阳伤寒者，即是麻黄汤所主。若误加温针，则火热入脉中，上而乘心，心气为之不镇，令人惊狂也。

〔评述〕

本条为表实无汗的太阳伤寒病，用麻黄汤发汗解表方为正治。如果不用麻黄汤辛温解表，而误用温针，表邪不解，反而被火逼迫内陷，温针助邪热劫烁营血，侵犯神明，而发生惊恐不安。

关于温针以后，发生惊恐的原因，各家看法不同，可归纳为以下几种：①邪受火迫，热扰心神，神明瞀乱而惊，如尤氏、汪氏等；②刺伤经脉，神气外浮而作惊，如陈氏；③畏惧烧针而惊，非针后作惊，如《医宗金鉴》。联系 118 条"因烧针烦躁者，桂枝甘草龙骨牡蛎汤主之"；114 条"太阳病，以火熏之，不得汗，其人必躁，到经不解，必清血，名为火邪"等来看当以第一种说法比较合理。因心主神志，又主血，火热内入，伤及心营，神志内乱，故必作惊。

（邢洪君）

〔原文〕

120. 太陽病，當惡寒發熱，今自汗出，反不惡寒發熱，關上脈細數者，以醫吐之過也。一二日吐之者，腹中饑，口不能食；三四日吐之者，不喜糜粥，欲食冷食，朝食暮吐，以醫吐之所致也，此爲小逆[(1)]。

〔校勘〕

《金匮玉函经》：两个"恶寒"下都有"而"字，"过"字作"故"字。

成无己本：没有"反"字。

《脉经》："一二日"上有"若得病"三字。

〔词解〕

(1) 小逆：虽属误治而引起的病变，但尚不十分严重的意思。

〔提要〕

误吐而胃阳受伤，出现轻重不同的各种变证。

〔选注〕

程郊倩：病一二日，邪气尚浅，吐之者，胃不尽伤，膈气早逆也，故腹中饥、口不能食；三四日邪入渐深，吐之者，胃气大伤，阳浮在膈也，故不喜糜粥，欲食冷食，朝食暮吐。

陈修园：一二日吐之者，以二日为阳明主气之期，吐之则胃伤而脾未伤，故脾能运而腹中饥，胃不能纳而不能食；三四日吐之者，以四日为太阴主气之期，吐之则脾伤而胃未伤，脾伤则不胜谷，故不喜糜粥；胃未伤仍喜柔润，故欲食冷食；朝为阳，胃为阳土，胃阳未伤，故能朝食；暮为阴，脾为阴土，脾阴已虚，故主暮吐。所以然者，以医误吐之所致也。前伤胃而不伤脾，后伤脾而不伤胃，非脾胃两伤之剧证，此为小逆。

章虚谷：自汗出而不恶寒发热者，表邪去，荣卫和也。邪去则脉和，今关上细数者，知医以吐伤胃中阳和之气也。吐中有发散，故使表得解，然其吐时有迟早，而中气受伤有不同，如一二日邪盛于表而吐之，下焦火升，腹中则饥，上焦气逆，口不能食也；三四日邪已侵里而吐之，胃阳大伤，不喜糜粥，余热内扰，欲食冷食，非真胃气，食不能消，即所谓客气动膈，胃中虚冷，故朝食暮吐，虽无大害，亦为小逆。

〔评述〕

病在太阳，当恶寒发热，今自汗出，反不恶寒，知非太阳，似属阳明。然阳明当身热汗出，不恶寒而反恶热，今又不恶热，并见关上脉细数，知又非阳明病。其所以出现这样的变证，实由误吐而致。胸中无痰食壅积，而用吐法，徒伤胃气，轻者饥而不欲食，重者朝食暮吐。仲景在此再度申明保胃气之重要。

（傅景华）

〔原文〕

121. 太陽病吐之，但太陽病當惡寒，今反不惡寒，不欲近衣，此爲吐之內煩⁽¹⁾也。

〔词解〕

（1）内烦：心中烦之意。

〔提要〕

表证误吐以致内烦。

〔选注〕

方有执：此亦误吐之变证，不恶寒，不欲近衣，言表虽不显热而热在里也，故曰内烦。内烦者吐则津液亡，胃中干而热悗内作也。

《金鉴》：太阳病吐之，表解者当不恶寒；里解者，亦不恶热。今反不恶寒，不欲近衣者，是恶热也。此由吐之后，表解里不解，内生烦热也。盖无汗烦热热在表，大青龙证也；有汗烦热热在内，白虎汤证也；吐下后心中懊憹，无汗烦热，大便虽硬，热扰在内，栀子豉汤证也；有汗烦热，大便已硬，热悉入府，调胃承气汤证也。今因吐后内生烦热，是为气液已伤之虚烦，非未经汗下之实烦也。以上之法，皆不可施，惟宜用竹叶石膏汤，于益气生津中清热宁烦可也。

〔评述〕

太阳表证，本应汗之，使邪从肌表而解。若误用吐法，因吐法也有发散之功，或可解表，但易伤耗胃阴，胃燥则生内烦。本证与上条（120条）同为误用吐法，但因体质不同等原因，后果不一，前条为胃中虚寒，本条为胃中虚热，气液两伤。《金鉴》之注，理明义达，提出用竹叶石膏汤治疗，也是很有道理的，可供临床应用参考。

（傅景华）

〔原文〕

122. 病人脈數，數爲熱，當消穀⁽¹⁾引食⁽²⁾，而反吐者，此以發汗，令陽氣微，膈氣⁽³⁾虛，脉乃數也。數爲客熱⁽⁴⁾，不能消穀，以胃中虛冷，故吐也。

〔校勘〕

《金匮玉函经》："以发汗"作"以医发汗"，"脉乃数也"作"脉则为数"。

〔词解〕

（1）消谷：消化饮食。

（2）引食：能食的意思。

（3）膈气：膈间正气。

（4）客热：即虚热。

〔提要〕

发汗不当致中虚胃寒的脉证。

〔选注〕

张隐庵：病人脉数为热，热当消谷引食，而反吐者，此以发汗令表阳气微，膈内气虚而脉数，数则为虚矣。故数为客热，非太阳之正气，不能消谷也。夫客热内乘，则真阳不足，胃中正气虚冷，故吐也。

程郊倩：见脉数而反吐者，数为热脉，无力则为虚脉，膈虚阳乘于上，不能下温，故令胃中虚冷。数为客热，寒为真寒，究其根由，只由发汗令阳气微，然则阳气之珍重何如，而可误汗乎。

钱潢：若胃脘之阳气盛，则能消谷引食矣。然此数，非胃中之热气盛而数也，乃误汗之后，阳气衰微，膈气空虚，其外越之虚阳所致也，以其非胃脘之真阳，故为客热。其所以不能消谷者，以胃中虚冷，非惟不能消谷，抑且不能容纳，故吐也。

〔评述〕

汗法使用不当，最易伤人阳气。由于体质的不同，误汗伤阳所表现的证候也不一样，若其人素来胃阳不足，过汗阳气外散则胃阳更虚，即文中所讲"膈气虚"、"胃中虚冷"。胃主受纳、腐熟，胃阳虚损，故不能消谷而反吐。数脉主热，然数而有力为实，数而无力为虚。本证因胃阳不振，寒气逼阳上浮，故脉数而必然无力，正如陆九芝所说"数脉非热甚即虚极"。上述各注家，对本条文的分析，都很精辟。由此可见，运用汗法，即要方法得当，更要结合病人的体质，素体胃阳虚弱之人外感风寒，必须在温补脾胃阳气的基础上发汗祛邪，这是学习本条应该掌握的基本精神。

关于本证的治疗，仲景未明方药，后世医家主张用小建中汤、甘草干姜汤、理中汤，也有人提出用吴茱萸汤，大体不外温运胃阳、降逆止呕之类方药。根据本证"病人脉数"、"数为客热"这一病机，纯投温热之药，很可能格拒不入，应酌加少许黄连、竹茹，或揉用热药凉饮的方法，更为合拍。

（傅景华）

〔原文〕

123. 太陽病，過經十餘日，心下溫溫[(1)]欲吐，而胸中痛，大便反溏，腹微滿，鬱鬱微煩，先此時自極吐下[(2)]者，與調胃承氣湯。若不爾[(3)]者，不可與。但欲嘔，胸中痛，微溏者，此非柴胡湯證，以嘔故知極吐下也。

〔校勘〕

《金匮玉函经》："溫溫"作"嗢嗢"，"而"字下有"又"字，"但"作"反"，"此非柴胡汤证"作"此非汤证"。

《脉经》：无"调胃"二字。

成无己本："柴胡"下无"汤"字。

《千金翼方》：自"若不尔"下三十字无。

〔词解〕

（1）温温：温同愠，胃脘烦满不舒之感。

（2）极吐下：大吐大下。

（3）若不尔：尔，如此、这样。若不尔即如果不是这样。

〔提要〕

太阳病日久，误行吐下致邪陷阳明，以及调胃承气汤证与大柴胡汤证之区别。

〔选注〕

柯韵伯：太阳居三阳之表，其病过经不解，不转属阳明，则转属少阳矣。心烦喜呕为柴胡证，然柴胡证或胸中烦而不痛，或大便微结而不溏，或腹中痛而不满，则此胸中痛，大便溏，腹微满，皆不是柴胡证，但以欲呕一症似柴胡，当深究其欲呕之故矣。夫伤寒中风有柴胡证，有半表证也，故呕而发热者主之。此病既不关少阳寒热往来、胁下痞硬之半表，是太阳过经而来，一切皆属里证，必十日前吐下而误之坏病也。胸中痛者，必极吐可知。腹微满，便微溏，必误下可知，是太阳病转属阳明而不属少阳矣。今胃气虽伤，而余邪未尽，故与调胃承气和之。不用枳朴者，以胸中痛，上焦伤，即呕多虽有太阳证不可攻之谓也。若未经吐下，是病气分而不在胃，则呕不止，而郁郁微烦者，当属大柴胡矣。

尤在泾：过经者，病过一经，不复在太阳矣。心下温温欲吐而胸中痛者，上气因吐而逆，不得下降也，与病人欲吐者不同。大便溏而不实者，下气因下而注，不得上行也，与大便本自溏者不同。设见腹满郁郁微烦，知其热结在中者犹甚，则必以调胃承气，以尽其邪矣。邪尽则不特腹中之烦满释，即胸中之呕痛亦除矣，此因势利导之法也。若不因吐下而致者，则病人欲吐者，与大便自溏者，均有不可下之戒，岂可漫与调胃承气汤哉。但欲呕，胸中痛，有似柴胡证，而系在极吐下后，则病在中气，非柴胡所得而治者矣。所以知其为极吐大下者，以大便溏而仍复呕也，不然，病既在下，岂得复行于上哉。

〔评述〕

本条所述之证，为太阳病误用吐、下法，而致邪热内陷，郁阻肠胃，故用调胃承气汤和胃泻热。伤寒用柴胡汤重在"解其外"，所谓外者，发热、恶寒之半表证也。本证无发热、恶寒之半表证，而又见腹微满、便溏、胸痛，可见此非柴胡证。柯氏的注释尤其详尽合理，可供参考。本证由极吐下之后由太阳转属阳明，若用柴胡汤不但中焦邪热不解，反伤上焦之气，提示我们不可以为柴胡汤为和剂而滥用。

（傅景华）

〔原文〕

124. 太陽病，六七日，表證仍在，脉微而沉，反不結胸[1]，其人發狂者，以熱在下焦，少腹當鞕滿，小便自利者，下血乃愈。所以然者，以太陽隨經，瘀熱在裏故也，抵當湯主之。

〔校勘〕

《金匮玉函经》："六七日"作"七八日"。

《脉经》《千金翼方》："仍"作"续","硬"作"坚"。

〔词解〕

（1）结胸：病证名。指邪气结于胸中，而出现心下痛、按之硬满的病证。

〔提要〕

抵当汤证的脉因证治。

〔选注〕

《金鉴》：太阳病六七日，表证仍在者，脉当浮大，若脉微而沉，则是外有太阳表而内见少阴之脉，乃麻黄附子细辛汤证也；或邪入里，则为结胸、脏结之证。今既无太阳、少阴兼病之证，而又不作结胸、脏结之病，但其人发狂，是知太阳随经瘀热，不结于上焦之卫分，而结于下焦之营分也。故少腹当硬满，而小便自利者，是血蓄于下焦也。下血乃愈者，言不自下者，须当下之，非抵当汤不足以逐血下瘀，乃至当不易之法也。

尤在泾：此亦太阳热结膀胱之证，六七日表证仍在而脉微沉者，病未离太阳之经而已入太阳之府也。反不结胸，其人发狂者，热不在上而在下也。少腹硬满，小便自利者，不结于气而结于血也，下血则热随血去，故愈。所以然者，太阳经也，膀胱府也；太阳之邪，随经入里，与血俱结于膀胱，所谓经邪入府，亦谓之传本是也。抵当汤中水蛭、虻虫食血去瘀之力，倍于芒硝，而又无桂枝之甘辛、甘草之甘缓，视桃仁承气汤为较峻矣。盖血自下者，其血易动，故宜缓剂，以去未尽之邪；瘀热在里者，其血难动，故须峻药以破固之势也。

柯韵伯：此因误下，热邪随经入府结于膀胱，故少腹硬满而不结胸，小便自利而不发黄也。太阳经少气多血，病六七日而表证仍在，阳气重可知，阳极则扰阴，故血燥而蓄于中耳。血病则知觉昏昧，故发狂。此经病传府，表病传里，气病传血，上焦病传下焦也。少腹居下焦，为膀胱之室，厥阴经脉所聚，冲任血海所由，瘀血留结，故硬满。然下其血而气自舒，攻其里而表自解矣。《难经》云"气结而不行者，为气先病；血滞而不濡者，为血后病"深合此证之义。

钱潢：热在下焦者，即桃核承气条，所谓热结膀胱也。热邪煎迫，血沸妄溢，留于少腹，故少腹当硬满。热在阴分血分，无伤于阳分气分，则三焦之气化仍得运行，故小便自利也。若此者，当下其血乃愈。

〔评述〕

注家对本条认识比较一致，均认为太阳病六七日，表证仍在而脉微而沉，这是血气阻滞之故，凭脉知邪已陷入于里。邪虽陷入，不在上焦，故反不结胸；瘀热结于少腹，故少腹硬满；其人发狂，是热在下焦与血相结所致，这是因为下焦素有瘀血之人，适病伤寒，若太阳之邪随经陷入下焦，血热相结之故，所以用抵当汤治之。

本条蓄血症状较 106 条为重。106 条是太阳病不解，内传于腑，与血相搏结而成蓄血，症见如狂、少腹急结现象，因证情较轻，故方剂宜缓，用桃核承气汤下之，然必待表解后如可攻瘀；本条是表证仍在，因其脉见沉微，症见发狂、少腹硬满，里证已急，故不待表解，即用抵当汤攻逐瘀血。

小便自利与小便不利是蓄血和蓄水证的主要鉴别点。蓄血由于血结关系，所以小便自利；蓄水由于水结之故，所以小便不利，但还应从其他方面共同作出鉴别。

蓄水是阳邪入腑，水热互结，病在膀胱气分。症见发热恶寒汗出，烦渴或渴欲饮水，水入即吐，小便不利，口苦里急，或少腹满，脉象浮数。治疗应用化气利水之五苓散。

蓄血是阳邪入腑，热与血结，病在下焦血分。症见兼有表证或无表证，如狂或发狂，小便自利，少腹急结或硬满，脉沉涩或沉结。治疗应用通瘀逐血之桃仁承气汤及抵当汤、丸。

〔方剂〕

抵當湯[1]**方**

水蛭三十個（熬）　虻蟲三十個（熬，去翅足）　桃仁二十個（去皮尖）　大黄三兩（酒洗）

上四味，以水五升，煮取三升，去滓，温服一升，不下，更服。

〔校勘〕

《千金翼方》：桃仁作"二十二个"。"三两"作"二两，破六片"。

《金匮玉函经》、成无己本："酒洗"均作"酒浸"。"四味"下均有"为末"二字。

〔词解〕

（1）抵当汤：《名医别录》曰："水蛭亦名至掌，渐后讹抵当，方用水蛭为君，故名为抵当汤。"喻昌曰："抵者至也，乃至当不易之良法也。"柯琴曰："名之曰抵当者，直抵其当攻之处也。"

〔方解〕

柯韵伯：蛭，昆虫之饮血者也而利于水；虻，飞虫之吮血者也而利于陆。以水蛭之善取血者，用以攻膀胱蓄血，使出乎前阴，佐桃仁之苦甘而推陈致新，大黄之苦寒而荡涤邪热。

王晋三：蓄血者，在阴之属，真气运行而不入者也，故草木不能独治其邪，必以灵活嗜血之虫为之向导。飞者走阳络，潜者走阴络，引领桃仁攻血，大黄下热，破无情之血结，诚为至当不易之方，毋惧乎药之险也。

〔验案〕

张意田治角口焦姓人，七月间患壮热舌赤，少腹闷满，小便自利，目赤发狂，已三十余日。初服解散，继则攻下，但得微汗而病终不解。诊之脉至沉微，重按疾急。夫表证仍在，脉反沉微者，邪陷于阴也。重按疾急者，阴不胜真阳，则脉流搏疾，并乃狂矣。此随经血瘀血，结于少腹也，宜服抵当汤。乃自制虻虫、水蛭，加桃仁、大黄煎服，服后下血无算，随用熟地一味捣烂煎汁，时时饮之，以救阴液，候其通畅，用人参、附子、炙草，渐渐服之，以固真元，共服熟地二斤余，人参半斤，附子四两，渐得平复。（《续名医类案》）

〔评述〕

本方为行瘀逐血的峻剂，药力猛于桃核承气汤。方中水蛭、虻虫可以直入血络，行瘀破结，大黄、桃仁活血泻热，故有攻坚破瘀的功效，适用于邪盛正实的蓄血病人。如患者身体不壮，必须慎用；如不得已而用时，减少剂量或攻补兼施。服后如不下可再服，如得下即止后服，不必尽剂。

本方除应用于伤寒蓄血重证之外，还可以应用于妇人经水闭滞、腹中有癥瘕积聚及跌打损伤、瘀血凝滞、心腹胀满等病证。

柯韵伯认为此方"用以攻膀胱蓄血，使出乎前阴"，根据方后"温服一升，不下更服"一句，应该是大便下血才是。

（俞景茂）

〔原文〕

125. 太陽病身黃，脈沉結⁽¹⁾，少腹鞕。小便不利者，爲無血也；小便自利，其人如狂者，血證諦⁽²⁾也，抵當湯主之。

〔校勘〕

《千金方》："身黃"作"身重"，"少腹硬"下有"满"字。

〔词解〕

（1）脉沉结：沉主里，结为脉来动而中止，表示气血凝滞。

（2）谛：音帝（dì），审也。证据确凿的意思。

〔提要〕

补述抵当汤的脉证，并以小便的利与不利来辨别是否是蓄血证。

〔选注〕

程郊倩：太阳病至于蓄血，其身必黄，里热固谛于色矣；脉沉而结，里热且谛于脉矣；少腹硬满，里热更谛于证矣。据此可指为血证，而用抵当乎？未也，须以小便谛之。小便不利，前三者虽具，只为蓄溺而发黄，属茵陈五苓散证，毋论抵当不中与，即桃核承气亦不中与也。若前三者既具，而小便自利，其人如狂，是血证谛，何论桃核承气，直须以抵当汤主之，而无狐疑矣。

成无己：身黄，脉沉结，少腹硬，小便不利者，胃热发黄也，可与茵陈汤；身黄，脉沉结，少腹硬，小便自利，其人如狂者，非胃中瘀热，为热结下焦而为蓄血也，与抵当汤以下蓄血。

柯韵伯：太阳病发黄与狂，有气血之分，小便不利而发黄者，病在气分，麻黄连轺赤小豆汤证也；若小便自利而发狂者，病在血分，抵当汤证也。湿热留于皮肤而发黄，卫气不行之故也；燥血结于膀胱而发黄，营气不敷之故也。

汪琥：按本文云，小便不利者之下，仲景不言治法。成注云"可与茵陈汤"；《补亡论》云"与五苓散"；《后条辨》云"属茵陈五苓散"；此三方可选而用之。

〔验案〕

仇景莫子仪病伤寒七八日，脉微而沉，身黄发狂，少腹胀满，脐下如冰，小便反利。医见发狂，以为热毒蓄伏心经，以铁粉牛黄等药欲止其狂躁，予诊之曰："非其治也，此瘀血证尔。仲景云太阳病身黄脉沉结，少腹硬，小便不利为无血；小便自利，其人如狂者，血证也，可用抵当汤。"再投，而下血几数升，狂止，得汗而解。经云血在下则狂，在上则忘。太阳，膀胱经也，随经而蓄于膀胱，故脐下胀，自阑门会渗入大肠，若大便黑

者此其验也。(《伤寒九十论》)

〔评述〕

本条主要说明蓄血证的辨证要点:脉沉结,少腹硬,小便自利,如狂,四者俱备,即为蓄血证无疑。

本条中"发黄"一症,《伤寒全生集》称为蓄血发黄,又名瘀血发黄。其原因与湿热发黄不同,柯氏认为是因"燥血结于膀胱,营气不敷之故",所以用抵当汤破瘀逐血,瘀血行则黄退。湿热发黄与瘀血发黄的鉴别,主要是在于小便的利与不利。湿热发黄是因湿热瘀阻,邪不得外泄下行,所以小便不利,身黄色鲜明如橘子色;蓄血发黄乃邪在血分,与气分无涉,所以小便自利,身黄晕如油似薰。其次湿热发黄,脉象浮滑而数,或濡数,同时也没有少腹硬满如狂、发狂的症状。由于本条有身黄、少腹硬、如狂等症,与现代医学所说的急性黄疸型肝炎、肝性昏迷多有某些类似之处,故抵当汤可供治疗此病者参考。

(俞景茂)

〔原文〕

126. 傷寒有熱,少腹滿,應小便不利,今反利者,爲有血也,當下之,不可餘藥⁽¹⁾,宜抵當丸。

〔校勘〕

《金匮玉函经》《脉经》《外台秘要》:"有热"下均有"而"字。

〔句解〕

(1) 不可余药:是倒装笔法,应在"宜抵当丸"下。此句有两种解释:一为不可用其他的药,一为连药渣一并服下。因为本条煎法用水一升,煎取七合,并未注明去滓,是连滓而服可知,两者都可作参考。

〔提要〕

蓄血证的缓攻法。

〔选注〕

成无己:伤寒有热,少腹满,是蓄血于下焦。若热蓄津液不通,则小便不利,其热不蓄津液,而蓄血不行,小便自利者,乃为蓄血,当与桃仁承气汤、抵当汤下之。然此无身黄屎黑,又无喜忘发狂,是未至于甚,故不可与快峻之药也,可与抵当丸,小可下之也。

程郊倩:夫满因热入气分,而蓄及津液者,应小便不利,今反利者,则知其所蓄非津液也,乃血也,血因热而满结,故用抵当汤,变易为丸,煮而连滓服之,使之直达血所,以下旧热,荡尽新瘀,乃除根耳。

方有执:上条之方,变汤为丸。名虽丸也,而犹煮汤焉。汤者荡也,丸者缓也,变汤为丸,而犹不离乎汤,盖取欲缓不缓,不荡而荡之意也。

〔评述〕

桃核承气汤、抵当汤及丸是治疗蓄血证的三个方剂,为了便于鉴别运用,列表如下(表2):

表2 　　　　　　　　　　蓄血证三方比较表

		桃核承气汤	抵 当 汤	抵 当 丸
相同点		同属下焦蓄血，均有如狂、小便自利等症		
不同点	方药	桃仁、桂枝、芒硝、大黄、甘草	水蛭、虻虫、桃仁、大黄	抵当丸方药与抵当汤同，其攻瘀逐血之效力介于桃核承气汤和抵当汤之间，适用于不可不攻又不可峻攻者
	功能	除热逐瘀缓剂	破瘀逐血峻剂	
	原因	太阳病瘀热结于膀胱	其人本有瘀血，热邪乘之结于下焦	
	病机	瘀热初结，浅而轻，尚有下通之机	瘀血已结之后，深而重，全无下通之机	
	症状	少腹急结，如狂	少腹硬满、发狂（间或如狂）	
	脉象	沉涩	沉结	
	运用	如有表证，当先解表而后攻之	里证为急，虽有表证亦应先攻其瘀	
	药效	逐瘀缓剂，服后微利，不一定下血	逐瘀峻剂，服后晬时下血	
备注		抵当汤尚有脉沉结、身黄等症，并治阳明蓄血证		

〔方剂〕

抵当丸方

水蛭二十個（熬）　　虻蟲二十個（去翅足，熬）　　桃仁二十五個（去皮尖）　　大黄三兩

上四味，擣[1]分四丸，以水一升，煮一丸，取七合服之。晬時[2]當下血，若不下者更服。

〔校勘〕

《金匱玉函經》、成无己本、《外台秘要》：桃仁作"三十個"，《千金方》作"二十二個"，《千金翼方》桃仁下有"熬"字。

《金匱玉函經》：虻虫作"二十五個"。

《千金方》：作"上四味为末，分为四丸"。

〔词解〕

（1）擣：捣的异体字。

（2）晬时：晬，音最（zuì）。晬时，即二十四小时。

〔方解〕

吕楼村：同一抵当而变汤为丸，另有精义。盖病从伤寒而得，寒主凝泣，血结必不易散，故煮而连滓服之，俾有形质相著，得以逗留血所，并而逐之，以视汤之末取荡涤者不同也及。

尤在泾：抵当丸中水蛭、虻虫减汤方三分之一，而所服之数，又居汤方十分之六，是缓急之分，不特在汤丸之故矣。此人必有不可不攻而又有不可峻攻之势，如身不发黄或脉不沉结之类，仲景特未明言耳。

〔验案〕

有人病伤寒七八日，脉微而沉，身黄，发狂，少腹胀满，脐下冷，小便不利，予投以抵当丸，下黑血数升，狂止，得汗解。(《本事方》)

〔评述〕

抵当丸的药物组成与抵当汤相同，但因改为丸药剂型，方中水蛭、虻虫的剂量只有抵当汤的三分之二，并做成四丸，每次煎服一丸，故其下血破瘀的作用也比抵当汤和缓，但较之桃仁承气汤的药力，则仍为猛烈。由于本方采用丸药煎服法，较易掌握剂量，不下可更煎一丸服之，得下则可止后服，使邪去而正不伤。另外，丸药煎服，即可取丸药之缓，又能得汤药之荡，具有兼收并蓄之妙。本方的临床运用，除治疗下焦蓄血之外，还可治肝血瘀滞、下腹部瘀血疼痛等病证。

(俞景茂)

〔原文〕

127. 太陽病，小便利者，以飲水多，必心下悸；小便少者，必苦裏急⁽¹⁾也。

〔校勘〕

《诸病源候论》：作"太阳病，小便不利者，为多饮水，心下必悸"。

〔词解〕

(1) 苦里急：苦，苦于。里急，这里指少腹部有急迫感。

〔提要〕

从小便之利与不利辨停水之部位。

〔选注〕

程郊倩：太阳病，小便利而得水，此温热在上中二焦，虽可与水，少少与之，和其胃而止。若饮水过多，则水停心下，乘及心火，火畏水乘，必心下悸。若小便少而欲得水者，此温热在下焦，属五苓散证，强而与之，纵不格拒，而水积不行，必苦里作急满也。

《金鉴》：太阳初病，不欲饮水，将传阳明，则欲饮水，此其常也。今太阳初病，即饮水多，必其人平素胃燥可知，设胃阳不衰，则所饮之水，亦可以敷布于外，作汗而解，今饮水多而胃阳不充，即使小便利，亦必停中焦而为心下悸。若更小便少，则水停下焦，必苦里急矣。

成无己：饮水多而小便自利者，则水不内蓄，但腹中水多，令心下悸。《金匮要略》曰："食少饮多，水停心下，甚者则悸。"饮水多而小便不利，则水蓄于内而不行，必苦里急也。

〔评述〕

总观本条精神，以太阳病，饮水多为前提，根据小便利与小便少、心下悸与苦里急，分辨病机。既曰太阳病饮水多，可知病人必口渴欲饮，太阳病而不言曾经汗、吐、下，口渴不外水热互结，气化失常之因引起。中焦气化不利，饮水停于心下，水气凌心故"必心下悸";下焦气化不利，饮水蓄于下焦，故"小便少"，而"苦里急"。需注意，本条的小便利是相对于小便少而言，并非小便量多之意。总之，本条重在依据上述症状，判断蓄水部位，以决定治疗方药。汪琥提出前者用茯苓甘草汤，后者用猪苓汤，可供参考。

（王大鹏）

辨太阳病脉证并治下

〔原文〕

128. 问曰：病有结胸，有藏结[1]，其状何如？答曰：按之痛，寸脉浮，关脉沉，名曰结胸也。

〔校勘〕

《金匮玉函经》："寸脉浮，关脉沉"作"寸口浮，关上自沉"。

〔词解〕

（1）脏结：病名。由阴寒之邪凝结于脏所致。

〔提要〕

结胸证主要脉证。

〔选注〕

成无己：结胸者，邪结在胸；脏结者，邪结在脏。二者皆下后，邪气乘虚入里所致。下后邪气入里，与阳相结者为结胸，以阳受气于胸中故尔；与阴相结者，为脏结，以阴受之，则入五脏故尔。

张隐庵：结胸者，病发于太阳而结于胸也；脏结者，病发于少阴而结于脏也。病气结于胸膈之有形，而太阳之正气反格于外，而不能入，故按之痛；太阳之气主向表，故寸脉浮；邪结于胸，故关脉沉，名曰结胸也。

汪琥：盖结胸病，始因误下，而伤其上焦之阳，阳气即伤，则风寒之邪，乘虚而入。上结于胸，按之则痛者，胸中实也；寸浮关沉者，邪气相结，而为实之证也。

〔评述〕

各注家对本条注释意见基本上是一致的。脏结与结胸之别，不外一阴一阳、一虚一实、一寒一热。

成氏注认为，邪结于胸为结胸，邪结于脏为脏结。二者皆由误下而致，比张氏的"病发太阳"或"病发少阴"的说法要具体一些，也易于理解。况且从结胸与脏结的病因看"病发太阳"、"病发少阴"亦觉过于狭隘。

汪琥对条文中所举的脉证作了说明，但对结胸为邪热与有形之邪相结这一点强调得不够。而张隐庵的注释，突出了"病气结于胸膈之有形"，只有这样，才会对结胸病的拒按有所理解。

结胸证本为误下所致，病仍属太阳，且病位在上，故寸脉浮；由于误下，邪热内陷与胸中素有之痰饮互相搏结于内，故关脉沉。本条的"关脉沉"正与129条脏结证的"关脉小细沉紧"作对照，由此可知本条的关脉沉，必是沉而有力。二者脉象不同，说明了二者病机的各异，结胸证属阳、属实、属热，脏结证属阴、属虚、属寒，临床虽见证有相似之处，医者必须详辨。

（魏子孝）

〔原文〕

129. 何謂藏結？答曰：如結胸狀，飲食如故，時時下利，寸脉浮，關脉小細沉緊，名曰藏結，舌上白胎滑者，難治。

〔校勘〕

《金匮玉函经》："时时下利，寸脉浮，关脉小细沉紧"句作"时小便不利，阳脉浮，关上细沉而紧"。

〔句解〕

舌上白胎滑者：指舌上有白色的滑苔。古字"胎"同"苔"。

〔提要〕

脏结的主要脉证及预后。

〔选注〕

成无己：结胸者，邪结在胸；脏结者，邪结在脏，二者皆下后邪气乘虚入里所致。下后邪气入里，与阳相结者为结胸，以阳受气于胸中，故尔；与阴相结者，为脏结，以阴受之则入五脏，故尔。气宜通而塞，故痛，邪结阳分，则阴气不得上通，邪结阴分，则阳气不得下通，是二者皆心下硬痛。寸脉浮，关脉沉，知邪在阳也；寸脉浮，关脉小细沉紧，知邪结在阴也，阴结而阳不结，虽心下结痛，饮食亦自如故，阴气乘阳虚而下，故时时自下利，阴得阳则解，脏结得热证多，则易治，舌上白胎滑者，其胸中亦寒，故难治。

尤在泾：此设为问答，以辨结胸、脏结之异。结胸者邪结胸中，按之则痛；脏结者，邪结肠间，按之亦痛，如结胸状，谓如结胸之按而痛也。然胸高而脏下，胸阳而脏阴，病状虽同，而所处之位则不同，是以结胸不能食，脏结则饮食如故；结胸不必下利，脏结则时时下利；结胸关脉沉，脏结则更小细而紧，而其病之从表入里，与表犹未尽之故，则又无不同，故结胸、脏结，其寸脉俱浮也。舌上白胎滑者，在里之阳不振，入结之邪已深，结邪非攻不去，而脏虚又不可攻，故曰难治。

《金鉴》：按此条"舌上白胎滑者，难治"句，前人旧注，皆单指脏结而言，未见明晰，误人不少。盖舌胎白滑，即结胸证具，亦是假实；舌苔干黄，虽脏结证具，每伏真热。脏结阴邪，白滑为顺，尚可温散；结胸阳邪，见此为逆，不堪攻之，故为难治。

曹颖甫：湿痰并居中脘，无阳热与之相抗，则其病为胸下结硬，是为脏结。脏结者，结在太阴之脏也，此即太阳之病，系在太阴，误下而成脏结之明证也。

任应秋：脏结与结胸的比较：两证寸脉均浮，是其相同；两证饮食都不好，是其相同。结胸关脉沉，脏结关脉小细沉紧，这是两证的脉不相同；结胸只是心下硬按之痛，脏结便痛连脐旁入少腹引阴筋；结胸者有阳证、有阴证，脏结者便为纯有阴无阳，这是两证的大不相同处。

〔评述〕

（1）对"饮食如故"之认识历代医家对"饮食如故"一句解释不尽相同，如成无己认为"阴结而阳不结，虽心下结痛，饮食亦自如故"。尤在泾氏认为"然胸高而脏下，胸阳而脏阴，病状虽同，而所处之位则不同，是以结胸不能食，脏结则饮食如故……"。又南京中医学院《伤寒论译释》亦认为"饮食如故，时时下利，正就是脏结证的独有症状，因为它是邪结在脏，胃腑无病，所以饮食如故"。即他们都认为"饮食如故"是饮食正常，并作为与结胸证不能食的鉴别点、不同处。

而任应秋氏在其《伤寒论证治类诠》一书中则认为"饮食如故"乃言饮食也如结胸证一般，即指饮食不佳而言。

根据仲景原文对脏结证的描述，如关脉小细沉紧，正表明其为虚寒之候；舌苔白为寒，滑为阴盛，又时时下利，皆标明脏结证本属正虚邪胜，脏为寒结，阳气衰微，中焦虚寒，不能运化，此种病理改变情况下，饮食必然不佳。所以任氏的解释比较合理。

（2）对苔白滑一症的认识：注家对"苔白滑"一症的理解各不相同。成无己认为"阴得阳则解，脏结得热证多，则易治，舌上白胎滑者，其胸中亦寒，故难治"。尤在泾氏则认为"舌上白胎滑者，在里之阳不振，入结之邪已深，结邪非攻不去，而脏虚又不可攻，故曰难治"。但《金鉴》认为"盖舌胎白滑，即结胸证具，亦是假实；舌胎干黄，虽脏结证具，每伏真热。脏结阴邪，白滑为顺，尚可温散；结胸阳邪，见此为逆，故为难治"。

成氏、尤氏对白胎滑者难治的理解颇为确当，因为本条"舌上白胎滑"者一句是紧接在脏结之下，且脏结本为阴寒之证，白苔属寒，滑为阴盛，白而至滑，为阴寒更重的表现，正虚邪实，所以称为难治，于理相合。而《金鉴》之谓白胎滑者难治，并不是单指脏结而言，脏结属阴，如见此苔是应有现象，尚可温散治疗，而为顺证；结胸属阳，若见此苔，便是反常现象，为逆证，与阳证见阴脉是相同道理，所以难治。这种说法有其一定道理，但未免离题太远，因条文是紧接在脏结之下，而未言及结胸。所以还是尤、成二氏之说为是。

（3）关于脏结的病因病机：通过本条症状的分析可测知脏结的病因病机是太阳病误下，阴寒之邪结于脏，使脏气虚寒而结，中虚邪胜，阳气衰微，不能运化，水湿聚而成痰，湿痰并居中脘，无阳热与之相抗，则其病为胸下结硬如结胸状；脾不运化则饮食不好、时时下利；关脉小细沉紧，舌苔白滑皆属中阳虚的表现。所以，脏结病机关键在于误下伤正、中焦虚寒、阴结于脏而致。

（4）脏结与结胸的比较：二者的相同点：均有心下硬满，按之痛，所以说脏结状如结胸，两证寸脉均浮，饮食都不好。

二者的不同点：①病理不同：脏结是误下邪气入里与阴相结；结胸是下后邪气入里与阳相结。②性质不同：脏结是寒结于脏，属阴；结胸主要是热结于胸，属阳，但也有寒实结胸。③症状上不同：脏结有时时下利，而结胸则无。④脉象上不同：虽然都有寸脉浮，但脏结关脉小细沉紧，结胸关脉沉。⑤舌苔方面：脏结舌上白胎滑，是胸中无热、阳气衰惫的表现；结胸证虽没有言明舌苔的变化，但从 137 条的"不大便五六日，舌上燥而渴……大陷胸汤主之"，结合结胸证里实有热的证候推测，则知其苔必黄燥（除寒实结胸无热证者外）。

从以上几方面可以鉴别脏结与结胸的不同。

（陈士奎）

〔原文〕

130. 藏結無陽證，不往來寒熱，其人反静，舌上胎滑者，不可攻也。

〔校勘〕

《脉经》："不往来寒热"句作"寒而不热"。

《诸病源候论》："胎滑"作"不苔"。

〔词解〕

阳证：指发热头痛、身痛、口渴、脉数有力等阳性症状。"无阳证"则示脏结属纯阴无阳。

〔提要〕

进一步说明脏结证的症状、性质及治疗上的注意点。

〔选注〕

成无己：脏结于法当下，无阳证为表无热，不往来寒热为半表半里无热，其人反静为里无热。经曰："舌上如胎者，以丹田有热，胸中有寒邪气。"以表里皆寒，故不可攻。

方有执：无阳证，言当脏结之时，表已罢除，无太阳也。不往来寒热，言痞虽属胁下，由素常有而发，非少阳传经之邪也。反静，言无阳明之谵妄也。舌，心之苗也，胎滑，生长滑腻，如胎膜也。胎滑本由丹田有热、胸中有寒而成。然丹田阴也，胸中阳也，热反在阴而寒反在阳，所以为不可攻也。

柯韵伯：结胸是阳邪下陷，当有阳证见于下，故脉虽沉紧，有可攻之理；脏结是积渐凝结而为阴，五脏之阳已竭也，外无烦躁潮热之阳，舌无黄黑芒刺之胎，虽有硬满之证，慎不可攻，理中四逆辈温之，尚有可生之义。

尤在泾：邪结在脏，必阳气内动，或邪气外达，而后可施攻取之法，若无阳证，不往来寒热，则内动外达之机俱泯，是以其人反静，其舌胎反滑，邪气伏而不发，正气弱而不振，虽欲攻之，无可攻已，盖即上文难治之端，而引其说如此。

〔评述〕

关于脏结证的治疗原则：《伤寒论》对脏结一证，有论无方，129条言难治，本条又说慎不可攻，然难治并非不治；不可攻，当有他法可用。根据脏结证的性质属纯阴无阳，正虚阳衰而阴盛，所以急进大剂复阳胜阴之药，以冀阳回阴消或能转危为安。故柯氏谓理中四逆辈温之是合于病理的，用此尚有可生之义。所以此证以救阳为急，仲景特别指出"不可攻下"，以示警惕！

(陈士奎)

〔原文〕

131. 病發於陽，而反下之，熱入，因作結胸；病發於陰，而反下之，因作痞[(1)]也。所以成結胸者，以下之太早故也。結胸者，項亦强，如柔痓[(2)]狀，下之則和，宜大陷胸丸。

〔校勘〕

《金匮玉函经》："病"字之前有"夫"字。

《金匮玉函经》、成无己本："痞"字下均无"也"字。

《千金翼方》："病发于阴而反下之"作"病发于阴而反汗之"。

《金匮玉函经》《千金翼方》："项"字上均有"其"字。

《金匮玉函经》《脉经》："痉"作"痓"。

〔词解〕

（1）痞：指心下痞。自觉胃脘部胀满，按之软而不痛的一种病候。

（2）柔痉：痉，一作痓，病名。其症为颈项强直，甚则角弓反强，有汗者为柔痉，无汗者为刚痉。

〔提要〕

结胸和痞的成因及大陷胸丸的适应证。

〔选注〕

《金鉴》：中风阳邪，故曰病发于阳也，不汗而反下之，热邪乘虚陷入，因作结胸；伤寒阴邪，故曰病发于阴也，不汗而反下之，热邪乘虚陷入，因作痞硬。

成无己：发热恶寒者，发于阳也，而反下之，则表中阳邪入里，结于胸中为结胸；无热恶寒者，发于阴也，而反下之，表中之阴入里，结于心下为痞。

柯韵伯：阳者，指外而言，形躯是也；阴者，指内而言，胸中、心下是也。此指人身之外为阳，内为阴，非指阴经之阴，亦非指阴证之阴。发阴发阳，俱指发热、结胸与痞，俱是热证，作痞不言热入者，热原发于里也，误下而热不得散，因而痞硬。不可以发阴作无热解也。若作痞谓非热证，泻心汤不得用芩、连、大黄矣。

尤在泾：病发于阳者，邪在阳之经；病发于阴者，邪在阴之经也。阳经受邪，郁即成热，其气内陷，则为结胸；阴经受邪未即成热，其气内陷，则作痞，所以然者，病邪在经，本当发散而反下之，里气则虚，邪气因入，与饮相搏而为病也。要之阳经受邪，原有可下之例，特以里未成实，而早行下法，故有结胸之变证。审其当下，而后下之，何至是哉。仲景申明所以成结胸之故，而不及痞，岂非以阴经受邪，则无论迟早，俱未可言下耶？

山田正珍：其实阴阳皆有痞、有结胸也，言热入而不言寒入者，以结胸得之外来之邪，痞得之心气之结也。

张璐：病发于阳者，太阳表证误下，邪结于胸也。病发于阴者，皆是内挟痰饮，外感风寒，中气先伤，所以汗下不解，而心下痞也。或言中风为阳邪，伤寒为阴邪，要有风伤卫气，气受伤而反变为结胸，寒伤营血，血受伤而反成痞之理。

〔评述〕

对于"病发于阳"、"病发于阴"的解释，历代注家争论不休，各执一端。《金鉴》认为伤寒为阴，中风为阳；成氏认为发热恶寒为发于阳，无热恶寒为发于阴；柯氏以外为阳，内为阴；尤氏则指阴经，阳经。其实以上四种代表性的观点，均不能恰当地概括结胸与痞两种病证的成因。从临床所见的情况看，二者皆可由太阳病误下而来，其变证不同的原因，是由于体质各异。胃阳素盛者，误下后，陷人之邪热与素有之痰饮相结，便成结胸；若其人本胃阳不足，误下后，重伤胃气，中焦升降失职，客气结于心下，因而成痞。所以病发阴、阳，是病因、病位、病性总的概括，阳表示表证、实证、热证，阴表示里证、虚证、寒证。与第7条中的"发热恶寒者，发于阳也；无热恶寒者，发于阴也"的精神是一致的。热为邪正相搏，机能亢进的表现；寒为正气虚弱，机能衰退的表现。故发热恶寒者为表证、实证、热证，即病发于阳；无热恶寒者为里证、虚证、寒证，即病发于阴。

山田氏的注释以"结胸得诸外来之邪，痞得诸心气之结也"，颇不得要领，况结胸本为邪热与痰饮互结于胸，故体内素有停饮可知，怎能绝对地说"结胸得诸外来之邪"呢？张璐对结胸与心下痞的成因阐述得比较具体，但心下痞不必内挟痰饮，而结胸必挟痰饮，从陷胸汤、丸之用硝、黄、甘遂，即可知结胸为有形之结无疑。

柯韵伯以方用芩、连、大黄而言痞亦热证，与上面所讨论的病发于阴为寒证，二者并不矛盾。"病发于阴"是指误下成痞，必以人体中气虚寒为基础。而痞成之后中焦堵塞，脾胃升降失常，往往寒热错杂，而以上热下寒者居多，即使邪入因作热痞亦并不为奇。二者所指本不相同，临床上寒因而致热证者，并不少见。

〔方剂〕

大陷胸丸方

大黄半斤　葶苈半升（熬）　芒硝半升　杏仁（半升，去皮尖，熬黑）

上四味，搗篩二味，内杏仁、芒硝，合研如脂，和散，取如弹丸[1]一枚，别搗甘遂末一錢匕，白蜜二合，水二升，煮取一升，温顿服之，一宿乃下。如不下，更服，取下爲效，禁如藥法。

〔校勘〕

成无己本："葶苈"后无"子"字，"杏仁"作"杏人"。

《金匮玉函经》《千金方》《千金翼方》《外台秘要》：白蜜均为一两。

〔词解〕

（1）弹丸：古代弹弓之弹子，约三钱左右。

〔方解〕

程知：项强如柔痉者，胸中邪气紧实，项势常昂，有似柔痉之状。然痉病身手俱强，此但项强，原非痉也。借此以验胸邪十分紧逼耳。

尤在泾：痉病之状，颈项强直，结胸之甚者。热与饮结，胸膈紧贯，上连于项，但能仰而不能俯，亦如痉病之状也。曰柔而不曰刚者，以阳气内陷者，必不能外闭，而汗常自出耳。是宜下其胸中结聚之实，则强者得和而愈。然胸中盛满之邪，固非小陷胸汤所能去；而水热互结之实，亦非承气汤所可治。故与葶苈之苦、甘遂之辛，以破结饮而泄气闭；杏仁之辛、白蜜之甘，以缓下趋之势，而去上膈之邪；其芒硝、大黄，则资其软坚荡实之能。汤者荡也，荡涤邪秽，欲使其净尽也。丸者缓也，和理藏府，不欲其速下也。大陷胸丸以荡涤之体，为和缓之用。盖其邪结在胸，而致如柔痉状，则非峻药不能逐之，而又不可急剂，一下而尽，故变汤为丸，煮而并渣服之，乃峻药缓用之法。峻则能胜破坚荡实之任，缓则能尽际上迄下之邪也。

钱潢：大黄、芒硝、甘遂即大陷胸汤；白蜜一合，亦即十枣汤中之大枣十枚也；增入葶苈、杏仁者，盖以胸为肺之所处，膻中为气之海，上通于肺而为呼吸，邪结胸膈，硬满而痛，气道阻塞，则有少气、躁烦、水结胸胁之害，故用葶苈、甘遂，以逐水泻肺，杏仁以利肺下气也。所用不过一弹丸，剂虽大而用实小也；和之以白蜜，药虽峻而佐则缓也。岂如承气、陷胸汤之人行十里、二十里之迅速哉。

《伤寒总病论》：虚弱家不耐大陷胸汤，即以大陷胸丸下之。

丹波元简：《千金方》秘涩门，本方不用甘遂，蜜丸如梧子大，服七丸，名练中丸，主宿食不消，大便难。《肘后方》名承气丸。

《金鉴》：大陷胸丸治水肿、肠澼初起，形气俱实者。

《类聚方广义》：大陷胸丸治痰饮疝瘕，心胸痞塞结痛，痛连项臂膊者。

〔评述〕

以上注家对本方本证的发挥已较全面。本方药物组成为大陷胸汤（大黄、芒硝、甘遂）加葶苈子、杏仁、白蜜。因结胸为水热互结，故本方以甘遂逐其痰水，以硝、黄泻其热结。本证与大陷胸汤证不同者，邪结部位偏高，因而有形之邪必影响肺气之肃降，故方中用杏仁、葶苈，宣肺利肺，开降胸中气结，清泄肺位热结。但凡祛邪之法，邪偏上者宜缓，邪偏下者宜速，邪结于上，只有用缓攻之法，使药力持续，方能使正气不伤而邪实尽去。本证为水热互结之实热证，非峻药不能攻逐有形之结；邪居高位，非缓剂不能尽祛在上之邪，故必任峻猛之药；而合以白蜜，小其剂而为丸，是取其缓也，欲使其邪尽去而正不伤。此为仲景峻药缓攻之法。

查历代医案，于此丸方验案，记载甚少。《伤寒论集成》云："刘栋曰，丸方，疑后人所加也。正珍曰，刘栋解为是。按《千金方》四十八，主宿食不消，大便难，练中丸，药味与此大陷胸丸同。疑后人摘以载于兹，亦未可知矣。又按杏仁皆以枚个言，而今云半升，亦非仲景方法之征。"此说亦不为无理。

（魏子孝）

〔原文〕

132. 結胸證，其脉浮大者，不可下，下之則死。

〔提要〕

结胸脉浮大者，禁用下法。

〔选注〕

《金鉴》：结胸证，若脉大，是为胃实，知结热已实，乃可下，下之则愈。今其脉浮大，是尚在表，知热结未实，故不可下，若误下之，未尽之表邪，复乘虚入里，误而又误，结而又结，病热弥深，正气愈虚，则死矣。

山田正珍：结胸之病，不可不下，但其脉浮大者，犹为表未解，可与小陷胸汤以和解之。按钱潢以浮大为里虚之脉，甚非也，凡脉大者，皆邪热炽盛之形，兼浮为表实，兼沉为里实。

方有执：此示人凭脉证之要旨，戒人勿孟浪之意。夫结胸之为阳邪内陷，法固当下，下必待实，浮为在表，大则为虚，浮虚相搏，则表犹有未尽入而里未全实可知，下则尚虚之里气必脱，未尽之表邪皆陷，祸可立至，如此而命尽，谓非医咎何，是故致戒也。

黄坤载：结胸之脉，寸浮关沉，寸浮则上热，关沉则中寒，上热甚而中寒不甚，则浮多而沉少，是以可下，若其脉浮大，绝无沉意，是非无中寒也，乃中寒之极，阳气全格于上，是以但见浮大，而不是其沉，下之中气败竭，必死无疑也。结胸可以下愈者，下焦之阳未至绝根，故推荡其上郁之阳，使之通达于下，以接下焦之根，是以愈也，其脉浮大，则阳已绝根于下，是中虚外寒之诊，下之所以速其死也。

〔评述〕

对"脉浮大"的意见，大多数注家认为表邪未尽，也有人认为是正气虚脱，但都一致认为，本脉证不可下，下之必生它变。

128 条的"寸脉浮，关脉沉"为结胸证主脉，本条之"脉浮大"不独指寸口脉浮，关、尺脉亦浮。结胸证，脉见浮大，必不可下，对"脉浮大"的两种看法都有道理，关键是看其脉浮大是有力，还是无力。若浮大有力，是主表邪犹盛，当先解其表，后攻其里，若下之，则表邪内陷，其结益深，正气大损，预后不佳；若浮大而无力，说明患者邪盛正衰，临床见此脉，多为正气虚极，阳浮于外的现象，当此之时正如黄坤载所说"其脉浮大，则阳已绝根于下，是中虚外寒诊，下之所以速其死也"。结胸证为邪实内结，脉应见沉见实，为脉证相合，若反见沉大之脉，是脉证相反，犹阳明腑实脉反涩，厥阴下利脉反实，正虚邪实，不下尚且难以调治，若再攻下，则正气不支而必危。

山田氏认为，本条文脉证可与小陷胸汤和解之，尚有斟酌的必要，本证或为表里同病，或为正虚邪实，当根据情况而定。脉象有力者，先解其表，后顾其里；脉象无力无根者，应急固其虚脱之阳，缓议祛邪之法。本条结胸若本大结胸证，则小陷胸汤无济于事；若本小结胸证，则必为表里同病，治法当先表后里。小陷胸汤非和解之剂，本证亦非和解之法的适应证，故用小陷胸汤非所宜也。

黄坤载认为本条"脉浮大"为虚阳外脱，在临床上有广泛的意义，不只局限本证，但凡邪实证见脉浮大无根者都可考虑为正气虚脱。但他在结胸的病机上，以其关脉沉而认为是中寒，则与结胸证水热互结的情况不符，此关脉沉不主寒，而主实，当以证参之。

（魏子孝）

〔原文〕

133. 結胸證悉具[(1)]，煩躁者亦死。

〔校勘〕

《金匮玉函经》："烦"作"而"。

〔词解〕

(1) 悉具：全部具备。

〔提要〕

结胸证兼见烦躁者，预后不良。

〔选注〕

《金鉴》：悉具者，谓胸之上，少腹之上，左右两胁，无不硬满而痛也，较之大结胸为尤甚，此时宜急下之，或有生者。若复迁延，必致邪胜正负，形气相离，烦躁不宁，下亦死，不下亦死矣。

张隐庵：结胸证悉具者，在外之如柔痉状，在内之膈内拒痛，外内之证悉具也。烦躁者，上下之阴阳不相交济也，故上节（指132条）外内相离者死，此上下不交者亦死。

柯韵伯：结胸是邪气实，烦躁是正气虚，故死。

程郊倩：此时下之则死，不下亦死，惟从前失下，至于如此，须玩一悉字。

成无己：结胸证悉具，邪结已深也。烦躁者，正气散乱也。邪气胜正，病者必死。

尤在泾：伤寒邪欲入而烦躁者，正气与邪争也，邪既结而烦躁者，正气不胜，而将欲散乱也。结胸证悉具，谓脉沉紧，心下痛，按之石硬及不大便，舌上燥而渴，日晡所潮热，如上文所云也。而又烦躁不宁，则邪结甚深，而正虚欲散，或下利者，是邪气淫溢，际上极下，所谓病胜脏者也，虽欲不死，其可得乎。

〔评述〕

烦躁一症在伤寒各篇中多次出现，有因于热盛者，如大青龙、白虎、承气汤等证；有因于热郁者，如栀子豉汤证类；有因于阳虚者，如干姜附子、四逆、通脉四逆汤等证；有因于阴虚者，如猪苓汤等证；有因于阴阳两虚者，如茯苓四逆汤等证；有因于火逆者，如桂枝甘草加龙骨牡蛎、桂枝去芍加蜀漆龙骨牡蛎汤等证。综其大要，不外邪气盛与正气虚两种情况。邪气盛者，必因火热之邪；正气虚者，当仔细分辨阴虚、阳虚。临证不可模棱两可，稍有疏忽，即可产生不可挽回的后果。

结胸证悉具，如《金鉴》所述，证型本极为危重，宜急下之，尚存一线生机，倘若再见烦躁，是正气不能胜邪，而将欲散乱之象，故此时下亦死，不下亦死，预后不佳。各注家对本条注释意见基本一致。

学习本条，当与132条对照。前条言结胸不可下之症，后条论结胸可下失下之症。132条强调结胸证具而表未解者，不可下，当先解其表；本条告诫学者，结胸证当下而失下，必导致邪盛正衰而出现烦躁，是正气散乱之象，预后不佳。故临床运用下法要果断，当下则不可贻误时机。两条条文字虽不多，却可见仲景用心之良苦。

（魏子孝）

〔原文〕

134. 太陽病，脉浮而動[(1)]數，浮則爲風，數則爲熱，動則爲痛，數則爲虛[(2)]，頭痛發熱，微盜汗出，而反惡寒者，表未解也。醫反下之，動數變遲，膈內拒痛，胃中空虛，客氣[(3)]動膈，短氣煩躁，心中懊憹，陽氣內陷，心下因鞕，則爲結胸，大陷胸湯主之；若不結胸，但頭汗出，餘處無汗，劑頸而還[(4)]，小便不利，身必發黃。

〔校勘〕

《金匮玉函经》《脉经》《千金翼方》："膈内拒痛"均作"头痛即眩"。

《金匮玉函经》《脉经》："余处"均作"其余"。

《脉经》《千金翼方》："剂"均作"齐"。

《外台秘要》："客气"作"客热"。

成无己本："身必发黄"句后有"也"字。

〔词解〕

(1) 动：动脉，见于关上，其脉数而形如豆，主疼痛。

（2）数则为虚：《金鉴》"数则为虚"句疑是衍文，其说可从。

（3）客气：指外来之邪气。

（4）剂颈而还："剂"与"齐"同。指但头汗出，颈部以下即无汗。

〔提要〕

表邪未解而误下之，使邪热内陷，有三种不同的转归：一为结胸，一为热郁胸膈，一为发黄。并提出结胸病的正治之法。

〔选注〕

成无己：头痛、发热、微盗汗出、反恶寒者，表未解也，当发其汗。医反下之，虚其胃气，表邪乘虚则陷……阳气内陷，气不得通于膈，壅于心下，为硬满而痛，成结胸也，与大陷胸汤以下结热。若胃中空虚，阳气内陷，不结于胸膈，下入于胃中者，遍身汗出，则为热越，不能发黄。若但头汗出，身无汗，剂颈而还，小便不利者，热不得越，必发黄也。

尤在泾：邪气在表，法当发散而反下之，正气则虚，邪气乃陷……阳邪内陷，与饮相结，痞硬不消，而结胸之病成矣。大陷胸汤则正治阳邪内结胸中之药也。若其不结胸者，热气散漫，既不能从汗而外泄，亦不得从溺而下出，蒸郁不解，浸淫肌体，势必发黄也。

《金鉴》：朱震亨曰，若胃中空虚，客气动膈，心中懊憹者，亦以栀子豉汤，吐胸中之邪，可也。

〔评述〕

对本条主要精神，各注家看法基本上一致。即太阳表证未解，不可下之，若误下，则阳邪内陷，变证迭出。若邪热与胸中素饮相结，则为结胸证；倘若患者内无水饮，邪热未与有形之邪相结，散漫于肌肤，汗不得出，小便复又不利，邪热无从外出，与湿相合，湿热蒸郁，势必发黄。

注家对本条有争议的地方，在于"胃中空虚，客气动膈，短气烦躁，心中懊憹，阳气内陷，心下因硬，则为结胸"。多数注家认为，上下文字，一气相贯，都是讲结胸证。成无己则认为，若胃中空虚，阳邪内陷于胃中，则不会出现结胸或发黄，必遍身汗出，而"热越"，似指白虎汤证。但仔细推敲原文，还是朱震亨解释为栀子豉汤证更为贴切。133条曰"结胸证悉具，烦躁者亦死"，此段文字见"烦躁"而不言"死"，是结胸证未具也。可见"胃中空虚，客气动膈，短气烦躁，心中懊憹"与结胸无关。而与76条所述的栀子豉汤证，无论在病机上，还是在症状上，丝毫没有矛盾之处。"胃中空虚"，非指胃气虚，而是指胃中无有形之邪（如痰、水、宿食）与热相结，因而不能形成结胸，故客气郁于胸膈，而致心中懊憹。从文字结构看，此段与下文"阳气内陷，心下因硬，则为结胸"是并列关系，只要仔细玩味"客气动膈"与"阳气内陷"相对，"心中懊憹"与"心下因硬"相对，即可知，二者所言，显然不是同一证。

因此，本条文列举表未解而误下的后果有三：①邪热内陷与水饮相结，为结胸；②邪热未与有形之邪相结而郁于胸膈，为栀子豉汤证；③若邪热散漫于肌肤，而汗不得出，复小便不利，热与湿相薰蒸而邪无出路，则郁而发黄。

〔方剂〕

大陷胸汤方

大黄六两（去皮）　　芒硝一升　甘遂一钱匕

上三味，以水六升，先煮大黄取二升，去滓，内芒硝，煮一二沸，内甘遂末，温服一升，得快利，止后服。

〔校勘〕

《千金方》《千金翼方》："大黄"后均无"去皮"二字。

《千金方》《千金翼方》《外台秘要》："甘遂"下均有"末"字。

成无己本："一钱"后无"匕"字。

〔方解〕

成无己：高者陷之，以平为正，结胸为高邪，陷下以平之，故治结胸曰陷胸汤。

尤在泾：按大陷胸与大承气，其用有心下与胃中之分。以愚观之，仲景所云心下者，正胃之谓；所云胃中者，正大小肠之谓也。胃为都会，水谷并居，清浊未分，邪气入之，挟痰杂食，相结不解，则成结胸。大小肠者，精华已去，糟粕独居，邪气入之，但与秽物结成燥粪而已。大承气专主肠中燥粪，大陷胸并主心下水食；燥粪在肠，必藉推逐之力，故须枳、朴；水食在胃，必兼破饮之长，故用甘遂。且大承气先煮枳、朴，而后内大黄；大陷胸先煮大黄，而后内诸药。夫治上者，制宜缓；治下者，制宜急。而大黄生则行速，熟则行迟，盖即一物，而其用又有如此不同。

柯韵伯：以上二方（指大陷胸汤、丸）比大承气更峻，治水肿、痢疾之初起者甚捷，然必观其人之壮实者施之，如平素虚弱，或病后不任攻伐者，当念虚虚之祸。

《方函口诀》：此方为热实结胸之主药，其他胸痛剧者有特效。因留饮而肩背凝者，有速效。小儿龟背可用此方，其轻者宜大陷胸丸，又小儿欲作龟背，早用此方则能收效。
（摘自《伤寒论方解》）

〔评述〕

尤氏通过大承气与大陷胸二方的对比，强调了甘遂的破饮之长，同时对大黄的生用、熟用作了具体的发挥，柯氏提出了大陷胸汤的推广应用。

本方药物虽只三味，但为逐水、通结、软坚三法兼施，适用于水热互结之阳热实证。方中大黄苦寒，芒硝咸寒，寒以泻在里之实热，咸以软坚，配甘遂攻逐水饮，共破胸腹实热有形之结。本方较大承气汤药力更为猛峻，故非脉证俱实者断不可用。即使其脉证俱实非用不可，应当谨慎，注意掌握分寸，中病即止，以防损伤正气，故方后指出"得快利，止后服"。

〔验案〕

维扬李寅，始病，头痛，发热，恶风，医者下之，忽而心下坚硬，项强短气，宛然结胸中证也。予曰，幸尔脉不浮，心不烦躁，非陷胸汤不可。投入，一宿乃下。（《伤寒九十论》）

沈家湾陈姓孩，年十四……忽得病，脉洪大，大热，口干，自汗，右足不得伸屈，病属阳明，然口虽渴，终日不欲饮水，胸部如塞，按之似痛，不胀不硬，又类悬饮内痛，大便五日未通，上湿下燥与此可见。且太阳之湿，内入胸膈，与阳明内热同病，不攻其痰湿，燥热焉除，于是遂书大陷胸汤与之……服后，大便通畅，燥屎与痰涎俱下，诸羔均各霍然，乃复书一清热之方，以肃余邪。(《经方实验录》)

〔按〕

许叔微之案，正是仲景所说"病发于阳而反下之，热入因作结胸"、"所以成结胸者，下之太早故也"，其证虽由误下而来，然而因其病机属水热实结，故必仍应下之，病方能解，这就体现了中医临床辨证论治的重要意义。医者用大陷胸汤，不愧胆识俱备，所以收到良好的疗效。然细玩案中"项强短气"句，邪居高位，华盖壅塞可知，似拟大陷胸丸，更为贴切。

曹氏案为患儿，上见湿热结胸，下见阳明燥实，与137条恰相吻合，为大结胸兼阳明内热证，以大陷胸汤，大刀阔斧，直趋病所，使燥屎与痰涎俱下而获安。若念其为孩童娇嫩之体而临证优柔，决不能建此奇功。

以上两案用大陷胸汤有一个共同特点，就是及时、果断。凡结胸可下之证在，当机立断，必速与大陷胸汤下之，若有拖延，当下不下，邪实益盛，正气愈虚，就会形成133条所述的结胸烦躁证，此时虽邪气仍盛，但正气已散乱，下亦死，不下亦死矣。

目前在中西医结合治疗急腹症的研究中，大陷胸汤被广泛地运用于临床。如北京市第六医院，用甘遂黄硝散（即大陷胸汤改为散剂）治疗现代医学之上腹局限性腹膜炎或弥漫性腹膜炎，以及表现为痞、满、燥、实、坚证之急性肠梗阻，收到了满意的效果。据报道对腹膜炎的治愈率为96.7%，肠梗阻治愈率为91.8%。南开医院用于重型肠梗阻、肠腔积液较多者的"甘遂通结汤"即为大陷胸汤的加减变方。

（魏子孝）

〔原文〕

135. 傷寒六七日，結胸熱實[1]，脉沉而緊，心下痛，按之石鞕者，大陷胸湯主之。

〔校勘〕

《金匮玉函经》："脉沉而紧"作"其脉浮紧"。

《金匮玉函经》《脉经》《千金翼方》："石硬者"作"其脉坚"。

〔词解〕

（1）结胸热实：与141条"寒实结胸"相对而言，明确本条所指结胸属热、属实。

〔提要〕

结胸证亦有未经误下而成者，只要脉证属热、属实，即可用大陷胸汤主治。

〔选注〕

喻嘉言：此条热实二字，形容结胸之状，甚明，其邪热填实于胸间不散漫也。上条言寸脉浮，关脉沉（指赵本第128条），此言脉沉紧，更明。盖脉紧有浮沉之别，浮紧主伤寒，无汗；沉紧主伤寒结胸，与中风之阳邪结胸迥殊，此所以不言浮也。

程郊倩：结胸一证，虽曰阳邪陷入，然阴阳二字，从虚实寒热上区别，非从中风伤寒上区别。表热盛实，转入胃府，则为阳明证；表热盛实，不转入胃府，而陷入膈，则为结胸证。故不必误下始成，伤寒六七日，有竟成结胸者，以热已成实，而填塞在胸也。脉沉紧，心下痛，按之实硬，知邪热聚于此一处矣。不因下而成结胸者，必其人胸有燥邪，以失汗而表邪合之，遂成里实，此处之紧脉，从痛得之，不作寒断。

柯韵伯：前条言病因与外证（指赵本第136条），此条言脉与内证，又当于热实二字着眼。六七日中，详辨结胸有热实，亦有寒实，太阳病误下，成热实结胸，外无大热，内有大热也；太阴病误下，成寒实结胸，胸中结硬，外内无热症也。沉为在里，紧则为寒，此正水结胸胁之脉，心下满痛，按之石硬，此正水结胸胁之症，然其脉其症，不异于寒实结胸。故必审其为病发于阳，误下热入所致，乃可用大陷胸汤，是谓治病必求其本耳。

成无己：此不云下后，而云伤寒六七日，则是传里之实热也。沉为在里，紧为里实，以心下痛，按之实硬，是以为结胸，与大陷胸汤，以下结热。

尤在泾：邪气内结，即热且实，脉复沉紧，有似大承气证，然结在心下，而不在腹中，虽按之石硬而痛，亦是水食互结，与阳明之燥粪不同，故宜甘遂之破饮，而不宜枳、朴之散气。

〔评述〕

诸注家对本条主要精神的理解基本一致，即结胸证也有未经误下而成者，只要断定是热实结胸，即可用大陷胸汤主治。但也有两点分歧：

（1）对于"脉沉紧"的看法：程氏认为"此处之紧脉从痛得之，不作寒断"；柯氏认为，"沉为在里，紧则为寒"；成氏认为"沉为在里，紧为里实"；喻氏认为"沉紧主伤寒结胸"，意见颇不一致。其实寒、痛、实证均可见紧脉，但在临床上，以脉诊病，必参合其他症状，即所谓四诊合参，方能确切地判断该脉所主，如本条所述"结胸热实"、"心下痛，按之石硬"知其脉沉紧者，证属里，属实，主痛，程氏认为"不作寒断"是非常正确的。柯氏、喻氏认定紧则为寒，为伤寒，似过于拘泥。

由于喻氏拘于紧主伤寒，故将结胸证分为伤寒结胸、中风结胸，其实在临床上并无实际意义，正如程郊倩所说："结胸一证虽曰阳邪陷入，然阴阳二字，从虚实、寒热上区别，非从中风、伤寒上区别。"

由于柯氏拘于紧则为寒，而认为热实结胸与寒实结胸脉证无异。《伤寒论》文字精练，既已指明一为热实结胸，一为寒实结胸，就是证有不同，不见热证因何敢用硝、黄大寒之品呢？因此说，热实结胸"其脉，其证，不异于寒实结胸"是不符实际的，这是由于他对"以脉测证"过于肯定的缘故。

（2）对"结胸证"的看法：程氏认为结胸证为燥与热结；柯氏认为水与热结。以方测证，从大陷胸汤之用甘遂，可见结胸证是水热互结无疑，因此当以柯说为是。

尤在泾对本条的注释，着重于结胸证与大承气汤证二者的鉴别，在临床上很有实际意义，二者虽证均属实热，脉同为沉紧，但结胸证是邪热与水食互结于心下，故用甘遂破饮；大承气证是邪热与燥粪互结于腹中，故用枳、朴行气。

综上所述，伤寒六七日，不经误下，邪热内传，亦有成结胸者，其脉见沉紧。以其证属热实，可与寒实结胸相鉴别；以其邪结心下，可与阳明腑实证相鉴别。故知其证为热实结胸，可与大陷胸汤下之。

（魏子孝）

〔原文〕

136. 傷寒十餘日，熱結在裏，復往來寒熱者，與大柴胡湯；但結胸無大熱者，此爲水結在胸脅也，但頭微汗出者，大陷胸湯主之。

〔校勘〕

《金匮玉函经》：无"也"字和"但"字。

〔提要〕

大柴胡汤证与大陷胸汤证的鉴别。

〔选注〕

喻嘉言：治结胸之证，取用陷胸之法者，以外邪挟内饮，搏结胸间，未全入于里也。若十余日，热结在里，则是无形之邪热蕴结，必不定在胸上，加以往来寒热，仍兼半表，当用大柴胡汤，以两解表里之热邪，于陷胸之义无取矣。无大热与上文热实互意，内陷之邪但结胸间，表里之热反不炽盛，是为水饮结在胸胁；其人头有微汗，乃邪结在高，而阳气不能下达之明征，此则主用大陷胸汤，允为的对也。

成无己：伤寒十余日，热结在里，是可下之证，复往来寒热，为正邪分争，未全敛结，与大柴胡汤下之。但结胸无大热者，非热结也，是水饮于胸胁，谓之水结胸，周身汗出者，是水饮外散则愈；若但头微汗出，余处无汗，是水饮不得外泄，停蓄而不行也，与大陷胸汤以逐其水。

柯韵伯：上条（赵本131条）言热入是结胸之因，此条言水结是结胸之本，互相发明结胸病源。若不误下，则热不入，热不入，则水不结，若胸胁无水气，则热必入胃而不结于胸胁矣；此因误下热入，太阳寒水之邪，亦随热而内陷于胸胁间，水邪热邪结而不散，故名曰结胸。粗工不解此义，竟另列水结胸一证，由是多歧滋惑矣，不思大陷胸汤丸，仲景用甘遂、葶苈何为耶。无大热，指表言；未下时大热，下后无大热，可知大热乘虚入里矣。但头微汗者，热气上蒸也；余处无汗者，水气内结也，水结于内则热不得散，热结于内则水不得行，故用甘遂以直攻其水，任硝、黄以大下其热，所谓"其次治六府"也，又大变乎五苓、十枣等法。

尤在泾：若但结胸而无大热，如口燥渴、心烦等症者，此为水饮结在胸胁之间，所谓水结胸者是也。盖邪气入里，必挟身中所有，以为依附之地，是以在肠胃则结于糟粕，在胸膈则结于水饮，各随其所有而为病耳。水结在胸，而但头汗出者，邪隔于上而不下通也，故与大陷胸汤，以破饮而散结。

〔评述〕

本条主要精神，在于大柴胡汤证与大陷胸汤证在病机和症状上的鉴别。因此学习本条，应当与103条大柴胡汤方证相互照应。大柴胡汤适应于阳明、少阳兼病，为和解攻里并行之法；大陷胸汤适应于热实结胸证，可开泻水热之结。二者都有热结在里的共性，因而在症状上有相似之处，临证应注意鉴别。大柴胡汤证热结阳明，故必见大便不利，舌苔干燥，渴欲冷饮等阳明热证，因其病兼少阳，而复见寒热往来；大陷胸汤证为水热互结心下或及胸胁，故症见胸满硬痛、手不可近，因热与水结于胸膈，故表无大热。

尤在泾说："盖邪气入里，必挟身中所有""各随其所有，而为病耳"正说明了结胸证为热邪内陷与身中所有之水饮相结的病机。柯韵伯所说"热入是结胸之因""水结是结胸之本"尤为精当。盖邪热与水饮相结才可能成结胸证，邪热与水饮两个条件缺一不可。若误治后，仅为热留胸膈，并无水饮相结，则为 77 条所述"发汗若下之而烦热，胸中窒者，栀子豉汤主之"；若仅系水结，并无邪热，则是 152 条所述十枣汤证。故只要提及结胸，即有热有结。141 条的寒实结胸与后世所说血结胸，则不在本条讨论范围之内。

成无己以"但结胸无大热"而认定本条所指系水饮结于胸胁的水结胸，非是热结。其实"无大热"即喻昌所说"内陷之邪，但结胸间，表里之热反不炽盛"，并非无热。若无热，则如何可用大陷胸汤之硝、黄呢。

本条"但头微汗出"与 134 条的"但头汗出"不同。134 条是因湿热蕴蒸，不得外越，故它处无汗，但头汗出，其人必发黄疸。本条正如尤在泾所说"邪隔于上而不下通"，即由于邪结而致阳气不得宣通于下，虽但头汗出，而并不发黄。二者一为湿蒸热郁，一为水热互结，病机不同，临床当参合他证进行具体分析。

（魏子孝）

〔原文〕

137. 太陽病，重發汗而復下之，不大便五六日，舌上燥而渴，日晡⁽¹⁾所小有潮热，從心下至少腹鞕滿而痛不可近者，大陷胸湯主之。

〔校勘〕

《金匮玉函经》：无"所"字。

《千金翼方》："日晡所小有潮热"作"日晡如小有潮热"。《千金方》作"日晡小有潮热，心胸大烦"。

〔词解〕

（1）日晡：指申、酉两个时辰，约相当于下午 3 时至 7 时。日晡潮热，即每到日晡就发热，有如潮水按时而至。

〔提要〕

大陷胸汤证治之一。

〔选注〕

喻嘉言：不大便，燥渴，日晡潮热，少腹硬满，证与阳明颇同，但小有潮热则不似阳明大热，从心下至少腹手不可近，则阳明又不如此大痛，因是辨其为太阳结胸，兼阳明内实也。缘误汗复误下，重伤津液，不大便而燥渴潮热，虽太阳阳明亦属下证，但水饮内结，必用陷胸汤，由胸胁以及胃肠荡涤始无余，若但下肠胃结热，反遗胸膈内结之水饮，则非治矣。

成无己：重发汗而复下之，则内外重亡津液，而邪热内结，致不大便五六日，舌上燥而渴也。日晡潮热者属胃，此日晡小有潮热，非但在胃。从心下至少腹，硬满而痛不可近者，是一腹之中，上下邪气俱甚也，与大陷胸汤以下其邪。

尤在泾：不用大承气而用大陷胸者，亦以水食互结，且虽至少腹，而未离心下故也，不然，下证悉具，下药已行，何以不臣枳、朴而臣甘遂哉。

方有执：此明结胸有阳明内实疑似之辨。晡，日加申时也；小有，微觉有也。盖不大

· 199 ·

便，燥渴，日晡潮热，从心下至少腹硬满而痛，皆似阳明内热，惟小有潮热，不似阳明大热之甚。所以阳明必以胃家实为主，而凡有一毫太阳证在，皆不得入阳明例者，亦以此也。

程知：太阳结胸兼阳明内实，故用大陷胸汤，由胸胁以及肠胃，皆可荡涤无余。若但下肠胃结热，而遗胸上痰饮，则非法矣。

柯韵伯：此妄汗妄下，将转属阳明而尚未离乎太阳也。不大便五六日，舌上燥渴，日晡潮热，是阳明病矣，然心下者太阳之位，小腹者膀胱之室也，从心下至小腹，硬满而痛不可近，是热入水结所致，而非胃家实，故不得名为阳明病也。若复用承气下之，水结不散，其变不可胜数矣。

〔评述〕

本条主要精神是论述大结胸证兼阳明内实必用大陷胸汤，而不可用大承气汤。

太阳病发汗，本属正治，但应注意掌握汗法。桂枝汤方后强调"遍身漐漐微似有汗者益佳，不可令如水流漓，病必不除"，麻黄汤方之强调"覆取微似汗"，大青龙汤方之强调"取微似汗，汗出多者，温粉扑之"。仲景再三重复，无非告诫医者重视正气，勿使阳亡、津伤。本条重发汗，则已伤津液，复加攻下更伤里气，邪热因而得以内传，此时，若内无水饮，仅是燥屎内结，则为阳明腑实；若内有水饮，热与水结，则成结胸。

对于本条所述之证为何病，诸注家有两种意见：多数注家认为本条所述为太阳结胸兼阳明内实，而方氏、柯氏认为本条证属太阳结胸而未入阳明。方有执说："阳明必以胃家实为主，而凡有一毫太阳证在，皆不得入阳明例者。"似过于绝对，若果如此，那么合病、并病都不可言阳明了。《经方实验录》载曹颖甫治陈姓男孩一案，证与本条所述类同，用大陷胸汤后"燥屎与痰涎俱下"，即说明结胸可兼阳明腑实，否则燥屎从何而来。柯韵伯说："心下者，太阳之位；小腹者，膀胱之室。"而认为非阳明证，其实原文为"心下至少腹硬满而痛"，为了说明无阳明证，他竟然对心下与少腹之间的阳明部位，闭口不谈，显然是不严肃的态度。看条文所述症状，如不大便、舌上燥渴、潮热等显系阳明实热，只因其轻微，而作结胸之兼证而已，故当从喻、成等注家之意见，本条为太阳结胸兼阳明内实，所以言兼阳明内实者，以其证仍以结胸为主也。

在治疗上，诸注家意见完全一致，即本证必用大陷胸汤。而不可用大承气汤，如尤在泾所说"不用大承气，而用大陷胸者，亦以水食互结，且虽至少腹，而未离心下故也，不然下证悉具，下药已行，何以不臣枳、朴，而臣甘遂哉"。其原因就是恐但下肠胃热结，反遗胸膈内结之水饮为患，这也是仲景设本条的主要意旨。

本条与131条、136条在内容上都有与其相应的疑似证相辨别的寓意。131条大陷胸丸证的项强与柔痉相似；136条的大陷胸汤证与大柴胡汤证的心下急相似；本条大陷胸汤证的不大便、舌上燥渴、日晡潮热与大承气汤证相似。这就是所谓结胸的太阳、少阳、阳明类证。虽然结胸的疑似证较多，但只要我们掌握结胸证的病机为水热互结，主症是胸胁、心下或少腹硬满而拒痛，在临床上也就不难辨认了。

（魏子孝）

〔原文〕

138. 小结胸病，正在心下⁽¹⁾，按之则痛，脉浮滑者，小陷胸汤主之。

〔校勘〕

《金匮玉函经》："病"字作"者"字，"脉浮滑"下无"者"字。

〔词解〕

（1）心下：指胃脘部位。

〔句解〕

脉浮滑：浮为阳热，滑主有痰，本症为痰热互结，所以脉象浮滑。

〔提要〕

小结胸的证治。

〔选注〕

成无己：心下硬痛，手不可近者，结胸也。正在心下，按之则痛，是热气犹浅，谓之小结胸。结胸脉沉紧或寸浮关沉，今脉浮滑，知热未深结，与小陷胸汤，以除胸膈上结热也。

尤在泾：胸中结邪，视结胸较轻者，为小结胸。其症正在心下，按之则痛，不似结胸之心下至少腹硬满而痛不可近也。其脉浮滑，不似结胸之脉沉而紧也。是以黄连之下热，轻于大黄；半夏之破饮，缓于甘遂；瓜蒌之润利，和于芒硝。而其蠲除胸中结邪之意，则又无不同也，故曰小陷胸汤。

王肯堂：上文云硬满而痛，不可近者，是不待按而亦痛也；此云按之则痛，是按之然后作痛尔。上文云至少腹，是通一腹而言之；此云正在心下，则少腹不硬痛可知矣。热微于前，故云小陷胸也。

张兼善：从心下至少腹石硬而痛，不可近者，大结胸也；正在心下，未及腹胁，按之痛未至石硬，小结胸也，形证之分如此。盖大结胸者，是水结在胸腹，故其脉沉紧；小结胸者，是痰结于心下，故其脉微滑。水结宜下，故用甘遂、葶、杏、硝、黄等；痰结宜消，故用瓜蒌、半夏等。

〔评述〕

1. 对小结胸病的认识

历代医家对小结胸一证的认识是比较一致的。认为其病机是痰热互结，其病位是正在心下，即痰热互结于心下（胃脘部位），其性质是属于实热证，其临床表现是按之则痛，且疼痛范围较局限，未及腹胁，也未至石硬，其脉是浮滑之象，所以该条条文文字虽少，但精确地将小结胸病的脉证概括描述。历代医家都认为此证是结胸证之轻浅者，所以称小结胸，以与大结胸相区别。

2. 大、小结胸证的鉴别

张令韶曰："汤有大小之别，证有轻重之殊，今人多以小陷胸汤治大结胸证，皆致不救，遂诿结胸为不可治之证，不知结胸之不可治，只一二节，余智可治者，苟不体认经旨，必致临时推诿，误人性命也。"张氏之说，充分阐明了大、小陷胸汤证鉴别的必要性，因此二证病因虽然相同，但轻重不同，治则迥异。如若大陷胸证仅投小陷胸汤，恐病重药轻，无济于事，误人性命；如若小陷胸证误投大陷胸汤，则病轻药过，杀人难免。因此，临床上应注意此二证之鉴别。现将二者鉴别点列表（表3）如下：

表3 大大小结胸证之鉴别要点

病　名	病　机	部　位	脉象	疼痛性质	治　则	方　剂
小结胸	痰与热互结心下	局限于胃脘部，仅在心下	浮滑	按之始痛，不按不痛	痰结宜消	小陷胸汤
大结胸	热与水饮结于胸腹	从心下至少腹（全腹部）	寸浮关沉	硬满而痛，手不可近	水结宜下	大陷胸汤

〔方剂〕

小陷胸湯方

黄連一兩　半夏半升，洗　瓜蔞實大者一枚

上三味，以水六升，先煮瓜蔞，取三升，去滓，内諸藥，煮取二升，去滓，分温三服。

〔校勘〕

《金匮玉函经》：黄连作"二两"。

成无己本：瓜蒌实作"一斤"。

〔方解〕

成无己：苦以泄之，辛以散之，黄连、瓜蒌实苦寒以泄热，半夏之辛以散结。

钱潢：夫邪结虽小，同是热结，故以黄连之苦寒主之，寒以解其热，苦以开其结，非比大黄之苦寒荡涤也。邪结胸中则胃气不行，痰饮留聚，故以半夏之辛温滑利，化痰蠲饮，而散其滞结也。瓜蒌实李时珍谓其甘寒不犯胃气，能降下焦之火，使痰气下降也。此方之制，病小则制方亦小，即《内经》所云"有毒无毒，所至为主，适大小为制也"。

〔验案〕

工部郎中郑君患伤寒，胸腹满，面色黄如金，诸翰林医官商议略不定，皆曰胸满可下，然脉浮虚，召孙至，曰诸公虽疑，不用下药，郑之福也，下之必死，某有一二服药，服之必瘥。遂下小陷胸汤，寻利，其病良愈。明日，面色改白，语曰，孙尚药乃孙真人后身耶。或问曰，伤寒至于发黄，病亦甚矣，小陷胸汤何效速也。璘曰，湿热甚者则发黄，内热已甚，复被火者，亦发黄也，邪风被火热，两阳两薰灼，其身必发黄，此太阳标与少阳经所传者，正在心下，故胸满、结之浅也，是为小结胸；且脉浮，阳脉也，虚阳在上，不可下，宜小陷胸汤和之。黄连瓜蒌苦寒而泻热散结，半夏辛温又以之散而燥湿理逆，病虽甚而结之浅，故以缓轻之剂除之。（《名医类案》）

缪仲醇治姚平子伤寒，头疼身热，舌上黄苔，胸膈饱闷，三四日热不解，奄奄气似不续者，亟以大黄一两，瓜蒌二枚（连子切片），黄连、枳实下之，主人惊疑，不得已，减大黄之半，二剂便通，热立解，遂愈。（《续名医类案》）

〔评述〕

小陷胸汤药仅三味，但配伍精当，可用于多种疾病。如《内台方议》云"小陷胸汤又治心下结痛，气喘而闷"；《丹溪心法》云"治食积、痰壅滞而喘急，为末和丸服之"；《张氏医通》云"凡咳嗽面赤、胸腹胁常热，惟手足有凉时，其脉洪滑者，热痰在胸下也，小陷胸汤"。目前临床常以本方为主治疗急慢性胃炎、肝炎、胃及十二指肠溃疡、急慢性胆囊炎、支气管炎、肺炎等辨证属于小结胸证者，多收良效。

另外，仲景要求本方之瓜蒌需先煮、去渣。对此，张锡纯指出"然用此方者，须将瓜蒌细切，连其仁皆切碎，方能将药力煎出"，临床应用时，应引起注意。

（陈士奎）

〔原文〕

139. 太陽病二三日，不能卧，但欲起，心下必結，脉微弱者，此本有寒分也[1]。反下之，若利止，必作結胸；未止者，四日復下之，此作協熱利[2]也。

〔校勘〕

《金匮玉函经》《脉经》《千金翼方》："但欲起"下均有"者"字，"此本有寒分也"均作"此本寒也"，"反"字上均有"而"字，"四日"均作"四五日"，"复"字下均有"重"字，"协热"均作"挟热"。

《脉经》："不"字上有"终"字。

《外台》："寒分"作"久寒"。

〔词解〕

（1）寒分：汪氏曰"痰饮也"，以痰饮本寒，故曰寒分。即指寒饮也。

（2）协热利：挟表热而下利。就是里寒挟有表热的下利。

〔提要〕

素有寒饮的人，患太阳病，误用下法，可引起结胸或协热利的变证。

〔选注〕

成无己：太阳病二三日，邪在表也，不能卧、但欲起、心下必结者，以心下结满，卧则气拥而愈甚，故不能卧，而但欲起也。心下结满，有水分，有寒分，有气分，今脉微弱，知本有寒分，医见心下结而反下之，则太阳表邪乘虚入里，利止则邪气留结为结胸，利不止，至次日复如前下利不止者，是邪热下攻肠胃，为挟热利也。

柯韵伯：不得卧，但欲起，在二三日，似乎与阳明并病，必心下有结，故作此状，然而不硬，脉微弱而不浮大，此其人素有久寒宿饮，结于心下，非亡津液而胃家实也，与小青龙以逐水气，而反下之，表实里虚，当利不止。若利自止者，是太阳之热入与心下之水气交持不散，必作结胸矣；若利未止者，里既已虚，表尚未解，宜葛根汤、五苓散辈。医以心下结为病不尽，而复下之，表热里寒不解，此协热利，所由来也。

《金鉴》：太阳病，谓头项强痛而恶寒也，二三日见不得卧、但欲起之症，谓传阳明也。心下，胃之分也；必结，谓胃分必有结也，则当下之；今脉微弱，是胃分有寒而结也，法不当下，不当下而下之，谓之反下，二三日正当解太阳阳明之表，反下之，表热乘虚入里必自利，设利自止，是其人胃实而同燥化，必作结胸矣。今利未止，四日仍复下利，是其人胃虚而同湿化，故必作协热利也。

曹颖甫：太阳病二三候，正当传阳明少阳之期。不能卧，但欲起，心下结，此正与胃

203

家实相似，盖胃不和，固寐不安也，误下之因实出于此。由是以微弱之脉本有寒分者，置之不辨，反与滑大之脉同治。若一下而即止，标热与本寒停蓄心下，因作结胸；若一下不止，则标热与本寒并趋大肠，因作协热利。

〔评述〕

1. 对"不能卧，但欲起，心下必结"的辨证

本条主要是阐明太阳病误下产生的结胸或协热利变证。而造成误用下法的原因则是对"不能卧，但欲起，心下必结"一证的病因辨证的错误。正如《伤寒论译释》指出："太阳病，二三日，见卧起不安、心下痞结是病邪由表传里之证……见到心下痞结，以为里有结实，妄用攻下，势必引起下利，如正气尚盛，则利当自止，但表热因下而内陷，与痰水互结，则为结胸……"曹颖甫指出："太阳病二三候，正当传阳明少阳之期，不能卧，但欲起，心下结，此正与胃家实相似，盖胃不和，固寐不安也，误下之因实出于此。"

因此，对太阳病二三日出现卧起不安、心下结满证候时，辨其虚实寒热之属性，防止误下变证是非常重要的。从条文分析，其辨证的关键是根据脉象一锤定音。条文指出"脉微弱者此本有寒分"，柯韵伯曰"不得卧，但欲起，在二三日，似乎与阳明并病，必心下有结，故作此状，然而不硬，脉微弱，而不浮大，此其人素有久寒宿饮，结于心下，非亡津液而胃家实也"。又成无己曰："心下结满有水分，有寒分，有气分，今脉微弱，知本有寒分。"《伤寒论译释》也指出："太阳病二三日，见卧起不安，心下痞结，是病邪由表传里之症，如果脉现洪大滑实之象，则邪传阳明无疑，但诊其脉搏微弱，证明以上症状，并非阳明热实，而为平素里有寒饮蓄积所致。"因此，曹颖甫特别指出"由是以微弱之脉本有寒分者，置之不辨，反与滑大之脉同治"，从而造成误下变证。对寒饮与胃家实引起的"心下结"要注意鉴别。

通过学习此条，我们可以进一步认识到中医辨证论治的重要性，以及仲景诊断疾病时对脉象的重视。《伤寒论》398 条条文中有 141 条明言以脉象来决定诊断、病性、病位、治则和判断预后，这是值得我们很好研究的。

2. 对"四日复下之"注释的不同意见

各注家对"四日复下之"一句有两种不同的看法：成氏和《金鉴》均认为"下"是"下利"，如《金鉴》曰"今利未止，四日仍复下利……"并认为"四日复下之'下'字，当是'利'字，上文利未止，岂有复下之理乎，细玩自知，是必传写之误"。柯氏则认为"下"是"攻下"，其曰"医以心下结为病不尽，而复下之……"两种看法各有一定道理，皆有参考价值。

3. 关于治疗问题

本条有论无方。根据柯韵伯意见"此其人素有久寒宿饮，结于心下……与小青龙汤以逐水气""若利未止，里即已虚，表尚未解，宜葛根汤、五苓散辈"可供参考。关于结胸的治疗条文未言，是仲景详于前而略于后之笔法，当以病之轻重选用小陷胸汤或大陷胸汤治疗。

（陈士奎）

〔原文〕

140. 太陽病，下之，其脉促，不結胸者，此爲欲解也。脉浮者，必結胸；脉緊者，必咽痛；脉弦者，必兩脅拘急；脉細數者，頭痛未止；脉沉緊者，必欲嘔；脉沉滑者，協熱利；脉浮滑者，必下血。

〔校勘〕

《金匱玉函經》《脉經》："脉"字前都有"其"字，"协"作"挟"。

〔提要〕

太阳病误下后通过脉诊以测知各种不同的病变。

〔选注〕

成无己：此太阳病下之后，邪气传变。其脉促者，为阳盛，下后脉促，为阳胜阴也，故不作结胸，为欲解。下后脉浮，为上焦阳邪结，而为结胸也，经曰"结胸者，寸脉浮，关脉沉"。下后脉紧，则太阳之邪，传入少阴，经曰"脉紧者属少阴"。《内经》曰"邪客于少阴之络，令人咽痛，不可内食，所以脉紧者，必咽痛"。脉弦则太阳之邪传于少阳，经曰"尺寸俱弦者，少阳受病也。"其脉循胁，络于耳，所以脉弦者，必两胁拘急。下后邪气传里，则头痛未止，脉细数为邪未传里而伤气也，细为气少，数为在表，故头痛未止。脉沉紧，则太阳之邪传于阳明，为里实也，沉为在里，紧为里实，阳明里实，故必欲呕。脉滑则太阳之邪传于肠胃，以滑为阴气有余，知邪气入里，干于下焦也，沉为血胜气虚，是为协热利，浮为气胜血虚，是知必下血。经曰"不宜下而便攻之，诸变不可胜数，此之谓也"。

《金鉴》：脉促当是脉浮，始与不结胸为欲解之文义相属。脉浮当是脉促，始与论中结胸胸满同义。脉紧当是脉细数，脉细数当是脉紧，始合论中二经本脉。脉浮滑当是脉数滑，浮滑是论中白虎汤证之脉，数滑是论中下脓血之脉。细玩诸篇自知。

病在太阳，误下为变不同者，皆因人之脏气不一，各从所入而化，故不同也。误下邪陷，当作结胸，反不结胸，其脉浮，此里和而不受邪，邪仍在表，为欲解也。若脉促者，为阳结实邪之脉，故必结胸也。脉细数，少阴邪热之脉；咽痛，少阴邪热之证。误下邪陷少阴，法当从少阴治也。脉弦少阳之脉，两胁拘急少阳之证，误下邪陷少阳，法当从少阳治也。脉紧太阳脉，头痛太阳证，误下邪仍在表，法当从太阳治也。脉沉紧，寒邪入里之脉，欲呕胃阳格拒之证，有表误下，邪陷在胃，法当从阳明治也。脉沉滑，宿食脉，有表误下，协热入里下利，法当从协热下利治也。脉数滑，积热脉，有表误下，邪陷入阴，伤营下血，法当从脓血治也。

张隐庵：其脉促，则太阳阳气在表，不与里阴相接，虽下之而不结胸者，太阳表气无亏，此为欲解也。脉浮者，太阳表阳，合心主精气以外浮，不能从胸膈内入，故必结胸。脉紧者，必咽痛，以邪正相持之脉而见少阴咽痛之证。脉弦者，必两胁拘急，从内减之脉，而见少阳两胁之证。脉细数者，头痛未止，以里虚风胜之脉，而见厥阴头痛之证。脉沉紧者，必欲呕，以阴阳内搏之脉，而见阳明欲呕之证。脉沉滑者，协热利，言太阴土实而协阳热下利也。脉浮滑者，必下血，言太阳随传瘀热，外邪内陷而下血也。

〔评述〕

1. 本条主要精神

本条主要精神是提示太阳病，若用下法治疗是属误治，势必产生许多变证。所以本条可谓是太阳病误下后变证的总论，同时提示以脉测证法。至于误下引起诸变证的病机，各注家都作了阐述：成氏从六经阴阳变化不同引起传变，并引《内经》理论加以阐发；《金鉴》则认为原文有错简而加以修改，然后从人之脏气不一，各从所入而化来论述各种变证的病机。我们认为《金鉴》的论述比较清晰确切。其总的机转，不外邪热因误下而乘虚内陷，在上则为咽疼头痛，在下则为下利便血，在中则为结胸或两胁拘急，如正气旺盛，亦能驱邪外出而获痊愈。这些可能引起的变局趋势，医者必须了解，在诊治疾病时尽力预防。

至于以脉测证法正如前条所述，仲景一向重视脉诊，往往以脉象变化决定诊断、治则，判断预后传变，此条更明显地突出了这一点。当然临证之时还必须四诊合参。

总的来讲，本条提示我们进一步掌握辨证论治的精髓，尤其是在未确定诊断之前，千万不要滥用攻下。正如《内经》所告诫的："不宜下而更攻之，诸变不可胜数。"而一旦误下，应当脉证互参，加以分析，作出正确诊断，及时治疗。

2. 关于误下诸变证的治疗问题

本条亦只有论而无方，后王日休氏增补了方药："脉浮结胸，可用桂枝去芍药汤；脉紧咽痛，可用桔梗汤；脉弦两胁拘急，可用小柴胡汤加桂枝；脉细数，头痛未止，可用当归四逆汤；脉沉紧欲呕，可用甘草干姜汤；脉沉滑，协热利，可用白头翁汤；脉浮滑下血，可用芍药甘草汤加秦皮。"可供参考，临证时还须灵活变通。

（陈士奎）

〔原文〕

141. 病在陽，應以汗解之，反以冷漢之⁽¹⁾，若灌之⁽²⁾，其熱被劫不得去，彌⁽³⁾更益煩，肉上粟起⁽⁴⁾，意欲飲水，反不渴者，服文蛤散；若不差者，與五苓散；寒實結胸，無熱證者，與三物小陷胸湯，白散亦可服。

〔校勘〕

《金匮玉函经》《脉经》：均无"冷"字。

《脉经》《外台秘要》：均无"被"字，"劫"均作"却"。

《金匮玉函经》《脉经》《外台秘要》：均无"弥更"二字，"肉"作"皮"。"寒实结胸"句以下坊本另作一条。

《金匮玉函经》《千金翼方》："与三物小陷胸汤，白散亦可服"句作"与三物小白散"，无"陷胸汤"和"亦可服"六字。

〔词解〕

（1）漢：音顺（shùn），喷出。漢之，即含水喷在病人身上，是古代的一种退热疗法。

（2）灌：即用水洗，也是古代一种退热疗法。

（3）弥：音迷（mí），更加之意。

（4）肉上粟起：皮肤上起如粟米样的小丘疹。

〔提要〕

外水寒而内郁热和寒实结胸的证治。

〔选注〕

成无己：病在阳，为邪在表也，法当汗出而解，反以冷水潠之，灌洗，热被寒水，外不得出，则反攻其里，弥更益烦；肉上粟起者，水寒之气客于皮肤也；意欲饮水者，里有热也；反不渴者，寒在表也，与文蛤散以散表中水寒之气。若不差，是水热相转，欲传于里，与五苓散发汗以和之。始热在表，因水寒制之，不得外泄，内攻于里，结于胸膈，心下硬痛，本是水寒伏热为实，故谓之寒实结胸。无热证者，外无热，而热悉收敛于里也，与小陷胸汤以下逐之。白散下热，故亦可服。

柯韵伯：本论以文蛤一味为散，以沸汤和方寸匕服，汤用五合，此等轻剂，恐难散湿热之重邪。《金匮要略》云："渴欲饮水不止者，文蛤汤主之。"审证用方，则此为汤，而彼为散而宜也。太阳表热未除，而反下之，热邪与寒水相结，成热实结胸；太阴腹满时痛，而反下之，寒邪与寒药相结，成寒实结胸。无热证者，不四肢烦痛也。名曰三白者，三物皆白，别于黄连小陷胸也。旧本误作三物，以黄连瓜蒌投之，阴盛则亡矣。又误作白散，是二方矣，黄连、巴豆寒热天渊，云亦可服，岂不误人。

《金鉴》：与三物小陷胸汤，当是三物白散，"小陷胸汤"四字必是传写之误。桔梗、贝母、巴豆三物，其色皆白，有三物白散之义，温而能攻，与寒实之理相属；小陷胸汤乃瓜蒌、黄连，皆性寒之品，岂可以治寒实结胸之证乎，"亦可服"三字，亦衍文也。

章虚谷：寒邪入里，与阳气郁结，多化为热，若无热证，显现不用大寒之药攻下，可与小陷胸汤，而曰与者，教人斟酌而与，因其有黄连也。若白散辛温，亦可服之以开结，故宜而用可也。

〔评述〕

病在太阳，应当发汗解表，如果用冷水喷洒或灌洗的方法治疗，非但表不能解，反使邪热闭伏于内不得外散，增加烦扰不安，肌肤上起粟，想喝水但又不真正作渴，其病的性质属表寒不解，内有郁热，不汗出而烦躁，治疗应当解其表寒，泄其郁热。柯氏以为只一味文蛤散不能治疗此病，当以《金匮要略》文蛤汤即大青龙汤去桂枝加文蛤治疗，一味文蛤散可能是文蛤汤之误。因为大青龙汤的主证正是外寒里热，不汗出而烦躁，本条亦为外寒里热，加文蛤者是取其利水除烦。如果服药后不愈，而有蓄水证，则宜用五苓散治疗。

对于寒实结胸证，其病机本水寒互结，言其无热者，正是仲景强调要与痰热互结的小结胸证鉴别。云无热证，则可知舌必白滑，无舌上燥而渴等热实现象，就必须用温通逐水的治法。所以，《金鉴》认为三物小陷胸汤当是三物白散，甚为合理。是寒实结胸，非辛温开结不为功，而用治疗小结胸之小陷胸汤这一寒凉清热散结之剂，绝非本证所宜。所以我们认为柯韵伯及《金鉴》的意见可取，文蛤散改为文蛤汤，三物小陷胸汤改为三物白散，白散即三物白散的简称，整个条文就比较清楚了。

〔方剂〕

文蛤散方

文蛤五两

　　上一味，爲散，以沸湯和一方寸匕服，湯用五合。

〔校勘〕

成无己本："一方寸匕"作"一钱匕"。

《金匮玉函经》："和"字下有"服"字，没有"服汤用五合"五字。

〔方解〕

王晋三：蛤禀天一之刚气而生，故能独用建功，味咸性燥，咸寒足以胜热，寒燥足以渗湿，只须热胜湿渗，功斯毕矣。取紫斑纹者，得阴阳之气，若黯色无纹者，饵之令人狂走赴水。

〔评述〕

方有执曰"文蛤，即海蛤之有文理者"；王肯堂曰"文蛤即海蛤粉也"；河间丹溪多用之，大能治痰；《本草纲目》云"能止烦渴，利小便，化痰软坚"。

本证是内热外寒，一味文蛤为散，仅有止渴清热、利小便的作用，且清热之力甚微，又无解表功能，用于本证难以胜任。所以王晋三之方解也只是随文衍义，不足参考。而柯氏认为是《金匮》文蛤汤甚切题。故应以文蛤汤为是，其方为：文蛤五两，麻黄、甘草、生姜各三两，石膏五两，杏仁五十个，大枣十二枚。上七味，以水六升，煮取二升，温服一升，汗出即愈。本方为解表清里之剂。

〔方剂〕

白散方

桔梗三分　巴豆一分（去皮尖，熬黑、研如脂）　貝母三分

　　上三味，爲散，内巴豆，更於臼中杵之⁽¹⁾，以白飲和服，强人半錢匕，羸者減之。病在膈上必吐，在膈下必利，不利，進熱粥一杯；利過不止，進冷粥一杯。身熱皮粟不解，欲引衣自覆。若以水潠之洗之，益令熱劫不得出，當汗而不汗則煩。假令汗出已，腹中痛，與芍藥三兩如上法。

〔校勘〕

《金匮玉函经》《外台秘要》：自"身热"至"与芍药三两如上法"一段都没有。

《千金翼方》："冷粥一杯"注云"一云冷水一杯"。

《外台秘要》：方名叫做"桔梗白散"，《金鉴》称"三物白散"。

《金匮玉函经》：桔梗、贝母各为"十八铢"，巴豆"六铢"，无"如脂"二字。

〔词解〕

（1）臼中杵之：臼，为古代常用捣药之容器；杵之，有捣匀为细末的意思。

〔方解〕

《金鉴》：是方也，治寒实水结胸证，极峻之药也。君以巴豆，极辛极烈，攻寒逐水，斩关夺门，所到之处，无不破也；佐以贝母，开胸之结；使以桔梗，为之舟楫，载巴豆搜逐胸邪，悉尽无余。然惟知任毒以攻邪，不量强羸，鲜能善其后也，故羸者减之。

《伤寒论译释》：桔梗色白味辛，能开提肺气，《本经》谓能主治胸痛；贝母色白入肺，能消郁结之痰，二味为治疗胸咽上焦之药。巴豆辛热有毒，主破坚积，开胸痹，且能催吐，有斩关夺门之力，为寒实结胸之主药。三药并用，水寒之邪结于上可吐之而出，结

于下者可导之以去。但药性猛烈，如果身体羸弱之人，或属于热实证候的，慎勿轻用。因三物其色皆白，故取名三物白散。巴豆生用性毒力猛，炒熟则性较缓，以白饮和服，取其留恋于胃，不致速下过伤胃气。

〔验案〕

一男子咽喉肿痛，不能言语，汤水不下，有痰咳，痛不可忍，余饮以"白散"一撮，吐稠痰数杯，痛遂减，后用"排脓汤"而痊愈。(《古方便览》)

〔评述〕

白散方是治疗寒实结胸的代表方剂。根据医家经验，本方可应用于白喉呼吸困难、肺痈唾浊脓者及冷痰肺喘、痫证等。张锡纯恐巴豆性烈，以胡椒代之开寒结，可供参考。

(陈士奎)

〔原文〕

142. 太陽與少陽并病，頭項强痛，或眩冒，時如結胸，心下痞鞕者，當刺大椎第一間[1]、肺俞[2]、肝俞[3]，慎不可發汗，發汗則譫語，脉弦，五日譫語不止，當刺期門[4]。

〔校勘〕

《金匮玉函经》、成无己本："五日"作"五六日"。

〔词解〕

(1) 大椎第一间：在第七颈椎和第一胸椎棘突之间，即指大椎穴，属督脉，是足三阳交会，刺之泻太少并病之邪。主治头项强痛、寒热、肺胀、胁痛、疟疾、咳嗽、背膊拘急等病证。

(2) 肺俞：在第三、第四胸椎棘突间旁开一寸五分。主治胸满、喘咳上气等病证，属足太阳膀胱经。

(3) 肝俞：在第九、第十胸椎棘突间旁开一寸五分。主治昏眩、积聚、胁痛、黄疸等病证，属太阳膀胱经。

(4) 期门：乳直下二肋间，属肝经穴位。主治胸胁疼痛、呕吐、热入血室，及伤寒过经不解，胸胁痛、呕吐等病证。

〔提要〕

太阳少阳并病及发汗后变证，宜用针刺治疗，禁用汤剂发汗。

〔选注〕

成无己：太阳之脉，络头下项，头项强痛者，太阳表病也；少阳之脉循胸络胁，如结胸，心下痞硬者，少阳里病也。太阳少阳相并为病，不纯在表，故头项不但强痛，而或眩冒，亦未全入里，故时如结胸，心下痞硬，此邪在半表半里之间也，刺大椎第一间、肺俞以泻太阳之邪，刺肝俞以泻少阳之邪。邪在表则可发汗，邪在半表半里则不可发汗，发汗则亡津液，损动胃气。少阳之邪，因干于胃，土为木刑，必发谵语脉弦，至五六日传经尽，邪热去而谵语当止，若复不止，为少阳邪热甚也，刺期门以泻肝胆之气。

柯韵伯：脉弦属少阳，头项强痛属太阳，眩冒结胸、心下痞则两阳皆有此证，两阳并病，阳气重可知。然是经脉之为眚，汗吐下之法，非少阳所宜，若不明刺法，不足以言巧。督主诸阳，刺大椎以泄阳气，肺主气、肝主血，肺肝二俞皆主太阳，调其气血，则头项强痛可除、脉之弦者可和、眩冒可清、结胸痞硬等证可不致矣。若发其汗，是犯少阳，胆液虚，必转属胃而谵语。此谵语虽因胃实，而两阳之证未罢，亦非下法可施也。土欲实，木当平之，必肝气清而水土治，故刺期门而三阳自和。

〔评述〕

成氏、柯氏对本条证候病理的解释和治疗原则的阐发，其精神是一致的，解释得比较清楚。指出了太阳少阳并病的病机就是太阳之邪未罢并传入少阳，既有太阳之证的头项强痛，又见少阳证的头眩昏冒、胸胁痞满，及邪之渐入时有结胸的表现；对此治疗应禁汗禁下，提出了针刺大椎、肺俞、肝俞的疗法。大椎可治外感风寒，头项强痛；肺俞可理气，退肌表之热；肝俞可泻少阳之火，治胁痛、呕逆、痞满，三穴相配治太少并病有良效。如果不用刺法而反误用发汗之剂则反伤津液，木盛侮土，致发谵语。这种变证与胃家实谵语不同，其原因是误汗伤津，少阳风木火炽，所以脉弦目眩，不能用下法治疗。刺期门清泻木火，木火除则谵语自止。

所以通过本条学习应注意两个问题：①太少并病的治则：禁汗、禁下。②注意鉴别阳明腑实谵语与少阳木火盛所致谵语的不同。同是谵语，病机不同，治则也不同：前者用下法，承气之类；后者用刺期门，以泻肝胆之木火。

（胡兆恒）

〔原文〕

143. 婦人中風，發熱惡寒，經水⁽¹⁾適來，得之七八日，熱除而脉遲身涼，胸脅下滿，如結胸狀，譫語者，此爲熱入血室⁽²⁾也，當刺期門，隨其實而取之。

〔校勘〕

《金匱玉函经》《脉经》："其实"均作"其虚实"。

《注解伤寒论》："取"作"泻"。

〔词解〕

（1）经水：即月经。

（2）血室：指胞宫而言。对血室的含义，历代医家看法不一，大致有以下三种：①方有执、成无己认为血室是营血停留之所，经血集会之处，也就是冲脉；②柯韵伯认为肝为藏血之脏，故称血室；③张景岳认为"子户者，即子宫也，假名子肠，医家以冲任之脉盛于此，则月事以时下，故名曰血室"。我们认为，张景岳的说法较为中肯，且仲景在原文中一再强调"妇人中风""妇人伤寒""经水适来""经水适断"，可见热入血室为妇人独有之病，与其生理特点密切相关，故今从景岳之说。

〔句解〕

（1）热除而脉迟身凉，胸胁下满，如结胸状，谵语者，此为热入血室：风邪乘虚而入于血室，外邪已尽，所以见脉迟身凉；血室之热循肝经而上结于胸部，故胸胁下满如结胸状；心主血，血热上干神明，则发为谵语。这些都是热入血室的见证。

（2）当刺期门，随其实而取之：期门穴在乳中线上，乳头下二肋，巨阙旁开三寸半取之。本穴为肝经之募穴，是足厥阴肝经经气汇集之处，故刺之可泻肝经血中之实热，因肝经与血室相通，所以泻肝经之实热，也就是泻血室之实热。这里的"实"，就是指血室中的实热而言。

〔提要〕

热入血室的症状及刺期门的治疗方法。

〔选注〕

程郊倩：妇人中风，发热恶寒，自是表证，无关于里。乃经水适来，且七八日之久，于是血室空虚，阳热之表邪，乘虚而内据之。阳入里，是以热除而脉迟身凉；经停邪结，是以胸胁满如结胸状；阴被阳扰，是以如见鬼状而谵语。凡此热入血室故也。邪热入而居之，实非其所实矣。刺期门以泻之，实者去而虚者回，即泻法为补法耳。

成无己：中风发热恶寒，表病也，若经水不来，表邪传里则入府而不入血室也；因经水适来，血室空虚，至七八日邪气传里之时，更不入府，乘虚而入于血室。热除、脉迟身凉者，邪气内陷而表证罢也；胸胁下满，如结胸状，谵语者，热入血室而里实。期门者，肝之募，肝主血，刺期门者，泻血室之热。审看何经气实，更随其实而泻之。

〔验案〕

一妇人，患热入血室证，医者不识，用补血调气药，涵养数日，遂成血结胸。或劝用前药，予曰"小柴胡用已迟，不可行也"。无已，则有一方，刺期门穴斯可矣。予不能针，请善针者治之，如言而愈。或问曰"热入血室，何为而成结胸出？"予曰"邪气传入经络，与正气相搏，上下流行，或遇经水适来适断，邪气乘虚而入血室；血为邪迫，上于肝经，肝受邪则谵语而妄见，复入膻中，则血结于胸也"。（《本事方·伤寒时疫上》）

〔评述〕

程氏、成氏均认为本病是经水适来，血室空虚，阳热之表邪乘虚而入。脉迟身凉是邪热内陷的表现，这种看法是正确的。惟成氏所说"审看何经气实，更随其实而泻之"一句，与仲景原意不符。这里的"随其实而泻之"就是指的泻血室之实热而言，别无他意。正如汪琥所说："邪传少阳，热入血室，故作谵语等证，仲景恐人误认为阳明实证，轻用三承气以伐胃气，故特出一刺期门法以疗之。"

对于本病，许叔微认为是邪热与血相结于胸，为血结胸；王海藏出桂枝红花汤一方。（按：桂枝红花汤就是伤寒桂枝汤加红花。）

（胡兆垣）

〔原文〕

144. 婦人中風，七八日續得寒熱，發作有時，經水適斷者，此爲熱入血室，其血必結，故使如瘧狀，發作有時，小柴胡湯主之。

〔提要〕

热入血室的证候及治法。

〔选注〕

成无己：中风七八日，邪气传里之时，本无寒热，而续得寒热，经水适断者，此为表邪乘血室空虚，入于血室，与血相搏而血结不行，经水所以断也。血气与邪分争，致寒热如疟而发作有时，与小柴胡汤以解传经之邪。

程郊倩：此条之热入血室，由中风在血来之后，邪乘血半离其室而入之，血与热搏，所以结；正邪争，所以如疟状而休作有时。邪半实而血半虚，故只可用小柴胡为和解法。

方有执：适来者，因热入室，迫使血来，血出而热遂遗也；适断者，热乘血来，而遂入之，与后血相搏，俱留而不出，故曰其血必结。

钱潢：小柴胡汤中，应量加血药，如牛膝、桃仁、丹皮之类。其脉迟身凉者，或少加姜、桂，及酒制大黄少许，取效尤速，所谓随其实而泻之也。若不应用补者，人参亦当去取。犹未可执方以为治也。

〔验案〕

吴茭山治一妇经来适断，寒热往来，以小柴胡二服，寒热即止，继以四物汤，数服而安。（《名医类案》）

〔评述〕

历代注家，对本条有两种不同的见解：一种认为，经水适来为虚，适断为实。其理由是，经水适来，则血室空虚，热邪随虚而入，所以为虚；适断是经水未净，热入则血结不行，所以为实。持这种看法的有柯韵伯、丹波元简等。另一种认为，适来为实，适断为虚，以经水适来，则血去不多，故为实；经水适断，则血室空虚，故为虚。持这种观点的有吴又可等。我们认为应当根据证候来分别虚实，不能仅以适来、适断分虚实。对于适来、适断的看法，有人认为适来是得病之际，经水方来；适断是未得病之前，经水已来，而得病之后，经水方断，适来血不结，适断为血结。也有人认为适断不等于适净，所以必有血结。我们认为陆渊雷的看法比较中肯，陆氏说："然病变万状，非常理所能绝，虽适来、适断俱为热入血室，而血虚之结否仍当视其证候，但从适来、适断上悬揣，犹执一而无权也。"

由于本病有"如疟状，发作有时"的症状，说明血室之邪，欲从厥阴借与其相为表里的少阳之枢机以外出，故可用小柴胡汤清解疏泄肝胆之郁热，热既清泄，不与血相搏，则结血可散，寒热之证自除。

（胡兆垣）

〔原文〕

145. 婦人傷寒，發熱，經水適來，晝日明了，暮則譫語，如見鬼狀[(1)]**者，此爲熱入血室，無犯胃氣及上二焦**[(2)]**，必自愈。**

〔校勘〕

《脉经》："明了"作"了了"。并有注云"二字疑"。

《金匮玉函经》："必自愈"作"必当自愈"。

〔词解〕

（1）如见鬼状：是精神瞀乱的幻觉，即精神错乱。

（2）上二焦：指上、中二焦，即胸膈脾胃等。

〔提要〕

热入血室的证候、治则及禁忌。

〔选注〕

成无己：阳盛谵语则宜下；此热入血室，不可与下药，犯其胃气。热入血室，血结寒热者，与小柴胡汤，散邪发汗；此虽热入血室，而无血结寒热，不可与小柴胡汤发汗，以犯上焦。热入血室，胸胁满如结胸状者，可刺期门；此虽热入血室，而无满结，不可刺期门犯其中焦。必自愈者，以经行则热随血去而下也，已则邪热悉除而愈矣。所为发汗为犯上焦者，发汗则动卫气，卫气出上焦故也；刺期门为犯中焦者，刺期门则动营气，营气出中焦故也。

方有执：必自愈者，言伺其经行血下，则邪热得以随血而俱出，犹之鼻衄红汗，故自愈也，盖警人勿妄攻以致变乱之意。

张隐庵：妇人有余于气，不足于血者也。妇人伤寒发热者，寒邪在气、在表也，经水适来，则在气之邪入于血分，在表之邪入于里阴矣。夫气属阳主日，血属阴而主夜，昼日明了者，邪不在气分也；暮则谵语如见鬼状者，邪入于血分也，此亦为热入血室。盖胞中之血生于胃府水谷之精，故无犯胃气及上二焦者，以上焦出胃上口，中焦亦并胃中也，胃气和而三焦通畅则流溢于中，布散于外，血室不虚，则外邪自散矣。

钱潢：热入血室，非惟不在营卫，而更与肠胃无涉，故曰无犯胃气。病在下焦血分，与上二焦绝不相关，汗、吐、下三法，徒损无益，犯之适足以败胃亡阳，故禁之曰无犯胃气，使真元无损，正旺邪衰，必自愈也。设或未解，期门可刺，如前小柴胡汤加减可用也。

〔验案〕

辛亥中寓居毗陵，学官王仲礼，其妹病伤寒发寒热，遇夜则剧，谵语妄见，六七日忽昏塞，涎响如引锯，牙关紧急，瞑目不知人，病势极危。召予视，予曰："得病之初，曾值月经来否？"其家曰："月经方来，病作而经遂止，得一二日，发寒热，昼虽静，夜颇不安宁，从昨日来，涎生不省人事。"予曰："此热入血室证也。"仲景云"妇人中风，发热恶寒，经水适来，昼则明了，暮则谵语，如有所见，发作有时，此名热入血室"。医者不晓，以刚剂与之，遂致胸膈不利，涎潮上脘，喘急息高，昏冒不知人。当先化其涎，后除其热。予急以一呷散投之，两时顷，涎下得睡，即省人事；次授以小柴胡加地黄汤，三服而热除，不汗而自解矣。（《本事方·伤寒时疫上》）

薛立斋治一妇人，经行感冒风寒，日间安静，至夜谵语，用小柴胡加生地，治之顿安。但内热头晕，用补中益气加蔓荆子而愈。（《名医类案》）

〔评述〕

关于上二焦，各家见解不一。成氏认为小柴胡汤发汗是犯上焦，因发汗则动卫气，卫气出于上焦之故；刺期门是犯中焦，因为营气出于中焦，二法皆不可用，需待经行，热随血去而自愈。方有执也同意成氏的观点，认为热随经行而去，"犹之鼻衄红汗故自愈也"。这种看法欠妥，如果我们参照阳明篇216条，其理自明，此条亦为热入血室，有下血、谵语、但头汗出等症，但热邪并未随下血而去，且仲景仍主张用针刺期门的治疗方法。客观地分析，病已至谵语如见鬼状的程度，与其坐观成败，不如荡寇逐邪更为主动。

本条之热入血室，为血分之热邪较重，血属阴，故昼则明了，暮则谵语，如见鬼状。心藏神，肝藏魂，血热则神魂不守其舍，故有是证，可用小柴胡汤加生地等清热凉血之品治之。

（胡兆垣）

〔原文〕

146. 傷寒六七日，發熱微惡寒，支節煩疼⁽¹⁾，微嘔，心下支結⁽²⁾，外證未去者，柴胡桂枝湯主之。

〔校勘〕

《金匮玉函经》："支节"作"肢节"。

成无己本："柴胡"下有"加"字。

〔词解〕

（1）支节烦疼：支节，谓四肢骨节；烦疼，疼痛之甚意。

（2）心下支结：心下满闷如有物支撑。

〔提要〕

邪入少阳而太阳表证仍未去的证治。

〔选注〕

柯韵伯：伤寒至六七日，正寒热当退之时，反见发热恶寒证，此表证而兼心下支结之里证，表里未解也。然恶寒微则发热亦微，但支节烦疼则一身骨节烦疼可知。支如木之支，即微结之谓也。表证微，故取桂枝之半；内证微，故取柴胡之半，此因内外俱虚，故以此轻剂和解之也。

程知：发热微恶寒，支节烦疼，太阳证也，乃恶寒而微，但支节烦疼而不头项强痛，则太阳证亦少减矣。呕而支结，少阳证也，乃呕逆而微，但结于心下之偏旁，而不结于两胁之间，则少阳亦尚浅也。若此者，惟当以柴胡和解少阳，而加桂枝汤发散太阳，此不易之法也。

《金鉴》：是太阳之邪传少阳也，故取桂枝之半，以散太阳未尽之邪；取柴胡之半，以散少阳枢结之病。而不名桂枝柴胡汤者，以太阳外证虽未去，而病机已见于少阳里也，故以柴胡冠桂枝之上，意在解少阳为主，而散太阳为兼也。

〔评述〕

程氏的注解，扼要简明，对文义的分析准确；而《金鉴》的论述，又进一步地阐明其方义、病机、病理。柯氏云："此因内外俱虚，故以此轻剂和解也。"外虚，指非麻黄证；内虚，指非陷胸、泻心等证。本条诸家所见略同，但各有发挥，可参考。

本条可作为太阳少阳并病的又一治法，不同于142条。本条表里之邪俱微，无实邪之可泻；彼乃邪居胸胁，太少二经俱实。142条太少二经之邪尚未归并，其邪未定，故发汗不可，又非和法所能解，而惟以刺法泻其热也。本条证，病已六七日，虽肢节烦疼似麻黄汤证之表实，但具微恶寒，可知表邪不甚，非寒实之证，且肢节烦疼不比之于一身骨节尽痛也，此不因汗后身疼，又非新加汤证，故以桂枝汤以解太阳之轻邪，以小柴胡以除少阳之里结。且枢机一利，又有助于邪从外散，达于太阳之表也。

〔方剂〕

柴胡桂枝湯方

桂枝（去皮）　黄芩一兩半　人参一兩半　甘草一兩（炙）　半夏二合半（洗）芍藥一兩半　大棗六枚（擘）　生薑一兩半（切）　柴胡四兩

上九味，以水七升，煮取三升，去滓，温服一升。本云人参汤作如桂枝法，加半夏、柴胡、黄芩，复如柴胡法，今用人参作半劑[1]。

〔校勘〕

成无己本："温服"下无"一升"二字。

成本、《金匮玉函经》：均无"本云"以下二十九字，桂枝作"一两半"。

〔词解〕

（1）作半剂：即作一半剂量。

〔方解〕

柯韵伯：仲景书中最重柴、桂二方，以桂枝解太阳肌表，又可以调诸经之肌表；小柴胡解少阳半表，亦可以和三阳之半表。故于六经病外，独有桂枝证、柴胡证之称，见二方之任重不拘于经也。此条为伤寒六七日，正寒热当退之时，反见发热恶寒诸表证，更见心下支结诸里证，表里不解，法当表里双解之。然恶寒微，发热亦微，可知肢节烦疼，则一身骨节不疼，可知微呕，心上亦微结，故谓之支结。表证虽不去而已轻，里证虽已见而未甚，故取桂枝之半，以散太阳未尽之邪；取柴胡之半，以解少阳微结之证。口不渴，身有微热者，法当去人参，以六七日来，邪虽未解，而正已虚，故仍用之。

〔验案〕

市人周姓者，表里俱病，头痛发热，耳聋目赤，胸中满闷，医中见外证胸满，遂吐之，既吐后病宛然在；又见其目赤发热，复利之，病不除，惴惴然恂慄。予诊视之，曰少阳误吐下之过也。仲景少阳中风，两耳无闻，目赤胸满而烦者，不可吐下，吐下则惊而悸，此当用小柴胡汤。今误吐下遂成坏证矣，乃以牡蛎四逆汤调于前，继之以柴胡桂枝各半汤，旬日瘥。（《伤寒九十论》）

〔评述〕

柯氏之说较详。本证表邪虽轻而犹未去，故以桂枝汤解之；然病至六七日，微呕，心下支结，向里之机已著，将结于少阳，故以柴胡解之；身热、支结，仍用人参者，因病六七日后，正气已弱，且邪将内入，故以此安内攘外，助正驱邪也。若有实邪束表自不可用。

柴胡桂枝汤的应用范围：①《金匮要略》：外台柴胡桂枝汤方治心腹卒中痛者；②《证治准绳》：治疟身热汗多者；③《外台秘要》：寒疝腹中痛者；④《伤寒绪论》：伤寒若脉浮紧而潮热盗汗；⑤《仁斋直指》：腹中左右上下，动气筑触，不可汗下；⑥《温知堂杂著》：风湿肢节疼痛者，柴桂加苍术，有效者多，不必拘于风湿门诸方也；⑦薛立斋云：伤风发热，自汗或鼻鸣干呕，或痰气上攻等证；⑧心腹挛痛，肝木乘脾土者。

（高　铎）

〔原文〕

147. 傷寒五六日，已發汗而復下之，胸脅滿微結，小便不利，渴而不嘔，但頭汗出，往來寒熱，心煩者，此爲未解也，柴胡桂枝乾薑湯主之。

〔提要〕

汗下后，邪结少阳，胃阳不振之证治。

〔选注〕

成无己：胸胁满微结；寒热心烦者，邪在半表半里之间也。小便不利而渴者，汗下后，亡津液内燥也。若热消津液，令小便不利而渴者，其人必呕，今渴而不呕，知非里热也。伤寒汗出则和，今但头汗出而余处无汗者，津液不足而阳虚于上也。与柴胡桂枝干姜汤，以解表里之邪，复津液而助阳也。

《金鉴》：今邪陷入少阳之里，故令胸胁满微结也；小便不利，渴而不呕者，非停水之故，乃汗下损其津液也。论中有身无汗，独头汗出，发热不恶寒心烦者，乃阳明表热，郁而不得外越之头汗也；今但头汗出、往来寒热、心烦者，无阳明证，知为少阳表热，郁而不和，上蒸之头汗也。此为少阳表里未解之证，故主柴胡桂枝干姜汤，以专解半表之邪，兼散半里之结也。

唐容川：已发汗则阳气外泄矣，又复下之则阳气下陷，水饮内动，逆于胸胁，故胸胁满微结；小便不利，水结则津液不升，故渴。此与五苓散证，同一义也。阳遏于内，不能四散，但能上冒，为头汗出。而通身阳气欲出不能，则往来寒热，此与小柴胡证，同一意也。此皆寒水之气闭其胸膈腠理，而火不得外发则返于心包，是以心烦。

丹波元坚：此病涉太、少阳而饮结，亦冷热并有者也。此条诸注为津乏结，然今验治饮甚效。因考，曰微结，曰小便不利，曰渴，俱似水气之微；不呕者，以水在胸胁而不犯胃之故；但头汗出，亦邪气上壅之候。盖干姜温散寒饮，牡蛎、栝楼根兼逐水饮，牡蛎泽泻散亦有此二味，其理一也。

柯韵伯：汗下后柴胡证仍在者，仍用柴胡汤加减，此因增微结一症，故变其方应耳。

〔评述〕

伤寒五六日，经汗下后仍胸胁满，微结，往来寒热，心烦，此皆邪结少阳之明证也。所以心烦不喜呕，以其胃阳因下而伤，少阳之邪虽结，而胃中无热邪上逆故。邪结三焦，决渎失司，故小便不利；清气不升，津液不布，将致水气内停，是以口渴。本证之口渴，小便不利，虽似五苓散证，然实际并不相同。彼为寒水之府受邪致气化不利，此则少阳枢机不转而决渎失司。彼则利水，使停水去、气化行而病可愈；此则必和少阳、开结，令气机利而水饮方得散。本证之头汗出与水结胸之头汗，虽同为水热郁结上冒所致，但其病机一虚一实大不同也。

上述诸家之说，以《金鉴》之说较为接近条文本意。汗下后不独阳虚，亦应顾及津伤的一面，故成氏之说亦可参考。唐氏将停水当作主要病机则非，说与五苓散同义，此本标倒置矣，当辨之，否则本段条文之意难以明确。因为方中并无利水之品，但诸家皆未识三焦停水之说，故唐氏之说亦有一定参考价值。丹波氏从实践效果来推，说本证亦为饮结，但仅能阐其方用，于本证病机不明。本方所以治饮颇效者，即因其内有桂、姜之温以助胃阳，又有柴胡之和解疏透；水饮之成，莫不因寒，或由胃阳不布，或三焦气化不行，以致水气不利而内聚，此方疏透少阳，通行三焦，兼振胃阳，是以兼擅其逐饮之能也。

〔方剂〕

柴胡桂枝乾薑湯方

柴胡半斤　桂枝三兩（去皮）　　乾薑二兩　栝樓根四兩　黃芩三兩　牡蠣二兩（熬）

甘草二两（炙）

上七味，以水一斗二升，煮取六升，去滓，再煎，取三升，温服一升，日三服。初服微烦，復服汗出便愈。

〔校勘〕

《外台秘要》、成无己本：干姜、牡蛎俱作"三两"。

〔方解〕

柯韵伯：此方全是柴胡加减法，心烦不呕而渴，故去参、夏加栝楼根；胸胁满而微结，故去枣加牡蛎；小便虽不利，而心下不悸，故不去黄芩，不加茯苓；虽渴而表未解，故不用参而加桂；以干姜易生姜，散胸胁之满结也。初服微烦，烦即微者，黄芩、栝楼之效；继服汗出周身而愈者，姜、桂之功也。

唐容川：用柴胡以透达膜腠，用以散撤寒水；又用瓜蒌、黄芩，以清内郁之火。夫散寒必先助其火，本证心烦已是火郁于内，初服桂、姜，反助其火，故仍见微烦；复服则桂、姜之性已得升达而火外发矣，是以汗出而愈。

《金鉴》：少阳表里未解，故以柴胡桂枝合剂而主之，即小柴胡汤之变法也。去人参者，因其正气不虚；减半夏者，以其不呕，恐助燥也；加栝楼根，以其能止渴，兼生津液也；倍柴胡加桂枝，以主少阳之表；加牡蛎，以软少阳之结；干姜佐桂枝，以散往来之寒；黄芩佐柴胡，以除往来之热，且可制干姜不益心烦也。诸药寒温不一，必须甘草以和之。复服汗出即愈者，可知此证非汗出不解也。

〔验案〕

一妇人外感不解，日日发有定时，恶寒发热如类疟，汗出不止，众医治之，月余无效，或谓风劳，或谓血热，议论不一。余诊曰：脉沉弦，且心下微结，有蓄饮，有动悸，恐系邪热水饮并郁之证，与柴胡姜桂加鳖甲、茯苓后，因时时气郁干呕，兼用三黄泻心汤加香附、槟榔、红花，作泡剂服之，二三日，诸证减半，不数旬而痊愈。（《皇汉医学》）

〔评述〕

本证之病机在于邪热内结少阳，故仍以小柴胡汤为主治，但已经汗下，胃阳必伤，故需姜、桂、甘草以复胃阳；所以去参、枣者，乃因其于胸胁满微结之症不利故耳；不用半夏，以本证欲其胃阳得伸，无呕故不取其降；不用生姜，因不以宣散水气为主；加栝楼根以护津止渴，且栝楼根配黄芩可助其撤热，配牡蛎可助其开结。全方以柴、芩、牡蛎，以治少阳之热结；桂、姜、甘草，以温中逐饮；栝楼根生津润燥以防汗出之耗津。必得汗出而愈者，有两个原因：①少阳之邪必欲从外而解之；②少阳之枢得活而动转，胃阳得复，水津得布，自然一振而阳气通达作汗矣。此汗出，即少阳之郁得透，胃阳之气得振之故。

柴胡桂枝干姜汤运用范围：①《金匮要略》云"柴胡姜桂汤治疟寒多微有热，或但寒不热"；②徐灵胎云"治汗下后，胸胁满微结，脉紧细数者"；③叶橘泉云"慢性衰弱症，疟疾寒多热少，以及无热性疟疾、舌干、胸腹动悸，汗多、头汗出或盗汗出、腹部软弱无力而有上冲急迫之证"。

（高铎）

〔原文〕

148. 傷寒五六日，頭汗出，微惡寒，手足冷，心下滿，口不欲食，大便鞕，脉細者，此爲陽微結⁽¹⁾，必有表，復有裏也。脉沉，亦在裏也，汗出爲陽微。假令純陰結⁽²⁾，不得復有外症，悉入在裏。此爲半在裏半在外也，脉雖沉緊，不得爲少陰病，所以然者，陰不得有汗，今頭汗出，故知非少陰也，可與小柴胡湯。設不了了者，得屎而解。

〔校勘〕

《金匱玉函经》："在里也"作"病在里"。

〔词解〕

（1）阳微结：热在里而大便硬，叫做阳结。本条有大便硬，但又有头部出汗和微恶寒的表证，说明热结尚浅，故称"阳微结"。

（2）纯阴结：大便硬而没有表证，表现为身体重、不能食、脉象沉迟等。

〔句解〕

（1）必有表，复有里也：是说"阳微结"有表证也有里证。伤寒五六日，微恶寒（应尚有发热，不言发热是省文），是表证尚在；心下满，口不欲食，大便硬，是热结于里而不外达；头汗出是郁热上越；脉细者，缘里热伤及阴津也。以上症状，有表证也有里证，故曰"必有表，复有里也"。

（2）脉沉，亦在里也，汗出为阳微：上文说的细脉，是里证的脉象，而这里是说如果出现沉脉，也说明病邪在里。而头汗出加之发热、微恶寒等症状，却是尚有轻微表证的表现。

（3）脉虽沉紧，不得为少阴病：是说"阳微结"虽有手足冷等疑似少阴病的症状，但还有发热、微恶寒、头汗出的表证存在，此时即使出现类似少阴病的沉紧脉，也不可误认为少阴病。

（4）阴不得有汗，今头汗出，故知非少阴也：少阴病阴寒内盛，不应有汗出之症。本证则见阳上越的头汗出，可知并非少阴病（按：少阴病亦有头汗出之时，但与本证有虚实之别）。

（5）设不了了者，得屎而解：是说"阳微结"证服小柴胡汤后应表邪得解，胃气因和，津液得下，大便遂通。若服药后还感到身体不爽，这是里热未除，设法使大便通畅就好了。

〔提要〕

"阳微结"的证治及与"纯阴结"的鉴别。

〔选注〕

成无己：伤寒五六日，邪当传里之时，头汗出、微恶寒者，表仍未解也。手足冷、心下满、口不欲食、大便硬、脉细者，邪结于里也。大便硬为阳结，此邪热虽传于里，然以外带表邪，则热结犹浅，故曰阳微结。脉沉虽为在里，若纯阴结，则更无头汗、恶寒之表证。诸阴脉皆至颈胸中而还，不上循头，今头汗出，知非少阴也。与小柴胡汤，以除半表半里之邪。服汤已，外证罢而不了了者，为里热未除，与汤取其微利则愈，故云得屎而解。

柯韵伯：大便硬谓之结，脉浮数、能食曰阳结，沉迟、不能食曰阴结。此条俱是少阴脉，谓五六日又少阴发病之期。若谓阴不得有汗，则少阴亡阳，脉紧、汗出者有矣。然亡阳与阴结有别：亡阳咽痛吐利，阴结不能食而大便反硬也。亡阳与阳结亦有别：三阴脉不至头，其汗在身；三阳脉盛于头，阳结则汗在头也。邪在阳明，阳盛故能食，此谓纯阳结；邪在少阳，阳微故不欲食，此谓阳微结，宜属小柴胡矣。然与柴胡汤，必究其邪在半表，而微恶寒亦可属少阴，但头汗，始可属少阳。欲反复讲明头汗之义，可与小柴胡而勿疑也。上焦得通，则心下不满而欲食；津液得下，则大便自软而得便矣。此为少阴少阳之疑似证。

〔评述〕

本条的主要病证是阳微结。如柯韵伯所说，心下满，大便硬应为阳结，但又有头汗出、微恶寒等表证存在，说明结而未甚，故为"阳微结"。惟此阳微结不尽属于阳明，而犹往来于少阳。据心下满、口不欲食、大便硬，当取之阳明；据头汗出、微恶寒又当取之少阳。然对少阳之主证未言及，据"可与小柴胡"句分析，则"口苦、咽干、目眩"等亦可类推。《伤寒论》中每言汤者即略言证，故曰半在表半在里，半在表指少阳而言，半在里指阳明而言。以其半在表，故先以小柴胡汤以解外，外解而里未和者当"得屎而解"，这是本条的主题所在。

本条虽为阳微结，却见沉细脉，再加微恶寒、手足冷等症，又类似少阴病。然其并非少阴病，因少阴非至亡阳于外者，身当无汗，故曰"阴不得有汗"，今头汗出为少阳之郁，故知非少阴也。

(卢丙辰)

〔原文〕

149. 傷寒五六日，嘔而發熱者，柴胡湯證具，而以他藥下之，柴胡證仍在者，復與柴胡湯，此雖已下之，不爲逆，必蒸蒸而振，却發熱汗出而解。若心下滿而鞕痛者，此爲結胸也，大陷胸湯主之。但滿而不痛者，此爲痞，柴胡不中與之，宜半夏瀉心湯。

〔校勘〕

《外台秘要》：本条作"太阳病下之，其脉促不结胸者，此为欲解也，若心下满硬痛者，此为结胸也，大陷胸汤主之。但满而不痛者，此为痞，柴胡不中与也，宜半夏泻心汤主之"。

《金匮玉函经》："发热"下无"者"字，"已"作"以"，"但"作"若"，"不中与之"作"不中复与之也"。

〔句解〕

（1）此虽已下之，不为逆：虽然经过误下，但因柴胡汤证仍在，说明邪未内陷，所以不能算是坏病。

（2）必蒸蒸而振，却发热汗出而解：蒸蒸，是形容体内热势外达，犹如蒸笼中热气上腾之状；振，是振战的意思。蒸蒸而振是正邪交争的现象，正能胜邪，则发热汗出而解，一般称为战汗，大多发生在正气较虚，难以抗邪的情况下，这也是方药对证，药后瞑眩的一种类型。但也有战汗后，正不胜邪，气脱而亡的情况。

（3）柴胡不中与之：结胸与柴胡证差别大，显而易见，故不言柴胡不中与之；痞证与柴胡证差异小，容易误认，所以仲景特别提出，以示注意。

〔提要〕

柴胡证误下后的转归及小柴胡汤、大陷胸汤、半夏泻心汤的不同适应证。

〔选注〕

尤在泾：结胸及痞，不特太阳误下有之，即少阳误下亦有之。柴胡证具者，少阳呕而发热，及脉弦、口苦等症具在也，是宜和解，而反下之，于法为逆。若柴胡证仍在者，复与柴胡汤和之即愈，此虽已下之，不为逆也。蒸蒸而振者，气内作而与邪争，则发热汗出而邪解也。若无柴胡证，而心下满而硬痛者，则为结胸；其满而不痛者，则为痞，均非柴胡证所得而治之矣。结胸宜大陷胸汤，痞宜半夏泻心汤，各因其证而施治之。

柯韵伯：呕而发热者，小柴胡汤证也。呕多虽有阳明证，不可攻之，若有下证，亦宜大柴胡，而以他药下之，误矣。误下后有二证者，少阳为半表半里之经，不全发阳，不全发阴，故误下之变。亦因偏于半表者，成结胸；偏于半里者，心下痞耳。

〔评述〕

尤氏之注，平允可从。柯氏认为病原本在少阳，所以误下后，偏半表者成结胸，偏半里者成心下痞，似欠确切。按本病原为柴胡汤证，误下后有三种转归：①若病人体质素强，攻下之剂不太峻猛，邪未内陷，柴胡证仍在者，仍可与小柴胡汤，可战汗而解；②倘若柴胡证已罢，其人素有痰水，误下后，邪热内陷，水热互结，心下满而硬痛者，便为结胸证，可用大陷胸汤；③如果病人胃气素虚，误下后，中气复伤，难以升清降浊，致使邪陷心下，聚而不行，因未与有形之水饮相结，故但满而不痛，此则为痞证，就非小柴胡汤所宜，可与半夏泻心汤以开结泻痞。

〔方剂〕

半夏瀉心湯方

半夏半斤（洗）　黄芩　乾薑　人參　甘草（炙）各三兩　黄連一兩　大棗十二枚（擘）

上七味，以水一斗，煮取六升，去渣，再煎取三升，温服一升，日三服。須大陷胸湯者，方用前第二法。一方用半夏一升。

〔校勘〕

《外台秘要》：半夏下注有"一方五两"四字。

《金匮玉函经》：大枣作"十六枚"。

成无己本、《金匮玉函经》："再煎"作"再煮"。自"须"字以下十二字，成无己本无。

〔词解〕

方用前第二法：指前面134条大陷胸汤的煎服法而言。

〔方解〕

柯韵伯：即小柴胡去柴胡加黄连干姜汤也。不往来寒热，是无半表证，故不用柴胡，痞因寒热之气互结而成，用黄连、干姜大寒大热者，为之两解，且取苦先入心，辛以散邪耳。此痞本于呕，故君以半夏。

尤在泾：痞者，满而不实之谓，夫客邪内陷，即不可从汗泄，而满而不实，又不可从下夺，故惟半夏、干姜之辛能散其结，黄连、黄芩之苦能泄其满，而其所以泄与散者，虽药之能，而实胃气之使也。用参、草、枣者，以下后中虚，故以之益气而助其药之能也。

吴崑：伤寒下之早，以既伤之中气，而邪乘之，则不能升清降浊，痞塞于中，如天地不交而成否，故曰痞。泻心者，泻心下之邪也。姜夏之辛，所以散痞气；芩、连之苦，所以泻痞热；已下之后，脾气必虚，人参、甘草、大枣所以补脾之虚。

程郊倩：泻心虽同，而证中且呕，则切专涤饮，故以半夏名汤耳。曰泻心者，言满在心下清阳之位，热邪挟饮，尚未成实，故清热涤饮，使心下之气得过，上下自无阻留，阴阳自然交互矣。然枢机全在于胃，故复补胃家之虚，以为之斡旋。

〔验案〕

张璐治内兄顾九玉，大暑中患胸痞颅胀，脉浮虚大而濡，气口独显滑象，此湿热泛滥于膈上也。与清暑益气二剂，颅胀止而胸痞不除，与半夏泻心汤减炮姜去大枣加枳实，一服而愈。(《续名医类案》)

〔评述〕

柯、尤二氏均能指明半夏泻心汤的方义，但柯氏只说"痞因寒热之气互结而成"，没有进一步指出此处寒为脾胃虚寒，热为内陷客热，尤氏虽言及"下后中虚"，但不如吴崑分析得精辟透彻。程氏不但指出了本方能治呕，且能涤饮，而半夏既是止呕降逆的圣剂，又是祛痰涤饮的要药，且其味辛性滑，可开痞结，故以半夏名汤。所以后世有半夏泻心汤治"痰气痞"一说。

在临床上，不论是由于太阳病或少阳病误下，还是由于饮食不当，致使脾胃不和，升降失常，寒热之气互结，而见呕吐、大便不调、心下痞满、脉象弦滑无力、舌苔腻而不燥者，皆可用之。

《金匮要略》用本方治呕而肠鸣、心下痞者；《千金》用本方治老少下利、水谷不消、肠中雷鸣、心下痞满、干呕不安，并治霍乱；《三因方》用本方治心实热、心下痞满、身重发热、干呕不安、腹中雷鸣、泾溲不利、水谷不消、欲吐不吐、烦闷喘急。足见本方为治肠胃疾患的重要方剂。

(胡兆恒)

〔原文〕

150. 太陽少陽并病[1]，而反下之，成結胸，心下鞕，下利不止，水漿不下，其人心煩。

〔校勘〕

《金匮玉函经》《脉经》："利"字下均有"后"字，"不下"均作"不肯下均"，"其人"下有"必"字。

〔词解〕

(1) 并病：指一经的病证未解，另一经的病证又起。

〔提要〕

太阳少阳并病误下成结胸证。

〔选注〕

成无己：太阳少阳并病，为邪气在半表半里也，而反下之，二经之邪乘虚而入，太阳表邪入里，结于胸中为结胸，心下硬，少阳里邪乘虚下于肠胃，遂利不止；若邪结阴分，则饮食如故而为脏结，此为阳邪内结，故水浆不下而心烦。

柯韵伯：并病无结胸证，但阳气怫郁于内，时时若结胸状耳。并病在两阳，而反下之，如结胸者，成真结胸矣。结胸法当下，今下利不止，水浆不入，是阳明之合病于下，太阳之并病于上，少阳之枢机无主，其人心烦，是结胸证具，烦躁者死也。

张令韶：凡遇此证，宜重用温补，即小陷胸汤亦不可与也。

尤在泾：太阳病未罢而并于少阳，法当合散，如柴胡加桂枝之例。而反下之，阳邪内陷，则成结胸，亦如太阳及少阳误下之例也。但邪既上结，则当不复下注，乃结胸心下硬，而又下利不止者，邪气甚盛，而淫溢上下也。于是胃气失其和，而水浆不下，邪气乱其心，而烦扰不宁。所以然者，太少二阳之热，并而入里，充斥三焦心胃之间，故其为病，较诸结胸有独甚焉。仲景不出治法者，非以其盛而不可制耶。

汪琥：太阳病在经者，不可下，少阳病下之，亦所当禁，故以下之为反也。下之则阳邪乘虚上结于胸，则心下硬；下入于肠，则利不止；中伤其胃，则水浆不入。其人心烦者，正气已虚，邪热躁极也。《条辨》云"心烦下"疑有脱简。大抵其候为不治之证。仲景云结胸证悉具，烦躁者亦死，况兼下利，水浆不下者耶。其为不治之证宜也。

丹波元简：愚恐未必尽皆死证，或有治法，未可知也。当于仲景诸烦证中，约略寻讨其活法可也。

〔评述〕

太阳少阳并病，误下而成结胸之危候。

太阳表证不可下，少阳半表半里证不可下，此病为太阳而并于少阳，是太阳之邪未尽，又进入少阳，当然亦不可下，反用下法，必致发生变证。131条说："病发于阳而反下之，热入因作结胸……所以成结胸者，以下之太早故也。"说明结胸多从误下而来。结胸邪实正不虚者，可用大陷胸汤攻下。本证误下之后，不但邪陷而成结胸，心下硬满，而且水浆不下，下利不止，这是阳结于上，阴耗于下，更觉心中烦扰不安，此时，胃气将败绝，最难救治。注家的意见基本一致，丹波元简认为"或有治法，未可知也"，主张寻其活法，张令韶认为宜"重用温补"治疗，均有一定道理。

（肖燕军）

〔原文〕

151. 脉浮而紧，而复[(1)]下之，紧反入里，则作痞，按之自濡[(2)]，但气痞[(3)]耳。

〔校勘〕

《金匮玉函经》："复"作"反"。

〔词解〕

（1）复：据《金匮玉函经》当作"反"为妥。

（2）濡：音如（rú），与"软"同，柔软的意思。

（3）气痞：指邪阻于里，气不宣通而成痞。

〔句解〕

紧反入里：原为脉浮紧，系太阳表证的脉象，经误下后脉转沉紧，表示表邪因误下而入里。

〔提要〕

痞的成因和症状。

〔选注〕

《金鉴》：伤寒脉浮紧，不汗而反下之，浮紧之脉变为沉紧，是为寒邪内陷，作痞之诊也。按之自濡者，谓不硬不痛，但气痞不快耳，此甘草泻心汤证也。

尤在泾：此申言所以成痞之故。浮而紧者，伤寒之脉，所谓病发于阴也。紧反入里者，寒邪因下而内陷，与热入因作结胸同义。但结胸心下硬满而痛，痞则按之濡而不硬不痛，所以然者，阳邪内陷，止于胃中，与水谷相结则成结胸；阴邪内陷，止于胃外，与气液相结则为痞，是以结胸为实，而按之硬痛；痞病为虚，而按之自濡耳。

钱潢：脉浮而紧，浮为在表，紧则为寒，乃头痛发热，身疼腰痛，恶风无汗，寒邪在表之脉，麻黄汤证也。而复下之者，言不以汗解而反误下也。紧反入里者，言前所见紧脉之寒邪，因误下之虚，陷入于里而作心下痞满之证也。此不过因表邪未解，误下里虚，无形之邪气，陷入于里而成痞耳。

方有执：濡与软同，古字通用。复，亦反也。紧反入里，言寒邪转内伏也。濡，言不硬不痛，而柔软也。痞，言气隔不通而否塞也。

〔评述〕

1. 痞证的成因

根据"脉浮而紧，而复下之，紧反入里，则作痞"来看，是由于太阳伤寒误下而成。如131条所述"病发于阴，而反下之，因作痞也"。脉浮而紧，是太阳伤寒的主脉，应该用辛温发汗之剂，使寒邪从表而解，如医者不明此理，而用下法，结果正气受伤，遂使外邪陷入，胃脘部痞塞满闷而为痞证。各注家对于痞证的成因看法比较一致。应该提出的是，尤在泾认为阳邪内陷于胃中与水谷相结则成结胸，阳邪内陷止于胃外与气液相结则为痞，是不够妥当的。实质上，结胸是内陷之热，热与水结，所以治法重在荡实逐水，痞仅是热邪内陷，所以治法重在清热泄痞。这才是结胸与痞在成因上的不同，而不应以胃中、胃外，水谷、气液来分别。

2. 痞证的症状

痞证是无形的邪结，所以它的症状仅是痞塞不舒。文中指出："按之自濡，但气痞耳。"可知在痞结的部位按上去是并无明显疼痛的，这就是痞证的特征，与结胸证心下满而痛、按之石硬、手不可近有着显著的不同。尤在泾在结胸与痞证症状的区别上分析得很清楚。《医宗金鉴》认为本条是甘草泻心汤证，也是需要讨论的。甘草泻心汤的心下痞，是"心下痞硬而满"，与本证的"按之自濡，但气痞耳"是不同的。从症状上看，本证与154条"心下痞，按之濡，其脉关上浮者"的大黄黄连泻心汤证更为接近，故应用大黄黄连泻心汤来清热泻痞。

（肖燕军）

〔原文〕

152. 太陽中風，下利嘔逆，表解者，乃可攻之。其人漐漐汗出，發作有時，頭痛，心下痞鞕滿，引脅下痛，乾嘔短氣，汗出不惡寒者，此表解裏未和也，十棗湯主之。

〔校勘〕

《金匮玉函经》："干呕短气"作"呕即短气"，没有"汗出不恶寒者"六字。

《金匮玉函经》《脉经》《千金翼方》："此"字下都有"为"字。

〔提要〕

水饮停聚胸胁的证治。

〔选注〕

成无己：下利呕逆，里受邪也，邪在里者可下，亦须待表解者，乃可攻之。其人漐漐汗出，发作有时不恶寒者，表已解也，头痛心下痞硬满、引胁下痛、干呕短气者，邪热内蓄而有伏饮，是里未和也，与十枣汤下热逐饮。

柯韵伯：中风下利、呕逆，本葛根加半夏证，若表已解，而水气淫溢，不用十枣攻之，胃气大虚，后难为力矣。然下利、呕逆，固为里证，而本于中风，不可不细审其表也。若其人漐漐汗出，似乎表证，然发作有时，则病不在表矣。头痛是表证，然既不恶寒，又不发热，但心下痞硬而满，胁下牵引而痛，是心下水气泛溢，上攻于脑，而头痛也，与伤寒不大便六七日而头痛之承气汤同。干呕、汗出为在表，然而汗出有时，更不恶寒，干呕而短气为里证也，明矣。此可以见表之风邪已解，而里之水气不和也。然诸水气为患，或喘，或渴，或噎，或悸，或烦，或利而不吐，或吐而不利，或吐利而无汗，此则外走皮毛而汗出，上走咽喉而呕逆，下走肠胃而下利，浩浩莫御，非得利水之峻剂以直折之，中气不支矣。此十枣之剂，与五苓、青龙、泻心等法悬殊矣。

尤在泾：此外中风寒，内有悬饮之证。下利、呕逆，饮之上攻而复下注也，然必风邪已解，而后可攻其饮。若其人漐漐汗出而不恶寒，为表已解。心下痞硬满引胁下痛，干呕短气，为里未和。虽头痛而发作有时，知非风邪在经，而是饮气上攻也，故宜十枣汤，下气逐饮。

《金鉴》：太阳中风，表邪也；下利、呕逆，里饮也。表邪解者，乃可攻里饮也。审其人微汗漐漐不辍，发热有时，头痛，若仍恶寒，是表未解，尚不可攻；若不恶寒，则为表已解矣。而更见里未和之心下痞硬满，引胁下痛，干呕短气，水蓄无所从出之急证，故径以十枣汤峻剂，直攻水之巢穴而不疑也。

〔评述〕

太阳中风证兼内有水饮，当先解表而后治里，这是仲景治病的一般原则。十枣汤为泻水逐饮的主要方剂，临床应用，倘表证未解，本方即在禁用之例。因此，本条原文除详述十枣汤之"心下痞硬满，引胁下痛，干呕短气"等主症外，并列举其他症状，以辨表解与否。本条的漐漐汗出、发作有时、头痛不恶寒是诊断表邪已解的依据，也是运用十枣汤的辨证关键。柯韵伯对此说得很清楚，可作参考。各注家的意见亦比较一致。总之，本证是水饮停蓄胸胁之间，向上则呕逆，向下则下利，向外则微微作汗，这些都是正邪相争的表现。十枣汤的使用，主要在于驱除水饮。

关于"下利、呕逆"而用十枣汤的问题，山田正珍对此作如下解释："下利，呕逆，固为里证，但有可攻的，有不可攻的，主要根据临床来决定。如若其人表邪未解，四肢厥冷，或脉见沉迟微弱，或心下硬痛等等，并不可攻，倘无上列症状，那就可以使用，且病用十枣，其情必急，若犹豫畏用，正气反为不支，不可不知。"

本条所述的证候，和《金匮要略·痰饮篇》"饮后水流在胁下，咳唾引痛，谓之悬饮"，皆属水饮结聚于胁下，所以都采用攻逐水饮的十枣汤治疗。

本证与小青龙汤证、真武汤证、五苓散证同是水饮为患，而病理迥异，亦当有所区别：小青龙汤证，是属寒束于外，水气不得宣化，故用发汗以散水法；五苓散证，是属膀胱气化不利，故用化气利水法；真武汤证，是属肾阳虚馁，水气内渍，故用温经散水法；本证是属饮停胸胁，游结不散，故用十枣汤以峻逐水饮。

〔方剂〕

十棗湯方

芫花（熬） 甘遂 大戟

上三味等分，分别捣爲散，以水一升[1]半，先煮大棗肥者十枚，取八合[2]，去滓，内藥末，强人服一錢匕，羸羸[3]人服半錢，温服之，平旦服[4]；若下少，病不除者，明日更服，加半錢，得快下利後，糜粥自養[5]。

〔词解〕

（1）升：是量水的容器。后汉时的一升约相当于现代的 198.1 毫升。

（2）合：音葛（gě），容量单位，即一升的十分之一。

（3）羸：音雷（léi），瘦弱。

（4）平旦服：即早晨空腹服。

（5）糜粥：稠粥。方有执云，取糜烂过熟，易化而有能补之意。

〔方解〕

王晋三：芫花之辛，轻清入肺，直从至高之分，去郁陈莝，以甘遂、大戟之苦，佐大枣甘而泄者缓攻之，则从心及胁之饮邪，皆由二便出矣。

陈蔚：三味皆辛苦寒毒之品，直决水邪，大伤元气。柯韵伯谓参术所不能君，甘草又与之相反，故选十枣以君之，一以顾其脾胃，一以缓其峻毒。得快利后，糜粥自养，一以使谷气内充，一以使邪不复作，此仲景用毒攻病之法，尽美又尽善也。

尤在泾：按《金匮》云，饮后水流在胁下，咳吐引痛，谓之悬饮。又云，病悬饮者，十枣汤主之。此心下痞硬，满引胁下痛，所以知其为悬饮也。悬饮非攻不去，芫花、甘遂、大戟并逐饮之峻药；而欲攻其饮，必顾其正，大枣甘温以益中气，使不受药毒也。

柯韵伯：头痛短气，心腹胁下，皆痞硬满痛，是水邪尚留结于中，三焦升降之气，拒隔而难通也。表邪已罢，非汗散所宜；里邪充斥，又非渗泄之品所能治。非选利水之至锐者，以直折之，中气不支，亡可立待矣。甘遂、芫花、大戟皆辛苦气寒，而秉性最毒，并举而任之，气同味合，相须相济，决渎而大下，一举而水患可平矣。然邪之所凑，其气已虚，而毒药攻邪，脾胃必弱，使无健脾调胃之品主宰其间，邪气尽而元气亦随之尽。故选枣之大肥者为君，预培脾土之虚，且制水势之横，又和诸药之毒，既不使邪气之盛而不制，又不使元气之虚而不支，此仲景立方之尽善也。

成无己：辛以散之，芫花之辛以散饮；苦以泄之，甘遂、大戟之苦以泄水。水者，肾所主也；甘者，脾之味也。大枣之甘者，益土而胜水。

〔应用范围〕

（1）《金匮要略》：病悬饮者，此汤主之。又咳家，其脉弦，为有水，此汤主之。又有支饮家，咳烦、胸中痛者，不卒死，至一百日或一岁，宜此汤。

（2）《外台秘要》：深师朱雀汤，疗久病癖饮，停痰不消，在胸膈上液液，时头眩痛，苦挛，眼暗，身体、手足十指甲尽黄，亦疗胁下支满，饮辄引胁下痛。（按：朱雀汤即本方，用甘遂、芫花各一分，大戟三分，大枣十二枚）。

（3）《圣济总录》：三圣散，治久病饮癖停痰，及胁满支饮，辄引胸下痛。（按：三圣散即本方）

（4）《三因方》：以十枣汤药为末，因枣肉和丸，以治水气四肢浮肿，上气喘急，大小便不通，盖善变通者也。

〔验案〕

张任夫：水气心凌则悸，积于胁下则胁下痛，冒于上膈，则胸中胀，脉来双弦，证属饮家，兼之干呕、短气，其为十枣汤证无疑。炙芫花五分，制甘遂五分，大戟五分。研细末，分作两服，先用黑枣十枚煎烂，去渣，入药末，略煎和服。

按语：病者服上药后，即感到喉中辛辣，甚于胡椒，并有口干、心烦、发热、声哑等现象，服后二小时，即泻下臭水，病者即感到两胁舒适，能够自由转侧。（《经方实验录》）

《成绩录》云：一妇人，心胸下硬满而痛不可忍，干呕短气，颠转反侧，手足微冷，其背强急如入板状，先生与之十枣汤，一服而痛顿止，下利五六行，诸证悉愈。（《伤寒论今释》）

一人饮茶过度，且多愤懑，腹中常辘辘有声，秋来发寒热似疟，以十枣汤料黑豆煮，晒干研末，枣肉和丸芥子大，而以枣汤下之，初服五分，不动，又治五分，无何，腹痛甚，以大枣汤饮，大便五六行，皆溏粪无水，时盖晡时也。夜半，乃大下数斗积水，而疾平。当其下时，瞑眩特甚，手足厥冷，绝而复苏，举家号泣，咸咎药峻。嗟乎，药可轻与哉！（《医学六要》）

〔评述〕

本方为泻水的峻剂，方中芫花、大戟、甘遂性味辛苦而寒，三味都是峻泻水饮的猛药，用之适当，其效甚捷。因峻泻之后，往往能影响脾胃正气，所以选用肥枣为君，以预先培补中焦，并取其解毒制水作用，以防峻泻药的流弊。方后的"糜粥自养"是说快利后，病虽去而正赖胃气来复，即《内经》"食养尽之"之义。从所选的验案中可以看出，十枣汤的功用是非常峻猛的，但只要证情合拍，就能很快收到效果。

本方虽与小青龙汤、五苓散等同为治里有水饮的方剂，但应用上却各有不同。小青龙汤、五苓散都是主治水气停积，表里不解之证；十枣汤是主治水气之癖积，必须表解之后乃可用之。

（肖燕军）

〔原文〕

153. 太陽病，醫發汗，遂發熱惡寒，因復下之，心下痞，表裏俱虛，陰陽氣并竭[(1)]，無陽則陰獨[(2)]，復加燒針，因胸煩，面色青黃，膚瞤[(3)]者，難治。今色微黃，手足溫者，易愈。

〔校勘〕

《脉经》："烧针"作"火针"。

〔词解〕

（1）阴阳气并竭：表里俱虚。发汗使表虚而阳气竭，攻下使里虚而阴气竭。

（2）无阳则阴独：谓表邪内陷成痞，表证罢而里证独具。

（3）肤瞤：肌肤颤动。

〔提要〕

汗下烧针后引起的变证及预后。

〔选注〕

程郊倩：病在太阳，未有不发热恶寒者，今因发汗始见，则未汗之先已属阳虚，较之脏结无证，不往来寒热者，依稀相似。因复下之，虽不比胁下素有痞者之成脏结，然而阴邪上逆，微阳莫布，遂致心下痞。痞虽成于胁下，而根已始于误汗，是为表里俱虚。

成无己：太阳病，因发汗，遂发热恶寒者，外虚阳气，邪复不除也。因复下之，又虚其里，表中虚邪内陷，传于心下为痞，发汗表虚为竭阳，下之里虚为竭阴，表邪罢为无阳，里有痞为阴独，又加烧针，虚不胜火，火气内攻，致胸烦也。伤寒之病以阳为主，其人面色青，肤肉瞤动者，阳气大虚，故云难治。若面色微黄，手足温者，即阳气得复，故云易愈。

〔评述〕

太阳病当汗，但必如法，若令如水淋漓则阳气受伤而病不解。医者不明此为误汗所致，又用下法虚其里，邪气乘虚而入故为痞，继用火攻，阳气大虚，一逆再逆。成无己的注释层层深入，理明义达，很有说服力，惟对误治后面色望诊的意义阐述不清，《伤寒论译释》认为："面色青黄，青为肝色，黄为脾色，是木来克土之象，且又见阳气不足的肌肤瞤动，所以说难治，微黄是脾之本色，手足温是阳气尚存，所以说易愈。"这有一定道理，可供参考。

（傅景华）

〔原文〕

154. 心下痞，按之濡，其脉關上浮者，大黃黃連瀉心湯主之。

〔校勘〕

《千金翼方》："濡"字上有"自"字。

《金匮玉函经》："浮"字上有"自"字。

· 227 ·

〔提要〕

热痞的证治。

〔选注〕

成无己：心下硬，按之痛，关脉沉者，实热也；心下痞，按之濡，其脉关上浮者，虚热也。大黄黄连汤以导其虚热。

钱潢：心下者，心之下，中脘之上，胃之上脘也，胃居心之下，故曰心下也。其脉关上浮者，浮为阳邪，浮主在上，关为中焦，寸为上焦，因邪在中焦，故关上浮也。按之濡，乃无形之邪热也。热虽无形，然非苦寒以泄之，不能去也，故以此汤主之。

柯韵伯：濡当作硬，"按之濡"下当有大便硬、不恶寒反恶热句，故主此汤。

〔评述〕

痞证，主要是指心下痞塞不通，"按之自濡"的表现，与"心下满而痛，按之石硬，手不可近"的结胸证显然有别。本条系表证误下，邪热内陷的热痞。邪热聚于心下，故出现"心下痞，按之濡，其脉关上浮"。柯韵伯认为"濡当作硬，按之濡下当有大便硬、不恶寒反恶热"，是以大黄黄连泻心汤纯以苦寒清下之品组成为根据，却忽略了本方之妙全在于它的饮用方法，麻沸汤渍大黄、黄连，气味清淡，清热而不攻利，不可作峻下热结之剂看待。成无己所谓"导其虚热"之虚，是指无形邪热，与有形实热相对而言，并非后世所讲的"虚热"（阴虚或阳虚发热）。钱氏对"其脉关上浮"的解释，平允可取。

〔方剂〕

大黄黄連瀉心湯方

大黄二兩　黄連一兩

上二味，以麻沸湯[1]二升渍之，须臾[2]絞去滓，分温再服。

〔校勘〕

林亿等认为：大黄黄连泻心汤，诸本皆二味。又后附子泻心汤，用大黄、黄连、黄芩、附子，恐是前方中亦有黄芩，后但加附子也，故后云附子泻心汤，本云加附子也。《千金翼》云："此方必有黄芩。"《伤寒总病论》中本方有黄芩。

〔词解〕

（1）麻沸汤：即沸水。汪琥曰："麻沸汤者，熟汤也。汤将熟时，其面沸泡如麻，以故云麻。"此说可从。

（2）须臾：片刻，形容时间短。

〔方解〕

徐灵胎：此又法之最奇者，不取煎而取泡，欲其轻扬清淡，以涤上焦之邪。又曰，凡治下焦之补剂，当多煎以熟为主；治上焦之泻剂，当不煎以生为主。此亦治至高之热邪，故亦用生药。

王晋三：痞有不因下而成者，君火亢盛，不得下复于阴，而为痞。按之濡者，非有形之痞，独用苦寒，便可泄之，如大黄泻营分之热，黄连泄气分之热，且大黄有攻坚破结之能，其泄痞之功，即寓于泄热之内，故以名其汤。以汤渍，须臾绞去滓，取其气，不取其味，治虚痞，不伤正气也。

成无己：《内经》曰"大热受邪，心病生焉"。苦入心，寒除热，大黄、黄连之苦寒，以导泻心下之虚热。但以麻沸汤渍服者，取其气薄而泄虚热。

〔验案〕

甘肃高寨贫农孙某，女，60岁，鼻衄如注，心烦不眠，心下痞满，小便发黄，大便不爽，舌质红而苔薄黄，脉数。此心胃火炎，动乱气血之候。为疏生大黄三钱，黄连二钱，黄芩二钱，用沸汤渍药，饮一大碗，衄、痞皆愈。（《中医学选读案》）

〔评述〕

无形邪热，结聚心下，致成痞证，故方取大黄、黄连苦寒之品，泻热消痞。尤妙在"不取煎而取泡""仅得其无形之气，不重在有形之味，使气味俱薄"，轻扬清淡，以涤上焦之邪。

后世医家，多数认为此方必有黄芩，但也有持不同意见者，如邹德润等。我们认为后条附子泻心汤及《金匮要略》之泻心汤皆有黄芩，本方也以有黄芩为是。

（程昭寰）

〔原文〕

155. 心下痞，而復惡寒汗出者，附子瀉心湯主之。

〔校勘〕

《金匮玉函经》："心"字上有"若"字。

〔提要〕

痞证兼阳虚的证治。

〔选注〕

尤在泾：此即上条而引其说，谓心下痞，按之濡，关脉浮者，当与大黄黄连泻心汤，泻心下之虚热。若其人复恶寒而汗出，证兼阳虚不足者，又须加附子，以复表阳之气。乃寒热并用，邪正兼治之法也。

钱潢：伤寒郁热之邪，误入而为痞，原非大实，而复见恶寒汗出者，知其命门真阳已虚，以致卫气不密，故玄府不得紧闭而汗出，阳虚不任外气而恶寒也。

〔评述〕

本条承上条而论痞证兼阳虚之证治。所谓"心下痞"，即大黄黄连泻心汤所治之痞。复见恶寒汗出，可知卫阳虚，故加附子复表阳。证候特点为寒热错杂，故治疗上也寒热并用。条文文字虽少，用意颇深。

〔方剂〕

附子瀉心湯方

大黄二兩　黄連一兩　黄芩一兩　附子一枚（炮，去皮，破，別煮取汁）

上四味，切三味，以麻沸湯二升漬之，須臾絞去滓，內附子汁，分溫再服。

〔校勘〕

《金匮玉函经》《千金翼方》、成无己本：附子均作"切"，《金匮玉函经》作"㕮咀"。

〔方解〕

舒驰远：此汤治上热下寒之证，确乎有理。三黄略浸即绞去滓，但取轻清之气，以去上焦之热；附子煮取浓汁，以治下焦之寒。是上用凉而下用温，上行泻而下行补，泻取轻而补取重，制度之妙，全在神明运用之中。是必阳热结于上，阴寒结于下用之，乃为的对。若阴气上逆之痞证，不可用也。

尤在泾：此证邪热有余，而正阳不足。设治邪而遗正，则恶寒益甚；或补阳而遗热，则痞满愈增。此方寒热补泻，并投互治，诚不得已之苦心，然使无法以制之，鲜不混而无功矣。方以麻沸汤渍寒药，别煮附子取汁，合和与服，则寒热异其气，生熟异其性，药虽同行，而功则各奏，乃先圣之妙用也。

〔验案〕

郑某，男，36岁，因操劳过度，忽然口吐鲜血，吐血后畏寒，胸中痞闷，足胫冷，面色赤，脉浮芤，显系心火上炎，形成上热自热、下寒自寒现象。现吐血未止，急则治标，拟釜底抽薪法，但病者尚有畏寒感觉，虑及阳虚，遂决定先以附子泻心汤，以三黄泻心火，使热下行，附子固护阳气。处方：大黄三钱，黄芩二钱，黄连二钱，附子三钱。次日复诊，血止，胸痞解除。(《伤寒论汇要分析》)

〔评述〕

本方寒热并行，有扶正祛邪，消痞回阳之效。正如李中梓所说："以三黄之苦寒清中济阴，以附子之辛热温经回阳，寒热互用，攻补兼施而不悖，此仲景妙用之入神也。"郑某一案，病机正合阳虚而兼热痞，投本方一剂而效，足见本方配伍之妙。

(程昭寰)

〔原文〕

156. 本以下之，故心下痞，与泻心汤，痞不解，其人渴而口燥烦，小便不利者，五苓散主之。一方云，忍之一日乃愈。

〔校勘〕

成无己本：原文下无"一方云，忍之一日乃愈"九字。

《脉经》：无"烦"字。

〔提要〕

蓄水致痞的证治。

〔选注〕

成无己：本因下后成痞，当与泻心汤除之，若服之痞不解，其人渴而口燥烦，小便不利者，为水饮内蓄，津液不行，非痞也，与五苓散发汗散水则愈。一方忍之一日乃愈者，不饮者，外水不入，所停之水得行，而痞亦愈也。

方有执：泻心汤治痞而痞不解，则非气聚之痞可知，渴而口燥烦，小便不利者，津液涩而不行，伏饮停而凝聚，内热甚而水结也。五苓散者，润津液而滋燥渴，导水饮而荡结热，所以又得为消痞满之一法也。

程郊倩：五苓散有降有升，最能交通上下，宣通气化，兼行表里之邪，心邪不必从心泻而从小肠泻，又其法也。此证渴者，切忌饮冷，须服姜汤妙。

〔评述〕

痞之形成，原因种种。除邪热结于心下外，膀胱蓄水、气不输化、中焦气机升降失常也可致痞。本条之证，与泻心汤不解，可知非单纯邪热阻于心下，症见渴而小便不利，属蓄水致痞无疑，故以五苓散化气行水，气化水行，气机通畅则痞证也除。痞而兼口渴、小便不利是辨证之要点。成氏认为本条痞的成因，由于水饮停蓄，津液不行；方氏认为由于津液涩而不行，伏饮凝结。两者的见解，基本精神是一致的，都比较清楚地阐明本证的病机。程氏以心与小肠相为表里来解释本证，显然不通，误将"心"与"心下"混作一谈。但他指出"五苓散有降有升，最能交通上下，宣通气化，兼行表里之邪"，对理解本痞证之病因病机及五苓散治痞之原理，确有很大帮助。

（王大鹏）

〔原文〕

157. 傷寒汗出解之後，胃中不和，心下痞鞕，乾噫食臭[1]，脅下有水氣，腹中雷鳴[2]，下利者，生薑瀉心湯主之。

〔校勘〕

《金匮玉函经》："下利"作"而利"。

〔词解〕

（1）干噫食臭：噫，音医（yì）。噫气就是胃中胃气。干噫食臭，是胃气带有食臭味但无他物。

（2）腹中雷鸣：是肠间响声的形容词。

〔提要〕

胃不和、有水气的痞证及治法。

〔选注〕

成无己：胃为津液之主，阳气之根。大汗出后，外亡津液，胃中空虚，客气上逆，心下痞硬。《金匮要略》曰"中焦气未和，不能消谷，故令噫"。干噫食臭者，胃虚而不杀谷也。胁下有水气，腹中雷鸣，土弱不能胜水也。与泻心汤以攻痞，加生姜以益胃。

陈修园：伤寒汗出，外邪已解之后，惟是胃中不和，不和则气滞而内结，故为心下痞硬；不和则气逆而上冲，故为干噫。盖胃之所司者，水谷也，胃气和则谷消而水化矣，兹则谷不消而作腐，故为食臭；水不化而横流，故为胁下有水气。腹中雷鸣下利者，水谷不消，糟粕未成而遽下，逆其势则不平，所谓物不得其平则鸣者是也，以生姜泻心汤主之。

〔评述〕

以上两家都认为本证的成因是由于病后胃气虚，不能健运，水谷不消所致。胁下有水气，是水蓄不行；肠间水阻气击，则腹中雷鸣；水谷杂并而下趋，则为下利。故用生姜泻心汤以散水止利，和胃消痞。由于本病是水气为患，故后世医家又将本病称作"水气痞"。

〔方剂〕

生薑瀉心湯方

生薑四兩（切）　甘草三兩（炙）　人參三兩　乾薑一兩　黃芩三兩　半夏半斤黃連一兩　大棗十二枚（擘）

上八味，以水一斗，煮取六升，去渣再煎，取三升，温服一升，日三服。附子瀉心湯，本云加附子。半夏瀉心湯、甘草瀉心湯，同體別名耳。生薑瀉心湯，本云理中人參黃芩湯去桂枝、术，加黃連并瀉肝法。

〔校勘〕

《金匮玉函经》、成无己本："附子泻心汤"句以下均无。

〔方解〕

《金鉴》：名生姜泻心汤者，其义重在散水气之痞也。生姜、半夏散胁下之水气，人参、大枣补中州之虚，干姜、甘草以温里寒，黄芩、黄连以泻痞热，备乎虚水寒热之治，胃中不和下利之痞，焉有不愈者乎。

〔验案〕

潘某初患头痛，往来寒热，余以小柴胡汤愈之，已逾旬矣。后复得疾，诸医杂治益剧。延诊时云，胸中痞满，欲呕不呕，大便溏泄，腹中水奔作响，脉之紧而数。疏生姜泻心汤，一剂知，二剂愈。(《逴园医案》)

一男子年三十余，心下痞塞，左胁下凝结，腹中雷鸣，过食则必下利，如此者六年，先生用"生姜泻心汤"而愈。(《古方临床之运用》)

〔评述〕

本方重用生姜，佐半夏以除胁下水气，和胃降逆；用芩、连以泻热消痞；干姜、甘草温里寒；参、枣补胃虚。共奏散水和胃，泄痞止利之功。

《金鉴》认为本证当有小便不利，验之临床，下肢有轻度水肿，脉沉弦，舌苔水滑者，本方加茯苓，用之有效。

(胡兆垣)

〔原文〕

158. 傷寒中風，醫反下之，其人下利，日數十行，穀不化，腹中雷鳴，心下痞鞕而滿，乾嘔，心煩不得安。醫見心下痞，謂病不盡，復下之，其痞益甚，此非結熱，但以胃中虛，客氣上逆[1]，故使鞕也，甘草瀉心湯主之。

〔校勘〕

《外台秘要》："谷"字上有"水"字。"不得安"作"不能得安"。

《金匮玉函经》《脉经》："心烦"均作"而烦"。

《脉经》《千金翼方》："谓"均作"为"，"复"字下均有"重"字，"使硬也"均作"使之坚"。《外台秘要》同。

《金匮玉函经》：亦有"之"字。

〔词解〕

(1) 客气上逆：指误下中虚，邪气上冲逆而言。

〔提要〕

两次误下，胃中虚而成痞的证候与治法。

〔选注〕

成无己：伤寒中风，是伤寒或中风也，邪气在表，医反下之，虚其肠胃，而气内陷也。下利日数十行，谷不化，腹中雷鸣，下利者，下后里虚胃弱也；心下痞硬，干呕，心烦不得安者，胃中空虚，客气上逆也。与泻心汤以攻表，加甘草以补虚。前以汗后胃虚，是外伤阳气，故加生姜；此以下后胃虚，是内损阴气，故加甘草。

尤在泾：伤寒中风者，成氏谓伤寒或中风也。邪盛于表而反下之，为下利谷不化，腹中雷鸣，为心下痞硬而满，为干呕心烦不得安，是表邪内陷心间，而复上攻下注，非中气空虚，何至邪气淫溢至此哉！医以为结热未去，而复下之，是已虚而益虚也。虚则气不得化，邪愈上逆，而痞硬有加矣，故与泻心汤消痞，加甘草以益中气。

《金鉴》：医惟以心下痞，谓病不尽，复下之，其痞益甚。可见此痞非热结，亦非寒结，乃乘误下中虚，而邪气上逆，阳陷阴凝之痞也，故以甘草泻心汤，以缓其急而和其中也。

〔评述〕

以上注家都认为本病的关键是误下后胃中空虚，客气上逆，这种看法是正确的。但成氏"与泻心汤以攻表"之说，不够恰当，如果改为攻其由表内陷之邪，与理方通。另外，成氏认为"是内损阴气，故加甘草"，也不太切理，对照栀子甘草豉汤一条，可知仲景尝在有"少气"时，方加甘草。本病也是下后脾胃气虚为主，而不是以阴虚为主。当然，下利"日数十行"也不能不伤及阴液，但这里有个标本先后之分，不可混为一谈，故尤氏解释较为中肯。《金鉴》以本方缓急和中之说，与理亦通。

由于本病是几经误下，脾胃气虚较甚，所以客气上逆也明显，故而出现干呕、心烦不得安的症状，而且临床所见，往往是下利愈重，心下痞亦愈甚，脾胃升降的功能严重失调，故而后世又称本证为"客气上逆痞"。甘草泻心汤中甘草量较大是为补胃泄痞而设。

〔方剂〕

甘草瀉心湯方

甘草四兩（炙）　黄芩三兩　乾薑三兩　半夏半斤（洗）　大棗十二枚（擘）　黄連一兩

上六味，以水一斗，煮取六升，去渣，再煎取三升，温服一升，日三服。

〔校勘〕

林亿等按：上生姜泻心汤法，本云理中人参黄芩汤，今详泻心以疗痞，痞气因发阴而生，是半夏、生姜、甘草泻心三方，皆本于理中也，其方必各有人参，今甘草泻心中无者，脱落之也。又按《千金》并《外台秘要》，治伤寒䘌食用此方，皆有人参，知脱落无疑。

《外台秘要》：干姜作"二两"，半夏"洗"字下有"去滑"二字，又云一方有人参三两。《金匮要略》狐惑病中，本方有人参三两。

〔方解〕

陈平伯：心下痞，本非可下之实热，但以妄下胃虚，客热内陷，上逆心下耳，是以胃气愈虚，痞结愈甚。夫虚则宜补，故用甘温以补虚；客者宜除，必借苦寒以泄热。方中倍用甘草者，下利不止，完谷不化，此非亲九土之精者，不能和胃而缓中。方名甘草泻心，可见泄热之品得补中之力，而其用始神也。

《金鉴》：方以甘草命名者，取和缓之意也。用甘草、大枣之甘，补中土之虚，缓中之急；半夏之辛，降逆止呕；芩、连之寒，泻阳陷之痞热；干姜之热，散阴凝之痞寒。缓中降逆，泻痞除烦，寒热并用也。

〔验案〕

福地佐兵卫妻，年二十五六，产后数月，下利不止，心下痞硬，饮食不进，口糜烂，目赤肿，脉虚数，羸瘦甚，乃与甘草泻心汤服之，数十日下利止，诸症痊愈。

〔评述〕

三泻心汤小结：

（1）病因：病在太阳或少阳而误下，或伤寒汗后，脾胃气虚，客气结于心下。

（2）病机：脾胃气虚，无形之邪热结于心下，痞塞不通，而成心下痞。脾胃气虚，阴阳升降之机失调，胃失和降，气逆而为呕；脾气不升，下陷而为利。故本病中焦气虚，脾胃不和是其本，痞满、呕、利诸症是其标。

（3）症状：①痞满、呕逆、大便不调：寒热互结心下，脾胃不和，痰湿停滞。②心下痞硬，干噫食臭，胁下有水气，腹中雷鸣下利：胃虚食滞，水气不化。③下利日十余行，谷不化，腹中雷鸣，心下痞硬而满，干呕、心烦不得安，复下之，其痞益甚：胃气重虚，客气上逆。

（4）治疗：①用半夏泻心汤，以半夏为君，开结泄痞，降逆止呕。②用生姜泻心汤，以生姜为君，和胃泄痞，散水止利。③用甘草泻心汤，以甘草为君，补胃泄痞，除烦降逆。

心下痞之证，寒热错杂，虚实互见，但脾胃气虚是其本，故仲景用参、草、枣以补中之虚；痞满、呕、利诸症是其标，故仲景用芩、连泻痞热，干姜、半夏温中散寒。为攻补兼施，温清并用之剂。

（5）禁忌：因本病外无未解之表邪，内无有形之实热，故禁用汗、吐、下三法。

（胡兆垣）

〔原文〕

159. 伤寒服汤药⁽¹⁾，下利不止，心下痞鞕，服泻心汤已，复以他药下之，利不止，医以理中与之，利益甚。理中者，理中焦，此利在下焦，赤石脂禹余粮汤主之；复不止者，当利其小便。

〔校勘〕

《脉经》《千金方》："汤药"下均有"而"字。

《千金方》："心下痞"作"心下痞坚"。"服泻心汤已"作"服泻心汤竟"。

《脉经》《金匮玉函经》："复不止"均作"若不止"。《千金方》无"复不止者，当利其小便"等九字。

〔词解〕

（1）汤药：尤在泾曰"汤药，亦下药也"，可参考。

〔提要〕

误下下利不同的病情和治法。

〔选注〕

成无己：伤寒服汤药下后，利不止，而心下痞硬者，气虚而客气上逆也，与泻心汤攻之则痞已，医复以他药下之，又虚其里，致利不止也。理中丸，脾胃虚寒下利者，服之愈。此以下焦虚，故与之其利益甚。《圣济经》曰"滑则气脱，欲其收也"。如开肠洞泄，便溺遗失，涩剂所以收之。此利由下焦不约，与赤石脂禹余粮汤以涩洞泄。下焦主分清浊，下利者，水谷不分也。若服涩剂，而利不止，当利小便，以分其气。

尤在泾：汤药，亦下药也。下后下利痞硬，泻心汤是已。而复以他药下之，以虚益虚，邪气虽去，下焦不约，利无止期，故不宜参、术、姜、草之安中，而宜赤脂、余粮之固下也。乃服之而利犹不止，则是下焦分注之所清浊不别故也，故当利其小便。

〔评述〕

"伤寒服汤药，下利不止"，尤在泾认为"汤药，亦下药也"，有一定道理。不当下而下，故成痞。见痞证而服泻心汤，"复以他药下之"，显然服泻心汤之后痞证未愈，否则，医者不会用下法。分析不愈之原因，或因病重药轻，也可能是选方不当，设为甘草泻心汤之痞，反投以大黄黄连泻心汤，故不愈。成无己认为痞已愈而复以他药下之，与理不通。反复误下，病势深入下焦，门户不约，滑脱不禁，必先温涩固脱，然后调理脾胃。若先用理中辈诸如人参、干姜、白术、甘草之类，虚不受补，反壅滞中焦气机，清气不升则下利益甚。故曰"理中者，理中焦，此利在下焦"。固涩而仍不能止利，则为下焦清浊不分，水湿过盛，"治湿不利小便，非其治也"，故"当利其小便"。通过本条对痞和下利的分析，充分说明了中医治病审证求因的重要意义。

〔方剂〕

赤石脂禹餘糧湯方

赤石脂一斤（碎）　　太乙禹餘糧一斤（碎）

上二味，以水六升，煮取二升，去滓，分温三服。

〔校勘〕

《金匮玉函经》《注解伤寒论》：均无"太乙"二字。

《注解伤寒论》："上"字之前有"已"字，无"分温"二字。

〔方解〕

成无己：《本草》云"涩可去脱"。石脂涩以收敛之，重可去怯，余粮之重以镇固之。

柯韵伯：利在下焦，水气为患也，惟土能制水。石者，土之刚也，石脂、禹粮皆土之精气所结。石脂色赤入丙，助火以生土；余粮色黄入戊，实胃而涩肠，虽理下焦，实中宫之剂也。且二味皆甘，甘先入脾，能坚固堤防而平水气之亢，故功胜于甘、术耳。（注："丙"指小肠，"戊"指胃）

〔评述〕

赤石脂、禹余粮是涩滑固脱的要药，所以用于便滑不禁很有效果。此方不但能固下焦，并且也有益于中焦，有固下培中之良效。据《中药大辞典》记载，禹余粮"实证忌服，孕妇慎服"。故遇孕妇下利不止者，应慎用此方。

（卢丙辰）

〔原文〕

160. 傷寒吐下後，發汗，虛煩，脉甚微，八九日心下痞鞕，脅下痛，氣上衝咽喉，眩冒，經脉動惕者，久而成痿[1]。

〔校勘〕

《脉经》："吐下"后无"后"字。

《千金方》："硬"作"坚"，"咽喉"作"喉咽"。

〔词解〕

（1）痿：病名，主要症状是两足软弱不能行动。

〔提要〕

吐下后又复发汗，阴阳气血俱虚，不能濡养筋脉，久而成痿。

〔选注〕

《金鉴》：伤寒吐下后，复发其汗，治失其宜矣，故令阳气阴液两虚也。阴液虚，故虚烦；阳气虚，故脉微；阳气微而不升，故目眩冒；阴液虚而不濡，故经脉动惕也。阳气阴液亏损，久则百体失所滋养，故力乏筋软而成痿矣。

尤在泾：吐下复汗，津液叠伤。邪气陷入，则为虚烦。虚烦者，正不足而邪扰之为烦，心不宁也。至八九日，正气复，邪气退则愈。乃反心下痞硬，胁下痛，气上冲咽喉，眩冒者，邪气搏饮内聚而上逆也。内聚者，不能四布；上逆者，无以逮下。夫经脉者，资血液以为用者也。汗、吐、下后，血液之所存几何，而复搏结为饮，不能布散诸经，譬如鱼之失水，能不为之时时动惕耶？且夫经脉者，所以纲维一身者也，今既失浸润于前，又不能长养于后，必将筋膜干急而挛，或枢折胻纵而不任地，如《内经》所云"脉痿"、"筋痿"之证也，故曰久而成痿。

〔评述〕

《伤寒论译释》认为，本条系因误治致虚是肯定的，对此各家的认识基本一致。但对成痿的原因，却有不同的看法：《金鉴》及多数注家认为阴阳气血交虚，筋脉失去濡养所致；但尤氏则认为是邪气搏饮内聚不能布散诸经而成，因将心下痞硬、胁下痛、气上冲咽喉、眩冒都认作饮邪上逆之见证，这样就不免把本条的病理与苓桂术甘汤证混淆起来。殊不知本证已揭出脉甚微，与饮脉沉紧或弦显然不同。本条之"心下痞硬"与163条桂枝人参汤证的"心下痞硬"的机转基本上是相同的，即中气虚弱而下焦浊阴之气上逆，居于阳位而致心下痞硬。胁下痛，也是浊阴之气上逆所致。浊阴之气既壅于阳位，则胃气不得下降，而反上逆，所以有气上冲咽喉的感觉。清阳不能升，故有眩冒的症状。汗、吐、下既伤阳气，又伤津液，筋脉失于滋养，所以出现筋脉动惕。综合以上所述，本条总的机转，是因为误吐下，又加误汗，致使表里阴阳气血俱虚而出现一系列症状。因阳气既不能温煦，阴血又无以滋养，故时日一久，必致筋脉痿弱而不能行走。所以此痿的形成，尤在泾氏说是"搏结为饮，不能布散诸经"而引起，没有《金鉴》的解释更为贴切，而且临床上因饮致痿的病例也极少见到。

（卢丙辰）

〔原文〕

161. 傷寒發汗，若吐若下，解後心下痞鞕，噫氣不除者，旋覆代赭湯主之。

〔校勘〕

《金匮玉函经》《脉经》："发汗"作"汗出"。

成无己本、《金匮玉函经》："赭"字下均有"石"字。

〔词解〕

（1）噫气：方有执云"噫，饱食息也"，即嗳气。

〔提要〕

虚气作痞的治法。

〔选注〕

方有执：解，谓大邪已散也，心下痞硬，噫气不除者，正气未复，胃气尚弱，而伏饮为逆也。

成无己：大邪虽解，以曾发汗、吐、下，胃气弱而未和，虚气上逆，故心下痞、噫气不除，与旋覆代赭汤，降虚气而和胃。

汪琥：此噫气，比前生姜泻心汤之干噫不同，是虽噫而不至食臭，故知其为中气虚也。

张璐：汗、吐、下法备而后表解，则中气必虚。虚则浊气不降，而痰饮上逆，故作痞硬；逆气上冲，而正气不续，故噫气不除。所以用代赭领人参下行，以镇安其逆气，微加解邪涤饮而开痞，则噫气自除耳。

楼全善：病解后，心中痞硬，噫气，若不下利者，此条旋覆代赭汤也；若下利者，前条生姜泻心汤也。

〔评述〕

汗、吐、下为伤寒祛邪的三个主要方法，但用之不当，皆可以损伤胃气而成痞。本条之痞并非寒热错杂于中焦心下，重在胃气虚而不降，兼有痰浊水气，故用旋覆代赭汤补虚降逆、消痰化饮，这也是本汤证与半夏泻心、甘草泻心诸汤证的根本区别。临证不可混淆。

〔方剂〕

旋覆代赭湯方

旋覆花三兩　人参二兩　生薑五兩　代赭一兩　甘草三兩（炙）　半夏半斤（洗）大棗十二枚（擘）

上七味，以水一斗，煮取六升，去滓，再煎取三升，温服一升，日三服。

〔校勘〕

成无己本："生姜五两"下有"切"字。"上"字下有"作"字。

《金匮玉函经》、成无己本："代赭"下均有"石"字。

〔方解〕

罗谦甫：方中以人参、甘草，养正补虚；姜、枣和脾养胃，所以安定中州者至矣；更以代赭之重，使之敛浮镇逆；旋覆花之辛，用以宣气涤饮；佐人参以归气于下，佐半夏以蠲痰饮于上。浊降则痞硬可消，清升则噫气可除。

周禹载：旋覆花能消痰结，软痞，治噫气；代赭石止反胃，除五脏血脉中热，健脾，乃痞而噫气者用之，谁曰不宜。于是佐以生姜之辛可以开结也，半夏逐饮也，人参补正也，甘草、大枣益胃也。予每借以治反胃噎食、气逆不降者，靡不神效。

〔验案〕

治一人膈气，粒食不入，始吐清水，次吐绿水，次吐黑水，次吐臭水，呼吸将绝。一昼夜，先服理中汤六剂，不令其绝，来早转方，一剂而安。《金匮》有云"噫气不除者，旋覆代赭石汤主之"。吾于此病，分别用之者有二道：一者以黑水为胃底之水，此水且出，则胃中之津久已不存，不敢用半夏以燥其胃也；一者以将绝之气，止存一丝，以代赭石坠之，恐其立断，必先以理中分理阴阳，使气易于降下，然后以代赭得以建奇奏绩，乃用旋覆花一味煎汤调代赭末二匙与之，才入口即觉其转入丹田矣。困倦之极，服补药二十剂，将息二月而愈。(《寓意草》)

〔评述〕

旋覆代赭汤之功用，重在补虚、散痞、下逆气。本证噫气不除，其本在于胃气虚。故方中以甘草三两，人参二两，大枣十二枚补益胃气，仅用代赭石一两治标降逆气，颇有深意。如将补药与镇逆药比例倒置，重镇之品反伤胃气，临证处方时应加注意。后世根据本方的原理，广泛应用于内科杂病，凡属胃气虚弱，痰浊内结，胃失和降而见嗳气呃逆、呕吐恶心、心下痞闷、大便干结等症，均可随证选用。

本方与半夏、生姜、甘草三泻心汤均治"心下痞"，但三泻心汤证是寒热互结，虚实兼挟，本方证则以胃虚气逆为主；三泻心汤主治重在"腹中雷鸣""下利"，本方则重在"噫气"。此外，胃肠积滞而浊气上逆致呃者忌用本方，胃热噫呃亦当忌用或加减用之。

(傅景华　陈　庚)

〔原文〕

162. 下後，不可更行桂枝湯，若汗出而喘，無大熱者，可與麻黄杏子甘草石膏湯。

〔校勘〕

《金匮玉函经》："下后"作"大下以后"，"杏子"作"杏仁"。

〔提要〕

下后余热迫肺的证治。

〔选注〕

《金鉴》：此详上条（按：指63条），受病两途，同乎一治之法也。又有下后身无大热，汗出而喘者，知邪亦不在表而在肺，故亦不可更行桂枝汤，可与麻黄杏仁甘草石膏汤以治肺也。彼之汗后喘，此之下后喘，虽其致变之因不同，而其所见之证不异，所以从其证不从其因，均用此汤，亦喘家急则治其标之法也。

黄坤载：下后表寒未解，郁其肺气，肺郁生热，蒸发皮毛而不能透泄，故汗出而喘，表寒里热，宜麻杏甘石汤双解之可也。下后不可行桂枝，亦大概言之，他如"伤寒医下之，续得下利清谷"章，救表宜桂枝汤；又"伤寒大下后，复发汗心下痞"章，解表宜桂枝汤；"太阳病先发汗不解，而复下之，脉浮者不愈"章，当须解外则愈，桂枝汤主之，未尝必禁桂枝也。

尤在泾：此与"汗后不可更行桂枝汤"大同，虽汗下不同，其邪入肺中则一，故其治亦同。

柯韵伯：二条（按：63 条和本条）"无"字，旧本讹在大热上，前辈因循不改，随文衍义，为后学之迷途。仲景每于汗下后表不解者，用桂枝更汗而不用麻黄。此则内外皆热而不恶寒，必其用麻黄汤后，寒解而热反甚，与发汗解，半日许复烦，下后而微喘者不同。发汗而不得汗，或下之而仍不汗，喘不止，其阳气重也。若与桂枝加厚朴杏仁汤，下咽即毙矣。故于麻黄汤去桂枝之辛热，加石膏之甘寒，佐麻黄而发汗，助杏仁以定喘，一加一减，温解之方转为凉散矣。未及论证，便言不可更行桂枝汤，见得汗下后表未解者，更行桂枝汤是治风寒之常法。

〔评述〕

本条方证与 63 条相同，惟其来路有异，一为发汗后，一为下后，正如《金鉴》所说："受病两途，同乎一治之法。"然其所以殊途而同治，关键在于病机为邪入肺中。黄氏对于不可更行桂枝汤的前提，与有关条文兼提对比，很有说服力。柯氏认为"无"字当在"汗"之上，那么条文就变作"发汗后，不可更行桂枝汤，若无汗而喘，大热者，可与麻黄杏子甘草石膏汤"，这样似乎更符合"热邪郁闭于肺"这一病机，且可与桂枝加厚朴杏仁汤证鉴别，故录此以供研究分析。

（王树芬）

〔原文〕

163. 太陽病，外證未除，而數下之，遂協熱而利，利下不止，心下痞鞕，表裏不解者，桂枝人參湯主之。

〔校勘〕

《金匮玉函经》《脉经》《千金翼方》："协"均作"挟"。

〔提要〕

里虚寒协表热下利证治。

〔选注〕

黄坤载：太阳病外证未解而数下之，外热不退，而内寒亦增，遂协合外热而为下利。利下不止，清阳既陷，则浊阴上逆，填于胃口，而心下痞硬，缘中气虚败，不能分理阴阳，升降倒行，清浊易位，是里证不解而外热不退。法当内外兼医，桂枝通经而解表热，理中温中以转升降之机也。

程知：表证误下，下利不止，喘而汗出者，治以葛根芩连；心下痞硬者，治以桂枝参术。一救其表邪入里之实热，一救其表邪入里之虚寒，皆表里两解法也。

〔评述〕

本条的病因在误下，病机是误下邪陷入里，从太阴寒化。症状是既有发热之表证，又有下利不止、心下痞硬之里证，故用桂枝人参汤温中解表。139 条之病机与本证相似，可结合学习。

本证应与以下汤证鉴别：

（1）葛根芩连汤证：亦为误下邪陷，但从阳明热化，表里俱热，故见喘而汗出，治以清热解表。

（2）葛根汤证：为太阳阳明合病而偏重于太阳，外有发热恶寒，项背强几几，里证下利为热利。

（3）黄芩汤证：此为太阳少阳合病而偏于少阳里热之热利，主要表现为口苦、咽干、目眩、下利、呕吐。

〔方剂〕

桂枝人参汤方

桂枝四两（别切）　　甘草四两（炙）　　白术三两　人参三两　乾薑三两

上五味，以水九升，先煎四味，取五升，内桂，更煮取三升，去滓，温服一升，日再、夜一服。

〔方解〕

王晋三：理中加桂枝，不曰理中，而曰桂枝人参汤者，言桂枝与理中表里分头建功也，故桂枝加一两，甘草加二两。其治外发热而里虚寒，则所重仍在理中，故先煮四味，后纳桂枝，非但人参不佐桂枝实表，并不与桂枝相忤，故直名桂枝人参汤。

〔验案〕

刘君痢病复作，投当归银花汤，另送伊家制痢疾散茶二包，病虽愈，惟便后白色未减，心下痞硬，身热不退。愚思仲景曰"太阳病，外证未除，而数下之，遂协热而利，利下不止，心下痞硬，表里不解者，桂枝人参汤主之"。遂书此以服，大效。后因至衡州取账目，途中饮食不洁，寒暑失宜，病复大作，遂于衡邑将原方续服三剂乃愈。（《中医杂志》总第二十期谢安之医案）

（段荣书）

〔原文〕

164. 傷寒大下後，復發汗，心下痞，惡寒者，表未解也，不可攻痞，當先解表，表解乃可攻痞，解表宜桂枝湯，攻痞宜大黃黃連瀉心湯。

〔校勘〕

《金匮玉函经》《脉经》："发"字下均有"其"字。

〔提要〕

误下成痞、表邪未解的证治。

〔选注〕

成无己：大下后，复发汗，则表里之邪当悉已。此心下痞而恶寒者，表重之邪俱不解也。因表不解而下之，为心下痞，先与桂枝汤解表，表解，乃与大黄黄连泻心汤攻痞。《内经》云"从外之内而盛于内者，先治其外，而后调其内"。

《金鉴》：伤寒大下后复发汗，先下后汗，治失其序矣。邪热陷入心下痞结，法当攻里，若恶寒者，为表未尽也，表即未尽，则不可攻痞，当先解表，表解乃可攻痞。解表宜桂枝汤者，以其为汗下之表也；攻痞宜大黄黄连泻心汤者，以其为表解里热之痞也。

〔评述〕

先下后汗，下后表邪内陷成痞，表证仍在，既有里证又有表证，治疗应遵先表后里的原则。解表可用汗法，但不得用麻黄汤，即《金鉴》所云"解表宜桂枝汤者，以其为已汗已下之表也"。误用峻汗法，则更伤正气，其痞愈甚。所谓攻痞宜大黄黄连汤，不过举例而言，临证不可拘泥，应结合实际灵活施治。

（程昭寰）

〔原文〕

165. 傷寒發熱，汗出不解，心中痞鞕，嘔吐而下利者，大柴胡湯主之。

〔校勘〕

《金匮玉函经》：无"而"字

《金匮玉函经》、成无己本："心中"均作"心下"。

《脉经》："硬"作"坚"，无"吐"字，古本"下利"作"不利"。

〔提要〕

大柴胡汤的另一适应证。

〔选注〕

成无己：伤寒发热，寒已成热也，汗出不解，表和而里病也。吐利、心腹濡软为里虚，呕吐而下利、心下痞硬者是里实也，与大柴胡汤以下里热。

程郊倩：心中痞硬，呕吐而下利，较之心腹濡软，呕吐而下利为里虚者不同，其痞不因误下而成，并非阳邪陷入之痞，而为里气内拒之痞，痞气填入心中，以致上下不交，故呕吐而下利也。大柴胡汤虽属攻剂，然实管领表里上下之邪，总从下焦为出路，则攻中自寓和解之意。

柯韵伯：汗出不解，蒸蒸发热者，是调胃承气证；汗出解后，心下痞硬下利者，是生姜泻心证；此心下痞硬，协热而利，表里不解，似桂枝人参证，然彼在妄下后而不呕，此则未经下而呕，则呕而发热者，小柴胡主之矣。然痞硬在心下而不在胁下，斯虚实补泻之所由分也。

〔评述〕

本证邪在半表半里而兼腑实，气滞于中，升降不利，邪气上逆而为呕吐，邪气下迫为下利，故以大柴胡汤和解少阳，疏通胃腑。表里和则身热除，气机畅则呕利止。成氏和程氏均强调以心下硬和心下濡软作为鉴别里实、里虚之根据不无道理，但仅据此尚不足，应进一步结合脉、舌等表现全面分析。本证既用大柴胡汤，可知其脉必弦而有力，并有舌苔黄、烦躁、大便稀而肛门有灼热感等。柯韵伯列举各证与本证对比分析，在辨证上也有一定帮助。

（李博鉴）

〔原文〕

166. 病如桂枝證，頭不痛，項不强，寸脉微浮，胸中痞鞕，氣上衝咽喉不得息者，此爲胸有寒[1]也。當吐之，宜瓜蒂散。

〔校勘〕

《千金方》："此为胸有寒"作"此以内有久痰"。

《千金翼方》："寸脉微浮"作"脉微浮"，"胸中痞硬"作"胸中痞坚"，"气上冲咽喉不得息者"作"气上冲咽喉不得息","此为胸有寒也"少一"也"字。

〔词解〕

（1）胸有寒：这里的"寒"作"邪"字解。具体来说，是指痰食，正如《金匮要略》所说"宿食在上脘，当吐之"。喻嘉言也说："寒者，痰也。"胸有寒，是泛指胸脘部痰食之实邪阻滞。

〔句解〕

气上冲咽喉不得息者：指气机因痰食等实邪阻隔，与邪气相拒，向上冲逆至咽喉部，产生呼吸困难。

〔提要〕

痰食阻塞胸脘轻证证治。

〔选注〕

成无己：病如桂枝证，为发热、汗出、恶风，言邪在表也；头痛、项强，为桂枝证具；若头不痛，项不强，则邪不在表而传里也。浮为在表，沉为在里，今寸脉微浮，则邪不在表，亦不在里，而在胸中也。胸中与表相应，故知邪在胸中者，犹如桂枝证而寸脉微浮也。以胸中痞硬，上冲咽喉不得息，知寒邪客于胸中而不在表也。《千金》曰"气浮上部，填塞心胸，胸中满者，吐之则愈"。与瓜蒂散，以吐胸中之邪。

柯韵伯：病如桂枝，是见发热、汗出、恶风、鼻鸣、干呕等证；头不痛、项不强，则非太阳中风；未经汗下而胸中痞硬，其气上冲，更非桂枝证矣。病机在胸中痞硬，便当究痞硬之病，因思胸中痞硬之治法矣。胸中者，阳明之表也，邪中于面，则入阳明；中于膺，亦入阳明。则鼻鸣、发热、汗出、恶风者，是邪中于面，在表之表也；胸中痞硬、气上冲胸不得息者，邪中膺，在里之表也。寒邪结而不散，胃阳抑而不升，故成此痞象耳。胃者土也，土生万物。不吐者死，必用酸苦涌泄之味，因而越之。胃阳得升，胸寒自散，里之表和，表之表亦解矣。此瓜蒂散为阳明之表剂。

喻嘉言：寒者，痰也。痰饮内动，身必有汗，加以发热恶寒，全似中风，但头不痛，项不强，此非外入之风，乃内蕴之痰窒塞胸间，宜用瓜蒂散，以涌出其痰也。

尤在泾：此痰饮类伤寒证。寒为寒饮，非寒邪也。《活人》云"痰饮之为病，能令人憎寒发热，状类伤寒，但头不痛，项不强为异，正此之谓"。脉浮者，病在膈间，而非客邪，故不盛而微也。胸有寒饮，足以阻清阳而凝肺气，故胸中痞硬、气上冲咽喉不得息也。经曰"其高者因而越之"。《千金》云"气浮上部，顿塞心胸，胸中满者，吐之则愈"。瓜蒂散能吐胸中与邪相结之饮也。

《金鉴》：病如桂枝证，乃头项强痛、发热汗出、恶风脉缓也。今头不痛，项不强，是桂枝不悉具也。寸脉微浮，是邪去表未远，已离其表也。胸中痞硬，气上冲咽喉不得息，是邪入里未深而在胸中，必胸中素有寒饮之所致也。寒饮在胸，不在肌腠，解肌之法，无可用也。痞硬在胸，而不在心下，攻里之法，亦无所施。惟有高者越之一法，使胸中寒饮，一涌而出，故宜吐之以瓜蒂散也。

汪琥：伤寒一病，吐法不可不讲，所以仲景以此条特出之太阳篇者，以吐之不宜迟，与太阳汗下之法相等，当于二三日间审其证而用此法也。

〔评述〕

本条可分三段来理解："病如桂枝证……不得息者"为第一段，叙述瓜蒂散主治的症状和脉象；"此为胸有寒也"为第二段，说明该病的病因；"当吐之，宜瓜蒂散"为第三段，指出治则和方剂。

兹按病因、证候、治则、方剂四个方面，分述于下：

1. 病因为"胸有寒"

对"胸"字，注家有两种看法：一种认为单指胸中，如成无己、喻嘉言、《医宗金鉴》即是；一种认为泛指胸胃或胸膈间，如柯琴、尤在泾即是。笔者认为凡用吐法涌吐之症，吐出之物必由食道而出，食道下接胃上脘，贯胸膈上连于咽，因此，"胸"字应以泛指胸膈或胸胃间比较恰当。对"寒"字，各家看法不一。成无己、柯琴认为是寒邪，喻嘉言认为是痰，尤在泾、《医宗金鉴》认为是寒饮，各有各的依据。但他们共同都倾向于实邪内结，没有一个把"寒"当作"虚证"来描述的。

实邪的种类有内、外之别：

（1）在内实邪，主要是宿食和痰热。宿食，如《金匮要略》所述"宿食在上脘"。痰热，由有形之痰与内在之热，或寒邪入里所化之热相搏结而成。

笔者认为，"胸有寒"之"寒"，与第176条白虎汤证"里有寒"之"寒"，应当互参。它们的意义相同，都不是指真正的寒邪。若用白虎汤从药测症的方法来看瓜蒂散，瓜蒂、赤小豆、香豉均属于偏寒凉的药物，假若真正的寒邪停滞胸脘，再投以寒凉之剂，只能有害无利。所以，遵照《内经》"热者寒之"的治则推理，这里所说之"寒"实际是指"热"。再结合喻嘉言氏的临床经验，此"热"应和有形之痰相搏，才能成为瓜蒂散的适应证。

（2）在外实邪，主要是指寒邪。如柯琴氏所言，外在之寒邪由表侵犯阳明之经，邪化热入于胸胃，与内在宿食痰热相合，形成表里同病，里证较急，病势偏于上者，便成为瓜蒂散应用之目的。

2. 证候

（1）如桂枝证，头不痛，项不强：即具备除头痛、项强两症之外的桂枝汤症状，如发热、汗出、恶风、鼻鸣、干呕等。上述症状的出现，一是由于表邪入于阳明，邪正相争于阳明之表，逼迫营阴外泄，故见发热、汗出、恶风；阳明脉挟鼻入胃中，经病脉气失和，故鼻鸣、干呕。二是由于胸膈、上脘之邪由内循阳明之经反映于外而出现上述症状。

（2）气上冲咽喉不得息：是此病的主症，其机制可参〔句解〕，这里不作赘述。

（3）寸脉微浮：是指关、尺两部脉不浮，仅寸脉微现浮象。这是邪气停留胸膈、上脘，有上越之势的主要标志之一。据此亦可与桂枝汤证的寸、关、尺三部脉均见浮缓或浮弱相鉴别。

3. 治则为"当吐之"

即《内经》"其高者因而越之"之意。汪琥特别指出本条放在太阳篇之意义，可资参考。

4. 方剂以瓜蒂散为主方

〔方剂〕

瓜蒂散方

瓜蒂一分（熬黄）　赤小豆一分

上二味，分别捣筛爲散已，合治⁽¹⁾之，取一錢匕，以香豉一合，用熱湯七合，煮作稀糜，去滓，取汁和散，温頓服之。不吐者，少少加，得快吐乃止。

諸亡血虛家，不可與瓜蒂散。

〔校勘〕

《千金翼方》：煎服法为"上二味，捣为散，取半钱匕，豉一合，汤七合渍之，须臾去滓，内散汤中和，顿服之。若不吐稍加之，得快吐止"。

《注解伤寒论》："分别捣筛"作"各别捣筛"。

〔词解〕

（1）合治：将各种药物混合在一起，作治疗之剂使用。

（2）稀糜：糜，《辞源》"粥也""烂也"。稀糜，就是煮烂的稀粥。

〔方解〕

柯韵伯：瓜为甘果，而熟于长夏，清胃热者也。其蒂，瓜之生气所系也，色青味苦，象东方甲木之化，得春升生发之机，故能提胃中之气，除胸中实邪，为吐剂中第一品药，故必用谷气以和之。小赤豆，甘酸下行而止吐，取为反佐，制其太过也。香豉，本性沉重，糜熟而使轻浮，苦甘相济，引阳气以上升，驱阴邪而外出，作为稀糜，调二散，虽快吐而不伤神。仲景制方之精义，赤豆为心谷而主降，香豉为肾谷而反升，既济之理也。

曹颖甫：用瓜蒂之苦泄以涌其寒痰，香豉以散寒，赤小豆以泄湿，一吐而冲逆止矣。

〔验案〕

秦景明素有痰饮，每岁必四五发，发即呕吐不能食。此病久结成窠囊，非大涌之，弗愈也。须先进补中益气，十日后，以瓜蒂散频投。涌如赤豆沙者数升，已而复得水晶色者升许。如是者七补之，七涌之，百日而窠囊始尽。专服六君子、八味丸，经年不辍。（《古今医案按·李士材案》）

井筒屋喜兵卫之妻，发狂痫，发则把刀欲自杀，或欲投井，终夜狂躁不眠，间则脱然勤厚，勤于女红。先生与瓜蒂散一钱二分，涌吐二三升，更服白虎加人参汤，遂不再发。

又云，一男子，胸膈痞满，恶闻食气，动作甚懒，好坐卧暗所，百方不验者半岁。先生诊之，心下石硬，脉沉而数，即以瓜蒂散吐二升余，乃瘥。

又云，北野屋太兵卫之妻，年五十，胸痛引小腹，踡卧支持，犹不堪其苦。初，一医与药，反呕逆，遂药食不下。又以为脾虚，与归脾汤及参附之类，疾愈笃。师即与瓜蒂散五分吐之。翌日，与栀子豉加茯苓汤，数旬而瘥。（《伤寒今释》引《生生堂治验》）

〔评述〕

瓜蒂性寒而味极苦，能引胸脘之宿食、热痰上升，起到催吐作用，故作为君药。赤小豆性平偏凉，味酸甘微苦，功能行水消肿、排脓解毒、顾护胃气，防止瓜蒂伤胃太甚，故作为佐药。香豉性寒味苦，乃轻清宣郁之上品，能增强涌吐之力，入肺胃两经，故作为使药。三药和合，共奏酸苦涌泄之效，为中药强有力的催吐剂。

药物的选择，瓜蒂以青甜之蒂为佳品，南瓜蒂代之亦有效。香豉作为涌吐剂，《本经逢原》云"新者为良"。赤小豆则不拘之。

本方的适应证，主要为热痰和宿食阻塞于胸膈和上脘而邪有上越之趋势者。曹颖甫认为瓜蒂可治寒痰，其说与瓜蒂之性实相违背。本方若用之得当，效如桴鼓，这一点从上述验案中已得到证明。

但是，因瓜蒂散药力甚猛，过吐易伤胃气，诱发其他病证，甚至造成不良后果。故对诸亡血家，如吐血、咳血患者，以及体弱、老年、孕妇等均宜忌用。苦非用不可者，应仿张子和《儒门事亲》之法，在本方中去豆豉加人参、甘草，韭汁调下。服瓜蒂散呕吐不止者，陆渊雷《伤寒论今释》云"可用麝香煎汤内服立解"，可供参考。

（李春生）

〔原文〕

167. 病脅下素有痞，連在臍旁，痛引少腹，入陰筋[1]者，此名藏結，死。

〔校勘〕

《金匮玉函经》《脉经》："病"字下有"者若"二字，"入阴筋"作"入阴侠阴筋。"

〔词解〕

（1）入阴筋：阴筋，指外生殖器。入阴筋，谓疼痛牵引阴筋；或认为阴茎缩入，也通。

〔提要〕

脏结又一见证，为新感引动宿疾，阴盛阳绝的死候。

〔选注〕

张隐庵：此言痞证之惟阴无阳，气机不能从阴而阳，由下而上，是为死证，所以结脏结之义也。素，见在也；胁下，乃厥阴之痞；脐旁，乃太阴之痞；痛引少腹，入阴筋，乃少阴之痞；阴筋即前阴，少阴肾脏所主也。首章所谓脏结无阴证，如结胸状，饮食如故者，乃少阴君火之气结于外，而不能机转出入，故为难治，为不可攻；此三阴之气交结于内，不得上承少阴君火之阳，故为不治之死证，由是脏结之气机亦可误矣。

柯韵伯：脏结有如结胸者，亦有如痞状者，素有痞而在胁下，与下后而心下痞不同矣。脐为立命之源，脐旁者，天枢之位，气交之际，阳明脉之所合，少阴脉之所出，肝、脾、肾三脏之阴，凝结于此，所以痛引少腹入阴筋也。此阴常在，绝不见阳，阳气先绝，阴气继绝，故死。少腹者，厥阴之部，两阴交尽之处，阴筋者，宗筋也。今人多有阴筋上冲小腹而痛死者，名曰疝气，即是此类。然痛止便苏者，《金匮》所云"入脏则死，入府则愈也"，治之以茴香、吴萸等味而痊者，亦可明脏结之治法矣。

〔评述〕

从本证胁下素有痞、痛引少腹而入阴筋，显属足厥阴肝经和足少阴肾经之病变，阴气过极，阳气将绝，故曰死。名曰痞，实为阴寒脏结无阳之证。根据本书所论，脏结一证大

· 245 ·

体可分为两种类型：一为129条和130条所述，"状如结胸，时时下利，苔白滑，脉关上小细紧者"，属脾虚寒；一为本条所述，痞在胁下，痛引少腹而入阴筋，属肝肾阴寒至极，病情、病势较前者更为险峻，多预后不良，临证当以大辛大热之剂峻补肝肾，或可挽救于万一。

（陈士奎）

〔原文〕

168. 傷寒若吐、若下後，七八日不解，熱結在裏，表裏俱熱，時時惡風，大渴，舌上乾而燥，欲飲水數升者，白虎加人參湯主之。

〔校勘〕

《脉经》《千金方》《千金翼方》：均作"白虎汤"。

成无己本："伤寒"下有"病"字，《金鉴》有"若汗"二字。

〔提要〕

误治伤津液，热邪入里的证候和治法。

〔选注〕

成无己：若吐、若下后七八日，则当解，复不解而热结在里。表热者，身热也；里热者，内热也。本因吐、下后，邪气乘虚内陷为结热，若无表热，而纯为里热，则邪热结而为实。此以表热未罢，时时恶风。若邪气纯在表，则恶风无时；若邪气纯在里，则更不恶风，此时时恶风，知表里俱有热也。邪热结而为实者则无大渴，邪热散漫则渴。今虽热结在里，表里俱热，未为结实，邪气散漫，薰蒸焦膈，故大渴。舌上干燥而烦、欲饮水数升，与白虎加人参汤散热生津。

钱潢：大渴，舌上干燥而烦，欲饮水数升，则里热甚于表矣。谓之表热者，乃热邪已结于里，非尚有表邪也。因里热太甚，其气腾达于外，故表间亦热，即阳明篇所谓蒸蒸发热，自内达外之热也。

柯韵伯：伤寒七八日，尚不解者，当汗不汗，反行吐、下，是治之逆也。吐则津液亡于上，下则津液亡于下，表虽不解，热已结于里矣。太阳主表，阳明主里，表里俱热，是两阳并病也。恶风为太阳表证未罢，然时时恶风，则有时不恶，表将解矣。烦躁舌干、大渴为阳明证，欲饮水数升为里热结而不散，故当救里，以滋阴液，里和表亦解而不须两解之法。

〔评述〕

注家之中，以成氏的注释符合经文旨意。本是太阳病，误用吐、下，耗伤津液，导致邪热入里，故曰"热结在里"。表里俱热，是说里热太甚，达于肌表，并非表有邪热；时时恶风，乃汗出肌疏之故；欲饮水数升，形容口渴之甚，引水自救。故用白虎加人参汤，清热益气生津。如为表邪未解者，本方不宜使用。

〔方剂〕

白虎加人参汤方

知母六两　石膏一斤（碎）　甘草二两（炙）　人参二两　粳米六合

上五味，以水一斗，煮米熟汤成，去滓，温服一升，日三服。此方立夏后、立秋前乃可服，立秋后不可服，正月、二月、三月尚凛冷，亦不可與服之，與之則嘔利而腹痛；諸亡血虛家，亦不可與，得之則腹痛利者，但可温之，當愈。

〔校勘〕

《金匱玉函經》：人参作"三兩"，26 条同。"正月"句作"春三月病常里冷"，26 条并無此方以下六十二字。

〔方解〕

见 26 条。

〔评述〕

本方后指出"立秋后不可服"及"正月、二月、三月尚凛冷"，亦不可服，显然过于机械刻板，不符合辨证论治的基本精神，正如《内台方议》所说："古人一方对一证，若严冬之时，果有白虎证，安得不用石膏；盛夏之时，果有真武汤证，安得不用附子。若老人可下，岂得不用硝黄；壮人可温，岂得不用姜附。此乃合用者必需之，若是不合用者，强而用之，不问四时，皆能为害也。"这就是说，临证处方用药，应该注意到节令、气候的影响，但不可以此作为根本的依据。

（胡荫奇）

〔原文〕

169. 傷寒無大熱，口燥渴，心煩，背微惡寒者，白虎加人参湯主之。

〔校勘〕

《金匱玉函經》："心"作"而"。

《千金方》《千金翼方》《外台秘要》：均作"白虎汤"。

〔提要〕

伤寒表无大热，而里热盛的证治。

〔选注〕

《金鉴》：伤寒身无大热，知热渐去表入里也。口燥渴心烦，知热已入阳明也，虽有微恶寒一证，似乎少阴，但少阴证口中和，今口燥渴，是口中不和也。背恶寒，非阳虚恶寒，乃阳明内热，薰蒸于背，汗出肌疏，故微恶之也。主白虎汤以直走阳明，大清其热，加人参者，盖有意以顾肌疏也。

钱潢：此条之背恶寒，口燥渴而心烦者，乃内热生外寒也，非口中和之背恶寒，可比拟而论也。

丹波元简：背恶寒，成氏以为表邪未尽，程氏以为阳虚，并非也。《伤寒类方》曰"此亦虚燥之证"。微恶寒谓虽恶寒而甚微，又周身不寒，寒独在背，知外邪已解。若大恶寒，不得用此汤矣。

〔评述〕

各注家从不同角度诠释此条，以《医宗金鉴》所述较为全面。"无大热"是说表无大热，知热已去表入里，与 63 条、162 条麻杏甘石汤证的"无大热"同理。本证之恶寒有两个特点：一是"微"，即程度较轻；二是范围局限，仅见于"背"，再结合脉象必不浮紧，则可与表证恶寒相区别。少阴病也可见到背恶寒，但必有"脉微细、但欲寐"及

"口中和"等一派阳虚阴盛之象，与本条所述之证不难鉴别。

（胡荫奇）

〔原文〕

170. 傷寒脉浮，發熱無汗，其表不解，不可與白虎湯；渴欲飲水，無表證者，白虎加人參湯主之。

〔校勘〕

《金匮玉函经》《外台秘要》《注解伤寒论》、成无己本："解"字下均有"者"字。

《千金方》《千金翼方》《外台秘要》：均作"白虎汤"。

〔提要〕

白虎汤的禁忌证及白虎加人参汤的适应证。

〔选注〕

魏念庭：脉浮而不至于滑，则热未变而深入。正发热无汗，表证显然如此，不可与白虎汤，徒伤胃气，言当于麻黄汤、大青龙、桂枝二越婢一之间，求其治法也。如其人渴欲饮水，与之水，果能饮者，是表邪变热已深入矣。再诊脉浮缓、浮紧之表脉，审证无头身疼痛、发热无汗之表证，即用白虎加人参汤补中益气，止其燥渴。

徐灵胎：无汗二字，最为白虎所忌。

钱潢：若渴欲饮水，则知邪热已入阳明胃中之津液枯燥矣。然犹必审其无表证者，方以白虎汤，解其烦热，又加人参以救其津液也。

〔评述〕

上述所有注家之说，均揭示了本条的实质所在。白虎汤为甘寒重剂，目的在于清气分、阳明经弥漫之热邪，必须是表解后内热盛者方可使用。若伤寒脉浮，发热无汗，为伤寒麻黄汤证，倘误用白虎汤，反使表邪不除，变证蜂起。若渴欲饮水，给水确能饮者，无表证，是恶寒已罢，里热已炽，热盛足以津伤，故以白虎加人参汤以泄热救阴。

（胡荫奇）

〔原文〕

171. 太陽少陽并病，心下鞕，頸項强而眩者，當刺大椎、肺俞、肝俞，慎勿下之。

〔校勘〕

《金匮玉函经》："太阳"下有"与"字，"硬"字作"痞坚"二字，"大椎"下有"一间"二字。

〔提要〕

太阳少阳并病，经气结滞，当用刺法，禁用攻下。

〔选注〕

成无己：心下痞硬而眩者，少阳也；颈项强者，太阳也，刺大椎、肺俞以泻太阳之邪，以太阳脉下项挟脊故耳。肝俞以泻少阳之邪，以胆为肝之府故耳。太阳为在表，少阳为在里，即是半表半里证。前第五证云"不可发汗，发汗则谵语"，是发汗攻太阳之邪，少阳之邪益甚于胃，必发谵语。此云"慎勿下之"，攻少阳之邪，太阳之邪乘虚入里，必作结胸。经曰"太阳少阳并病，而反下之成结胸"。

程郊倩：此并病心下硬居首，颈项强而眩次之，似尚可下，不知少阳之法俱禁，只可刺而慎勿下也。

柯韵伯：并病无结胸证，但阳气怫郁于内，时时若结胸状耳。

承淡安：颈项为太阳少阳领域，固称太、少并病。本条之眩，亦当属于少阳证。少阳证宜和不宜下，下之必作结胸。如164条，柴胡证具而以他药下之，若心下满而硬痛者，此为结胸也，故本条曰慎不可下。如非太阳少阳并病，纯属少阳证，可与小柴胡汤。

〔评述〕

成氏之注较切，惟将太阳、少阳分开，似嫌刻板。须知此二经均禁攻下，非少阳可攻，太阳不可攻。邪陷亦非仅太阳之邪，少阳之邪亦将内陷。且仲景明白指出，少阳病禁汗、吐、下，故因兼少阳病而禁汗，亦因二经之病俱禁下，而汗、下皆当禁之也。

程氏指出本证似有可下之征，恐人疑惑而点出，柯氏将并病心下硬与结胸相区别，二家见解相同，均甚明。

本条与142条证治均同，但彼则首述头项强痛，似乎近于表证，恐人误诊，故曰慎不可发汗；本条则首述心下硬，恐人误以为里证之当攻，故示人以不可下。此二条俱为太少并病，症状、治法相同，分而述之者，为使人别于太阳当汗之表而禁汗，又使别于结胸当攻之里而勿误攻之。为辨证明确故分而述之。

太少并病，论中有三条，142、150两条应与本条互参。142条与此同，150条乃误下之变证，云："太阳少阳并病，而反下之成结胸，心下硬，下利不止，水浆不下，其人心烦"。说明本证误下将转成的坏病。

本证是太阳之邪已经内传，故不可汗。但虽内传，却非腑实，故不可下。乃实邪内结于太阳、少阳之经，经气阻滞，故惟以刺法以泻两经之实邪。

本证所以不用小柴胡汤和解者，以其邪气内客，经气阻滞，太阳、少阳在经之邪俱实，非和法所能疏。又不用柴桂各半者，以彼乃轻剂，非此实邪所宜也。

（高　铎）

〔原文〕

172. 太陽與少陽合病，自下利者，與黃芩湯；若嘔者，黃芩加半夏生薑湯主之。

〔提要〕

太阳少阳合病下利或呕的治法。

〔选注〕

成无己：太阳阳明合病，自下利为在表，当与葛根汤发汗；阳明少阳合病，自下利为在里，可与承气汤下之；此太阳少阳合病，自下利为在半表半里，非汗下所宜，故与黄芩汤，以和解半表半里之邪。呕者，胃气逆也，故加半夏、生姜以散逆气。

汪琥：太少合病而至下利，则在表之寒邪悉入而为里热矣，里热不实，故与黄芩汤以清里热，使热清而在表之邪自和矣。所以此条病，不但太阳桂枝在所当禁，并少阳柴胡亦不须用也。

汪昂：合病者，谓有太阳之证，身热、头痛、脊强；又有少阳之证，耳聋胁痛、呕而口苦、寒热往来也。自利者，不因攻下而泻泄也。自利故多可温，然肠胃有积结，与下焦客热，又非温剂所能止，或分利之，或攻泄之，可也。

《金鉴》：太阳与少阳合病，谓太阳发热头痛，或口苦、咽干、目眩，或胸满，脉或大而弦也。若表邪盛，肢节烦疼，则宜与柴胡桂枝汤，两解其表矣。今里热盛而自下利，当与黄芩汤清之，以和其里也。

〔评述〕

本条论述二阳合病下利及呕之证治。二阳合病是太阳少阳两经之证并见，热邪内迫于里而致下利或呕。因病不单在太阳故不宜汗，里实未成故不宜下，因其以少阳半里之热为主，故宜黄芩汤清热止利；呕为少阳邪热犯胃致胃气上逆，故用黄芩加半夏生姜汤。二汪氏、《金鉴》及成氏对本病之病机分析甚为允当，根据各家认识，除文中所述之下利或呕之外，当有太阳病之头痛、发热、恶寒及少阳病之胸胁苦满、口苦咽干等，否则不能说是太阳少阳合病。成氏把合病下利的三种情况综合分析，加以对照，对临床辨证很有指导意义。

〔方剂〕

黄芩汤方

黄芩三两　芍藥二两　甘草二两（炙）　大棗十二枚（擘）

上四味，以水一斗，煮取三升，去滓，温服一升，日再、夜一服。

〔校勘〕

《金匮玉函经》："黄芩"作"二两"。

成无己本："一服"下有"若呕者，加半夏半升，生姜三两"十二字，而无黄芩加半夏生姜汤方。

黄芩加半夏生薑汤方

黄芩三两　芍藥二两　甘草二两（炙）　大棗十二枚（擘）　半夏半升（洗）　生薑一两半（一方三两，切）

上六味，以水一斗，煮取三升，去滓，温服一升，日再、夜一服。

〔方解〕

汪昂：按二经合病，何以不用二经之药？盖合病而兼下利，是阳邪入里，则所重在里，故用黄芩以彻其热，而以甘、芍、大枣和其太阴，使里气和则外证自解。和解之法，非一端也。仲景之书，一字不苟，此证单言下利，故此方亦单治下利。《机要》用之治热痢腹痛，更名黄芩芍药汤。洁古因之加木香、槟榔、大黄、黄连、归尾、官桂，更名芍药汤，治下痢。仲景此方遂为万世治痢之祖矣。

〔验案〕

钱海亭，滞下脓血，日数十行，里急后重，发热恶寒，粒米不进，脉沉滑数，陈作仁用黄芩汤加减治愈。（《伤寒医案资料》）

〔评述〕

黄芩汤方以黄芩之苦，入少阳胆经以清里热，合芍药之酸、甘草之甘，酸甘化阴，调和肝脾，和营止痛。若胃气上逆而呕者，加半夏、生姜和胃降逆。后世治痢之方，多由此化裁而成，诚如汪昂所云"仲景此方遂为万世治痢之祖矣"。

关于本条文中两方的应用范围，《伤寒论译释》曾归纳为以下六个方面，录此以供参考：①凡下痢，头痛，胁满，口干，或寒热胁痛，不时呕吐，其脉浮大而弦者，皆治之（薛立斋）；②黄芩汤治泄痢腹痛，或里急后重，身热久不愈，脉洪疾，及下痢脓血黏稠（《济生拔粹》方）；③本方（黄芩汤）除大枣，名黄芩芍药汤，治火升鼻衄及热痢（《活人书》）；④体虚伏热之霍乱，宜黄芩加半夏生姜汤（王孟英）；⑤黄芩加半夏汤治伏气发温，内挟痰饮，痞满咳逆（《张氏医通》）；⑥黄芩加半夏生姜汤亦治胆腑发咳，呕者水如胆汁（薛立斋）。

（姚乃礼）

〔原文〕

173. 傷寒胸中有熱，胃中有邪氣，腹中痛，欲嘔吐者，黄連湯主之。

〔句解〕

胃中有邪气：指胃中有寒邪。

〔提要〕

辨胸中有热、胃中有寒的证治。

〔选注〕

成无己：此伤寒邪气传里，而为下寒上热也。胃中有邪气，使阴阳不交，阴不得升而独治于下，为下寒腹中痛；阳不得降，而独治于上，为胸中热欲呕吐。与黄连汤升降阴阳之气。

柯韵伯：此热不发于表而在胸中，是未伤寒前所蓄之热也。邪气者即寒气，夫阳受气于胸中，胸中有热，上行头面，故寒邪从胁入胃，《内经》所谓"中于胁则下少阳者是也"。今胃中寒邪阻隔，胸中之热不得降，故上炎作呕；胃脘之阳不外散，故腹中痛也；热不在表，故不发热；寒不在表，故不恶寒。胸中为里之表，腹中为里之里，此病在焦府之半表里，非形躯之半表里也。

尤在泾：此上中下三焦俱病，而其端实在胃中，邪气即寒淫之气。胃中者，冲气所居，以为上下升降之用者也。胃受邪而失其和，则升降之机息，而上下之道塞矣。

〔评述〕

对本条之认识，诸家见解均一致，病机分析也皆在理，总的说来，是上热下寒。尤氏指出系上中下三焦俱病，而端实在胃中，更是切中病情。柯韵伯指出"是未伤寒前所蓄之热"，提示了本病的发生和体质的密切关系，对于分析病机、病证也很有意义。

此外，应注意本证与诸泻心汤所治的痞证有所不同。泻心汤证是误下邪结于胃，气机阻滞不通而致，其证以"痞"为主；本证为寒热分居上下，虽也有痞，但以呕吐、腹痛为主症。简言之，一为寒热互结于中，一为寒热分居上下，故用药也不同。

〔方剂〕

黄連湯方

黄連三兩　甘草三兩（炙）　乾薑三兩　桂枝三兩（去皮）　人參二兩　半夏半升（洗）　大棗十二枚（擘）

上七味，以水一斗，煮取六升，去滓，温服，晝三夜二。疑非仲景方。

〔校勘〕

《金匮玉函经》：黄连作"二两"，甘草作"一两"，干姜作"一两"，桂枝作"二两"，半夏作"五合"。

《千金翼方》：人参作"三两"。

成无己本：服法作"温服一升，日三服，夜二服"，没有"疑非仲景方"五字，《金匮玉函经》亦无。

〔方解〕

柯韵伯：此亦柴胡加减方也。表无热，腹中痛，故不用柴、芩。君黄连以泻胸中积热，姜、桂以驱胃中寒邪，佐甘草以缓腹痛，半夏除呕，人参补虚。虽无寒热往来于外，而有寒热相持于中，仍不离少阳之治法耳。

王旭高：伤寒分表里中三治，表里之邪俱盛，则从中而和之，故有小柴胡汤之和法。至于丹田胸中之邪，则在上下而不在表里，即变柴胡汤为黄连汤，以桂枝易柴胡，以黄连易黄芩，以干姜易生姜，亦从中而和之法。

《金鉴》：君黄连以清胸中之热，臣干姜以温胃中之寒，半夏降逆，佐黄连呕吐可止，人参补中，佐干姜腹痛可除，桂枝所以安中，大枣所以培中也。然此汤寒温不一，甘苦并投，故必加甘草协和诸药，此为阴阳相格，寒热并施之治法也。

〔验案〕

黄某，宁乡人，先患外感，医药杂投，方厚一寸，后更腹痛而呕，脉象弦数，舌色红而苔黄，口苦。余曰"此甚易事，服药一剂可愈，多则二剂，何延久乃尔"。与黄连汤，果瘳。（《遯园医案》）

〔评述〕

如上诸家所言，本方为寒热并投，上下兼治之剂。方中黄连为君，以泻胸中之热，合半夏降逆止呕；干姜为臣，温胃中之阳，配桂枝散寒止痛；人参、草、枣，益气和中。全方有清上温下、和胃降逆之功，而使中焦得和，升降复常。

本方和半夏泻心汤仅一味之差，但半夏泻心汤治胃虚，寒热互结于中而致心下痞为主，故用人参三两以补胃虚，芩三连一除热以泻心下之痞；而本方为寒热分居上下，胃中有邪气，故减人参为二两，上有热故用黄连清胸中之热，下有寒故加桂枝三两以温通散寒。

本方与小柴胡汤皆为和解之剂，二者之区别正如王旭高所言，一为从中而和表里，一为从中而和上下。

（姚乃礼）

〔原文〕

174. 伤寒八九日，风湿相搏，身体疼烦，不能自转侧，不呕、不渴，脉浮虚而涩者，桂枝附子汤主之。若其人大便鞕，小便自利者，去桂加白术汤主之。

〔校勘〕

成无己本："疼烦"作"烦疼"。

《千金翼方》："不渴"下有"下已"二字。

《金匮玉函经》《千金翼方》："去桂加白术汤"均为"术附汤"。

成无己本："桂"下有"枝"字。

《金匮玉函经》："其人大便硬"作"大便坚"，无"其人"二字。

《外台秘要》："不渴"下有"下之"二字。

〔句解〕

风湿相搏：风湿侵入人体肌表筋骨，与正气相搏击，就会引起一系列如身体骨节疼痛、酸重等症状。

〔提要〕

辨风湿相搏证治。

〔选注〕

《汤本求真》：伤寒八九日者，自罹伤寒约经八九日间之意。风湿相搏者，由本来之水毒，感外来之风邪，互相搏激也。身体疼烦者，为身体全部疼痛烦闷也。不能自转侧者，不能以自力卧转反侧也。不呕、不渴者，读之虽如字义，然有深意存焉，因伤寒经过八九日，为现少阳柴胡剂证及阳明白虎汤证之时期，故云不呕、不渴，所以暗示无柴胡白虎之证也。又脉浮者，为表证之征，然虚而涩，为阴虚证之候，本条之病症，以虚证与表里阴阳相半者也。

成无己：伤寒与中风家，至七八日再经之时，则邪气多在里，身必不苦疼痛，今日数多，复身体疼烦，不能自转侧者，风湿相搏也。烦者，风也；身疼不能自转侧者，湿也。经曰"风则浮虚"。《脉经》曰"脉来涩者，为病寒湿也"。不呕不渴，里无邪也。脉得浮虚而涩，身有疼烦，知风湿但在经也，与桂枝附子汤以散表中风湿。桂枝发汗走津液，此小便利，大便硬，为津液不足，去桂加术。

《金鉴》：大便硬，小便自利，而不议下者，以其非邪热入里之硬，乃风燥湿去之硬，故仍以桂枝附子汤去桂枝。以大便硬、小便自利，不欲其发汗，再夺津液也。加白术，以身重著，湿在肉分，用以佐附逐湿于肌也。

程郊倩：伤寒至八九日，邪当渐解，不解者，邪必入里，既不解，又不入里，必有所挟之邪乘之也。风为阳邪，湿为阴邪，两邪合聚，结而不散，湿持其风，则风不能纯行其表气，而自无头痛发热之表证；风持其湿，则湿不能纯行其里气，而自无渴热逆呕之里证，两邪郁滞，只是浸淫周身，流入关节而为烦疼重著之证而已。

尤在泾：身体疼烦，不能自转侧者，邪在表也；不呕不渴，里无热也；脉浮虚而涩，知其风湿外持而卫阳不正。故以桂枝汤去芍药之酸收，加附子之辛温，以振阳而敌阴邪。若大便坚，小便自利，知其在表之阳虽弱，而在里之气犹治，则皮中之湿，自可驱之于里，使从水道而出，不必更发其表，以危久弱之阳矣。故于前方去桂枝之散，加白术之苦燥，合附子之大力健行者，于以并走皮中而逐水气，亦因势利导之法也。

〔评述〕

风湿病乃属杂病范畴，之所以列入太阳篇者，因风湿亦为六淫之邪，且风湿之症状亦与太阳病症状类似，如骨节疼烦、不能转侧等表现。但伤寒容易传变，风湿不易传变。故为了鉴别诊断，在太阳篇中立风湿二条。若欲知之详悉，应参阅《金匮要略》。

　　风为阳邪，风淫所胜，则周身疼烦；湿为阴邪，湿淫所胜，则肢体重，难以转侧，此风湿病之特征也。伤寒脉浮紧，中风脉浮缓，风湿之脉浮虚而涩，浮虚是风邪在表，涩是郁滞而不流利，乃湿邪阻滞经络之状（与血虚涩而细不同）。总之，本证乃风湿留著，阳气不得运也。据桂枝加附子汤之用药来推测，本证当有表虚有汗之症状，倘表实无汗则是《金匮要略》麻黄加术汤证。

　　关于"若其人大便硬，小便自利者，去桂加术汤主之"。有人提出怀疑，如陈逊斋、承淡安等认为原文大便硬，硬则属实，属胃热，不当用术与附子，"硬"应改为溏，"小便自利"改为小便不利。赵锡武谈到，大灾荒之年，曾见很多证属脾虚的病人，大便坚实、小便清长，甚至不禁。可见本条原文是符合临床实际的，不可轻易改动。

　　〔方剂〕

　　桂枝附子湯方

　　桂枝四兩（去皮）　　附子三枚（炮，去皮，破）　　生薑三兩（切）　　大棗十二枚（擘）　　甘草二兩（炙）

　　上五味，以水六升，煮取二升，去滓，分温三服。

　　去桂加白术湯方

　　附子三枚（炮、去皮、破）　　白术四兩　　生薑三兩（切）　　甘草二兩（炙）　　大棗十二枚（擘）

　　上五味，以水六升，煮取二升，去滓，分温三服。初一服，其人身如痹，半日許復服之，三服都盡，其人如冒[1]狀，勿怪，此以附子、术并走皮内，逐水氣未得除，故使之耳。法當加桂四兩，此本一方二法。以大便鞕，小便自利，去桂也；以大便不鞕，小便不利，當加桂。附子三枚恐多也，虚弱家及産婦宜減服之。

　　〔校勘〕

　　成无己本：桂附汤"破"下有"八片"二字。

　　《金匮要略》：去桂加术汤名"白术附子汤"。白术附子汤用"附子一枚，白术二两，生姜、甘草各一两，大枣六枚"，"水六升"作"水三升"，"煮取二升"作"煮取一升。""法当"以下五十二字均无。

　　《金匮玉函经》：去桂加术汤名"术附汤"，生姜作"二两"，甘草作"三两"，大枣作"十五枚"。

　　《外台秘要》：引仲景《伤寒论》云："本云附子一枚，今加之二枚，名附子。"又云："此二方，但治风湿，非治伤寒也。"

　　〔词解〕

　　（1）冒：眩晕。

　　〔方解〕

　　桂枝辛温，驱在表之风邪；附子辛热，逐在经之湿邪；甘草、生姜、大枣，辛甘化阳，配合以和荣卫。五味成方，具有祛风温经、助阳散湿的作用，为风湿盛于肌表的主方。诚如成无己说："风在表者，散以桂枝、甘草之辛甘；湿在经者，逐以附子之辛热；姜、枣辛甘行荣卫，通津液，以和表也。"

〔验案〕

病者瑞林，年三十七岁，业商，地址：绍兴城。

病名：风湿。

原因：素体阳虚，肥胖多湿，春夏之交，淫雨缠绵，适感冷风而发病。

证候：头痛恶风，寒热身重，肌肉烦疼，肢冷溺清。

诊断：脉弦而迟，舌苔白腻兼黑，此风湿相搏之候。其湿胜于风者，盖阳虚则湿胜矣。

疗法：汗利兼行以和解之，用桂枝附子汤，辛甘发散为君，五苓散辛淡渗泄为佐，仿仲景徐徐微汗例，则风湿俱去，骤则风去湿不去耳。

处方：川桂枝一钱，云茯苓六钱，苍术一钱，炙甘草四分，淡附片八分，福泽泻一钱五分，炒秦艽一钱五分，鲜生姜一钱，红枣二枚。

效果：一剂微微汗出而痛除，再剂服后不恶风，寒热亦住，继用平胃散、木瓜、香砂仁，温调中气而痊。

按：阳虚之体，复受风湿之邪，湿重于风，故身重肌肉烦疼，桂枝附子汤颇为契合病机。至于加秦艽以温散肌表风湿，加苍术、茯苓、泽泻培脾利水，使湿从小便而去，乃制方内外兼顾，加减化裁，变通灵活，存乎一心也。（《全国名医验案类编》）

〔评述〕

本方与桂枝去芍药加附子汤，药味相同，仅分量差异，彼方"桂枝三两，附子一枚"，而本方附子用至三枚。彼方治阳虚脉促胸满恶寒；本方治风湿相搏身体痛烦。考仲景诸方用附子处，凡用以温经回阳者，其量必小；驱寒湿，疗疼痛者其量必大。故彼方仅用一枚，本方用至三枚。由此可见，仲景方剂组合，对于药物剂量重视乃而。后世《局方》以此方治风虚头目眩重，甚则不知食味；《脉因证治》治寒厥暴心痛，脉微气弱；《扁鹊新书》以本方治六七月中湿，头痛，发热恶寒，自汗，通身疼痛。雉间焕说："桂子附子汤，今称痛风者，及上冲难降者，主之，皆宜加术。"渊雷案语说："术附相配，治风湿流注、霉毒、痛风等甚效。"《兰轩医谈》说："清川玄道家有中风奇药，方为桂枝附子汤或乌头桂枝汤加大黄，棕叶用之，初发不论虚实皆可用，有奇效。"

（李铁军）

〔原文〕

175. 風濕相搏，骨節疼煩，掣痛⁽¹⁾**不得屈伸，近之則痛劇，汗出短氣，小便不利，惡風不欲去衣，或身微腫者，甘草附子湯主之。**

〔校勘〕

成无己本："疼烦"作"烦疼"。

〔词解〕

（1）掣痛：痛有牵引感觉。

〔提要〕

风湿蓄于关节之证治。

〔选注〕

沈明宗：此阳虚邪盛之证也。风湿伤于荣卫，流于关节经络之间，邪正相搏，骨节疼烦掣痛；阴血凝滞，阳虚不能轻跷，故不得屈伸，近之则痛剧也，卫阳虚而汗出，里气不足，则短气而小便不利；表阳虚而恶风不欲去衣；阳伤气滞故身微肿。然表里阴阳正虚邪实，故甘、术、附子助阳健脾除湿，固护而防汗脱；桂枝宣行荣卫，兼去其风，乃补中有发，不驱邪而风湿自除。盖风湿证须识无热、自汗便是阳气大虚，当先固阳为主。

方有执：或，未定之词。身微肿湿外薄也，不外薄则不肿，故曰或也。

钱潢：虽名之曰甘草附子汤，实用桂枝去芍药汤，以汗解风邪；增入附子、白术以驱寒湿也。

成无己：风则伤卫，湿流关节，风湿相搏，两邪乱经，故骨节疼烦、掣痛不得屈伸、近之则痛剧也。风胜则卫气不固，汗出、短气、恶风不欲去衣，为风在表；湿胜则水气不行，小便不利，或身微肿，为湿外薄也。与甘草附子汤，散湿固卫气。

尤在泾：此亦湿胜阳微之证，其治亦不出助阳驱湿，如上条之法也，盖风湿在表，本当从汗而解，而汗出表虚者，不宜重发其汗，恶风不欲去衣，卫虚阳弱之征，故以桂枝、附子助阳气，白术、甘草崇土气。云得微汗则解者，非正发汗也，阳胜而阴自解耳。

黄坤载：湿流关节，烦疼掣痛不得屈伸，近之则痛，气道郁阻，皮毛蒸泄，则汗出气短；阳郁不达而生表寒，则恶风不欲去衣；湿气痹塞经络不通，则身微肿。甘草附子汤温脾胃而通经络，则风湿泄矣。

〔评述〕

风湿相搏于筋骨，故骨节疼烦，掣痛不得屈伸，近之则痛剧。今汗出，恶风不欲去衣或身微肿，是风湿滞于外；短气、小便不利是风湿蓄于内。总是风湿盛而阳气微，成氏谓风胜则卫气不固，湿胜则水气不行颇得要领。

〔方剂〕

甘草附子汤方

甘草二两（炙）　　附子二枚（炮，去皮，破）　　白术二两　　桂枝四两（去皮）

上四味，以水六升，煮取三升，去滓，温服一升，日三服。初服得微汗则解，能食、汗止、复烦者，将服五合，恐一升多者，宜服六七合为始。

〔校勘〕

《金匮玉函经》：白术、甘草作"三两"。"二升"作"三升"。

《外台秘要》：甘草作"三两"。风湿门引《古今录验》附子汤即本方。

《金匮要略》、成无己本："汗止"作"汗出"，无"将"字，"始"作"妙"。

《千金翼方》："则"作"愈"。

〔方解〕

王晋三：甘草附子汤，两表两里之偶药。风淫于表，湿流关节，治宜两顾。白术、附子，顾里胜湿；桂枝、甘草，顾表胜风。独以甘草冠其名者，病在关节，意在缓而行之。若驱之太急，风去而湿乃留，反遗后患矣。

周禹载：此证较前条更重，且里已受伤，曷为反减去附子耶？前条风湿尚在外，在外者利其速去；此条风湿半入里，入里者妙在缓攻。仲景正恐附子多则性猛且急，筋节之窍未必骤开，风湿之邪岂能托出，徒使汗大出而邪不尽耳。君甘草者，欲其缓也，和中之力短，恋药之用长也。此仲景所以前条"用附子三枚者分三服"，此条止二枚者"初服五合，恐一升为多，宜服六七合"，全是不欲尽剂之意。学者于仲景书有未解，即于本文中求之自得矣。

《徐氏方论》：此与桂枝附子汤证同是风湿相搏，然而彼以病浅寒多，故肢体为风湿所困，而患止躯壳之中。此则风湿两胜，挟身中之阳气，而奔逸为灾，故骨节间风入增劲，不能屈伸；大伤其卫，而汗出、短气、恶风；水亦乘风作势，而身微肿。其病势方欲扰乱于肌表，与静而困者不侔矣。此方附子除湿温经，桂枝祛风和营，术去湿实卫，甘草补诸药，而成敛散之功也。

〔评述〕

本方主治风湿蓄于关节，用附子温经散寒定痛，白术健脾胜湿，桂枝、甘草散风邪而助心阳，因病邪已深入关节，意在缓行，故以甘草为君。

治风湿之"桂枝附子汤"、"桂枝附子去桂加术汤"、"甘草附子汤"，简称风湿三方。桂枝附子汤祛风胜湿，治身体疼烦，不能自转侧，不呕不渴，脉浮虚而涩，治风湿偏于表者；去桂加术汤功能崇土化湿，治前证更有大便硬、小便自利，风湿之邪偏重肌肉者；甘草附子汤乃缓祛风湿之方，治骨节疼烦，掣痛不得屈伸，近之则痛剧，汗出短气，小便不利，其病变重点在关节者。临证使用时需加以分别。

（李铁军）

〔原文〕

176. 伤寒脉浮滑，此以表有热，裏有寒，白虎汤主之。

〔校勘〕

《金匮玉函经》：作"伤寒脉浮滑，而表热里寒者，白通汤主之。旧云白通汤，一云白虎者恐非"，并有注"旧云以下出叔和"七字。

《千金翼方》：仍作"白虎"。

成无己本、《仲景全书》：无"以"字。

〔提要〕

白虎汤证的脉象和病理。

〔选注〕

《金鉴》：王三阳云："经文寒字，当邪字解，亦热也。"其说甚是，若是寒字，非白虎的证候。此言伤寒太阳证罢，邪传阳明，表里俱热，而未成胃实之病也。脉浮滑者，浮为表有热之脉，阳明里有热，当烦渴引饮，故曰表有热、里有热也。此为阳明表里俱热之药，故主之也。不加人参者，以其未经汗吐下，不虚也。

程郊倩：读厥阴中脉滑而厥者，里有热也，白虎汤主之（350条）。则知此处表里二字错简，里有热、表有寒，亦是热结在里，郁住表气于外，但较之时时恶风、背微恶寒者，少倏忽零星之状。

〔评述〕

本条经文，历代注家多有争议。不少人认为有文字错简，有一定道理。如《金鉴》引王三阳之说，谓寒字应作邪字解，邪即热。程郊倩与"厥阴中脉滑而厥者，里有热也，白虎汤主之"，相互联系比较，认为应是里有热、表有寒，两说皆符合白虎汤之方义，故可并存。无论表热还是表寒，若里有寒者，绝非白虎汤证，这一点是毫无疑义的。

〔方剂〕

白虎湯方

知母六兩　石膏一斤（碎）　甘草二兩（炙）　粳米六合

上四味，以水一斗，煮米熟湯成，去滓，溫服一升，日三服。

林億等按：前篇云熱結在裏，表裏俱熱者，白虎湯主之。又云其表不解，不可與白虎湯。此云脉浮滑，表有熱，裏有寒者，必表裏字差矣。又陽明一證云脉浮遲，表熱裏寒，四逆湯主之。又少陰一證云，裏寒外熱，通脉四逆湯主之，以此表裏自差明矣，《千金翼方》云白通湯非也。

〔校勘〕

《外台秘要》：作"水一斗二升，煮取米熟，去米内药，煮取六升，去滓分六服"。原注云"《千金翼方》云白通汤"，但《千金翼方》并无此语。

〔方解〕

柯韵伯：石膏辛寒，辛能解肌热，寒能胜胃火，寒能沉内，辛能走外，此味两擅内外之能，故以为君；知母能润，苦以泻火，润以滋燥，故用为臣；甘草、粳米调和中宫，且能补土泻火，稼穑作甘，寒剂得之缓其寒，苦剂得之平其苦，使二味为佐，庶大苦大寒之品，无伤损脾胃之虑也。

〔验案〕

有市人李九妻患腹痛，身体重不能转侧，小便遗矢。或作湿治，予曰："非是也，三阳合病证。"仲景云"见阳明篇第十证，三阳合病，腹满身重难转侧，口不仁面垢、谵语、遗尿，不可汗，汗则谵语，下则额上汗出，手足逆冷。"乃三投白虎汤而愈。（《伤寒论著三种》）

〔评述〕

白虎汤为治阳明病内热炽盛、热势散漫之主方，具有清热除烦、养阴生津之效。后世把本方的适应证归纳为"四大"，即"大热、大渴、大汗、脉洪大"，简明扼要，便于掌握应用。温病学家运用本方治疗温热病积累了不少可贵的经验，现代临床多用于治疗急性传染病如流行性乙型脑炎、流行性感冒等，退热效果明显，充分显示了本方强大的生命力。

（胡荫奇）

〔原文〕

177. 傷寒脉結代[1]，**心動悸**[2]，**炙甘草湯主之。**

〔校勘〕

《金匮玉函经》："心动悸"作"心中惊悸"。

〔词解〕

（1）脉结代：是结脉和代脉之并称。

（2）心动悸：自觉心中悸动不安。

〔提要〕

伤寒里虚，脉结代，心动悸的治法。

〔选注〕

成无己：脉之动而中止，能自还者，名曰结；不能自还者，名曰代。由血气虚衰，不能相续也。

程知：此又为议补者，立变法也，曰伤寒，则有邪气未解也；心主血，曰脉结代，心动悸，则是血虚而真气不续也。故峻补其阴以生血，更通其阳以散寒，无阳则无以绾摄微阴，故方中用桂枝汤去芍药而渍以清酒，所以挽真气于将绝之候，而避中寒于脉弱之时也。观小建中汤，而后知伤寒有补阳之方；观炙甘草汤，而后知伤寒有补阴之法也。

陈亮斯：代为难治之脉，而有法治者何？凡病气血骤脱者，可以骤复，若积久而虚脱者，不可复。盖久病渐损于内，脏气日亏，其脉代者，乃五脏无气之候。伤寒为暴病，死生之机，在于反掌，此其代脉乃一时气乏，然亦救于万死一生之途，而未可必其生也。

尤在泾：脉结代者，邪气阻滞而营卫涩少也；心动悸者，神气不振而都城震惊也。是虽有邪气，而攻取之法，无所施矣……今人治病，不问虚实，概与攻发，岂知真气不立，病虽去，亦必不生，况病未必去耶！

程郊倩：此又以脉论，邪气留结曰结，正气虚衰曰代。伤寒见之，而加以心动悸，乃真气内虚，故用炙甘草汤，益阴宁血，和营卫以为主。又曰太阳变证，多属亡阳；少阴变证，兼属亡阴。以少阳与厥阴为表里，荣阴被伤故也。用炙甘草汤，和荣以养阴气为治也。

〔评述〕

关于心悸，《伤寒明理论》指出："心悸之由不越两种，一者气虚也，二者停饮也。"点明了辨析心悸之纲领。心悸之作，或为阳气不能温煦鼓动，或为阴血不能滋养，此属本脏自病；也有寒饮湿痰上犯，心主不能自安，此属邪气侵扰。诸家一致认为本证是阴血亏少，心力不继之重症，尤在泾谓"神气不振"，程郊倩谓"真气内虚"，程知谓"血虚而真气不相续"，实质上并无分歧。陈氏指出气血骤脱者可以骤复，积久虚脱而见脉结代者为五脏无气之候，对于临床治疗心悸脉结代证，从立法、处方、用药，以及判断预后，都有一定的指导意义。

〔方剂〕

炙甘草湯方

甘草四兩（炙）　　生薑三兩（切）　　人參二兩　　生地一斤　　桂枝三兩（去皮）　　阿膠二兩　　麥門冬半升（去心）　　麻仁半升　　大棗三十枚（擘）

上九味，以清酒[1]七升，水八升，先煮八味，取三升，去滓，内膠烊消盡，温服一升，日三服，一名復脉湯。

〔校勘〕

《金匮玉函经》、成无己本：大枣均作"十二枚"。

〔词解〕

（1）清酒：洁净无杂质的黄酒或甜米酒。

〔方解〕

吕楼村：君以炙甘草，坐镇中州；而生地、麦冬、麻仁、大枣、人参、阿胶之属，一派甘寒之药，滋阴复液。但阴无阳则不能化气，故复以桂枝、生姜宣阳化阴，更以清酒通经隧，则脉复而悸自安矣。

柯韵伯：仲景凡于不足之脉，阴弱者用芍药以益阴，阳虚者用桂枝以通阳，甚则加人参以生脉，未有用麦冬者，岂以伤寒之法，义重扶阳乎？抑阴无骤补之法，与此以中虚脉结代，用生地黄为君，麦冬为臣，峻补真阴者，是已开后学滋阴之路矣。

成无己：补可以去弱，人参、甘草、大枣之甘，以补不足之气；桂枝、生姜之辛，以益正气。《圣济经》曰"津耗散为枯，五脏痿弱，荣卫涸流，温剂所以润之"。麻仁、阿胶、麦门冬、地黄之甘，润经益血，复脉通心也。

岳美中：炙甘草通经脉、利血气（《名医别录》）为主，辅以大量生地黄、大枣（《神农本草经》补少气少津液），合胶、麦共生阴津，佐以参、桂、姜、酒以升提阳气，用麻仁为使以通之，俾阳得行于阴中，则脉自复。且取阴药而大其量，用阳药不及阴药之半的措施，推测其理，认为是阴药非用重量，则仓促间无能生血补血，但血本主静，不能自动，须凭借主动之阳药，以推之、挽之而激荡之，才能入于心，催动血行，使结代之脉去，动悸之证止，假令阴阳之药等量使用，则濡润不足而燥烈有余。煮服法中以水、酒久煎，亦浓煎补剂，取汁多气少，是与药味配伍用量多少一致的。

〔验案〕

律师姚建，现住小西门外大兴街，尝来请诊，眠食无恙，按其脉结代，约十余至一停，或二十、三十至一停不等。又以事烦，心常跳跃不宁，此仲师所谓心动悸、脉结代，炙甘草汤主之之证是也。因书方与之，服十余剂而瘥。

昔与章次公诊广益医院庖丁某，病下利，脉结代，次公疏炙甘草汤去麻仁方与之。当时郑璞容会计之戚陈某适在旁，见曰"此古方也，安能疗今病？"公忿与之争，仅服一剂，即利止脉和。盖病起已四十余日，庸工延误，遂至于此，此次设无次公之明眼，则病者所受痛苦，不知伊于胡底也。

〔评述〕

吕楼村对本方的解释言简意切，岳美中对姜、桂等阳药与阴药配伍的作用及其比例的论述颇有启发。本方为治疗心动悸、脉结代之主方，也是《伤寒论》滋阴法的代表方剂。《温病条辨》的加减复脉汤及一甲、二甲、三甲复脉汤，以及大定风珠等方皆由此方化裁而成，诚如柯韵伯所说"是已开后学滋阴之路矣"。

（于振宣）

〔原文〕

178. 脉按之來緩，時一止復來者，名曰結；又脉來動而中止，更來小數，中有還者反動，名曰結，陰也；脉來動而中止，不能自還，因而復動者，名曰代，陰也。得此脉者，必難治。

〔校勘〕

《金匮玉函经》：无此条文。

〔提要〕

结脉和代脉的区别。

〔选注〕

成无己：结代之脉，一为邪气留结，一为真气虚衰，脉来动而中止，若能自还，更来小数，止是邪气留结，名曰结阴；若动而中止，不能自还，因其呼吸阴阳相引更动者，是真气求救，名曰代阴，为难治之脉。《脉经》曰"脉结者生，代者死，此之谓也"。

李士材：结脉之止，一止即来；代脉之止，良久方止。《内经》以代脉之见，为"脏气衰微，脾气欲脱"之诊也。惟伤寒心悸，怀胎三月，或七情太过，或跌打重伤，又风家痛家，俱不忌代脉，未可断其必死。

张介宾：脉来忽止，止而复起，总谓之结……多由气血渐衰，精力不继，断而复续，续而复断，所以久病者常见之。虚劳者，亦多有之。又无病一生有结脉者，此其素禀之常，不足为怪也。代者，更代之意，而于平脉中忽见软弱，或乍数、乍疏，或断而复起，均名为代。

〔评述〕

李氏对结代脉的脉形说得比较清楚，并指出代脉不完全属于危证，精神因素、妇女怀孕、跌仆损伤、气血瘀滞均可发生结代脉，符合临床实际所见。张介宾指出，也有一生有结脉，乃禀赋之常，并非病证，也很客观。成氏认为结代之脉，一为邪气留结，一为真气虚衰，言简意赅，得其要领。综合各家之注，使我们对结代脉的形态、生理、病理意义，有了一个比较全面清楚的认识。结脉，脉来缓慢，时见一止，止无定数，更来小数，寒痰瘀血、气郁不畅者多见之。心气稍衰，有时亦可见到。结、促之脉均有歇止，区别在于脉之迟数。代脉，脉来动而中止，不能自还，良久复动，其止，或二三至，或七八至，或二三十至一止不等，反映了病之浅深、轻重不同。代脉是脏气衰微，脾气脱绝之征兆，其治疗多以炙甘草汤为主。

（于振宣）

辨阳明病脉证并治

〔原文〕

179. 問曰：病有太陽陽明，有正陽陽明，有少陽陽明，何謂也？答曰：太陽陽明者，脾約[1]是也；正陽陽明者，胃家實是也；少陽陽明者，發汗利小便已，胃中燥煩實，大便難是也。

〔校勘〕

《金匱玉函经》《千金翼方》：两句"少阳"都作"微阳"，"脾约"下有"一作脾结"四字，"胃中燥"下没有"烦实"二字。

赵开美本："脾约"下注有"一云络"三字。

〔词解〕

（1）脾约：病名。这是因为胃无津液，脾气无以转输如同穷约，故名脾约。也就是由于津液亏少而引起的便秘。

〔提要〕

阳明腑证由于成因不同而分为三种。

〔选注〕

成无己：阳明，胃也。邪自太阳经传之入府者，谓之太阳阳明。经曰：太阳病，若吐、若下、若发汗后，微烦，小便数，大便因硬者，与小承气汤，即是太阳阳明脾约病也。邪自阳明经传入府者，谓之正阳阳明。经曰：阳明病，脉迟，虽汗出不恶寒，其身必重，短气，腹满而喘，有潮热者，外欲解可攻里也。手足濈然汗出者，此大便已硬也，大承气汤主之，即是正阳阳明胃家实也。邪自少阳经传之入府者，谓之少阳阳明。经曰：伤寒，脉弦细，头痛发热者，属少阳。少阳不可发汗，发汗则谵语，此属胃，即是少阳阳明病也。

《金鉴》：阳明可下之证，不止于胃家实也。其纲有三，故又设问答以明之也。太阳之邪，乘胃燥热，传入阳明，谓之太阳阳明，不更衣无所苦，名脾约者是也；太阳之邪，乘胃宿食与燥热结，谓之正阳阳明，不大便，内实满痛，名胃家实者是也；太阳之邪已到少阳，法当和解，而反发汗、利小便，伤其津液，少阳之邪复乘胃燥，转属阳明，谓之少阳阳明，大便涩而难出，名大便难者是也。

程知：言三阳皆有入胃府之证也。阳明为水谷之海，中土为万物所归，故三阳经皆能入其府。邪自太阳传入胃府者，谓之太阳阳明，即经所谓太阳病，若吐、若下、若发汗后，微烦，小便数，大便因硬者是也，由脾之敛约，故用小承气微下以和之。邪自阳明经传入胃府者，谓之正阳阳明，即经所谓发热汗出，胃中燥硬谵语者是也，乃胃中邪实，故用大承气以攻之。邪自少阳转属胃府者，谓之少阳阳明，即经所谓少阳不可发汗，发汗则谵语，此属胃者是也，系津液内竭，故用麻仁丸润下，以和其津液也。若三阳外证未除，则阳明正治之法，又不可用矣。

张令韶：阳明者，二阳也，太少在前，两阳合明，谓之阳明，故有太、少、正阳明之病也。约，穷约也，阳明之上，燥气治之，本太阳病不解，太阳之标热合阳明之燥热，并于太阴脾土之中，脾为孤脏，而主津液，今两阳相灼，阴液消亡，不能灌溉，困守而穷约也，所谓太阳阳明者是也。天有此燥气，人亦有此燥气，燥气者，阳明之本气也。燥化太过，无中见太阴湿土之化，此阳明胃家自实，所谓正阳阳明者是也。夫汗与小便，皆胃府水谷之津，少阳相火主气，若发汗、利小便，则相火愈炽，而水津愈竭，故胃中燥实而大便难，火盛则烦，所谓少阳阳明者是也。

钱潢：太阳阳明者，太阳证犹未罢者，若发汗、若下、若利小便，亡津液，而胃中干燥，大便难者，遂为脾约也。脾约以胃中之津液言，胃无津液，脾气无以转输，故如穷约，而不能舒展也，所以有和胃润燥之法。正阳阳明，乃热邪宿垢，实满于胃，而有荡涤之剂。少阳阳明，以少阳证，而发其汗，且利其小便，令胃中之津液干燥而烦，是少阳之邪，并归于胃，故曰燥烦实，实则大便难也，其治当与太阳阳明之脾约不远矣。

汪琥：此一节，乃仲景设为问答，以见三阳经皆有入府之证也。阳明者，胃府也。成注云："邪自太阳经传入于府者，谓之太阳阳明；邪自阳明经传入于府者，谓之正阳阳明；邪自少阳经传入于府者，谓之少阳阳明。"经云："此三经受病，已入于府者，可下而已。"即此谓也。太阳阳明者，庞安时云："本太阳病，若发汗、若下、若利小便，此亡津液，胃中干燥，因转属阳明，而成脾约之证。"愚以胃中干燥，则脾气亢热，其人于未病时，胃中所受水谷，虽变为糟粕，而下入于大肠。要之，脾既亢热，则水之精气不能四布，肠中无水气以滋之，若为之围绕束缚，所以大便欲出而甚难，则是肠之约，实脾气亢热而为之约也。愚按此条论，仲景自有麻仁丸主之，成注又引小承气汤，殊出不解。盖成注所以引太阳病，若吐、若下、若发汗后，微烦，小便数，大便因硬者，此未成脾约证，故与小承气汤。若云即是脾约证，误矣。方氏条辨云："正，谓本经也。以病到本经，遂入胃而成胃实是也。"庞安时云：病人本风盛气实，津液消烁，或始恶寒，汗出后，恶寒既罢，而反发热，或始得病，便发热狂言者，名曰正阳阳明，乃知其入府之由，有两道焉。恶寒者，自太阳经传来；便发热者，由本经入府也。武林陈亮斯亦云：有从阳明经自受病而入胃者，如《素问》云"中于面则下阳明是也"。有从他经传入阳明，而后入府者，如后文转属阳明之类是也。盖太阳既转属阳明，亦是正阳阳明，而非太阳阳明矣，此不可不辨也。愚以少阳阳明入府之由，亦仿此，或问前条证，庞氏引后节，何缘得阳明病之文而云，太阳病若发汗云云，因转属阳明，为太阳阳明病。今陈氏于此条，又引其文而云太阳既转属阳明，此亦是正阳阳明病，二者孰是孰非？余答云：二者之言皆是。学者须临证辨之，转属阳明而犹带太阳表证，或头项强痛，或恶寒者，此即是太阳阳明。若头不痛，项不强，太阳表证毫无者，此即是正阳阳明也。少阳阳明亦然，以寒热往来等证候之有无辨之。少阳阳明者，本少阳经病，少阳不可发汗及利小便，如误发其汗，则津液既亡于表；误利其小便，则津液复夺于前。津液既去，因传入阳明之府，则胃中干燥烦且实，而大便难。盖胃无津液故燥，燥则生烦热也。夫仲景虽云胃中实，愚以其云实者，本兼大肠之府而言，惟大肠府实，以故大便难，况大肠亦属阳明之府也。庞安时云：本传到少阳，因发汗利小便，胃中燥，大便难者，名曰少阳阳明。按成注于前条胃家实之证，引阳明病脉迟云云，大承气汤以主之，于此条大便难，独无治法。后之人，有以三承气汤分治上三条证者，愚以其说亦非切当。大抵太阳阳明证，宜桂枝加大黄汤；正阳阳明证，宜三承气汤选用；少阳阳明证，宜大柴胡汤。此为不易之法。

〔评述〕

本条自设问答，说明阳明病的成因不同，轻重各异。约略言之，可分三类，即太阳阳明、正阳阳明、少阳阳明。对于太阳阳明、正阳阳明、少阳阳明的成因及证治，历代注家的认识不尽相同，现分述于下：

1. 成无己认为太阳阳明是指第 250 条小承气汤证而言，而庞安时认为是指第 181 条而言，《医宗金鉴》、钱天来、程知等人的看法与成无己基本相同。而汪琥认为成无己对太阳阳明的看法是错误的，他说："愚按此条论，仲景自有麻仁丸主之，成注又引小承气汤，殊出不解。"

2. 关于太阳阳明、正阳阳明、少阳阳明的证候，归纳起来主要有两种意见：以《医宗金鉴》为代表，认为太阳阳明的主症是不更衣无所苦，大便硬，小便数；正阳阳明的主症是不大便，内实满痛；少阳阳明的主症是大便涩而难出。另一种意见是以汪琥为代表的，他认为"转属阳明而犹带太阳表证，或头项强痛，或恶寒者，此即是太阳阳明。若头不痛，项不强，太阳表证毫无者，此即是正阳阳明也。少阳阳明亦然，以寒热往来等候之有无辨之"。

3. 在治疗方面，成无己等认为太阳阳明应用小承气汤，正阳阳明应用大承气汤；程知认为少阳阳明应用麻子仁丸；钱天来认为少阳阳明"其治当与太阳阳明之脾约不远矣"；汪琥的看法与以上不同，他认为太阳阳明脾约一证，"仲景自有麻仁丸主之"，又提出此证亦可用桂枝加大黄汤；正阳阳明证，宜三承气汤选用；少阳阳明证，宜大柴胡汤。

我认为以上各家说法，《医宗金鉴》之论比较明确，张氏以燥化太过说明胃家自实之理，并叙述脏腑相互的关系来阐明阳明病的成因问题，亦可帮助理解。

总的说来，所谓太阳阳明是由于津液亏损，胃中干燥，脾不能为胃行其津液，太阳之邪乘胃燥而传入阳明胃腑，热与燥互结，致使小便反数，大便硬，称为脾约。所谓正阳阳明是由于胃有宿食，太阳之邪入里，宿食与燥热互结，表现为不大便，内实满痛者，称为"胃家实"。所谓少阳阳明是由于少阳病，本应当和解，而反发汗或利小便，伤其津液，结果少阳之邪乘胃燥转属阳明，以致大便困难的证候。由此可以看出，三者的成因，太阳阳明由于津亏，正阳阳明由于阳旺，少阳阳明由于误治。正由于他们的来路和成因不同，所以表现的症状也就有三种轻重不同的类型，其中以太阳阳明最轻、少阳阳明较重、正阳阳明最重。但其性质，总是属于胃中燥热，如胃不燥热，就不可能成为阳明腑证。所以尽管三者原因不同，程度不同，原则上都是可以用下法的，但具体到治疗上要根据它的症状轻重，选用三承气汤及麻子仁丸等。

（白兆芝）

〔原文〕

180. 陽明之爲病，胃家實是也。

〔校勘〕

《金匮玉函经》：冠本条于篇首。

成无己本：无"是"字。

赵开美本："胃家实"下注有"一作寒"三字。

〔提要〕

阳明病提纲。

〔选注〕

尤在泾：胃者，汇也，水谷之海，为阳明之府也。胃家实者，邪热入胃，与糟粕相结而成实，非胃气自盛也。凡伤寒腹满，便闭，潮热，转矢气，手足濈濈汗出等症，皆是阳明胃实之证也。

喻嘉言：以胃家实揭正阳阳明之总，见邪到本经遂入胃而成胃实之证也。不然，阳明病其胃不实者多矣，于义安取乎？

章虚谷：胃家者，统阳明经府而言也。实者，受邪之谓。

黄坤载：胃者，阳明之府，阳明之为病，全缘胃家之阳实，阳实则病至阳明，府热郁发，病邪归胃，而不复他传，非他经之不病也。三阳之阳，莫盛于阳明，阳明之邪独旺，不得属之他经也。胃家之实而病归胃府，始终不迁，故曰阳明之为病。若胃阳非实，则今日在阳明之经，明日已传少阳之经，后日已传太阴之经，未可专名一经，曰阳明之为病也。

柯韵伯：阳明为传化之府，当更实更虚，食入胃实而肠虚，食下肠实而胃虚，若但实不虚，斯为阳明之病根矣。胃实不是阳明病，而阳明之为病，悉从胃实上得来，故以胃家实为阳明一经之总纲也。然致实之由，最宜详审，有实于未病之先者，有实于得病之后者，有风寒外束热不得越而实者，有妄汗吐下重亡津液而实者，有从本经热盛而实者，有从他经转属而实者，此只举其病根在实，而勿得以胃实即为可下之证。按阳明提纲，与《素问·热论》不同，《热论》重在经络，病为在表，此以里证为主，里不和即是阳明病。他条或有表证，仲景意不在表；或兼经病，仲景意不在经。阳明为阖，凡里证不和者，又以阖病为主。不大便固阖也，不小便亦阖也。不能食，食难用饱，初欲食，反不能食，皆阖也。自汗出，盗汗出，表开而里阖也。反无汗，内外皆阖也。种种阖病，或然或否，故提纲独以胃实为正，胃实不是竟指燥屎坚硬，只对下利言，下利是胃家不实矣。故汗出解后，胃中不和而下利者，便不称阳明病；如胃中虚而不下利者，便属阳明。即初硬后溏者，总不失为胃家实也。所以然者，阳明太阴同处中州而所司种别，胃司纳，故以阳明主实；脾司输，故以太阴主利。同一胃府而分治如此，是二经所由分也。

〔评述〕

本条是阳明病的提纲，阳明病是由胃家实所形成。胃家，概括胃肠系统。《灵枢·本输》云："小肠大肠皆属于胃。"胃为水谷之海，邪热入胃，如系无形之热邪，弥漫全身，证见发热自汗、不恶寒、但恶热、口渴、心烦等，但肠胃中还没有糟粕燥结，属于无形之热，谓之阳明经证；若热邪已入阳明胃腑，证见腹满便闭、谵语潮热、手足濈然汗出等，肠中已有燥屎阻结，属有形之燥热，谓之阳明腑证。病邪到了阳明阶段，无论经证或腑证，其病理机转均为胃家实。故"胃家实"三字，是包括了无形之邪热和有形之燥结而言的。

对于胃家实的解释，有部分注家认为是单指腑证而言，如尤在泾、喻嘉言所说。此说似不够全面。章虚谷认为："胃家者，统阳明经腑而言也。实者，受邪之谓。"明确提出，这里的"实"字乃是邪实的意思，也就是《内经》所说"邪气盛则实"，并不仅指有形积滞而言。这种说法较为全面。正如余无言所说："食物积而实者，实也；热邪积滞而实者，亦实也。食物积滞而实者，承气证；热邪积滞而实者，白虎证。"从而可知，胃家实的"实"字，亦有广义和狭义的区别。所谓广义，就是指的包括经腑两证；所谓狭义，就是单指阳明腑证而言。而且古人常把大热的证候属于胃，所以就阳明病的提纲来说，所谓"实"也就含有大热之意在内。

此外，黄坤载也谈到阳明之为病全缘胃家之阳实，推其义，亦指邪气盛而言。柯韵伯对于"阳明之为病，悉从胃实上得来"的道理论之尤为详细，指出阳明病是由胃家实所形成的，"故以胃家实，为阳明一经之总纲也"。这对于进一步探讨阳明病的病理机转是很有指导意义的。

（白兆芝）

〔原文〕

181. 问曰：何缘得阳明病？答曰：太阳病，若发汗，若下，若利小便，此亡津液，胃中干燥，因转属阳明，不更衣⁽¹⁾，内实⁽²⁾，大便难者，此名阳明也。

〔校勘〕

《金匮玉函经》："也"字上有"病"字。

《千金翼方》："衣"字下有"而"字。

〔词解〕

（1）更衣：更衣即更换衣服。古人上厕所时更换衣服，所以上厕所叫更衣。这里的更衣指大便。

（2）内实：肠中有燥屎结滞。

〔提要〕

太阳病误治而成阳明腑证。

〔选注〕

成无己：本太阳病不解，因汗、利小便，亡津液，胃中干燥，太阳之邪入府，转属阳明。古人登厕必更衣，不更衣者，通为不大便。不更衣，则胃中物不得泄，故为内实。胃无津液，加之蓄热，大便则难，为阳明里实也。

尤在泾：胃者，津液之府也。汗、下、利小便，津液外亡，胃中干燥，此时寒邪已变为热。热，犹火也，火必就燥，所以邪气转属阳明也。

周禹载：何缘得阳明病，承胃家实句来，治法不合，外邪不解，徒伤津液，及邪内入，燥结转甚，若治法得当，则在经者立解矣，何至内实便难哉。

柯韵伯：此明太阳转属阳明之病，因有此亡津液之病机，成此胃家实之病根也。

《金鉴》：问曰：何缘得阳明胃实之病？答曰：由邪在太阳时，发汗，若下，若利小便，皆为去邪而设，治之诚当，则邪解而愈矣。如其不当，徒亡津液，致令胃中干燥，则未尽之表邪，乘其燥热，因而转属阳明。为胃实之病者有三：曰不更衣，即太阳阳明脾约是也；曰内实，即正阳阳明胃家实是也；曰大便难，即少阳阳明大便难是也。三者均为可下之证，然不无轻重之别，脾约自轻于大便难，大便难自轻于胃家实。盖病脾约，大便难者，每因其人津液素亏，或因汗、下、利小便，施治失宜所致。若胃实者，则其人阳气素盛，胃有宿食，即未经汗下，而亦入胃成实也。故已经汗下者，为夺血致燥之阳明，以滋燥为主，未经汗下者，为热盛致燥之阳明，以攻热为急。此三承气汤、脾约丸及蜜煎、土瓜根、猪胆汁导法之所由分也。

汪琥：或问太阳病若下矣，则胃中之物已去，纵亡津液，胃中干燥，未必复成内实。余答云：方其太阳初病时，下之不当，徒亡津液，胃中之物依然不泄，必转属阳明而成燥粪，故成内实之证。

章虚谷：此即名太阳阳明之证，由初治不善，而伤津液之故。盖汗与小便，皆水谷之气所化，谷气走泄，则竭其津液，若下之胃中空虚，其邪反乘虚转属阳明，遂成内实干燥而大便难也。

〔评述〕

本条仍以问答阐述阳明病的成因以及不同程度的里实。发汗、泻下、利小便用以驱邪外出，若用之不当，则反会伤亡了津液，引起胃中干燥，使它经之邪有机可乘，转属于阳明，而构成里实。按其程度分为三种情况："不更衣"，也就是不能大便的意思；"内实"，也就是阳明胃家燥实的意思；"大便难"，也就是大便困难，排便不爽的意思。以上三种证候，皆属于阳明里证范围，虽有轻重之分，均系肠胃因燥成热、因热成实，即"胃家实"，故云"此阳明也"。

本条所述为太阳病发汗、利小便、攻下，致伤耗津液，而使病邪化燥转归阳明。以此推论，不论太阳、少阳，凡是误治伤津的，皆为构成阳明病的主要因素。所以古人有治疗阳明病要时刻顾及其津液的明训，确是经验之谈。

《医宗金鉴》把阳明腑证的病理归纳为夺血致燥和热甚致燥两大类，并区别治疗方法，已汗、下的以滋燥为主，未经汗、下的以攻下为主，并举出三承气、蜜煎导、脾约丸等方剂为例，颇足启人悟机，对审证用药都有一定帮助。不过单从已汗、下或未汗、下来区别为夺血或热盛，则未免胶执。因为选择滋润还是攻下，应根据病人的体质及症状表现来作为治疗的准则才比较全面。

（白兆芝）

〔原文〕

182. 問曰：陽明病，外證[(1)]云何？答曰：身熱，汗自出，不惡寒，反惡熱也。

〔校勘〕

《金匮玉函经》《千金翼方》："反"字上均有"但"字。

〔词解〕

(1) 外证：就是表现在外面的证候。

〔提要〕

阳明病的外现证候。

〔选注〕

成无己：阳明病为邪入府也，邪在表，则身热汗出而恶寒；邪既入府，则表证已罢，故不恶寒，但身热，汗出，而恶热也。

柯韵伯：阳明主里，而亦有外证者，有诸中而形诸外，非另有外证也。胃实之外见者，其身则蒸蒸然，里热炽而达于外，与太阳表邪发热者不同；其汗则濈濈然，从内溢而无止息，与太阳风邪为汗者不同。表寒已散，故不恶寒；里热闭结，故反恶热。只因有胃家实之病根，即见身热自汗之外证，不恶寒反恶热之病情。然此但言病机发现，非即可下之证也。宜轻剂以和之，必谵语、潮热、烦躁、胀满诸症兼见才为可下。

周禹载：外证云何，以里证而言也。邪结于胃，汗出于外，里热甚也，不可复认中风自汗也。

汪琥：上言阳明病系胃家内实，其外见证从未言及。故此条又设为问答云阳明入府之病，其外证云何？答曰阳明外证，则身热。身热者，身以前热也。夫身热与发热异，以其热在肌肉之分，非若发热之翕翕然，仅在皮肤以外也。汗自出者，府中实热，则津液受其蒸迫，故其汗则自出也。又此条汗自出，与太阳中风汗自出亦有异。太阳病则汗虽出而不能透，故其出亦甚少；此条病则汗由内热蒸出，其出必多而不能止也。不恶寒者，邪不在表也；反恶热者，明其热在里也。伤寒当恶寒，故以恶热为反。然邪既入胃，寒化为热，夫恶热虽在内之证，愚以其状必见于外，或扬手掷足，逆去覆盖，势所必至，因外以微内，其为阳明府实证无疑矣。《尚论篇》以此条病，辨阳明中风证兼太阳，若以其邪犹在于经，大误之极。大抵此条病，乃承气汤证。

方有执：身热、汗自出，起自中风也；不恶寒，反恶热，邪过荣卫入里，而里热甚也。此以太阳中风传入阳明之外证言。

唐容川：身热自汗，与太阳证同，太阳之邪在肌肉，则翕翕发热，渐渐自汗出。肌肉即肥肉，与内之膏油皆属于脾胃，故胃热亦发见于肌肉，而为身热自汗，与太阳同也。惟不恶寒，反恶热，是阳明燥热之证，与太阳之恶寒不同。

《金鉴》：阳明病有外证有内证。潮热、自汗、不大便，内证也；身热、汗自出、不恶寒、反恶热，外证也。今汗自出，是从中风传来，故与中风之外证同；而身热、不恶寒反恶热，则知为阳明外证，故不与中风外证同也。然阳明之热，发于肌肉，必蒸蒸而热，又不似太阳之阵阵发热，可知矣。

〔评述〕

本条用问答方式，阐述阳明病的外见证候。事物的发展变化，内与外是互相联系的。古人说有诸内必形诸外，观其外可知其内。诊断疾病也一样，要了解疾病的内在本质，就需要通过诊察其外在的表现而确定。本条正是说明阳明病的外见证候，从而使我们对阳明病能有全面的认识，以利于临床上的诊断鉴别。

阳明病的外见证候是"身热，汗自出，不恶寒，反恶热"。各家对此的认识亦不尽相同。大多数注家认为阳明证的"身热，汗自出"与太阳中风证的发热汗出不同。阳明病的"身热"是里热向外透发的蒸蒸发热，而太阳中风证的发热是有表证的翕翕发热。阳明病的"汗自出"，是热迫津液外渗的蒸蒸汗出而量多，且兼恶热；太阳中风证的汗出，是汗出恶风而量不多。同时，阳明证里热向外发泄，虽汗出而不恶寒，并且有揭衣去被的恶热证候。所以，阳明病的外证，与太阳病的表证有本质的不同，临证时要详加分析，不要混淆。应该指出的是，唐容川认为阳明外证的身热自汗与太阳证同，并以邪在肌肉为理据，这种说法是不合适的。

再者，方有执、《金鉴》等认为这里所说的阳明外证是由太阳中风传来，这种说法亦不妥当。太阳中风固然是有发热汗出的现象，但和阳明身热汗出的机转是截然不同的。中风的发热汗出是属卫强营弱，阳明病的身热汗出是为里热熏蒸，不论是其自发或转属，均应具此外候，才称之谓阳明证，并非由中风转来者始有此见证。所以方氏、吴氏之说是站不住脚的。

还有，汪琥认为这里所说的阳明外证是指阳明腑实证的外见证候，不包括经证在内，这种说法亦不确切。如前第180条所说，"胃家实"的"实"字，有广义和狭义的区别：所谓广义，即包括阳明经证和腑证在内；所谓狭义，就是单指阳明腑证。作为阳明病提纲的"胃家实"应从广义理解，即既包括阳明经证，又包括阳明腑证。那么对于阳明外证来说，亦理应从广义理解。何况"身热，汗自出，不恶寒，反恶热"是阳明病经证与腑证所共有的外见证候。

（白兆芝）

〔原文〕

183. 問曰：病有得之一日，不發熱而惡寒者，何也？答曰：雖得之一日，惡寒將自罷，即自汗出而惡熱也。

〔校勘〕

《金匮玉函经》："发热"作"恶热"。

《千金翼方》："发热"上没有"不"字。

〔提要〕

阳明本经初感外邪的见证。

〔选注〕

成无己：邪客在阳明，当发热而不恶寒，今得之一日，犹不发热而恶寒者，即邪未全入府，尚带表邪。若表邪全入，则更无恶寒，必自汗出而恶热也。

柯伯韵：初受风寒之日，尚在阳明之表，与太阳初受时同，故阳明亦有麻黄桂枝证。二日来表邪自罢，故不恶寒，寒止热炽，故汗自出而反恶热，两阳合明之象见矣。阳明病多从他经转属，此因本经自受寒邪，胃阳中发，寒邪即退，反从热化故耳。若因亡津液而转属，必在六七日来，不在一二日间。本经受病之初，其恶寒虽与太阳同，而无头项强痛为可辨。即发热汗出，亦同太阳桂枝证，但不恶寒、反恶热之病情，是阳明一经之枢纽。

方有执：不发热而恶寒，起自伤寒也；恶寒将自罢，邪过表也，即自汗出，邪热郁于阳明之肌肉，腠理反开，津液反得外泄也。恶热，里热甚也。此以太阳伤寒传入阳明之外证言。

《金鉴》：太阳病当恶寒，阳明病当恶热，今阳明病，有初得之一日，不发热而恶寒者，是太阳去表之邪未尽，故仍恶寒也。然去表未尽之邪，欲传阳明，不能久持，故恶寒必将自罢，即日当自汗出而恶热矣。

汪琥：阳明病亦有恶寒之证，故复设为问答以明之。问曰，阳明病皆身热不恶寒，今病有始得之一日，身不发热而恶寒。此恶寒者，非比太阳病之恶寒。夫太阳为寒水之经，其表寒必甚，此为阳明病恶寒。阳明为燥金之经，其表寒自微。惟其微，故答云"虽得之一日，恶寒将自罢"。自罢者，从未发表而寒自已，即自汗出而恶热。

〔评述〕

本条自设问答，补叙前文。上条指出，阳明病外证是不恶寒反恶热，这是正确的。但当阳明病初起时，却可见到"不发热而恶寒"。本条就这一问题进行了说明。阳明本经自感外邪，初起阳气内郁，经气被遏，热尚未盛，故见恶寒，这仅是暂时的现象，不久即热邪蒸发，恶寒自罢，其恶寒的时间极短便见发热，于发热的同时，即见自汗出、恶热等症。

各家对恶寒一症，说法不一。成无己、柯韵伯、汪琥等认为是阳明本经感受寒邪，方有执、《金鉴》等认为是由太阳转属阳明，"太阳去表之邪未尽，故仍恶寒也"的缘故。究竟属于太阳还是阳明，应结合临床上的其他见证来分析。如为太阳病的恶寒，则必有头痛、项强、体痛等表证，"太阳之为病，脉浮，头项强痛而恶寒"，今恶寒而没有头痛项强等其他表证，则非太阳证可知。而且，太阳证往往需要经过发汗，表邪得解，恶寒始除，绝不会得之一日而恶寒自罢。根据"汗出而恶热"的趋势，本条之恶寒应为阳明本经自感外邪后，阳邪被郁未伸，热尚未盛所造成。其恶寒的特点，不但时间短，而且程度也很快转微，随着病情的发展，里热转盛，则恶寒很快自罢而汗出恶热。此亦阳明病发展的自然趋势。

此外，柯韵伯在注中谈到阳明病亦有麻黄桂枝证，这种提法有必要进一步研究分析。

（白兆芝）

〔原文〕

184. 问曰：恶寒何故自罢？答曰：陽明居中主土⁽¹⁾也，萬物所歸⁽²⁾，無所復傳⁽³⁾，始雖惡寒，二日自止⁽⁴⁾，此爲陽明病也。

〔校勘〕

《金匮玉函经》《千金翼方》、成无己本：均无"主"字。

〔词解〕

（1）居中主土：五行学说对地域的划分是东方属木，南方属火，西方属金，北方属水，中央属土。所以说居中央的属土。

（2）万物所归：土能生长万物，是万物之根本，所以说土为万物所归。

（3）无所复传：因为土为万物所归，所以急性热病很容易发展到胃土。在传入阳明胃之后，其恶寒症状很快消失，故说恶寒症状到此终止，即无所复传之意，并不是说阳明病不再传经。

（4）二日自止：这是根据六经的次序推算出来的。按《伤寒论》的编排，一日太阳，二日阳明，三日少阳，四日太阴，五日少阴，六日厥阴。所以到第二日即到阳明，故恶寒自止。

〔句解〕

阳明居中主土：说明阳明胃属土，在机体中为多气多血之腑。

〔提要〕

阳明病恶寒自罢的原因。

〔选注〕

成无己：胃为水谷之海，主养四旁，四旁有病，皆能传入于胃，入胃则更不复传。

柯韵伯：太阳病八九日，尚有恶寒证，若少阳寒热往来，三阴恶寒转甚，非发汗温中，何能自罢？惟阳明恶寒，未经表散，即能自止，与他经不同。"始虽恶寒"二句，语意在阳明居中土句上，夫知阳明之恶寒易止，便知阳明为病之本矣。胃为戊土，位处中州，表里寒热之邪，无所不归，无所不化，皆从燥化而为实，实则无所复传，此胃家实所以为阳明之病根也。

方有执：此承上条之答词，复设问答而以其里证言。无所复传者，胃为水谷之海，五脏六府，四体百骸，皆资养于胃，最宜通畅，实则秘固，复得通畅则生，止于秘固则死，死生决于此矣，尚何复传！

〔评述〕

对本条历来有两种看法：一种认为此恶寒是指太阳恶寒，邪传阳明后，恶寒即消失。如黄坤载说，得阳明病之一日，太阳表证未罢，则犹见恶寒……迟则胃热隆盛，毛窍蒸开，恶寒将自罢，则自汗出而恶热也。另一种认为是阳明病恶寒，如上引柯氏之说。这两种看法都有一定道理，应结合进行解释为妥。阳明以燥气为本，五脏六腑，四肢百骸，皆资养于胃，他经邪气皆可归并阳明，故曰阳明居中土，万物所归，无所复传，阳明病起初的恶寒轻微短暂，这也是符合临床实际所见的。

（彭荣琛）

〔原文〕

185. 本太陽，初得病時，發其汗，汗先出不徹，因轉屬陽明也。傷寒，發熱，無汗，嘔不能食，而反汗出濈濈然⁽¹⁾者，是轉屬陽明也。

〔校勘〕

《金匮玉函经》《千金翼方》："伤寒"二字均作"病"字。

《金匮玉函经》、成无己本："伤寒发热"句以下另折为一条。

〔词解〕

（1）濈濈然：濈（jì，音辑），形容汗出较多而连绵不断。

〔句解〕

（1）本太阳……因转属阳明也：说明太阳表证汗不得法，以致汗出不彻，因而表邪内传化燥而致阳明病。此应与181条因汗出过多转属阳明相参看。

（2）伤寒……是转属阳明也：说明太阳病转属阳明的情况。初起发热无汗，是太阳证，而呕不能食，则是邪已内传的征象，及至反汗出濈然者，则知邪已尽传阳明。

〔提要〕

太阳病转属阳明的原因和过程。

〔选注〕

成无己：伤寒传经者，则一日太阳，二日阳明，此太阳转经，故曰转属阳明。伤寒发热无汗，呕不能食者，太阳受病也，若反汗出濈濈者，太阳之邪转属阳也。经曰阳明病，法多汗。

方有执：彻，除也。言汗发不对，病不除也。此言由发太阳汗不如法，致病入胃之大意……呕不能食，热入胃也。

程郊倩：彻者，尽也，透也。汗出不透，则邪未尽出，而辛热之药性，反内留而助动燥邪，因转属阳明，《辨脉篇》所云汗多则热愈，汗少则便难者是也。

柯韵伯：即呕不能食时，可知其人胃家素实，而与干呕不同。而反汗出，则非太阳之中风，是阳明之病实矣。

〔评述〕

以上四注均有可取之处。其中呕不能食，方氏解释为"热入胃也"，较妥。呕是胃气抗邪的一种表现。"发汗不彻"句，以程氏的解释较妥，这种解释法与181条相对应，此条提出的汗不得法以致汗出不彻转属阳明的一种情况是值得重视的。程氏引《辨脉篇》"汗多则热愈，汗少则便难"二语作为汗出不彻，邪传阳明的注脚，当然是可以的。可是与"而反汗出濈濈然者"则不免矛盾起来。汗多是说汗出恰到好处，因而能"体若燔炭，汗出而散"；汗少是发汗不够，则邪不除而化热内传，化燥伤津，因而大便难。假若把汗多汗少，当成是太过不及之义，那么汗多则不但不会热愈，而且会发生种种变证。

（彭荣琛）

〔原文〕

186. 傷寒三日，陽明脉大。

〔校勘〕

《金匮玉函经》：无此条。

〔提要〕

阳明病的主脉。

〔选注〕

张隐庵：此言阳明居中土而无所复传也。夫六气之传，一日太阳，二日阳明。此二日而邪传阳明，便归中土，无所复传，故至三日仍现脉大之阳明也。

程郊倩：大为阳盛之诊，伤寒三日见此，邪已去表入里，而脉从阳热化气，知三阳当令，无复阳去入阴之惧矣。纵他部有参差，只以阳明胃脉为准，不言阴阳者，该及浮沉具有实字之意。

柯韵伯：此为胃家实之正脉，若小而不大，便属少阳矣。

《金鉴》：伤寒一日太阳，二日阳明，三日少阳，乃《内经》言传经之次第，非必以日数拘也。

〔评述〕

大脉为阳热亢盛的表现，而程氏认为专指胃脉，其含义相同，但略嫌局限。《金鉴》指出"非必以日数拘也"，不以日数为限，而以脉象为准，这样就更能与临床实际相合。

（彭荣琛）

〔原文〕

187. 傷寒脉浮而緩，手足自溫⁽¹⁾者，是爲系在⁽²⁾太陰。太陰者，身當發黃。若小便自利者，不能發黃，至七八日，大便鞕者，爲陽明病也。

〔校勘〕

《金匮玉函经》："自温"下无"者"字，"太阴"下也无"者"字，"大便硬"作"便坚"，无"大"字，"为阳明病也"句作"属阳明"。

〔词解〕

（1）手足自温：手足的温度正常，既不热，也不冷。

（2）系在：存在，系于之意。

〔句解〕

（1）伤寒脉浮而缓……是为系在太阴：太阴病的脉象浮而缓与太阳中风的脉象颇同，但太阳病必有发热，而太阴病不发热，故用手足自温与太阳发热进行区别。

（2）太阴者……不能发黄：太阴主运化水湿，若太阴有病，则水湿潴留；兼阳明有热，则湿热发于肌肤而发黄；若小便自利，则说明水湿不能留于体内，湿热也就不会形成，因而不会发黄。

（3）至七八日……为阳明病也：指出了太阴转属阳明的审证要点。太阴脾与阳明胃同处中焦，一湿一燥，一阴一阳，所以病在中焦之时，若热化则转属阳明胃，若寒化则转属太阴脾，脾或胃的病，也就因这种寒热燥湿的原因互相转化着。太阴病，经过七八天，出现大便干结，说明中焦燥热转甚，所以说病转属阳明。

〔提要〕

太阴病与太阳中风证的区别，以及太阴转属阳明的辨证要点。

〔选注〕

方有执：缓以候脾，脾主四末，故手足自温为系在太阴。身当发黄者，脾为湿土，为胃之合，若不能为胃以行其津液，湿着不去，则郁蒸而身发黄。黄为土色，土主肌肉故也。小便自利，津液行也。行则湿去矣，所以不能发黄。胃中干，大便硬而为阳明病也。

程郊倩：阳明为病，本于胃家实。则凡胃家之实，不特三阳受邪，能致其转属阳明，即三阴受邪，亦能致其转属阳明，聊举太阴一经例之。脉浮而缓，是为表脉，然无头痛、发热、恶寒等外证，而只手足温，是邪不在表而在里，但入里有阴阳之分，须以小便别之。小便不利者，湿蒸热瘀而发黄，以其人胃中原无燥气也；小便自利者，胃干便硬而成实，以其人胃中本有燥气也。

《金鉴》：然太阴脉当沉缓，今脉浮缓，乃太阳脉也。证太阴而脉太阳，是邪由太阳传太阴也，故曰系在太阴也。

张隐庵：但太阴者，阴湿也，身当发黄；若小便自利者，脾能行泄其水湿，故不能发黄。

〔评述〕

太阴病发黄的机理，张氏认为是阴湿所致，此种情况在发黄证中并不少见。但从本条的含义来看，还是方氏的解释较为合理。因为本条提出了太阴转阳明的问题，说明此条的太阴脾病与阳明胃热是有关系的，湿热相合而发黄，常见的还是阳黄表现。所见不应以少见的阴黄作为代表。

（彭荣琛）

〔原文〕

188. 傷寒轉系陽明者⁽¹⁾，其人濈然微汗出也。

〔校勘〕

《金匮玉函经》："濈然"作"濈濈然"。

《千金翼方》："转"作"传"。

〔词解〕

（1）转系阳明：即转属阳明之意。

〔提要〕

邪入阳明的一个主要表现。

〔选注〕

沈明宗：此言阳明必有汗出也。邪气转入阳明，热蒸腾达，肌腠疏而濈濈然微汗自出。

唐容川：上是由太阳转系太阴，故曰脉浮。此节转系阳明，亦是由太阳而转系阳明，是从自汗油膜中入胃。盖此二节，正是明首章太阳阳明之义而已。

章虚谷：寒伤营在太阳则无汗，其后濈然微汗出，为转系阳明。系者，邪未全离太阳，兼及阳明者也。

柯韵伯：概言伤寒，不是专指太阳矣。

〔评述〕

濈然汗出，是阳明病主要表现之一。这是由于里热蒸熏，迫使津液外泄而致。其汗出连绵不断，说明里热较重，与太阳中风的自汗出、汗量较少、恶寒较重不同，与大汗亡阳、肤冷肢厥也不同，所以确断为转系阳明。唐、章二氏认为转系阳明，说明邪从太阳传入，并且兼有太阳之证。柯氏却认为是"概言伤寒"，不是专指太阳。说明只要见到濈然汗出的证候，就是病在阳明，不必拘泥于某经转属，颇有见解。

（彭荣琛）

〔原文〕

189. 陽明中風，口苦咽乾，腹滿微喘，發熱惡寒，脉浮而緊，若下之，則腹滿小便難也。

〔校勘〕

《金匮玉函经》：无"而"字。

〔提要〕

三阳合病的禁下病象。

〔选注〕

程知：此言阳明兼有太阳、少阳表邪，即不可攻也。阳明中风，热邪也；腹满而喘，热入里矣。然喘而微，则未全入里也。发热恶寒、脉浮而紧皆太阳未除之证；口苦咽干为少阳半表半里。若误下之，表邪乘虚内陷，而致腹益满矣，兼以重亡津液，故小便难也。

《金鉴》：阳明谓阳明里证，中风谓太阳表证也。口苦咽干，少阳热证也；腹满，阳明热证也；微喘、发热恶寒，太阳伤寒证也；脉浮而紧，伤寒脉也。此为风寒兼伤，表里同病之证，当审表里施治。太阳阳明病多，则以桂枝加大黄汤两解之；少阳阳明病多，则以大柴胡汤和而下之。若惟从里治，而遽以腹满一证为热入阳明而下之，则表邪乘虚复陷，故腹更满也；里热愈竭其液，故小便难也。

〔评述〕

程知所注比较切当。阳明中风证，具有口苦咽干，为少阳病症状；腹满微喘是阳明证；发热恶寒，脉浮而紧是太阳证。本证虽系阳明中风，因无潮热、谵语，为热未成实。因有太阳、少阳证在，故不可下。在三阳合病的情况下，若下之，必致引邪内陷，表邪内陷而腹更满；又损伤津液，故小便难。此条之证，《金鉴》提出治则，可供参考。

（胡荫奇）

〔原文〕

190. 陽明病，若能食，名中風；不能食，名中寒。

〔校勘〕

《金匮玉函经》《千金翼方》：两"名"字均作"为"。

〔提要〕

阳明病以能食不能食辨中风与伤寒。

〔选注〕

程郊倩：本因有热，则阳邪应之。阳化谷，故能食，就能食者名之曰中风，犹云热则生风，其实乃瘀热在里证也。本因有寒，则阴邪应之。阴不化谷，故不能食，就不能食者名之曰中寒，犹云寒则召寒，其实乃胃中虚冷证也。寒热于此辨，则胃气之得中与失过于此验，非教人于能食不能食处，辨及中风、中寒之来路也。

《金鉴》：太阳之邪传阳明病，有自中风传来者，有自伤寒传来者，当于食之能否辨之。若能食名中风，是自中风传来者，以风乃阳邪，阳能化谷，故能食也。不能食名中寒，是自伤寒传来者，以寒乃阴邪，不能化谷，故不能食也。

柯韵伯：此不特以能食不能食别风寒，更以能食不能食审胃家虚实也。要知风寒本一体，随人胃气而别。

成无己：阳明病，以饮食别受风寒者，以胃为水谷之海。风为阳邪，阳杀谷，故中风者能食；寒为阴邪，阴邪不能杀谷，故中寒者不能食。

〔评述〕

以柯氏的注解为当，因人体体质不同，胃气强弱各异，故受邪后，有表现为胃中热能食者，有表现为胃中寒不能食者。风寒本泛指邪气，不能截然分开，本条意在以能食不能食辨胃家之虚实寒热，作为立法处方的依据之一。

（纪晓平）

〔原文〕

191. 陽明病，若中寒者，不能食，小便不利，手足濈然汗出，此欲作固瘕[(1)]，**必大便初鞕後溏。所以然者，以胃中冷，水穀不別故也。**

〔校勘〕

成无己本:"寒"字下无"者"字。

《金匮玉函经》《千金翼方》:均无"若"字,"食"字下均有"而"字,"固"字均作"坚"字。

〔词解〕

(1)固瘕:①《中医名词术语选释》:胃肠病的一种,主要症状为大便先硬后溏,或硬粪和稀粪类挟杂而下,这是因肠间寒气结聚所致。②陆渊雷注:概即《内经》所谓大瘕泄,以其深固不易愈,故曰固瘕。始本便秘,继而初硬后溏,是为欲作固瘕。③钱潢注:其为坚凝固结之寒积可知。以上三种解释的基本精神是一致的。

〔提要〕

阳明中寒欲作固瘕的病证。

〔选注〕

周禹载:此条阳明中之变证,着眼只在中寒不能食句,此系胃弱素有积饮之人,兼膀胱之气不化,故邪热虽入,未能实结。况小便不利,则水并大肠,故第手足汗出,不若潮热之遍身漐漐有汗,此欲作固瘕也。其大便始虽硬,后必溏者,岂非以胃中阳气向衰,不能蒸腐水谷,尔时急以理中温胃,尚恐不胜,况可误以寒下之药乎!仲景惧人于阳明证中,但知有下法,及有结未定俟日而下之法,全不知有不可下反用温之法,故特揭此以为戒。

钱潢:注家以前人坚固积聚为谬,而大便初硬后溏,固成瘕泄,瘕泄即溏泄也。久而不止则为固瘕。余以固瘕二字推之,其为坚凝固结之寒积可知,岂可但以溏泄久而不止为解。况初硬后溏,乃欲作固瘕之征,非谓已作固瘕,然后初硬后溏也。观"欲作"二字,及"必"字之义,皆逆料之词,未可竟以焉然也。

〔评述〕

此条以钱潢解释为妥。固瘕,《千金》作"坚瘕"。瘕者,聚也。可见固瘕并非顽固性腹泻,而是寒积凝结于肠中而成,初硬后溏正是固瘕的开始阶段。此病为胃阳素虚的患者得了阳明病的特殊表现,中阳不足则水谷不分,小便不利。但又是热性病,故有手足漐然汗出,津液被劫的趋势,失于治疗可使初硬后溏的大便变为冷积的固瘕,这种固瘕绝非痞满燥实坚的大承气汤证,而应以温下之法为主。

(纪晓平)

〔原文〕

192. 阳明病,初欲食,小便反不利,大便自调,其人骨節疼,翕翕如有熱狀,奄⁽¹⁾然發狂,濈然汗出而解者,此水不勝穀氣,與汗共并,脉緊則愈。

〔校勘〕

成无己本:无"初"字。

《金匮玉函经》:"不利"作"不数"。"脉紧"作"坚"一个字。

成无己本、《金匮玉函经》:"共并"作"并"。

丹波元坚:"脉紧则愈"为"脉紧去则愈"较为合理。

〔词解〕

（1）奄：音淹（yān），忽也。

〔提要〕

阳明中风，水湿从表解自愈证。

〔选注〕

成无己：阳明客热，初传入胃，胃热则消谷而欲食。阳明病热为实者，则小便当数，大便当硬，今小便反不利，大便自调者，热气散漫，不为实也。欲食则胃中谷多，谷多则阳气胜，热消津液则水少，水少则阴血弱。《金匮要略》曰：阴气不通即骨疼。其人骨节疼者，阴气不足也。热甚于表者，翕翕发热；热甚于里者，蒸蒸发热。此热气散漫，不专着于表里，故翕翕如有热状。奄，忽也。忽然发狂者，阴不胜阳也。阳明蕴热为实者，须下之愈；热气散漫不为实者，必待汗出而愈，故云濈然汗出而解也。水谷之气等者，阴阳气平也。水不胜谷气，是阴不胜阳也。汗出则阳气衰，脉紧则阴气生，阴阳气平，两无偏胜则愈，故曰与汗共并，脉紧则愈。

陆渊雷：亦承前条，而论阳明中风证也。骨节疼，翕翕如有热状，皆是表证。奄，忽也。忽然发狂，濈然汗出而解，正气战胜毒害性物质，自然汗解也。发狂而汗出，盖与战汗同理，而有阴阳静燥之异。

〔评述〕

以陆渊雷解释为当。此条论述阳明中风证自愈的情况，其症状有能食，小便不利，骨节疼痛，发热。当正气能够拮抗邪气时，则由于正邪交争剧烈，可见突然的一时性的狂躁不安，随遍身大汗而病解。脉紧之形成，乃正邪相争，正能抗邪的表现，故谓"脉紧则愈"，得汗出邪去，脉则缓和。

（纪晓平）

〔原文〕

193. 陽明病，欲解時，從申至戌上。

〔校勘〕

《金匮玉函经》《千金翼方》："至"均作"尽"，无"上"字。

〔提要〕

预测阳明病欲解时。

〔选注〕

成无己：土旺于申酉戌，向旺时，是为欲解。

柯韵伯：申酉为阳明主时，即日晡也。

〔评述〕

一日分为十二个时辰，申酉戌约相当于下午三点至九点。伤寒六经病皆有愈解时，各注家的解释大同小异。古人认为阳明旺于申酉，正气旺盛，故有向愈之机。此说尚待进一步在实践中验证。

（纪晓平）

〔原文〕

194. **陽明病，不能食，攻其熱必噦，所以然者，胃中虛冷故也。以其人本虛，攻其熱必噦。**

〔校勘〕

《金匮玉函经》："其人"上无"以"字，"攻"字上有"故"字。

〔提要〕

阳明中寒误治变证。

〔选注〕

魏念庭：阳明病，不能食，即使有手足濈然汗出等证之假热，见于肤表面目之间，一考验之于不能食，自可妄言攻下，若以为胃实之热而攻之，则胃肠愈陷而脱，寒邪愈盛而冲，必作哕证，谷气将绝矣。再明其所以然，确为胃中虚冷之故，以其人本属胃冷而虚，并非胃热之实，误加攻下，下陷上逆，则医不辨寒热虚实，而概为阳明病，必当下之之过也。

张隐庵：高子曰，遍阅诸经，止有哕而无呃，则哕之为呃也，确乎不易。诗云銮声哕哕，谓呃之发声有序，如车銮声之有节奏也。凡经论之言哕者，俱作呃解无疑。

钱潢：胃阳败绝，而成哕逆，难治之证也。

汪琥：愚谓宜用附子理中汤。

〔评述〕

以上四家之注，均当。此条系阳明病不能食，属中寒，如误作实热证而攻，必致胃气败绝。哕，应作呃逆解，非呕吐之意。其误治的原因，正如《伤寒论译释》所云："①诊断时没有注意到病人的体质。②误认不能食为腑实证，未能全面分析。③当时除了不能食一症外，可能还有其他假实假热等症状，医生为假象所惑，以致误治。"

（纪晓平）

〔原文〕

195. **陽明病，脉遲，食難用飽，飽則微煩，頭眩，必小便難，此欲作穀癉，雖下之，腹滿如故，所以然者，脉遲故也。**

〔校勘〕

成无己本：癉作"疸"。

《金匮玉函经》："饱则微烦"作"饱则发烦"。

《千金翼方》："头眩"后有"者"字。

〔提要〕

阳明虚寒，欲作谷癉的脉证。

〔选注〕

《金鉴》：阳明病，不更衣，已食如饥，食辄腹满，脉数者，则为胃热可下证也。今脉迟，迟为中寒，中寒不能化谷，所以虽饥欲食，食难用饱，饱则烦闷，是健运失度也。清者阻于上升，故头眩；浊者阻于下降，故小便难。食郁湿瘀，此欲作谷疸之证，非阳明湿热腹满发黄者比。虽下之腹满暂减，顷复如故，所以然者，脉迟中寒故也。

舒驰远：此条为阴黄证，乃由脾胃夙有寒湿，意在茵陈四逆汤加神曲可用。

程郊倩：脉迟为寒，寒则不能宣行胃气，故非不能饱，特难用饱耳，饥时气尚流通，饱则填滞，以故上焦不行，而有微烦头眩证。下脘不通，而有小便难证。小便难中，包有腹满证在内。欲作谷疸者，中焦升降失职，则水谷之气不行，郁而成黄也。曰谷疸者，明非邪热也。下之兼前后部言，茵陈蒿汤、五苓散之类也。曰腹满如故，则小便仍难，而疸不得除可知。再出脉迟，欲人从脉上悟出胃中冷来。热蓄成黄之腹满，下之可去，此则谷气不得宣泄，属胃气虚寒使然，下之益虚其虚矣，故腹满如故。

钱潢：《阴阳应象大论》云"寒气生浊，热气生清"。又云"浊气在上，则生䐜胀"，若不温中散寒，徒下无益也。

魏念庭：谷疸一证，喻嘉言注谓胃寒，愚谓谷疸既胃中谷气作疸，如仓中谷霉必因湿起，必因热变，谓之胃寒，则冬月何以仓廪无糜朽之虞，必俟冰消风息以后哉。就食谷而言，可知人胃中之谷气作疸是热，非寒矣……余注谷瘅为胃中虚热，似为有据也。

〔评述〕

本条论述阳明病"欲作谷疸"的脉证特点和治法禁忌。对本证病机的认识，注家有两种不同的解释：《金鉴》等多数注家认为病属"胃中虚寒"，独魏念庭持相反意见，认为"胃中之谷气作疸是热，非寒矣"。我们认为，两种解释是各言一面，结合起来才能正确地阐明"欲作谷疸"的病理机制。《金匮要略》指出："风寒相搏，食谷即眩，谷气不消，胃中苦浊，浊气下流，小便不通，阴被其寒，热流膀胱，身体尽黄，名曰谷疸。"这就明确地告诉我们，谷疸的形成，有"寒"和"热"两种因素同时存在。"寒"，是指脾胃虚寒，"热"是指谷气不消而化热。脾胃虚寒则水湿内停，不能消谷；运化无权，气机不利，升降失常故食则头眩而腹满；谷气不消，瘀而化热，湿热搏结影响膀胱气化，故小便不利。可见，寒是言其本，热是言其标，《金鉴》和魏氏各言其一端。

本证的治疗，条文虽未明言，但我们通过以上分析可知，应在温补的基础上辅以清利和消导。后世医家主张用茵陈四逆汤之类酌加消导化积的麦芽、神曲等，是符合上述立法遣方用药原则的。

（戚燕如　陈　庚）

〔原文〕

196. 陽明病，法⁽¹⁾多汗，反無汗，其身如蟲行皮中狀者，此以久虛故也。

〔校勘〕

《金匮玉函经》《千金翼方》："阳明病"句下均有"久久而坚者阳明当"八字，无"法"字，"反无汗"句上有"而"字。

〔词解〕

（1）法：按照一般规律。

〔句解〕

其身如虫行皮中状：形容身痒的感觉。

〔提要〕

久虚之人患阳明病的外证。

〔选注〕

程郊倩：阳明病，阳气充盛之候也，故法多汗。今反无汗，胃阳不足，其人不能食可知。盖汗生于谷精，阳气所宣发也，胃阳既虚，不能透出肌表，故怫郁皮中如虫行状。虚字指胃言，兼有虚，久字指未病时言。

尤在泾：阳明者，津液之府也，热气入之，津为热迫，故多汗。反无汗，其身如虫行皮中状者，气内蒸而津不从之也，非阳明久虚之故，何致是哉！

张隐庵：此承上文胃府经脉而及于皮中也。阳明病者，病阳明皮腠之气也。本篇云阳明外证，身热汗自出，故法多汗。今反无汗，其身如虫行皮中状者，由于胃府经脉之虚，故曰此久虚故也。由是而知经脉皮腠之血气，本于胃府所生矣。

方有执：法多汗，言阳明热郁肌肉，腠理反开，应当多汗，故谓无汗为反也。无汗则寒胜而腠理反密，所以身如虫行皮中状也。久虚寒胜，则不能食，胃不实也。

汪琥：按此条论，仲景无治法，常器之云："可用桂枝加黄芪汤。"郭雍云："宜用桂枝麻黄各半汤。"不知上方皆太阳经药，今系阳明无汗证，仲景法还当用葛根汤主之。

〔评述〕

阳明病因里热薰蒸，津液被迫，本应多汗，今反无汗，此不但阴亏，津液不足，更兼阳虚失其温化之力，不能使汗达表，致汗液欲出不得，故有身痒如虫行皮中的感觉。本条与23条中同有身痒一症，但彼为邪郁肌表不能透达，治宜小发汗以祛邪；本条为正虚液亏，不能使汗畅达于表，治当养津液以扶正。诸家看法虽不同，但认为属于虚候是一致的，也是正确的。至于属寒属热，诸家都缺乏根据，当结合其他症状才能决定。关于后世注家补充出的治疗方剂，常器之主张用桂枝加黄芪汤，然本证非卫阳虚弱，故不适用；郭雍主张用桂麻各半汤，然本证非表邪不解，故不可用；汪氏主张用葛根汤，然本证无汗非为表邪，乃属虚候，用葛根汤亦无道理。愚意当用党参、麦冬、粳米之属，再视其兼证寒热加其他药物，庶可谓正治也。

(赵戬谷)

〔原文〕

197. 陽明病，反無汗，而小便利。二三日，嘔而咳，手足厥者，必苦頭痛，若不咳不嘔，手足不厥者，頭不痛。

〔校勘〕

《金匮玉函经》："阳明病"上有"各"字，《千金翼方》为"冬"字。

《金匮玉函经》："小便"上有"但"字，下无"利"字，"手足"下有"若"字，"必苦头痛"句作"其人头不痛"，"头不痛"上有"其"字。

〔提要〕

阳明中寒，饮邪上干的证候及其辨证。

〔选注〕

成无己：阳明病法多汗，反无汗，而小便利者，阳明伤寒，而寒气内攻也。至二三日，呕咳而肢厥者，寒邪发于外也，必苦头痛。若不咳不呕，手足不厥者，是寒邪但攻里而不外发，其头亦不痛也。

程郊倩：阳明病反无汗，阳虚不必言矣。而小便利，阳从下泄，中谁与温！积之稍久，胃中独治之寒，厥逆上攻，故二三日咳而呕，手足厥，一皆阴邪用事，必苦头痛者，阴盛自干乎阳，其实与阳邪无涉。头痛者标，咳呕、手足厥冷者为本。条中有一呕字，不能食可知。

林澜：须识阳明亦有手足厥证，胃主四肢，中虚气寒所致也。然苦头痛而咳，自与厥阴但厥者异矣。此类数条，最为难解。

喻嘉言：得之寒因，而邪热深也。然小便利，则邪热不在内而在外，不在下而在上，故苦头痛也。

柯韵伯：小便利则里无瘀热可知，二三日无身热、汗出、恶热之表，而即见呕吐之里，似乎热发乎阴；更手足厥冷，又似病在三阴矣；苦头痛，又似太阳之阴证，然头痛必因呕咳厥逆，则头痛不属太阳；咳呕厥逆，则必苦头痛，是厥逆不属三阴，断乎为阳明半表半里之虚证也。此胃阳不敷布于四肢，故厥；不上升于额颅，故头痛；缘邪中于膺，结在胸中，致呕咳而伤阳也，当用瓜蒂散吐之，呕咳止，厥痛自除矣。

〔评述〕

本证是胃家虚寒，阳虚阴盛，阴邪上逆所致。由于胃阳衰弱，水饮内聚，胃失降下，上逆则呕，射肺则咳；阳虚不能温于四末，则手足厥冷；病势向上侵犯，头为诸阳之会，水寒上逆，所以必患头痛；小便自利，正反映出本病阳虚阴盛的真相。反之，如不见呕咳、厥冷，则可知水寒之气不向上逆，因而也就不会头痛。成氏、程氏、林氏所见略同。根据辨证论治的精神，愚意此证可用温中化饮降逆之法，如吴茱萸汤等方。柯氏认为阳明半表半里之虚证，用瓜蒂散吐之，犯虚虚之戒，似不可从。

（赵戬谷）

〔原文〕

198. 陽明病，但頭眩，不惡寒，故能食而咳，其人咽必痛；若不咳者，咽不痛。

〔校勘〕

《金匮玉函经》："阳明病"上有"各"字，《千金翼方》作"冬"字。

〔提要〕

阳明中风，热邪上逆的证候及其辨证。

〔选注〕

王肯堂：成无己谓阳明病身不重，但头眩而不恶寒者，阳明中风，而风气内攻也。经曰：阳明病，若能食，名中风。风邪攻胃，胃气上逆则咳；咽门者，胃之系，咳甚则咽伤，故必咽痛。若胃气不逆，则不咳，其咽亦不痛也。四逆散加桔梗。

章虚谷：阳明中风，故能食，风邪上冒而头眩，其邪化热，则不恶寒。《内经》言胃中悍气直上冲头者，循咽上走空窍，其风热入胃，随气上冲，故咳而咽必痛，咽与肺喉相连，邪循咽，必及肺，故咳也；若不咳者，可知邪在经而不入胃循咽，则咽不痛矣。

程郊倩：阳明以下行为顺，逆则上行，故中寒则有头痛证，中风则有头眩证。以不恶寒而能食，知其郁热在里也。寒上攻能令咳，其咳兼呕，故不能食而手足厥；热上攻亦令咳，其咳不呕，故能食而咽痛，以胃气上通于肺，而咽为胃府之门也。夫咽痛惟少阴有之，今此以咳伤致痛，若不咳则咽不痛，况更有头眩、不恶寒以证之，不难辨其为阳明之郁热也。

〔评述〕

阳明病中风，由于感邪后入里化热，热邪上干于头，故头眩；上逆于肺，故咳；胃热消谷故能食。咽为呼吸之门户，关系于肺，肺受热侵，则咽必痛；若不咳则咽不痛，是咽痛由咳所引起。程氏对本条的解释，颇为中肯，以此证咽痛与少阴咽痛对比，亦得要领。盖少阴咽痛是阴虚有热，必另有少阴证候可征；此处咽痛，是阳明风热迫肺，因咳而痛，亦必有阳明证候可征。王氏主张用四逆散加桔梗治疗，然四逆散加桔梗是治阳邪郁遏的方剂，于此证似嫌不妥。愚意可用知母、石膏、玄参、麦冬、贝母、桔梗、甘草之属。

（赵戬谷）

〔原文〕

199. 陽明病，無汗，小便不利，心中懊憹⁽¹⁾者，身必發黃。

〔校勘〕

《金匮玉函经》："必发黄"上无"身"字。

〔词解〕

心中懊憹：心中烦闷不安。

〔提要〕

阳明热证兼湿的发黄症状。

〔选注〕

柯韵伯：阳明病法多汗，反无汗，则热不得越；小便不利，则热不得降；心液不支，故虽未经汗下，而心中懊憹也。无汗、小便不利，是发黄之原；心中懊憹，是发黄之兆。又云：口不渴，腹不满，非茵陈汤所宜。与栀子柏皮汤，黄自解矣。

黄恭照：身无汗而小便自利，则热得下泄，不发黄也；小便不利而身自汗出，则热得外越，不发黄也。今身既无汗，而又小便不利，不越不泄，故身必发黄。

《金鉴》：阳明病无汗，以热无从外越也。小便不利，湿不能下泄也。心中懊憹，湿瘀热郁于里也，故身必发黄，宜麻黄连轺赤小豆汤，外发内利可也。若经汗、吐、下后，或小便利，而心中懊憹者，乃热郁也，非湿瘀也。便硬者，宜调胃承气汤下之；便软者，宜栀子豉汤涌之可也。

〔评述〕

以上各家注解对本条的看法基本上是一致的。阳明为多气多血之经，病则最易化热化火。本论中的阳明病，是邪正分争，病势并盛，180条"阳明之为病，胃家实是也"的"实"包括了有形之热和无形之热两方面的内容。阳明病的外证为身热，汗自出，不恶寒，反恶热，脉象因热实于里，气蒸于外，所以应指而大。这是阳明病的一般特点。本条首句提出"阳明病"，说明是在阳明热证的基础上，如果见无汗而小便不利，则湿无出路，不能通过汗液和小便排出，湿与热结，湿热熏蒸于内，则必扰动心神造成心中懊憹，且发黄也。这种发黄是属湿热阳黄，起病多急，甚似现代医学的"急性黄疸型肝炎"，临床治疗可根据具体情况应用茵陈汤加味、栀子柏皮汤，或合入调胃承气汤均可。本条的"心中懊恢"是由湿热郁蒸所致，故必兼于无汗、小便不利、发黄等症中，和汗、吐、下后余热留扰胸膈之栀子豉汤证的心中懊恢在成因上是不相同的。

柯、黄二氏均认为无汗、小便不利是发黄的原因，道理是很明显的。至于心中懊恢是发黄之兆，在临床表现上也确实如此。

（沙凤桐）

〔原文〕

200．陽明病，被火⁽¹⁾，額上微汗出，而小便不利者，必發黄。

〔校勘〕

《金匮玉函经》《注解伤寒论》："小便不利者"前均无"而"字。

〔词解〕

(1) 被火：火，是指火法治疗。被火，即（阳明热病）用了火法治疗。

〔提要〕

阳明病，因误用火法治疗而导致发黄的症状。

〔选注〕

喻嘉言：阳明病，湿停热郁，而烦渴如加，热必发黄。然汗出，热从外越，则黄可免；小便多，热从下泄，则黄可免。若攻之，其热邪愈陷，津液愈伤，而汗与小便愈不可得矣。误火之，则热邪愈炽，津液上奔，额虽微汗，而周身之汗与小便愈不可得矣，发黄之变，安能免乎。阳明无表证，不当发汗，况以火劫乎！额为心部，额上微汗，心液竭矣；心虚肾亦虚，故以小便不利而发黄。非栀子柏皮汤何以挽津液于涸竭之余耶！

《金鉴》：阳明病无汗，不以葛根汤发其汗，而以火劫取汗，致热感津干，引饮水停，为热上蒸，故额上微出，而周身反不得汗也。若小便利，则从燥化，必烦渴，宜白虎汤；小便不利，则从湿化，必发黄，宜茵陈蒿汤。

〔评述〕

阳明病是里实热证，当以清、下法治之，经证以白虎汤清，腑证以承气汤下，病可愈。今反以火法治疗，势必助长火热之邪更加猖獗。小便不利则湿不得下泄，额上汗出是湿热薰蒸之故，何况仅额部汗出并不能使湿邪外出，湿热熏蒸于内，必发黄。柯氏注额为心部，额上微汗出是心液竭，小便不利是肾亦虚，这种解释似乎欠妥，而且与其用栀子柏皮汤也不符合，自相矛盾。本条的小便不利属水湿内阻，不得下泄之故，治疗当以清热利湿，通利小便为主。本条在病理上和199条"阳明病，无汗，小便不利，心中懊恢者，身必发黄"、236条"阳明病，发热汗出者，此为热越，不能发黄也；但头汗出，身无汗，剂颈而还，小便不利，渴饮水浆者，此为瘀热在里，身必发黄，茵陈蒿汤主之"的发黄机制相似，在治疗上可以相互参考。从这几条我们也可以受到启示，临床治疗"阳黄"一证，必须从治湿、热入手，方法上主要以清利小便、通利大便、发汗祛邪三个途径，使湿热之邪排出体外，而黄自退矣。

（沙凤桐）

〔原文〕

201．陽明病，脉浮而緊者，必潮熱，發作有時；但浮者，必盗汗出。

〔校勘〕

《金匮玉函经》："必潮热"作"其热必潮"。

〔提要〕

阳明病潮热、盗汗之脉象特点。

〔选注〕

尤在泾：太阳脉紧，为寒在表；阳明脉紧，为实在里，里实则潮热发作有时也。若脉但浮不紧者，为里未实而经有热，经有热则盗汗出。

唐容川：此脉紧是应大肠中有燥屎结束之形也，故必潮热。凡仲景所言潮热，皆是大肠内实结，解为太阳实邪，非也。仲景脉法，如脉紧者必咽痛，脉迟身凉为热入血室，皆与后世脉诀不同。

〔评述〕

病在太阳而脉浮紧，为风寒之邪固束体表的太阳表实证；阳明脉浮紧，乃阳热炽盛，邪实于里的实热证。同为浮紧之脉，前者浮取见紧，重按不足；后者必浮洪实大，重按有力。临证尤需脉证合参，方可得出确实诊断。

(李炳文)

〔原文〕

202. 陽明病，口燥但欲漱水，不欲嚥者，此必衄。

〔校勘〕

《千金翼方》："嚥"作"咽"。

〔提要〕

口燥漱水不欲嚥为热在营血，必鼻衄之兆。

〔选注〕

柯韵伯：阳明经起于鼻，系与口齿，阳明病则津液不足，故口鼻干燥，阳盛则阳络伤，故血上逆而衄也……若病在阳明，更审其能食不欲嚥水之病情，知热不在气分而在血分矣。

尤在泾：阳明口燥，欲饮水者，热在气而属府；口燥但欲漱水不欲嚥者，热在血而属经，经中热甚，血被热迫，必妄行为衄也。

〔评述〕

阳明气分热盛津伤则大渴引饮，正如 167 条所云："……大渴，舌上干燥而烦，欲得饮水数升者。"若口燥但欲漱水而不欲嚥，乃阳明热邪内迫营血。营血属阴，其性濡润，血被热蒸，营气上升，故虽口燥，而不欲饮水。热伤阳络，故宜发鼻衄。《温病条辨》云："太阴温病，寸脉大，舌绛而干，法当渴，今反不渴，热在营中也，清营汤去黄连主之。"吴鞠通此见，较各注家更为详尽明了，所论方证，可补伤寒论本条之未备。

(李炳文)

〔原文〕

203. 陽明病，本自汗出，醫更重發汗，病已差，尚微煩不了了[1]者，此必大便鞕故也，以亡津液，胃中乾燥，故令大便鞕。當問其小便日幾行，若本小便日三四行，今日再

行，故知大便不久出，今爲小便數少，以津液當還入胃中，故知不久必大便也。

〔校勘〕

《金匮玉函经》："津液"作"精液"

〔词解〕

（1）不了了：不清爽。这里指尚有不适感。

〔提要〕

根据小便次数，判断便硬的程度及可否自解。

〔选注〕

尤在泾：阳明病不大便，有热结与津竭两端，热结者可以寒下，可以咸软，津竭者必津回燥释，而后便可行也。今已汗复汗，重亡津液，胃燥更硬，是当求之津液，而不复行攻逐矣。小便本多，而今数少，则肺中所有之水精，不直输于膀胱，而还入于胃府，于是燥者得润，硬者得软，结者得通，故曰不久必大便出。而不可攻之意，隐然言外矣。

程郊倩：汗与小便，皆胃汁所酿，盛于外者，必竭于中。凡阳明病必多汗，及小便利必大便硬者，职此。重发阳明汗，必并病之阳明也。所以病虽差，尚微烦不了了，所以然者，大便硬故也。大便硬者，亡津液，胃中干燥故也，此由胃气失润，非关病邪，胃无邪搏，津液当自复，故当问其小便日几行耳。本小便日三四行，指重发汗时言，今日再行，指尚微烦不了了时言，观一尚字，知未差前病尚多，今微剩此未脱然耳，故只须静以俟津液之自还。

〔评述〕

以上二注家对本条的注释，都有可取之处。阳明病本自汗出而复发其汗，必耗伤津液，胃中干燥，肠道失润而便硬。然虽属误治，邪气也已去，故"病已差"。"微烦不了了者"，非邪热亢盛，燥实内结，实为腑气不畅，胃气不和所致，故不可攻下，以免徒伤胃气，只求津液回复，大便一通，微烦自除。若小便次数较前减少，说明津液的输布已恢复正常，必有津液还于胃中，可知大便不久便出。若小便次数不减，说明胃中燥热未除，脾不能为胃行其津液，津液直趋膀胱，即247条所谓之"脾约证"，必以麻子丸通便润肠，"微烦"才能"了了"。本条以小便次数的多少判断胃肠津液之回复情况，从而决定治疗的方法，对临床治疗便秘有一定的指导意义。

（李炳文）

〔原文〕

204.　傷寒嘔多，雖有陽明證，不可攻之。

〔提要〕

呕多是病机向上，禁用攻下。

〔选注〕

章虚谷：胃寒则呕多，兼少阳之邪则喜呕，故虽有阳明证，不可攻也。若胃寒而攻之，必下利清谷，兼少阳而攻之，必挟热下利矣。

尤在泾：阳明虽有可下之例，然必表证全无，而热结在肠中者，方可攻之。若呕多者，邪在膈下也；心下硬满者，邪未下于胃也；面合赤色者，邪气怫郁在表也，故皆不可攻之，攻则里虚而热入。其淫溢于下者，则下利不止；其蓄聚于中者，则发热色黄，小便不利。

沈明宗：恶寒发热之呕属太阳，寒热往来之呕属少阳，但恶热不恶寒之呕属阳明。然呕多则气已上逆，邪气偏侵上脘，或带少阳，虽有阳明证，慎不可攻也。

〔评述〕

归纳注家对本条"呕多"一证的分析，大体不外兼有少阳、阳明中寒、邪在胸膈三个方面的原因。对于辨析阳明病呕吐都有一定的参考意义。本篇185条"……伤寒发热无汗，呕不能食，而反汗出濈濈然者，是转属阳明也"，可与本条相互发明。"呕不能食"，"呕多"也；"汗出濈濈然者"，"阳明证"也。是为"转属阳明"，当以阳明论治，然病属阳明，也有表里上下之分，"呕多"，说明邪气在表在上，未成里实内结，故不可攻下，否则徒伤胃气，反引邪深入。此为本条文的基本精神。至于兼有少阳或为阳明中寒，自然也不攻下，只不过不是本条所要强调的内容罢了。

(李炳文)

〔原文〕

205. 陽明病，心下鞕滿者，不可攻之。攻之，利遂不止者死，利止者愈。

〔校勘〕

《千金翼方》《金匮玉函经》："利遂不止"均作"遂利"。

〔提要〕

阳明病心下硬满忌攻下。

〔选注〕

成无己：阳明腹满者，为邪气入府，可下之。心下硬满则邪气尚浅，未全入府，不可便下之。得利止者，为邪气去，正气安则愈；若因下利不止者，为正气脱而死。

陈修园：止在心下尚未及腹，止是硬满而不兼痛，此阳明水谷空虚，胃无所仰，虚硬虚满，不可攻之。若误攻之，则谷气尽而胃气败，利遂不止则死；若其利自能止者，是其人胃气尚在，腐秽去而邪亦不留，故愈。

〔评述〕

本条承接上条之意，重申病位在上者不可攻下之理，强调治病祛邪，一定要注意因势利导。本证肠中无燥屎阻结，误用攻下，势必损伤胃气，而发生下利，如下利不止，则脾胃之气有降无升，下焦亦无约束之权，故预后不良；如下利能够自止，则胃气未败，故曰利止者愈。

(李炳文)

〔原文〕

206. 陽明病，面合色赤[1]，不可攻之；必發熱，色黃者，小便不利也。

〔校勘〕

《金匮玉函经》《注解伤寒论》："色赤"均作"赤色"，"必发热"上有"攻之"二字。

〔词解〕

(1) 面合色赤：满面通红。

〔提要〕

热郁于经不可攻下及误下变证。

〔选注〕

成无己：合，通也。阳明病面色通赤者，热在经也，不可下之。下之虚其胃气，耗其津液，经中之热，乘虚入胃，必发热，色黄，小便不利也。

张隐庵：阳明病，面合赤色，此阳气怫郁在表，当解之薰之。若攻其里，则阳热之邪不能外解，必发热，肌表之热内乘中土，故色黄。夫表气外达于皮毛，而后小便利，今表气怫郁，湿热发黄，则小便不利也。

黄坤载：表寒外束，郁其经热，则面先见赤色，此可汗而不可攻，以面之赤色，是经热而非府热，则毛蒸汗泄，阳气发越，面无赤色；攻之则阳败湿作，而表寒未解，湿郁经络，必发热色黄，小便不利也。

〔评述〕

对本证邪郁于经，并未入腑之证不可攻，注家看法皆同。但对面合色赤的解释略有不同，张氏认为是"表寒外束，郁其经热"，意即阳气怫郁在表所致，当以汗法解之。黄氏认为"是经热而非腑热"，意指此为白虎汤证，当以清法解之。我们认为两说皆通，当具体结合有关脉证鉴别。但攻下一法，无疑是禁用的，这一原则应该掌握。

（王树芬）

〔原文〕

207. 陽明病，不吐不下，心煩者，可與調胃承氣湯。

〔校勘〕

《金匮玉函经》《千金翼方》："不吐不下，心烦"均作"不吐而下烦"，《脉经》同。无"调胃"二字。

〔提要〕

胃有郁热而心烦的治法。

〔选注〕

成无己：吐后心烦，谓之内烦；下后心烦，谓之虚烦；今阳明病，不吐不下心烦，即是胃有郁热也，与调胃承气汤以下郁热。

汪琥：不吐不下者，热邪上不得越，下不得泄，郁胃府之中，其气必上薰于膈而心烦。烦，闷而热也。

钱潢：但心烦，不若潮热便硬之胃实，所以不必攻下，而可与调胃承气汤也。

张璐：可与者，欲人临病裁酌，不可竟行攻击也。

〔评述〕

对于本条心烦一症的病理，诸家看法大体一致，即热邪郁胃，上蒸胸膈而致，故用调胃承气汤泄其郁热。既曰"可与"，也寓有临证裁酌之意。对"不吐不下"的理解，成氏认为是未经吐下，指治法；尤氏、汪氏认为是上不见吐、下不见泄，是指病状，两说均通，以后者的理解为更妥。

本条文字简略，仅言"心烦"一症，很容易和栀子豉汤证相混。栀子豉汤的心烦，大多在吐下之后，余热未尽，扰于胸膈，并无里实燥结之证，故用栀子豉汤清热宣泄，心烦可除。本证除心烦之外，必有腹满、便秘、舌苔黄燥之症，故用承气汤泻其燥实。

（王树芬）

〔原文〕

208. 陽明病，脉遲，雖汗出不惡寒者，其身必重，短氣，腹滿而喘，有潮熱者，此外欲解，可攻裏也。手足濈然汗出者，此大便已鞕也，大承氣湯主之。若汗多，微發熱惡寒者，外未解也，其熱不潮，未可與承氣湯；若腹大滿不通者，可與小承氣湯，微和胃氣，勿令至大泄下。

〔校勘〕

《千金翼方》《外台秘要》："外未解也"下均有"桂枝汤主之"五字。

《脉经》《千金翼方》："不通"均作"不大便"。

〔提要〕

阳明病可否攻下的辨证及大、小承气汤运用的一个鉴别点。

〔选注〕

成无己：阳明病脉迟，若汗出多，微发热恶寒者，表未解也；若脉迟，虽汗出而不恶寒者，表证罢也。身重、短气、腹满而喘、有潮热者，热入府也。四肢诸阳之本，津液足，为热蒸之，则周身汗出；津液不足，为热蒸之，其手足濈然而汗出，知大便已硬也，与大承气汤，以下胃热。经曰：潮热者，实也。其热不潮，里热未成实，故不可便与大承气汤，虽有腹大满不通之急，亦不可与大承气汤。与小承气汤微和胃气。

尤在泾：脉虽迟，犹可攻之，以腹满便闭，里气不行，故脉为之濡滞不利，非可比于迟脉为寒之例也。

程郊倩：迟者大而迟，其人素禀多阴也。故虽汗出不恶寒，其身必重，必短气，必腹满而喘；经脉濡滞，不能为阳脉之迅利莫阻也，故邪虽离表，仍逗留不肯据入，直待有潮热，方算得外欲解。不然则身重、短气、腹满而喘之证，仍算外，不算里。在他人只潮热证便可攻，而脉迟者必待手足濈然汗出，此时阳气大胜，方是大便已硬，方可主以大承气汤。此脉不用小承气者，以里证备具，非大承气不能攻其邪耳。若汗虽多而只微发热恶寒，即不敢攻。即不恶寒而热未潮，亦不敢攻。盖脉迟则行迟，入里颇艰，虽腹大满不通，只可用小承气汤，勿令大泄下，总因一迟字，遂尔斟酌为此，观迟字下虽字可见。然迟脉亦有邪聚热结，腹满胃实，阻住经隧而成者，又不可不知。

〔评述〕

本段条文对阳明病可否攻下进行了分析，首先指出阳明病攻下的先决条件：一是表已解，即"虽汗出，不恶寒"。二是里已实，主要根据之一是脉迟，必迟而有力。诚如张璐所说"此条虽云脉迟，而按之必实"；根据之二是潮热。《伤寒明理论》认为，潮热为可下之理。

本条指出了大、小承气汤一个重要的鉴别点是有无"手足濈然汗出"。其机理如方有执所说："手足濈然汗出者，脾主四肢而胃为之合，胃中热甚而蒸腾达于四肢，故曰此大便硬也。"所以可以认为，阳明病中有此症者是里实已成而燥结甚，无此症者里实虽满而燥结不甚，前者当用大承气汤攻下，后者只可以用小承气汤微和胃气。

有些注家认为，潮热是使用大、小承气汤的主要鉴别点，这种看法不正确，例如：209 条云："阳明病潮热，大便微硬者，可与大承气汤；不硬者，不可与之。"而 214 条又云："阳明病谵语，发潮热，脉滑而疾者，小承气汤主之。"可见有无潮热不能作为使用大、小承气汤的根据。

〔方剂〕

大承氣湯方

大黃四兩（酒洗）　厚朴半斤（炙，去皮）　枳實五枚（炙）　芒硝三合

上四味，以水一斗，先煮二物，取五升，去滓，内大黃，更煮取二升，去滓，内芒硝，更上微火一二沸，分溫再服，得下，餘勿服。

〔校勘〕

成无己本："煮"上无"更"字。

〔方解〕

《金鉴》：诸积热结于里而成满痞燥实者，均以大承气汤下之也。满者，腹胁满急膜胀，故用厚朴以消气壅；痞者，心下痞塞硬坚，故用枳实以破气结；燥者，肠中燥屎干结，故用芒硝润燥软坚；实者，腹痛大便不通，故用大黄攻积泻热。然必审四证之轻重，四药之多少适其宜，始可与也。若邪重剂轻，则邪气不服；邪轻剂重，则正气转伤，不可不慎也。

程知：调胃承气，大黄用酒浸；大承气，大黄用酒洗，皆为芒硝之咸寒而以酒制之。若小承气汤，不用芒硝，则亦不事酒浸洗矣。

〔验案〕

许叔微：一武弁李姓，在宣化作警，伤寒五、六日矣。镇无医，抵郡召予。予诊视之曰：脉洪大而长，大便不通，身热无汗，此阳明证也，须下。病家曰：病者年逾七十，恐不可下。予曰：热邪毒气并蓄于阳明，况阳明经络多血多气，不问老壮，当下。不尔，别请医占。主病者曰：审可下。一听所治，予以大承气汤。半日，殊未知。诊其病，察其证宛然在。予曰：药曾尽否？主病者曰：恐气弱不禁，但服其半耳。予曰：再作一服。亲视饮之。不半时间，索溺器，先下燥粪十数枚，次溏泄一引，秽不可近，未离已中汗矣，濈然周身。一时顷，汗止身凉，诸苦遂除。次日予自镇归，病人索补剂。予曰：服大承气汤得差，不宜服补剂，补则热仍复，自此但食粥，旬日可也。故予治此疾，终身止大承气，一服而愈，未有若此之捷。（《伤寒九十论》）

舒驰远：吾家有时宗者，三月病热，予与仲远同往视之，身壮热而谵语，胎刺满口，秽气逼人，少腹硬满，大便闭，小便短，脉实大而迟。仲远谓热结在里，其人发狂，小腹硬满，胃实而兼蓄血也，法以救胃为急，但此人年已六旬，证兼蓄血，下药中宜重加地黄，一以保护元阴，一以破瘀行血。予然其言，主大承气汤，硝黄各用八钱，加生地一两捣如泥，先炖数十沸，乃纳诸药同煎，迭进五剂，得大下数次，人事贴然。少进米饮一二口，辄不食，呼之不应，欲言不言，但见舌胎干燥异常，口内喷热如火，则知里燥尚未衰减，复用犀角地黄汤加大黄三剂，又下胶滞二次，色如败腐，臭恶无状，于是口臭乃除。

（《续名医类案》）

〔评述〕

对于大承气汤的使用标准，一种认识是"必痞、满、燥、实、坚全而后可用"（如王海藏、周禹载），示人在使用大承气汤时要谨慎从事，以防损正气。也有不少注家，如高士宗等认为，不一定痞、满、燥、实、坚悉具才可使用，如阳明三急下、少阴三急下证，就不一定痞、满、燥、实、坚悉具，才可下之。吴又可对攻下法颇有见地，提出逐邪勿拘结粪之说，云："勿拘下不厌迟之说，应下之证，见下无结粪，以为下之早，或以为不应下之证误投下药，殊不知承气本为逐邪而设，非专为结粪而设也。……在经所谓不更衣十日无所苦，有何妨碍，是知燥结不致损人，邪毒之为强命也。……总之，邪为本，热为标，结粪又其标也。能早去其邪，安患燥结也。"他明确提出承气汤的目的首先不在除燥屎，而在攻邪热，其见解极为精辟。

近年来，在急腹症的中医治疗中，也不拘于结粪及痞、满、燥、实、坚悉具，只要见到阳明热盛燥实，腑气不通，就用大承气汤（或其加减方）攻下，每获良效。如症状以痛、呕、胀、闭为主的急性肠梗阻，就可用复方大承气汤（大黄、芒硝、枳实、厚朴、赤芍、桃仁、莱菔子）治愈（《新医药学杂志》78 年第 3 期"通腑法的临床应用"）。后世根据大承气汤创立了增液承气汤以治疗津液不足而燥结肠间之证，创立了新加黄龙汤以救气阴两虚而燥结肠间之危候。进一步扩大了本方的应用范围。

〔方剂〕

小承氣湯方

大黄四兩（酒洗）　厚朴二兩（炙，去皮）　枳實三枚大者（炙）

上三味，以水四升，煮取一升二合，去滓，分温二服。初服汤，当更衣，不尔者，尽饮之；若更衣者，勿服之。

〔方解〕

柯韵伯：诸病皆因于气，秽物之不去，由气之不顺也。故攻积之剂，中用气分之药，故以承气名汤。分大小有二义焉：厚朴倍大黄，是药为君，味多性猛，制大其服，欲令大泄下也；大黄倍厚朴是气药为臣，味少性缓，制小其服，欲微和胃气也。煎法更有妙义：大承气之先后作三次煎者，何哉？盖生者气锐而先行，熟者气纯而和缓，欲使芒硝先化燥屎，大黄继通地道，而后枳朴除其痞满也；若小承气三物同煮，不分次第，只服四合，但求地道之通，而不用芒硝之峻，且远于大黄之锐，故称微和之剂云。

徐忠可：此大承气单去芒硝耳。和者缓也，无硝则势缓矣。谓稍有未硬，且微通其气，略解其热，缓以待之也，故亦曰微和胃气，非调胃之义也。

钱潢：小承气者，即大承气而小其制也。大邪大热之实于胃者，以大承气汤下之。邪热轻者、及无大热但胃中津液干燥而大便难者，以小承气汤微利之，以和胃气。胃和则止，非大攻大下之峻剂也。以无大坚实，故于大承气中去芒硝，又以邪气未大结满，故减厚朴、枳实也。创方立法，惟量其缓急轻重，而增损之，使无太过不及，适中病情耳。

吴又可：三承气功用仿佛。热邪传里，但上焦痞满等，宜小承气汤；中有坚结者，加芒硝软坚而润燥。病久失下，虽有结粪，然多黏腻极臭恶物，得芒硝则大黄有荡涤之能。

设有无痞满惟存宿结，而有瘀热者，调胃承气宜之。三承气功效俱在大黄，余皆治标之品也。

〔验案〕

李士材：一人伤寒至五日，下利不止，懊恼目张，诸药不效，有以山药、茯苓与之，虑其泻脱也。李诊云：六脉沉数，按其脐则痛，此协热自利，中有结粪，小承气倍大黄服之。果下结粪数枚，利止，懊恼亦痊。（《续名医类案》）

〔评述〕

总的来说，小承气汤与大承气汤皆是治疗阳明里实热，燥结已成的，仅有些标的不同。从程度上看，大承气汤是治疗大实大热的，小承气汤是治疗小实小热的，如以燥结为衡量标准的话，大承气汤是治疗燥结已成，而小承气汤是治疗燥结未成或将成的；从症状上看，小承气汤用以治疗以痞满为主的，大承气汤则用来治疗痞、满、燥、实、坚；从药物组成上看，小承气汤是大承气汤"小其制也"；从功用上看，一个峻猛，为峻下剂，一个和缓，为缓下剂。各注家对大、小承气汤功用特点和适应证等都有独到之见解，可相互补充，加深理解。柯韵伯更阐述二方煎法之义，尤有参考价值，运用时确应注意。

在大、小承气汤的使用上，往往牵涉辨便硬与燥屎的问题。所谓便硬就是粪便硬结为块，而燥屎则是硬便中的水分更进一步干枯。有这样的说法，硬便留于肠中用小承气汤，燥屎留于肠中用大承气汤。但临床上便硬和燥屎怎么区别？由于仲景在运用攻下法时是非常谨慎的，故当推断内有燥屎（亦即阳明燥热结实甚重）而无十足把握时，即用小承气汤试探（当然同时也是一种治疗，参见209条）。若转矢气，说明有燥屎，可再用大承气汤攻之或小承气汤和之；燥屎也或可因初服小承气汤即得下（见李士材医案，但其小承气汤中大黄加倍）。若不转矢气，即说明无燥屎，不可再用大承气汤攻下。若肠内无燥屎或燥屎将结（即阳明燥热结实不甚）而用大承气汤，则可能出现因大下而伤正的种种弊病。但在已经积累了许多攻下法经验的今天，在后世对大、小承气汤进行了若干改进（如增液承气汤、新加黄龙汤）的现在，在运用大承气汤时就不必如此谨小慎微，总要以小承气汤来进行试探。不过要重视仲景之所以如此做法的精神实质，注意逐邪莫要引邪、攻下切勿伤正。如果仅仅认为大承气汤除燥屎、小承气汤祛硬便，那就还没有抓住问题的本质。所以在分析大、小承气汤的功用时，不要将着眼点放在辨便硬与燥屎上，还是吴又可的话对，"注意逐邪，勿拘结粪"。

（张　宇）

〔原文〕

209. 陽明病潮熱，大便微鞕者，可與大承氣湯；不鞕者，不可與之。若不大便六七日，恐有燥屎，欲知之法，少與小承氣湯，湯入腹中，轉失氣[1]者，此有燥屎也，乃可攻之；若不轉失氣者，此但初頭鞕，後必溏，不可攻之[2]，攻之必脹滿不能食也。欲飲水者，與水則噦；其後發熱者，必大便復鞕而少也，以小承氣湯和之。不轉失氣者，慎不可攻也。

〔校勘〕

《金匱玉函經》："轉失氣"作"轉矢氣"，"其後發熱"作"其後發潮熱"。

〔词解〕

（1）转失气：俗言放屁。

（2）攻之：指用大承气汤攻下。

〔提要〕

辨大、小承气汤的使用法。

〔选注〕

成无己：潮热者实，得大便微硬者，便可攻之；若便不硬者，则热未实，虽有潮热亦未可攻。若不大便六七日，恐有燥屎，当先与小承气汤溃之。如有燥屎，小承气汤势缓，不能宣泄，必转气下失；若不转失气，是胃中无燥屎，但肠间少硬耳，止初头硬，后必溏，攻之则虚其胃气，致腹胀满不能食也。胃中干燥，则欲饮水，水入胃中，虚寒相搏，气逆则哕。其后却发热者，则热气乘虚还复聚于胃中，胃燥得热，必大便复硬，而少与大承气汤，微利和之，所以重云不转失气不可攻内，慎之至也。

〔评述〕

本条主要说明大、小承气汤的应用指征，强调"燥屎"之有无是辨别可否应用大承气攻下的主要根据。攻下一法，用之恰当，效如桴鼓，用之不当，最易损伤胃气，仲景所以反复强调不见潮热、大便硬等实热内结之证慎用大承气汤，并提出疑而不决时用小承气探试一法，其意正在于此。但这并不意味着不见"燥屎内结"绝对不可应用大承气汤，诚如吴又可所说："承气本为逐邪而设，非专为结粪而设也。"《伤寒论》本身也不拘于必有"燥屎"始可攻下，所谓"阳明三急下""少阴三急下"，就是例证。后世医家，尤其是现代临床医家治疗急腹症和某些急性感染性疾病的实践证明，凡属里热炽盛、腑气壅滞而正气不衰的病人，无论有无燥屎，皆可投以大承气汤或其加减方。因此，临证运用承气汤，应根据病情之轻重缓急，四诊合参，全面分析，灵活掌握，不可为"燥屎"一证未具而贻误病情。同时又需注意不可滥用或过用，以免引邪深入，耗伤正气。

（张宇　陈庚）

〔原文〕

210. 夫實則譫語[(1)]，虛則鄭聲[(2)]。鄭聲者，重語也。直視、譫語，喘滿者死，下利者亦死。

〔校勘〕

《金匮玉函经》："也"字上有"是"字。

《外台秘要》：以"郑声者，重语也"六字为细注。

《注解伤寒论》：自"直视"以下，另为一条。

〔词解〕

（1）谵语：谵，音沾（zhān）。《集韵·二十四盐》："谵，疾而寐语也。"谵语，指病人神志不清，胡言乱语，多属实证。

（2）郑声：《广雅·释诂四》："郑，重也。"郑声，指患者在神志不清的情况下，低声地断断续续重复一些语句。多属虚证。

〔提要〕

谵语和郑声的虚实属性及死候的辨证。

〔选注〕

成无己：《内经》云邪气盛则实，精气夺则虚。谵语由邪气盛而神识昏也，郑声由精气夺而声不全也。义曰直视谵语，邪盛也。喘满为气上脱；下利为气下脱，是皆主死。

《金鉴》：谵语一症，有虚有实，实则谵语，阳明热甚，上乘于心，乱言无次，其声高朗，邪气实也；虚则郑声，精神衰乏，不能自主，语言重复，其声微短，正气虚也。

尤在泾：直视谵语，为阴竭阳盛之候，此为邪气日损，或阴气得守，犹或可治；若喘满则邪内盛，或下利则阴内泄，皆死证也。

程郊倩：直视谵语，为非死证，即带微喘，亦有脉弦者生一条，惟兼喘满，兼下利，则真气脱而难回矣。

喻嘉言：此条当会意读，谓谵语之人，直视者死，喘满者死，下利者死，其义始明。盖谵语者，心火亢极也，加以直视，则肾水重竭，心火愈无制，故主死；喘满者，邪聚阳位而上争，正不胜邪，气从上脱，故主死也；下利者，邪聚阴位而下夺，正不胜邪，气从下脱，故主死也。

〔评述〕

谵语、郑声，从虚实而分，皆属危候。注家对此认识基本一致。谵语，邪气太盛，正不胜邪；郑声，精气内夺，正气欲竭。故仲景曰"死"，意为病情危重，治疗困难。然随着医学的发展，尚有救治的可能，不可拘于"死证"之说，束手待毙。

（沙凤桐）

〔原文〕

211. 發汗多，若重發汗者，亡其陽⁽¹⁾，譫語，脉短⁽²⁾者死，脉自和⁽³⁾者不死。

〔校勘〕

《金匮玉函经》："多"字下无"若"字，"重发汗"下无"者"字，有"若已下，复发其汗"七字。

〔词解〕

（1）亡其阳：由于发汗太过，致使阳气外脱。

（2）脉短：指脉象出现上不至寸，下不及尺，仅关脉搏动这样一种败象，这是因为误汗阳气外亡，阴液内竭的缘故。

（3）脉自和：病虽危重，而未出现"短脉"那样的败脉。

〔提要〕

汗多重汗，则亡其阳，以脉象判断生死预后。

〔选注〕

方中行：汗本血之液，阳亡则阴亦亏。脉者，血气之道路，短则其道穷矣，故亦无法可治，而主死也；和则病虽竭，而血气则未竭，故知生可回也。

张隐庵：此言汗多亡阳谵语，凭脉而决其死生也。发汗多，则亡中焦之津液矣；若重发汗，更亡心主之血液矣。夫汗虽阴液，必由阳气蒸发而出，故汗多重汗，则亡其阳，表阳外亡，心气内乱，故谵语。脉者，心之所主也，脉短则血液虚而心气内竭，故死；脉自和则心气调而血液渐生，故不死。

喻嘉言：此言太阳经得病时，发汗过多，及传阳明时，重发其汗，故有亡阳而谵语之一证也。亡阳之人，所存者阴气耳，故神魂不定，而妄见妄闻，与热邪乘心之候不同。脉短者则阴阳不附，脉和则阴阳未离，其生死但从脉定耳。

汪琥：谵语者，脉当大实或洪滑，为自和。自和者，言脉与病不相背也，病虽甚不死；若谵语、脉短，为邪热盛，正气衰，乃阳证见阴脉也，无法可施。

《金鉴》：太阳病，发汗过多不解，又复重发其汗，以致气液两亡，热邪乘燥传入阳明而生谵语。

舒驰远：亡其阳，阳字有误，应是阴字。何也？病在少阴，汗多则亡阳；病在阳明，汗多则亡阴。盖《阳明篇》皆阳旺胃实之证，但能亡阴，不能亡阳。

〔评述〕

发汗多，又重发汗，势必造成阳气随汗液外越，而有"亡阳"之变。误汗伤阳且伤阴，而以伤阳为重点，故条文着重指出"亡其阳"。心主神明，阳亡阴竭，心神无以依托必乱，所以出现谵语，病机如此决不可误认为实。在这种情况下，如果出现上不至寸，下不及尺，仅关脉搏动的短脉，说明气血津液俱竭，阴阳离决，即是顷刻间事；如果尚未见到短脉这种反映败象的脉，六部脉虽弱而犹存，即条文中所谓"脉自和"，便说明虽气血皆伤，却还没到阴阳离决的地步，此时若积极抢救，尚有治愈的希望。

方氏分析短脉，喻氏、张氏分析谵语，都比较恰当；《金鉴》说本条谵语是"热邪乘燥传入阳明"，汪氏亦认为此谵语是"邪热盛"，这是因为他们拘于210条"夫实则谵语，虚则郑声"句，而忘掉了本条汗出过多、阳亡阴竭这样至重至危的病情，没有考虑到这种情况下，哪里还有什么"邪热盛"可言！我体会到，本条写法是仲景惟恐人们一见谵语便断定为实，提示要脉证合参，具体分析，而有的注家偏偏就犯了这样的错误，舒氏更说什么"《阳明篇》皆阳旺胃实之证，但能亡阴，不能亡阳"，其实阳明何尝无虚寒证，何尝无亡阳，何尝无死候！

这里，转引两段文献，以供学者参考：

王肯堂曰：谵语症，有补虚一法，如《素问》云"谵语者，气虚独言也"；《难经》曰脱阳者见鬼。仲景谓亡阳谵语，即此义也。故楼英云，余用参芪归术等剂。治谵语得愈者百十数，岂可不分虚实，一概用黄连解毒，大小承气汤以治之乎？王海藏亦曰：黄芪汤，治伤寒或时悲哭，或时嬉笑，或时太息，或语言错乱失次，世疑作谵语狂言者，非也，神不守舍耳。魏荔彤曰：阳明胃病，固多谵语矣，然谵语亦有虚实不同，不可概施攻下。（引自沈金鳌《伤寒论纲目》）

（何绍奇）

〔原文〕

212. 傷寒若吐、若下後不解，不大便五六日，上至十餘日，日晡所發潮熱，不惡寒，獨語如見鬼狀。若劇者，發則不識人，循衣摸床，惕而不安，微喘直視。脉弦者生，澀者死。微者，但發熱譫語者，大承氣湯主之。若一服利，則止後服。

〔校勘〕

《金匮玉函经》："日晡所"作"日晡时"，"摸床"作"撮空"，"惕而"作"怵惕"。

〔提要〕

阳明病运用大承气汤的又一种情况以及正虚邪实危候的预后。

〔选注〕

成无己：若吐、若下，皆伤胃气，不大便五六日，上至十余日者，亡津液，胃气虚，邪热内结也。阳明旺于申酉戌，日晡所发潮热者，阳明热甚也；不恶寒者，表证罢也；独语如见鬼状者，阳明内实也，以为热气有余；若剧者，是热气甚大也，热大甚于内，昏冒正气，使不识人，至于循衣摸床，惕而不安，微喘直视。伤寒阳胜而阴绝者死，阴胜而阳绝者死。热剧者，为阳胜。脉弦为阴有余，涩为阴不足。阳热虽剧，脉弦，知阴未绝而犹可生；脉涩则绝阴，故不可治。其邪热微而未至于剧者，但发热谵语，可与大承气汤，以下胃中热。经曰：凡服下药，中病即止，不必尽剂。此以热未剧，故云一服利，则止后服。

赵嗣真：《活人书》云：弦者阳也，涩者阴也。阳病见阳脉者生。在仲景脉法中，弦涩属阴不属阳得无疑乎？今观本文内，脉弦者生之"弦"字，当是"滑"字。若是"弦"字，弦为阴负之脉，岂有必生之理，惟滑脉为阳，始有生理。滑者通，涩者塞，凡物皆以通为生，塞为死。玩上条脉滑而疾者小承气主之，脉微涩者，里虚为难治，益见其误。

《金鉴》：若因循失下，以致独语如见鬼状，病势剧者，则不识人，循衣摸床，惊惕不安，微喘直视，是一切阳亢阴微，孤阳无依，神明扰乱之象。当此之际，惟诊其脉滑者为实，堪下则生；涩者为虚，难下则死。

〔评述〕

各注家对本条的认识，大同小异。以成氏的注释清晰明了，切中肯綮。本条意在说明，伤寒日久不愈而见腑实内结者，多有严重的津液耗损，病情较轻者，尚可与大承气汤，急下存阴；津伤欲竭，邪盛正衰者，禁用本方攻下。危候虽多而脉弦者，"知阴未绝，而犹可生"，"脉涩则阴绝"，预后不良。阴未绝，则正气尚能与邪相争，故脉弦，尚可用大承气急下存阴，以救万一；阴已绝，则正衰无力与邪相争，故脉涩。对于这种情况，仲景虽未明言，但不可用承气攻下之意已在其中。214 条进一步明确指出："脉反微涩者，里虚也，为难治，不可更与承气汤也。"对此后世所创的滋阴攻下的增液承气汤等方，可酌情试用。

本条以脉之弦、涩，察津液之存亡，对临证判断预后，及时采取相应的救治措施，有一定的实际意义。

（张 宇 陈 庚）

〔原文〕

213. 陽明病，其人多汗，以津液外出，胃中燥，大便必鞕，鞕則譫語，小承氣湯主之。若一服譫語止者，更莫復服。

〔校勘〕

《金匮玉函经》："硬"字作"坚"。

〔提要〕

阳明病多汗伤津致便硬谵语的治法。

〔选注〕

柯韵伯：阳明主津液所生病，故阳明病多汗。多汗是胃燥之因，便硬是谵语之根。一服谵语止，大便虽未利，而胃濡可知矣。

徐灵胎：谵语由便硬，便硬由胃燥，胃燥由于津少，层层相因，病情显著。

〔评述〕

阳明病汗多，津液外泄，胃中干燥，以致便硬；腑热上扰心神则谵语。说明津伤化燥是便硬内实之因。正如徐氏所说"谵语由便硬，便硬由胃燥，胃燥由于津少，层层相因"。因燥结尚未甚，故以小承气和其胃气，如一服谵语得止，则停服，改以他药调理，过服则伤正气。

（张　宇）

〔原文〕

214. 陽明病，譫語，發潮熱，脉滑而疾者，小承氣湯主之。因與承氣湯一升，腹中轉氣者，更服一升；若不轉氣者，勿更與之。明日又不大便，脉反微澀[1]者，裏虛也，爲難治，不可更與承氣湯也。

〔校勘〕

《脉经》《千金翼方》：均作"承气汤主之"，无"小"字。

《金匮玉函经》："腹中转气"作"腹中转矢气"。

〔词解〕

（1）微涩：脉象微而不流利。

〔提要〕

小承气汤的脉证、用法和禁忌。

〔选注〕

《金鉴》：阳明病，谵语，潮热，脉滑而疾，是可攻之证脉也。然无濈然之汗出，与小便数、大便硬燥实等证，则不可骤然攻之，宜先与小承气汤一升试之，若腹中转失秽气，则知肠中燥屎已硬，以药少未能遽下，所转下者，但屎之气耳！可更服一升促之，自可下也。若不转失气，则勿更与服，俟明日仍不大便，诊其脉仍滑疾则更服之。今脉反见微涩，则是里虚无气，不能承送，故为难治，所以不可更与承气汤也。

周禹载：脉之滑疾，正与微涩相反，何未经误下，便乃如此悬绝耶！谵语潮热，明明下证，假使证兼腹满硬痛，或手足濈然汗出，仲景此时竟行攻下，当不俟小承气试之矣。假使下证总未全见，而脉实大有力，即欲试之，一转矢气，此时仲景亦竟行攻下，当不俟小承气再试之矣。然其所以然者，正疑其人痰结见滑，得热变疾，胃气早虚者有之，故一见滑疾，便有微涩之虑，此所以一试再试，而不敢攻也。故曰里虚之候，治之为难，不但大承气所禁，即小承气也不可与。

山田正珍：小字衍文，当从《脉经》《千金翼》删之……承气汤不言大小者，要在随证辨用也。

柯韵伯：然滑有不同，又当详明，夫脉弱而滑，是有胃气，此脉来滑疾，是失其常度，重阳必阴，仲景早有成见，故少与小承气试之。

〔评述〕

本条文以从《脉经》《千金翼方》删"小"字而为"承气汤主之"为是。条文指出虽然是阳明病有潮热、谵语，但见脉滑而疾，滑为热实，亦可能是"痰结见滑，得热变疾，胃气早虚者有之"（周禹载），而脉疾可能是因燥结未甚所致，所以不可妄用大承气汤，而要以小承气汤主之。这是与208条"阳明病，脉迟"相对而言的。若见脉滑而疾且沉实有力，则应使用大承气汤了。下面的"因与承气汤一升，腹中转气者，更服一升"，恰好从反面证明先与大承气汤亦可能对症，因为给小承气汤嫌药力不逮。

本条还有一点可与212条互参，即为柯氏所言："此脉来滑疾，是失其常度，重阳必阴，仲景早有成见。"所以谈到脉可由滑疾转为微涩的"里虚"（气血两虚）状，且"为难治"，此与212条所云"脉弦者生，涩者死"都是从阳盛则阴绝这样一个阴阳消长的规律来观察疾病的。

（张　宇）

〔原文〕

215. 陽明病，譫語，有潮熱，反不能食者，胃中必有燥屎五六枚也。若能食者，但鞕爾，宜大承氣湯下之。

〔校勘〕

《金匮玉函经》《脉经》："反"字上均有"而"字。

《脉经》："承气汤"上无"大"字。

〔提要〕

以能食不能食辨燥结的微甚。

〔选注〕

张璐：此以能食不能食，辨燥结之微甚也。详仲景言，病人潮热谵语，皆胃中热盛所致。胃热则能消谷，今反不能食，此必热伤胃中津液，气化不能下行，燥屎逆攻于胃之故，宜大承气汤急祛亢极之阳，以救垂绝之阴。若能食者，胃中气化自行，热邪原不为盛，津液不致大伤，大便虽硬而不久自行，不必用药反伤其气也。若以能食便硬而用承气，殊失仲景平昔顾虑津液之旨。

〔评述〕

张氏抓住了此段的核心，之所以可用能食不能食辨燥屎，是因为不能食反映出热伤胃中津液，燥屎结于肠胃。燥结甚的，当用大承气汤无疑。据213条，胃中津伤而燥结不甚的，又可用小承气汤。所以《脉经》云"承气汤主之"，而不言大小是有道理的。

本条是对212条的再一次补充：阳明病，潮热，谵语，若不能食用大承气汤；若能食，则不可用。

本证不能食和190条"不能食名中寒"的不能食不同。本证是因胃热伤津，燥屎结于肠中，而致胃气不行；190条则是由于胃寒不能化谷。故本证宜攻下，彼证则宜温补。

（张　宇）

〔原文〕

216. 陽明病，下血⁽¹⁾讝語者，此爲熱入血室。但頭汗出⁽²⁾者，刺期門，隨其實而瀉之，濈然汗出則愈。

〔校勘〕

《金匮玉函经》《千金翼方》《脉经》："刺"上均有"当"字，"则"上均有"者"字。

《金匮要略·妇人杂病篇》：有此条，"刺"上有"当"字，"则"作"者"。

〔词解〕

(1) 下血：是指月经。

(2) 头汗出：是里热上蒸所致。热结于血室，不得外越，所以身无汗。

〔句解〕

濈然汗出则愈：刺期门可泄血分实邪，热泄血散，不结于血室，经气得通，气机宣畅，故全身作汗而愈。这与服小柴胡汤后，"上焦得通，津液得下，胃气因和，身濈然汗出而解"的道理是一致的。

〔提要〕

阳明病热入血室的证候和治法。

〔选注〕

汪琥：按此条当亦是妇人病。邪热郁于阳明之经，迫血从下而行，血下则经脉空虚，热得乘虚而入其室，亦作讝语。《后条辨》云，血室虽冲脉所属，而心君实血室所主，室被热扰，其主必昏故也。但头汗出者，血下夺则无汗，热上扰则汗蒸也。刺期门以泻经中之实，则邪热得除，而津液回复，遂濈然汗出而解矣。或问此条病仲景不言是妇人，所以尚论诸家，直指为男子。今子偏以妇人论之，何也？余答云，仲景于太阳篇中，一则曰妇人中风云云，经水适来，此为热入血室。再则曰妇人中风云云，经水适断，此为热入血室。三则曰妇人伤寒云云，经水适来。此为热入血室，则是热入血室，明系妇人之证，至此实不待言而可知矣。且也此条言下血，当是经水及期而交错妄行，以故血室有亏，而邪热得以乘之，故成热入血室之证。

张隐庵：此言阳明下血讝语，无分男女，而为热入血室也。下血者，便血也，便血则血室内虚。冲脉、任脉，皆起于胞中，而上注于心下，故讝语，此为血室虚而热邪内入，但头汗出者，热气上蒸也。夫热入血室，则冲任气逆而肝藏实，故当刺肝之期门，乃随其实而泻之之义。夫肝藏之血，充肤热肉，澹渗皮毛，濈然汗出，乃皮肤之血液为汗，则胞中热邪共并而出矣。

成无己：伤寒之邪，妇人则随经而入，男子由阳明而传，以冲之脉，与少阴之络起于肾，女子邪感，太阳随经，便得而入冲之经，并足阳明，男子阳明内热，方得而入也。冲之得热，血必妄行，在男子则下血讝语，在妇人则月事适来适断，皆以经气所虚，不能独伤人者是矣。

柯韵伯：血室者，肝也，肝为藏血之脏，故称血室。女以血用事，故下血之病最多。若男子非损伤，则无下血之病，惟阳明主血所生病，其经多血多气，行身之前，邻于冲任，阳明热感，侵及血室，血室不藏，溢出前阴，故男女俱有是证。

沈芊绿：然则血室之说，成氏主冲，柯氏主肝，二说虽并，其实则同。主冲者就其源头而言，主肝者就其藏聚处言。血必有源而出，不有源，则无根；血必聚处而藏，不有聚，则散漫无所收，于此二处而为血之室，其旨同也。

丹波元简：特汪氏以妇人论之，可谓超卓之见矣。

〔评述〕

对本证的病理，成氏、柯氏、张氏等都认为热入血室一证，男女皆可有之。而汪氏和丹波元简则认为，惟妇人方有热入血室一证。要想弄清这个问题，必须首先明确血室是什么？我们的看法，血室当指胞宫而言，较为贴切。固然，任脉通，太冲脉盛，月事方能以时下，月经的来潮，与冲任二脉是密切相关的，但经水的最后生成与排出，还是在胞宫，因此，应以胞宫为血室方恰当。妇人在行经期间若患了伤寒，热邪就可乘虚而入，结于胞宫，成为热入血室之证。所以我们同意汪琥的这一结论，"热入血室，明系妇人之证"。

本论中热入血室四条，《金匮要略·妇人杂病脉症并治第二十二篇》中也有，无大出入，兹将吴鞠通在其《温病条辨》中引用邵新甫的一段评述附录于此，以供参考。"考热入血室，《金匮》有四法：第一条主小柴胡，因寒热而用，虽经水适断，急提少阳之邪，勿令下陷为最。第二条伤寒发热，经水适来，已现昼明夜剧，谵语见鬼，恐人认阳明实证，故有无犯胃气及上二焦之戒。第三条中风寒热，经水适来，七八日脉迟身凉，胸胁满如结胸状，谵语者，显无表证，全露热入血室之候，自当急刺期门，使人知针力比药力尤捷。第四条阳明病下血谵语，但头汗出，亦为热入血室，当刺期门，汗出而愈"。

（胡兆垣）

〔原文〕

217. 汗出譫語者，以有燥屎在胃中，此爲風也。須下者，過經乃可下之下之若早，語言必亂，以表虛裏實故也。下之愈，宜大承氣湯。

〔校勘〕

《脉经》："宜大承气汤"作"属大柴胡汤、承气汤证"。

成无己本、《金匮玉函经》："须下者"均作"须下之"。

〔提要〕

阳明腑证兼太阳表证，须表解方可攻下。

〔选注〕

成无己：胃中有燥屎则谵语，以汗出为表未罢，故云风也。燥屎在胃则当下，以表未和，则未可下，须过太阳经，无表证，乃可下之。若下之早，燥屎虽除，则表邪乘虚复陷于里，为表虚里实，胃虚热甚，语言必乱，与大承气汤却下胃中邪热则止。

章虚谷：经邪入府，下之则愈，宜用大承气汤。倘下早而语乱，当用救治之法，非谓仍用大承气也。此倒装文法，不可错解。

山田正珍："风"当作"实"，传写之误也。

〔评述〕

本条指出了阳明腑证的一个特殊情况，即兼表证，为表虚里实时的治疗，强调必俟表证已罢，方可攻之。之所以认为是表虚，是因"汗"。表虚（太阳中风）可自汗，但阳明亦本有汗出，所以特意指出"此为风也"以别之。但临床单凭汗出这一点即认为是兼太阳表证，未免根据不足，应结合其他太阳中风证的特征。

成氏认为大承气汤是用于误下之后，使人混淆不清，因下之若早，语言必乱，是说明过早应用大承气汤的后果，而不是说误下之后再用大承气汤，章氏指出用大承气汤是倒装文法，符合条文本意。

（张　宇）

〔原文〕

218. 傷寒四五日，脉沉而喘滿，沉爲在裏，而反發其汗，津液越出，大便爲難，表虛裏實，久則譫語。

〔提要〕

阳明里实误汗的病理变化。

〔选注〕

柯韵伯：喘而胸满者，为麻黄证，然必脉浮者，病在表，可发汗。今脉沉为在里，则喘满属于里矣。反攻其表则表虚，故津液大泄。喘而满者，满而实矣，因转属阳明，此谵语所由来也。宜少与调胃。汗出为表虚，然是陪语，归重只在里实。

成无己：邪气入内之时，得脉沉而喘满，里证具也，则当下之；反发其汗，令津液越出，胃中干燥，大便必难，久则屎燥，屎燥胃实，必发谵语。

〔评述〕

本论 203 条云："阳明病，脉迟，虽汗出不恶寒者，其身必重，短气，腹满而喘，有潮热者，此外欲解，可攻里也。"由此可见，阳明里热结实，腑气不通，肺胃之气不降，必发喘息满闷。里证喘满，其脉必沉，与寒邪束表、肺失宣降之脉浮、胸满而喘，在病机、脉证上截然不同。若临证不辨表里，误发阳明里实之汗，伤表气以越津液，必致津伤燥结更甚而谵语。通过学习本条，进一步说明了脉证合参的重要性。

（李炳文）

〔原文〕

219. 三陽合病，腹滿身重，難以轉側，口不仁[(1)]，面垢[(2)]，譫語，遺尿。發汗則譫語；下之則額上生汗，手足逆冷；若自汗出者，白虎湯主之。

〔校勘〕

《脉经》："口"字下有"中"字。

《注解伤寒论》《金匮玉函经》："面"字上均有"而"字。

《千金翼方》："面垢"二字作"语言向经"四字。

《金匮玉函经》：在"则谵语"下有"甚"字，"逆冷"作"厥冷"，《千金翼方》同。

〔词解〕

（1）口不仁：口舌感觉迟钝，食不知味，言语不利。

（2）面垢：面部色泽不鲜，如蒙尘垢。

〔提要〕

三阳合病证治。

〔选注〕

《金鉴》：三阳合病者，太阳、阳明、少阳合而为病也，必太阳之头痛发热，阳明之恶热、不眠，少阳之耳聋、寒热等证皆俱也。太阳主背，阳明主腹，少阳主侧，今一身尽为三阳热邪所困，故身重难以转侧也。胃之窍出于口，热邪上攻，故口不仁也。阳明主面，热邪蒸越，故面垢也。热结于里则腹满，热盛于胃故谵语也，热迫膀胱则遗尿，热蒸肌腠故自汗也。证虽属于三阳，而热皆聚于胃中，故当从阳明热证主治也。若从太阳之表发汗，则津液愈竭，而胃热愈深，必更增谵语；若从阳明之里下之，则阴益伤而阳无依则散，故额汗肢冷也。要当审其未经汗下，而身热汗自出者，始为阳明的证，宜主以白虎汤，大清胃热，急救津液，以存其阴可也。

柯韵伯：此本阳明病，而略兼太、少也。胃气不通，故腹满；阳明主肉，无气以动，故身重；难以转侧，少阳行身之侧也；口者，胃之门户，胃气病，则津液不能上行，故不仁。阳明则颜黑，少阳病，面微有尘，阳气不荣于面，故垢。膀胱不约为遗溺，遗溺者，太阳本病也。虽三阳合病，而阳明证多，故当独取阳明矣。无表证，则不宜汗；胃未实，则不当下，此阳明半表里证也。里热而非里实，故当用白虎，而不当用承气。若妄汗则津竭而谵语，误下则亡阳而额汗出，手足厥也。此自汗出，为内热甚者言耳。

钱潢：《灵枢》曰，胃和则口能知五味矣。此所云口不仁，是亦阳明胃家之病也。

〔评述〕

注家中以《金鉴》之注为切当。三阳合病，由于热邪亢盛，充斥三阳，所以身重不能转侧；胃气不能通畅，故腹满；胃热炽盛，故口不仁，面垢；热扰神明故谵语；热迫太阳之腑故遗尿。此热邪弥漫上下内外，而见自汗，应独清阳明之热，以白虎汤主之。如误汗则津液外泄，里热愈炽，谵语愈甚。本无里实便硬，误用承气攻下则阴竭而阳无所附，可见亡阳额汗出，手足逆冷等险证。

（胡荫奇）

〔原文〕

220．二陽并病，太陽證罷，但發潮熱，手足漐漐汗出，大便難而谵語者，下之則愈，宜大承氣湯。

〔提要〕

二阳并病，表邪已解的证治。

〔选注〕

成无己：本太阳病并于阳明，名曰并病。太阳证罢，是无表证；但发潮热，是热并阳明。一身汗出为热越，今手足漐漐汗出，是热聚于胃也，必大便难而谵语。经曰：手足漐然而汗出者，必大便已硬也。与大承气汤以下胃中实热。

柯韵伯：太阳证罢，是全属阳明矣。先揭二阳并病者，见未下时便有可下之证，今太阳一罢，则种种皆下证矣。

〔评述〕

本条是对上面有关条文的总结，归纳了大承气汤的主证，208 条强调"手足濈然汗出"，209 条和 215 条强调了有"燥屎"，212 条强调"潮热、谵语"。可见应用大承气汤攻下以潮热、谵语、手足濈然汗出、大便燥结等为主要指征。当然不必强求上述诸证悉具，尤其是"谵语"，更非必具之证候。

（张　宇）

〔原文〕

221. 陽明病，脉浮而緊，咽燥口苦，腹滿而喘，發熱汗出，不惡寒，反惡熱，身重。若發汗則躁，心憒憒[1]，反譫語；若加溫針，必怵惕[2]煩躁不得眠；若下之，則胃中空虛，客氣動膈，心中懊憹，舌上胎者，梔子豉湯主之。

222. 若渴欲飲水，口乾舌燥者，白虎加人參湯主之。

223. 若脉浮發熱，渴欲飲水，小便不利者，豬苓湯主之。

〔校勘〕

《千金翼方》《脉经》："反恶热"作"反偏恶热"。

《千金翼方》："心愦愦"作"心中愦愦"。

《注解伤寒论》："温针"作"烧针"。

《伤寒总病论》："舌上胎"作"苔生舌上"。

《金匮玉函经》《千金翼方》："白虎加人参汤"均无"加人参"三字。

〔词解〕

（1）愦愦：音溃溃（kuìkuì）。形容心中烦乱不安的状态。

（2）怵惕：音触替（chùtì）。形容恐惧畏缩。

〔句解〕

（1）客气动膈：客气指外来的邪气。客气动膈，意指表邪之气，乘虚热陷上焦，扰动胸膈。

（2）舌上胎者：胎同苔。舌上胎者，即舌面上有苔。

〔提要〕

阳明经证及误治后的各种变证和治疗。

〔选注〕

《金鉴》：此承前条（220）互发其义，以明其治也。前条表证居多，戒不可误下；此条表里混淆，脉证错杂，不但不可误下，亦不可误汗也。若以脉浮而紧，误发其汗，则夺液伤阴，或加烧针，必益助阳邪，故谵语烦躁，怵惕愦乱不眠也；或以证之腹满、恶热，而误下之，则胃中空虚，客气邪热，扰动胸膈，心中懊憹，舌上生胎，是皆误下之过，宜以栀子豉汤一涌而安也。若脉浮不紧，证无懊憹，惟发热，渴欲饮水，口干舌燥者，为太阳表邪已衰，阳明燥热正甚，宜白虎加人参汤，滋液以生津。若发热，渴欲饮水，小便不利者，是阳明饮热并盛，宜猪苓汤利水以滋干。

成无己：脉浮发热，为邪在表；咽燥口苦，为热在经；脉紧，腹满而喘，汗出，不恶寒，反恶热，身重，为邪在里。此表里俱有邪，犹当双解之。若发汗攻表，表热虽除，而内热益甚，故躁而愦愦，反谵语。愦愦者，心乱。经曰：荣气微者，加烧针则血不行，更发热而躁烦。此表里有热，若加烧针，则损动阴气，故怵惕烦躁则不得眠也。若下之，里热虽去，则胃中空虚，表中客邪之气乘虚陷于上焦，烦动于膈，使心中懊恼而不了了也。舌上胎黄者，热气客于胃中；舌上胎白，知热气客于胸中，与栀子豉汤，以吐胸中之邪……下后邪热不客于上焦而客于中焦者，是为干燥烦渴，与白虎加人参汤散热润燥……邪气自表入里，客于下焦，三焦俱带热也。脉浮发热者，上焦热也；渴欲饮水者，中焦热也；小便不利者，邪客下焦，津液不得下通也，与猪苓汤利小便以泻下焦之热也。

柯韵伯：连用五"若"字，见仲景说法御病之详。栀子豉汤所不及者，白虎汤继之，白虎汤不及者，猪苓汤继之，此阳明起手之三法。所以然者，总为胃家惜津液，既不肯令胃燥，亦不肯令水渍入胃耳。

喻嘉言：汗出，不恶寒，反恶热，身重四端，则皆阳明之见症。

钱潢：舌上胎，当是邪初入里，胃邪未实，其色犹未至于黄黑焦紫，必是白中微黄耳。

程郊倩：热在上焦，故用栀子豉汤；热在中焦，故用白虎加人参汤；热在下焦，故用猪苓汤。

俞长荣：由于阳明初受邪，里热虽盛，但尚无燥屎。在治疗原则上不宜发汗、攻下，又忌温针，只宜清热。而医家辨证往往忽略，汗、下误施，因此变证多端。如果心中懊恼，舌上有苔的，这是热邪留滞胸膈，应以栀子豉汤清宣邪热（221条）；如果热盛，津液损耗而出现大汗出、口干、舌燥、烦渴引饮的，宜人参白虎汤清热生津（第222条）；如果渴欲饮水，但汗出不盛，且小便不利的，则宜猪苓汤滋燥而利水。

〔评述〕

第221条证见发热汗出，不恶寒，反恶热。参阳明篇182条"阳明病，外证云何？答曰：身热，汗自出，不恶寒，反恶热也"，显然为阳明经证，邪热壅盛于里无疑。然脉见浮紧，症见咽燥口苦，似是太阳脉和少阳证，加上前证当为三阳合病？仔细辨析，脉虽浮紧而无恶寒发热之太阳表证，症见咽燥口苦而无往来寒热等少阳证，故仍当辨为阳明经病初受邪时，证虽变而脉未变，燥热上冲故咽燥口苦，这一点喻嘉言、俞长荣注解紧紧抓住身热汗出等主症较妥帖。阳明热盛，气机阻碍故腹满而喘，阳明主一身肌肉，热盛伤气故身重。所以此时仍当清热，用白虎汤，而不可以发汗或温针。虽腹满而不谵语，邪热尚未内结成实，故不可攻下。这一点诸家基本一致。正如柯韵伯指出："脉虽浮不可为在表而发汗，脉虽紧不可以身重而加温针，胃家初实，尚未燥硬，不可以喘满、恶热而攻下。"可谓明矣。

今医者不明，误以发汗，津伤热炽，扰动心神而烦躁谵语；误温针，以热助热，而惊恐失眠；误用攻下，徒伤胃气，造成胃中空虚，邪热乘虚内扰胸膈，胸中郁闷不舒，舌苔白中微黄，用栀子豉汤清热除烦。成无己、钱潢补充了舌苔之色，可供参考。但成氏误以栀子豉汤为涌吐之剂，不甚妥帖。

222条承上条，为误治后津液严重损耗，邪热炽盛，用白虎汤清解邪热，加人参补气生津。

223条证见脉浮发热，渴欲饮水，小便不利，为津伤而水热内蓄，下焦气化不利。虽和白虎加人参汤同见发热，渴欲饮水，但两证迥殊。白虎人参汤有大汗出而小便利，纯属阳明经证热盛伤津，猪苓汤无大汗出而小便不利（224条汗出多而渴者，不可与猪苓汤，可反证本条当无大汗），为水热互结下焦而津液内伤所致，故以猪苓汤清热利水滋阴。

三条连看，柯琴以五个"若"字，说明仲景证治路数，程郊倩更以上中下三焦分别三方应用，条分缕析，足资参考。

上述清法三方，同为阳明经证误治后变证之治，临床应用必须详加鉴别，《伤寒论译释》曾将三相类条文列表（表4）比较，以备参考。

表4　　　　　　　　　　栀子豉汤、白虎加人参汤、猪苓汤三方比较

方　名	病位	症　　状	病机	治　疗		禁　　忌
栀子豉汤	上焦	手足温，不结胸，饥不能食，心中懊憹，舌苔微黄	热蕴胸膈	清热除烦	宣	病人旧微溏者
白虎加人参汤	中焦	口干，舌燥，烦渴，大汗	热灼津伤	清热生津	清	表不解，里热不盛者
猪苓汤	下焦	脉浮发热，渴欲饮水，小便不利	阴虚有热，水热内结	清热利水滋阴	利	汗多胃中燥者

〔方剂〕

猪苓汤方

猪苓（去皮）　茯苓　泽泻　阿胶　滑石（碎）各一两。

上五味，以水四升，先煮四味，取二升，去滓，内阿胶烊消，温服七合，日三服。

〔校勘〕

《外台秘要》："阿胶"下有"炙"字。

《注解伤寒论》："内阿胶烊消"，"内"下有"下"字。

《金匮玉函经》："烊消"作"消尽"。

〔方解〕

《金鉴》：赵羽皇曰，仲景制猪苓一汤，以行阳明、少阴二经水热。然其旨全在益阴，不专利水。盖伤寒表虚，最忌亡阳，而里虚又患亡阴。亡阴者，亡肾中之阴与胃家之津液也。故阴虚之人，不但大便不可轻动，即小水亦忌下通。倘阴虚过于渗利，则津液反致耗竭。方中阿胶质膏，养阴而滋燥。滑石性滑，去热而利水。佐以二苓之渗泻，既疏浊热而不留其瘀瘀，亦润真阴而不苦其枯燥。是利水而不伤阴之善剂也。故利水之法，于太阳用五苓者，以太阳职司寒水，故加桂以温之，是暖肾以行水也；于阳明、少阴用猪苓者，以二经两关津液，特用阿胶、滑石以润之，是滋养无形以行有形也。利水虽同，寒温迥别，惟明者知之。

《方函口诀》：此方为下焦蓄热，利尿之专剂。若邪在上焦，或有表热者，为五苓散证。凡利尿之品皆主泌别津液，故二方俱能治下利，但其病位有异耳。此方专主下焦，故

治淋病或尿血。其他，水肿之属实者及下部有水气而呼吸如常者，用之皆能奏功。

〔验案〕

高某，女性，干部，患慢性肾盂肾炎，因体质较弱，抗病能力减退，长期反复发作，经久治不愈。发作时有高热，头痛，腰酸，腰痛，食欲不振，尿意窘迫、排尿少、有不快与疼痛感。尿检查：混有脓球，上皮细胞，红、白细胞等；尿培养：有大肠杆菌。中医诊断：属淋病范畴。此为湿热侵及下焦。法宜清利下焦湿热。选张仲景《伤寒论》猪苓汤……原方予服。猪苓 12g，茯苓 12g，滑石 12g，泽泻 18g，阿胶 9g（烊化兑服）。水煎服 6 剂后，诸症即消失。(《岳美中医案集》)

〔评述〕

本方即五苓散去桂枝、白术加滑石、阿胶组成。本汤证和五苓散证同有发热、渴欲饮水、小便不利，同主下焦水气内蓄之证。但五苓散适于太阳经水寒内蓄，故用桂枝散寒，白术扶土；本汤适于阳明经水热内蓄，且可治少阴下利，心烦不眠，阴津有亏之证，故以阿胶、滑石育阴润燥。正如《金鉴》注寒温之用不同，不可混淆。本方猪苓、茯苓、泽泻利水通淋，加上滑石、阿胶之滑润，对慢性泌尿系统炎症、泌尿系结石，见小便淋涩疼痛、血尿，并上述证候者可用。

(陆寿康)

〔原文〕

224. 陽明病，汗出多而渴者，不可與豬苓湯，以汗多胃中燥，豬苓湯復利其小便故也。

〔提要〕

猪苓汤禁忌证。

〔选注〕

成无己：《针经》曰，水谷入于口，输于肠胃，其液别为五，天寒衣薄则为溺，天热衣厚则为汗，是汗溺一液也。汗多为津液外泄，胃中干燥，故不可与猪苓汤利小便也。

柯韵伯：阳明病，重在亡津液，饮水多而汗不多，小便不利者，可与猪苓汤利之。若汗出多，以大便燥，饮水多，即无小便，不可利之。不知猪苓汤本为阳明饮多而用，不为阳明利水而用也，不可与猪苓汤，即属腑者不令溲数之意，以此见阳明之用猪苓，亦仲景不得已之意矣。汗多而渴，当白虎汤；胃中燥，当承气汤，具在言外。

〔评述〕

猪苓汤虽有阿胶滋阴，究以利水诸药为主。若汗出多而口渴，是汗多而津液已伤，引水自救之证。汗出既多，胃中必燥，此时即有小便不利，也不可轻易利水，因汗溺同源于津液，汗既夺于外，溺再夺于下，津液更耗而危亡立待。成氏据《灵枢·五癃津液别》立论较高，柯氏补充此条方治可参。但本证汗多口渴似以白虎加人参汤为切。

(陆寿康)

〔原文〕

225. 脉浮而遲，表熱裏寒，下利清穀者，四逆湯主之。

〔句解〕

表热里寒：此为表假热而里真寒之阴盛格阳证。本条除已述之症状外，当有"汗出恶热"之表假热的症状。

〔提要〕

表热里寒的证候和治法。

〔选注〕

成无己：浮为表，迟为里寒。下利清谷者，里寒甚也，与四逆汤，温里散寒。

尤在泾：脉迟为寒，而病系阳明，则脉不沉而浮也。寒中于里，故下利清谷，而阳为阴迫，则其表反热也。四逆汤为复阳散寒之剂，故得主之。

柯韵伯：脉浮为在表，迟为在脏，浮中见迟，是浮为表虚，迟为脏寒。未经妄下而利清谷，是表为虚热，里有真寒矣……此是伤寒证，然脉浮表热，亦是病发于阳，世所云漏底伤寒也。必其人胃气本虚，寒邪得以直入脾胃，不犯太少二阳，故无口苦、咽干、头眩、项强痛之表证，然全赖此表热，尚可救其里寒。

钱潢：此与少阴、厥阴，里寒外热同义，若风脉浮而表热，则浮脉必数，今表虽热而脉迟，则知阴寒在里，阴盛格阳于外，而表热也。虚阳在外故脉浮，阴寒在里故脉迟，所以下利清谷，此为真寒假热，故以四逆汤祛除寒气，恢复真阳也。若以为表邪而汗之则殆矣。

章虚谷：脉浮身热，是有表邪，而不知其脉迟为阳虚里寒，以四逆汤急救脾肾之阳，用生附配干姜从里达表，其外邪亦可解散而不致内陷矣。

魏荔彤：此虽有表证，且不治表而治里，则虽有阳明假热之证，宁容不治真寒，而治假热乎？是皆学者所宜明辨，而慎出之者也。

丹波元简：此其实少阴病，而假现汗出恶热等阳明外证者，故特提出斯篇。

〔评述〕

脉迟和下利清谷，是阴寒内盛，阳气衰微，内藏虚寒，不能运化水谷之证，各家均认为这是本条的辨证要点。至于对"表热"的分析，则有两种不同看法：

（1）成氏、章氏认为脉浮、身热是兼有表邪。他们认为本证若无下利清谷，单见表热之症状，毫无疑问，应治以解表。今脉浮表热，并见下利清谷，而且其脉兼迟，说明阳虚里寒为急，故当先以温里为要，虽有表证、表脉兼在，也应从缓而图之。这是将本条也看作是表里同俱，里虚为急，先救其里的治疗原则，与太阳篇91条"伤寒，医下之，续得下利清谷不止，身疼痛者，急当救里；后身疼痛，清便自调者，急当救表"的治疗原则具有同一意义。

（2）尤氏、柯氏、钱氏、魏氏等均认为本条表热当是虚热、假热。如尤氏说："阳为阴迫，则其表反热。"钱氏也说："阴盛格阳于外而表热，虚阳在外故脉浮。"并认为此条"表热里寒"与少阴篇317条和厥阴篇370条的"里寒外热"同义，故当用四逆汤回阳而救逆，还阳以归舍。丹波元简也持同样看法，并补出"汗出恶热"一症，于临床辨证确有实际意义。我们认为，这一看法似与原文精神更较切合。仲景将此条列于阳明篇，正是示人临床认证必须至精至细，切勿将阴盛格阳，虚阳不敛的脉浮，汗出恶热，兼见脉迟、下利清谷之表假热里真寒证，误认为阳明表热证，否则，误以表证、热证治疗，妄投汗法、清法，则亡阳之变，可以立待。

本条可与少阴篇 317 条、厥阴篇 370 条、霍乱篇 389 条等互相参阅。

（张士卿）

〔原文〕

226. 若胃中虚冷，不能食者，飲水則噦。

〔校勘〕

《千金翼方》：无"者"字。

《脉经》：句首冠有"阳明病"三字。

〔提要〕

胃中虚寒的辨证。

〔选注〕

成无己：哕者，咳逆是也。《千金》曰："咳逆者，哕逆之名。"胃中虚冷，得水则水寒相搏，胃气逆而哕。

《金鉴》：若其人胃中虚冷，不能食者，虽不攻其热，饮水则哕，盖以胃既虚冷，复得水寒，故哕也，宜理中汤加丁香、吴茱萸，温而降之可也。

喻嘉言：表热里寒，法当先救其里，太阳经中亦用四逆汤，其在阳明更可知矣。此条比前条虚寒更甚，故不但攻其热必哕，即饮水亦哕也。

汪琥：若胃中虚冷不能食，饮水则水寒相搏，气逆而亦为哕矣，法当大温。

柯韵伯：阳明病不能食者，虽身热恶热，而不可攻其热。不能食，便是胃中虚冷，用寒以彻其表热，便是攻，非指用承气也。伤寒治阳明之法利在攻，仲景治阳明之心，全在未可攻，故谆谆以胃家虚实相告耳。

章虚谷：哕者，近世名呃逆，或空呕亦名哕，比呃逆为轻，皆由其人本元内虚故也。更当验之，若胃中虚冷不能食者，饮水则哕，如不哕，则非虚寒，其不能食，必有所因矣。

〔评述〕

关于本条所说的哕证，包括两个内容：第一个内容是指《灵枢·杂病》所说的哕，即呃逆。第二个内容是指干呕。干呕是有声无物的呕吐，平素所说的"干哕"，是指恶心，欲吐之前的感觉。两个内容不同，至于本条所说的哕证，很难确定是指哪一个。章氏在论证了两者区别之后说："皆由其人本元内虚故也。"

本条以不能食、饮水则哕作为胃中虚冷的辨证依据，很有临床指导意义。不能食可见于多种原因，诸如肝郁气滞，阴虚火旺，胃中有热，燥实结滞等都可影响饮食，用饮水则哕来鉴定属于胃中虚冷是可靠的。章虚谷认为："如不哕，则非虚寒，其不能食，必有所因矣。"这是他多年的临床体验。用口渴与否，饮水后能否消受来鉴别是否有热，不也是临床常用的辨证方法吗？至于饮水则哕的病机，注家见解一致，是胃中虚冷，饮水后，水寒相搏，胃气上逆所致。

（郭正权）

〔原文〕

227. 脉浮發熱，口乾鼻燥，能食者，則衄。

〔校勘〕

《金匮玉函经》："则"作"即"。

王肯堂校《千金翼方》："鼻"作"舌"。

〔提要〕

从脉证预测鼻衄。

〔选注〕

张令韶：此论阳明经脉燥热也。夫热在经脉，故脉浮发热；热循经脉而上，故口鼻干燥；不伤胃气，故能食；能食则衄，言病在胃府，非因能食而致衄也。

《金鉴》：阳明病脉浮发热，口干鼻燥，热在经也；若其人能食，则为胃和，胃和则邪当还表作解也。然还表作解，不解于卫，则解营，汗出而解者，从卫解也；衄血而解者，从营解也；今既能食、衄也，则知欲从营解也。

喻嘉言：脉浮发热，口干鼻燥，阳明热邪炽矣，能食为风邪，风性上行，所以衄也。

魏念庭：热盛则上逆，上逆则引血，血上则衄，此又气足阳亢之故，热邪亦随之而泄。

〔评述〕

阳明经热炽盛，表现为脉浮发热，口干鼻燥。注家对于能食的病机认识不尽相同，张令韶认为不伤胃气，故能食；《金鉴》认为若其人能食，则为胃和；喻嘉言认为能食为风邪。但不管胃气和也罢，不伤胃气或为风邪也罢，能食总不是虚寒的表现，阳明经热炽盛，中州又无虚寒之候，必有气足阳亢之势，衄血也是邪的一条出路，所谓红汗即此。《金鉴》认为是从营解有一定道理，但衄血不是绝对的，不能理解为一定衄血。临床上可见到因衄血而热退身凉者，但并不多见。

（郭正权）

〔原文〕

228. 陽明病，下之，其外有熱，手足溫，不結胸，心中懊憹，饑不能食[(1)]**，但頭汗出者，梔子豉湯主之。**

〔词解〕

（1）饥不能食：言心中嘈杂，似饥非饥之状。

〔提要〕

阳明病下之过早，热留胸膈的栀子豉汤证。

〔选注〕

柯韵伯：外有热是身热未除，手足温尚未濈然汗出，此犹未下前证，见不当早下也。不结胸，是心下无水气，知是阳明之燥化。心中懊憹，是上焦之热不除；饥不能食，是邪热不杀谷；但头汗出而不发黄者，心火上炎而皮肤无水气也。此指下后变证。夫病属阳明，本有可下之理，然外证未除，下之太早，胃虽不伤，而上焦火郁不达，仍与栀子豉汤吐之，心清而内外自和矣。

成无己：表未罢而下者，应邪热内陷也。热内陷者，则外热而无手足寒。今外有热而手足温者，热虽内陷，然而不深，故不作结胸也。心中懊憹，饥不能食者，热客胸中为虚烦也。热自胸中薰蒸于上，故但头汗出而身无汗。与栀子豉汤，以吐胸中之虚烦。

魏念庭：表邪未全入里，乃即以为胃实而遂下之，则其外仍有热，究不能随下药而荡涤也。于是虽热而不潮，手足虽温，而无濈然之汗出，则是在表者仍在表，而下之徒伤其里耳。即不至于全在太阳者误下成结胸，而心中懊憹，饥不能食，但头汗出，其阳明蒸蒸之热，为阴寒之药所郁，俱凝塞于胸膈之上，其证已昭然矣。但病仍带表，既不可再下，且已入里，又不可复发汗，惟有主以栀子豉汤，仍从太阳治也。

舒驰远：此证下伤脾胃，故心中懊憹，饥不能食；头汗出者，阳虚也，法当理脾开胃，兼以扶阳，栀子豉汤，不可用也。

〔评述〕

成氏认为本证是阳明腑实未成，太阳表证未除而误用攻泻，下之过早，以致热陷胸膈，见"心中懊憹，饥不能食"的栀子豉汤证。何以知表邪未解？阳明病用下法，本无异议，属正治之法，今下后见邪热留扰胸膈之症，可知邪热未全入里化燥，而操之过急下之过早使然。即便是阳明腑实已成，而太阳表证未解者，亦不宜急于求功，当先解其表，表解乃可攻之。否则早用攻下则表邪内陷，使病证横生枝节，变证蜂起，故前贤有云"邪实尚可再攻，正脱不可复挽"，实属至理之言。

表不解而误下变证，在太阳篇中阐述颇详。有热迫肠道的下利；有胸阳受损所致的脉促胸满；有热与水或痰互结的结胸证；也有热陷气结的痞证等等。本条则邪陷较浅，仅位于胸膈之上，既未气结成痞，更无水热结胸，故以栀子豉汤清泄胸膈之余热即可。而魏氏虽也与成氏同感，但他认为"其外有热"是表仍未解，故仍用栀子豉汤"从太阳治"，此说本身自相矛盾。既然承认邪陷胸膈，下文又说"病仍带表"，且把栀子豉汤作为解表剂，难作公允。观条文中所谓"外有热"，非表有热，与78条"身热不去"意同，是胸中热邪，形之于外的一种反映。所以，虽伴有"但头汗出"，不可视为表证。因为凡表证发热，必有恶寒、身疼等症。此热自胸中薰蒸于上，故见"但头汗出"。

应当指出的是，惟舒氏的看法与众说相反，他认为下后"饥不能食"是伤及中阳的缘故，主张扶阳理脾，不宜用栀子豉汤。当然，误下每易伤阳，但细析本条脉证并无寒象可见。这里的"饥不能食"，正是热扰胸膈的特征。因此，舒氏之论，未免失之于偏。

（王庆其）

〔原文〕

229. 陽明病，發潮熱，大便溏，小便自可$^{(1)}$**，胸脅滿不去者，與小柴胡湯。**

〔校勘〕

《金匮玉函经》《注解伤寒论》："与小柴胡汤"均作"小柴胡汤主之"。

〔词解〕

(1) 小便自可：即小便还能正常的意思。

〔提要〕

阳明里实未甚，少阳主证尚在，当从少阳施治。

〔选注〕

成无己：阳明病潮热，为胃实，大便硬而小便数；今大便溏，小便自可，则胃热未实，而水谷不别也。大便溏者，应气降而胸胁满去；今反不去者，邪气犹在半表半里之间，与小柴胡汤，以去表里之邪。

陈修园：阳明病发潮热，则大便应硬，小便应利矣，今大便溏而小便自可，知其气不涉于大小二便，止逆于胸胁之间也，至胸胁满而不能去者，宜从胸胁而达之于外，以小柴胡汤主之。

方有执：潮热，少阳阳明之涉疑也。大便溏，小便自可，胃不实也；胸胁满不去，则潮热乃属少阳明矣，故须仍用小柴胡汤。

尤在泾：潮热者，胃实也。胃实则大便硬，乃大便溏，小便自可，胸胁满不去，知其邪不在于阳明之府，而入于少阳之经，由胃实而肠虚，是以邪不得聚而复传也，是宜小柴胡以解少阳邪气。

汪琥：此条系阳明病传入少阳之证。阳明病发潮热，若似乎胃家实矣。但胃实者，大便必硬，小便赤涩，今则大便溏，小便自可，是热虽潮，邪犹在经，非入府之证也。更加胸胁满不去者，已传入少阳也，故与小柴胡汤，以和解半表半里之邪。

《金鉴》：阳明病发潮热，当大便硬、小便数也，今大便溏，小便如常，非阳明入府之潮热可知矣。况有胸胁满不去之少阳证乎？故不从阳明治，而从少阳与小柴胡汤主之也。

王肯堂：阳明为病，胃家实也，今便溏而言阳明病者，谓阳明外证身热汗出，不恶寒反恶热也。

钱潢：盖阳明虽属主病，而仲景已云伤寒中风，有柴胡证，但见一证便是，不必悉具。故凡见少阳一证，便不可汗下，惟宜以小柴胡汤和解之也。

程郊倩：如得阳明病而发潮热，似乎胃实之征矣。但胃实必大便硬而小便数，今大便溏，小便自可，是热非入府之热也，再以胸胁征之，则主以小柴胡汤无疑矣。

柯韵伯：潮热已属阳明，然大便溏而小便自可，未为胃实，胸胁苦满，便用小柴胡汤和之，热邪从少阳而解，不复入阳明矣。

孙纯一：阳明病，胃家实，发潮热，若大便闭为邪病结于阳明府矣。临病人当问其所便，而大便溏，小便调和，非阳明府病矣。还须再加细察，而见胸胁满不去者，少阳之脉下胸膈，循胁里，则知为少阳经之病矣。小柴胡汤主之。若胸胁满，大便不溏者，又宜用大柴胡汤矣。一证出入，不可不详。

山田正珍：阳明病有潮热者，大便当硬，小便当数赤，今反大便溏，小便可者，知其人脏腑有虚寒，而邪未实矣。此与柴胡加芒硝条，证全同而因稍有异，故先与小柴胡，以解少阳余邪。凡云与者，皆权用之义，与主字不同也。满，懑也。胸胁满不去者，是邪犹在少阳，而未全归于里也，故仍以柴胡，解之于中位也。若与柴胡而不解，当与柴胡加芒硝汤。

〔评述〕

各家对本条的看法大体相同，认为本条是论述阳明里实未甚，而少阳证尚在，应从少阳论治。

潮热是阳明腑实证的主要症状之一，如《伤寒论》中 208 条、209 条、214 条、215 条、220 条等，在论述阳明腑实证时，均把潮热作为一个主要症状提出。潮热虽是阳明腑实证的一个主症，但必须和阳明腑实证的其他一些主症如大便秘结、腹满胀痛拒按、脉沉实有力等结合起来，才能确诊为阳明腑实证。但本条只提出潮热一症，而又指出大便溏，又没有腹满胀痛拒按等症出现，可见是邪虽传阳明而腑实未甚。而本条首冠以阳明病，它应该包括哪些症状呢？我们认为除本条所指出的潮热一症外，还应有腹满、身重等症。也可能还包括王氏所指出的"身热汗出，不恶寒反恶热"等症状。

本条除提出潮热和大便溏等症状外，还指出有胸胁满不去一症，胸胁满即胸胁苦满，是少阳病的主要症状之一，胸胁满一症仍然存在，这是少阳病未解的确据。

我们从整个条文来分析，可以看出本条是阳明里实未甚而少阳之邪尚炽，再结合"有柴胡证，但见一证便是"的辨证精神和遵守先表后里的治疗原则，用小柴胡汤以和解少阳，如腑实较甚可用大柴胡汤。

（邢洪君）

〔原文〕

230．陽明病，脅下鞕滿，不大便而嘔，舌上白胎者，可與小柴胡湯。上焦得通，津液得下，胃氣因和，身濈然汗出而解。

〔校勘〕

《金匮玉函经》："硬"作"坚"，成本"解"字下有"也"字。

〔提要〕

少阳病证多于阳明证，应从少阳施治及服小柴胡汤后的药效。

〔选注〕

成无己：阳明病，腹满不大便，舌上苔黄者，为邪热入府，可下；若胁下硬满，虽不大便而呕，舌上白苔者，为邪未入府，在表里之间，与小柴胡汤以和解之。上焦得通则呕止，津液得下则胃气因和，汗出而解。

方有执：此承上条而言，即使不大便而胁下硬满在，若有呕与舌苔，则少阳为多，亦当从小柴胡。上焦通，硬满开也；津液下，大便行也。百体皆气于胃，故胃和则身和汗出而病解。

钱潢：此亦阳明兼少阳之证也。上文虽潮热，而大便反溏，小便自可也；此虽不大便，而未见潮热，皆为阳明热邪未实于胃之证，不大便为阳明里热，然呕则又少阳证也。若热邪实于胃，则舌胎非黄即黑，或干硬，或芒刺矣。舌上白胎，为舌胎之初现，若夫邪初在表，舌尚无胎，既有白胎，邪未必全在于表，然犹未尽入于里，故仍为半表半里之证。

〔评述〕

本条为少阳兼阳明病。"不大便"属阳明病，"胁下硬满、呕、舌上白苔"属少阳病。因主要见证属少阳病，故以小柴胡汤和解。或问少阳阳明同病，何以不用大柴胡汤？此因邪偏半表半里，辨证关键在于苔白，胁下硬满，若舌苔黄燥、潮热、腹满，则说明邪实于里偏多，则为大柴胡汤证。由此推理，本条"不大便"，系上焦不通、津液不下所致，绝非燥屎内结。小柴胡汤和解枢机，宣通三焦气机，上焦得通，则津液输布全身，胃气和则一身之气皆和，"濈然汗出而解"。

（赵健雄）

〔原文〕

231. 陽明中風，脉弦浮大，而短氣，腹都滿⁽¹⁾，脅下及心痛，久按之氣不通，鼻乾，不得汗，嗜臥，一身及目悉黃，小便難，有潮熱，時時噦，耳前後腫，刺之小差，外不解，病過十日，脉續浮者，與小柴胡湯。

〔校勘〕

成无己本、《金匮玉函经》："目"字上均有"面"字。

《脉经》："按之气不通"作"按之不痛"。

《金匮玉函经》："嗜卧"上有"其人"两字，"外不解"上有"其"字。

〔词解〕

（1）腹都满：作腹部满解。

〔提要〕

三阳合病的证治。

〔选注〕

方有执：弦，少阳；浮，太阳；大，阳明。胁下痛，少阳也；小便难，太阳之膀胱不利也；腹满、鼻干、嗜卧、一身及面目悉黄、潮热，阳明也。时时哕，三阳俱见，而气逆甚也。耳前后肿，阳明之脉出大迎，循颊车，上耳前，太阳之脉，其支者，从巅至耳。少阳之脉，下耳后，其支者，从耳后，入耳中，出走耳前也。然则三阳俱见证，而曰阳明者，以阳明居多而任重也；风寒俱有，而曰中风者，寒证轻而风脉甚也。续浮，谓续得浮，故与小柴胡，从和解也。

尤在泾：此条虽系阳明，而已兼少阳，虽名中风，而实为表实，乃阳明、少阳邪气闭郁于经之证也。阳明闭郁，故短气腹满，鼻干不得汗，嗜卧，一身及面目悉黄，小便难，有潮热；少阳闭郁，故胁下及心痛，久按之气不通，时时哕，耳前后肿。刺之小差，外不解者，脉证少平而大邪不去也。病过十日，而脉续浮，知其邪犹在经，故与小柴胡和解邪气。

柯韵伯：本条不言发热，看中风二字便藏表热在内，外不解即指表热而言，即暗伏内已解句，病过十日，是内已解之互文也，当在外不解句上。……刺之，是刺足阳明，随其实而泻之。小差句，言内证俱减，但外证未解耳，非刺耳前后其肿少差之谓也。脉弦浮者，向之浮大减小而弦尚存，是阳明之脉证已罢，惟少阳之表邪尚存，故可用小柴胡以解外。

〔评述〕

本证为三阳合病，邪气充斥上下左右，故见短气、腹满、心及胁下痛等症。三焦为行水之道路，其气化不畅则津不达，上无津则鼻干，下无津则小便难，外无津则不得汗。津液与热邪搏聚则湿热交蒸，故令嗜卧，一身面目悉黄。胃有湿热则时时哕。当此时机，宣泄阳热之邪为急务，然解表攻里均非所宜，故先用刺法，以泻经络闭郁之邪，病势稍减而外证不解，脉象续浮，说明邪气有向外之势，当因势利导用小柴胡汤解之。

对于本条的解释，历代注家认识不一，有的认为是三阳合病，也有的认为是少阳阳明合病。从条文的精神来看，以前者的看法较为全面。

（李博鉴）

〔原文〕

232. 脉但浮，無餘證者，與麻黃湯；若不尿，腹滿加噦者，不治。

〔校勘〕

《金匮玉函经》《注解伤寒论》：与上条（231 条）紧接合为一条，"但"字上均无"脉"字，"若不尿"句均作"不溺"，"哕"均作"喘"。

〔提要〕

里证全罢而表证未解者，可用麻黄汤，并指出预后不良的症状。

〔选注〕

尤在泾：若脉但浮，而无少阳证兼见者，则但与麻黄汤，发散邪气而已……以其气实无汗，故虽中风而亦用麻黄。若不得尿，故腹加满。哕加甚者，正气不化，而邪气独盛，虽欲攻之，神不为使，亦无益矣，故曰不治。

柯韵伯：若脉但浮而不弦大，则非阳明少阳脉，无余证，则上文（231 条）诸证悉罢，是无阳明少阳证，惟太阳之表邪未散，故可与麻黄以解外。所以然者，以阳明居中，其风非是太阳转属即是少阳转属，两阳相薰灼，故病过十日，而表热不退也。无余证可凭，只表热不解，法当凭脉，故弦浮者可知少阳转属之余风，但浮者是太阳转属之余风也。若不尿，腹满加哕，是接耳前后肿来，此是内不解，故小便难者，竟至不尿，腹痛满者竟不减，时时哕者，更加哕矣，非刺后所致，亦非用柴胡麻黄后变证也。

《金鉴》：若脉但浮不大，而无余证者，则邪机已向太阳，当与麻黄汤汗之，使阳明之邪从太阳而解。若已过十余日，病势不减，又不归于胃而成实，更加不尿、腹满哕甚等逆，即有一二可下之证，胃气已败，不可治也。

汪琥：若脉但浮无余证者，谓脉不弦而但浮，且无短气、胁痛等证，此邪气欲出而还于表也，故与麻黄汤以汗之，否则少阳证不可汗，岂有更用麻黄之理。若不尿云云，是承上短气、胁痛等证而言。不尿，则比之小便难更甚；腹满加哕，则比之腹部满、时时哕亦更甚矣。真气已衰，邪气又盛，谓非不治之证而何？或云，不尿者，宜五苓散；腹满者，宜大柴胡汤。独不思经云，病深者，其声哕。虽治之复何益哉。

孙纯一：脉但浮，无余证者，与麻黄汤；此言脉但浮，只有表证，无其他余证者，则病归并于太阳经矣。应从太阳经治，与麻黄汤。若不尿，腹满加哕者不治。此言肺气绝则不尿，脾气绝则腹满，胃气绝则加哕，两脏一府俱绝，虽有妙药，无能为力，故曰不治。以敢想敢做之精神，拟四逆汤以救于万一。

程郊倩：脉但浮者，减去弦大之浮，不得汗之，外无余证也，故用麻黄独表之。不尿腹满加哕，俱指刺后而言，非指用柴胡麻黄后言。刺之而诸证小差，惟此不差，哕且有加，则府热已经攻脏，而谷气垂亡，不治之势已成，虽小柴胡、麻黄汤，不必言矣。

成无己：若其脉但浮而不弦大，无诸里证者，是邪但在表也，可与麻黄汤以发其汗；若不尿、腹满加哕者，关格之疾也，故云不治。《难经》曰：关格者，不得尽其命而死。

〔评述〕

本条文义是接上条（231 条）而来，上条是三阳合病，经针刺之后，热势稍减，又用小柴胡汤后，少阳病已除；而本条所谓"无余证"，就是指上条所呈现的阳明和少阳病症状已消除，而只见到脉浮和无汗的太阳表证未解，故可用麻黄汤辛温发汗以解表，这与37条"设胸满胁痛者，与小柴胡汤，脉但浮者，与麻黄汤"的意义相同。

以上各家对"脉但浮，无余证"是太阳表邪未解，因从太阳论治的看法是一致的。但对"若不尿，腹满加哕"的看法则不同，程氏认为是刺后见证，柯氏则认为是非刺后所致。对于这个问题，我们应该联系前条来分析，成氏把本条和上条合为一条是有一定道理的。上条指出气短、腹满、潮热、小便难等里证，如果用针刺后这些阳明里证的症状减轻，而外证未解，可用小柴胡汤或麻黄汤治疗。所以我们认为"若不尿，腹满加哕者不治"，应加在"刺之小差"之后。其原义是否可以这样理解：若短气、腹满、潮热、小便难等阳明里实证，经用针刺治疗后，有所减轻，而外证未解，则可用小柴胡汤或麻黄汤治疗；若针刺后，上述诸症不但没有减轻，反而加重，如腹满加重，小便难变为"不尿"，同时又出现哕逆，这是病情恶化，故称"不治"。这与27条"太阳病，发热恶寒，热多寒少，脉微弱者，此无阳也，不可发汗，宜桂枝二越婢一汤"的文法有相似之处，即章虚谷所指出的"是汉文兜转法也"。

至于为什么出现"若不尿，腹满加哕者不治"？正如孙氏所指出的"肺气绝不尿，脾气绝则腹满，胃气绝则加哕，两脏一腑俱病，虽有妙药，无能为力，故曰不治"。

(邢洪君)

〔原文〕

233. 陽明病，自汗出，若發汗，小便自利者，此爲津液内竭，雖鞕不可攻之。當須自欲大便，宜蜜煎導而通之。若土瓜根，及大豬膽汁，皆可爲導。

〔校勘〕

成无己本："及"字下有"与"字。

《金匮玉函经》《脉经》："猪胆汁"前均无"大"字。

〔提要〕

阳明病津亏便秘的治疗方法。

〔选注〕

《金鉴》：阳明病，自汗出，或发汗，小便自利者，此为津液内竭，虽大便硬而无满痛之苦，不可攻之，当待津液还胃，自欲大便，燥屎已在直肠难出肛门之时，则用蜜煎润窍滋燥，导而利之，或土瓜根宣气通燥，或猪胆汁清热润燥，皆可为引导法，择而用之可也。

张璐：凡是多汗伤津，及屡经汗下不解，或尺中脉迟弱，元气素虚之人，当攻而不可攻者，并宜导法。

周禹载：既云当须自欲大便，复云宜蜜煎导而通之，此种妙义，人多不解，仲景只因"津液内竭"四字，曲为立法也。其人至于内竭，急与小承气以存津液，似合治法，殊不知无谵语、脉实等证，邪之内实者无几，固当俟其大便。然外越既多，小便复利，气一转输，硬自不留，此导之正以通之，通之正自是欲便也。假使熟六书全生者，不于此猛透一关，吾恐竭泽而渔，且不止者多矣。

成无己：津液内竭，肠胃干燥，大便因硬，此非结热，故不可攻，宜以润药外治而导引之。

程郊倩：小便自利者，津液未还入胃中，津液内竭而硬，故自欲大便，但苦不能出耳。须有此光景时，方可从外导法，渍润其肠，肠润则水流就湿，津液自归还于胃，故不但大便通，而小便亦从内转矣。

〔评述〕

《金鉴》、成氏解释本证病机及治法均很恰当。张氏补充、推广导法适用范围，言简意赅。三者之说颇有参考价值。周氏喻不查病机，孟浪从事，误用攻下无异竭泽而渔，足资警戒。《金鉴》、程氏之津液还入胃中，实是津液还入肠中。仲景书中胃的概念，就包括肠在内。

大便硬而不下，其因有三：一为脾约，一为阳明燥热腑实之三承气证，一为津液内竭，无水舟停。无水舟停者，大便硬结于肠，位有高下之分。其结高者，当内服滋润推下之品；其结直肠魄门者，当用蜜煎导、土瓜根、猪胆汁，润导而下。此乃辨证施治，因势利导之意。老幼虚人，用之尤宜。今日之灌肠法、甘油栓，与导法同义耳。

〔方剂〕

蜜煎方（附猪膽汁導法）

食蜜七合

上一味，於銅器內，微火煎，當須凝如飴狀，攪之勿令焦著[1]，欲可丸[2]，并手捻作梃[3]，令頭尖，大如指，長二寸許。當熱時急作，冷則鞕。以內穀道中，以手急抱[4]，欲大便時，乃去之。疑非仲景意，已試甚良。

又大豬膽汁一枚，瀉汁，和少許法醋[5]，以灌穀道內，如一食頃[6]，當大便出宿食惡物，甚效。

〔校勘〕

成无己本、《金匮玉函经》："于铜器内"均作"内铜器中"，"微火煎"均作"微火煎之"，"当须"均作"稍"，"欲可丸"均作"俟可丸"，自"疑非"以下九字均无，"和少许法醋"均作"和醋少许"，"谷道内"均作"谷道中"。成本自"宿食"以下六字无。

〔句解〕

(1) 焦著：即焦干，黏着，指蜜焦干与容器黏着的意思。

(2) 欲可丸：蜜之状态到可做丸子的程度。

(3) 并手捻作梃，令头锐：即两手将药捻成梃状，一端稍尖。

(4) 以手急抱：即用手按住。

(5) 泻汁，和少许法醋：倒出胆汁，加醋少许调和。

(6) 一食顷：约吃一顿饭的时间。

〔方解〕

王晋三：蜜煎外导者，胃无实邪，津液枯涸，气道结塞，燥屎不下，乃用蜜煎导之，虽曰外润魄门，实导引大肠之气下行也。故曰土瓜根亦可为导。猪胆导者，热结于下，肠满胃虚，承气等汤恐重伤胃气，乃用猪胆之苦寒，苦酒之酸收，引上入肠中，非但导去有形之垢，并能涤无形之热。

柯韵伯：蜂蜜酿百花之英，所以助太阴之开；胆汁聚苦寒之津，所以润阳明之燥，虽用甘、用苦之不同，而滑可去著之理则一也。惟求地道之通，不伤脾胃之气，此为小便自利，津液内竭者设。而老弱虚寒，无内热证者最宜之。

〔验案〕

许叔微：治艾道先，染伤寒近旬日，热而自汗，大便不通，小便如常，神昏多睡，诊其脉长大而虚，曰阳明证也。乃兄景先曰：舍弟全似李大夫，证又属阳明，可以承气否？许曰：虽为阳明，此证不可下，仲景阳明自汗，小便自利者，为津液内竭，虽坚不可攻，宜蜜煎。作三剂，三易之，先下燥粪，后泄溏，已而汗解。

曹颖甫：门人张永年述其戚陈姓一证，四明家周某用猪胆汁导法奏效。可备参考。其言曰：陈姓始病咯血，其色紫黑，经西医用止血针，血遂中止，翌日，病者腹满困顿日甚，延至半月，大便不行。始用蜜导不行，用灌肠法，又不行，复用一切通大便之西药，终不行。或告陈曰，同乡周某良医也。陈喜使人延周，时不大便已一月矣。周至，察其脉无病，病独在肠。乃令病家觅得猪胆，倾于盂，调以醋，借西医灌肠器以灌之。甫灌入，转矢气不绝。不踰时，而大便出，凡三寸许，掷于地，有声，击以石，不稍损，乃浸以清水，半日许盂水尽赤……越七日又不大便，复用前法，下燥屎数枚，皆三寸许，病乃告痊。予此悟蜜煎导法惟证情较轻者宜之，土瓜根又不易得，惟猪胆汁，随时随地皆有。近世医家弃良方而不用，为可惜也。

佐景按：友人黄君有祖母，年已九十余令矣。遘病旬日，不大便，不欲食，神疲不支，群医束手，不敢立方。卒用灌肠器，灌入蜜汁，粪秽既下，诸恙竟退，获享天年，此其例也。

〔评述〕

王、柯二氏对本方的解释于理俱通，可作参考。许氏验案说明阳明病大便硬，当慎查津液之存亡，宜攻下，宜润导，不可不辨。曹氏举猪胆汁验例，说明猪胆灌肠力胜蜜煎，推测可能亦胜于盐水灌肠，临床可以试用。

蜂蜜甘和解毒，柔泽润燥，内服滑肠，外用导便，老弱妇孺，用之皆宜。猪胆汁苦寒滋阴润下，力胜蜜导。和以醋者，以醋味酸能刺激肠壁分泌和肠道濡动故也。土瓜根方缺。土瓜一名王瓜，《本草衍义》名赤雹子，《本草纲目》名野田瓜。《肘后方》治大便不通，采根捣汁入少水解之，用筒吹入肛门内。外导作用可靠，惟世已不用。

（于振宣）

〔原文〕

234. 陽明病，脉遲，汗出多，微惡寒者，表未解也，可發汗，宜桂枝湯。

〔校勘〕

《金匮玉函经》《千金翼方》："脉"上均有"其"字，"多"字下均有"而"字。

〔提要〕

阳明病兼太阳表虚中风，当先以桂枝汤解表。

〔选注〕

《金鉴》：汗出多之下，当有发热二字，若无此二字，脉迟，汗出多，微恶寒，乃是表阳虚，桂枝附子证也，岂有用桂枝汤发汗之理乎？必是传写之遗。阳明脉当数大，今脉迟汗出多，设不发热恶寒，是太阳表邪已解矣。今发热微恶寒，是表犹未尽解也，故宜桂枝汤以解肌、以发其汗，使初入阳明之表邪，仍还表而出也。

汪琥：此太阳病初传阳明，经中有风邪也。脉迟者，太阳中风脉缓之所变，传至阳明，邪将入里，故脉变迟；汗出多者，阳明热而肌腠疏也；微恶寒者，在表风邪未尽也，故仍从太阳中风例治，宜桂枝加葛根为是。

章虚谷：此言正阳阳明中风之证也。太阳中风必头痛而脉缓，今标阳明病者，发热自汗，而无头项强痛也，脉迟与缓相类，微恶寒者以汗出多腠疏，表邪未解也，故宜桂枝汤，解肌以发汗。盖下条无汗为伤寒，此条有汗为中风也。

张隐庵：此下凡四节论阳明之气，外合于太阳，前二节，言病气在于肌表而为桂枝麻黄汤证，后二节言病气沉以内薄，而为瘀热蓄血之证也。阳明病脉迟者，营卫血气本于阳明所生，故病则脉迟也；汗出多者，气机在表，开发毛窍，内干肌腠，而津液外泄也；微恶寒者，表邪未尽，故曰表未解也，宜桂枝汤解肌以达表。

〔评述〕

各家对本条的注解意见不一，汪氏及《金鉴》认为邪初传阳明，章氏认为本经受风邪，张氏则认为是阳明病外合太阳。其分歧主要集中在邪气所在部位是以阳明为主，还是以太阳为主的问题，而对本条病机是太阳、阳明二阳受邪这一点基本上是一致的。表证里证兼在，按一般规律，如果里证并不十分急迫严重，首先治表而后治其里。本条首冠"阳明病"三字，说明阳明已受累。阳明有经、腑证之分，经证有大热、口渴、脉洪大、汗出、恶热等症，腑证有潮热、谵语、腹满痛、不大便等症。本条所述的证候，汗出多、微恶寒等，主要是太阳中风表虚证，没有强调阳明证的严重，说明阳明病的症状并不是急迫的，在这种情况下，应该先治其表，所以指出可发汗，宜桂枝汤。如果里热严重，津液已伤，就不能以桂枝汤治疗了。

关于脉迟，也有虚实寒热之别，在临证当以区别。属实热者，多迟而有力；属虚寒者，多迟而虚、细无力，同时还必须结合全身症状综合考虑。本论208条"阳明病，脉迟，虽汗出不恶寒者，其身必重，短气，腹满而喘，有潮热者，此外欲解，可攻里也……"是邪热壅聚，气血流行不畅，此迟脉必为迟而有力。又如195条"阳明病，脉迟，食难用饱，饱则微烦头眩，必小便难，此欲作谷瘅，虽下之腹满如故。所以然者，脉迟故也。"这是太阴寒湿，欲作谷疸，脉必为迟而无力。本条的脉迟是形容脉象的缓慢，由于风邪在表，是浮缓之脉的变态，说明风邪在太阳经未罢，所以用桂枝汤治疗。可以推测，服桂枝汤后，如果表证已解，而里证未除，则可以根据具体情况，辨证论治，治其阳明里证。

（沙凤桐）

〔原文〕

235. 陽明病，脉浮，無汗而喘者，發汗則愈，宜麻黄湯。

〔校勘〕

《金匱玉函经》《千金翼方》："无汗"之后均为"其人必喘，发汗即愈。"

〔提要〕

病邪初入阳明，太阳表实证仍在的治法。

〔选注〕

成无己：阳明伤寒表实，脉浮，无汗而喘也，与麻黄汤以发汗。

《金鉴》：阳明病，脉浮大，证应汗出。今脉但浮，表病脉也；无汗而喘，表实证也。是太阳之邪，未悉入阳明，犹在表也。当仍从太阳伤寒治之，发汗则愈，宜麻黄汤。

柯韵伯：太阳有麻黄证，阳明亦有麻黄证，则麻黄不独为太阳而设也。见麻黄证即用麻黄汤，是仲景大法。

魏念庭：此太阳阳明之证，入阳明未深，故令其邪仍自表出，不至归于胃而无所复传也。

张璐：阳明荣卫难辨，辨之全借于脉证。风邪之脉，传之阳明，自汗已多，则缓去而迟在；寒邪之脉，传至阳明，发热已甚，则紧去而浮在，此皆邪气在经之征。若入府，则迟者必数，浮者必实矣。设不数不实，非胃实也，必不胜攻下矣。

汪琥：无汗而喘，脉浮不紧，何以定其为阳明病？必其人目痛鼻干，身热不得眠也。

喻嘉言：前条云风未解，后条即云寒未解者互文也。前条云宜发汗，后条云发汗则愈者，亦互文也。盖言初入阳明，未离太阳，仍用桂枝汤解肌，则风邪仍从卫分出矣，用麻黄汤发汗，则寒邪仍从营分出矣。

舒驰远：此二条阳明病，纵有太阳证未除，法宜葛根麻黄并用，岂可专用麻桂治太阳而遗阳明也？嘉言谓太阳之邪初入阳明，而太阳尚未尽罢，治宜专从太阳，于法不合，若不兼用葛根，阳明之邪何由得解也。

〔评述〕

太阳病不久，病者恶寒自罢，但见发热，是邪已内传而成阳明病。假若这时脉象紧虽去而仍浮，为表证未解，无汗而喘，为表邪实而肺失肃降。如其内热不甚，可以用麻黄汤发汗解表，驱邪外出。

对本条的理解，成无己比较肤浅；《医宗金鉴》、魏念庭对病机的认识或为精辟；张璐又联系234条阳明中风作了鉴别分析。均有一定参考价值。

汪琥认为本条之阳明病症状应该如《素问·热论》所述"身热目痛而鼻干，不得卧也"，其实不然。因为此四症属阳明经热已盛，若果如是，根据《伤寒例》"桂枝下咽，阳盛则毙"推理，断非以麻桂为主药之麻黄汤所宜。以方测证，本条之"阳明病"，只能局限于恶寒刚毕，内热未盛的范围内。正如《伤寒论》184条所言："问曰：恶寒何故自罢？答曰：阳明居中，主土也，万物所归，无所复传。始虽恶寒，二日自止，此为阳明也。"

喻嘉言、柯琴对麻黄汤的理解既打破了太阳病麻黄证的局限，又指出了麻黄证的治疗指征，其说均可取。舒驰远认为此病若以阳明病为主，应加入治疗阳明病的药物，亦合乎情理。至于是否必须用葛根，则应依症状而定，不可拘泥于此。

（李春生）

〔原文〕

236. 陽明病，發熱汗出者，此爲熱越[1]，不能發黃也；但頭汗出，身無汗，劑頸而還，小便不利，渴引水漿者，此爲瘀熱在裏，身必發黃，茵陳蒿湯主之。

〔校勘〕

《金匮玉函经》、成无己本："发热汗出者"均为"发热而汗出"。

《千金翼方》《金匮玉函经》："剂"作"齐"，无"蒿"字。成无己本也无"蒿"字。

〔词解〕

(1) 热越：即里热向外发越。

〔提要〕

湿热郁蒸发黄的证治。

〔选注〕

尤在泾：热越，热随汗而外越也，热越则邪不蓄而散，安可发黄哉？若但头汗出而身无汗，则热不得外达，小便不利，则热不得下泄，而又渴饮水浆，则其热之蓄于内者方炽，而湿之引于外者无已。湿与热得，瘀热不解，则必蒸发为黄矣。茵陈蒿汤苦寒通泄，使病从小便出也。

成无己：但头汗出，身无汗，剂颈而还者，热不得越也。小便不利，渴引水浆者，热甚于胃，津液内竭也。胃为土而色黄，胃为热蒸则色夺于外，必发黄也，与茵陈蒿汤逐热退黄。

章虚谷：此条详叙阳明发黄之证也。阳明本证发热、汗出、不恶寒而渴，则其热从外越，水由汗泄矣。若三焦气闭，经络不通，而身无汗，小便不利，则湿热瘀滞，随胃气上蒸而头汗出，其经气不通，故颈以下无汗，湿火郁蒸、身必发黄，此亦属胃之阳黄证，故以茵陈蒿汤主之也。或曰：阳经之脉上头，阴经之脉不上头，其头汗出而身无汗者，阳经气通，阴经气闭也。余曰：非也。阴经之脉不上头而行于身之里，阳经之脉上自头下至足而行于身之表，若阳经气通，其身更当有汗，则是身无汗者，正因阳经气闭也。阳经内通于府，故小便亦不利。盖《内经》言胃中悍气循咽而上冲头中，外行诸窍，可知头汗出者，湿热随胃中悍气上蒸故也，其经脉皆闭，则身无汗矣。又如人之饮酒即先出头汗，同一理也。

〔评述〕

本条叙述了阳明湿热发黄证，多数注家认为发黄之病理由于瘀热在，湿热郁蒸所致，无疑是正确的。惟成氏仅言热蒸而不言湿郁，欠妥。需知纯热无湿是形不成黄疸的。对"但头汗出，身无汗"的机理，章氏的解释比较合理，值得参考。

学习本条可与后面 260 条结合，可以更全面地掌握本证的证候特点。

〔方剂〕

茵陳蒿湯方

茵陳六兩　梔子十四枚（擘）　大黃二兩（去皮）

上三味，以水一斗二升，先煮茵陈，减六升，内二味，煮取三升，去滓，分三服。小便当利，尿如皂荚汁状，色正赤，一宿腹减，黄从小便去也。

〔校勘〕

《金匮玉函经》、成无己本:"一斗二升"均作"一斗","分三服"均作"分温三服"。

《肘后方》《千金方》《外台秘要》:"六升"下均有"去滓"二字。

《千金方》:"尿如皂荚汁状"作"尿如皂荚沫状"。

《千金翼方》:"一宿腹减"无"腹减"二字。

〔方解〕

钱潢:茵陈,性虽微寒,而能治湿热黄疸及伤寒滞热,通身发黄,小便不利。栀子苦寒,泄三焦火,除胃热、时疾、黄病,通小便,解消渴、心烦懊恼,郁热结气,更入血分,大黄苦寒下泄,逐邪热,通肠胃,三者皆能蠲湿热,去郁滞,故为阳明发黄之首剂云。

柯韵伯:茵陈能除热邪留结,率栀子以通水源,大黄以调胃实,令一身内外瘀热悉从小便而出,腹满自减,肠胃无伤,乃合引而竭之法,此阳明利水之圣剂也。

〔验案〕

万方鼎,酒客,壮热不退,面目遍身黄如老橘,口渴思饮,大小便秘,舌苔黄燥,脉数而实,陈作仁用茵陈蒿汤加厚朴、木通,二剂两便俱通,黄亦稍退,脉转柔和,守原方去木通加茯苓、六一散,再进二剂,至四日黄退其半,因年高气弱,于原方去大黄,加苡仁,又服四剂,未十日而黄全退。(《全国名医验案类编》)

〔评述〕

诚如钱氏所说,本方为阳明发黄之首剂。后世医家的临床实践证明,茵陈蒿汤治疗黄疸确有良效。观本方中,茵陈重用并辅以栀子,为利尿退黄之圣药,佐以大黄少量,意在泄热通瘀,不在攻下大便,故应用本方不必拘于必有腹满便秘。否则,局限了本方的应用范围。

(戚燕如)

〔原文〕

237. 陽明證,其人喜忘者,必有蓄血。所以然者,本有久瘀血,故令喜忘[1],屎雖鞕,大便反易,其色必黑,宜抵當湯下之。

〔校勘〕

《外台秘要》:"喜忘"作"善忘"。成无己本"黑"字下无"者"字。

《金匮玉函经》:"下之"作"主之"。

〔词解〕

(1)喜忘:即健忘。

〔提要〕

阳明蓄血的成因、证候和治法。

〔选注〕

尤在泾:喜忘即善忘,蓄血者热与血蓄于血室也,以冲任之脉,并阳明之经,而其人又本有瘀血,久留不去,适与邪得,即蓄积而不解也。蓄血之证,其大便必硬,然虽硬而其出反易者，热结在血而不在粪也。其色必黑者，血瘀久而色变黑色，是宜入血破结之剂，下其瘀血，血去则热亦不留矣。

柯韵伯：瘀血是病根，喜忘是病情，此阳明未病前症，前此不知，今因阳明病而究其由也。屎硬为阳明病，硬则大便当难而反易，此病机之变易见矣。原其故必有宿血，以血主濡也。血久则黑，火极反见水化也，此以大便反易之机。因究其色黑，乃得其病之根，因知前此喜忘之病情耳。承气本阳明药，不用桃仁承气者，以大便易，不须芒硝；无表症，不得用桂枝；瘀血久，无庸甘草，非蛀虫水蛭不胜其任也。

张隐庵：太阳蓄血在膀胱，故验其小便之利与不利；阳明蓄血在肠胃，故验其大便之黑与不黑。

张璐：大便色黑，虽曰瘀血，而燥结亦黑，但瘀血则黏如漆，燥结则晦如煤，此为明辨。

〔评述〕

蓄血在太阳篇中论述较详，主要和蓄水证鉴别，在阳明篇中论述较略，其目的是和燥屎作鉴别。从本条条文中可以看出喜忘是与谵语、不识人作区别，屎硬、大便易是与燥屎的大便难区别。这是阳明蓄血证和阳明腑证的不同。不论是太阳蓄血或阳明蓄血，都可用抵当汤治疗。

"大便反易，其色必黑"，即是临床上所见到隐性出血的大便，是否用抵当汤当以有无抵当汤证而决定。一般来说，如有隐血的病人，暂不宜攻下，如体壮病实，而病蓄血，确是抵当汤适应证，可考虑用抵当汤治疗。

（俞景茂）

〔原文〕

238. 陽明病，下之，心中懊憹而煩，胃中有燥屎者，可攻。腹微滿，初頭鞕，後必溏，不可攻之。若有燥屎者，宜大承氣湯。

〔校勘〕

《金匮玉函经》《脉经》《千金翼方》："腹"字上均有"其人"二字，"初头硬，后必溏"均作"头坚后溏"。

〔提要〕

以燥屎之有无，辨阳明病已下，能否再下。

〔选注〕

尤在泾：阳明下后，心中懊憹而烦，胃中有燥屎者，与阳明下后，心中懊憹，饥不能食者有别矣。彼为邪扰于上，此为热实于中也。热则可攻，故宜大承气。若腹微满，初头硬，后必溏者，热而不实，邪未及结，则不可攻，攻之必胀满不能食也。

方有执：可攻以上，以转矢气言，懊憹，悔恼痛恨之意，盖药力未足以胜病，燥硬欲行而搅作，故曰可攻，言当更服汤以促之也。腹微满以下，以不转矢气言，头硬后溏，里热轻也，故曰不可攻之，言当止汤勿服也。

〔评述〕

阳明病下后，病不解，或因不当下而下之，或因可下而下法不当，原因种种，方有执认为燥屎严重，"药力未足以胜病"，也有可能。仲景本文意在分析"下后"证治，不在于讨论"下前"之病情。

阳明下后证见"心中懊憹而烦"，仅为内热之象，不足为可用攻下法之依据，能否攻下，当再询问病人的大便情况，"初头硬，后必溏"，此无燥屎，不可攻下。若大便始终燥结者，虽曾已下，也当用承气攻下。体现了《伤寒论》辨证施治的原则性。

（魏庆兴）

〔原文〕

239. 病人不大便五六日，繞臍痛，煩躁，發作有時者，此有燥屎，故使不大便也。

〔校勘〕

《金匮玉函经》："病人不大便五六日"作"病者五六日不大便"，"烦躁"作"躁烦"，"时"字下无"者"字，"者"字下有"为"字。

〔提要〕

燥屎的三大症状。

〔选注〕

程郊倩：攻法，必待有燥屎，方不为误攻。所以验燥屎之法，不可不备，无恃转矢气之一端也。病人虽不大便五、六日，屎之燥与不燥未可知也。但绕脐痛，则知肠胃干，屎无去路，滞涩在一处而作痛；烦躁发作有时者，因燥气攻动，则烦躁发作；又有时伏而不动，亦不烦躁，而有绕脐痛者，断其不大便当无差矣，何大承气汤之不可攻耶？

张隐庵：此论内有燥屎，乃承上文之意而申言之也。病人不大便五六日，则热邪在里；绕脐痛者，入于胃下进于大肠也；烦躁者，阳明火热之气化，心烦而口燥也；发作有时者，随阳明气旺之时而发也；此有燥屎在肠胃，故使不大便也。不言大承汤者，省文也。上文云，若有燥屎者，宜大承气汤，此接上文而言，此有燥屎，则亦宜大承气汤明矣。

〔评述〕

燥屎内结，是使用大承气汤的主要指征之一，故仲景反复进行讨论分析。本证病人不大便五六日，提示可能有燥屎内结，又见绕脐疼痛而烦躁，审证无疑，可放胆攻下，不必再以小承气汤试探。正如程氏所说："无恃转矢气之一端也。"

张氏认为本证腹痛时作之因，是随阳明气旺之时而发，虽有一定道理，但绝不可拘泥。临床实际所见，也并不是只有在申酉戌时腹痛才发作。"六腑以通为用"，燥屎阻塞肠道，腑气不通，正气欲驱之外出，故时作疼痛。程郊倩的解释，切实可从。

（魏庆兴）

〔原文〕

240. 病人煩熱，汗出則解，又如瘧狀，日晡所發熱者，屬陽明也。脉實者，宜下之；脉浮虛者，宜發汗。下之與大承氣湯，發汗宜桂枝湯。

〔校勘〕

《金匮玉函经》："又"字作"复"字，"宜下之""宜发汗"作"当下之""当发汗"，"下之与"作"下之宜"。

〔提要〕

根据症状、脉征来决定下法、汗法。

〔选注〕

尤在泾：烦热，热而烦也，是为在里，里则虽汗出不当解，而反解者，知表犹有邪也。如疟状，寒热往来如疟之状，是为在表，表则日晡所不当发热，而反发热者，知里亦成实也。是为表里错杂之邪，故必审其脉之浮沉，定其邪之所在，而后从而治之。若脉实者，知气居于里，故可下之，使从里出；脉浮而虚者，知气居于表，故可汗之，使从表出。

喻嘉言：病人得汗后，烦热解，太阳经之邪，将尽未尽，其人复如疟状，日晡时发热，则邪入阳明审矣。盖日晡者申酉时，乃阳明之旺时也，发热即潮热，乃阳明之本候也，然虽已入阳明，尚恐未离太阳，故必重辨其脉。脉实者，方为证归阳明，宜下之；若脉浮虚者，仍是阳明而兼太阳，更宜汗而不宜下矣。

〔评述〕

本烦热，得汗而解，可知原有表证，又见发热如疟而热在日晡，实为潮热之表现，故曰"属阳明"。然腑实是否已成，又当参合脉象来决定，如脉沉实有力，燥实已成无疑，可用承气攻下；若脉仍浮弱者，为表邪未尽，里实未甚，应先发汗以解未尽之表邪。《伤寒论译释》认为本证可能是太阳阳明并病，病邪正当表里传变之际，所以有可汗可下的两种治疗是有一定道理的。通过本条，再次说明表里同病而里不虚时，须先解表后攻里，这是伤寒论的治疗原则。

喻氏指出"潮热……必重辨其脉，脉实者，方为证归阳明"颇有见地。

附桂枝汤证与大承气汤证的比较（表5）。

表5 桂枝汤与大承气汤的比较

	桂枝汤证	大承气汤证
热型	汗出，烦热而解（减轻）	晡热，汗出减轻
脉	脉浮虚	脉实
病机	表证，营卫不和	里证，阳明腑实
治法	调和营卫（解表法）	泻热软坚，理气除满（攻下法）

（魏庆兴）

〔原文〕

241. 大下後，六七日不大便，煩不解，腹滿痛者，此有燥屎也。所以然者，本有宿食故也，宜大承氣湯。

〔校勘〕

《金匮玉函经》："屎"字下无"也"字，末句作"大承气汤主之"。

〔句解〕

本有宿食：食物停积，肠道阻滞，是谓宿食。

〔提要〕

下后燥屎又结的症候和治法。

〔选注〕

尤在泾：大下之后，胃气复实，烦满复增者，以其人本有宿食未去，邪气复得而据之也。不然，下后胃虚，岂得更与大下哉。盖阳明病实则邪易聚而不传，虚则邪不得聚而传，是以虽发潮热而大便溏者，邪气转属少阳，为胸胁满不去；虽经大下而有宿食者，邪气复聚胃中，为不大便烦满，腹痛又燥屎。而彼与小柴胡，此宜大承气，一和一下，天然不易之法也。

周禹载：既曰大下，则已用大承气，而邪无不服，是用之已得其当矣。若尚有余邪复结于六七日之后，则前次之下为未合，则何不成结胸与痞等证乎？仲景推原其故，乃知今日仍有燥屎者，则前日所下者，本宿食也。宿食例中，不问久新，总无外邪，俱用大承气，则六七日前大下，既不为误，后邪复归于胃，烦满腹痛，则六七日后之大下，自不可少，不明其理，必至逡巡而不敢下，又何以涤胃热乎？

柯韵伯：未病时本有宿食，故虽大下之后，仍能大实，痛随利减也。

〔评述〕

仲景凡用承气攻下，必谆谆告诫"得快利，止后服"，中病则止。意在说明，攻下一法用之不当，最易伤人正气，故必从脉之虚实、腹满痛之部位、潮热之有无、大便之软硬等多方面细心审辨，下后邪去，及时调理，不可再用下法，以免耗伤胃气。但本证大下之后，六七日不大便，烦不解而腹满痛，可下之证又见，则不可拘于已下而不可再下，贻误病情。体现了伤寒论辨证施治的灵活性。

分析本证所以产生宿食停滞的原因，很可能是由于在大下之后，未注意饮食调理节制，一时暴食，肠道津液不足，传化无力，燥结内停所致。此又提示我们大病初愈，必须注意饮食的调理。

（魏庆兴）

〔原文〕

242. 病人小便不利，大便乍難乍易⁽¹⁾，時有微熱⁽²⁾，喘冒不能臥者⁽³⁾，有燥屎也，宜大承氣湯。

〔校勘〕

《金匮玉函经》："燥屎"下有"故"字，"宜大承气汤"作"大承气汤主之"。

〔词解〕

(1) 大便乍难乍易：指便秘与大便通畅交替。

(2) 时有微热：指时常有低热。

(3) 喘冒不能卧：气喘，眩晕，不能躺平，因腹部胀满引起。

〔提要〕

便秘间歇、时常低热的燥屎证治。

〔选注〕

钱潢：凡小便不利，皆由三焦不运，气化不行所致。惟此条小便不利，则又不然，因肠胃壅塞，大气不行，热邪内瘀，津液枯燥，故清道皆涸也。乍难，大便燥结也；乍易，旁流时出也。时有微热，潮热之余也。喘者，中满而气急也。冒者，热邪不得下泄，气蒸而郁冒也。冒邪实满，喘冒不宁，故不得卧，经所谓胃不和则卧不安也。若验其舌胎黄黑，按之痛，而脉实大者，有燥屎在内故也，宜承气汤。

沈芊绿：此证不宜妄动，必以手按之脐腹有硬块，喘冒不能卧，方可攻之，何也？乍难乍易故也。

林澜：既微热时作，喘冒不能卧，则有燥屎已的。自宜下遂里实为急，安可复以小便利，屎定硬，始可攻之常法拘哉。

汪琥：此条病未经下而有燥屎，乃医人不易识之证。成无己云，小便利则大便硬，此有燥屎乃理之常。今病人小便不利，大便乍难乍易，何以知其有燥屎耶？盖大实大满之证，则前、后便皆不通。大便为燥屎壅塞，其未坚结者，或有时而并出，故乍易；其极坚结者，终著于大肠之中，故乍难。燥屎结积于下，浊气攻冲于上，以故时有微热。微热者，热伏于内不得发泄也。《后条辨》云浊气乘于心肺，故既冒且喘也。不得卧者，胃有燥屎所扰，即胃不和则卧不安也。凡此者，皆是有燥屎之征，故云宜大承气汤。

程郊倩：易者，新屎得润而流利；难者，燥屎不动而阻留。

〔评述〕

一般规律，小便数为燥屎已成的标志之一，如251条所说"须小便利，屎定硬，乃可攻之，宜大承气汤"。小便利，说明津液不能还于肠道，故知燥屎已成。本条文之证，病人小便不利，津液或可滋润肠道，故大便乍难乍易，似乎燥屎未成。但病人"喘冒不能卧"，可见腑气壅滞之极，必有燥屎阻结于内，否则病情不至如此。大便虽有"乍易"之时，燥屎并未排出，故宜大承气汤攻下，燥屎一去则喘冒止，气机通畅则小便利，体现了伤寒论辨证的灵活性。

（魏庆兴　陈　庚）

〔原文〕

243. 食穀欲嘔⁽¹⁾，屬陽明⁽²⁾也，吳茱萸湯主之。得湯反劇⁽³⁾者，屬上焦也。

〔校勘〕

《金匮玉函经》《注解伤寒论》：在"欲呕"句下均有"者"字。

〔词解〕

（1）食谷欲呕：指当进食时气逆作呕。

（2）属阳明：指胃中虚寒。

（3）得汤反剧：是言服了吴茱萸汤后呕吐反而加剧。

〔提要〕

阳明胃寒呕吐的辨证与治疗。

〔选注〕

尤在泾：食谷欲呕，有中焦与上焦之别，盖中焦多虚寒，而上焦多火逆也。阳明中虚，客寒乘之，食谷则呕，故宜吴茱萸汤，以益虚而温胃。若得汤反剧，则仍是上焦火逆之病，宜清降而不宜温养者矣。仲景疑似之间，细心推测如此。

《金鉴》：食谷欲呕，属阳明者，以胃主受纳也。今胃中寒，不能纳谷，故欲呕也。以吴茱萸汤温中降逆，而止其呕可也。若得汤反剧，非中焦阳明之里寒，乃上焦太阳之表热也。吴茱萸气味俱热，药病不合，故反剧也。法当以太阳、阳明合病，不下利但呕之例治之，宜葛根加半夏汤。

程郊倩：得汤反剧者，寒盛格阳，不能下达，再与吴茱萸汤则愈。曰属上焦者，不欲人以此孤疑及中焦之阳明，变易其治法耳。

陈修园：得汤反剧者，人必疑此汤之误，而不知阳明与太阴为表里，其食谷欲呕者，是阳明虚甚，中见太阴，为中焦之胃气虚寒也。服吴茱萸汤之后反剧者，是太阴虚回，中见阳明，为上焦之胃口转热也，此为以阴出阳，寒去热生之吉兆，可以析其疑，曰太阴温土，喜得阳明之燥气，其病机属上焦而向愈也。

魏念庭：中焦固然有寒，上焦但亦有热，吴茱萸、人参辛温，本宜于中焦之寒者，但不合与上焦之有热，此吴茱萸之所以宜用，而未宜合用耳，宜以黄连炒吴茱萸，生姜易干姜一法。

汪琥：《补亡论》常器之云，宜桔皮汤。

〔评述〕

本条主要论述阳明病中焦虚寒呕吐的证治，与上焦有热致呕的辨证。"食谷欲呕"，是阳明胃家虚寒证最多见的症状。因为胃居于中焦，有受纳水谷和腐熟水谷的功能。今胃中虚寒，虚则不能纳谷，寒则浊阴上逆，若再强食，使水谷停于胃中不化，故"食谷欲呕"。既然是阳明虚寒证，温中降逆是为恰当的治法，那么用吴茱萸汤主治，定会收到预期的效果。吴茱萸汤是治胃中虚寒，阴寒上逆呕吐的主方，故《伤寒论》309条和378条，用它治少阴病吐利证和厥阴病的干呕、吐涎沫的厥阴头痛证，应当联系起来体会本条的精神实质。同时，胃中虚寒的呕吐有轻重的不同。四逆汤证的呕吐是因脾肾阳虚所致，其病为甚，以温中回阳为主；理中汤证的呕吐是脾虚不运而致，其病较重，故治以温中健脾；本条的呕吐是胃中虚寒，兼有浊阴上逆引起的，其病为轻，治以温中降逆则愈。所以余无言曰："此条亦为里寒之证，但较四逆汤证与理中汤证为轻。里寒之证，重者必用四逆，次者须用理中，再次者则吴茱萸汤尚矣。"

但是，"食谷欲呕"也有属于上焦火热而致的。如果属于上焦有热，应治以清降止呕之剂。若仍用吴茱萸汤治之，不但没有效果，反而呕吐加重。这是因为吴茱萸汤是辛热之剂，以热治热，药证不投，故"得汤反剧"。此时应选用其他方剂治之，究竟应用何方治之，仲景并未提出，应根据临床症状辨证施治。《金鉴》提出用葛根加半夏汤治之，常器之云宜桔皮汤，都可作为参考。

历代注家，对阳明虚寒而致的"食谷欲呕"，用吴茱萸主之的认识是一致的。尤氏以"阳明中虚，客寒乘之"为食谷欲呕的致病原因；《金鉴》认为"胃主纳……胃中寒，不能纳谷，故欲呕"是本病的病机，这些论述甚为精切，可以帮助我们加深对条文的理解。但对本条"得汤反剧者，属上焦也"这一句认识很不一致。程氏认为是因"寒盛格阳，不能下达"，故服吴茱萸汤呕吐加重。陈氏以太阴阳明相表里为说，认为是"从阴出阳，寒去热生之吉兆"。魏氏认为是上焦有热，中焦有寒所致。这些认识，与条文中"属上焦"的原意似难吻合。尽管三家认识有别，但都以胃中虚寒为本证的主因，其实质都属中焦的病变，不属于上焦之病证。惟尤氏深领仲景之义，认为"得汤反剧，仍是上焦火逆之病，宜清降而不宜温养"，这是较恰当的。我认为既然仲景在条文上半节明言吴茱萸汤主之，是指胃中有寒的呕吐证，且按仲景行文体例，未有药证不符而云某汤主之者，那么从"属阳明"与"属上焦"二句不难看出，示人对呕吐的辨证，有上焦、中焦之不同，有属热属寒之区分。属中焦虚寒的，用吴茱萸汤；属上焦有热的，不宜用吴茱萸汤，应用他方。可见仲景的辨证立法甚为严谨。

〔方剂〕

吴茱萸汤方

吴茱萸一升（洗）　人参三两　生薑六两（切）　大棗十二枚（擘）

上四味，以水七升，煮取二升，去滓，温服七合，日三服。

〔校勘〕

《金匮玉函经》："以水七升"为"以水五升"，"煮取二升"为"煮取三升"。

《外台秘要》："以水七升"为"以水五升"。

〔方解〕

王晋三：吴茱萸汤，厥阴阳明药也。厥阴为两阴交尽，而一阳生气实寓于中，故仲景治厥阴以护生气为重。生气一亏，则浊阴上于阳明，吐涎沫，食谷欲呕，烦躁欲死，少阴之阳并露矣，故以吴茱萸直入厥阴，招其垂绝之阳，与人参震坤合德，以得生气，仍用姜、枣调其营卫，则参、茱因之以承宣中下二焦，不治心肺而涎沫得摄，呕止烦宁。

汪琥：呕为气逆，气逆者散之以辛。吴茱萸辛苦，味重下泄，治呕为最。兼以生姜，又治呕圣药，非若四逆中之干姜守而不走也。武陵陈氏云，其所以致呕之故，因胃中生寒，使温而不补，呕终不愈。故用人参补中，合大枣以为和脾之剂焉。

方有执：茱萸辛温，散寒暖胃而止呕；人参甘温，益阳固本而补中；大枣助胃益脾；生姜呕家圣药。故四物者，为温中降逆之所须也。

成无己：《内经》曰，寒淫于内，治以甘热，佐以苦辛。吴茱萸、生姜之辛以温胃，人参、大枣之甘以缓脾。

〔验案〕

吴字先治一伤寒头痛不发热，干呕吐沫，医用川芎、藁本不应。吴曰，此厥阴中虚之证，干呕吐沫，厥阴之寒上干于胃也。头痛者，厥阴与督脉会于颠，寒气从经脉上攻也，用人参、大枣益脾以防木邪，吴萸、生姜入厥阴以散寒邪，且又止呕，呕止而头痛自除，设无头痛，又属太阳，而非厥阴矣。（《伤寒论译释》）

福清，陈白村徐某妻，四十余岁，患头痛，时常发作，历四、五年。1957年4月，因大便检查发现有血吸虫卵，接受锑剂治疗。仅两天，锑剂反应，头痛复发，呕吐甚剧。血防小组同志请我会诊。方用横纹潞三钱，吴茱萸二钱，生姜三钱，大枣三枚，嘱每日服一剂，连服三日。服后，头痛呕吐停止，完成锑剂疗程。经过数月后追访，据云服药以后，头痛已不再复发。（《伤寒论汇要分析》）

〔评述〕

吴茱萸汤有温胃散寒，补中泄浊，降逆止呕的作用。方中以吴茱萸苦辛为君，能温胃散寒，降逆止呕。重用生姜，以散寒镇呕。以人参、大枣甘温固中和脾。四药配伍，使寒邪散，胃阳复振，浊阴得泄，不令上逆，故"食谷欲呕"可愈。注家对本方的功用和药味组成的分析意见一致，并各有一定的阐发，可作参考。

吴茱萸汤是一个很好的方剂，凡是因脾胃虚寒，肝寒上逆而致的以"呕吐"为主症的疾患都可应用。《伤寒论》用它治疗"食谷欲呕"、"吐利，手足逆冷，烦躁欲死"，和"干呕，吐涎沫，头痛"的证疾。《金匮要略》用它治疗"呕而胸满"证，陈修园用它治"噎膈反胃"病。现代临床医家，用本方治疗慢性虚寒性胃炎、十二指肠球部溃疡以及这些疾患引起的呕逆头痛，均有良好的效果。

（项　琪）

〔原文〕

244. 太陽病，寸緩關浮尺弱，其人發熱汗出，復惡寒，不嘔，但心下痞者，此以醫下之也。如其不下者，病人不惡寒而渴者，此轉屬陽明也。小便數者，大便必鞕，不更衣十日，無所苦也。渴欲飲水，少少與之。但以法救之，渴者，宜五苓散。

〔校勘〕

《金匮玉函经》："关"字下有"小"字，自"如其"以下十三字作"若不下，其人复不恶寒而渴"十一字，"此转"作"为转"，"阳明"下无"也"字，"必硬"作"即坚"，"饮水"下有"者"字。

〔提要〕

太阳中风误下致痞以及病传阳明的辨证。

〔选注〕

成无己：太阳病，脉阳浮阴弱，为邪在表，今寸缓关浮尺弱，邪气渐传里，则发热汗出，复恶寒者，表未解也。传经之邪入里，里不和者，必呕，此不呕，但心下痞者，医下之早，邪气留于心下也。如其不下者，必渐不恶寒而口渴，太阳之邪转属阳明也。若吐、若下、若发汗后，小便数，大便硬者，当与小承气汤和之。此不因吐下发汗后，小便数，大便硬，若是无满实，虽不更衣十日，无所苦也，候津液还入胃中，小便数少，大便必自出也。渴欲饮水者，少少与之以润胃气，但审邪气所在，以法攻之。如渴不止，与五苓散是也。

喻嘉言：不恶寒而渴，邪入阳明审矣。然阳明津液既随湿热偏渗于小便，则大肠失其润，而大便之硬，与肠中热结，自是不同，所以旬日不更衣，亦无所苦也。以法救之，救其津液也，言与水及用五苓散即其法也。按五苓利水者也，其能止渴而救津液者何也？盖胃中之邪热，既随小水而渗下，则利其小水，而邪热自消矣。邪热消则津回而渴止，大便且自行矣，正《内经》通因通用之法也。今世之用五苓者，但至水谷偏注大肠，用之利水止泄，至于津液偏渗于小便，用之消热而津回者罕，故详及之。

张兼善：十日不更衣，而不用攻伐，何也？曰：此非结热，乃津液不足，虽不大便，而无潮热、谵语可下之证，当须审慎，勿以日数久，而辄为攻下也。

〔评述〕

太阳病脉见寸缓关浮尺弱，也即阳浮而阴弱之意，结合发热、汗出、恶寒的表现，属太阳中风证无疑。但又见心下痞，可知为误下致痞而表证未解，治疗当遵先和其表、后攻其痞的原则。若未经误下而出现发热、汗出、不恶寒而口渴者，为太阳病已转属阳明，治疗方法需根据具体情况而定。能否攻下，主要通过观察大小便、腹部症状决定，小便数者，大便必硬；小便少者，津液当还胃中，燥屎未成。如小便数、十余日不大便而并无腹胀满、绕脐痛或喘息不能卧等"苦"，仍不可用承气汤攻下，恐属麻子仁丸证。如果主要表现为口渴者，应区别证属胃中干燥，还是气不化津，胃燥者少少与之，以免停积不化，胃得滋润，则津气得复，口渴自止。若"如法治之"而口渴不止，甚或饮入则吐，属水气内蓄，宜用五苓散化气行水。

通过以上分析，不难看出，本条的主要精神是讲辨证。其内容包括以下几个方面：表证与里证之辨，误下成痞与误下邪传阳明之辨，承气汤证与脾约证之辨，胃中干燥与五苓散证之辨。以上几个方面的内容只是举例而言，并非太阳病转化的必然结果，这一点也是需要认识清楚的。

（王大鹏）

〔原文〕

245. 脉陽微[1]而汗出少者，爲自和也；汗出多者，爲太過。陽脉實，因發其汗，出多者，亦爲太過，太過者爲陽絕於裏[2]。上津液，大便因鞕也。

〔校勘〕

成无己本："太过"下无"者"字，"阳脉实"句以下，另为一条。

《金匮玉函经》：无"为自和也"之"也"字，"阳绝"上无"为"字，"于里"作"于内"，"硬也"二字作一"坚"字。

〔词解〕

(1)"脉阳微""阳脉实"：《医宗金鉴》云："脉阳微，谓脉浮无力而微也；阳脉实，谓脉浮有力而盛也。"

(2)阳绝于里：指出汗太过，体内津液亏损，阳气独盛于里。程应旄云："阳气闭绝于内，而不下通也。"

〔提要〕

汗多津伤而致大便硬的机理。

〔选注〕

成无己：阳脉实者，表热甚也。因发汗，热乘虚蒸津液外泄，致汗出太过。汗出多者，亡其阳，阳绝于里，肠胃干燥，大便因硬也。

《金鉴》：凡中风伤寒，脉阳微则热微，微热蒸表作汗。若汗出少者，为自和欲解；汗出多者，为太过不解也。阳脉实则热盛，因热盛而发其汗，出多者，亦为太过，则阳极于里，亡津液，大便因硬，而成内实之证矣。

〔评述〕

阳脉微，为浮取无力微缓和之意，这是病邪已趋衰退，正气亦减疲乏的脉象。此时如能够得微汗，那么邪气外解，正气自和，这在热病的恢复期是常见的情况。但是若汗出太多，必然耗伤津液，使正气更虚，引起变端。

阳脉实为浮按即充实有力。这是邪气盛的一种表现，宜发汗散邪，如麻黄汤、大青龙证。但亦不能太过，太过则津液向外已失，反使阳邪炽盛，阴衰阳亢，故曰阳绝。从"大便因硬"一句，可以得知这里的"绝"字不是亡阳、无阳的意思，而是津伤阳盛的燥热证候。

本条总的精神，指出发汗不能太过，无论邪势的盛衰，必须恰如其分、"遍身漐漐"，"不可令如水流离"，这是发汗解表的基本精神。

（俞景茂）

〔原文〕

246. 脉浮而芤[1]，浮爲陽，芤爲陰，浮芤相搏，胃氣生熱[2]，其陽則絕[3]。

〔校勘〕

《金匮玉函经》："为"字下都有"则"字。

〔词解〕

（1）脉芤：脉形如葱管，为两边实、中央空的脉象，常于大失血或亡津液以后出现。

（2）胃气生热：指阳邪盛而胃热炽。

（3）其阳则绝：与"阳绝于里"意义相同，"绝"不是断绝、败绝，而是指阳热极盛，致使胃中生热，津液亏损而大便干燥（可参看245条）。

〔提要〕

从浮芤之脉测知阳热盛而阴血虚。

〔选注〕

钱潢：浮为阳邪盛，芤为阴血虚，阳邪盛则胃气生热，阴血虚则津液内竭，故其阳则绝。绝者，为断绝败绝之绝，言阳邪独治，阴气虚竭，阴阳不相为用，故阴阳阻绝，而不相流通也。

成无己：浮芤相搏，阴阳不谐，胃气独治，郁而生热，消烁津液，其阳为绝。

〔评述〕

浮芤是中空无力之脉，多见于大失血或亡津之后，本条就是从脉的浮芤上测知此证为津液大伤。"胃气生热，其阳则绝"，也就是说里热太重，津液缺乏，肠管干燥，而大便燥结，这也就是阴虚津伤的便秘。从治疗上来说只宜润下，不宜攻下。因为无潮热、谵语、腹胀满等症，所以不能用三承气汤，可选用麻仁丸或外用蜜煎导、土瓜根、猪胆汁导法。

本条与245、247条，都是言亡津液阴伤之后胃中干燥而成的大便硬症，是阳明病的一种类型，所以应该互参。

（俞景茂）

〔原文〕

247. 趺陽脉[1]浮而澀，浮則胃氣强，澀則小便數，浮澀相搏，大便則鞕，其脾爲約，麻子仁丸主之。

〔校勘〕

《金匮玉函经》："硬"作"坚"，"丸"作"圆"。

《注解伤寒论》：无"子"字，"仁"作"人"。

〔词解〕

（1）趺阳脉：在足背最高处，即第二第三楔状骨与第二第三跖骨关节部的"冲阳"穴处，属足阳明胃经。

〔句解〕

其脾为约：胃强脾弱，脾运受胃强所约，脾不能为胃行其津液，但输膀胱而小便数，津少肠燥而大便坚硬难出。因其病机主要在脾受约不能输布津液，故云"其脾为约"。而病证称为脾约。

〔提要〕

脾约证的病理机转和治疗方剂。

〔选注〕

成无己：趺阳者脾胃之脉诊，浮为阳，知胃气强；涩为阴，知脾为约，约者俭约之约，又约束之约。《内经》曰，饮入于胃，游溢精气，上输于脾，脾气散精，上归于肺，通调水道，下输膀胱，水精四布，五经并行，是脾主为胃行其津液者也。今胃强脾弱，约束津液，不得四布，但输膀胱，致小便数，大便难，与脾约丸通肠润燥。

汪琥：按成注以胃强脾弱，为脾约作解，推其意，以胃中之邪热盛为阳强，故见脉浮；脾家之津液少为阴弱，故见脉涩。仲景用麻仁丸者，以泻胃之阳，而扶脾之弱也。

程郊倩：脾约者脾阴外渗，无液以滋，脾家先自干槁，何能以余阴荫及肠胃，所以胃火盛而肠枯，大肠坚而粪粒小也。麻仁丸宽肠润燥，以软其坚，欲使脾阴从内转耳。

徐灵胎：此即论中所云，太阳阳明者，脾约是也。太阳正传阳明，不复再觉，故可以缓法治之。

章虚谷：腑之传化，实由脏气鼓运，是故饥则气馁伤胃，饱则气滞伤脾，胃受邪气，脾反受其约制，不得为胃行其津液而致燥，燥则浊结不行，无力输化，既非大实满痛，故以酸甘化阴、润燥为主，佐以破结导滞而用缓法治之，但取中焦得以输化，不取下焦阴气上承，故又名脾约丸。

〔评述〕

本条论述脾约证的病机、病证和治疗方剂。趺阳脉主脾胃，其脉浮涩，浮为阳脉，主胃中邪热盛，涩为阴脉，主脾家运化受约，津液亏损。脾本为胃行其津液，胃中有邪热，影响到脾的正常运化，津液偏渗于膀胱则小便数，津液亏损大肠燥热内结则大便秘结。

《伤寒论》往往以脉论证，说明疾病发生的机制及转归，本条即属此例。成无己注从《内经》原文对脾胃输布津液的生理功能出发，有相当高度，但"胃强脾弱"似有语病。汪琥推其意而解之则明。徐灵胎参阳明篇179条"太阳阳明者，脾约是也"，说明脾约证有从太阳传来而燥热内结津液亏耗者。章虚谷指出脾约与阳明胃家实证的不同，故虽同见大便硬，而治法有别，可谓明了。

〔方剂〕

麻子仁丸

麻子仁二升　芍藥半斤　枳實半斤（炙）　大黄一斤（去皮）　厚朴一尺（炙，去

皮） 杏仁一升（去皮尖，熬，别作脂）

上六味，蜜和丸，如梧桐子大，飲服十丸，日三服，漸加，以知爲度。

〔校勘〕

《肘后方》《外台秘要》：本方均无"杏仁"。

《金匮玉函经》《注解伤寒论》："蜜和丸"均作"为末炼蜜为丸"。

〔方解〕

吴遵程：此治素惯脾约之人，复感外邪，预防燥结之法。方中用麻、杏、二仁以润肠燥，芍药以养阴血，枳实、大黄以泄寒热，厚朴以破滞气也。然必因客邪加热者，用之为合辙。后世以此概治老人津枯血燥之秘结，但取一时之通利，不顾愈伤其真气，得不速其咎耶。

〔验案〕

徐，能食，夜卧则汗出，不寐，脉大，大便难，此为脾约。麻仁丸一两，作三服，开水送下。（《经方实验录》）

〔评述〕

本方即小承气加芍药、杏仁、麻仁，而用丸剂，丸者缓也。方中枳实、厚朴除胸腹痞满，用麻仁、杏仁以润燥通便，用芍药以和阴血，用大黄泄热去实。在用量及用法上都有明确说明，"日三服，渐加，以知为度"，说明本方也不可随便乱用，必须掌握病机，辨证论治。再从组成来看，方中大黄、芍药，仲景曾用以治腹中大实痛，并强调"胃气弱易动"的病人要减少二药分量，也说明本方绝非是脾胃虚弱的患者可长期服用，目前常用于习惯性便秘者。

（陆寿康）

〔原文〕

248. 太陽病三日，發汗不解[1]，蒸蒸發熱[2]者，屬胃也。調胃承氣湯主之。

〔校勘〕

《金匮玉函经》《外台秘要》："发汗不解"均作"发其汗不解"，"蒸蒸发热"均作"蒸蒸然发热"。

《脉经》："调胃承气汤"作"承气汤"。

〔词解〕

（1）发汗不解：指发汗后热病不解，非太阳病不解。

（2）蒸蒸发热：形容其热，犹如蒸笼中之热气，自内向外蒸腾一般。

〔提要〕

表邪化热传里，转为阳明腑证的证治。

〔选注〕

成无己：蒸蒸者，如热薰蒸，言甚热也。太阳病三日，发汗不解，则表邪已罢，蒸蒸发热，胃热为盛，与调胃承气下胃热。

方有执：此概言阳明发热之大旨，三日，举大纲言也。

程郊倩：何以发汗不解便属胃？盖以胃燥素盛，故表证虽罢，而汗与热不解也。第征其热如炊笼蒸蒸而盛，则知其汗必连绵漐漐而来，此即大便已硬之征，故曰属胃也。热虽聚于胃，而未见潮热谵语等症，主以调胃承气汤者，于下法内从乎中治，以其为日未深故也。

〔评述〕

以上各家对蒸蒸发热而用调胃承气汤的论述均较清楚，程氏的注释尤为详尽。方氏指出"太阳病三日"是"举阳明大纲而言"，一语点出此为阳明病，更有助于我们对本条证治的理解。文中提出用调胃承气汤治之，意在示人大法，其他承气汤也可随证选用，《脉经》只言"承气汤主之"也可作为佐证。

（王树芬）

〔原文〕

249. 傷寒吐後，腹脹滿者，與調胃承氣湯。

〔提要〕

吐后燥实内阻的证治。

〔选注〕

尤在泾：吐后腹胀满者，邪气不从吐而外散，反因吐而内陷也。然胀形已具，自必攻之使去，而吐后气伤，又不可以大下，故亦宜大黄甘草芒硝调之，俾反于利而已，设遇庸工，见其胀满，必以枳朴为急矣。

成无己：《内经》曰：诸腹胀大，皆属于热，热在上焦则吐，吐后不解，复腹胀满者，邪热入胃也，与承气汤下胃热。

程郊倩：吐法为膈邪所设，吐后无虚烦等症，必吐其所当吐者。只因胃家素实，吐亡津液，燥气不能下达，遂成土郁，是以腹胀，其实无大秽浊之在肠也。调胃承气汤一夺其郁可耳。

〔评述〕

本条吐后腹胀满，不用小承气汤而予调胃承气汤者，诸家对其原因作了较为全面的论述：尤氏认为吐后气伤故不用破气药；程氏认为吐后亡津液，故不宜苦温辛燥的枳朴；成氏认为此为"邪热入胃"，言外之意，无燥实内阻，故用调胃承气汤下其胃热，胃热去则胀满消。以上看法各言一端，可相互补充，有助于全面理解。

（王树芬）

〔原文〕

250. 太陽病，若吐、若下、若發汗後，微煩，小便數，大便因鞕者，與小承氣湯和之愈。

〔校勘〕

《注解伤寒论》：无"后"字。

《金匮玉函经》：无三个"若"字，"大便因硬"句作"大便坚"。"与"字上有"可"字。

〔提要〕

太阳病误治伤津热结的证治。

〔选注〕

成无己：吐下发汗，皆损津液，表邪乘虚传里，大烦者，邪在表也；微烦者，邪入里也，小便数，大便因硬者，其脾为约也，小承气和之愈。

《金鉴》：太阳病，若吐、若下，若发汗不解，入里微烦者，乃栀子豉汤证也。今小便数，大便因硬，是津液下夺也，当与小承气汤和之。以其结热未甚，入里未深也。

徐灵胎：因字当着眼，大便之硬，由小便数之所致，盖吐、下、汗，已伤津液，而又小便太多，故尔微硬，非实邪也。

程郊倩：吐下汗后而见烦证，征之于大便硬，因非虚烦者比，然烦既微而小便数，当由胃家失调，燥气客之使然，胃虽实，非大实也，以小承气汤，取其和也，非大攻也。

〔评述〕

太阳病，或涌吐，或发汗，或攻下，误治而病不解，津液损伤，表邪入里，邪热内扰而心烦，燥实内结而便硬，小便数则津液下泄，更促成热结便硬的证候。

诸家意见基本一致。徐灵胎指出小便数和大便硬的因果关系，程郊倩指出本条不同于大实证，均有卓见。

《金鉴》以微烦之症，与栀子豉汤鉴别。栀子豉汤证，太阳病误治，表邪入里，邪扰胸膈，病位于上，主症心中懊恼而烦，烦症较甚，大便不硬，内无燥结，故仅以清热除烦；小承气汤证，太阳病误治，表邪入里，热结阳明，病位于大肠，主证大便坚硬，烦症较微，内有燥结，非栀子豉汤虚烦可比，故以泄热通里。

然本证因太阳误治津伤而致，仲景以"和之愈"三字示人非大承气汤阳明大实证，不可峻攻以免伤其胃气。

成无己以脾约解本条，显然不恰，因本证虽和脾约证同见小便数、大便硬，都可从太阳病表邪入里而来，但两者在缓急轻重证候上是有不同的。小承气汤热结程度较重，故以汤，汤者荡也，荡涤热结；脾约麻仁丸热结程度较轻，故以丸，丸者缓也，缓下润肠。

（陆寿康）

〔原文〕

251. 得病二三日，脉弱[(1)]，無太陽柴胡證[(2)]，煩躁心下鞕[(3)]，至四五日，雖能食，以小承氣湯，少少與微和之，令小安。至六日，與承氣湯一升。若不大便六七日，小便少者，雖不受食，但初頭鞕，後必溏[(4)]，未定成鞕，攻之必溏，須小便利，屎定鞕，乃可攻之，宜大承氣湯。

〔校勘〕

《注解伤寒论》《金匮玉函经》："不受食"均作"不能食"。

《千金方》："不受食"作"不大便"，无"大承气汤"的"大"字。

《金匮玉函经》："硬"作"坚"，"初头硬，后必溏"作"头坚后溏"。

〔句解〕

(1) 脉弱：脉不浮紧实大。

(2) 无太阳柴胡证：既无太阳病证，又无少阳病证。

(3) 烦躁心下硬：指病已转入阳明而成腑实，见烦躁和胃脘部硬满症状。

（4）但初头硬，后必溏：大便仅见开始坚硬，继而必溏薄的现象，说明阳明热实之证未成，不可误用攻下法。

〔提要〕

大小承气汤的辨证论治要点。

〔选注〕

成无己：得病二三日脉弱，是日数虽浅而邪气已入里也。无太阳证，为表证已罢。无柴胡证，为无半表半里之证。烦躁心下硬者，邪气内盛也，胃实热盛则不能食，胃虚热盛至四五日虽能食，亦当与小承气汤微和之。至六日则热甚，与大承气汤一升。若不大便六七日，小便多者为津液内竭，大便必硬则下之。小便少者，则胃中水谷不别，必初硬，后溏，虽不能食为胃实，以小便少则未定成硬，亦不可攻，须小便利，屎定硬乃可攻之。

汪琥：此条乃申言大小承气不可多用及骤用之意。得病二三日，不言伤寒与中风者，乃风寒之邪皆有，不须分辨之病也。脉弱者，谓无浮紧等在表之脉也。无太阳柴胡证，谓无恶寒发热，或往来寒热，在表及半表半里之证也。烦躁心下硬者，全是阳明府热邪实。至四五日，则足阳明胃府实热者，下而传于手阳明，当大肠之府实热也。经云，肠实则胃虚，故能食，能食者，其人不痞不满，为下证未急，非阳明胃强发狂能食比也。故云虽能食，止须以小承气汤少少与微和之，因其人烦躁，必不大便，故令其小安也。至六日，仍烦躁不安而不大便者，前用小承气汤可加至一升，使得大便而止，此言小承气汤不可多用之意。若不大便句，承上文烦躁心下硬而言，至六七日不大便，为可下之时，但小便少，乃小水不利，此系胃中之水谷不分清，故不能食，非谵语潮热有燥屎之不能食也。故云虽不能食，但初头硬后必溏，未定成硬而攻之，并硬者必化为溏矣。须待小便利，屎定成硬，乃可用大承气汤攻之，此言大承气亦不可骤用之意。

柯韵伯：得病二三日，尚在三阳之界。其脉弱，恐为无阳之微。无太阳桂枝证，无少阳柴胡证，则病不在表，而烦躁心下硬，是阳邪入阴，病在阳明之里矣。辨阳明之虚实，在能食不能食。若病至四五日尚能食，则胃中无寒，而便硬可知，少与小承气微和其胃，令烦躁少安。不竟除之者，以其人脉弱，恐大便之易动故也，犹太阳脉弱，当行大黄芍药者减之之意。至六日复与小承气一升，至七日仍不大便，胃家实也。欲知大便之燥硬，既审其能食与不能食，又当问其小便之利与不利，而能食必大便硬，后不能食是有燥屎。小便少者，恐津液还入胃中，故虽不能食，初头硬后必溏，小便利者，胃必实，屎定硬，乃可攻之。所以然者，脉弱是太阳中风，能食是阳明中风，非七日后不敢下者，以此为风也，必过经乃可下之，下之若早，语言必乱，正此谓也。

章虚谷：此条总因脉弱，恐元气不胜药气之故，再四详审，左右四顾，必俟其邪气结实，而后攻之，则病当其药，便通可愈，否则邪不去而正先萎，病即危矣。

〔评述〕

本条以能食与不能食，小便利与不利，并病程日期，脉证合参，阐明了大小承气汤辨证施治的关键。但本条文字较多，可分为几段分析。

（1）"得病二三日……烦躁心下硬。"为阳明病初起脉证。得病二三日，病证初起，且无太阳少阳证，又见烦躁心下硬，知证已入阳明，然脉弱而不实，故不宜早用攻下。

（2）"至四五日虽能食，以小承气汤少少与微和之令小安。"说明病程进展，烦躁心下硬而能食，阳明腑实大便硬之端倪已露，当用攻下。但考虑到脉弱，恐正气虚不胜药力，故以小承气汤少少微和之，乏其小安，以观病情进退。

（3）"至六日，与承气汤一升"，此处有省文，对照前后条文，当仍有前证而能食不大便，以小承气一升服用。（对承气汤孰大孰小，注字不一，后有评述）

（4）"若不大便六七日……宜大承气汤。"说明病程进一步推进，病证由能食发展为不能食时，可能有两种情况：一为胃中虚冷所致之不能食，一为胃中有燥屎之不能食（可参阳明篇191、215），必须参合其他症状，特别是小便利与不利为辨。若小便少而不利，恐津液可入胃中，阳明燥结不甚，大便未必成硬，示人不可攻下，攻之必溏；若小便利，大便定硬，胃中干燥，阳明热结已甚，方宜大承气汤。

章虚谷指出"脉弱恐元气不胜药气"，柯韵伯以本条脉弱与太阴脉弱相比较，从而推度仲景再四详审用意，较为深刻。柯氏、汪氏更指出能食与不能食，小便利与不利为使用大小承气汤的辨证要点，符合《伤寒论》原意。参阳明篇190条"阳明病若能食者名中风，不能食者名中寒"则以能食与不能食辨别胃气盛衰（见上柯氏注）而外邪中人的阴阳寒热变化。阳明篇191、194条均指出"不能食"为胃中虚冷所致，191条指出如见"小便不利"及"大便初硬后溏"症状的不能食一般属虚寒，不可攻下，本条更指出"攻之必溏"。但"不能食"也有阳明腑实燥屎内结所致者，如215条"阳明病谵语有潮热，反不能食者，胃中必有燥屎五六枚也……大承气汤下之"。所以在见不能食的情况下，还必须参合全身症状考虑，本条以"小便利屎定硬乃可攻之，宜大承气汤"为例，也说明了这个道理。

又"至六日与承气汤一升"句，柯氏、汪氏用小承气，成无己用大承气，细析本节内容，以小承气为妥。因初服小承气少少微和，病仍未变，故仍进小承气一升，以尽其剂。后又云不能食小便利方可用大承气汤，可反证前节能食者绝非大承气汤所宜。

（陆寿康）

〔原文〕

252. 傷寒六七日，目中不了了(1)，睛不和(2)，無表裏證(3)，大便難，身微熱者，此為實也，急下之，宜大承氣湯。

〔校勘〕

《金匮玉函经》："此为实也"句，无"也"字。

〔词解〕

（1）目中不了了：方有执："了了，犹瞭瞭也。"即眼睛视物不清。

（2）睛不和：《金鉴》："睛不和者，谓睛不活动也。"即眼珠转动不灵活，同时也有视物不清之意。

（3）无表里证：指既无头痛恶寒等表证，也无呕吐、烦躁、腹痛等里证。

〔提要〕

阳明急下证之一。

〔选注〕

钱潢：六七日，邪气在里之时也，外既无发热恶寒之表证，内又无谵语腹满等里邪，且非不大便而曰大便难，又非发大热而身仅微热，势非甚亟也，然目中不了了，是邪热伏于里而耗竭其津液也。经云，五脏六腑之精皆上注于目，热邪内灼，津液枯燥，则精神不得上注于目，故目不了了睛不和也。

张令韶：阳火亢极，阴水欲枯，故使目中不了了而睛不和。急下之，所以抑亢极之阳火，而救垂绝之阴水也。

《金鉴》：目中不了了而睛和者，阴证也；睛不和者，阳证也。此结热神昏之渐，危急之候，急以大承气汤下之，泻阳救阴，以全未竭之水可也。睛不和者，谓睛不活动也。

〔评述〕

"目中不了了，睛不和"是邪热伏里并灼竭津液之证，故需急下以存阴。钱潢对证候和病理之分析，深得要领。张令韶以"抑亢极之阳火，而救垂绝之阴水"，简明扼要地点出了"急下之"的意义。《金鉴》以睛和与睛不和鉴别阴证和阳证，也有一定的参考价值。

（孟庆云）

〔原文〕

253. 陽明病，發熱汗多者，急下之，宜大承氣湯。

〔校勘〕

成无己：本无"病"字。

〔提要〕

发热汗多，为阳明急下存阴证之二。

〔选注〕

成无己：邪热入府，外发热汗多者，热迫津液将竭，急与大承气汤以下其府热。

钱潢：潮热自汗，阳明胃实之本证也，此曰多汗，非复阳明自汗可比矣，里热炽盛之极，津液泄尽，故当急下，然必以脉证参之。若邪气在经，而发热汗多，胃邪未实，舌苔未干，厚而黄黑者，未可下也。

程郊倩：发热而复多汗，阳气大蒸于外，虑阴液暴亡于中，虽无内实之兼证，宜急下之，以大承气汤矣。此等下之，皆为救阴而设，不在夺实，夺实之下可缓，救阴之下不可缓，不急下防成五实，经曰五实者死。

尤在泾：此条必有实满之证，而后可下，不然则是白虎汤证。

《金鉴》：阳明病，不大便，发热汗多不止者，虽无内实，亦当急下之。盖因阳气大蒸于内，恐致阴液暴亡于外，故以全津液为急务也，宜大承气汤下之。

〔评述〕

阳明病发热汗多，是热邪蒸迫肠胃所致，有津液不尽、汗出不止之势，急下胃腑燥热，釜底抽薪，为保存津液最为有效的应急措施。钱氏提出根据脉、舌决定能否攻下，很有实际指导意义，尤氏又进一步强调运用大承气汤必有一系列腑实证候，可补其不足。大承气汤之所以能救阴，全在夺实，故程郊倩认为"皆为救阴而设，不在夺实"以及《金

·337·

鉴》"虽无内实亦当急下"的看法，恐不妥。

（孟庆云）

〔原文〕

254. 發汗不解，腹滿痛者，急下之，宜大承氣湯。

〔提要〕

发汗不解，腹满痛为阳明急下存阴之三。

〔选注〕

成无己：发汗不解，邪热传入府，而成腹满痛者，传之速也，是须急下之。

程郊倩：发汗不解，津液已经外夺，腹满痛者，胃热遂尔迅攻，邪阳盛实而弥漫，不急下之，热毒里蒸，糜烂速及肠胃矣，阴虚不任阳填也。

黄坤载：发汗不解，是非表证，乃胃肠之实也。汗之愈亡其阴，燥屎阻其胃火，伤其太阴，故腹满而痛，阳亢阴亡，则成死证，故当急下之。此与少阴六七日，腹胀不大便章义同。

尤在泾：发汗不解，腹满痛者，病去表之里而盛于里矣。夫正气与邪气相击则痛。治之者，如救斗然，迟则正被伤矣，故亦宜急下。

〔评述〕

发汗不解，是邪入阳明而津液大伤，腹满痛说明里实至极，不急下，则腑气不通，燥实愈甚，阴液也将竭。各注家对此认识基本一致。

本篇252、253和254三条，后世称为"阳明三急下证"。急下的目的，不外两端，一是通腑气而保胃气，二是祛邪热而存阴液。而这两者，又是相互关联，不可截然划分的，但有侧重之不同。以上三急下之条文，所以述证不一，其原因也即在此。充分体现了《伤寒论》"保胃气"、"存津液"的基本精神。

（孟庆云）

〔原文〕

255. 腹滿不減，減不足言，當下之，宜大承氣湯。

〔句解〕

腹满不减，减不足言：腹部胀满不减，即使有所缓解，也微不足道。

〔提要〕

大承气汤证腹满的特征。

〔选注〕

成无己：腹满不减，邪气实也。经曰，大满大实，自可除下之。大承气汤下其腹满，若腹满时减，非内实也，则不可下。《金匮要略》曰：腹满时减，复如故，此为寒，当与温药，是减不足言也。

喻嘉言：减不足言四字，形容腹满如绘，见满至十分即减去二三分，不足夺其势也。

陈修园：承上文而言，腹满痛者，固宜急下，若不痛而满云云，虽不甚急而病在悍气，非下不足以济之也。

柯韵伯：下后无变证，则非妄下，腹满如故者，下未尽平，故当更下之也。

〔评述〕

"腹满不减，减不足言"是阳明里实腹满的特征，也是大承气汤审证要点之一。本证之腹满无有减轻之时，可与虚证腹满相鉴别。太阴虚寒腹满，正如《金匮要略》所讲："腹满时减，复如故，此为寒，当与温药。"其病机是由脾胃虚寒，运化无力，寒气壅塞所致，亦即《素问·异法方宜论》所云"脏寒生满病"。临证应结合其他脉证综合分析。应该说明，所谓"腹满不减"，也非绝对没有减轻之时，只不过是减轻程度微不足道，正如喻氏所讲"见满至十分即减去二三分，不足夺其势也"。有人认为"减不足言"是说凡腹满有减者，绝非可下之证，恐有违条文本意，也不符合临床实际所见。

（肖德新）

〔原文〕

256. 陽明少陽合病，必下利，其脉不負者，爲順也；負者，失也，互相剋賊，名爲負也；脉滑而數者，有宿食也，當下之，宜大承氣湯。

〔校勘〕

《金匮玉函经》："名为负也"句，作"名为负"；"脉滑而数者"句，作"若滑而数者"。

成无己本："顺"字上无"为"字。

《脉经》："宜大承气汤"句，作"大柴胡承气汤证"。

〔提要〕

阳明少阳合病，从脉象上来判断顺逆和决定治疗方法。

〔选注〕

成无己：阳明土，少阳木，二经合病，气不相和，则必下利，少阳脉不胜，阳明不负，是不相克，为顺也；若少阳脉胜，阳明脉负者，是鬼贼相克，为正气失也。脉经曰：脉滑者为病食也。又曰：滑数则胃气实，下利者脉当微厥，今脉滑数，知胃有宿食，与大承气汤以下除之。

程郊倩：见滑数之脉，为不负为顺；见弦直之脉，为负为失。

张兼善：凡合病则下利，各从外证以别焉，然两经但各见一二症便是，不必悉具。

〔评述〕

本条根据五行生克，从脉象上来解释疾病的顺逆。阳明属土，少阳属木，二经合病下利，如纯见少阳弦脉，则木必克土，病情较逆，是即所谓"负也"、"失也"；如果脉见滑而数，则木不克土，即所谓"顺也"。滑数之脉，为有宿食的脉象，胃实之明证，故用大承气汤攻下。注家中，成氏言明病机，程氏指出脉象特征，张氏又说明合病下利辨证的方法，可相互发明，有助于对条文的理解。

应注意：172条为太阳少阳合病的热迫大肠而下利，用黄芩汤以清热坚阴；32条太阳阳明合病为表邪内迫下利，用葛根汤以发表生津，其病变机制与本证完全不同，在临床上应严格区别。

（肖德新）

〔原文〕

257. 病人無表裏證，發熱七八日，雖脉浮數者，可下之。假令已下，脉數不解，合熱則消穀喜饑，至六七日，不大便者，有瘀血，宜抵當湯。

〔校勘〕

《金匮玉函经》："虽脉"作"脉虽"，"喜"作"善"。

〔词解〕

合热：浅田栗园曰："合热，热合于瘀血也"，此解可从。

〔提要〕

瘀血证和阳明腑实证的辨证。

〔选注〕

《金鉴》：病人无表里证，是无太阳表证、阳明里证也。但发热而无恶寒，七八日，虽脉浮数，不可汗也。虽屎硬，可下之。假令已下，脉不浮而数不解，是表热去，里热未去也。至六七日，又不大便，若不能消谷善饥，是胃实热也，以大承气汤下之。今既能消谷善饥，是胃和合热，非胃邪合热，故屎虽硬，色必黑，乃有瘀血热结之不大便也，宜用抵当汤下之。

徐灵胎：脉虽浮数而无表里证，则其热竟属里实矣。七八日故不可下。脉数不解，邪本不在大便也；消谷善饥，蓄血本不在水谷之路，故能食。

尤在泾：无表里证，无头痛恶寒，而又无腹满谵语等症也。发热七八日，而无太阳表证，知其热盛于内，而气蒸于外也。脉虽浮数，亦可下之，以除其热，令身热去，脉数解，则愈。假令已下，脉浮去而数不解，知其热不在气而在血也；热在血，则必病瘀血。

〔评述〕

尤在泾对本条的注释比较合理。仲景在此用排除法诊断阳明瘀血证。脉虽浮数，但无头痛、恶寒之表证，可知邪气不在表，不宜从汗而解。虽无腹满痛、潮热等里实之证，但发热七八日不解，必有实热在里，浮数之脉，为里热蒸腾之象，必沉取也，数而有力，故可考虑下法。假如下后，脉数不解，可见里热未除，病者饮食不受影响，又说明此非阳明燥实内阻。既无燥屎内阻而六七日不大便，为瘀血内阻也，故宜抵当汤下其瘀血，瘀血去则里热除。由此推测，前面所用之攻下之剂，恐为承气之类。须知热与屎相结者，当用承气辈攻下。此为热与血结，需用抵当汤逐血通瘀。尤在泾指出"知其热不在气而在血也"是有一定道理的。

（俞景茂　陈　庚）

〔原文〕

258. 若脉數不解，而下不止，必協熱便膿血也。

〔校勘〕

《金匮玉函经》《千金翼方》：与前条合为一条，"协"字均作"挟"字。

〔提要〕

阳明病协热便脓血脉证。

〔选注〕

《金鉴》：若脉数不解，不大便硬，而下利不止，必有久瘀，协热腐化，而便脓血也，则不宜用抵当汤下之矣。

郭雍：常氏云，可白头翁汤，《千金方》通前证合为一证。

任应秋：本条为急性痢疾，所以便排出含有脓血的粪便，而脉数协热，亦为急性痢固有的热型，应服用白头翁汤。

〔评述〕

上述注家的解释均为妥善。本条是属于发热的急性痢疾，其症状有脉数、发热、便脓血，应用白头翁汤进行治疗。

（纪晓平）

〔原文〕

259. 傷寒發汗已，身目爲黃，所以然者，以寒濕在裏不解故也，以爲不可下也，於寒濕中求之。

〔校勘〕

《金匮玉函经》《脉经》《千金翼方》："在里"上均有"相搏"二字。

《脉经》："湿"作"食"。

《金匮玉函经》："发"字下有"其"、"以为"下有"外瘀热而"四字；"下也"无"也"字，"于"字上有"当"字。

〔提要〕

阴黄的发病机转与治法。

〔选注〕

汪琥：伤寒发汗已，热气外越，何由发黄？今者发汗已，身目为黄，所以然者，以其人在里素有寒湿，在表又中寒邪，发汗已，在表之寒邪虽去，在里之寒湿未除，故云不解也。且汗为阴液，乃中焦阳气所化，汗后中气愈虚，寒湿愈滞，脾胃为寒湿所伤，而色见于外，此与湿热发黄不同，故云不可下。

王海藏：阴黄其证，身冷汗出，脉沉，身如薰黄色暗，终不如阳黄之明如橘子色。治法：小便利者，术附汤；小便不利，大便反快者，五苓散。

沈芊绿：寒湿在里与瘀热在里不同，且既由寒湿，则非属阳明病矣，故不可下。

〔评述〕

此条寒湿发黄之证，即后世所谓的阴黄证，其成因多由病者素体脾阳不足，内有寒湿，又因伤寒而发其汗，汗出表寒虽去，而里阳更虚，致湿瘀不化而发黄。汪氏阐其病理，王氏举阳黄以对勘说明，提出治疗方剂，使经文更臻完善。其余注家，所释亦皆言之成理，可资参考。

（戚燕如）

〔原文〕

260. 傷寒七八日，身黃如橘子色，小便不利，腹微滿者，茵陳蒿湯主之。

〔校勘〕

《千金方》："伤寒七八日"句下有"内实热瘀结"五字。

《千金方》："腹微满者"作"腹微胀满者"。

《金匮玉函经》："腹微满者"作"少腹微满者"。

〔提要〕

茵陈蒿汤证治。

〔选注〕

成无己：当热甚之时，身黄如橘子色，是热毒发泄于外。《内经》："膀胱者，津液藏焉，气化则能出矣"，小便不利，少腹满者，热气甚于外，而津液不得下行也。与茵陈蒿汤，利小便，退黄逐热。

钱潢：此言阳明发黄之色，状如阴黄如烟薰之不同也。伤寒至七八日，邪气入里已深，身黄如橘子色者，湿热之邪在胃，独伤阳分，故发阳黄也；小便不利，则水湿内蓄，邪食壅滞，而腹微满也。以湿热实于胃，故以茵陈蒿汤主之。

柯韵伯：伤寒七八日不解，阳气重也；黄色鲜明者，汗在肌肉而不达也；小便不利，内无津液也；腹微满，胃家实也。调和二便，此茵陈之职。

尤在泾：此则热结在里之证也。身黄如橘子色者，色黄而明，为热黄也。若湿黄则色黄而晦，所谓身黄如薰黄也，热结在里，为小便不利，腹微满，故宜茵陈蒿汤下热通瘀为主也。

〔评述〕

钱氏、成氏对本条的分析都很正确。钱氏指出"此言阳明发黄之色，状与阴黄如烟薰之不同"，有助于我们通过望诊，掌握阳黄和阴黄的发黄特征，从而加以鉴别，当然临证尚需结合其他脉证，全面分析。所谓"如橘子色"，黄而鲜明之意，这是阳黄的特征之一。可以说本条既是对236条阳明发黄证的补充，又是针对上条（259条）指出湿热发黄的证候特点和治疗原则。前者"于寒湿中求之"，"不可下也"；后者于湿热中求之，下之可也。

本证小便不利，由于湿热交结所致，柯氏认为"内无津液"，显然不妥，若果内无津液，绝不可复以茵陈蒿利其小便。

（戚燕如）

〔原文〕

261. 傷寒身黃發熱，梔子蘗皮湯主之。

〔校勘〕

《千金翼方》："身黄发热"作"其人发热"。

成无己本："热"下有"者"字。

〔提要〕

栀子柏皮汤的证治。

〔选注〕

《金鉴》：伤寒身黄发热者，设有无汗之表，宜用麻黄连轺赤小豆汤汗之可也；若有成实之里，宜用茵陈蒿汤下之亦可也。今外无可汗之表证，内无可下之里证，故惟宜以栀子柏皮汤清之也。

尤在泾：此热瘀而未实之证，热瘀故身黄，热未实故发热而腹不满，栀子彻热于上，柏皮清热于下，而中未实故须甘草以和之耳。

汪琥：武林陈氏曰：身黄兼发热者，乃黄证中之发热，而非麻黄、桂枝证之发热也。热既郁而为黄，虽表而非纯乎表证，但当清其郁以退其黄，则发热自愈。

〔评述〕

本条以身黄发热为栀子柏皮汤的主症，《金鉴》从伤寒本论中对身黄发热的不同治疗方法进行了分析，指出此身黄发热既无可汗之表、又无可下之里。汪氏又引武林陈氏之语，阐明此发热与麻桂汤证发热在病理上的不同，其分析都是正确的。此条与260条均为湿热互结之阳黄，二者之区别在于彼有腹满，为里有实积；而此无腹满，为无里实积。尤氏虽然也明确地指出了这点，但对方药的分析忽略了利湿这一作用。

〔方剂〕

栀子蘗皮湯方

肥栀子十五個（擘）　甘草一兩（炙）　黄蘗二兩

上三味，以水四升，煮取一升半，去滓，分温再服。

〔校勘〕

《金匮玉函经》、成无己本："肥栀子"中均无"肥"字，并作"十四枚"。

《千金翼方》："一升半"作"二升"。

〔方解〕

钱潢：栀子苦寒，泻三焦火。除胃热、时疾、黄病、通小便，治心烦懊恼，郁热结气。柏子苦寒，治五脏肠胃中结热黄疸，故用以泻热邪。又恐苦寒伤胃，故以甘草和胃保脾，而为调剂之妙也。

柯韵伯：栀柏甘草皆色黄而质润，栀子以治内烦，柏皮以治外热，甘草以和中气，形色之病仍假形色以通之，神乎神矣。

《金鉴》：此方之甘草，当是茵陈，必传写之误也。

吕搽村：身黄发热，热已有外泄之机，从内之外者治其内，故用栀子、柏皮直清其热，则热清而黄自除。用甘草者，正引药逗留中焦，以清热而导湿也。

〔验案〕

张，脉沉，湿热在里，郁蒸发黄，中痞恶心，便结溺赤，三焦病也，苦辛寒主之。杏仁、石膏、半夏、姜汁、山栀、黄柏、枳实汁。（《临证指南医案》）

〔评述〕

本方栀子、黄柏均为苦寒之药，既能清热又能利湿，为治湿热黄疸的常用药，甘草味甘，炙用性微温能和胃保脾，缓栀、柏苦寒之性。《金鉴》认为本方甘草当为茵陈，"必传写之误"，证据不足。但后世在运用此方时，多加入茵陈，疗效更好，这也是事实。

（戚燕如）

〔原文〕

262. 傷寒瘀熱在裏，身必黄，麻黄連軺赤小豆湯主之。

〔校勘〕

《金匮玉函经》、成无己本："身必黄"均作"身必发黄"。

《千金方》和《千金翼方》："连轺"均作"连翘"。

〔提要〕

表邪未解，瘀热在里发黄证治。

〔选注〕

《金鉴》：湿热发黄，无表里证，热盛者清之，小便不利者利之，里实者下之，表实者汗之，皆无非为病求去路也。

林澜：麻黄连轺一证，虽曰在里，必因邪气在表之时有失解散，今虽发黄，犹宜兼汗解以治之也。

喻嘉言：伤寒之邪，得湿而不行，所以热瘀身中而发黄，故用外解之法。

钱潢：瘀，留蓄壅滞也，言伤寒郁热，与胃中之湿气互结温蒸……经云，湿热相交，民多病瘅，盖以湿热胶固，壅结于胃，故曰瘀热在里，身必发黄也，麻黄连轺赤小豆汤治表，利小便，解郁热，故以此主之。

程郊倩：凡伤寒瘀热在里者，由湿蒸而来，故身必发黄，此由瘀热未深，只从表一边开其郁滞，而散热除湿，佐以获效，麻黄连轺赤小豆汤是其主也。

〔评述〕

本条为外有寒邪，内有湿热，郁蕴不解的发黄之证，虽条文叙证简略，但以方测证，可想必有表证存在。各注家对此认识一致。林氏、喻氏阐明病因，钱氏详论病理，程氏指出治疗的要点，《金鉴》则进一步总结了治黄的原则。

本证与260条、261条同为湿热发黄，证治又有一定的区别。曾如魏念庭所说："此三条虽皆外寒挟湿之邪，瘀而成热之证，然在表在里、湿胜热胜，尤当加意也。"若热重于湿，并兼有里实之腹满者，茵陈蒿汤最适合；若湿热并重，而又无里实之腹满者，栀子柏皮汤即可；若邪偏重于表者，当用麻黄连轺赤小豆汤。

〔方剂〕

麻黄连轺赤小豆湯方

麻黄二两（去節）　　連軺二两（連翹根是）　　杏仁四十個（去皮尖）　　赤小豆一升
大棗十二枚（擘）　　生梓白皮（切）一升　　生薑二两（切）　　甘草二两（炙）

上八味，以潦水一斗，先煮麻黄再沸，去上沫，内諸藥，煮取三升，去滓，分温三服，半日服盡。

〔校勘〕

成无己本：甘草作"一两"，无"去滓"二字。

《金匮玉函经》："再沸"作"一二沸"。

〔词解〕

潦水：李时珍云"潦水乃雨水所积"，取其味薄不助湿气而去热。

〔方解〕

周禹载：此亦两解表里之法，故用外汗之，药必兼渗湿之味，伤寒发黄者，必其人脾家素有湿热，兼寒邪未散。两热相合，遂使蒸身为黄，故必利小便以去湿热，表汗以散寒湿。

唐容川：麻黄杏仁发皮毛以散水于外，用梓白皮以利水于内，此三味是去水分之瘀热也。尤必用甘枣生姜宣胃气，协诸药使达于肌肉，妙在潦水是云两既解之水，用以解水火之蒸郁，为切当也。

舒驰远：《素问》有开鬼门与洁净府之法。开鬼门者，从汗而泄，其热于肌表，麻黄连轺赤小豆汤，是其法也；洁净府者，从下而利其湿于小便，茵陈蒿汤、栀子柏皮汤是其法也。

〔验案〕

一人伏暑湿热发黄，腹微满，小便不利，身无汗，王旭高用麻黄连翘赤小豆汤去生梓白皮、甘草、神曲治愈（《柳选四家医案·王旭高医案》）。

〔评述〕

麻黄连轺赤小豆汤在临床上应用较广，多数注家对此理解都很正确，解释也很精辟。对方中"连轺"一药医家有不同看法：一种意见认为连轺即连翘，另一种意见认为连轺为连翘根。《灵枢·痈疽》治"败疵"用"剉陵翘草根各一升，以水六升煮之"。《外台秘要》释："陵作连，草根作草及根。"马之台又注："陵翘，今之连翘也。"而"败疵"即痈疽之一种，可知连翘根有清热解毒去郁热之功效，故仲景用以治瘀热发黄，故连轺应为连翘根。

（戚燕如）

辨少阳病脉证并治

〔原文〕

263. 少陽之爲病，口苦咽乾目眩也。

〔校勘〕

成无己：本无"为"字。

〔词解〕

目眩：头目昏眩。

〔提要〕

少阳病的提纲。

〔选注〕

成无己：足少阳，胆经也。《内经》曰：有病口苦者，名曰胆经。《甲乙经》曰：胆者中精之府，五脏取决于胆，咽为之使。少阳之脉，起于目锐眦。少阳受邪，故口苦、咽干、目眩。

柯韵伯：太阳主表，头颈强痛为提纲。阳明主里，胃家实为提纲。少阳居半表半里之位，仲景特揭口苦咽干目眩为提纲，奇而至当也。盖口咽目三者，不可谓之表，又不可谓之里，是表之入里，里之出表外，所谓半表半里也。三者能开能阖，开之可见，阖之不见，恰合枢机之象，故两耳为少阳经络出入之地。苦干眩者，皆相火上走空窍而为病也，此病自内之外，人所不知，惟病人独知，诊家所以不可无问法。三证为少阳一经病机，兼风寒杂病而言。

汪琥：《灵枢》经云："足少阳之正，上挟咽，出颐颔中。"又曰："是动则病口苦。"苦者，胆之味，苦味从火化，咽又为胆之使，故胆热则口苦，而并咽亦干也。眩者，目旋晕也，少阳属木，为风，风主动摇，故其经病热，则目眩也。愚按上三证，不足以尽少阳病，故云：此仅举其病热之大纲耳。

张隐庵：此论少阳风火主气。夫少阳之上，相火主之，标本皆热，故病则口苦咽干。《六元正纪大论》云："少阳所至，为飘风燔燎"，故目眩。目眩者，风火相煽也。

《金鉴》：此揭中风、伤寒邪传少阳之总纲，凡篇中称少阳中风、伤寒者，即具此证之谓也。

《医宗金鉴》引林澜曰：论中言少阳病，胸胁痛耳聋，往来寒热，心烦喜呕，胸胁痞硬，半表半里之证详矣。此何以曰口苦咽干目眩也？大抵病于经络者，此篇诸条已悉之矣，若胆热府自病，则又必有此证也。

《医宗金鉴》引吴人驹曰：少阳者，一阳也。少阳之上，相火主之。若从火化，火盛则干，故口苦咽干也。少阳属木，木主肝，肝主目，故病则目眩也。

程郊倩：少阳在六经中，典开阖之枢机，出则阳，入则阴，凡客邪侵到其界，里气辄从而中起，故云半表半里之邪。半表者，指经中所到之风寒而言，所云往来寒热、胸胁苦满等是也；半里者，指胆府而言，所云口苦咽干目眩是也。表为寒，里为热，寒热互拒，所以有和解一法。观其首条所揭，口苦咽干目眩之证，终篇总不一露，要知终篇无一条不具有首条之证也。有此条之证，而兼一二表证，小柴胡汤方可用；无此条之证，而只据往来寒热等，及或有之证，用及小柴胡，府热未具，而里气予被寒侵，是为开门揖盗矣。

魏念庭：胆府与少阳经为表里，而非半表半里之谓。半表者，对太阳之全表言；半里者，对太阴之全里言，故少阳在半表半里之间，总以经络之界为言。又曰：经中所谓不必悉具者，指或中余证，而少阳经胆府之主病，未有不悉具而遽可指为少阳病成者。

山田正珍：按少阳篇纲领，本亡而不传矣。王叔和患其阙典，补以口苦咽干目眩也七字者已，固非仲景氏之旧也。按阳明篇云：阳明病，脉浮而紧，咽燥口苦腹满而喘。可见口苦咽干，则是阳明属证，而非少阳之正证矣。若夫目眩多逆治所致，如苓桂术甘汤真武汤证是也，亦非少阳之正证也。盖少阳者，指半表半里之号，如其病证则所谓往来寒热，胸胁苦满，嘿嘿不欲饮食，心烦喜呕是也。凡伤寒阳证，其浅者为太阳，其深者为阳明，其在浅深间者，此为少阳。是少阳篇当在太阳之后者也，今本论次之阳明后者，盖依《素问》之次序也。再按少阳篇诸条，今本混入太阳篇中者过半，盖古经篇简错杂，叔和从而为之撰次也。

陆渊雷：本条少阳之提纲，则举其近似之细者，遗其正证之大者。

〔评述〕

本条少阳病从病人的自觉症为提纲，表现口苦、咽干、目眩。胆为少阳之腑，胆热上蒸，则口苦；灼伤津液，则咽干；肝与胆合，肝主目，又肝胆属木为风，风主动摇，风火上扰，则目眩。柯氏强调从问诊而得。临床验证，其代表性确很强，如"口苦"一症放在首位，口苦的病机在于胆经有火，胆热上蒸。遇口苦、脉弦者，小柴胡汤累效。俗曰，苦为火之味，实际上胆经有火多苦，胃火多口臭，心火未必口苦。所以，口苦、咽干、目眩三症，从少阳胆腑的角度说明少阳病的机制，作为提纲在辨证上确有一定的价值。但如能与往来寒热、胸胁苦满、嘿嘿不欲饮食、心烦喜呕、脉弦细等症合参，则尤觉全面，临床上对少阳病的诊断会更加明确和具体。

三阳病提纲用意各不相同，太阳主表，以脉症为提纲；阳明主里，以病理机转为提纲；少阳主半表半里，以病人的自觉症为提纲。细玩之，颇有意义。

有的注家对本条作为少阳病提纲提出异议：陆氏提出此三症非主症，应以小柴胡汤四症为正症。笔者认为本条三症反映了邪在半表半里及少阳胆腑的症情，可以作为提纲，当然在临证时应与小柴胡汤四症合参。山田正珍提出 189 条阳明中风，有口苦咽干；67 条苓桂术甘汤证和 82 条真武汤证都有目眩，从而否认口苦、咽干、目眩作为少阳病的提纲。笔者认为，其理不端。189 条是三阳合病，既有发热恶寒的太阳证，又有腹满微喘的阳明证，而其口苦咽干恰系少阳证，且本条指出三阳合病禁下，应治以少阳和解法。67 条虽有头眩，但为水饮上逆，尚有心下逆满、气上冲胸、脉沉紧等主要脉证可资鉴别。82 条虽有头眩，但为阳虚水泛，留有心下悸、身瞤动、振振欲擗地等主症，和少阳病口苦咽干目眩各自不同。笔者认为，以何症作为提纲主要系从是否反映该种病的病机特点着眼，而不能单看表面证候而舍本求末。又山田正珍提出的太阳篇混入少阳篇条文问题，笔者认为此正反映了太阳病不愈可以传变为少阳病的临床实践，我们学习过程中自应前后合参，而且这种情况在《伤寒论》中屡见不鲜。

关于半表半里和少阳为枢：《伤寒论》中148条谈到少阳病小柴胡汤证的病位时指出："此为半在里半在外也。"半表半里之名，实始于此。后世注家对半表半里的涵义各有发挥，从而也显得混乱。综合之，有三种涵义：①指少阳病的病位，太阳主表，阳明主里，少阳则主半表半里；亦说太阳为表，太阴为里，少阳在半表半里之间。②足少阳胆经前连于胸，后连于肩背，介于体表前后各半之间，行于身之两侧，所以部位属于半表半里。③半表半里是外感热病发展过程中的一种证候类型的病机表现，以往来寒热等症为特征。太阳病在表以恶寒发热为特征，在由表入里的过程中，可以出现往来寒热的半表半里证，也可以出现但热不寒的阳明证，或但寒不热的少阴证。笔者认为，说少阳病为半表半里证，理解为从证治概括出的一种特定病机的证型较贴切，它处于疾病发展中表、里之间的阶段，以足少阳胆经和胆腑的病理改变为主。本条口苦、咽干、目眩三症及小柴胡汤往来寒热等四症为其证候表现，小柴胡汤和解法为其正治。不宜单纯理解为表、里之间的一种特定的解剖部位。

少阳为枢，首见《素问·阴阳离合论》："是故三阳之离合也，太阳为开，阳明为合，少阳为枢。"对少阳为枢有两种认识：①从经络循行而言，足少阳经循行于胁，居太阳、阳明两经之间，外从太阳之开，内从阳明之合，具有出入枢转之机，也即在两阳经之间起枢纽的作用。②从阳气的多少而言，太阳三阳，阳气最盛；阳明二阳，阳气已有减少；少阳一阳，在三阳经中阳气最少，接着就要转入阴经，所以它是由阳转入阴的枢纽。笔者认为，二者着眼的角度不同，其说均通。第一种意见符合《素问·阴阳离合论》原意，《伤寒论》264条即为其足少阳胆经枢机不利的证候表现，以小柴胡汤和解为治；第二种意见阳气多少之说见《素问·至真要大论》、《素问·天元纪大论》，《伤寒论》96、97两条即为其证候和病机，由于"血弱气尽"，也即正气已虚，故以小柴胡汤清、补兼施为治。

（赵健雄）

〔原文〕

264．少陽中風，兩耳無所聞，目赤，胸中滿而煩者，不可吐下，吐下則悸而驚。

〔校勘〕

《金匮玉函经》：无"所"字，"烦"字下无"者"字，"则"字作"即"字。

〔词解〕

中风：山田正珍、《伤寒论集成》：中风二字，系外邪总称，非伤寒中风之中风也。

〔提要〕

少阳中风的证候，指出禁忌吐下与误吐下后的变证。

〔选注〕

成无己：少阳之脉，起于目眦，走于耳中；其支者，下胸中贯膈。风伤气，风则为热。少阳中风，气壅而热，故耳聋、目赤、胸满而烦。邪在少阳，为半表半里。以吐除烦，吐则伤气，气虚者悸；以下除满，下则亡血，血虚者惊。

柯韵伯：少阳经络，萦于头目，循于胸中，为风木之藏，主相火。风中其经，则风动火炎，是以耳聋目赤，胸满而烦也。耳目为表之里，胸中为里之表，当用小柴胡和解法。或谓热在上焦，因而越之，误吐者有矣。或误釜底抽薪，因而夺之，误下者有矣。或谓火郁宜发，因而误汗者有矣。少阳主胆，胆无出入，妄行吐下，津液重亡。胆虚则心亦虚，所生者受病，故悸也。胆虚则肝亦虚，府病及藏，故惊也。上条（按：指265条）汗后而烦，因于胃实；此未汗而烦，虚风所为。上条烦而躁，病从胃来；此悸而惊，病迫心胆。上条言不可发汗，此言不可吐下，互相发明。非谓中风可汗，而伤寒可吐下也。此虽不言脉，可知其弦而浮矣。不明少阳脉证，则不识少阳中风；不辨少阳脉状，则不识少阳伤寒也。

汪琥：少阳有吐下之禁，只因烦满，故误行吐下之法。成注云：吐则伤气，气虚者悸，下则亡血，血虚者惊。愚以惊悸皆主于心，误吐且下，则气血衰耗，而神明无主，以故怵然而悸，惕然而惊也。按此条论，仲景无治法，补亡论庞安时云："可小柴胡汤。"吐下悸而烦者，郭白云云："当服柴胡加龙骨牡蛎汤。"

喻嘉言：风热上壅则耳聋目赤，风热与痰饮搏结则胸中满而烦，宜用小柴胡加肉蔻宣畅胸膈，瓜蒌实以除烦。若误吐下则正气大伤，而邪得以逼乱神明，故悸而惊也。

《金鉴》：少阳，即首条口苦、咽干、目眩之谓也。中风，谓此少阳病，是从中风之邪传来也。表邪传其经，故目赤耳聋、胸中满而烦也。然此乃少阳半表半里之胸满而烦，非太阳证具之邪陷胸满而烦者比，故不可吐下。若吐下则虚其中，神志虚怯，则悸而惊也。此指中风邪传少阳之大纲也。

山田正珍：耳聋目赤，热攻上焦也，乃少阳兼证，犹小柴胡条或以下诸证也。此证宜以小柴胡汤以和解之，不可吐下。若误吐下，则有变证若斯者。若吐下后悸而惊者，乃贲豚之渐，宜与茯苓桂枝甘草大枣汤辈以辑穆焉。

〔评述〕

足少阳之脉，起于目锐眦，走于耳中，下胸中，贯膈；又少阳为风木之脏，邪客其经，经气不利，风动火炎，壅遏清窍，是以两耳无所闻、目赤、胸中满而烦也。此属少阳经证，乃无形之邪热，法当以小柴胡汤和解。而并无痰水实邪阻滞，与瓜蒂散证之心下满而烦、饥不能食、气上冲咽喉，以及与阳明腑实证之腹满而烦根本不同，故不可吐下。若误用吐下，损气耗液，心虚而悸，胆虚而惊，郭白云提出的柴胡加龙骨牡蛎汤可作救误的参考。

本条与265条合看，即提出少阳病的三禁，不管其为伤寒或中风，只要病在少阳，均当禁用汗、吐、下三法。因少阳病邪在半表半里，邪不在表，禁汗，发汗则伤津胃燥而谵语。病不在里，胸中无邪实，禁吐；肠胃也无燥屎结实，禁下。吐下则损伤气血悸而惊，只有以小柴胡汤和解为少阳病之正治法。

注家意见，少阳中风以山田正珍氏解为外邪总称为妥，《金鉴》纯释为中风所致少阳病，而将265条释为伤寒而致少阳病，未免以词害意，太机械。误用吐下而致惊悸证，柯氏、汪氏谓损伤气血，影响心、胆、肝三脏所致，比较中肯，同时惊悸可以联系起来理解为神志病。成注以气虚者悸、血虚者惊作解，未免机械。喻氏对胸中满烦释为风热与痰饮搏结，而主小柴胡加肉蔻、瓜蒌实，欠妥。此处胸中满而烦者，即胸胁苦满而心烦之意，仅是邪热而并无痰水相搏，用小柴胡汤和解少阳，邪热退则满烦自除。山田正珍把耳聋、目赤释为少阳兼证，不如释为邪客少阳经的少阳经证恰当。

（赵健雄）

〔原文〕

265. 傷寒，脉弦細，頭痛發熱者，屬少陽。少陽不可發汗，發汗則譫語，此屬胃。胃和則愈；胃不和，煩而悸。

〔校勘〕

成无己本："烦"字前有一"则"字。

〔提要〕

弦细脉为少阳病的辨证要点，及少阳误汗的变证与转归。

〔选注〕

唐宗海：此言少阳自受之寒邪，戒其不可发汗也。合上节所谓少阳有汗、吐、下三禁是也。

喻嘉言：少阳伤寒禁发汗，少阳中风禁吐下，二义互举，其旨益严。盖伤寒之头痛发热，宜于发汗者尚不可汗，则伤风之不可汗更不待言矣。伤风之胸满而烦，痰饮上逆，似可吐下者，尚不可吐下，则伤寒之不可吐下更不待言矣。

尤在泾：经曰：少阳之至其脉弦。故头痛发热者，三阳表证所同，而脉弦细则少阳所独也。少阳经兼半里，热气已动，是以不可发汗，发汗则津液外亡，胃中干燥，必发谵语。云此属胃者，谓少阳邪气并于阳明胃府也，若邪去而胃和则愈；设不和，则木中之火，又将得入心脏，而为烦为悸矣。

柯韵伯：少阳初受寒邪，病全在表，故头痛发热与太阳同，与五六日而往来寒热之半表不同也。弦为春脉，细则少阳初出之象也。但见头痛发热，而不见太阳脉证，则弦细之脉断属少阳，而不可作太阳治之矣。

汪琥：误发其汗谵语者，夺其津液而胃干，故言乱也，此少阳之邪已转属胃。胃和则愈者，言当用药以下胃中之热，而使之和平也。胃不和，不但谵语，更加烦扰讼悸，此言胃热上犯于心，故藏神不自宁也。

〔评述〕

喻氏阐其少阳三禁，颇为贴切，深得仲景之意；尤氏提出脉弦细为辨证要点；柯氏、唐氏又认为本条发病乃少阳自受寒邪，不必传经而成，亦符原意；汪氏对"胃和则愈"，指出应为治疗得当使之愈，很有指导临床的实践意义。诸家之见皆有发挥，对后人各有启示。

本条直言伤寒，不似上条"中风"前冠以少阳二字。盖病之属性所在，当由医者凭脉证而断，故有无少阳二字，实无关紧要，重在所述之脉证。伤寒脉弦细，则正如柯氏、唐氏之言，不必拘于日数，起病之初亦可见之也。头痛发热，三阳经病可共见；但太阳见之，应伴恶寒、项强、脉浮；阳明之见，应伴"身热，目疼，鼻干，不得卧"；里实之热，则应见恶热、汗自出、脉洪大等症；此无他症，惟见弦细之脉，则凭脉而断此头痛发热为少阳病。虽抑或可见口苦、咽干等少阳证，但此条之本义，乃欲申明弦细脉为少阳病之主脉，见此脉为少阳之病，则应别于太阳阳明，而治法亦殊矣。

若误认太阳病而用汗法，徒令津液外泄，少阳之热将乘胃燥而入阳明。所以"发汗则谵语，此属胃"是说明少阳误汗的变证，也是少阳转属阳明的原因之一。

至于"胃和则愈；胃不和，烦而悸"，乃是转属阳明后的两个不同转归。

"胃和则愈"：一为胃中津复，燥热得平而自愈；一为治疗得法，除其胃热而病愈。从胃和则愈的"和"字，可以看出仲景所以立法不立方的用心。但指明其理使胃得和便愈，而用何法使胃和，则在医者临证权衡，据具体证候的轻重深浅而定方治。或少与水以润之，使胃津渐复；若夹滞者，则或小承气，或调胃承气，或大柴胡，斟酌用之。不可事先拘定，机械不变，但知其理，方药随手拈来便是。

"胃不和，烦而悸"：烦，为胃中之郁热上扰心中不宁所致，故但见烦症，即可知胃中不和。悸者得之汗后，不独胃燥，心液也伤，是少阳之热乘虚燥而移于胃，凌于心，气液不足而可令悸。见烦悸，可知胃中不和，津气未复也。

本条与上条合看，即可明治疗少阳病的三禁。不问其为伤寒为中风，但是病在少阳，均当禁用汗、吐、下三法，但并非治少阳病无正法，如沈金鳌说："病在太阳之表，因以汗为正法；病在阳明之里，又以下为正法；病在太阳阳明可上越者，又以吐为正法；今症在半表半里之间，既不可汗、吐、下，因设立小柴胡和解法。有和法，则无须下而自便；有解法，则无须汗而自达；有和且解法，则无须吐而自升。是汗为太阳正法，下为阳明正法，吐为太阳阳明俱用之正法者，和解即少阳之正法。"

（高　铎）

〔原文〕

266. 本太陽病不解，轉入少陽者，脅下鞕滿，乾嘔不能食，往來熱寒，尚未吐下，脉沉緊者，與小柴胡湯。

〔校勘〕

《金匮玉函经》《千金翼方》：均无"本"字，"食"字下均有"饮"字。

《金匮玉函经》"硬满"作"坚满"，"脉沉紧者"作"其脉沉紧"。

〔提要〕

太阳病转属少阳的脉证及治法。

〔选注〕

尤在泾：本太阳脉浮、头痛、恶寒之证，而转为胁下硬满，干呕不能食，往来寒热者，太阳不解而传入少阳也。尚未吐下、不经药坏者，脉虽沉紧，可与小柴胡以和之。以证见少阳，舍脉而从证也。

徐灵胎：此为传经之邪也。以上皆少阳本证，未吐下，不经误治也。少阳已渐入里，故不浮而沉。紧则弦之甚者，亦少阳本脉。

张隐庵：如吐下而脉沉紧，则病入于阴；今尚未吐下，中土不虚，脉沉紧者，乃太阳本寒，内与少阳火热相搏，故与小柴胡汤，从枢转而达太阳之气于外也。

《金鉴》：脉沉紧当是脉沉弦。若是沉紧，是寒实在胸，当吐之诊也。惟脉沉弦，始与上文之义相属，故可与小柴胡汤。

成无己：若已经吐下，脉沉紧者，邪陷入府为里实；尚未经吐下，而脉沉紧为传里，虽深未全入府，外犹未解也，与小柴胡汤和解之。

〔评述〕

以上诸家所论，以尤氏之说较为全面，然舍脉从证之说虽有其理，但仲景论紧脉之真义尚需探讨，不宜舍之。徐氏说紧乃弦之甚者；张氏云：太阳本寒内与火热相搏，皆可解释此沉紧，俱有可取之处。从仲景论脉的规律来分析，说紧为弦之甚者有一定道理，如《辨脉法》篇云："脉浮而紧名曰弦也。弦者，状如弓弦按之不移也，脉紧者，如转索无常也。"分别仅在一不移，一转而无常，很类似。

本条首先指出了本证因太阳病不解，而转入少阳。其症：胁下硬满，干呕不能食，往来寒热，皆是少阳之主症，按理应见少阳弦细之本脉，今见沉紧，似有不符。此时即当询之患者，是否用他法治疗过，以明本证是否误治传染。若已经或吐，或下，而后脉沉紧，可知中气受伤，寒邪内陷而成；今未经吐下，可知中气未伤，所以见沉紧脉当如张氏所言，为表邪内传，结于少阳之里而致，故可与小柴胡汤，从枢转而达之于外。

且仲景所云沉紧，似又包含着与浮紧相对的意义。太阳伤寒病位在表，脉自浮紧。今病有转化，脉象自然要有变化。云沉紧者，使人别于浮紧，知脉虽仍紧，但已不浮，故非在表之寒也，结合见症及治疗经过，可知其病已离太阳而入少阳矣。病不在表，故无浮象，此脉理与病理亦符，故不必舍脉。本条义为说明太阳转属少阳之脉证。

（高　铎）

〔原文〕

267. 若已吐、下、發汗、溫針，譫語，柴胡湯證罷，此爲壞病。知犯何逆，以法治之。

〔校勘〕

《金匮玉函经》《千金翼方》：本条与前条合为一条。

《巢氏病源》：无"谵语"二字，成本云："柴胡汤证罢"。

〔提要〕

少阳病误治的变证及救治原则。

〔选注〕

柯韵伯：少阳为枢，太阳外证不解，风寒从枢而入少阳矣。若见胁下硬满、干呕不能食、往来寒热之一，便是柴胡证未罢，即误于吐、下、发汗、温针，尚可用柴胡治之。若误治后，不见半表半里证而发谵语，是将转属阳明，而不转属少阳矣，柴胡汤不中与之。亦不得以谵语即为胃实也。知犯何逆，治病必求其本也。

张令韶：此承上文尚未吐下而言也。言若已吐下，则中气虚矣；若发汗，则津液竭矣；若温针，则经脉伤矣。四者得一，则发谵语。柴胡汤证罢，此为医坏之病也。知犯何逆者，或犯吐下而逆，或犯发汗而逆，或犯温针而逆，随其所犯，而以法治其逆也。

成无己：转入少阳者，柴胡证也，若已吐、下、发汗、温针，不惟犯少阳三禁，更加温针以迫劫之，损耗津液，胃中干燥，必发谵语。柴胡证罢者，谓无胁下硬满、干呕不能食、往来寒热等症也，此为坏病。

沈明宗：要知谵语乃阳明受病，即当知犯阳明之戒而治之。若无谵语，而见他经坏症，须凭脉凭证，另以活法治之也。

〔评述〕

上述诸说，以柯氏所注较详且妥，张氏曰"四者得一，便发谵语"，成氏云"四法并施而成谵语"，皆不恰当。

本条应与上条及149条合参。见少阳之脉证，便当与小柴胡汤以和之，如上条之证治即是。若医者未明，误以或汗或下等法治之后，柴胡证仍在者，此未因误而变，病仍在少阳，则仍从少阳之治，与小柴胡汤，所谓"虽已下之，不为逆也"。误治后，若柴胡证已罢，即如成氏所说，少阳诸症不见，反见诸变证，如谵语等，即不可再与小柴胡汤，当观其变证的属性，而施以相应治法矣。

仲景于此指出"若已吐、下、发汗、温针"，非谓此四法遍施方能致逆，乃举例以说明此数种治法皆不可施久，惟当以和法。若误以其中之一法治之，便足生变端。谵语一症，亦仲景举例而言，非如张氏所说"四者得一，便发谵语"。265条云"发汗则谵语"，是因汗而致胃燥之故，乃误汗可能导致的变证。若吐、下，"则烦而悸"，不必发谵语矣。是知致变的原因不一，导致的变证亦异。张氏此句虽较机械，但其解释"知犯何逆，以法治之"则甚为明确。从"知犯何逆，以法治之"句，也可知变证不一，不仅仅是谵语而已。变证的发生，由致误的原因、体质的强弱、邪气的盛衰而不定，仲景难以尽述，故仅举一例而赅诸变证，以说明临证务必注意少阳的特点及随证治疗的原则。

（高　铎）

〔原文〕

268. **三阳合病，脉浮大，上关上，但欲眠睡，目合则汗。**

〔校勘〕

《金匮玉函经》《千金翼方》："眠睡"均作"寐"一字。

〔词解〕

上关上：脉长直，从关部直上寸口。

〔提要〕

三阳合病，热偏少阳之脉证。

〔选注〕

成无己：关脉以候少阳之气，太阳之脉浮，阳明之脉大，脉浮大，上关上，知三阳合病。胆热则睡，少阴病但欲眠睡，目合则无汗，以阴不得有汗。但欲眠睡，目合则汗，知三阳合病，胆有热也。

魏念庭：诊其脉浮为太阳，大为阳明，其长上于关上，则弦可知矣，弦又为少阳，是三阳之经同受邪，所以三阳之脉同见病。如此再谛之于证，但欲眠睡非少阴也，乃阳盛神昏之睡也。及目合则汗出，是阳胜争于阴中之汗出也。

《金鉴》：脉浮大弦，三阳合病之脉也。浮大弦皆见关上，知三阳之热邪，皆聚于阳明也。热聚阳明，则当烦不得眠，今但欲眠睡，是热盛神昏之昏睡也。昏睡自然目合，热蒸则汗自出也。

周禹载：温气发出，乃至三阳皆病，其邪热涸实，不言可知，故其脉浮大也。忆邪伏少阴时，则尺脉亦已大，今因由内达外，由下达上，而浮大见于关以上，故曰上关上也。邪虽上见阳位，少阴之源未清，则欲眠尚显本证；而目合则汗，即为盗汗，又显少阳本证，何以独见少阳？因母虚子亦虚，而少阴邪火与少阳相火同升燔灼也。所以稍异热病，但目合汗出不似热病之大汗不止也。

〔评述〕

病在三阳，多属热证。今三阳合病，可知邪气过盛，内迫阴分，故令人但欲眠睡，神志不清。学习本条，应与291条比较分析，彼也为三阳合病，但热盛偏于阳明，故以白虎汤治之。此为热邪偏盛于少阳，当从少阳治之。仲景未出方药，大体仍可以小柴胡汤加减。

（高　铎）

〔原文〕

269. 傷寒六七日，無大熱，其人躁煩者，此爲陽去入陰故也。

〔校勘〕

《金匮玉函经》：无"故"字和"者"字。

〔提要〕

以躁烦之有无，判断病势的进退。

〔选注〕

柯韵伯：此条是论阳邪自表入里证也。凡伤寒发热至六七日，热退身凉为愈；此无大热，则微热尚存，若内无烦躁，亦可云表解而不了了矣。伤寒一日，即见烦躁，是阳气外发之机，六七日乃阴阳自和之际，反见烦躁，是阳邪内陷之兆。阴者，指里而言，非指三阴也。或入太阳之本而热结膀胱，或入阳明之本而胃中干燥，或入少阳之本而胁下硬满，或入太阴而暴烦下利，或入少阴而口干舌燥，或入厥阴而心中疼热，皆入阴之谓。

成无己：表为阳，里为阴。邪在表则外有热。六七日，邪气入里之时，外无大热，内有躁烦者，表邪传里也，故曰阳去入阴。

汪琥：此条病乃少阳之邪，欲传入阴经也。伤寒六七日，为邪退正复之时，其人身无热而安静者，此为欲愈也。今者身无大热，是热未尽退也；反加躁扰烦乱，以邪去阳经而入于阴，故躁烦也。

〔评述〕

注家对"阳去入阴"的理解，大体分为两种意见：一种意见认为"阳"指"三阳经"，"阴"指"三阴经"，"阳去入阴"即病由三阳转入三阴。另一种意见认为"阳"指表，"阴"指里，"阳去入阴"即邪气由表入里，既可以是由经入腑，也可以是由阳经入阴经。我们认为，后者的解释既客观又全面。伤寒六七日，无大热而躁烦，此"无大热"，可以是由三阳转入三阴，也可以是邪气由表入里，表无大热，与63条、162条的麻杏石甘汤证无热属同一机转。烦躁一症，三阳三阴病皆可见到，正如柯韵伯所举"或入太阳之本而热结膀胱，或入阳明之本而胃中干燥，或入少阳之本而胁下硬满，或入太阴而暴烦下利，或入少阴而口干舌燥，或入厥阴而心中疼热，皆入阴之谓"。因此，不能把烦躁一症的意义局限在三阴病的范围里。应该指出，仲景此处只不过举烦躁一症示人以观察分析疾病进退的大法，欲明确诊断，还必须结合全面症状。

（李博鉴）

〔原文〕

270. 傷寒三日，三陽爲盡，三陰當受邪，其人反能食而不嘔，此爲三陰不受邪也。

〔提要〕

以能食不能食为例，辨病之传变与否。

〔选注〕

柯韵伯：三阴受邪，病为在里，故邪入太阴则腹满而吐，食不下；邪入少阴，欲吐不吐；邪入厥阴，饥而不能食，食即吐蛔。所以然者，邪自阴经入脏，脏气实不能容，则流于府，府者胃也，入胃则无所复传，故三阴受邪已入于府者，可下也。若胃有余，则能食不呕，可预知三阴之不受邪矣。盖三阴皆看阳明之转旋，三阴之不受邪者，借胃气为之蔽其外也，则胃不特为六经出路，而实为三阴外蔽矣。胃阳盛则寒邪自解，胃阳虚则寒邪深入阴经而为患，胃阳亡则水浆不入而死。要知三阴受邪，关系不在太阳而全在阳明。

汪琥：上条言六七日，此只言三日，可见日数不可拘也。

方有执：阳以言表，阴以言里，能食不呕，里气和而胃气回，阴不受邪可知矣。

〔评述〕

本条应与上条合看，上条以无大热而躁烦，断为传经；本条以病至三日而不呕，断为不传。从反正两方面说明，伤寒之传变与否当以客观证候为依据，不可拘于《素问·热论》所讲的日传一经的规律。各注家之见大体相同，尤以柯韵伯的论述发人深省，柯氏认为，三阴之受邪与否皆看阳明为转旋，以胃为水谷之海，五脏六腑皆受气于胃，故胃气之强弱是决定伤寒由表入里、由阳转阴之关键，这对于诊断、治疗以及预后之判断，都有很大的指导意义。

（李博鉴）

〔原文〕

271. 傷寒三日，少陽脉小者，欲已也。

〔校勘〕

《金匮玉函经》：无此条文。

〔提要〕

从脉象上测知少阳病的好转。

〔选注〕

成无己：《内经》曰："大则邪至，小则平。"伤寒三日，邪传少阳，脉当弦紧，今脉小者，邪气微而欲已也。

柯韵伯：阳明受病当二三日发，少阳受病当三四日发。若三日脉大，则属阳明；三日弦细，则属少阳，小即细也。若脉小而无头痛发热等症，是少阳不受邪，此即伤寒三日，少阳证不见，为不传也。

尤在泾：伤寒三日，少阳受邪，而其脉反小者，邪气已衰，其病欲解而愈。经云"大

· 355 ·

则病进，小则病退"，此之谓也。

〔评述〕

伤寒三日，少阳当受病，但脉不弦紧而小，不知邪气衰减，病当愈，此即《素问·离合真邪论》所谓"大则邪至，小则平"之意。但应明确，此处的脉小，是相对于弦大而言，形容脉象柔和，并非细小不足的脉象。本条以脉测知病机、判断疾病的转归，在临床上有实际指导意义。各注家对本条的认识大体一致，惟成氏单就脉象而言，而柯氏强调脉证合参，更为全面。

（李博鉴）

〔原文〕

272．少陽病，欲解時，從寅至辰上。

〔校勘〕

《金匮玉函经》：无"上"字。

〔提要〕

少阳病欲愈的时间。

〔选注〕

尤在泾：少阳，胆木也。从寅至辰，为木旺之时，故其病欲解，必于是三时，亦犹太阳之解于巳、午、未，阳明之解于申、酉、戌也。

《金鉴》：寅、卯、辰木旺之时也。经云：阳中之少阳，通于春气，故少阳之病，每乘气旺之时而解。经气之复，理固然也。

〔评述〕

《素问·宝命全形论》说："人以天地之气生，四时之法成。"《伤寒论》根据《内经》天人相应的理论，提出了六经病的欲解时，尚待进一步在实践中验证。但就近年来科学家们所观察到的"生物钟"现象来看，《伤寒论》的这一提法，很可能蕴藏着一定的科学道理，有必要深入研究和分析。

（李博鉴）

辨太阴病脉证并治

〔原文〕

273. 太陰之爲病，腹滿而吐，食不下，自利益甚，時腹自痛，若下之，必胸下結鞕。

〔校勘〕

《脉经》《千金翼方》："自利益甚"均作"下之益甚"，无"若下之，必"四字。

《金匮玉函经》："结"作"痞"。

〔提要〕

太阴病提纲。

〔选注〕

山田正珍：三阴诸证，多是平素虚弱之人所病，故传变早而兼并速也……太阴者，谓少阴之邪之转入于里者也。寒邪在里，脏腑失职，是以腹满而吐，食不下，自利益甚，时腹自痛也。吐者，有物自胃中反出也，食不下者，胃脘不肯容也……自利益甚，承少阴之自利不甚言之。若以太阴病为承之阳明病或以为阴病之始，则自利益甚一语，遂不可谈矣。时腹自痛，谓有时自痛。时也者何？以得寒则痛，得暖则止也。自也者何？以内无燥屎也……若下之者，谓粗工见其腹满痛，以为阳明满痛，妄攻下之也，殊不知此满痛，固属虚寒，而与阳明实热证，大有攻救之别焉，其攻之必胸下结硬者，里虚益甚，而心气为之郁结故也。

《金鉴》：此太阴里虚，邪从寒化之证也，当以理中四逆辈温之。

丹波元坚：太阴病者，里寒实证是也。若其人内有久寒，倘遇邪客，虽初得阳证，及其入里，则遂从寒化，而胃气犹有守，故能搏实者矣。

〔评述〕

本条为太阴病提纲，多数注家均认为系里虚寒证，但有些注家如丹波元坚则认为是里实寒证，有必要识别清楚。《伤寒论》将急性热病的传变规律用六经辨证进行归纳总结，包括疾病的寒热进退、虚实盛衰、病变部位等。三阳经属阳、热、实，三阴经为阴、寒、虚，所以太阴病反映为脾胃虚寒证。

虚寒和寒实在临床表现上有所不同，寒实证大便冷秘、腹部硬而拒按，脉沉实有力。虚寒证大便溏泻，腹部柔软喜按，脉迟缓无力。临证应注意鉴别。

（赵川荣）

〔原文〕

274. 太陰中風，四肢煩疼，陽微陰澀而長者，爲欲愈。

〔提要〕

太阴中风欲愈的脉证。

〔选注〕

张令韶：太阴中风者，风邪直中于太阴也。

　　魏念庭：太阴病，而类于太阳之中风，四肢烦痛，阳脉微而热发，阴脉涩而汗出，纯乎太阳中风矣，然腹自满，有时痛，下利益甚，吐而不能食，是非太阳之中风，宜表散也。

　　钱潢：四肢烦痛者，言四肢酸疼，而烦扰无措也……阳微阴涩者，言轻取之而微，重取之而涩也。脉者，气血伏流之动处也，因邪入太阴，脾气不能散精，肺气不能流经，营阴不利于流行，故阴脉涩也。阳微阴涩，正四肢烦痛之病脉也，长脉者，阳脉也，以微涩两阴脉之中，而其脉来之皆长，为阴中见阳长，则阳将回，故为阴病欲愈也。

　　《金鉴》：太阴中风，谓此太阴病是从太阳中风传来者，故有四肢烦疼之症也。

　　柯韵伯：风为阳邪，四肢为诸阳之本，脾主四肢，阳气衰少，则两阳相搏，故烦疼。脉涩与长，不是并见，涩本病脉，涩而转长，故病始愈耳。风脉本浮，今而微，知风邪当去，涩则少气少血，今而长则气治，故愈。四肢烦痛是中风未愈前症，微涩而长是中风将愈之脉，宜作两截看。

〔评述〕

　　阳微阴涩者，阴阳应以按脉之浮沉而言。阳浮则外感之风邪在表而易去；阴涩而长者，涩为阴脉，长为阳脉，涩者脉动往来不滑利之状，长者脉形过于本位，二者可并见而无矛盾之处。故柯氏之解欠妥。脉阳微阴涩而长者，阳无病而阴受邪，而涩又为邪气之将衰，长为正气之方盛，正盛邪衰，故为欲愈。

（赵川荣）

〔原文〕

275. 太陰病，欲解時，從亥至丑上⁽¹⁾。

〔校勘〕

　　《金匮玉函经》："至"作"尽"，无"上"字。

〔词解〕

　　(1) 从亥至丑上：是下午九时至次日上午三时。

〔提要〕

　　太阴病好转的大概时间。

〔选注〕

　　方有执：亥子丑太阴所旺之三时也，欲解者，正旺则邪不胜也。

〔评述〕

　　人与自然界息息相关。天之六淫能致人于病，天之阴阳亦能助人之正气抗病外出，这是无可非议的。《内经》曰："合夜至鸡鸣，天之阴，阴中之阴也。"脾为阴中之至阴，主旺于亥子丑三时，所以太阴病不论自愈或服药而解，也多在其本经当旺的时间。但是，我们不能过于呆板地看待此条内容。此并不是说，凡太阴病一定在亥子丑三时痊愈，也不是说亥子丑三时太阴病必定痊愈，而是说亥子丑三时乃太阴经当旺之时，在此三时中，天地阴阳的变化对太阴经正气的恢复并驱邪外出是有利的，因此太阴病好转或痊愈的时间倾向于亥子丑三时。这是古人从临床经验积累而获得的结论，同时也符合中医学的理论体系。此不过是告诉我们天人相应的道理，将此作为死板公式去推算疾病痊愈的时间。

（卢丙辰）

〔原文〕

276. 太陰病，脉浮者，可發汗，宜桂枝湯。

〔校勘〕

《金匮玉函经》："汗"字之前有"其"字。

《千金翼方》：本条为"太阴病，脉浮，可发其汗。"无"宜桂枝汤"四字。

〔提要〕

太阴病脉浮时，仍可使用桂枝汤。

〔选注〕

成无己：经曰："浮为在表，沉为在里"。太阴病脉浮者，邪在经也，故当汗之。

柯韵伯：太阴主里，故提纲皆属里证。然太阴主开，不全主里也。脉浮者病在表，可发汗，太阴亦然也。尺寸俱沉者，太阴受病也，沉为在里，当见腹满吐利等症。此浮为在表，当见四肢烦疼等症。里有寒邪，当温之，宜四逆辈。表有风热，可发汗，宜桂枝汤。太阳脉沉者，因于寒，寒为阴邪，沉为阴脉也。太阴有脉浮者，因乎风，风在阳邪，浮为阳脉也。谓脉在三阴则俱沉，阴经不可发汗者，非也。但浮脉是麻黄脉，沉脉不是桂枝证，而反用桂枝汤者，以太阴是里之表证，桂枝是表之里药也。

尤在泾：太阴脉浮有二义：或风邪中于太阴之经，其脉则浮。或从阳经传入太阴，旋复反而之阳者，其脉亦浮。浮者，病在经也。凡阴病在脏者宜温，在经者则宜汗，如少阴之麻黄附子细辛，厥阴之麻黄升麻皆是也。桂枝汤甘辛入阳，故亦能发散太阴之邪。

《金鉴》：太阴经病，脉当浮缓；太阴脏病，脉当沉缓。今邪至太阴，脉浮不缓者，知太阳表邪犹未全罢也，故即有吐利不食、腹满时痛一二症，其脉不沉而浮，便可以桂枝发汗，先解其外，俟外解已，再调其内可也。于此又可知论中身痛腹满下利，急先救里者，脉必不浮也。

程知：此言太阴宜散者也。太阳病，谓有腹痛下利证也。太阳脉，尺寸俱浮，今脉浮则邪处于表可知矣，故宜用桂枝解散。不用麻黄者，阴病不得大发其汗也，桂枝汤有和里之意焉。

程郊倩：此太阴中之太阳也，虽有里病，仍从太阳表治，方不引邪入脏。

王肯堂：病在太阳脉浮无汗，宜麻黄汤。此脉浮当亦无汗，而不言者，谓阴不得有汗，不必言也。不用麻黄汤而用桂枝汤，盖以三阴兼表病者俱不当大发汗也，须识无汗亦有用桂枝也。

周禹载：三阴三阳之中，独太阴无表药。今太阳之邪虽传太阴，症见腹满，脉仍见浮，此乃太阳风候也。况太阴经中有中风而无中寒，失此不治，遂至全入于经，势必热蒸身为黄，或至下利腹痛，种种病候，其能已乎！故因其脉浮而不外太阳治法，渍然为汗，邪由从入之途豁然退出，此又凭脉不凭证之一法也。

舒驰远：证属里阴，虽脉浮亦不可发汗，即令外兼太阳表证，当以理中为主，内加桂枝两相合治，此一定法也。今只据脉浮即用桂枝，专治太阳，不顾太阴，太不合法。

《伤寒论讲义》（二版教材）：太阴之脉本弱，今脉不弱而浮，是由阴转阳，使邪气外达于肌表，出现四肢烦疼等症状，故用桂枝汤调和营卫，使邪从汗解。

〔评述〕

本条没有说明症状，只举出浮脉，作为辨证施治的依据。应与278条前半段"伤寒脉浮缓，手足自温者，是为系在太阴"互参，才比较全面。

太阴病属里虚寒证，脉应沉缓无力。今反见浮脉，其原因有二：一是感受外邪，邪正相争于表；一是正气恢复，病势由阴出阳。若感受外邪，可见头痛、发热、汗出、恶风、四肢烦疼等表证；若正气恢复，可见下利停止、腹满痛和呕吐均减轻、饮食增进、手足自温等病情好转征象。治疗上，前者在里证不急的情况下，可用桂枝汤散解表邪、调和营卫，后者可用桂枝汤配合理中汤内服，扶正祛邪、调理阴阳。

对本条注释的各家，在"脉浮"问题上分歧颇大。成无己、柯琴、《医宗金鉴》、程郊倩、王肯堂、周禹载都认为此属风邪中表，由太阳入于太阴。而《伤寒论讲义》则认为此属邪由太阴之里外达肌表，由阴转阳。他们均各自强调一个侧面。只有尤在泾注释较为全面，也切合临床实际。另外，程知对太阴表证不用麻黄而用桂枝的理由阐发精当，舒氏对太阴里证出现浮脉的治法和疑问的提出都合乎情理，有助于加深对本条条文的理解。

（李春生）

〔原文〕

277. 自利不渴者，屬太陰，以其藏有寒故也，當溫之，宜服四逆輩。

〔校勘〕

《金匮玉函经》《千金翼方》：均无"服"字。

《脉经》："辈"字作"汤"字。

〔词解〕

四逆辈：指像四逆汤这类具有温阳健脾作用的方剂，为理中丸、附子汤。

〔提要〕

太阴病腹泻的病机、鉴别要点、治法和方药。

〔选注〕

程知：言太阴自利为寒，宜温者也。少阴属肾水，热入而耗其水，故自利而渴。太阴属脾土，寒入而从其湿，则不渴而利，故太阴自利当温也。

程郊倩：三阴同属脏寒，少阴厥阴有渴证，太阴独无渴证者，认其寒在中焦，总与龙雷之火无涉。少阴中有龙火，底寒甚则龙升，故自利而渴；厥阴中有雷火，故有消渴。

魏念庭：自利二字，乃未经误下、误汗、误吐而成者，故知其脏本有寒也。

尤在泾：自利不渴者，太阴本自有寒，而阴邪又中之也。曰属太阴，其脏有寒，明非阳经下利，及传经热病之比，法当温脏祛寒，如四逆汤之类，不可更以苦寒坚之清之，为黄芩汤之例也。

俞长荣：太阴是病情表现在里部而属于阴性、虚性、寒性现象的一种综合证候。其病变器官是脾和胃肠。主要证候是腹部胀满、呕吐、腹痛、腹泻、食欲减退、不发热等。本证舌苔多白而滑腻，脉象多濡弱或沉而迟缓。

陈修园：《伤寒论》云：腹满吐食，自利不渴，手足自温，时腹自痛，宜理中汤、丸主之；不愈，宜四逆辈。

〔评述〕

（1）病因病机：本证的病因是感受寒邪。脾胃原本阳虚，受此邪气，运化功能减弱，升降失常，清浊不分，产生寒湿下注，而发腹泻为原发。程知、尤在泾、魏念庭的认识基本一致。程郊倩释渴，较为晦涩。

（2）证候：太阴腹泻，本条省略了食不下、腹满、时腹自痛的症状，因在太阴之为病的提纲证中已指出了。这一点，陈修园及俞长荣都把省略的症状补充出来了。俞长荣还提出了舌征和脉征：苔白滑腻，脉濡弱或沉迟缓。

（3）治法：温阳健脾，温阳能散寒邪，健脾能祛内湿，寒湿去，脾阳复则腹泻可止，饮食恢复，腹满消失。尤氏、程氏诸注家与此见解一致。

（4）方剂：主方是理中汤、丸。陈修园提及此点，俞长荣同意"理中丸（汤）是太阴病主方"。这些主张是正确的。若要选用四逆汤，必须脉沉（323条）；腹泻未消化的食物，或脉浮迟（225条）；大汗出，腹泻严重，手足厥冷（345条）。有这几组中的一组证候出现，才能应用。

（魏庆兴）

〔原文〕

278. 伤寒脉浮而缓，手足温者，系在太阴[1]，太阴当发身黄，若小便自利者，不能发黄，至七八日，虽暴烦下利，日十余行，必自止，以脾家实[2]，腐秽当去故也。

〔校勘〕

《金匮玉函经》："以"字作"所以然者"四字。

《千金翼方》："暴烦下利"作"烦暴利"。

〔词解〕

（1）系在太阴：即属于太阴。

（2）脾家实：即脾阳得以恢复。

〔提要〕

太阴病的两种转归：一为湿郁发黄，一为脾阳回复驱邪外出。

〔选注〕

钱潢：缓为脾之本脉也，手足温者，脾主四肢也。以手足而言自温，则知不发热矣。邪在太阴，所以手足自温，不至如少阴厥阴之四肢厥冷，故曰系在太阴，然太阴湿土之邪郁蒸，当发身黄。若小便自利者，其湿热之气已从下泄，故不能发黄也，如此而至七八日，虽发暴烦，乃阳气流动，肠胃通行之征也，下利虽一日十余行，必下尽而自止，脾家之正气实，故肠胃中有形之秽腐去，则脾家无形之湿热亦去故也。此条当与阳明篇中伤寒脉浮而缓云云至八九日，大便硬者，此为转属阳明条互看。

喻嘉言：前阳明篇中，不能发黄以上语句皆同，但彼以胃实而便硬，其证复转阳明，此脾实而下秽腐，其证正属太阴，至七八日暴烦下利日十余行，其证又与少阴无别，而利尽秽腐当自止，则不似少阴之烦躁有加，下利漫无止期也。

秦皇士：脉浮阳脉也，脉缓太阴也，上章以自利不渴，定其太阴寒证下利，此章以脉浮手足自温，定其太阴湿热下利；太阴湿热当发身黄，若小便自利不发黄，至七八日大便结硬，此外传阳明，湿热复燥而为脾约等证，若不外传而发暴烦下利，虽每日十余行，湿热去尽必自止而愈，以脾热秽腐当去者也。同一太阴热邪，以湿邪系在太阴，下利则入太阴篇。以外传阳明，湿热复燥，大便干结，则入阳明篇。此千古未白。

汪琥：成注云，下利烦躁者死，此为先利而后烦，是正气脱而邪气扰也。兹则先烦后利，是脾家之正气实，故不受邪，而与之争，因暴发烦热也。下利日十余行者，邪气随腐秽而去，利必自止，而病亦愈。

张云岐：或谓伤寒发黄，惟阳明、太阴两经有之，俱言小便利者，不能发黄，何也？盖黄者土之正色，以阳明太阴俱属土，故发黄也。其黄之理，外不能汗，里不得小便，脾胃之土，为热所蒸，故见于外为黄也。若小便利者，热不内蓄，故不能变黄也，其有别经发黄者，亦由脾胃之土，兼受邪故也。

程郊倩：后二条之行大黄芍药者，以其为太阳误下之病，自有浮脉验之，非太阴为病也。若太阴自家为病，则脉不浮而弱矣，纵有腹满大实痛等症，其来路自是不同，中气虚寒，必无阳结之虑，目前虽不便利，续自便利，只好静以候之；大黄芍药之宜行者，且减之，况其不宜行者乎。诚恐胃阳伤动，则洞泄不止，而心下痞硬之证成，全复从事于温，前者重在清下，后者重在温化，不可混为一谈。

〔评述〕

本条文自"不能发黄"以上一段与阳明篇187条同，但彼条叙述了太阴病外出阳明的机转，本条则叙述了脾阳恢复，驱邪外出的自愈机转，多数注家对此作了详细的分析，尤以钱氏之注为最当。喻氏叙述了本证下利和少阴下利的区别，也深得经文要义。但对太阴发黄的机理，多数注家认为是湿热发黄，我认为欠妥，因太阴本为湿土之脏，太阴为病，多属寒证、虚证，本条言"系在太阴"，可知其证必是里湿寒盛，言其小便自利，而不发黄，是湿有出路而不内郁。此种发黄为太阴寒湿发黄，即后世所称之阴黄证。观发黄一症，《伤寒论》主要载于阳明篇和太阴篇，阳明发黄由于外不得汗，内不得小便，以致瘀热在内，湿热相搏，蕴蒸而致发黄，后世称为阳黄，其黄色必鲜明，并可见口渴、脉滑。

（戚燕如）

〔原文〕

279. 本太陽病，醫反下之，因爾腹滿時痛者，屬太陰也，桂枝加芍藥湯主之。大實痛者，桂枝加大黄湯主之。

〔校勘〕

《注解伤寒论》：自"大实痛者"以下为另一条，"因尔"作"因而"。

〔词解〕

大实痛者：指脾胃气血不和，又兼胃肠之热，大实指大便不通。

〔提要〕

脾胃气血不和或兼胃热的证治。

〔选注〕

方有执：腹满时痛者，脾受误伤而失其职司，故曰属太阴也，以本太阳病而反下也，故仍用桂枝以解之，以太阴之被伤而致痛也，故倍芍药以和之。又曰：此承上条而又以胃家本来实者言。本来实者，旧有宿食也，所以实易作而痛速，故不曰阳明而曰大实，例之变也，桂枝加大黄者，因变以制宜也。

张隐庵：此承上文腐秽当去之文而推言，本太阳病，医反下之，因而腹满时痛者，乃太阳之邪入于地土而脾络不通，故宜桂枝加芍药汤主之，此即小建中汤治腹中急痛之义也。大实痛者，乃腐秽有余而不能去，故以桂枝加大黄汤主之。

《内台方议》：表邪未罢，若便下之，则虚其中，邪气反入里，若脉虚弱因而腹满时痛者，乃脾虚也，不可再下，与桂枝加芍药汤以止其痛。若脉沉实，大实而痛，以手按之不止者，乃脾实也，急宜再下，与桂枝汤以和表，加大黄以攻其里。

《金鉴》：本太阳中风病，医不以桂枝汤发之而反下之，因而邪陷入里，余无他证，惟腹满时痛者，此属太阴里虚痛也，故宜桂枝加芍药汤以外解太阳之表，而内调太阴之里虚也。若大满实痛，则属太阴热化，胃实痛也，故宜桂枝加大黄汤以外解太阳之表，而内攻太阴之里实也。

赵嗣真：太阴腹满证有三：有次第传经之邪，有直入中寒之邪，有下后内陷之邪，不可不辨。

尤在泾：病在太阳，不与解表，而反攻里，因而邪气乘虚陷入太阴之位，为腹满而时痛。陶氏所谓误下传者是也。夫病因邪陷而来者，必得邪解而后愈。而脏阴为药所伤者，亦必以药和之而后安，故须桂枝加芍药汤主之。桂枝所以越外入之邪，芍药所以安伤下之阴也。按《金匮》云：伤寒阳脉涩阴脉弦，法当腹中急痛者，与小柴胡汤。此亦邪陷阴中之故，而桂枝加芍药，亦小建中之意，不用胶饴者，以其腹满，不欲更以甘味增满耳……腹满而未实，痛而不甚者，可以桂枝加芍药和而解之。若大实大痛者，邪气成聚，必以桂枝加大黄，越陷邪而去实滞也。夫太阴，脾脏也，脏何以能实而可下，阳明者，太阴之表，以膜相连，脏受邪而府不行则实，故脾非自实也，因胃实而实也。大黄所以下胃，岂以下脾哉。少阴厥阴亦有用承气法。

《伤寒论汇要分析》：由于表邪未解，误行泻下，脾阳受伐，气机不行，寒气阻滞，以致腹痛……二因太阴与阳明病位相同，同主胃肠疾患，虚寒的属太阴，实热的属阳明。所以阳明转虚可变成太阴，而太阴转实也能变成阳明。

〔评述〕

（1）病因病机

病因——注家的见解基本上一致，认为是太阳病误下所造成。

病机——注家的见解不同，大约有四种意见：

①认为桂枝加芍药汤证是表证未解，脾虚者，有许宏、方有执、《医宗金鉴》，他们认为"桂枝外解太阳之表"。这种"表证未解"的看法是不恰当的。为什么说它不恰当呢？理由有四：a. 腹满时痛的症状不是表证；b. 桂枝汤若发汗解表，服汤后必须要服粥，而桂枝加芍药汤或加大黄汤，服后并不吃粥，又不盖上温被，所以本方并不针对表证；c. 药后并不出现"遍身漐漐，微似有汗"，说明此证没有表证；d. 桂枝汤解表，桂枝三两，芍药三两，剂量1:1，而本方桂枝比芍药，是 1:2，桂枝是芍药的二分之一，怎能解表？

②尤在泾认为是"未实",从性质上来讲固然可行,但这样表达不太确切,"未实"究竟具体是什么,没说清楚。

③俞长荣认为脾阳受伤,寒气阻滞,气机不行。认为气机不行是正确的,但寒气阻滞则未必。

④张志聪认为脾络不通有道理,但缺具体分析。

从临床观察,腹满时痛既不是表证,也不是虚证,而是脾胃气血不和、阴阳失调。

对于大实痛的病机,注家认识基本上一致,认为"脾实"、"胃实"。方有执具体说是"旧有宿食";张志聪说是"腐秽未去",这是病理产物未全清除的意思;俞长荣认为实热。这些见解大体上可以,但有偏差。本证实热,与一般胃家实热有区别,"宿食"与大承气汤证的宿食程度和病机不同,"腐秽未去"比较片面。

大实痛的病机,应当是脾胃气血不和,兼有胃热。

(2)证候:①桂枝加芍药汤证:腹部不适,阵发腹痛。②桂枝加大黄汤证:腹部痛甚,按之加剧,拒按,脉弦,大便不通。

临床上常见于痢疾,经服白头翁汤、葛根芩连汤、芩芍汤后,大便脓血减少,次数减少,寒热消失,但腹痛未止者,痛甚拒按用桂枝加大黄汤,痛不甚、大便无脓血或仅脓液用桂枝加芍药汤。

(3)治法:调和气血,有胃热者兼清胃热。

〔方剂〕

桂枝加芍藥湯方

桂枝三兩　芍藥六兩　炙甘草二兩　大棗十二枚　生薑三兩

上五味,以水七升,煮取三升,去渣,温分三服。本云桂枝湯,今加芍藥。

桂枝加大黄湯方

桂枝三兩　芍藥六兩　炙甘草二兩　大棗十二枚　生薑三兩　大黄二兩

上六味,以水七升,煮取三升,去滓,温服一升,日三服。

〔校勘〕

《金匮玉函经》:汤名"加芍药"上有"倍"字。大黄"二两"作"三两"。

《千金翼方》:"温分"作"分温"。

《注解伤寒论》:大黄"二两"作"一两"。

〔方解〕

王晋三:桂枝加芍药汤,此用阴和阳法也,其妙即以太阳之方治太阴之病,腹满时痛,阴道虚也,将芍药一味倍加三两;佐以甘草,酸甘相辅,恰合太阴之主药,且加芍药又能监桂枝,深入阴分,升举其阳,解太阳陷入太阴之邪,复有姜枣为之调和,则太阳之阳邪不留滞于太阴矣……大黄入于桂枝汤中,欲其破脾实而不伤阴也,大黄非治太阴之药,脾实腹痛是肠中燥屎不去,显然太阴转属阳明而阳道实,故以姜桂入太阴,升阳分,杀太阴结滞,则大黄入脾,反有理阴之功,即调胃承气之义,燥屎去而阳明之内道通,则太阴之经气出注运行而腹痛减,是双解法也。

柯韵伯:此因表证未罢,而阳邪已陷入太阴,故倍芍药以滋脾阴而除满痛,此用阴和阳法也。若表邪未解，而阳邪陷入于阳明，则加大黄，以润胃燥，而除其大实痛，此双解表里法也……满而时痛，下利之兆。大实而痛，是燥屎之征。桂枝加芍药，小建中之剂；桂枝加大黄，微示调胃之方。

《皇汉医学》：桂枝加芍药汤，此乃其人宿有癥瘕、痼癖，兼以痢疾而引起固有之毒，因之腹痛者，主用之剂也。假令因宿食而腹痛，吐泻以后，尚腹痛不止者，此由有固有之毒，盖桂枝加芍药汤者，用于痢毒不甚强，只痛甚，或痢毒即解，而痛不止之类。

〔验案〕

《经方实验录》：起病由于暴感风寒，大便不行，头顶痛，此为太阳阳明同病，自服救命丹，大便行而头痛稍愈。今表证未尽，里证亦未尽，脉浮缓，身常有汗，宜桂枝加大黄汤。川桂枝三钱，生白芍三钱，生甘草一钱，生川军三钱，生姜三片，红枣三枚。

《皇汉医学》：曾有一人病痢，用桂枝加芍药大黄汤，其人于左横骨上约二寸处疼痛不堪，始终以手按之，用此方痢止，痛也亦治。

〔评述〕

从药性功能、配伍、主治来分析，桂枝加芍药汤中桂枝辛甘温，味辛能行，温通阳气。《本经疏证》曰桂枝"通阳"，芍药苦酸微寒，敛阴止痛。《珍珠囊》说芍药："白补赤散……其用有六：安脾经，一也；治腹痛，二也；收胃气，三也；止泻痢，四也；和血脉，五也；固腠理，六也。"

桂枝以等量配伍芍药（如桂枝汤）是调和营卫，发汗解肌。本方桂枝以 1/2 量配伍芍药（即三两配六两），其功能作用发生变化，变成通阳中着重敛阴，而达到调和肠道、脾胃气血不和的效果。脾胃（包括肠道）气血流行，则腹痛自止。芍药配伍甘草，甘能缓之，而增强止痛的力量。生姜之辛，协助桂枝通阳；大枣之甘，协助芍药和阴。生姜配大枣，健脾胃，有减轻脾胃受到药物刺激的作用。

大黄苦寒，善于荡涤胃肠实热，清除积滞。《本草纲目》说大黄主治"下痢赤白，里急腹痛，小便淋沥，实热燥结……"

总之，桂枝加芍药汤，调和脾胃紊乱之气血而解腹满时痛；桂枝加大黄汤，在调和脾胃气血的基础上，兼清肠胃之热。急性痢疾，经用清热药后，成慢性痢疾；仅余腹痛不解者，用桂枝加芍药汤。若兼有胃热，苔微黄，腹痛拒按者，用桂枝加大黄汤。妇女月经不调，也可根据上述病机，运用这两方有良效。

关于桂枝加芍药汤的功效，各注家见解有一定出入。

王晋三认为姜桂升阳，祛结滞，大黄去燥屎，把大黄荡涤胃肠之热说成去燥屎，其准确性有偏差。

柯韵伯认为"大实痛是燥屎之征"。这种说法未免有些过分，若是燥屎，仲景多用大承气汤下之，而此用桂枝加大黄汤，仅是兼肠胃积热而已，未到燥屎之地步。至于桂枝加大黄，微调胃之义，这种见解倒是正确的。建中者，通阳调和气血；调胃者，清荡胃肠之热，这是从共性的角度来讲的。

许宏认为桂枝汤在此和表；《金鉴》认为桂枝加芍药汤外解太阳表邪，内调太阴里虚。这种分析是错误的，因为桂枝加芍药汤，桂枝配芍药，用量发生变化，作用也发生变化

（见前分析），怎能说是解表？脾胃气血不和并不是"里虚"，性质不同，这一点必须给予指出。

（魏庆兴）

〔原文〕

280. 太陰爲病，脉弱，其人續自便利，設當行[1]**大黄芍藥者，宜减之，以其人胃氣弱，易動故也。**

〔校勘〕

《金匮玉函经》：无"以"字。

〔词解〕

（1）行：此处当"用"解释。

〔句解〕

其人续自便利：病人未经汗法、吐法、下法，而连续腹泻，为脾胃虚弱。

〔提要〕

胃气本弱的患者，用大黄芍药应注意剂量。

〔选注〕

张隐庵：此因上文加芍药、大黄而申言胃气弱者宜减也。太阴为病，脉弱，其人续自便利，乃太阴阴湿为病，土气内虚，不得阳明中见之化，设客邪内实，而当行大黄芍药者，亦宜减之。减者，少其分两也，以其人胃气虚弱而易动故也。治太阴者，尤当以胃气为本矣，所失良多矣。胃气弱，对脉弱言；易动，对续自便利言。太阴者，至阴也，全凭胃气鼓动为之生化，胃阳不衰，脾阴自无邪入，故从太阴为病，指出胃气弱来。

汪琥：或问大黄能伤胃气，故宜减；芍药能调脾阴，何以亦减之？答曰：脉弱则气馁不充，仲景以温甘之药能生气，芍药之味酸寒，虽不若大黄之峻，要非气弱者所宜多用，故亦减之。

程知：此言太阴脉弱，恐续自利，虽有腹痛，不宜用攻，与建中汤互相发明也。

喻嘉言：此段叮咛与阳明篇中互相发明。阳明曰不转矢气、曰先硬后溏、曰未定成硬，皆是恐伤太阴脾气。此太阴证而脉弱，恐续自利，虽有腹痛，减用大黄芍药，又是恐伤阳明胃气也。

〔评述〕

张隐庵说本条是上文的"申言"，对胃气本弱的患者，用大黄、芍药时应该减量。从胃气的重要性点明道理。

汪琥从药性作用来说明减量的原理，汪氏的意思是说芍药味酸、苦，微寒，能调和脾之阴血，但无健脾气之作用，对胃气虚弱不利，这对我们有一定启发。

程知从反面来说明，如果不减量，会出现"虚寒腹痛如小建中汤证"或"洞泄不止，心下痞硬"的不良反应。

喻嘉言用类比的方法来说明这个道理。

本条指出用药的注意点：胃气弱的患者，用苦寒药时要适当减量。本条不仅适用于大黄、芍药之苦寒药，而且也适用于黄芩、黄连、黄柏等其他苦寒药，有其普遍意义。喻嘉言发现到这一点，他说仲景在阳明篇指出大便先硬后溏，不可攻下，也是恐伤胃气，原理与此相同。

这是仲景用药的一个特点：不伤胃气。

诸注家均从胃气的重要性，苦寒药的副作用，误用苦寒的不良后果来说明其道理。

（魏庆兴）

辨少阴病脉证并治

〔原文〕

281. 少陰之爲病，脉微細[(1)]，但欲寐[(2)]也。

〔校勘〕

《金匮玉函经》：无"也"字。

成无己本：无"为"字。

〔词解〕

（1）脉微细：微是脉搏动轻微无力，属阳衰；细是脉形态细小，属于营血不足。

（2）但欲寐：指精神萎靡，似睡非睡的状态。

〔提要〕

少阴病的脉证提纲。

〔选注〕

《金鉴》：少阴肾经，阴盛之脏也，少阴受邪则阳气微，故脉微细也；卫气行阳则寤，行阴则寐，少阴受邪则阴盛而行阴者多，故但欲寐也，此少阴病之提纲。后凡称少阴病者，皆指此脉证而言也。

方有执：脉微细者，少阴居于极下，其脉起于小趾之下也。《灵枢》曰"是主肾所生病者嗜卧"，但欲寐嗜卧也。盖人肖天地，天地之气行于阳则辟而晓，行于阴则阖于夜，故人之气行于阳则动而寤，行于阴则静而寐，然则病人但欲寐者，邪客于阴故也。

山田正珍：但字之下，脱去恶寒二字，当补之。但恶寒者，所谓无热而恶寒者也，故麻黄附子细辛汤条云：少阴病始得之反发热；通脉四逆汤条云：少阴病反不恶寒，是可见矣。

〔评述〕

本条为少阴病脉证大纲。少阴包括手少阴心和足少阴肾，并与手太阳小肠，足太阳膀胱互为表里。手太阴经属心，心主火，主血脉，又与意识活动有关；足少阴经属肾，肾主水，主藏精，真阴真阳寄寓其中，故肾为先天之本。在正常生理活动中，心火通过经脉下达于肾，使肾脏温暖而化膀胱之气，令水道通调；同时肾水亦因阳气的升腾作用而上济于心，使心火不致偏亢。这样水升火降，相互协调，彼此制约，以保持人体的正常生理活动。在病理情况下，如病邪直犯少阴，或其经证误治失治，均可损伤心肾而形成心肾虚衰的病变。因此，病至少阴，邪已深入，阴阳气血皆虚，病情较为严重。阳气虚则脉象微弱，营血不足，则脉象细小。魏荔彤曰："少阴为病，脉必沉，三阴皆然，又兼微细，异乎三阳之浮大弦也。沉对浮，微对大，细对弦，此少阴脉也，见此则三阴俱可识其端倪"。"但欲寐"则是气血俱虚，神失所养，故见精神萎靡不振，而主似睡非睡之状。脉证虽简而足以显示少阴病的特征。

当然，少阴病的证候是比较复杂的，少阴一经兼水火二气，由于致病因素和体质不同，故少阴病有从寒化、热化的两种类型。阳虚寒化证，是由于心肾阳气虚衰，邪从寒化，阴寒内盛所致，以无热恶寒身蜷、呕吐、下利清谷、四肢厥逆、精神萎靡、小便清白、脉沉微、舌淡苔白为主要脉证。若阴寒之邪太盛，逼迫虚阳浮越于外，还可出现面赤、躁扰不宁、反不恶寒等真寒假热征象。阴虚热化证多由心肾阴液不足，虚热内生，邪从热化，以致肾阴虚于下，心火亢于上而成，以心烦不得眠、口燥咽痛、舌红少苔、脉细数等为主要脉证。本条脉证仅是少阴病辨证的总纲，至于寒化、热化证，犹须参合其他各条以明辨。诚如尤在泾所云："少阴之为病，亦非独脉微细、但欲寐二端。仲景特举此者，以为从阳入阴之际，其脉证变见有如此。"

其次，本证的"但欲寐"与太阳篇的"嗜卧"当分辨。太阳篇第37条"太阳病，十日以去，脉浮细而嗜卧者，外已解也"。这里的"嗜卧"，是太阳病外邪已解，正胜邪却的疲乏现象，为病机向愈的良好转归。本条的"但欲寐"，是阴盛阳虚，精神不振，其状嗜卧而未熟睡，且彼脉浮细，此脉微细，彼则热退身和而不恶寒，此则无热身必恶寒。所以一主病解，一主邪盛正虚，迥然有别。此外，第231条，阳明中风证也有"嗜卧"，"阳明中风……嗜卧，一身及目悉黄，小便难，有潮热……"此为三阳合病，邪郁不得宣泄，"嗜卧"乃阳明里热炽盛，上蒸神明，昏昏欲睡，有昏迷之趋向，都与少阴证之"但欲寐"不同。

（王　琦）

〔原文〕

282. 少陰病，欲吐不吐心煩，但欲寐，五六日自利而渴者，屬少陰也。虛故飲水自救。若小便色白者，少陰病形悉具，小便白者，以下焦⁽¹⁾虛有寒，不能制水，故令色白也。

〔校勘〕

《金匮玉函经》："若"下有"其人"二字。"少阴病形"句上有"为"字。"小便白"三字作"所以然"。"制水"作"制溲"。末句"故"字下无"令色"二字。

《千金翼方》："不吐心烦"作"而不烦"。

〔词解〕

（1）下焦：此处指肾脏。

〔句解〕

欲吐不吐：要吐又吐不出来之状态。

〔提要〕

少阴病虚寒辨证。

〔选注〕

程郊倩：人身阴阳中分，下半身属阴，上半身属阳，阴盛于下则阳扰于上。欲吐不吐心烦，证尚模糊，以但欲寐徵之，则知下焦寒而胸中之阳被壅。治之不急，延至五六日，下寒甚而闭藏彻矣，故下利；上热甚而津液亡矣，故渴，虚故引水自救。非徒释渴字，指出一虚字来，明其别于三寒证之实邪作渴也。然则此证也，自利为本病，溺白正以徵其寒，故不但烦与渴以断寒，即从烦渴而悉及少阴之热证，非戴阳即格阳，无不可以寒断，从而温治。烦证不尽属少阴，故指出但欲寐来；渴证不尽属少阴，故指出小便白来。结以下焦虚有寒，教人上病治在下也。盖上虚而无阴以济，总由下虚而无阳以温，二虚字皆由寒字得来，肾水欠温则不能纳气，气不归元逆于膈上，故欲吐不吐；肾气动膈，故心烦也。

周禹载：欲吐矣，复无所吐；心烦矣，又倦怠嗜卧。此皆阴邪上逆，经气遏抑，无可奈何之象。设此时授以温经之剂，不几太阳一照，阴霾顿开乎！乃因循至五六日之久，邪深于内，势必利而且渴，然渴者，非少阴有热也，虚故引水自救。吾知渴必不为水止，利且不为便消，则是饮水终难自救；小便不因利短也，其色白，少阴纯寒之象，无一不备。总由下焦既虚，复有寒邪，遂令膀胱气化亦属虚寒，证之危殆，更何如耶！

林澜：欲吐不吐心烦，阳虚格越于上；但欲寐、自利、小便白，里之真寒已深。

〔评述〕

少阴病欲吐不吐，是下焦阳衰，寒邪上逆所致，但因胃中无物，故欲吐不吐。阴藏于下，虚阳上扰，神气不振，故心烦、但欲寐。本证心烦，因有下利脉微细等下焦虚寒见证，且但欲寐和心烦并见，是属虚寒，而非邪热内扰。正如周禹载所说："此皆阴邪上逆，经气遏抑，无可奈何之象。"故与阳明胃实心烦及栀子豉汤证之虚烦显然不同。自利而渴，亦属少阴阳虚现象，此种口渴，不是阳热有余，消烁津液，而是真阳不足，不能蒸化津液上承，其渴必喜热饮，且饮量亦必不多，所谓虚故饮水自救也。舒驰远解释本条少阴病口渴的病机，可谓切中肯綮，"舌下……津液涌出，然必借肾中之真阳为之蒸腾，乃足以上供，若寒邪侵到少阴，则真阳受困，津液不得上潮，故口渴，与三阳经之邪热烁于津液者，大相反也"。277条："自利不渴者属太阴"，本条"自利而渴者属少阴"，可见下利一症是太少二阴所同，其辨证要点在于口渴与否。太阴寒湿，自利不渴；少阴阳虚，不能蒸化津液，自利而渴。所以成无己说："自利不渴者，寒在中焦属太阴；自利而渴，为寒在下焦，属少阴。"但与阳经实热的口渴下利，又必须作出区别。大凡阳证下利，小便短赤，利必臭秽，肛门灼热，苔必黄垢，且必伴有身热脉数等症；而少阴下利口渴，小便清长色白，利必清稀溏薄或完谷不化，舌苔必白润，并有恶寒脉微等症。"小便色白"是本证辨证的眼目，自利口渴可属热证，但必然是小便黄赤，今小便清白，则是下焦虚寒之证无疑。陈修园说："小便色白者，白为阴寒，少阴阴寒之病形悉具，此确切不移之诊法也。原其小便之所以色白者，以下焦虚而有寒，全失上焦君火之热化，不能制水，故令色白。"曹颖甫对小便色白问题亦颇重视，他说："至下焦虚寒，不能制阴寒之水，则肾阳已绝，故不受阳热蒸化而小便反白，固知久病而小便色白者，皆危证也"。林澜则从阴阳两虚解释了病机，可资参考。

（王　琦）

〔原文〕

283. 病人脉阴阳俱紧，反汗出者，亡阳[1]也，此属少阴，法当咽痛而复吐利。

〔校勘〕

《千金翼方》："病人"作"夫病其"三字。

《脉经》："亡阳"作"无阳"。

《金匮玉函经》："反汗出"上有"而"字，下无"也"字。"亡阳"上有"为"字，下无"也"字。

〔词解〕

（1）亡阳：尤在泾《医学读书记》："亡阳，阳不守也；无阳，阳之弱也。阳亡者，藩篱已彻，故汗出不止；阳弱者，施化无极，故不能作汗。"

〔提要〕

辨少阴亡阳证。

〔选注〕

尤在泾：阴阳俱紧，太阳伤寒脉也，法当无汗，而反汗出者，表虚亡阳，其病不属太阳，而属太阴也。少阴之脉上循喉咙，少阴之脏为胃之关、为二阴之司，寒邪直入，经脏俱受，故当咽痛而吐利也。此为寒伤太阳，阳虚不任，因遂转入少阴之证。盖太阳者，少阴之表，犹唇齿也，唇亡则齿寒，阳亡则阴及，故曰少阴之邪，从太阳飞渡者多也。

周禹载：脉至阴阳俱紧，阴寒极矣，寒邪入里岂能有汗，乃反汗出者，则是真阳素亏，无阳以固其外，遂致腠理疏泄，不发热而汗自出也。此属少阴，正用四逆急温之时，庶几真阳骤回，里证不作，否则邪上逆，则为咽痛、为吐，阴寒下泄而复为利，种种危候，不一而足也。

张隐庵：此言少阴标本阴阳之为病也，病人脉阴阳俱紧者少阴本热之阳与少阴标寒之阴相搏而为病也。阴阳相搏是当无汗，反汗出者，阳气外亡也。夫阳气外亡而曰此属少阴，乃无阳则阴独之义也。咽痛者，少阴阳热之气也；吐利者，少阳阳寒之气也，法当咽痛而复吐利者，先病阳而后病阴也。

〔评述〕

脉阴阳俱紧，而反汗出，为阴寒内据，孤阳外越而不归根之象。然太阳伤寒亦脉阴阳俱紧，但为浮而紧，少阴病脉阴阳俱紧是沉而紧，而且前者无汗，后者有汗，判然有别。里寒内聚则吐利，浮阳上越则咽痛，所谓"法当"，此言少阴亡阳之变的必备症状。本证咽痛，为阴极似阳之证，大多不红不肿，和实证咽痛不同。少阴病既吐且利，阴寒已盛，再见汗出，亡阳之变，即在顷刻，当急回阳固脱。

尤在泾从太阳与少阴互为表里，阐释本条病证得之从太阳飞渡少阴，颇有道理。临床每见年老阳虚之体，一旦患伤寒者，最易速传少阴，其来势急，其证必险笃，辄有亡阳之变。若吐利而汗出者，真阳危亡，即在顷刻。故本条说"反汗出"，一"反"字，点明证属逆候，临证时不可不提高警惕。朱肱曾列补救之法，如"汗出者藁本粉傅之；咽痛，甘草汤、桔梗汤"等。值此危亡之际，这些方法恐难应急，需急投白通、通脉四逆汤之类，以救垂亡之阳气，方为治本之法。李荫岚有谓"若见下利咽痛，白通甘桔合剂治之"，亦可资参考。张隐庵注可提示本条的亡阳为主，但不能除外阴阳两虚。

（王　琦）

〔原文〕

284. 少陰病，咳而下利譫語者，被火氣劫⁽¹⁾故也，小便必難，以强責⁽²⁾少陰汗也。

〔校勘〕

《金匮玉函经》《千金翼方》："以"均作"为"字。

〔词解〕

（1）火气劫：劫，劫夺。用火法劫夺发汗。

（2）强责：方有执云"过求也"，指不当发汗而强用发汗的方法。

〔提要〕

少阴病火劫发汗之变证。

〔选注〕

尤在泾：少阴之邪上逆而咳，下注而利矣。而又复谵语，此非少阴本病，乃被火气劫夺津液所致，火劫即温针灼艾之属，少阴不当发汗，而强以火劫之，不特竭其肾阴，亦并耗其胃液，胃干则谵语，肾燥则小便难也。

方有执：少阴之脉，从足走腹，循喉咙，其支别至肺，自下而上者也。受火之劫，火性炎上，循经而蒸烁于肺，肺伤则气逆，所以咳也。下利者，少阴属水，其脏虚寒，劫迫则滑脱也。滑脱而虚，故生热，乱而谵语也。强责，谓过求也。小便与汗，皆血液也。少阴少血，劫汗夺血，则小便为之涸竭，故难也。

《金鉴》：少阴属肾主水者也，少阴受邪不能主水，上攻则咳，下攻则利，邪从寒化，真武汤证也；邪从热化，猪苓汤证也。今被火气劫汗，则从热化，而转属于胃，故发谵语；津液内竭，故小便难，是皆由强发少阴之汗故也。欲救其阴，白虎、猪苓二汤，择而用之可耳。

柯韵伯：上咳下利，津液丧亡而谵语，非转属阳明，肾主五液，入心为汗，少阴受病，液不上升，所以阴不得有汗也。少阴发热，不得已用麻黄发汗，即用附子以固里，岂可以火气劫之，而强发汗也。少阴脉入肺，出络心，肺主声，心主言，火气迫心肺，故咳而谵语也。肾主二便治下焦，济泌别汁，渗入膀胱，今少阴受邪，复受火侮，枢机无主，大肠清浊不分，膀胱水道不利，故下利而小便难也。小便利者，其人可治，此阴虚，故小便难。

〔评述〕

前已述及，由水气所致的咳而下利，从寒化用真武汤，从热化者用猪苓汤治疗。本条虽未点出原脉证的寒热之辨，但火发汗，当为所劫。所禁其叙谵语、小便难即是误火之后的变证。谵语者，火气劫汗，汗乃心之液，强责以为汗，则心神浮越，无所依附，故意识丧失而妄言，但与胃家实的谵语自有虚实之分。胃家实的谵语，必谵语不休，气盛音高，脉沉实有力。本条少阴误治后的谵语，当为喃喃不全，静躁无常，气衰言微，脉多细弱。《医宗金鉴》以为本条谵语，是因为少阴火劫之后，邪从热化，转属于胃，殊难置信。少阴固有转阳明者，然此乃正气来复，病证由虚转实，由阴入阳，病变向好的方向发展。然本条误治之候，一虚再虚，岂能由虚转实，由阴出阳？柯韵伯认为"津液丧亡而谵语，非转属阳明"，颇为有理。再则本条谵语又当与下列条文误火谵语相比较。110条误火谵语，是太阳病烦躁反用火熨其背，谵语及大汗出，为大热入胃，胃中水竭的象征。若得火邪势微，阴复津生，可有向愈之机。111条误火谵语是太阳中风，火劫发汗，导致阳邪亢盛，阴液枯耗，病延至此，已进入垂危阶段，其间一线生机，全在小便之有无。113条的谵语是温邪为病，形似伤寒，误用火治，两热相合，则胃热昏谵。上述数条误治谵语，因其火劫伤津程度不一，发生的病理阶段不同，故有虚实轻重之别，当审察。至于"小便必难"一症，系强发汗，津液之竭，殆无疑义。不过柯氏、方氏认为，咳而下利也属于火劫后的变证，似不妥。仔细体味条文精神，咳而下利系未经火劫前的少阴病证，惟谵语、小便难才是火劫后的变证，故当读作"少阴病，咳而下利。谵语者，被劫火气故也，小便必难……"

（王　琦）

〔原文〕

285. 少陰病，脉細沉數[(1)]，病爲在裏，不可發汗。

〔校勘〕

《金匮玉函经》《脉经》："汗"字上均有"其"字。

《千金翼方》："病"字后无"为"字，"汗"字上有"其"字。

〔词解〕

（1）脉细沉数：即细数脉。所谓细沉，与《金匮要略·五脏风寒积聚篇》所说的"脉来细而附骨"为同一意义。

〔提要〕

少阴里证脉象和禁用汗法。

〔选注〕

薛慎庵：人知数为热，不知沉细中见数，为寒甚，真阴寒证，脉常一息七八至者，尽概此一数字中，但按之无力而散耳，宜深察也。

程郊倩：何谓之里，少阴病脉沉是也。毋论沉细沉数，俱是藏阴受邪，与表阳是无相干，法当固密肾根为主。其不可发汗，从脉上断，非从证上断，麻黄附子细辛汤不可恃为常法也。

方有执：细沉而数，里热也。故曰病为在里，不可发汗，恶虚其表也。

尤在泾：少阴与太阳为表里，而少阴亦自有表里，经病为在表，藏病为在里也。浮沉而身发热，为病在表。脉细沉数，身不发热，为病在里。病在表者可发汗，如麻黄附子细辛汤之例是也。病在里而汗之，是竭其阴而动其血也，故曰不可发汗。

成无己：少阴病始得之，反发热脉沉者，为邪在经，可与麻黄附子细辛汤发汗。此少阴病脉沉细数，为病在里，故不可发汗。

沈明宗：此治少阴风热，戒发汗也。证显欲寐，而脉细沉数，乃风热传于少阴，故为在里，当以清解热邪，存阴为务。病既在里，与表甚远，故戒发汗也。

《金鉴》：少阴病但欲寐，若脉细沉数，是邪从寒化也。今脉细沉数，乃邪从热化也，即有发热，亦是将转属阳明，非若前所言少阴病，始得之，反发热，脉沉不数，宜麻黄附子细辛汤发汗者可比也。故曰：病为在里，不可发汗。

〔评述〕

少阴病属里虚寒证，一般禁汗，若误用之就会导致伤津或亡阳的危险，如284条强责少阴汗所载则是，在兼有太阳表证发热无汗脉沉的情况下，也可从权一汗，但也必须配伍护阳的药物，如麻黄附子细辛汤等一类方剂。本条少阴病"脉细沉数"，注家所释不一，其实无外两种可能：或为虚热证，或为虚寒证。脉细沉数，若伴见一派阴虚内热证候，则属虚热证，倘误用汗法，则阴愈虚而热愈炽，故不可发汗，如方氏、沈氏、金鉴之言是也；若伴见一系列阴寒见证，脉虽细沉数，但按之无力，则属虚寒证，亦不可发汗，发汗则亡阳，如薛氏、程氏所言是也。临床上危重病人心力衰竭时，亦可见到沉细之脉而数，一息有七八至者，此数不是热而是真寒，脉按之必无力而散，确如薛氏所论"真阴寒证"，而程氏提出"法当固密肾根"亦是经验之谈，顾本之治，当此之时，强心安肾，大剂回阳是理当采取的抢救措施。不过细玩经文，本条主要指阴虚伤津不可发汗，至于阳虚里寒甚亦不可发汗，是亦概其中。夫细为血少、沉为在里、数为有热，合而观之则为少阴阴虚伤津之象，故不可发汗，沈氏治以清解热邪存阴为务确具慧眼，自然阳虚寒甚者亦有之，故统言少阴病不可妄汗也。临证时孰为虚热孰为虚寒，还应参照其他证候加以判断，始为全面。

"病为在里，不可发汗"句犹有余义，盖示人少阴病虽脉细沉数，若病在表则犹可发汗，如麻黄细辛附子汤证。不过可汗不可汗的二者鉴别，诚如尤氏之言，在有无发热而已。

又成氏举"发热脉沉者，为邪在经可发汗"与本条"脉沉细数为病在里，不可发汗"来对比解释，其意尚嫌不够显豁。要知脉沉而兼发热，为外有邪郁故可发汗；脉沉细数而不兼发热，则外邪无郁，所以不可发汗。这才是病机本质所在。

另外，《医垒元戎》于本条出当归四逆汤为治，是亦温通中兼含养血之意，可作临床参考。

（江幼李）

〔原文〕

286. 少陰病，脉微，不可發汗，亡陽故也[1]**；陽已虛，尺脉弱澀者，復不可下之**[2]**。**

〔校勘〕

《脉经》："亡阳"作"无阳"。

《金匮玉函经》："尺脉"作"尺中"。

《千金翼方》："发"字下有"其"字，"亡阳"作"无阳"，"尺脉"作"尺中"。

〔句解〕

（1）不可发汗，亡阳故也：古"亡"字亦通"无"字。27条"脉微弱者，此无阳也，不可发汗"，可见无阳不可发汗是《伤寒论》中一条重要原则。在辨可发汗病脉证并治第十六中，又申"阳虚不得重发汗也"，成无己注曰："阳虚为无津液，故不可重发汗。"可见阳虚者、亡阳者概不可发汗。

（2）阳已虚，尺脉弱涩者，复不可下之：阳气虚，不可发汗，发汗则亡阳；阴血少，不可下，下之则亡阴。凡阳气已虚，而又见尺脉弱涩者，既不可发汗，复不可下，否则可致亡阳亡阴之变。

〔提要〕

少阴病不可汗下之脉。

〔选注〕

成无己：脉微为亡阳表虚，不可发汗；脉弱涩为亡阳里虚，复不可下。

张卿子：脉微为亡阳，表虚不可发汗；脉弱涩为亡阳，里虚复不可下。

王三阳：脉弱涩，涩者，阴也。涩为血少，乃亡阴也，故不可下，阳字误。

柯韵伯：微为无阳，涩为少血，汗之亡阳，下之亡阴，阳虚者既不可汗即不可下，玩复字可知其尺脉弱涩者复不可下，亦不可汗也。

尤在泾：少阴虽为阴藏，而元阳寓焉，故其病有亡阳亡阴之异。脉微者为亡阳，脉弱涩者为亡阴，发汗则伤阳，故脉微者，不可发汗；下则伤阴，故阳已虚而尺脉弱涩者，非特不可发汗，亦复不可下之也。

任应秋：脉微为阳虚，脉弱涩为阴虚，因而汗下两禁。

张隐庵：平脉篇曰，寸口诸微亡阳，故少阴病脉微不可发汗者，以亡阳故也。

周禹载：少阴本无发汗之理，今禁发汗者，恐人用麻黄附子细辛之属也。况其脉既微，则阳虚已著，即不用表药，尚有真阳外越之虞，况可汗之而伤其阳乎。夫阳虚则阴必弱，纵使邪转阳明之府，势所必下者，亦不可下之而伤其阴也，然则不可汗用四逆加人参汤，不可下者用蜜煎导不知有合治法否。

钱潢：微者，细小软弱，似有若无之称也。脉微者，阳气太虚，卫阳衰弱，故不可发汗以更竭其阳，因汗虽阴液，为阳气所蒸而为汗，汗泄则阳气亦泄矣。今阳气已虚，而尺脉又弱涩者，为命门之真火衰微，肾家之津液不足，不惟不可发汗，复不可下之，又竭其阴精阳气也。此条本为少阴禁汗禁下而设，故不言治，然温经补阳之附子汤之类，即其治也。

汪琥：补亡论，并宜附子汤，以补阳气，散阴邪，助营血也。

〔评述〕

夫阳亡则阳已虚，尺脉弱涩者乃下焦精血不足，故复汗禁下之判，如成氏、张卿子氏所言是也；一种以脉微为阳虚，脉弱涩为阴虚，如柯氏、尤氏、张氏、任氏所言是也；一种以重在阳虚，如钱氏所言是也。其实，少阴病如见细小软弱，似有若无的微脉，属阳气大虚，卫阳衰弱，即使有反发热的症状，若不是两感，系虚阳外浮，不可妄用麻附细辛之类药品以发汗。发汗则亡阳，如果尺部见到弱涩的脉，则属气血不足，即使大便硬结，为血少津亏，不能濡润肠道的缘故，此时切不可妄用枳朴硝黄之类药品攻下，下之则亡阴。遇到这种情况，可参考钱、周二氏所出治法，以温化温润为治。如不可汗，可借用四逆加人参汤；不可下，可借用润导等外治方法。另外，本条和上条皆从脉而断少阴禁汗禁下之证，临床还需结合其他证候加以诊断，始为全面。总之，病至少阴，多为里证虚证，使用汗、下之法尤当审慎，但学者亦不可过于泥执，盖少阴亦有可汗可下之证，如麻辛附子汤、大承气汤是也。所以程郊倩曰："少阴多自利证，人固无肯轻下者，但拈出尺脉弱涩字，则少阴云有大承气汤证，其尺脉必强而滑，已伏见于此处矣。"这从另一方面启迪了我们临床上还当脉证相参，斯能确判。柯氏、尤氏之注，从"复"字看出汗下互文之处，说理甚是。上述诸家所注精神大致相同，而又互相发挥，合而观之其意则明。又临床上少不可下之。案寸为阳，尺为阴，阳已虚，言寸脉已虚，以脉微之在寸口，观尺脉弱涩而复不可下之句，其义明矣。

以上诸家意见，大致可分三类。一种以表虚里虚为禁，阴脉微不可发汗，可用附子汤治，而兼尺脉弱涩复不可下时，除用蜜煎导外，笔者认为也可试投小柴胡汤，俾其上焦得通，津液得下，胃气和而便通矣。是汗下之从变法也。

（江幼李）

〔原文〕

287. 少陰病，脉緊⁽¹⁾，至七八日，自下利，脉暴微⁽²⁾，手足反温，脉緊反去者，爲欲解也。雖煩下利，必自愈。

〔校勘〕

《金匮玉函经》："脉暴微"上有"其"字，"脉紧反去"句无"反"字，"为欲解也"句无"也"字，上有"此"字。

《千金翼方》："脉紧"下有"者"字，"自下利"句无"自"字，"脉暴微"句上有"其"字，"脉紧反去者，为欲解也"句作"其脉紧反去，此为欲解"。

〔词解〕

（1）脉紧：紧主寒，寒者收引，故脉搏呈现紧象，少阴病脉紧是寒邪严重。紧脉，数如切绳状。

（2）脉暴微：暴，突然。脉由紧突然变为和缓。

〔提要〕

少阴病阳回自愈的脉证。

〔选注〕

成无己：少阴病脉紧者，寒甚也，至七八日，传经尽，欲解之时，自下利，脉暴微者，寒气得泄也。若阴寒胜正，阳虚而泄者，则手足厥，而脉紧不去；今手足反温，脉紧反去，知阳气复，寒气去，故为欲解。下利烦躁者逆，此正胜邪微，虽烦下利，必自止。

《金鉴》：此承上条互发其义，以别阴阳寒热也。少阴病，脉沉微细，寒邪脉也；脉沉数细，热邪脉也。若脉紧汗出，是少阴虚寒证也；今脉紧无汗，乃少阴寒实证也。因循至七八日之久，而自下利，若寒实解，则脉必紧去而暴微，其证必手足由冷而反温，是知邪随利去，为欲解也。故此时虽烦下利，乃阴退阳回，故知其必自愈也。

方有执：紧，寒邪也。自下利，脉暴微者，阴寒内泄也。故谓手足为反温，言阳回也。阳回则阴退，故谓紧反去为欲解也。夫寒邪在阴而脉紧，得自利，脉暴微，手足温，紧去为欲解者，犹邪之在阳，脉数而热，得汗出，脉和身凉，数去为欲愈之义同，阴阳胜复之理也。

沈明宗：此少阴正证正脉，自解证也。寒邪传入少阴，阴阳两不相亏，以故脉紧，所以七八日自下利，乃正气有权，送邪自从下利暗除，故脉紧暴微，手足反温，脉紧反去，而为欲愈，是同太阴脾家实，秽腐当去之义也。然虽见烦躁下利，乃病解之征，而非虚寒之比，谓必自愈，此当麻黄附子甘草汤固阳，微汗温散，但寒已而真阳不出，其邪立解。若脉见沉迟微弱，乃偏于虚寒，若从四逆、白通救阳为主；或脉细沉数，偏于里热，当从黄连、阿胶、猪肤等法，清热救阴也。盖少阴正治，前人皆不辨明，俾读者茫无头绪，故予拟此而为少阴治寒正法。其余皆属偏阴偏阳，业医者，以前后二篇合参，须分阴阳两途，而脉紧为正，则无失矣。

柯韵伯：前条是亡阳脉证，此条是回阳脉证。前条是反叛之反，此条是反正之反。玩反温，前此已冷可知。微本少阴脉，烦利本少阴证，至七八日，阴尽阳复之时，紧去微见，所谓谷气之来也，徐而和矣。烦则阳已反于中宫，温则阳已敷于四末，阴平阳秘，故烦利自止。

尤在泾：寒伤少阴之经，手足厥冷而脉紧，至七八日，邪气自经入藏，自下利而脉微，其病为较深矣。乃手足反温，脉紧反去者，阳气内充，而阴邪不能自容也，故为欲解，虽烦下利，必自止者，邪气转从下出，与太阴之秽腐当去而下利者同义，设邪气尽，则烦与利亦必自止耳。

钱潢：脉紧见于太阳则发热恶寒而为寒邪在表，见于少阴则无热恶寒而为寒邪在里。至七八日则阴阳相持已久，而始下利，则阳气耐久，足以自守矣。虽至下利，而以绞索之紧忽变而为轻细软弱之微脉，微则恐又为上文不可发汗之亡阳脉矣。为之如何，不知少阴病其脉自微，方可谓之无阳，若以寒邪极盛之紧脉，忽见暴微，则紧峭化而为宽缓矣，乃寒邪弛解之兆也。曰手足反温，则知脉紧下利之时手足已寒。若寒邪不解，则手足不当温，脉紧不当去，因脉本不微而忽见暴微，故手足得温，脉紧得去，是以谓之反也。反温反去，寒气已弛，故为欲解也，虽其人心烦，然烦属阳而为暖气已回，故阴寒之利必自愈也。

〔评述〕

本条论述病势向愈的机转，正如尤氏所言下利而自愈，和278条太阴病暴烦下利为脾家实腐秽当去的意义同。在病机方面脉紧本主寒，太阳病脉紧为病在表，必见发热恶寒等证，少阴病脉紧为病在里，必为无热恶寒，今邪正相持至七八日出现下利，似乎病势增重，但下利后脉由紧突然变微，同时手足由冷而转温，乃正复邪退，病有向愈之机，虽有烦而下利的症状，亦是阳气渐复阴邪将退之象，如柯氏所言阳已返于中宫，敷于四末矣，故可断其必愈。这里"手足反温"、"脉紧反去"是辨证要点，因为少阴病这种虚寒自利，可能有两种转归，假如自利无度，自汗踡卧，手足逆冷，精神躁扰不安，则属阴阳离决的危候；只有手足反转温，才是阳气来复，虽有下利症状，并非病情恶化，而是正复邪退的表现。只有脉紧反去，才是寒邪消退之征，阴平阳秘，其病可愈。所选诸家，大多认为手足温，脉紧去，为阳复之象，阴退阳回，寒邪去，故病自愈，说明了少阴病虚寒证预后的好坏全在于阳气的盛衰进退，诸注均较平允畅达，可资参考。惟沈氏之注，虽在辨证立法遣方用药上可给人以启示，但把本条认作少阴正治法，求深反晦，不甚妥当。

关于"脉紧"而变为"脉暴微"为阳气复病愈之机，本论辨脉法云："脉阴阳俱紧，至于吐利，其脉独不解，紧去人安，此为欲解"，亦从脉测证判知预后，故张令韵注曰："解者，紧去而寒解也"。程应旄注释本条说："脉于利后顿变紧而为微，手足于利后变不温而为温，则微非诸微亡阳之微，乃紧去人安之微。盖以从前之寒，已从下利而去，故阳气得回而欲解也，虽烦下利必自愈。"可见紧去人安，确为阳回病愈之机。

"必自愈"，并非弗药待其自愈之意，主要在于说明本病所现证候，根据其自然机转来看，有向愈的趋势，如果饮食调养得法，并辅以药物治疗，痊愈当更迅速。

（江幼李）

〔原文〕

288. 少陰病，下利，若利自止，惡寒而踡臥[(1)]，手足溫者，可治。

〔校勘〕

《千金翼方》：无"踡"字。

《脉经》："若利自止"句作"若利止"无"自"字，又无"卧"字。

《金匮玉函经》：无"卧"字。

（1）踡臥：踡，音权（quán）。《玉篇》云："卧踡不伸也"。踡臥，指四肢向腹部踡曲而卧，形容病人极度怕冷。

〔提要〕

少阴病阳复者可治。

〔选注〕

成无己：少阴病下利，恶寒，踡卧，寒极而阴胜也。利自止，手足温者，里和阳气得复，故为可治。

《金鉴》：少阴病，恶寒厥冷下利，不止者，阴寒盛也。今下利能自止，手足能自温，虽见恶寒踡卧，乃阴退阳回之兆，故曰可治。

钱潢：大凡热者偃卧而手足弛散，寒则踡卧而手足敛缩。下文恶寒踡卧而手足逆冷者，即为真阳败绝而成不治矣。若手足温，则知阳气未败，尚能温暖四肢，故曰可治。

陆渊雷：下利恶寒踡卧，为少阴本证，此条可治之机，乃在利自止而手足温。

任应秋：利止手足温是本病的转机，也就是生活机能恢复的主要征象。

程郊倩：利自止者，经中之寒已去也。脏中阳气未回，故仍恶寒踡卧，然手足温者，跌阳燥利，生阳之气不难回也。

张隐庵：此病少阴而得火土之生气者，为可治也。下利者，病少阴阴寒在下，若利自止，下焦之火气自生矣。恶寒而踡卧者，病少阴阴寒在外；手足温者，中焦之土气自和矣，火土相生，故为可治。

沈明宗：手足温者，乃真阳未离，急用白通、四逆之类，温经散寒，则邪退而真阳复，故定可治。若手足之不温，而利虽止，胃肾之阳已绝，则不治矣。

〔评述〕

钱氏以偃卧而手足弛散，踡卧而手足敛缩，借以辨别寒证热证，恰当可取。至于本证下利，恶寒身踡，已接近阴极阳绝的地步，此时决其可治与否，全在手足温与不温。若利能自止，手足转温，便是阳气来复，虽恶寒踡卧仍在，但阳气尚存且能达于四肢，加之下利自止，寒邪得减，正气得复，故可解决其可治。设若手足厥冷，多为真阳已败，利止与不止，皆为危证，此时利止是阴尽阳竭，利不止是真阳衰败，阴寒极盛，所以皆称难治。从临床实践看来，病危之人若手足温者，疾病确有转机，盖四肢为诸阳之本，手足温是人胃气犹存，正气尚在。手足温说明远端血液循环当属正常，故曰可治。这是古人在当时条件下总结出来的医疗经验，简便易行，判证准确，确属可贵。

成氏、任氏之注平允畅达，揭示了少阴病可以向愈之机全在阳气来复，盖少阴病以阳生阴长为愈、阳衰阴盛为重、阳绝阴竭为死。故判断少阴病的预后与转归，应当以阴阳两方面的关系为前提，这也是本条以利自止、手足温为判断预后要点的原因。另外，个人认为"恶寒而踡卧"句当接"下利"后，少阴下利有寒热之别，作者恐后人误解生惑，故叙利症后补叙此症，亦强调此为少阴寒证也。我们若将此症放在下利症前观之，则文义可能更为畅达，盖汉文倒装文法也。至于临证时治疗，除沈氏所出方剂外，郭雍《仲景伤寒补亡论》引常氏云，可当归四逆汤，亦可作为临证参考。

（江幼李）

〔原文〕

289. 少陰病，惡寒而踡[(1)]，時自煩[(2)]，欲去衣被者，可治。

〔校勘〕

《脉经》："时自烦"句作"时时自烦"，"去"字下有"其"字。

《千金翼方》："欲去衣被者"句作"欲去其衣被"，"可治"句作"不可治"。

〔提要〕

少阴病阳气欲复者可治。

〔选注〕

沈明宗：此阴盛阳气未脱，定可治也。恶寒乃阳微阴盛，而阴主静，故踡；阴邪上逆，阳不归宁，故时自烦，而欲去衣被；虽然阳气扰乱不宁，尚在欲脱未脱之际，还可收阳内返，故定可治。

喻嘉言：自烦欲去衣被，真阳扰乱不宁，无大汗出，阳尚未亡，故可治。

成无己：恶寒而踡，阴寒甚也；时时自烦，欲去衣被，为阳气得复，故云可治。

张隐庵：上文恶寒踡卧，手足温而土气和者可治，此言恶寒而踡，但得君火之气者亦可治也。夫恶寒而踡，病少阴阴寒在外，时自烦而欲去衣被者，自得君火之气外浮也，故为可治。

程郊倩：少阴病，不必尽下利也，只恶寒而踡，已知入脏深矣，烦而欲去衣被，阳势尚肯力争也，而得之时与欲，又非虚阳暴脱者比，虽此失之于温，今尚可温而救失也。

陆渊雷：此条不足据以决预后，何则，恶寒而踡，为少阴本证，所以决预后者，乃在自烦欲去衣被。欲去衣被，即躁扰见于外者，下文屡言烦躁者死，决其不可治可也。少阴获愈之机，在于阳回，谓自烦欲去衣被，为阳势尚肯力争，决其可治亦可也。征之实验，则少阴病烦躁者，尚用药中肯，看护得宜，十亦可救四五，故此条所云，不足以决预后也。

郭雍：凡少阴病，烦躁者，不可下，先服吴茱萸汤，以烦躁非实热，且手足多逆冷也。

〔评述〕

沈氏、喻氏以为本证可治，关键在于阳气未亡；成氏认为本证可治在于阳气得复；张隐庵、程郊倩二氏则认为在于阳与阴争。总的精神，无外阳存则有生机，若纯阴无阳，即为死候矣。

本条叙证太简，确难据此断为可治。且《千金翼方》曰不可治，似亦非无理，证之临床，当以陆氏之说较为公允。盖恶寒身踡，是少阴本证，假如复有时时心烦，欲去衣被的情况，是阳气来复与阴邪相争，阳气获胜的现象，所以断为可治。而《千金翼方》所载不可治，也有其道理，这是因为烦而至于欲去衣被，几近于躁，下文有躁不得卧者死，可为明证。且文中只举出时自烦，欲去衣被，并未言及手足温，似与阴阳离决的躁象也无区别，所以《千金翼方》所载不可治是有一定道理的。要知少阴虚寒证的预后如何？完全取决定于阳气的存亡与否。总的来说，仅据本条"时自烦欲去衣被"一症，显然是不够的，因此，还应结合其他脉证，如烦而有其他阳回见证的，方可断为可治，如只有烦而别无其他阳回见证，相反阴寒益甚，则多属不治。

关于本证《补亡论》所出治法亦仅供参考，依照病情推测，总当以温散阴邪，导引真阳为急务，而汗下之法皆当审慎为是。

（江幼李）

〔原文〕

290. 少陰中風⁽¹⁾，脈陽微陰浮者⁽²⁾，爲欲愈。

〔校勘〕

《金匮玉函经》《千金翼方》：均无"者"字。

《伤寒论集注》：黄竹斋曰"古本"愈下有"烦躁不得卧者，为未愈也"十字。

〔词解〕

（1）少阴中风：风邪中于少阴经。

（2）脉阳微阴浮：寸为阳，尺为阴。阳微，指寸脉微，表示风邪逐渐消除；阴浮，指尺脉浮，表示阳气逐渐回复。

〔提要〕

少阴中风欲愈脉象。

〔选注〕

成无己：少阴中风，阳脉当浮，而阳脉微者，表邪缓也；阴脉当沉，而阴脉浮者，里气和也。阳中有阴，阴中有阳，阴阳调和，故为欲愈。

钱潢：夫少阴中风者，风邪中少阴之经也，脉法浮则为风，风为阳邪，中则伤卫，卫受风邪，则寸口阳脉当浮，今阳脉已微，则知风邪欲解，邪入少阴，惟恐尺部脉沉，沉则邪气入里，今阴脉反浮，则邪不入里，故为欲愈也。

章虚谷：阳微者，寸微也；阴浮者，尺浮也。少阴在里，故其脉本微细，今尺浮者，邪从阴出阳之象，故为欲愈。

《金鉴》：少阴中风，脉若见阳浮阴弱，乃风邪传入少阴，则是其势方盛，未易言愈，今阳脉反微，阴脉反浮，阳微则外邪散而表气和，阴浮则里气胜而邪外出，故为欲愈也。

喻嘉言：风入少阴，必阳脉反微，阴脉反浮，乃为欲愈。盖阳微则外浮，邪不复内入，阴浮则内邪尽从外已，故欲愈也。

尤在泾：少阴中风者，少阴之经自中风邪，不从阳经传入者也。脉阳微者，邪气微；阴浮者，邪气浅而里气和，故为欲愈，亦阴病得阳脉则生也。

〔评述〕

本条钱、喻诸家皆从脉象测知正气来复，病邪外向，故断为欲愈为注，但尚欠妥，不如成尤二氏所注更中肯，要知本条精神全在阴阳和者愈。脉阳微是邪不甚，阴浮是正未衰。寸脉微是心火不亢，上得肾水济之，乃阳中有阴；尺脉浮是肾水得阳，下得心火温之，乃阴中有阳。合而观之，阴阳和合，水火既济，故可断为欲愈。

（江幼李）

〔原文〕

291．少陰病，欲解時，從子至寅上。

〔校勘〕

《金匮玉函经》："至"作"尽"，无"上"字。

〔提要〕

预测少阴病欲解时。

〔选注〕

喻嘉言：各经皆解于所旺之时，而少阴独解于阳生之时。阳进则阴退，阳长则阴消，正所谓阴得阳则解也，即是推之，而少阴所重在真阳，不可识乎。

《金鉴》：子、丑、寅阳生渐长之候也。病在少阴而解于阳生之际，所谓阳进则阴退，阴得阳而邪自解也。少阴所重在真阳，从可见矣。

〔评述〕

阳生于子时，阳进则阴退，阳长则阴消，故少阴病将愈的时间是从二十三点至翌日五点。各注家基本都宗六经各有所旺之时，阴得阳则病将愈，说明少阴重在真阳。此与58条"阴阳自和者，必自愈"的精神是一致的。岳美中氏根据自己的临床实践体会，认为伤寒六经病的欲解时，有实际指导意义。

（孟庆云）

〔原文〕

292．少陰病，吐利，手足不逆冷，反發熱[1]者，不死；脉不至[2]者，灸少陰[3]七壯[4]。

〔校勘〕

《脉经》《千金翼方》："吐利"上均有"其人"二字。

《千金翼方》："至"作"足"。

〔词解〕

（1）反发热：少阴病是阴盛阳虚之里虚寒证，并无发热症状，今见发热，故曰"反"。此"反发热"为阳气回复之象。

（2）脉不至：这是由于呕吐腹泻交作，正气暴虚，致脉一时不能接续，与阳绝的无脉不同。

（3）灸少阴：灸少阴，是指灸少阴经脉所循行的穴位，如太溪、复溜等穴。太溪，位于内踝后，跟骨上陷中。复溜，位于足内踝上三寸。灸少阴可以温通经脉，使阳气通而脉至。

（4）七壮：每艾灸一炷为一壮，七壮即灸七个艾炷。

〔句解〕

少阴病……不死：少阴病吐利是阴盛阳衰之里虚寒证，今见手足不逆冷、反发热的症

· 381 ·

状，是阳气回复，阴寒渐退的现象，故不死。

〔提要〕

少阴病阴盛阳衰证，有阳气回复的症状可生，脉不至者可灸。

〔选注〕

尤在泾：寒中少阴，或下利，或恶寒而踡卧，或吐利交作而脉不至，阴邪盛而阳气衰之候也。若利自止，手足温，或自烦欲去衣被，或反发热，则阳气已复，前阴邪将退，故皆得不死而可治。脉不至者，吐利交作，元气暴虚，脉乍不至也。灸少阴以引阳气，脉必自至。

程郊倩：少阴病吐而且利，里阴胜矣；以胃阳不衰，故手足不逆冷。夫手足逆冷之发热，为肾阳外脱；手足不逆冷之发热，为卫阳外持。前不发热，今反发热，自非死候。人多以其脉之不至而委弃之，失仁人之心与术矣。不知脉不至，由吐利而阴阳不相接续，非脉绝之比，灸少阴七壮，治从急也，嗣是而用药，自当从事于温，苟不知此，而妄攻其热，则必死。

陶节庵：伤寒直中阴经，真寒证甚重而无脉，或吐泻脱然而无脉，将好酒姜汁各半盏，与病人服之，其脉来者可治。

喻嘉言：前条（304条）背恶寒之证，灸后用附子汤，阴寒内凝，非一灸所能胜也。此条手足反热，只是阴内阳外，故取灸本经，引之入内，不必更用温药也。

汪琥：常器之云：是少阴太溪二穴，在内踝后跟骨动脉陷中。庞安常云：发热谓其身发热也。经曰：肾之原出于太溪。药力尚缓，惟急灸其原，以温其脏，犹可挽其危也。

魏念庭：灸少阴本穴七壮者，就其经行之道路，扶其阳气使宣通，则吐利自止，脉不至亦必至矣。七壮非七穴，凡少阴之经起止循行之处，皆可灸也，仍续温中扶阳，又不待言。

〔评述〕

本证是少阴阴盛里寒证，若得阳气回复，阴寒渐退者可生，脉不至者可灸。尤说平允可从。此条"手足不逆冷，反发热"与287、288条"手足反温者"同义，均属阳气回复之象。

少阴病因骤然吐利，元气暴虚，阴阳气不相顺接，致脉乍不至者，须用灸法以急救回阳，再用温药治之，程氏、魏氏之说甚是。根据程氏、魏氏之说，说明本证并非只能用灸治而不可用药物治疗，这是当该明了的。因为本证毕竟是阴盛阳衰之重证，论云"不死"，是言可治，非不治自愈。主要说明本病所现的证候，根据疾病的自然转机来看，有好转的趋势，若除用灸法治疗外，更服回阳之汤药，对帮助阳气早复，促使疾病早愈，更有积极作用。可见，喻氏认为304条灸后用附子汤，其证较此证为重，故此证但灸本经，不必更用温药之说，甚不可从。

陶氏以好酒姜各半盏，用治骤中阴寒，或骤然吐泻的无脉，可以用作临床参考。程氏认为脉不至并非全属死证，并批评了那种"以其脉不至而委弃之"的医疗作风。提示我们在临床上，若遇脉不至者，应发扬人道主义精神尽力抢救，绝不可放弃治疗而待其死亡。

关于灸法的穴位，各家见解颇不一致。常器之等主张灸太溪，柯韵伯认为兼灸复溜，章虚谷认为灸太溪、涌泉，魏念庭认为凡少阴经的穴位皆可灸治。各家所指不同，但均属少阴经的穴位是没有矛盾的。如欲其回阳驱阴，除灸上述穴位外，更可灸关元、气海等穴，则取效更佳。

（周安方）

〔原文〕

293. 少陰病八九日，一身手足盡熱者，以熱在膀胱，必便血也。

〔校勘〕

《金匮玉函经》：本系列在 292 条之前。

〔提要〕

少阴病从热化，转出太阳膀胱的证候。

〔选注〕

柯韵伯：少阴传阳证者有二：六七日腹胀不大便者，是传阳明；八九日一身手足尽热者，是传太阳。下利便脓血，是指大便言；热在膀胱而便血，是指小便言。轻则猪苓汤，重则黄连阿胶汤可治。

钱潢：必便血三字，前注家俱谓必出二阴之窍，恐热邪虽在膀胱，而血未必从小便出也。

喻嘉言：少阴病难于得热，热则阴病见阳，故前条谓手足不逆冷反发热者不死。然病至八九日，阴邪内解之时，反一身手足尽热，则少阴必无此候，当是脏邪传府，肾移热于膀胱之证也。以膀胱主表，一身及手足，正躯壳之道，故尔尽热也。膀胱之血为少阴之热所逼，其出必趋二阴之窍，以阴主降故也。

〔评述〕

少阴病至八九日，不见虚寒之证，而一身手足尽热，是寒已化热，病由阴转阳。少阴肾与太阳膀胱相表里，当阳气恢复的阶段，少阴病就可能转出太阳。从脏腑经络言，为肾移热于膀胱；从气血言，乃气病及血。故见"一身手足尽热""必便血"。关于"必便血"，注家看法不一，柯氏以"热在膀胱"，断为尿血；喻氏则认为属前后二便都可出血；钱氏虽未明言，其意也不同意此为尿血。我们认为：①既然热在膀胱，即有血从小便出的可能，因此尿血是无可怀疑的；②把此条再与蓄血证比较，热在膀胱，属下焦，大便出血又未尝不可。因此，"必便血"，既可能是小便出血，也可能是大便出血。

（孟庆云）

〔原文〕

294. 少陰病，但厥無汗，而強發之，必動其血，未知從何道出，或從口鼻，或從目出者，是名下厥上竭，爲難治。

〔校勘〕

《金匮玉函经》、成无己本：均无"者"字。

〔提要〕

强发少阴之汗，致下厥上竭的危候。

〔选注〕

成无己：但厥无汗，热行于里也，而强发汗，虚其经络，热乘经虚，迫血妄行，从虚而出，或从口鼻，或从目出。诸厥者，皆属于下，但厥为下厥，血亡于上为上竭，伤气损血，邪甚正虚，故为难治。

张令韶：此论少阴生阴衰于下，而真阴竭于上也。少阴病但厥无汗者，阳气微也，夫汗虽血液，皆由阳气之薰蒸宣发而出也。今少阴上阳衰微，不能蒸发，故无汗；强发之，不能作汗，反动其经隧之血，从空窍而出也。然未知从何道之窍而出，少阴脉循喉咙，挟舌本，系目系，故或从口鼻，或从目出。阳气厥而下而阴血竭于上，阴阳气血俱伤矣，故为难治。

张隐庵：此言强发少阴之汗，而动胞中之血也。少阴病，但四肢厥冷，别无汗矣。若强发之，则血液内伤，故必动其血。胞中者，血海也。经云，冲脉任脉皆起于胞中，未知从何道出者，未知从冲脉而出，从任脉而出也。

《金鉴》：此条申明强发少阴热邪之汗，则有动血之变也。少阴病脉细沉数，加之以厥，亦为热厥。阴本无汗，即使无汗，亦不宜发汗。若发其汗，是为强发少阴热邪之汗也。不当发而强发之，益助少阴之热，炎炎沸腾，必动其本经之血，或从口鼻，或从目出，是名下厥上竭。下厥者，少阴热厥于下也；上竭者，少阴血竭于上也，故为难治。

〔评述〕

以上注家均指出，阴阳气血衰竭者，不可发汗，误汗则为难治之证。成氏以正虚着眼进行分析，张令韶、张隐庵各从经脉络属解释上窍出血之理，《金鉴》进一步言其病因为"不当发而强发之，益助少阴之热"等，对病机病证的分析都很正确。联系临床实践，不必拘于是否为强发少阴之汗而致，下厥上竭也可由疾病自身的发展变化而造成。对此，仲景未言治法，就景岳主张用六味回阳饮（附子、人参、熟地、当归、甘草、干姜）养阴与回阳并施，似可取法。

（孟庆云）

〔原文〕

295. 少陰病，惡寒身踡而利，手足逆冷者，不治。

〔提要〕

少阴病纯阴无阳的难治症。

〔选注〕

成无己：针经曰：多热者易已，多寒者难已。此内外寒极，纯阴无阳，故云不治。

柯韵伯：伤寒以阳为主，不特阴证见阳脉者，又阴病见阳证者亦可治。背为阳，腹为阴，阳盛则作痉，阴盛则踡卧，若利而手足仍温是阳回，故可治；若利不止而手足逆冷，是纯阴无阳，所谓六府气绝于外者手足寒，五脏气绝于内者下利不止矣。

钱潢：前（289 条）恶寒而踡，因有烦而欲去衣被之证，为阳气犹在，故为可治。又（288 条）下利自止，恶寒而踡，以手足温者，亦为阳气未败，而亦曰可治。此条恶寒身踡而利，且手足逆冷，则四肢之阳气已败，故不温；又无烦与欲去衣被之阳气尚存，况下利又不能止，是为阳气已竭，故为不治，虽有附子汤及四逆白通等法，恐亦不能挽回既竭之阳矣。

舒驰远：此证尚未至汗出息高，犹为可治，急投四逆加人参，或者不死。

〔评述〕

本证纯阴无阳，病在危殆，诸家各无异议。钱氏指出与288、289条鉴别甚为重要。288条恶寒而踡卧，但下利自止，手足自温，表示阳气来复，故可治。289条恶寒而踡，但时自烦欲去衣被，亦为阳气来复，故可治。本条恶寒身踡，且手足逆冷，下利不能止，又无手足温及欲去衣被等阳气回复之象，是为阳气已竭之纯阴无阳证，故为不治。

钱氏认为本证为必死之证，虽有汤药亦难挽救。舒氏主张急投四逆汤加人参，或者不死，可资参考。我们认为，仲景虽云"不治"，尚非必死之谓，如能积极采取急救措施，或可挽救于万一。

（孟庆云）

〔原文〕

296. 少阴病，吐利，躁烦四逆者，死。

〔校勘〕

《金匮玉函经》："躁烦"作"烦躁"。

〔提要〕

少阴病阴寒独盛，阳气衰竭之死候。

〔选注〕

喻嘉言：上吐下利，因至烦躁，则阴阳扰乱，而竭绝可虞，更加四肢逆冷，是中州之土先败，上下交征，中气立断，故主死也。使早用温中之法，宁至此乎？

张璐：此条与吴茱萸汤一条不殊，何彼可治而此不可治耶？必是已用温中之诸汤不愈，转加躁烦，故主死耳。

程郊倩：由吐利而躁烦、阴阳离脱而扰乱可知，加之四逆，其阳绝矣，不死何待！使早知温中，宁有此乎？此与吴茱萸汤证，只从躁逆先后上辨，一则阴中尚现阳神，一则阳尽惟存阴魄耳。

周禹载：此与吴茱萸汤一条不异，彼以汤治，此则主死者何也？所异者，厥冷与四逆耳。厥冷专言手足，此则竟言四逆者，知其厥冷已过肘膝也。若脏真之气未至于伤尽，或吐利而不至躁烦，或吐利躁烦而不至四逆。今寒邪自经侵脏，少阴脏中只有寒邪，逼神外越，岂复能神脏守固耶！故躁出肾，烦出心。由躁而烦，固肾之神乱，使君主之官亦难自持矣。此则由志达形，而内外交乱者也。

陆渊雷：吴茱萸汤主呕吐烦躁，其证本非纯乎少阴者。少阴之主证厥逆而利，乃四逆白通等汤所主。三百一十二条（309条）吴茱萸汤证，虽云吐利，手足逆冷，从药测证，知吐是主证，利与逆冷是副证，否则必须附子干姜矣。本条则吐是副证，利与躁烦逆冷是主证，否则不至遽死也。

〔评述〕

喻氏、程氏认为本证是因为没有早用温中之法，使病情加重，转属死证。张氏认为是曾用过温中诸汤不愈，更加躁烦，而转属死证。我们认为，临床上由于早期失于温中或已用温中之法无效、病情逐渐加重变为危候的情况，都不能排除。若能掌握治疗时机，一见阴盛阳虚之证，及时使用温阳之法，防微杜渐，是有积极意义的。本证已至少阴吐利躁烦四逆之阴寒极盛，阳气衰微阶段，预后都是危险的。临证判断预后，不必拘泥于是否已用温中，总当以脉证为凭。

与吴茱萸汤证鉴别：

（1）程氏指出"只从躁逆先后上辨"，认为吴茱萸汤先吐利逆冷而后烦躁欲死，是阳气尚足与阴邪相争，所以可治；本证先躁烦后四逆，是阳气已绝，所以不治。我们认为，若从阳气存亡上辨别生死则可，若仅从躁诸先后上辨则不可。本论298、343、344等条，并非先躁后逆，而均是先逆后躁，亦为死证。可见，不能单从躁逆先后上判断预后，应结合全部脉证分析判断，才能无误。

（2）程知关于躁与烦及躁烦与烦躁的辨证，对判断疾病程度有一定的意义。但若仅从躁与烦及躁烦与烦躁症状上辨别病情轻重生死，诚为不足。本论4、48、110、269等条之"躁烦"均不言死，而343条之"烦躁"反言死，说明了仅从躁烦症状上辨别生死的片面性。

（3）周氏认为本证与吴茱萸汤所异者是"厥冷与四逆耳，厥冷专言手足，此则竟言逆者，知其厥冷已过肘膝也"。即谓本证四逆是冷过肘膝，重于吴茱萸汤证手足逆冷之专言手足者，故主死。我们认为，二者虽有轻重之别，但若丢开整个脉证，仅以此厥冷是否过肘膝而辨生死，亦尚欠妥。固论中318条少阴病四逆，主以四逆散，非属死证；而295条少阴病手足逆冷却言不治，343条手足厥冷却主死者可证。又330条云"诸四逆厥者"，337条云"厥者，手足逆冷者是也"，厥逆并言，是知厥冷与四逆无显著区别矣。

（4）陆氏认为本证是以利与躁烦逆冷为主症，吐是副症；吴茱萸汤证是以吐为主症，利与逆冷是副症。综观243条"食谷欲呕，属阳明也，吴茱萸汤主之"；378条"干呕吐涎沫，头痛者，吴茱萸汤主之"，是知吴茱萸汤证以呕吐为症，利与四逆为副症也。陆氏抓住了辨证关键之处，实为二证鉴别的要领。

（周安方）

〔原文〕

297. 少陰病，下利止，而頭眩時時自冒[1]**者，死。**

〔词解〕

（1）自冒："冒"本有"认物蔽目"的意思，即目无所见，是指眼发昏黑的自觉症状。冒甚至可以昏晕过去，在这里是说明阴竭于下，阳脱于上的败象。

〔提要〕

少阴病阴竭阳脱的死证。

〔选注〕

钱潢：前条（288条）利自止而手足温，则为可治。此则下利止而头眩，头眩者，头目眩晕也，时时自冒，冒者，蒙冒昏晕也。虚阳上冒于巅顶，则阳已离根而上脱，下利无因而自止，则阴寒凝闭而下竭。于此可见，阳回之利止则可治，阳脱之利止则必死矣。正所谓有阳气则生，无阳气则死也。然既曰死证，则头眩自冒之外，或更有恶寒四肢厥逆等证，及可死之脉可知也，但未备言之耳。

舒驰远：下利止而阳回者，自必精神爽慧，饮食有味，手足温和，病真愈也，所谓阳回利止者生。若利虽止，依然食不下，烦躁不安，四肢厥冷，真阳未回，下利何由自止，势必阴精竭绝，真死证也，故曰阴尽利止者死。

章虚谷：下利止者，非气固也，是气竭也，阳既下陷，如残灯余焰上腾，则头眩时时自冒而死。自冒者，倏忽瞑眩之状，虚阳上脱也。

方有执：头眩，俗谓昏晕也。诸阳在头，下利止而头眩者，阳无依附，浮越于外，神气散乱，故时时自冒也，死可知矣。

汪琥：下利止，则病当愈，今者反为死候，非阳回而利止，乃阳脱而利尽也。

〔评述〕

本证由于阴液涸竭，无物可下，故下利止；阴邪盛于下，阳气脱于上，故头眩时时自冒。是为阴竭阳脱之死候，诸家注释平允可以。但叙证简略，钱氏补出恶寒四肢厥逆之证及可死之脉，可作临证参考。

本证与288条均是少阴病下利自止，但彼手足转温，是阳气来复，故可治；此头眩自冒，是阴竭阳脱，故为死候。钱氏、舒氏总结出阳回利止者生，阴尽利止者死，章氏以残灯余焰上腾喻头眩自冒的原因及症状，都有参考价值。

本条与366条均有冒证，彼证下利清冷，微厥，脉沉迟，微热而少赤，是为戴阳轻证，阳气虽虚，而真阳未脱，尚能奋起与阴邪相争，正邪相争则冒，正气胜邪则汗出而解；此证是阴竭于下而利自止，阳脱于上而头眩自冒，更有四肢厥冷、脉微欲绝之脉证，是为阴竭阴脱之死候。可见，彼证之冒是病邪欲解之象，此证之冒是死亡前的征兆，二者自当详辨。

（周安方）

〔原文〕

298. 少阴病，四逆恶寒而身蜷，脉不至，不烦而躁者死。

〔提要〕

少阴病阴寒极盛，阳气浮越的死证。

〔选注〕

陈修园：少阴病阳气不行于四肢，故四逆；阳气不布于周身，故恶寒而身蜷；阳气不通于经脉，故脉不至；且不见心烦，而惟见躁扰者，纯阴无阳之中忽呈阴证似阳，为火将绝而炎张之状，主死。此言少阴有阴无阳者死也。

尤在泾：恶寒身蜷而利，手足逆冷，阴气太盛，阳气不振，与前利止、手足温等证正相反（按：指287条）。盖手足温时，自烦发热者，阳道长而阴道消也。手足逆冷，不烦而躁者，阴气长而阳气消也。且四逆而脉不至，与手足温而脉不至者不同（按：指292条），彼则阳气乍厥，引之即出，此则阳气已绝，招之不返也。而烦与躁又不同，烦者，热而烦也；躁者，乱而不必热也。烦而躁者，阳怒而与阴争，期在必胜，则生；不烦而躁者，阳不能战，复不能安而欲散去，则死也。

程郊倩：诸阴邪俱见，而脉又不至，阳先绝矣。不烦而躁，孤阴无附，将自尽也。经曰：阴气者，静则神藏，躁则消亡。盖躁则阴藏之神外亡也，亡则死矣。使早知复脉以通阳，宁有此乎？

柯韵伯：六经皆有烦躁，而少阴更甚者，以真阴之虚也。盖阳盛则烦，阴盛则躁；烦属气，躁属形；烦发于内，躁见于外，是形从气动也；先躁后烦，是气为形役也；不躁而时自烦，是阳和渐回，故可治；不烦而躁，是五脏之阳已竭，惟魄独居，故死。故少阴以烦为生机，躁为死兆。

〔评述〕

本条各注家观点基本一致。陈氏之注对病机分析确切扼要；尤氏引前后条文互勘，比较异同，可供临证揣摩；程氏以如此之死证，若早察而以复脉通阳之法救之，宁有此乎之语示后学者为戒，良有深意；柯氏以少阴见烦躁之证，揭其病机，启发辨证要点，亦可相参。

《伤寒论》中多处提到"烦"和"躁"，各处烦躁对辨证的意义皆异。一般注家均以烦属阳，躁属阴为辨证之眼目，烦多系热所致，从外感热病而言，确为经验之谈。但以躁为阴辨，则不然也。烦乃病家自觉之症，躁为他觉之动作，外感热病中，病人能言其烦，则可知其人神清，尚能诉之，此为正气尚未衰，或为实热所致，或因虚阳内扰，但谓之属阳，尚不致误。然以躁而言，有阴阳轻重之别：如其轻者，是烦甚而见躁动不安，此时神志尚清，故能知其烦；若重者，则神乱而仅见四肢躁扰之无意识动作，其属阴证之辨的固多，如309条吴茱萸汤证之"烦躁欲死"，或本条之"不烦而躁"等等皆是；亦有110条"大热入胃，胃中水竭，躁烦，必发谵语"之属阳热大盛者。由此可见，烦躁的辨证还当结合具体证候特点进行分析，切忌拘其"烦为阳、躁为阴"之说滥投药石。本条"不烦而躁"，尤氏、柯氏之说均符病机，至于柯氏"少阴以烦为生机，躁为死兆"之说，仍是以此时之病，神清则有生机，神不清则预后难定凶吉，有一定的临床意义。

同为少阴病，均见"恶寒而身踡"之症，289条"时自烦"，为神清可知，"欲去衣被"是阳气渐复，与阴寒之邪相争，故以"烦"为可治之据；本条不仅四逆恶寒身踡，且不烦而躁，脉不至。不烦是其神已乱，而仅见肢体躁扰；脉不至，则更可明其生气已竭，故主死候。本条与295条相比，病机相似，但以本证病势更为危重，故彼曰正治，此曰死证，程度有别。至于本条与287条、292条的鉴别，可参阅尤在泾的注释，此处不一一赘述。

（朱邦贤）

〔原文〕

299. 少阴病，六七日，息高⁽¹⁾者死。

〔词解〕

（1）息高：指呼吸急促而喘迫的病证，有虚实之别。此处为呼气多，吸气少的呼吸表浅的一种呼吸困难的病态，是生气已绝，真阳涣散的虚脱征兆，故为死候。

〔提要〕

少阴病真阳暴脱涣散的死证。

〔选注〕

成无己：肾为生气之源，呼吸之门。少阴病六七日不愈而息高者，生气断绝也。

尤在泾：息高者，气高而喘也。少阴为真气之源，呼吸之根，六七日病不愈而息高者，邪气不去体，而真气已离根也，故死。

程郊倩：夫肺主气，而肾为生气之源，盖呼吸之门也，关系人之生死者最巨。息高者，生气已绝于下，而不复纳，故游息仅呼于上而无所吸也。死虽成于六七日之后，而机自兆于六七日之前，既值少阴受病，何不预为提防，迨今真阳涣散，走而莫追，谁任杀人之咎？

魏念庭：七日之久，息高气逆者，与时时自冒（指297条），同一上脱也。一眩冒而阳升不返，一息高而气根已铲，同一理而分见其证者也，故仲景俱以死期之。

喻嘉言：六七日字，辨证最细，盖经传少阴而息高，与二三日太阳作喘之表证迥殊也。

承淡安：一呼一吸，谓之一息；息高，呼吸之音高也。平人呼吸无声息。有声息者，喉间有痰激动为声也。其证有虚实：实者为风寒外束，肺气不宣，声如水鸣，如曳锯；虚者为阳虚无化力，液聚为痰，阻于气道，声则辘辘，垂死之候也。

汪琥：少阴病至六七日，传经之热已深。少阴属水，水生气。成注云：肾为呼吸之门。息高，则邪热甚而水将涸，肾虚不能纳气归原，其鼻息但呼出而声甚高，故主死也。或云：此亦中寒死证。殊不知少阴经中寒者，乃命门火衰而阳虚也，阳虚则气馁，而鼻不能报息矣，今云息高，则明系热证无疑。

〔评述〕

本条条文，言简而意赅，惟有深究其所蕴之义，并与前后条文互勘，方不致有谬。从上所引注家意见看来，大多数注家都以生气已竭，真阳涣散，阴阳离决之机转为解，独汪氏以"热灼肾水而水将涸，肾虚不能纳气归源"为释，并且以"阳虚则气馁"，气馁则当息微，"今云息高则明系热证无疑"而作为立论之依据。

因此，对"息高"一证，必须分析，方能知是非。息高者，就其本意，为气息喘促而粗之意。其于热证可见之，寒证亦可见之；实证可见之，虚证亦可见之。仅以《伤寒论》中的记叙而言，则有麻黄汤所治之表寒实喘（35、36条），又有桂枝加厚朴杏子汤所治之表寒虚喘（18、43条）；既有阳明实热迫肺之"腹满而喘"者之治（208、218、221条等），亦有362条的"下利手足厥冷无脉者"之真阳已竭而见喘的虚寒证；既有阳明热甚灼阴的"直视谵语，喘满者死"之因热而致死的条文（210、212条），亦有如362条阴寒极盛，真阳越脱于上之因寒而死之条文……是以汪氏所指出的因热而致肾绝而见息高之死证，临床上并非没有，汪氏所指出的这一病机，也应引起人们的注意，确为经验之谈。但是，决不可如他后半所论，"息高"为热证之凭据而否认临床上亦每每可见到的阴寒极盛，阳气暴脱于上之机转。因此，但以息高微辨其寒热阴阳的病变性质，是绝对不可作为根据的。所以本条病机的分析，当以条文前冠之的"少阴病六七日"合参，并应结合362条的"下利手足厥冷，无脉者，灸之不温，若脉不还，反微喘者死……"联系本条的上下条文互勘，细为斟酌，其本义自明。

注家中，程氏以为其机兆于未发之前，应预为防护，魏氏将之与297条"时时自冒者"之病机互为发明，喻氏将之与太阳表证喘者对比，承氏对息高虚实之辨等都有一定的参考价值。

（朱邦贤）

〔原文〕

300. 少陰病，脉微細沉，但欲寐，汗出不煩，自欲吐，至五六日自利，復煩躁不得臥寐者死。

〔校勘〕

《金匮玉函经》：无"至"字。

〔提要〕

少阴病迁延失治，阴阳离决之死证。

〔选注〕

汪琥：此条病，乃少阴中寒失于温而致死之证。脉微细但欲寐，此少阴经热病亦然，今则加沉，则寒中少阴矣。但欲卧者，卧与寐等耳。此与欲吐，皆少阴经真寒论……汗出不烦者，此阳亡于表，不能作烦热也。此等病皆当急温，失此不治。延至五六日，经中寒邪遂而入藏，甚至自利，烦躁不得卧寐，乃真阳之气不能关守，顷刻奔散而扰乱不宁，焉得不死？后条辨云：凡此诸证，语以少阴失温，医家必然哄然曰，病人不手足厥冷，不恶寒踡卧而烦躁如是，不得卧如是，又何阴证之有？可见少阴一经病，最为难识，凡我同人宜细辨之。

程郊倩：今时论治者，不至于恶寒踡卧、四肢逆冷等证叠见，则不敢温，不知证已到此，温之何及？况诸证有至死不一见者，则盍于本论中之要旨，一一申述之：少阴病，脉必沉而微细，论中首揭此，盖已示人以可温之脉矣。少阴病但欲卧，论中又已示人以可温之证矣。汗出在阳经不可温，在少阴宜急温，论中又切示人以亡阳之故矣。况复有不烦自欲吐，阴邪上逆之证乎？则真武、四逆，诚不啻三年之艾矣。乃不知预为绸缪，延缓至五六日，前欲吐，今且利矣；前不烦，今烦且躁矣；前欲卧，今不得卧矣，阳虚扰乱，阴盛转加，焉有不死者乎？

喻嘉言：……至五六日自利有加，复烦躁不得卧寐，非外邪至此转增，正少阴肾中真阳扰乱，顷刻奔散，即温之亦无及，故主死证也。

〔评述〕

本条病势已致阴阳离决之际，实难挽回于万一，是为主死证。各家注解平见畅达经旨，足资参考。然当与287条病证加以鉴别。若将本条与287条的症状加以对比分析，则可见同为少阴病，且都是正邪相争几日之后而见下利之证者，有两种截然相反的转归。若如287条之见本厥逆之手足转温，脉紧反去，乃为阴寒之邪消退，阳气来复，正胜邪退，阴阳有趋平衡之机，故条文称其为"虽烦下利，必自愈"。反之，若如本条之下利无度，且自汗出，躁烦不得安宁，此时必是四逆更甚，脉或见浮散躁乱无根或全无，为阳亡阴竭，阴阳离决之证，故主死。因而其中辨证必细，方能辨其生死之机兆于毫厘之间。

（朱贤邦）

〔原文〕

301. 少陰病，始得之，反發熱⁽¹⁾，脉沉者，麻黄細辛附子湯主之。

〔校勘〕

《千金翼方》："脉"字下有"反"字。

《金匮玉函经》《注解伤寒论》：均作"麻黄附子细辛汤"。

〔词解〕

（1）反发热：少阴病，不当有热，今发热，故曰"反"。

〔提要〕

少阴兼表的证治。

〔选注〕

钱潢：此言少阴之表证也，曰始得之者，言少阴初感之邪也，始得之即称少阴病，则知非阳经传邪，亦非直入中藏，乃本经之自感也。始得之而发热，在阳经则常事耳，然脉沉，则已属阴寒。篇首云，无热而恶寒者，发于阴也。发于阴，而又发热，是不当发之热，故云反也。察其发热则寒邪在表，诊其脉则阴寒在里。表者，足太阳膀胱也；里者，足少阴肾也。肾与膀胱，一表一里，而为一合，表里兼治。

成无己：少阴病，当无热恶寒；反发热者，邪在表也。虽脉沉，以始得，则邪气未深，亦当温剂发汗以散之。

《金鉴》：少阴病，谓但欲寐也。脉沉者，谓脉不微细而沉也。今始得之，当不发热而反发热者，是为少阴之里寒，兼有太阳之表热也。故宜麻黄附子细辛汤，温中发汗，顾及其阳，则两感之寒邪，均得而解之矣。

程知：三阴表法与三阳不同，三阴必以温经之药为表，而少阴尤为紧关，故用散邪温经之剂，俾补邪之深入者可出，而内阳亦不因之外越也。

程郊倩：一起病便发热，兼以阴经无汗，世有计日按证者，类能用麻黄而忌在附子。不知脉沉者，由其人肾经素寒，里阳不能协应，故沉而不能浮也。沉属少阴，不可发汗，而使得病时即发热，则兼太阳，又不得不发汗。须以附子温经助阳，托往其里，使阳不至随汗而越，其麻黄始可合细辛用耳。

林澜：传邪与阴寒皆有沉脉，沉但可为病之在里，而未可专以沉为寒也。夫少阴证中，微细而沉，与细数而沉，其为寒热之殊，盖大有别矣。

尤在泾：此寒中少阴之经，而复外连太阳之证，以少阴与太阳为表里，其气相通故也。少阴始得本无热，而外连太阳则反发热，阳病脉当浮而仍紧，少阴则脉不浮而沉，故与附子、细辛温少阴之经，麻黄兼发太阳之表，乃少阴经因经散寒，表里兼治之法也。

徐灵胎：少阴病三字所谈者广，必从少阴现证，细细详审，然后反发热，知为少阴之发热，否则何以知其非太阳阳明之发热耶？又必候其脉象之沉，然后盖知其为少阴无疑也，凡审证皆当如此。

〔评述〕

少阴病虚寒证本不发热，今始患少阴病而发热，故曰反发热。发热主正气能达表驱邪，脉当见浮，今脉反沉，沉脉为少阴里证，合而参之，此乃正虚之人，感受寒邪，表气初郁即见少阴之脉，为太阳少阴表里俱病，是两经兼病。本证虽有少阴里虚脉候，但尚未至下利清谷、四肢厥冷的程度，所以用温阳发汗法表里同治。设若下利肢厥，则里证为急，便当先温其里，本方即不可用，临床当注意及此。所谓太阳与少阴同病者，初病当是太阳证，以其人阳气素虚，所以脉不浮而沉；但里虽少阴阳虚，而尚能与外寒抗拒，未全陷入少阴，所以复见发热。本证以太阳证衡之，已见不足；以少阴证衡之，又见有余。所以治疗方法既不同于太阳又不同于少阴，但又不离乎太阳和少阴。从方药推测，本证临床表现有：一是太阳病，头痛，身疼，恶寒，发热，脉反沉；一是少阴病初得一二天，脉沉，但欲寐，反见发热，头痛等表证。而恶寒无汗等证亦在应有之列，是少阴与太阳均有恶寒证，原文中虽未言及，学者当应知之。

凡正气虚弱患外感发热，其脉必不浮而沉，本条应与太阳篇 92 条互参。彼以太阳为主，故言"脉反沉"；此以少阴为主，故言"反发热"。92 条病发热头痛脉反沉是里虚已急，除身疼痛外，可能还有下利清谷等证，故虽有表证未解，亦当用四逆汤以救其里。至于本条反发热脉沉者，病属两感，是少阴之里寒，兼有太阳之表热，且有恶寒，自宜温经发表。二者对照，即可获得要领，而资鉴别。

诸家均以发热脉沉为少阴与太阳两感，议论精当。钱氏之注，尤释两感甚详，而又以肾与膀胱脏腑经络表里相合揭出仲景辨证立法处方之旨，确可启迪后人。所选诸家独徐氏认为发热脉沉，均属少阴。按少阴热化证固亦发热，但必由阴虚阳亢所致，故用药多清热育阴之剂，如黄连阿胶汤证即是。本证用附子温经，显非少阴热化，且麻黄为表药，少阴为里证，若不兼太阳表证，而纯系少阴见证，岂可用麻黄发表，所以本证的发热脉沉，当以两感证解释为妥，徐说不可从。因病属两感，所以表里同治，其着眼点在脉沉和反发热上，因脉沉知为少阴里虚，因发热知其外兼太阳，可见临诊脉证之不可偏废，亦不可偏执，设不合而参之，虑其动手便错。另外，林氏注文，于辨证大有裨益，示人少阴病脉沉亦有寒热之别，非惟一见沉脉即概指为寒，亦可供临证参考。

〔方剂〕

麻黄细辛附子湯方

麻黄二兩（去節）　　細辛二兩　附子一枚（炮去皮，破八片）

上三味，以水一斗，先煮麻黄，減二升，去上沫，内諸藥，煮取三升，去滓，温服一升，日三服。

〔校勘〕

《千金翼方》："一斗"作"二斗"，"減二升"作"減一升"。

成无己本："内"字下无"诸"字。

〔方解〕

本方以麻黄发汗解表寒，附子温经扶阳，细辛散逐里寒且入少阴经，三味合用，使阳气一振则寒邪外达，用以治疗少阴太阳两感，是在温经助阳之中微微发汗，以散寒邪，俾外感之风寒得以表散，而又固护其里阳，为补散兼施之剂，确极精当。

钱潢：麻黄发太阳之汗，以解在表之寒邪，以附子温少阴之里，以补命门之真阳，又以细辛之气温味辛专走少阴者，以助其辛温发散。三者合用，温散兼施，虽发微汗，无损于阳气矣，故为温经散寒之神剂云。

成无己：《内经》曰："寒淫于内，治以甘热，佐以苦辛，以辛润之。"麻黄之甘，以解少阴之寒；细辛、附子之辛，以温少阴之经。

〔医案〕

嘉禾李君玉堂，当夏历六月忽患左足疼痛，卧床不可转侧，呻吟之声达于户外。诊之，脉沉紧，舌苔白，口中和。曰：此风寒直中少阴，法当用仲景麻黄附子细辛汤。旁有人咋舌言曰：天气暑热若此，麻黄与细辛同用，得毋大汗不止乎？余曰：此方并不发汗，非阅历有得者不能知，毋庸疑阻。即疏与之，三药各一钱共仅三钱，煎水两杯，分二次服，一服知，二服即步履如常而愈。经方之神效，洵有令人不可思议者。（《遁园医案》）

蒋尚宾妻，年62岁，严冬之时，肾阳衰弱，不能御寒，致寒深入骨髓，头痛腰疼，身发热，恶寒甚剧，虽厚衣重被，其寒不减，舌苔黑润，脉沉细而紧，用麻附细辛汤以温下散寒，一剂汗出至足，诸症即愈。（《全国名医验案类编》）

患者，女，38岁。素有肺结核，初以感冒，未予治疗，突然寒热止，声嘶，发音不扬，喉痛咳痰，深恐触发旧疾，于1974年4月25日就诊，舌质淡少苔，脉象沉迟细弱，此因感冒失治，寒邪犯少阴经，拟麻黄附子细辛汤合二陈丸加味。处方：麻黄三钱，附片三钱，细辛五分，石菖蒲钱半，法夏三钱。二剂，煎服。越二日，患者来告，二剂服毕，音开痛止。［新中医，1975，（3）：25］

〔评述〕

太阳表实，应宜发汗，但兼少阴里虚，即不可峻汗以更虚其里。本方之用附子，一以温少阴之虚，一以防过汗亡阳之变。又本方麻黄与熟附同用，是发中有补，使表解而又无损于阳，亦仲景配伍之微旨矣。又本方除治少阴太阳两感之发热脉沉外，对于卒然而起的咽痛声哑、脉弦紧或数急，病因属于大寒犯肾者，亦可用。若头痛连脑，脉弦微而紧，所谓风冷头痛，亦可用本方治疗。总之，凡病机属少阴太阳两感者皆可从本方论治。本方应用范围甚广，兹略举数则如下，学者融会贯通，自可广大其法。

（1）《医贯》：有头痛连脑者，此系少阴伤寒，宜本方不可不知。

（2）《证治准绳》：麻黄附子细辛汤，治肾脏发咳，咳者腰背相引而痛，甚则咳涎，又治寒邪犯脑齿，致脑齿痛，宜急用之，缓则不救。

（3）《张氏医通》：暴哑声不出，咽痛异常，卒然而起，或欲咳而不能咳，或无痰，或清痰上溢，脉多弦紧，或数疾无伦，此大寒犯肾也，麻黄附子细辛汤温之，并以蜜制附子噙之，慎不可轻用寒凉之剂。

（4）《十便良方》：指迷附子细辛汤（即本方加川芎、生姜）治头痛，痛连脑户，或但额角与眉相引，如风所吹，如水所湿，遇风寒则极，此是风寒客于足阳明之经，随经入脑，搏于正气，其脉微弦而紧，谓之冷风头痛。

（5）《兰室秘藏》：少阴经头痛，三阴三阳经不流行，而足寒气逆为寒厥，其脉沉细，麻黄附子细辛汤为主。

（江幼李）

《伤寒论》注评 --

〔原文〕

302. 少陰病，得之二三日，麻黃附子甘草湯微發汗。以二三日無證，故微發汗也。

〔校勘〕

《金匮玉函经》："无证"作"无里证"，"发汗"下无"也"字。

《注解伤寒论》："无证"作"无里证"。

《伤寒论集注》：黄竹斋引《总病论》"无证"作"无阳证"。注云，谓初得病二三日，常见少阴证，无阳者必发小汗也。

〔提要〕

少阴两感轻证的证治。

〔选注〕

柯韵伯：要知此条是微恶寒发热，故微发汗也。

成无己：二三日，邪未深也。既无吐利厥逆诸里证，则可与麻黄附子甘草汤，微汗以散之。

吴坤安：凡初起发热身痛，脉沉而微细无里证，但欲寐者，此少阴感寒之表证也，宜麻黄附子细辛汤峻汗之。若发热在二三日后，麻黄附子甘草汤微汗之，盖少阴与太阳为表里，故发热即可发汗，是假太阳为出路也。

张隐庵：上文言始得之，此言二三日，乃承上文而言也。夫二三日无里证，则病少阴而外合于太阳，故以麻黄附子甘草汤微发汗也。

周禹载：此条当与前条合看，补出无里证三字，知前条原无吐利躁渴里证也。前条已有反发热三字，而此条专言无里证，知此条亦有发热表证也。少阴证见当用附子，太阳证见当用麻黄，已为定法，但易细辛以甘草，其义安在？只因得之二三日，津液渐耗，比始得者不同，故去细辛之辛散，益以甘草之甘和，相机施治，分毫不爽耳。

余无言：前条云脉沉，此条云无里证，是指无脉沉之证，盖沉为在里也。周氏误指为吐利躁渴之里证，非是。因脉不沉，知里寒微，故虽用附子之温，而不用细辛之升。然少阴受病，总属于虚，故加炙甘草，亦小建中汤、炙甘草汤之意，所以防微杜渐也。

〔评述〕

本条当与上条合看。上条言反发热，脉沉。本条言无吐利等里证，亦当有发热，兼见恶寒、无汗、脉沉等症，知其邪未入里。因得之二三日，正气较始得时为虚，故用麻附甘草汤温经微发其汗。这里尚须指出，"无证，故微发汗"，当亦为前条审证用药要点。无证二字，于少阴发汗有非常重大意义。所谓无证，应指无吐利等里证而言，只有在无里证的情况下，才能发汗与温经并用，如兼有里证，则虽有表邪，亦当以温里为要。

至于本证与上证相比，因得之二三日，是证势稍缓，所以在用药上，前条以细辛之升，温经散寒；而本条以甘草之缓，取其微汗。故本证是少阴两感轻证，而取缓剂温经发汗，诸家意见大致相同，亦畅达可取。惟周氏认为本证以细辛易甘草，是因津液已耗，此语不妥，如以津液耗而去细辛，则麻黄附子亦当禁用，且甘草非生津之品。其实本方以甘草易细辛，全在病势较轻较缓之故。余氏指无里证为无脉沉之证，似嫌过于狭隘，反不如周氏之注更能畅达经旨。

· 394 ·

〔方剂〕

麻黄附子甘草湯方

麻黄二兩（去節）　甘草二兩（炙）　附子一枚（炮去皮，破八片）

上三味，以水七升，先煮麻黄一二沸，去上沫，内諸藥，煮取三升，去滓，温服一升，日三服。

〔校勘〕

《金匮玉函经》《千金翼方》："三升"作"二升半"，"一升"作"八合"。

〔方解〕

成无己：麻黄、甘草之甘，以散表寒；附子之辛，以温寒气。

赵嗣真：少阴发汗二汤，其第一证，以附子温经，麻黄散寒，而热须汗解，故加细辛，是汗剂之重者。第二证得之二三日，病尚浅，比之前证亦稍轻，所以去细辛加甘草，是汗剂之轻者。

黄坤载：麻黄发太阳之表，附子甘草温癸水而培己土，少阴禁汗，此微发汗者，以二三日内尚无少阴之里证，故微发汗也。

王晋三：少阴无里证欲发汗者，当以熟附固肾，不使麻黄深入肾经劫液为汗，更妙在甘草缓麻黄于中焦，取水谷之津为汗，则内不伤阴，邪从表散，必无过汗亡阳之虑矣。

〔医案〕

陆九芝：唐君春舱，盛夏畏冷，大父以麻黄三分，附子三分，甘草一分，强之服，一服解一裘，两服而重裘皆弛矣。

姜佐景：余曾治上海电报局鲁瞻君之公子，年五龄，身无热亦不恶寒，二便如常，但欲寐，强呼之醒，与之食，食已，又呼呼睡去，按其脉，脉细无力。余曰，此仲景先圣所谓少阴之为病，脉微细，但欲寐也。顾余知治之之方，尚不敢必治之之验，请另乞诊于高明。高君自明西医理，能注射强心针，顾又知强心针仅能取效于一时，非根本之图，强请立方，余不获已。书：熟附片八分，净麻黄一钱，炙甘草一钱与之，又恐其食而不化，略加六神曲、炒麦芽等消食健脾之品。次日复诊，脉略起，睡时略减，当与原方加减。五日，而痧疹出，微汗与俱。疹密布周身，稠逾其他痧孩，痧布达五日之久，而胸闷不除，大热不减，当与麻杏甘石重剂，始获痊愈。一月后，高公子又以微感风寒，复发嗜寐之恙，脉转微细，与前度仿佛。此时，余已成竹在胸，不虞其变，依然以麻黄附子甘草轻剂与之，四日而瘥。

〔评述〕

本方与前方区别在于以甘缓之甘草换辛散之细辛，也是温经发表的方剂，用以微微发汗以治疗病势较轻的少阴兼太阳表证。王氏以熟附固肾，不使麻黄入肾经劫液为汗，语颇费解，其实本方之用熟附，主要是预护阳气，以防阳气随汗外泄。甘草的作用，主要是缓麻黄发汗之力，不使发汗太多太骤，以求微微得汗而解。从本方药性推测，麻黄能开肺气，肺主皮毛，肺气宣则表可解；附子温肾；甘草能安肠胃而补中。三者合用为麻黄附子甘草汤，以治虚人受邪而力不足以达邪者最为合拍。

本方应用范围很广，《金匮》水之为病，其脉沉实属少阴。浮者为风，无水虚胀者为气。水，发其汗即已，脉沉者宜麻黄附子汤，即是本方。又《卫生宝鉴补遗》载：病人寒热而厥，面色不泽，胃昧，两手忽无脉，或一手无脉，此是特有好汗，宜用麻黄附子甘草汤以助其汗，汗出则愈。又方极云：麻黄附子甘草汤，治麻黄甘草汤证，而恶寒，或身微痛者。由此可知，本方在可温经发汗，又可振阳逐水，近年来临床有报道用本方治疗肾炎获得一定疗效，值得我们进一步研究。

（江幼李）

〔原文〕

303. 少陰病，得之二三日以上，心中煩，不得臥，黃連阿膠湯主之。

〔校勘〕

《千金翼方》："臥"字下有"者"字。

《金匮玉函经》："以"作"已"。

〔提要〕

少阴热化，心烦不得卧证治。

〔选注〕

成无己：《脉经》曰：风伤阳，寒伤阴，少阴受病，则得之于寒，二三日以上，寒极变热之时，热烦于内，心中烦，不得卧也。与黄连阿胶汤扶阴散热。

尤在泾：少阴之热，有从阳经传入者，亦有自受寒邪，久而变热者，曰二三日以上，谓自二三日至五六日或八九日，寒极而变热也。至心中烦不得卧，则热气内动，尽入血中，而诸阴蒙其害矣。盖阳经之寒变，则热归于气，或入于血；阴经之寒变，则热入于血，而不归于气。

周禹载：气并于阴则寐，故少阴多寐，今反不得寐，明是热邪入里劫阴，故使心烦，递不得卧也，二三日以上，该以后之日而言之也。

《金鉴》：此承上条出其治也。少阴病，得之二三日以上，谓或四五日也。言以二三日少阴之但欲寐，至四五日反变为心中烦不得卧，且无下利清谷而呕之证，知非寒也，是以不用白通汤。非饮也，亦不用猪苓汤。乃热也，故主以黄连阿胶汤，使少阴不受燔灼，自可愈也。

〔评述〕

少阴病得之二三日以上，由于肾阴不足，不能上济于心，于是心火亢盛，而出现心中烦、不得卧等症，是邪随热化，故用黄连阿胶汤，滋阴养血而清心火，为治少阴热化之剂。

注家之论，成氏认为此少阴热证是由寒演化而来，尤氏应之，并有所补充，认为阳经之寒变则热归于气或血，阴经之寒变则热入于血而不归于气。尤氏对阴经寒变之说，割裂了气血关系，实际上阴经寒变也可归于气，少阴三急下之承气汤证即为例证。陈修园以心肾不交、水火不济解释本证病机，也能令人通晓。

本证之心中烦、不得卧，与栀子豉汤证相同，但栀子豉汤证是余热扰于胸膈，舌上有黄白相兼之苔，治宜清透郁热；本证为阴虚阳亢，必见舌红绛而干、脉细数等症，可资鉴别。

〔方剂〕

黄連阿膠湯方

黄連四兩　黄芩二兩　芍藥二兩　鷄子黃二枚　阿膠三兩（一云三挺）

上五味，以水六升，先煮三物，取二升，去滓，内膠烊盡，小冷，内鷄子黃，攪令相得，溫服七合，日三服。

〔校勘〕

《金匮玉函经》《千金翼方》《外台秘要》："黄芩"均作一两。

《千金翼方》：阿胶为三挺，《外台秘要》为三片。

《金匮玉函经》："水六升"作"五升"。

〔方解〕

柯韵伯：此少阴之泻心汤也，凡泻心必借芩连，而导引有阴阳之别，病在三阳胃中不和而心下痞硬者，虚则加参甘补之，实则以大黄下之。病在少阴而心中烦不得卧者，既不得用参甘以助阳，亦不得用大黄以伤胃，故用芩连以直折心火，用阿胶以滋肾阴，鸡子黄佐芩连于泻心中补心血，芍药佐阿胶于补阴中敛阳气，斯则心肾交合，水升火降，是以扶阴泻阳之方，而变为滋阴和阳之剂也。

徐灵胎：芩连以直折心火，佐芍药以收敛神明，非得气血之属交合心肾，苦寒之味，要能使水升火降，阴火终不归，则少阴之热不除，鸡子黄入通于心，滋离宫之火，黑驴皮入通于肾，益坎宫之精，与阿井水相融成胶，配合作煎，是降火归元之剂，为心虚火不降之专方。

〔验案〕

夏月进酸苦泄热，和胃通坠，为阳明厥阴治甚安。入秋凉爽，天人渐有收肃下降之理，缘有年下亏，木少水涵，相火之风旋转，薰灼胃脘，冲逆为呕，舌络被薰，则绛赤如火，消渴便阻，犹剩事耳。凡此皆属中厥根萌，当加慎养为宜。生鸡子黄一枚，阿胶一钱五分，生白芍三钱，生地黄三钱，天冬一钱（去心），川连一分（生）。上午服。（《临证指南医案》）

〔评述〕

柯氏根据诸药性味，结合症状说明方中主从关系、用药主旨，甚为畅达。徐氏对于鸡子黄、阿胶的作用及心肾不交之机理作了进一步的阐发，对理解条文和方义都有帮助。

验案所述病状，虽非心烦不卧，但病的性质也属阴虚火旺，故以黄连阿胶汤去黄芩加入生地、天冬以养阴清热。本方除用于阴虚火旺、心肾不交的失眠烦躁外，也可用于胃肠有热之下痢等，如《张氏医通》以黄连阿胶治热伤阴血之便红；《医宗必读》中此方为黄连鸡子黄汤，治温毒下利脓血，少阴烦躁不得卧。总之，凡病机属阴虚阳亢，水不济火者，均可考虑用本方治疗。

（孟庆云）

〔原文〕

304. 少陰病，得之一二日，口中和，其背惡寒者，當灸之，附子湯主之。

〔校勘〕

《脉经》："无附子汤主之"句。

〔句解〕

口中和：口不苦，亦无燥渴。

〔提要〕

少阴病阳虚寒盛的证治。

〔选注〕

成无己：少阴客热，则口燥舌干而渴。口中和者，不苦不燥，是无热也。经曰："无热恶寒者，发于阴也"。灸之助阳消阴，与附子汤温经散寒。背为阳，背恶寒者，阳气弱，阴气胜也。

张璐：太阳表气大虚，邪气即得入犯少阴，故得之一二日，尚背恶寒不发热，此阴阳两亏，较之两感，更自不同。两感表里皆属热邪，犹堪发表攻里；此则内外皆属虚寒，无邪热及以攻击，惟当温经补阳，温补不足，更灸关元以协助之，其证虽似缓于发热脉沉，而危殆尤甚。

魏念庭：少阴病三字中赅脉沉细而微之诊，见但欲寐之证，却不发热而单背恶寒，此少阴里证之确据也。

〔评述〕

附子汤证是少阴阳虚，寒邪在经的证候，因阳气虚，阴气盛，故口中不燥不渴，而背恶寒。阳明病白虎加人参汤证，因邪热内炽，汗出太多，津气不足，故口渴而背恶寒。二者性质寒热迥异，故治疗上一主温经散寒，一主清热养阴，治各两途。又张氏所注不惟论述了虚寒病机，且与尚可发表攻里的两感证作了鉴别，有助于对不同证治的比较。

"口中和"三字，是本条眼目，因为背恶寒必见口中和，才是阳虚确据，才可用灸法和热药。由于本证是属于阳虚阴盛，所以治疗上采用艾灸之法与汤药配合使用。"当灸之"一法，仲景未言何穴，据（原）南京中医学院《伤寒论纲要》论及本证施灸的部位，可取大椎、膈俞、关元等穴。《图经》云："膈、关二穴……足太阳气脉所骤，专治背恶寒、脊强仰难，可灸五壮。"灸膈俞、大椎是温其表以散寒邪，灸关元温其里以助元气。方用附子汤，亦取其温经散寒，补益阳气的作用。

〔方剂〕

附子湯方

附子二枚（炮，去皮，破八片）　　茯苓三兩　　人参二兩　　白术四兩　　芍藥三兩

上五味，以水八升，煮取三升，去滓，温服一升，日三服。

〔校勘〕

成无己本："附子"下无"炮"字。

〔方解〕

柯韵伯：此大温大补之方，乃正治伤寒之药，为少阴固本御邪之第一剂也。与真武汤似同而实异，倍术附去姜加参，是温补以壮元阳，真武汤还是温散而利肾水也。

汪琥：武陵陈氏曰：四逆诸方皆有附子，于此独名附子汤，其义重在附子，他方皆附子一枚，此方两枚可见也。附子之用不多，则其力岂能散表里之寒哉！邪之所凑，其气必虚，参、术、茯苓皆甘温益气，以补卫外之虚；辛温与温补相合，则气可益而邪可散矣。

既用生附子之辛烈，而又用芍药者，以敛阴气，使卫中之邪，不遽全入于阴耳。

〔评述〕

附子汤证的主要临床表现是背恶寒，身体痛，手足寒，骨痛脉沉，从"手足寒脉沉"的脉证来看，本证主要症结是阳气虚衰，阴寒凝滞，故属少阴阳虚证范畴。柯韵伯谓附子汤"此大温大补之方，乃正治伤寒之药，为少阴固本御邪之第一剂也"。盖本方以附子名汤，目的在于温补以散寒邪，伍以参、术、苓、芍，则不但回阳胜寒，且能逐水镇痛。其中苓、术并用，善治水气；术、附同用，善治筋骨痹痛；参、附同用，尤擅回阳复脉；更于一派刚燥药中伍以芍药，不但收刚柔相济之效；且可引阳药入阴散寒，可见本方配伍甚为严谨得法。

本方应用范围，当不局限于条文所示，如《千金方》以附子汤治湿痹缓风，身体疼痛如欲折，肉如锥刺刀割，于本方中加桂心、甘草。《金匮要略》中载："妇人怀娠六七月，脉弦发热，其胎愈胀，腹痛恶寒者，少腹如扇（即少腹阵阵作冷，如被扇之状）。所以然者，子脏开故也，当以附子汤温其脏。"从本条见证来看，其胎愈胀，腹痛、少腹恶寒如扇，是胞胎已有下坠之势。附子汤《金匮》虽未出方，历代注家大多认为即《伤寒论》的附子汤，因其有温补下焦元阳的作用，故能温暖子宫，但附子善通十二经脉，"坠胎为百药之长"，虽说《内经》有"有故无殒"之论，然用时亦须审慎。近有用本方（重剂）煎汤温洗，或作热敷以治疗本证而奏效的，可资临证参考。

（王 琦）

〔原文〕

305. 少陰病，身體痛，手足寒，骨節痛，脉沉者，附子湯主之。

〔校勘〕

《金匮玉函经》："脉沉"下旁注有"一作微"三字。

〔提要〕

承上条，叙述附子汤的主要适应证。

〔选注〕

钱潢：身体骨节痛，乃太阳寒伤营之表证也。然在太阳，则脉紧而无手足寒之证，故有麻黄汤发汗之治。此以脉沉而手足寒，则知寒邪过盛，阳气不流，营阴滞涩，故身体骨节皆痛耳。且四肢为诸阳之本，阳虚不能充实于四肢，所以手足寒，此皆沉脉之见证也。故谓之少阴病，而以附子汤主之，以温补其虚寒也。

万密斋：此阴寒直中少阴真阴证也。若脉浮则属太阳麻黄汤证，今脉沉，如属少阴也。盖少阴与太阳为表里，证同脉异也。

程郊倩：此属少阴之表一层病，经脉上受寒也。以在阴经，则赤属里，故温外无法。

〔评述〕

本条与304条皆是少阴寒化证的主要证候，应予互参。曹颖甫说："少阴为病，水脏而血寒，血中热度既低，阳气不能外达于肌肉，故身体疼；四肢为诸阳之本，阴寒内踞，则中阳不达四肢而手足寒；水寒则湿凝，湿流关节则骨节痛，水寒血凝，里阳不达，故其脉沉。"但本证恶寒、身体疼痛当与麻黄汤证恶寒身体疼痛区别。太阳病脉浮发热恶寒，身体疼痛，这是表寒，当主麻黄汤发表以散寒，今少阴病脉沉，无热恶寒，身体疼，手足寒，骨节痛乃是里寒，故主附子汤温里以散寒。盖以脉象之浮沉，发热之有无辨别太阳与少阴病情，而定出发汗及温里之治法。钱氏、万氏等所注较为明确地论述了太阳表寒与少阴本证的鉴别，可资参考。

（王 琦）

〔原文〕

306. 少陰病，下利便膿血者，桃花湯主之。

〔校勘〕

《金匮玉函经》：无"者"字。

〔提要〕

少阴虚寒下利便脓血的治疗。

〔选注〕

成无己："阳病下利便脓血者，协热也；少阴病下利便脓血者，下焦不约而里寒也。与桃花汤，固下散寒。"

《金鉴》："少阴病，诸下利用温者，以其证属虚寒也。此少阴下利便脓血者，是热伤营也，而不径用苦寒者，盖以日久热随血去，肾受其邪，关门不固也，故以桃花汤主之。"

〔评述〕

《伤寒论译释》指出本证便脓血。《金鉴》认为始病时是热伤营，以下利日久，则热随血去而后转成虚寒滑脱，故用桃花汤。此说虽有一定道理，却未全是，临床上确有起病时即见虚寒性便脓血者，不必一定从热证而来。所以将《金鉴》和成无己二说结合为一，始更全面。总之，本条是属于少阴病虚寒性的下利便脓血证，其原因是由于脾肾阳气不足，肠胃虚寒，下焦不能固摄所致。其表现应是滑脱不禁，并有脉沉细或腹痛喜按等虚寒性的脉证，与热性下利便脓血是根本不同的。

〔方剂〕

桃花湯方

赤石脂一斤，一半全用，一半篩末 乾薑一兩 粳米一升

上三味，以水七升，煮米令熟，去滓，温服七合，内赤石脂末方寸匕，日三服。若一服愈，餘勿服。

〔校勘〕

《金匮要略》《千金翼方》："温"字下均无"服"字。

《千金翼方》："去"字上有"汤成"二字。

〔方解〕

成无己：涩可固脱，赤石脂之涩，以固肠胃；辛以散之，干姜之辛，以散里寒；粳米之甘，以补正气。

本方是温涩之剂。方中赤石脂固下焦之滑脱为君药，干姜温经散寒为臣药，粳米养胃和中为佐使。凡少阴虚寒、下利便脓血，用之自无不效。

〔验案〕

示吉曰：毛方来忽患寒证，腹痛自汗，四肢厥冷，诸医束手，予用回阳汤救急而痊。吴石虹曰：证虽暂愈，后必下肠血，则危矣。数日后，果下利如鱼脑，全无臭气，投参、附不应。忽思三物桃花汤，仲景法也，为丸与之，三四服愈。（《续名医类案》）

〔评述〕

本方是温涩固脱之剂，配伍是相当巧妙的。如上述医案中用参、附回阳不效，用桃花汤病即痊愈，充分体现了本方的妙用。但应注意的是，万不可用此方于实热下利便脓血。而必是因脾肾阳衰，下焦不能固摄者，方可应用。临床必见一派虚寒见证，如舌淡白、脉迟弱或微细、神疲气弱、腹痛喜温、按之则止，以及脓血黯淡不鲜等等。至于久泻滑脱者，亦可应用。

（卢丙辰）

〔原文〕

307. 少陰病，二三日至四五日，腹痛，小便不利，利下不止便膿血者，桃花湯主之。

〔校勘〕

《金匮玉函经》："便脓血者"为"而便脓血"。

〔提要〕

补叙桃花汤的适应症状。

〔选注〕

《金鉴》："少阴病二三日无阴邪之证，至四五日始腹痛小便不利，乃少阴阳邪攻里也。若腹痛、口燥，咽干而从燥化，则为可下之证矣。令腹痛小便不利，是热瘀于里，水无出路，热必下迫大肠而作利也。倘利久热伤其营，营为火化，血腐为脓，则为可清之证也。今下利昼夜不止，而便脓血，则其热已随利减，而下焦滑脱可知矣。故以桃花汤主之，益中以固脱也。"

成无己："二三日至四五日，寒邪入里更深也。腹痛者，里寒也；小便不利者，水谷不别也；下利不止便脓血者，肠胃虚弱下焦不固也。与桃花汤，固肠止利也。"

舒驰远："此二条桃花汤证，有以为少阴邪热，有以为下焦虚寒，二说纷纷不一，究竟桃花汤皆不合也。若谓热邪充斥，下奔而便脓血者，宜用阿胶、芩、连等药；其下焦虚寒而为滑脱者，又当用参、术、桂、附等剂，而桃花汤于二者之中，均无所用之。总缘仲景之书，恐叔和亦不能尽得其真也，能无憾乎！"

〔评述〕

对此条的注解，各家颇不一致。《金鉴》认为是少阴经传经热邪所致；成无己认为是下焦虚寒，不能固摄使然；舒驰远更疑为非仲景旧文。将此条与厥阴篇第371条和373条属于热性下利的白头翁汤证相比较，则此桃花汤证应属少阴虚寒滑脱为是。便脓血属于热证的虽属多数，然因下焦虚寒不固而便脓血的亦屡见不鲜。若为热证便脓血，当有渴欲饮水等里热见证。而桃花汤证无渴欲饮水，而所见之腹痛，必是隐隐作痛、喜温喜按；小便不利，乃由于下利不止，水谷不别，水分从大便排出而致；下利不止，便脓血，也一定色泽暗晦，或血色浅淡，其气不臭，泻时滑脱不禁，没有肛门灼热感，此属虚寒是毋庸置疑的。舒驰远指出本证非热邪，当然是对的，但又认为也非下焦虚寒，则属片面之谈，因为虚寒滑脱的下利便脓血，并不是参、术、桂、附所能取效。总之，下利脓血滑脱不禁，即桃花汤之证，必用此方始能获效，若单用温补之品是不一定见功的。

（卢丙辰）

〔原文〕

308. 少陰病，下利便膿血者，可刺。

〔提要〕

少阴病下利便脓血，也可采用针刺法治疗。

〔选注〕

林澜：刺者，泻其经气而宣通之也。下利便脓血，既主桃花汤矣，此复云可刺者，如痞证利不止，复利其小便，与五苓散以救石脂禹余粮之穷，故此一刺亦以补桃花汤之所不逮也。

《金鉴》：少阴病下利，便脓血用桃花汤不止者，热郁于阴分也，则可刺本经之穴，以泄其热，热去则脓血自止矣。

又云：可刺，仲景未言可刺何穴。常器之云：可刺足少阴幽门、交信。郭雍曰：可灸。考幽门二穴，在鸠尾下一寸，巨阙傍各五分陷者中，治泻利脓血，刺五分，灸五壮。交信二穴，在内踝上二寸，少阴前太阴后，廉筋骨间，治泻利赤白，刺四分，留五呼，灸三壮。二说皆是。

钱潢：邪入少阴而下利，则下焦壅滞而不流行，气血腐化而为脓血，故可刺之以泄其邪，通行其脉络，则其病可已。不曰刺何经穴者，盖刺少阴之井荥输经合也。

柯韵伯：便脓血，亦是热入血室所致，刺期门以泻之。病在少阴而刺厥阴，实则泻其子也。

〔评述〕

综观诸家之说，多数认为本条之便脓血为热壅腐化所致。刺灸大法，刺法是泻其实热，灸法是祛其虚寒。本条单云可刺，似非虚寒滑脱之便脓血。临床之际，应结合其他见证而断其属寒属热，然后决定用灸用刺。下利便脓血之证，凡属虚寒滑脱者，或用桃花汤，或用灸法，或汤、灸并用；属热壅腐化者，或用白头翁汤，或用刺法，或汤药、刺法并用，俱需灵活掌握。本条总的精神是指出少阴病下利脓血，可以用刺法治疗或辅助治疗。至于究竟刺哪些穴位，还应综合整个病情来决定。

（卢丙辰）

〔原文〕

309. 少陰病，吐利，手足逆冷，煩躁欲死者，吳茱萸湯主之。

〔校勘〕

《金匮玉函经》："吐利"下有"而"字。

《注解伤寒论》："逆冷"作"厥冷"。

〔词解〕

烦躁欲死：烦属阳，阳盛则烦，是心中烦扰不宁的自觉症状；躁属阴，阴盛则躁，是四肢躁扰不安的表现。临床上往往烦躁同时出现，一般属于热证为多，也有的属于虚寒证，应视脉证而决定。本条"烦躁欲死"，是指烦躁很重，使人难以忍受，因吐利太甚所致。

〔提要〕

寒邪犯胃，浊阴上逆，吐利四逆的证治。

〔选注〕

成无己：吐利手足厥冷，则阴寒气盛；烦躁欲死者，阳气内争。与吴茱萸汤，助阳散寒。

尤在泾：此寒中少阴，而复上攻阳明之证。吐利厥冷，烦躁欲死者，阴邪盛极，而阳气不胜也，故以吴茱萸温里散寒为主。而既吐且利，中气必伤，故以人参、大枣益虚安中为辅也。然后条（296条）云：少阴病吐利躁烦，四逆者死，此复以吴茱萸汤主之者，彼为阴极而阳欲绝，此为阴盛而阳来争也。病证则同，而辨之于争与绝之间，盖亦微矣。

柯韵伯：少阴病，吐利烦躁四逆者死。四逆者，四肢厥冷，兼臂胫而言，此云手足，是指手足掌而言，四肢之阳犹在。

钱潢：吐利，阴证之本证也。或但吐或但利者犹可。若寒邪伤胃，上逆而吐，下攻而利，乃至手足厥冷；盖四肢皆禀气于胃，而为诸阳之本，阴邪纵肆，胃阳衰败而不守，阴阳不相顺接而厥逆。阳受阴迫而烦，阴盛格阳而躁，且烦躁甚而至于欲死，故用吴茱萸之辛苦温热，以泄其厥气之逆，而温中散寒。盖吴茱萸气辛味辣，性热而臭臊，气味皆厚，为厥阴之专药，然温中解寒，又为三阴并用之药。更以甘和补气之人参，以补吐利虚损之胃气。又宣之以辛散止呕之生姜和之以甘缓益脾之大枣，为阴经急救之方也。

〔评述〕

本条是讨论胃虚肝逆，吐利四逆的症状及治疗。从吐利四逆的症状来看，似乎是阴盛阳虚证，为何不用四逆汤而以吴茱萸汤治之呢？综合《伤寒论》三条吴茱萸汤的证治，就不难看出其中关键所在。阳明篇234条是以"食谷欲吐"而用之，厥阴篇378条是以"干呕、吐涎沫"而用之，本条是以"吐利"而用之。可见吴茱萸汤所主治的病证，都是以呕吐为主症的，下利、手足逆冷不是必具的症状，故丹波元简曰"皆以呕吐逆气为主"。从三症的病理机制来分析，都是中虚肝逆，浊阴上犯所致，并不是阴盛阳虚而致。所以本条的下利是由于寒邪犯胃，中土受伤所致；手足逆冷是因肝胃不和，浊阴干扰，阳气被郁不能温于手足；烦躁欲死是阴寒内盛，阳气与之内争，故使人难以忍受。这些症状都是因呕吐太甚而造成的，都没有阴盛阳虚证严重，故柯氏云"此之手足，是指手足掌而言，四肢元阳犹在"。本证既是胃虚肝逆，浊阴上犯所致，所以用吴茱萸汤温胃化浊，降逆止呕。尤氏、钱氏对方剂的分析中肯。本证与四逆汤证的主要区别是：四逆汤是脾肾阳虚，病在下焦，以下利厥冷为主症，且病情严重；而本证是阴盛阳郁，浊气上逆，病在中焦，以呕吐为主，其病情没有上者严重。同时，本证与296条"吐利躁烦，四逆者死"的症状好像是相同，但实质上是不同的。尤氏、成氏都认为阳与阴争是本条烦躁的病机，阴极阳绝是296条躁烦的病机。故尤氏说："彼为阴极而阳欲绝，此为阴盛而阳来争。"其注明晰妥帖，足资参考。从临床实践来看，凡是阴极阳绝之躁烦症，多是先烦躁而后四逆。因阳气已绝，故并有下利清谷、恶寒蹷卧，脉微欲绝等危象，恐难救治，故为死证。而因阴寒过甚，阳气与之内争之烦躁，多是先吐利逆冷而后烦躁，一般没有身蹷卧脉微欲绝，虽有下利四逆，但也不严重，故以吴茱萸汤治之，可获效。

此外，本证的下利应与真武汤证、白通汤证相鉴别。白通汤证的下利是由于阴盛格阳所致，故下利脉微，其病严重，治应通阳破阴；真武汤证的下利是因阳虚水停而致，故下利而小便不利，治以温阳散水；本证下利是阴盛寒邪伤脾所致，故下利而呕吐为主，治宜温中化浊，降逆止呕。

（项　琪）

〔原文〕

310. 少陰病，下利，咽痛，胸滿，心煩，豬膚湯主之。

〔校勘〕

成无己本："烦"字下有"者"字。

〔提要〕

少阴阴虚咽痛的证治。

〔选注〕

成无己：少阴之脉，从肾上贯肝膈，入肺中，则循喉咙；其支别者，从肺出，络心注胸中。邪自阳经传入少阴，阴虚客热，下利、咽痛、胸满、心烦也，与猪肤汤调阴散热。

周禹载：仲景于少阴下利心烦，主用猪苓汤；于咽痛者，用甘草桔梗汤，一以导热滋阴，一以散火开邪，上下分治之法，亦云尽矣。今于下利咽痛胸满心烦四症兼见，则另立猪肤汤一法者，其义安在？彼肾司开阖，热耗阴液，则胃土受伤，而中满不为利减，龙火上结，则君火亦炽，而心主为之不宁，故以诸物之润，莫若猪肤。

《金鉴》：身温腹满下利，太阴证也；身寒欲寐下利，少阴证也。身热不眠咽痛，热邪也，身寒欲寐咽痛，寒邪也。今身寒欲寐下利咽痛，与胸满心烦之症并见，是少阴热邪也。

〔评述〕

少阴下利，本属阳虚，但下利日久，必伤阴液。本条咽痛、胸满、心烦等症，皆因利下伤阴所致。阴虚津耗，故见咽痛；虚热内扰，故胸满、心烦。下利日久，脾虚津液难复。苦寒则伤阴，温补更助热，故用甘平滋阴的猪肤汤治疗。

以上注家，成氏以经络循行解释本证病机，周氏举猪苓汤、甘草桔梗汤、猪肤汤三方对比分析，金鉴结合下利、胸满、心烦诸症以明本证为"少阴热邪"，都有助于对本证的理解。

〔方剂〕

猪膚湯方

豬膚(1)一斤

上一味，以水一斗，煮取五升，去滓，加白蜜一升，白粉(2)五合，熬香，和令相得，温分六服。

〔校勘〕

《金匮玉函经》、成无己本："和令相得"中均无"令"字。

〔词解〕

（1）猪肤：一般认为是猪皮，但亦有人认为是猪肉，或认为是猪皮上的白膏。

（2）白粉：根据《本草纲目》粳米附方来看，当是粳米粉。王海藏曰："仲景猪肤汤用白粉，即白米粉也。"一般认为即今之米粉。

〔方解〕

方有执：猪属亥，宜入少阴，肤乃外薄，宜能解外，其性则凉，固能退热，邪散而热退，烦满可除也。白蜜润燥以利咽，咽利而不燥，痛可愈也。白粉益土以胜水，水旺土制，利可止也。

王海藏：仲景猪肤汤用白粉，即白米粉也。猪肤味甘寒，猪，水畜也，其气先入肾，解少阴客热，加白蜜以润燥除烦，白粉以益气断利。

〔验案〕

徐君育素禀阴虚多火，且有脾约便血证。十月间患冬温，发热咽痛，医用麻杏仁、半夏、枳壳、橘皮之类，遂喘逆倚息不得卧，声飒如哑，头面赤热，手足逆冷，右手寸关虚大微数，此热伤手太阴气分也，与葳苏、甘草等均不应，为制猪肤汤一瓯，令隔汤顿热，不时挑服，三日声清，终剂而痛如失。（《张氏医通》）

〔评述〕

猪肤汤以猪肤、白蜜滋肾润肺清虚热止咽痛，佐以白米粉和中止利，通过以上验案说明本方治阴虚咽痛下利确有良效，应该引起临床医家的注意。

（孟庆云）

〔原文〕

311. 少陰病，二三日，咽痛者，可與甘草湯；不差，與桔梗湯。

〔校勘〕

《金匮玉函经》、成无己本："不差"下均有"者"字。

〔提要〕

少阴虚火上炎咽痛的治疗。

〔选注〕

方有执：咽痛，邪热客于少阴之咽喉也；甘草甘平而和阴阳，故能主除客热，桔梗苦辛而任舟楫，故能主治咽伤。所以微则与甘草，甚则加桔梗也。

余无言：病在太阳，若兼咽痛，发其汗则咽痛自愈；病在阳明，若兼咽痛，攻其里实则咽痛自止；今少阴而主咽痛，乃虚火上炎，既不能汗，又不能下，惟宜以甘平清热之甘草，苦辛泻热之桔梗，量证用之，此为少阴咽痛之甘润苦泻法也。

〔评述〕

此病病因有二说，一为虚热，一为客热。少阴客热者，谓少阴病又兼外感风热之邪；虚热为少阴之阴分不足，虚火上扰。少阴经脉上循喉咙，故客热或虚火上扰均可出现咽喉痛。据条文所述及以药测证，除咽痛外，本条并无明显少阴病症状，若咽痛因少阴客热者，里不急而外有表邪，当应解表清热，但并未使用疏散之药，故少阴客热难以解释。在临床凡咽痛红肿不甚而脉沉细者，多从肾治而获良效，又可证此痛为虚火而非客热。

〔方剂〕

甘草湯方

甘草二两

上一味，以水三升，煮取一升半，去滓，温服七合，日二服。

〔方解〕

徐忠可：甘草一味单行，最能和阴而清冲任之热。

〔评述〕

本证只用甘草一味。《伤寒论》中使用最多之药物为甘草，曾用到 70 次之多，但惟有甘草汤和桔梗汤使用生甘草，其他均用炙甘草。生甘草清热解毒，但其性味和缓，故应重用方可收效。但重用生甘草不宜长期服用，因甘性缓中，壅滞助湿，长期服用可致浮肿。

〔方剂〕

桔梗湯方

桔梗一两　甘草二两

上二味，以水三升，煮取一升，去滓，温分再服。

〔方解〕

徐灵胎：夫甘为土之正味，能制肾水越上之火；佐以苦辛开散之品。《别录》云：桔梗疗咽喉痛，此方制少阴在上之火。

〔评述〕

本方使用甘草配伍桔梗，取苦辛泻肺，甘平泻热，且桔梗又为舟楫，引药力以上行，使咽痛得解。此方为治咽痛之祖方，后世之玄麦甘桔汤、咽痛六味汤等皆依此方变化而来。李时珍曾谓："其治少阴证，二三日咽痛亦用桔梗甘草取其苦辛散寒，甘平除热，合而用之，能调寒热也，后人易名甘桔汤，通治咽喉口舌诸痛，宋仁宗加荆芥、防风、连翘，遂名如圣汤，其言极验也。"

（赵川荣）

〔原文〕

312. 少陰病，咽中傷，生瘡，不能語言，聲不出者，苦酒[(1)]**湯主之。**

〔词解〕

（1）苦酒：醋的别名。

〔提要〕

咽部疮疡、声不能出的治疗。

〔选注〕

曹颖甫：盖此证始因咽痛，医家刺以刀针，咽中遂伤，久不收口，因而生疮，至于不能语言，风痰阻塞，声乃不出，苦酒方治。

唐容川：此生疮，即今之喉痛、喉蛾。

徐灵胎：咽中伤生疮，疑即阴火喉痹之类。

〔评述〕

根据注家之见，本症可分为两种情况：其一为咽喉本身的病变，唐容川之谓喉痛、喉蛾，徐灵胎所谓阴火喉痹之类。其二为因外伤所致，如曹颖甫之所谓刀针所伤。二说皆可，研究本条经文应着重于阴虚火盛而致的咽喉红肿溃疡之病机、症状，从而酌情选用本方。

〔方剂〕

苦酒湯方

半夏（洗，破如棗核）十四枚　鷄子一枚（去黄，内上苦酒，着鷄子殻中）

上二味，内半夏，着苦酒中，以鷄子殻置刀環中，安火上，令三沸，去滓，少少含咽之，不差，更作三劑。

〔校勘〕

《金匮玉函经》、成无己本："枣核"下均有"大"字。

《金匮玉函经》："内"字下无"上"字，"着"字作"于"。"少少"二字作"细"字，无"三剂"二字。

《千金翼方》："三剂"下有"愈"字。

〔词解〕

刀环：一种古钱，亦称刀币，其形如刀样，柄端有一环。

〔方解〕

钱潢：以辛温滑利之半夏为君，开上焦痰热之结邪，以辛凉滑窍之鸡子白为臣，清气治伏热，用味酸性敛之苦酒为佐，使阴中热淫之气敛降，如雾敛云收，则天青气朗而清明如故矣。

〔评述〕

徐氏认为本条之证为"阴火喉痹"之类，颇为恰应。钱氏对本方的分析，正合本证之病机。本方以半夏为主，辅以甘寒之鸡子白、酸敛之苦酒，既可化痰开结，又能清热养阴。

惟本方的制法可疑，陆渊雷曾指出："鸡子去黄留白，留白则鸡子所中空，但一卵黄之地位，安能容半夏十四枚，更安能容苦酒耶？"疑是已破之半夏细粒十四枚。

（赵川荣）

〔原文〕

313. 少陰病，咽中痛，半夏散及湯主之。

〔校勘〕

《外台秘要》："咽中"作"咽喉"。

〔提要〕

少阴阴盛阳郁咽痛的治法。

〔选注〕

山田正珍：金鉴云，咽痛者，谓或左或右一处痛也；咽中痛者，谓咽中皆痛也。刘栋亦依中气以辨其轻重，用意太过，反失于凿。

雉间成田：甘草汤、桔梗汤曰咽痛，半夏散及汤曰咽中痛，半夏苦酒汤曰咽中伤生疮，则皆主咽痛者也。盖咽痛有轻重，轻者不必肿，重者必大肿，是以咽痛不肿之轻者，为甘草汤；其大肿之重者，为桔梗汤；不但肿，或涎缠咽中，痛楚不堪者，为半夏散及汤、苦酒汤。

〔评述〕

本条咽痛为风寒外束，内有热郁于咽中。除咽痛外，还伴有恶寒、气逆、痰多等症。本证与上二条相比，用药上有所区别：本证不但使用辛燥之半夏，且使用辛温之桂枝，甘草亦用炙不用生，故半夏散及汤之适应证应掌握"客寒"这个重点。

〔方剂〕

半夏散及湯方

半夏（洗）　　桂枝（去皮）　　甘草（炙）

上三味，等分，各别搗篩已，合治之，白飲和，服方寸匕，日三服。若不能散服者，以水一升，煎七沸，内散二方寸匕，更煮三沸，下火令小冷，少少咽之。半夏有毒，不當散服。

〔校勘〕

《金匮玉函经》："篩"字下无"已"字；"二方寸匕"作"一二方寸匕"；"更煮"作"更煎"；无"半夏有毒，不当散服"八字。

〔方解〕

钱潢：咽中痛，则邪阻较重，故以半夏之辛滑以利咽喉，而其黏饮，仍用桂枝以解卫分之风邪，又以甘草和之。

〔评述〕

本方后世少用，但其制方之义和服法还是可取的。

（赵川荣）

〔原文〕

314. 少陰病，下利，白通湯主之。

〔提要〕

少阴病阴盛戴阳的证治。

〔选注〕

钱潢：此条但云下利，而用白通汤者，以上有少阴病三字，则知有脉微细、但欲寐、手足厥之少阴证，观下之下利脉微，方与白通汤则知之矣。

方有执：少阴病而加下利者，不独在经而亦在脏，寒甚而阴盛也。治之以干姜、附子者，胜其阴寒自散也；用葱白而曰白通者，通其阳则阴自消也。

程知：此言下利宜通其阳也。少阴病，谓有脉微细，但欲寐证也。少阴下利，阴盛之极，恐至格阳，故用姜附以消阴，葱白以升阳。云通者，一以温之，而令阳气得入；一以发之，而令阴气易散也。

〔评述〕

本节叙述症简略，钱氏、程氏认为少阴病即包括脉微细、但欲寐、手足厥等症在内。

参看下条，此说甚是。又根据通脉四逆汤方后"面色赤者加葱九茎"的用药法则，本方中加葱白，其症还当有面色赤之戴阳现象。由此可知，本证是真寒假热之阴盛戴阳证。程氏认为本证阴盛之极，恐至格阳，所以用葱白。其实本证已有面色赤之戴阳现象，因此，用葱白急通上下阳气，并非恐有格阳而加葱白作为预防之用。

少阴病下利，一般以四逆汤为主。本节但云"少阴病下利……"，而不用四逆汤者何？盖少阴下利，纯属阴寒，无面色赤之戴阳者，用四逆汤为宜；若兼有面色赤之戴阳者，用白通汤为宜。所以，本方用葱白易甘草之缓，急通其被格之阳。可见二方有轻重缓急之异也。故钱天来说："盖白通汤，即四逆汤而以葱易甘草，甘草所以缓阴气之逆，和姜附而调护中州；葱则辛滑行气，可以通行阳气而散寒邪，二者相较，一缓一速，故其治亦颇有缓急之殊也。"

〔方剂〕

白通湯方

葱白四茎(1)　乾薑一兩　附子一枚（生，去皮破八片）

上三味，以水三升，煮取一升，去滓，分温再服。

〔校勘〕

《金匮玉函经》、成无己本：附子"生"字下有"用"字。

〔词解〕

（1）四茎：即四根。

〔方解〕

方有执：用葱白而曰白通者，通其阳则阴自消也。

山田正珍：按白通，即人尿之别称，此方以人尿为主，故云白通汤也。又云：由下条考之，此条下利下脱脉微者三字，其方亦脱人尿五合四字，俱当补之。

周禹载：少阴下利，纯阴之象，纯阴则必取纯阳之味以散邪而回阳，然有时阳不得回者，正以阴寒塞窒，未有以通之也。故阴阳和而为泰，阴阳格而为否，真阳既虚，阴邪复深，姜附之性虽能益阳，而不能使阳气必入于阴中，不入阴中，阳何由复，阴何能去，故惟葱白味辛，可通于阴，使阴得达于阳，而利可除矣。

汪琥：武陵陈氏云：此方与四逆汤相类，独去甘草，盖驱寒欲其速，辛烈之性，取其骤发，直达下焦，故不欲甘以缓之也，而尤重在葱白。少阴为阴，天之寒气亦为阴，两阴相合，而偏于下利，则与阳气隔绝不通，姜附之力虽能益阳，然不能使真阳之气必入于阴中，惟葱白味辛，能通阳气，令阴得阳而利可愈。盖大辛大热之药，原非吾身真阳，不过借以益吾阳气，非有以通之，能令真阳和会，而何以有济也耶！

王晋三：白通者，姜附性燥，肾之所苦，须借葱白之润，以通于肾，故名。若夫《金匮》云，面赤者加葱白，则见葱白通上焦之阳，下交于肾；附子启下焦之阳，上承于心；干姜温中土之阳，以通上下，上下交，水火济，利自止矣。

〔评述〕

本方用葱白，主要是宣通格拒之阳，各家注释均甚通畅，可从。王氏从三焦来说明葱、姜、附的功能，亦甚平允，可资参考。

方氏认为用葱白能通其阳而阴自消，故名白通。山田氏认为人尿古人别称白通，本方以人尿为主故名。但本方中并无人尿，而下条白通加猪胆汁汤中则有之。如是，则人尿能引阳药入阴，有"甚者从之"之意。又方龙潭说："童便，能使阴与阳含，血气和平。"朱丹溪说："人尿滋阴甚速。"那么，于本方中加人尿助葱白，既能通格拒之阳，又能滋将涸之阴，更有姜、附破阴回阳，用于戴阳证之阳损及阴者，更为适宜。

（周安方）

〔原文〕

315. 少陰病，下利，脈微者，與白通湯。利不止，厥逆無脈，乾嘔煩[(1)]者，白通加猪膽汁湯主之。服湯，脈暴出[(2)]者死，微續[(3)]者生。

〔校勘〕

《金匮玉函经》："脉微"下无"者"字，"与"字作"服"字。

〔词解〕

（1）干呕烦：即干呕和心烦，为阴盛于下，格阳于上所致。

（2）脉暴出：即脉搏由无脉而突然出现浮大躁动之象，是孤阳发泄无遗的一种不良预兆。

（3）微续：即脉搏由无脉而逐渐地恢复，是阳气渐复，阴寒渐退的佳兆。

〔提要〕

少阴病阴盛戴阳的证治和预后。

〔选注〕

张隐庵：少阴病下利，阴寒在下也，脉微，邪在下而生阳微也，故当用白通汤挽在表在上之阳以下济，如利不止，阴气泄而欲下脱矣；干呕而烦，阳无所附，而欲上脱矣；厥逆无脉，阴阳之气不相交接矣，是当用白通汤以通阳。加水畜之胆，引阴中阳气以上升；取人尿之能行故道，导阴气以下接，阴阳和而阳名复矣。

《金鉴》：此承上条详申其脉以明病进之义也。少阴病下利，脉微者，与白通汤，下利当止。今利不止，而转见厥逆无脉，更增干呕而烦者，此阴寒极盛，格阳欲脱之候也。若尚以热药治寒，寒既甚，必反格拒而不入，故于前方中加人尿、猪胆之阴，以引阳药入阴。经曰逆者从之，此之谓也。无脉者，言诊之而欲绝。服药后，更诊其脉，若暴出者，如烛烬焰高，故主死；若其脉徐徐微续而出，则是真阳渐回，故可生也。故上条所以才见下利，即用白通以治于未形，诚善法也。

尤在泾：少阴病下利、脉微者，寒邪直中，阳气暴虚，既不能固其内，复不能通于脉，故宜姜附之辛而温者，破阴固里，葱白之辛而通者，入脉行阳也。若服汤已，下利不止，而反厥逆无脉，干呕烦者，非药之不中病也，阴寒太甚，上为格拒，王太仆所谓甚大寒热，必能与违性者争雄，异气者相格也，故即于白通汤中加人尿之咸寒，猪胆汁之苦寒，反其佐，以同其气，使不相格而适相成，《内经》所谓寒热温凉，反从其病是也。脉暴出者，无根之阳发露不遗，故死；脉微续者，被抑之阳来复有渐，故生。

徐灵胎：暴出，乃药力所迫，药力尽则气仍绝；微续，乃正气自复，故可生也。前云（按：指317条通脉四逆汤方后所云）其脉即出者愈，此云暴出者死，盖暴出与即出不同。

暴出，一时出尽；即出，言服药后，少顷即徐徐微续也，须善会之。

〔评述〕

本证是已服白通汤而下利仍不止，足见阴盛阳虚的程度相当严重，所以服通阳之剂不能奏效，相反格拒增甚，厥逆无脉，干呕而烦。此并非药不对证，而是阴寒太甚，格阳于上，拒不受药，所以仍主以白通汤，更加入咸寒苦降之猪胆汁、人尿引阳入阴，使热药不致被阴寒所格拒，以冀达到回阳救逆的目的。各家认识基本一致，可资参考。

服药后，可根据脉象的变化推测预后的好坏，尤在泾说："脉暴出者，无根之阳发露不遗，故死；脉微续者，被抑之阳来复有渐，故生。"确为要领之言。徐氏认为脉暴出是药力所迫，待药力尽则气仍绝，亦属经验之谈。并指出此条服药后脉暴出者死与317条服药后其脉即出者生的鉴别问题，亦有参考价值。

〔方剂〕

白通加猪膽汁湯方

葱白四莖　乾薑一兩　附子一枚（生，去皮，破八片）　人尿五合　猪膽汁一合

上五味，以水三升，煮取一升，去滓，内膽汁，人尿和令相得，分温再服。若無膽[1]，亦可用。

〔校勘〕

成无己本："五味"作"三味"。

〔词解〕

（1）胆：指猪胆汁。

〔方解〕

用白通汤破阴回阳，加咸寒苦降之猪胆汁、人尿引阳药入阴，使热不致被阴寒所格拒，更好地发挥回阳救逆作用。

成无己：《内经》曰：若调寒热之逆，冷热必行，则热物冷服，下嗌之后，冷体既消，热性便发，由是病气随愈，呕哕皆除，情且不违，而致大益。此和人尿、猪胆汁咸苦寒物于白通汤热剂中，要其气相从，则可以去格拒之寒也。

张隐庵：始焉下利，继则利不止，始焉脉微，继则厥逆无脉，更兼干呕心烦者，乃阴阳水火并竭，不相交济，故以白通加猪胆汁汤。夫猪乃水畜，胆具精汁，可滋少阴，而济其烦呕。人尿，乃入胃之饮，水精四布，五经并行，可以资中土，而和其厥逆，中土相济，则烦呕自除。

陆渊雷：此是阳亡而津不继者，胃中无黏液以自濡，故干呕而烦也。人尿、猪胆，所以润燥降逆，旧注以为反治反佐，盖非是……人尿秽物，西医常持以致诮，雉间焕代之以水银或黄金水，发秘代以竹沥，渡边熙代以化学制成之尿素，汤本竟不用人尿。然病笃危急之际，苟有益于救疗，岂可以其臭秽而忌之。但须注意供尿之人无传染病及肾脏病耳。呕血盈盆者，饮人尿则立止，他药莫能及，知人尿治厥逆独优，白通加之，益治头痛干呕也。

柯韵伯：论中不及人尿，而方后反云无猪胆汁亦可服者，以人尿咸寒，直达下焦，亦能止呕除烦矣。

汪琥：案方后云，若无猪胆汁亦可用，则知所重在人尿，方当名白通加入尿汤始妥。

山田正珍：若无猪胆汁亦可用六字，叔和所搀，当删之。按《霍乱篇》通脉四逆加猪胆汁汤条云，无猪胆，以羊胆代之。盖以猪羊胆，性用不甚相远也。

〔验案〕

邬儿，年将两岁，夏月初，感冒肠病，呕吐腹泻，经多医治疗，虽大量注射生理盐水及其他药品，病无好转，将已垂危……见病孩僵卧床上，两目直视，面色苍白，身有微热，四肢厥冷，察其指纹沉滞，舌苔尖红而根黑，口渴干呕，泄泻不止，小便清长，心下膨满，口张目陷，羸瘦不堪。由于伤津过多，故口渴不止；阴亡而阳气不能达于四末，故四肢厥冷；大吐大泻，脾胃暴虚，津液不运，故心下膨满，阴阳两虚，热浮于外，已成九死一生之证。当即投以大剂白通加人尿猪胆汁汤，当晚速服一剂，如泻止阳回则可救……药后，呕泻俱止，手足已温，余曰，可无虑也。乃令再服一剂，病即痊愈。（《湖南中医医案选辑》）

〔评述〕

本方应用人尿、猪胆汁，注家大多认为是取其从治，引阳入阴，使无格拒之患。但张氏认为本证是阴阳水火并竭，不相交济，猪胆具精汁，用之能滋少阴，实有独到之处。又，朱丹溪认为"人尿滋阴降火甚速"，陆渊雷认为"人尿、猪胆润燥降逆"。综合上说，方中二者同用，既能滋已竭之阴，续将涸之液，又能引阳入阴，使药力下达，不致格拒于上，可见仲景制方之精矣。

柯氏、汪氏根据方后云"若无胆，亦可用"，认为本方重点在人尿。山田氏则根据通脉四逆加猪胆汁汤方后云"无猪胆，以羊胆代之"，认为本方后"若无胆，亦可用"六字当删去。详本证较白通汤证势严重，以有猪胆者为是，否则与白通汤无殊。

〔按语〕

所选验案除有一派阴寒内盛，阳气衰微的见证外，还有身微热、舌尖红、口渴干呕等假热见证，是为阴寒内盛，虚阳外越，阳损及阴之危证。方用干姜、附子散阴寒，回元阳，葱白宣通格拒之阳，人尿，猪胆汁咸寒苦降，既可引阳药入阴，又可滋将涸之液，全方共奏破阴回阳之功。服药后，阳气渐复、阴寒渐退，阴阳格拒之势已除，故呕泻俱止，手足转温，而诸证皆愈。

（周安方）

〔原文〕

316. 少陰病，二三日不已，至四五日，腹痛，小便不利，四肢沉重疼痛，自下利者，此爲有水氣，其人或咳，或小便利，或下利，或嘔者，真武湯主之。

〔校勘〕

《金匮玉函经》："自下利"作"而利"，并无"者"字；"小便利"作"小便自利"。

《千金方》《千金翼方》："真武汤"均作"玄武汤"。

〔提要〕

少阴病阳虚水停的证治。

〔选注〕

成无己：少阴病二三日，即邪气犹浅，至四五日邪气已深。肾主水，肾病不能制水，饮停为水气，腹痛者，寒乘湿内甚也；四肢沉重疼痛，寒湿外甚也；小便不利、下利者，湿胜而水气不别也。《内经》曰"湿胜则濡泄"，与真武汤益阳气散寒湿。

柯韵伯：为有水气是立真武汤本意，小便不利是病根，腹痛下利、四肢沉重疼痛皆水气为患，因小便不利所致。然小便不利实由坎中之无阳，坎中火运不宣，故肾家水体失职，是下焦虚寒不能制水故也。法当壮元阳以消阴翳，逐留垢以清水道，因立此汤。末句语意直接有水气来，后三项是真武加减证，不是主证，若虽有水气而不属少阴，不得以真武主之也。

汪琥：或下利者，谓前自下利，系二三日之证，此必是前未尝下利，指四五日后始下利者而言。

〔评述〕

少阴阳虚，兼寒水为患，方是真武汤证。若仅是阳虚而无水气，便不属真武汤的范围；相反，若虽有水气，而不属少阴，又不得以真武汤主之。坎中阳微，火不用宣，水气失于温化，水寒之气外攻于表，则四肢沉重疼痛；内溃于里，则腹痛下利；脾肾阳虚，水气内停，则小便不利，此三者为本条之主症。其或然证为：水气上逆犯肺，则为咳嗽；停滞于中，胃气上逆，则为呕吐；此皆真武兼见之症。至于"小便利"句，也有人认为，真武逐水，断无小便自利而可用此方之理。柯韵伯氏也认为"要知小便自利，心下不悸，便非真武汤证"。观本方加减法中有"小便利者，去茯苓"之语，可资印证。总的来说，上述诸证皆由肾阳衰微、水气不化使然，故治疗应以真武汤温阳祛寒、散水气。本条与太阳篇82条"太阳病发汗，汗出不解，其人仍发热，心下悸，头眩，身瞤动，振振欲擗地"比较，一为少阴本病，一为太阳发汗致虚，转属少阴，来路虽然有所不同，但其病理机转相同，故治则一样。两条结合看，对本汤证的理解则更为全面。

〔方剂〕

真武汤方

茯苓三两　芍藥三两　白术二两　生薑三两（切）　附子一枚（炮，去皮，破八片）

上五味，以水八升，煮取三升，去滓，温服七合，日三服。若咳者，加五味子半升，细辛一两，乾薑一两；若小便利者，去茯苓；若下利者，去芍藥，加乾薑二两；若嘔者，去附子，加生薑，足前爲半斤。

〔校勘〕

《外台秘要》："白术"下作三两，"上五味"下有"切"字。

《千金翼方》："半斤"句下有"利不止，便脓血者，宜桃花汤"十一字。

成无己本："细辛"下无"一两"二字，"干姜"下有"各"字。

〔句解〕

足前为半斤：就是把剂量加至半斤的意思。

〔方解〕

张璐：此方本治少阴病水饮内结，所以首推术附，兼茯苓、生姜运脾渗湿为要务，此人所易明也。主用芍药之微旨，非圣人不能，盖此证虽曰少阴本病，而实缘水饮内结，所以腹痛自利，四肢疼重，而小便反不利也。若极虚极寒，则小便必清白无禁矣，安有反不利之理哉！则知其人不但其阳不足，真阴亦素亏，若不用芍药固护其阴，岂能胜附子之雄烈乎？即如附子汤、桂枝加附子汤、芍药甘草附子汤皆芍药与附子并用，其温经护荣之法，与保阴回阳不殊。后世用药，能获仲景心法者几人哉！

程知：白通、通脉、真武，皆少阴下利而设，白通、四逆、附子皆生用，惟真武一证熟用者，盖附子生用则温经散寒，炮熟则温经祛饮。白通诸汤以通阳为重，真武汤以益阳为先，故用药有轻重之殊。干姜能助生附以温经，生姜能资熟附以散饮也。

〔验案〕

吴孚先治赵太学，患水气咳嗽而喘，误作伤风，概投风药，而目尽肿，喘逆愈甚，曰：风起则水涌，药之误也。以真武汤温中镇水，诸恙悉平。(《名医类案》)

按：肾者主水，又主纳气。今肾阳衰微，水溢高原，故咳喘并作，方用真武温肾制水，当为图本之治。

李某，女，50岁，因上腹部疼痛10天，于1958年6月21日急诊入北京某医院。病史：患者十余年来，常有上腹部疼痛，泛酸。服苏打后而缓解，疼痛多与饮食有关，近四日上腹部疼痛发作，以两肋缘为甚，入院前一日疼痛加重，持续不解，大便二日未行，小便如常。检查：急病容，痛苦表情，皮肤无黄疸，头部器官（-），颈软，心肺无征，腹壁普遍板硬，并有压痛，肝脾不易触及，膝反射存在，血压120/100mmHg，血象正常范围。临床诊断为胃穿孔，合并腹膜炎。入院后先由外科作穿孔修补及胃空肠吻合术，手术进行良好，但术后血压一直很低，尿量极少，甚至无尿，持续数日，渐呈半昏迷状态，肌肉抽动，并测得非蛋白氮150mg%。要求中医会诊。诊见患者神志欠清，时而躁动，手抽肉瞤尿闭，脉细肢凉，乃用仲景真武汤加减，回阳利尿。药用西洋参、杭芍、白术、云苓、炮附片、生苡米。一剂后，能自排小便，四肢渐温，肉瞤惊惕亦止，但仍神疲不愿讲话。二诊时改用红参、白术、茯苓、车前子、牛膝、泽泻、生苡米。二剂后神志亦清，排尿自如，精神略振，但感口干，改用党参、沙参、麦冬、花粉、苡米、玉竹。经三诊之后，诸症好转，血压恢复正常，非蛋白氮降至37.5mg%，最后痊愈出院。(《岳美中医案选集》)

按：岳美中老师指出，肾为胃关，职司开合，此肾从阳则开，从阴则阖。初诊时患者脉细肢凉，显然阳气式微，不能温养四肢，肾关因阳微而不能开，法当温扶肾阳。果然一剂之后，四肢即温，小便亦行，但仍疲乏无神，懒于言语，正气尚未恢复，二诊时采用健脾补气利尿之剂，病情逐日好转。本例从温阳利尿着手，为直接治尿毒症之法。

康某，男，患四肢浮肿，易冷，下肢尤甚，小便少，小腹作胀，脉沉微，投予真武汤。茯苓12g，白术12g，炒白芍9g，炮附子9g，生姜9g。四剂后小便见多，再续予数剂，浮肿立消，惟夜间不利，改用实脾饮以止泻，兼防浮肿再现。(岳美中老师治验)

按：岳老说，仲景《伤寒论》真武汤又名玄武汤，为回阳去水之重剂，是少阴经之主方，能壮元阳以消阴翳，逐留垢以清水道。方中茯苓、白术补脾利水，能伐肾邪；附子回阳以壮真火、逐虚寒，生姜温散停水，尤妙在佐以白芍之酸收，亟敛阳气归根于阴，即所谓"补阳必须兼和阴"。

〔评述〕

真武汤是治疗少阴病阳虚水泛的主要方剂。少阴属心肾两脏，统水火之气。心肾相交，水火相济，就能维持人体的正常生理活动。若肾阳虚衰，气不化水，则阴寒内盛，水气为患。由于水气散漫，或聚或散，或上或下，因此见证不一。如水气上逆，清阳被蒙，则头晕目眩；水气凌心，则心悸怔忡；水气流溢皮肤，则身面浮肿；水气犯胃，则恶心呕吐，泛清水；水气射肺，则咳喘；水气下渍肠道，则下利腹痛；水气四散，则肢体沉重疼痛等。上述证候，可见于急、慢性肾炎，尿毒症，心源性水肿，肺心病，耳源性眩晕，慢性肠炎等疾病。因此真武汤应用的机会较多，但临床切勿拘执成方，应注意加减。如本方指出，咳者加五味子、细辛、干姜，意在五味子酸收以敛逆气，细辛、干姜之辛温以散水寒；小便利者去茯苓，水停不在下焦，故去茯苓之渗利；下利者去芍药，加干姜，因下利胃气弱而易动，故去芍药之破泄而加干姜之温中；呕者去附子，加生姜足前成半斤，因气逆于上，水停于胃，不须温肾阳，只当温胃散水以降逆气，故去附子而加生姜。可见仲景用药法度谨严，堪为后人师法。笔者治疗慢性肾炎水肿尿少，若辨证属阳虚水停者，常以本方合五苓散，若兼脾气虚者，合防己黄芪汤。治疗慢性气管炎或肺源性心脏病，属阳虚水气上凌心肺者，每以本方配合黑锡丹；若本虚标实者，合葶苈大枣泻肺汤。治疗耳源性眩晕，系阳虚饮邪上逆、蒙蔽清阳者，常以本方合二陈汤，或泽泻汤等等。总之，贵在临证变通耳。

关于真武汤辨证和用法，尚须注意以下几点：

（1）本汤治水气与小青龙汤治水气辨。小青龙汤治表不解，心下有水气，是正阳未衰，内外俱实之证；本方治表已解，有水气，是肾阳已虚，中外皆虚之病。

（2）本方与苓桂术甘汤之异。本汤证与苓桂术甘汤证，均为阳虚水停，但本证重点在肾，彼证重点在脾，二者有轻重之不同，治法有温肾制水和健脾蠲饮之别。

（3）本方和附子汤同异点。本证与附子汤证同属肾阳不足，水湿之邪为患。但本证为下焦阳虚不能制水，水气泛滥所致，以头眩、心下悸、身瞤动、小便不利为主；附子汤证为下焦阳虚，寒湿之邪凝滞于关节经络所致，故以恶寒身痛为主。两方相比，用药仅差一味，附子汤用参而不用姜，且附子量大于真武，重在温补元阳，而除寒湿；真武汤用姜而不用参，且茯苓量大于附子汤，重在温阳化气，以散水湿。补散之分，仅此一味之加减及分量之差异，用方法度若此，又不可不察。

（4）本汤证与四逆、通脉、白通三汤的区别。四方皆用附子回阳，各有主治不同。阳气衰微，不能内固者，主以真武；阳气退伏，不能外达者，主以四逆；阴盛于内，格阳于外者主以通脉；阴盛于下，格阳于上者，主以白通。是故真武汤，补助阳气也；四逆汤，运行阳气也；通脉汤，通达内外之阳也；白通汤，宣通上下之阳也。临证于此体察，当得用方要领。

（王　琦）

〔原文〕

317. 少陰病，下利清穀，裏寒外熱，手足厥逆，脈微欲絕，身反不惡寒，其人面色赤，或腹痛，或乾嘔，或咽痛，或利止、脈不出者，通脈四逆湯主之。

〔校勘〕

《金匮玉函经》、成无己本："面色赤"均作"面赤色"。

《金匮玉函经》："利止"下有"而"字，"不出"下无"者"字。

〔提要〕

少阴病阴盛格阳于外之证治。

〔选注〕

成无己：下利清谷，手足厥逆，脉微欲绝，为里寒；身热不恶寒，面色赤，为外热，此阴甚于内，格阳于外，不相通也，与通脉四逆汤散阴通阳。

山田正珍：此方治阳气虚脱而脉气不能通达于四末，四肢厥逆，脉微欲绝者，故名通脉四逆汤也。脉即出者，微而欲绝之脉即以渐而出也，不与暴出之自无而忽有同，故为生也。

张隐庵：此言通脉四逆汤治下利清谷、脉微欲绝也。下利清谷，少阴阴寒之证，里寒外热，内真寒而外假热也；手足厥逆，则阳气外虚；脉微欲绝，则生气内陷。夫内外俱虚，身当恶寒，今反不恶寒，乃真阴内脱，虚阳外浮，故以通脉四逆汤主之。夫四逆汤而曰通脉者，以倍加干姜，土气温和，又主通也。

〔评述〕

通脉四逆汤治真寒假热、格阳于外之证，此各注家意见大体相同，惟张隐庵认为本条病机已达到了"阴内脱"之程度。从伤寒论所载之条文分析，所谓"阴内脱"当有"下利至甚、汗出不止、躁不得卧"等证候，本条似不属于这种情况，仍以多数注家的意见为妥。

本证"面色赤"，当与太阳病之"不能得小汗出"的面反有热色（23 条），太阳阳明并病之"阳气怫郁在表"的"面色缘缘正赤者"（48 条），阳明病之热郁其经、邪热上蒸于面的"面合赤色"（206 条）等加以鉴别。太阳病、太阳阳明并病及阳明病之面色赤，皆为实热郁于肌表不得泄越而致，特点为面色通红；本证面色赤，为虚阳上浮，面色赤见于两颧，嫩红如妆。再结合脉象、舌象等证候，多不难鉴别。

〔方剂〕

通脉四逆湯方

甘草二两（炙）　　附子大者一枚（生用，去皮，破八片）　　乾薑三两（强人可四两）

上三味，以水三升，煮取一升二合，去滓，分温再服，其脉即出者愈。面赤色者，加葱九茎；腹中痛者，去葱加芍藥二两；嘔者，加生薑二两；咽痛者，去芍藥加桔梗一兩；利止、脉不出者，去桔梗加人參二兩。病皆與方相應者，乃服之。

〔校勘〕

《金匮玉函经》：无"去葱，去芍药，去桔梗"八字，自"病皆"以下十字无。

《千金翼方》："葱"字下有"白"字，"乃服"作"乃加减服"。

成无己本："病"字前有"脉"字，"乃"字下有"可"字。

〔方解〕

尤在泾：通脉四逆，即四逆加干姜一倍，为阴内阳外，脉绝不通，故增辛热以逐寒邪，寒去则阳复返，而脉复出，故曰其脉即出者愈。

陈修园：阳气不能运行，宜四逆汤；元阳虚甚，宜附子汤；阴盛于下，格阳于上，宜白通汤；阴盛于内，格阳于外，宜通脉四逆汤。

汪琥：据《条辨》云，通脉者，加葱之谓。其言甚合制方之意……原方中无葱者，乃传写之漏，不得名通脉也。

柯韵伯：本方以阴证似阳而设，证之异于四逆者，在不恶寒而面色赤，方之异于四逆者，若无葱，当与桂枝加桂、加芍同矣，何更加以通脉之名？夫人参所以通血脉，安有脉欲绝而不用者？

〔验案〕

喻嘉言治徐国珍，伤寒六七日，身寒目赤，索水到前，复置不饮，异常大躁，门牖洞启，身卧地上，辗转不快，更求入井。一医急治承气将服，喻诊其脉，洪大无伦，重按无力，乃曰：是为阳虚欲脱，外显假热，内有真寒，观其得水不欲咽，而尚可咽大黄、芒硝乎？天气燠热，必有大雨，此证顷刻一身大汗，不可救矣。即以附子、干姜各五钱，人参三钱，甘草二钱，煎成冷服。服后寒战戛齿有声，以重绵和头复之，缩手不肯与诊，阳微之状始著。再与煎药剂，微汗热退而安。（《古今医案按》）

〔评述〕

本方方义，尤氏讲得很明了。陈氏将四逆汤、白通汤、附子汤与本方加以归纳、比较，对学习掌握以上诸方不无裨益。汪氏认为方中应有葱白，柯氏认为应有葱白和人参，否则不得名通脉，很有道理。《本草从新》云："（葱白）发汗解肌，通上下阳气……若面赤而格阳于上者尤须用之。"李时珍指出用葱白"取其发散通气之功……气通则血活矣"。《本草经疏》云："人参能回阳气于垂绝，却虚邪于俄顷……通血脉者，血不自行，气壮则行，故通血脉。"由此可见，二药对通阳复脉的确有重要作用，原通脉四逆汤中未载，恐为传抄之漏。

（朱邦贤）

〔原文〕

318. 少阴病，四逆，其人或咳，或悸，或小便不利，或腹中痛，或泄利下重者，四逆散主之。

〔提要〕

阳郁不伸的"四逆"治法。

〔选注〕

成无己：四逆者，四肢不温也。伤寒邪在三阳，则手足必热；传到太阴，手足自温；至少阴则邪热渐深，故四肢逆而不温也；及至厥阴则手足厥冷，是又甚于逆。四逆散以散传阴之热也。

张隐庵：本论凡论四逆，皆主生阳不升，谷神内脱。此言少阴四逆，不必尽属阳虚，亦有土气郁结，胃脘不舒，而为四逆之证，所以结四逆之义也。

李中梓：按少阴用药，有阴阳之分，如阴寒而用四逆者，非姜附不能疗。此证虽云四逆，必不甚冷，或指头微温，或脉不沉微，乃阴中涵阳之证，惟气不宣通，是以逆冷。

柯韵伯：四肢为诸阳之本，阳气不达于四肢，因而厥逆，故四逆多属于阴。此则泄利下重，是阳邪下陷入阴中，阳内而阴反外，以致阴阳脉气不相顺接也。可知以手足厥冷为热厥，四肢厥寒为寒厥者，亦凿矣。条中无主证，而皆是或然证，四逆下必有阙文，今以泄利下重四字，移至四逆下，则本方乃有纲目。或咳、或利、或小便不利，同小青龙证。厥而心悸，同茯苓甘草证。或咳、或利、或腹中病、或小便不利，又同真武证。种种是水气为患。不发汗、利水者，泄利下重故也。泄利下重又不用白头翁汤者，四逆故也。此少阴枢机无主，故多或然之证，因取四物以散四逆热邪，随症加味以治或然证，此少阴气分之下剂也。所谓厥应下之者，此方是矣。

尤在泾：四逆，四肢逆冷也。此非热厥，亦太阳初受寒邪，未为郁热，而便入少阴之证。少阴为三阴之枢，犹少阳为三阳之枢也，其进而入则在阴，退而出则就阳，邪气居之，有可进可退、时上时下之势，故其为病，有或咳、或悸、或小便不利、或腹中痛、或泄利下重之证。

《金鉴》：凡少阴四逆，虽阴盛不能外温，然亦有阳为阴郁，不得宣达，而令四肢逆冷者。但四逆无诸寒热证，是既无可温之寒，又无可下之热，惟宜疏畅其阳，故用四逆散主之。

钱潢：少阴病者，即前所谓脉微细、但欲寐之少阴病也。

舒驰远：腹痛作泄，四肢厥冷，少阴虚寒证也。虚寒挟饮上逆而咳，凌心而悸，中气下陷则泄利下重，此又太阴证也。小便不利者，里阳虚，不足以化其气。法当用黄芪、白术、茯苓、干姜、半夏、砂仁、附子、肉桂以补中逐饮，蠲阴止泄而病自愈。何用四逆散，不通之至也。

〔评述〕

根据大多数注家的意见，本条属于阳气郁里，不能外达之候。本条的主证是"少阴病，四逆"。"四逆"的含义，各家认识基本一致，都认为是四肢逆冷。李士材指出："虽云四逆，必不甚冷，或指头微温。"进一步描述了此症的临床特点。"少阴病"三字，多数注家避而不谈。只有钱潢追溯其源，把"脉微细，但欲寐"点了出来。

本条四逆既为阳郁于内，则其脉微细，但欲寐，亦可从阳郁之内解释。"脉微细"，是指阳气郁闭，而在症见四肢逆冷的同时，脉道亦随阳郁而闭，呈现沉伏欲绝之象；"但欲寐"，是指阳气内郁，神明被扰，意识昏蒙不清之症。但此类脉微细、但欲寐、四肢厥逆多见于气厥等疾病过程中。柯琴云"四逆"之后有阙文，并欲将"泄利下重"四字移于"四逆"之后作为"纲目"。笔者认为"阙文"之说，既无考据学的依据，也没有实践根据，因此不足凭信。若把"泄利下重"移于"四逆"之下，等于把"四逆散"完全限制在大肠疾病的范围之内，这是不切合实际的。

本条的兼症（或然症）颇多，各注家对其机理都未做详细解释。笔者认为这些症状的出现，都与阳郁不伸有关。因为阳气内郁，首先将影响到气血升降道路之通畅。心包为心脏之外围，心包受病，心君必不宁而为悸动。三焦乃决渎之官，主化气而行津液，三焦功能失常，必然气化不行而致小便不利。胆主疏泄肠胃之气机，胆病则湿阻气滞于肠道，故见泄利下重。肝脉抵少腹、挟胃、别贯膈、上注肺，肝病影响肺气肃降，致见咳嗽；影响腹胃脉络通达，致见腹中痛。由于郁阳有可进可退、时上时下、变动不居之趋势，所以这些症状或者出现、或者不出现。柯氏将这些或然症都列入"水气"之内，与本条之精神不符。

关于本条证候的治疗，《医宗金鉴》阐述较为精当。舒驰远氏不明少阴病提纲包含寒热两种类型疾病的意义，误认此条为虚寒，不可取法。

〔方剂〕

四逆散方

甘草（炙）　枳实（破，水渍，炙乾）　柴胡　芍药

上四味，各十分，捣筛，白饮和，服方寸匕，日三服。咳者，加五味子、乾薑各五分，并主下利；悸者，加桂枝五分；小便不利者，加茯苓五分；腹中痛者，加附子一枚，炮令坼[1]；泄利下重者，先以水五升，煮薤白三升，煮取三升，去滓，以散三方寸匕内汤中，煮取一升半，分温再服。

〔校勘〕

《金匮玉函经》：无"捣筛"二字，"并主下利"作"并主久利"，"炮"字下无"令坼"二字，"取三升"上无"煮"字。

《千金翼方》："枳实"之后只有"炙"字，无"破、水渍"及"干"字；"并主下利"作"兼主利"，无"令坼"二字；"煮取一升半"作"取一升半"。

〔词解〕

（1）炮令坼：坼，音彻（chè），裂开。即使药（这里指附子而言）炮到裂开的程度。

〔方解〕

柯韵伯：此仿大柴胡之下法也，以少阴为阴枢，故去黄芩之苦寒，姜夏之辛散，加甘草以易大枣，良有深意。然服方寸匕，恐不济事。少阳心下悸者加茯苓，此加桂枝；少阳腹中痛者加芍药，此加附子，其法虽有阴阳之别，恐非泄利下重者宜加也。薤白性滑，能泄下焦阴阳气滞，然辛温太甚，荤气逼人，顿用三升，而入散三匕，只闻薤气而不知药味矣。且加味俱用五分，而附子一枚，薤白三升，何多寡不同若是，不能不致疑于叔和编集之误耳。

尤在泾：夫邪之在外者，可引而散之。在内者，可下而去之。其在内外之间者，则和解而分消之。分消者，半从外半从内之谓也。故用柴胡之辛，扬之使从外出；枳实之苦，抑之使其内消。而其所以能内能外者，则枢机之用为多，故必以芍药之酸益其阴，甘草之甘养其阳。曰四逆者，因其所治之病而命之名耳。而其制方大意，亦与小柴胡相似。四逆之柴胡、枳实，犹小柴胡之柴胡、黄芩也；四逆之芍药、甘草，犹小柴胡之人参、甘草也。且枳实兼擅涤饮之长，甘、芍亦备营卫两和之任。特以为病有阴阳之异，故用药亦分气血之殊，而其扶正逐邪，和解表里，则两方如一方也。旧谓此为治热深发厥之药，非是。夫果热深发厥，则属应下之例矣，岂此药所能治哉。成氏曰，肺寒气逆则咳。五味子之酸收逆气，干姜之辛散肺寒，并主下利者，肺与大肠为表里，上咳下利，治则颇同。悸者寒多，心脉不通则心下鼓也，桂枝辛温，入心通阳气。小便不利，水聚于下也，茯苓甘淡，利窍渗水。腹中痛，寒胜于里也，附子辛温，散寒止痛。泄利下重，寒滞于下也，薤白辛温，散寒通阳气。

曹颖甫：观四逆散方治，惟用甘草与四逆汤同，余则用枳实以去湿痰宿食之互阻，用柴胡以解外，用芍药以通瘀，但使内无停阻之中气，外无不达之血热，而手足自和矣。此四逆散所以为导滞和营之正方也。惟兼咳者，加五味、干姜，与痰饮用苓、甘、五味、姜、辛同。小便不利加茯苓，与用五苓散同。惟下利而悸，则加桂枝，所以通心阳也。腹中痛加熟附子一枚，所以温里阳也。肺与大肠为表里，肺气阻塞于上，则大肠壅滞于下，而见泄利下重。泄利下重，于四逆散中重用薤白，与胸痹用瓜蒌、薤白同意，皆所以通阳而达肺气，肺气开于上，则大肠通于下，若误认为寒湿下利而用四逆汤，误认为湿热下利而用白头翁汤，误认为宿食而用承气汤，则下重不可治矣。

〔验案〕

祝仲宁，号橘泉，四明人。始周身百节痛，及胸腹胀满，目闭肢厥，爪甲青黑。医以伤寒治之，七日昏沉，弗效。公曰，此得之怒火与痰相搏，与四逆散加芩连，泻三焦火而愈。（《伤寒论今释》引《医学入门》）

《蕉窗杂话》曰：一人年四十，得病已十八年，其间惟服用一医之药不绝。其证头痛眩冒，惟席上行步耳。因是面细长而瘦皱，苍白无血色，骨瘦如柴，月经亦十年不行矣。腹候，右脐傍疝块，胁肋之下亦甚拘挛。予即用四逆散加良姜、牡蛎、刘寄奴，使服之。并曰施灸火于风市、三里、三阴交各穴，始终不转方。尚未期年，胁腹渐大，肌肉渐长，如无病时。头眩、郁冒等证，亦已如洗，月信亦稍稍至矣。（《皇汉医学》）

〔评述〕

四逆散乃宣达阳郁之剂。方中柴胡苦平，入心包、三焦、肝、胆四经，和解表里，宣阳散郁，畅利血气，推陈致新，用之为君；枳实苦寒，入肝、脾二经，破滞散痞，泻痰消积，助柴胡理气，用之为臣；芍药味苦微寒，入心、肝、脾三经，行瘀止痛，散血消肿，助柴胡和血，用之为佐；甘草甘平，引诸药通行十二经，并能和中调胃，解散郁热，用之为使。柴胡、甘草同用，和中解郁；枳实、芍药同用，通经散结。四药配伍，可使阳气畅达周身和四末，诸证自然解除。

方中对或然症所记载的加味药物，多偏于辛温助阳，因此，只能用于阳气虽郁，尚未化热，或兼其他虚寒症状者。这些加味药物的用量，悬殊颇大。煎药方法的记载中，加水量和药量也不成比例，故柯琴氏对此提出怀疑不是没有道理。

四逆散方的适应证很广。除了阳郁不达的"四逆"之外，后世将它列为疏肝诸方之祖。《局方》逍遥散、《景岳全书》柴胡疏肝散等，均由本方加减化裁而来，用于肝气郁结而致的肝脾、肝胃不调诸证，有较好的疗效。

鉴于本方以疏利通宣为法，故气血虚弱患者不宜用之。对方中所载加味之药物，阳郁化热之证亦应视为禁忌。

（李春生）

〔原文〕

319. 少阴病，下利六七日，咳而呕、渴，心烦不得眠者，猪苓汤主之。

〔校勘〕

《千金翼方》："下利"作"不利"。

〔提要〕

阴虚水热互结证治。

〔选注〕

《金鉴》：凡少阴下利清谷，咳呕不渴，属寒饮也。今少阴病六七日，下利黏秽，咳而呕，渴烦不得眠，是少阴热饮为病也。饮热相搏，上攻则咳，中攻则呕，下攻则利；热耗津液故渴；热扰于心，故烦不得眠，宜猪苓汤利水滋燥，饮热之证，皆可愈矣。

汪琥：此方乃治阳明病，热渴引饮，小便不利之剂，此条病亦借用之，何也? 盖阳明病，发热，渴欲饮水，小便不利者，乃水热相结而不行，兹者少阴病下利，咳而呕渴，心烦不得眠者，亦水热搏结而不行也。病名虽异，而病源则同，故仲景同用猪苓汤主之，不过是清热利水，兼润燥滋阴之义。

俞长荣：少阴病篇所记载的猪苓汤证，是少阴热化变证之一。由于水热互结，郁而不化，不从小便排泄，偏渗于大肠，而为下利。水气上逆于肺，则为咳逆；上逆于胃，则为呕。同时因于阴虚内热，所以又有口渴现象。心烦不得眠，是心阴不足，心阳有余的缘故。在治疗上，必须滋养阴分，以清虚热，分利水气，又要不伤津液，应用猪苓汤，确是一个对证的方药。

〔评述〕

本条为少阴热化证之一，水热互结，阴虚阳亢，方用猪苓汤。猪苓汤证本论凡两见，阳明篇223条"脉浮发热，渴欲饮水，小便不利者，猪苓汤主之"，少阴篇以"下利六七日，咳而呕渴，心烦不得眠者"用之。两条合参，以方测证，本方当有小便不利症状，同为水热互结而阴津损伤之证，汪琥对此注解得明白，实为异病同治的体现。对于本条各症，俞长荣已注，不再复述。

猪苓汤证与真武汤证同属少阴证水气下利，然寒热病机不同，必须详察。少阴316条"少阴病二三日不已，至四五日，腹痛，小便不利，四肢沉重疼痛，自下利者，此为有水气，其人或咳，或小便利，或下利，或呕者，真武汤主之"，可见两条同见下利、小便不利、呕吐，为少阴下利而有水气不利者。然真武汤尚兼腹痛、四肢沉重疼痛，方以附、术、姜、苓、芍温阳散寒为主，为阳虚寒盛；猪苓汤条见心烦不眠，方以阿胶、猪苓、滑石辈滋阴清热为主，为阴虚有热。参之临床真武汤证舌质淡苔水滑，脉沉细而迟；猪苓汤证舌质红，脉细数，自不难鉴别。另考本论，真武汤尚见太阳篇，太阳寒水之脏，多见寒证；猪苓汤尚见阳明篇，阳明者燥金之府，病多属热，也有助鉴别。

再参少阴303条"少阴病得之二三日以上，心中烦，不得卧，黄连阿胶汤主之"，与本证同为少阴热化证，心烦不得眠，同为阴虚阳亢，热扰心神。但彼以黄连、黄芩、白芍、阿胶、鸡子黄清心火、滋肾阴，交通心肾作用显著，症以心烦不眠为主，而无小便不利及下利等水气证；此以猪苓、茯苓、滑石、阿胶、泽泻，清热利水，兼以滋阴润燥，症以小便不利、下利为主，有水气下利的病证。

（陆寿康）

〔原文〕

320. 少陰病，得之二三日，口燥咽乾者，急下之，宜大承氣湯。

〔提要〕

辨少阴急下证之一。

〔选注〕

钱潢：此条得病才二三日，即口燥咽干，而成急下之证者，乃少阴之变，而非少阴之常也。然但口燥咽干，未必即是急下之证，亦必有胃实之证、实热之脉。其见证虽为少阴，而有邪气复归阳明，即所谓阳明中土，万物所归，无所复传，为胃家实之证据，方可急下，而用大承气汤也。其所以急下之者，恐入阴之证，阳气渐亡，胃府败损，必主厥燥呃逆，变证蜂起，则无及矣，故不得不急矣。

舒驰远：少阴挟火之证，复转阳明，而口燥咽干之外，必更有阳明胃实诸证兼见，否则大承气汤不可用也。

陆渊雷：阳明下证有酷似少阴者，医者遇此，常迷惑失措，今参以腹诊，则确然易知，口燥咽干一证，未可据以急下，必别有可下之脉证、腹候，兼见口燥咽干，则津液将竭，当急下存阴耳，此下二条仿此。

曹颖甫：口燥咽干当急下者，口与咽为饮食入胃之门户，胃中燥实得悍热之气上冲咽喉，则水之上源先竭，而下溺将涸，口燥咽干，所当急下者此也。

〔评述〕

本证虽冠少阴病而方以承气者，为少阴复转阳明，所谓中阴溜腑之病。仲景在论例中原有"三阴经受病已入于府者，可下而已"之说，本证转出阳明，当有耗精伤液，言其"口燥咽干"，意即在此。但仅据此尚不能断为可下，当还有便秘、潮热、汗出等腑实见证。

（赵川荣）

〔原文〕

321. 少陰病，自利清水，色純青，心下必痛，口乾燥者，可下之，宜大承氣湯。

〔校勘〕

《金匮玉函经》《脉经》："自利"均作"下利"。

成无己本、《金匮玉函经》："可"均作"急"。

《脉经》："宜大承气汤"句，作"属大柴胡汤，大承气汤证"。

〔提要〕

少阴急下证之二。

〔选注〕

山田正珍：清，圊也。清水犹言下水，与清谷、清便、清血、清脓血之清同，非清浊之清也。若是清浊之清，则其色当清白，而不当纯青也。

《金鉴》：自利清水，谓下利无糟粕也。色纯青，谓所下者皆污水也。

陆渊雷：自利清水，即后人所谓热结旁流也。因肠中有燥屎，刺激肠粘膜，使肠液分泌异常亢进所致。色纯青，则胆汁之分泌亦亢进矣。体液之分泌及排除两皆过速，大伤阴液，急下所以存阴也。

〔评述〕

本条少阴病仍为化热入腑之证，少阴病本可见下利，如225、253等条所论，多属少阴寒化，肾阳不能温煦脾土，脾肾两虚所致，利下为清谷。本证也见下利，为纯清之清水，口干燥，心下硬痛，即后世所谓"热结旁流"之证。因肠中燥屎硬结，故清水自四旁而下，燥结不去，下利不止，津液有欲竭之危，故急用承气攻下，以存阴液，亦即《内经》所论"通因通用"之意。本证除条文所述之证外，必有腹痛拒按、下利臭秽难闻、舌红苔燥、脉沉迟有力等表现，以此与少阴阳虚下利鉴别。

〔验案〕

孙兆治东华门窦太郎，患伤寒经十余日，口燥舌干而渴，心中疼，自利清水，众医皆相守，但调理耳，汗下皆所不敢。窦氏亲故相谓曰：伤寒邪气，害人性命甚速，安可以不次之疾，投不明之医乎。召孙至，曰：明日即已不可下，今日正当下。遂投以小承气汤，大便通，得睡，明日平复。众人皆曰：此证因何下之而愈？孙曰：读书不精，徒有书耳。口燥舌干而渴，岂非少阴证耶，少阴证固不可下，岂不闻少阴一证，自利清水，心下痛，下之而愈，仲景之书，明有此说也。众皆钦服（《名医别录》）

（赵川荣）

〔原文〕

322. 少陰病六七日，腹脹不大便者，急下之，宜大承氣湯。

〔校勘〕

《金匮玉函经》《脉经》《千金方》《千金翼方》："胀"均并作"满"。

〔提要〕

少阴急下证之三。

〔选注〕

钱潢：少阴病而至六七日，邪入已深，然少阴每多自利，而反腹胀不大便者，此少阴之邪复还阳明也。所谓阳明中土，万物所归，无所复传之地，故当急下，与阳明篇腹满痛者急下之，无异也。以阴经之邪，而能复归阳明之府者，即《灵枢·邪气藏府病形篇》所谓邪入于阴经，其脏气实，邪气入而不能容，故还之府，中阳则溜于经，中阴则溜于府之义也。然必验其舌，察其脉，有不得不下之势，方以大承气下之耳。

恽铁樵：注家皆言以上三条，每条皆冠以少阴病三字，便有脉微细、但欲寐在内。今用大承气于此等见证，则何以自解于阳明府证？如云少阴亦有大实证，则何以自解于篇首提纲？是少阴病，而云急下之，宜大承气汤，简直不通之论。

余无言：虽为阳明见证，实由少阴而来，故仍以少阴病三字冠之也。

〔评述〕

少阴病已六七日，见腹胀、不大便者，系中阴溜于腑，邪出阳明之证，既云当急下，可知必有口燥咽干、苔黄而燥、脉实有力之表现。

后世将320条、321条及本条合称为少阴三急下证。条文冠以"少阴病"三字，说明在病变过程中均经历了少阴病的病理阶段，或由三阳传入少阴，或少阴本经自病。到了急下证时，均已非少阴之常证，不可拘于必有"脉微细、但欲寐"之提纲证，否则是无法理解的。三急下的条文文字简略，必于无字中求之。既言用承气急下，痞、满、燥、实之证必有，这是学习以上条文尤其应该注意的问题。

少阴三急下证的成因，一般认为是少阴病邪从热化，劫伤津液，复传阳明，燥结成实所致，也有人认为是阳明病，应下失下，伤及少阴阴液而致，两说皆通。张璐指出："按少阴三急下证，一属传经邪热亢极，一属热邪传入胃府，一属温热发自少阴，皆刻不容缓之证，故当急救欲绝之肾水，与阳明急下三法，同源异派。"比较深刻地揭示了三急下证的本质。

（赵川荣）

〔原文〕

323. 少陰病，脉沉者，急温之，宜四逆湯。

〔校勘〕

《千金翼方》："急"作"当"。

〔提要〕

本条是从脉象决定回阳急治之法。

〔选注〕

成无己：既吐且利，小便复利，而大汗出，下利清谷，内寒外热，脉微欲绝者，不云急温，此少阴病脉沉而云急温者，彼虽寒甚，然而证已形见于外，治之则有成法。此初头脉沉，未有形证，不知邪气所之，将发何病，是急与四逆汤温之。

尤在泾：此不详何证，而但凭脉以论治，曰少阴病脉沉者，急温之，宜四逆汤。然苟无厥逆、恶寒、下利、不渴等证，未可急与温法。愚谓学者当从全书会通，不可拘于一文一字之间者，此又其一也。

张隐庵：此承上文急下而并及于急温，意谓少阴主火、主气，病火热在上，而无水阴相济者，宜急下；病阴寒在下，而无阳热之化者，当急温，缓则如焚如溺矣。夫病有缓急，方有大小，若以平和汤治急证者，与庸医杀人同律。

汪琥：少阴病，本脉微细，但欲寐，今者轻取之微脉不见，重取之细脉几亡，伏匿而至于沉，此寒邪深中于里，殆将入藏，温之不容以不急也。少迟则恶寒身蜷，吐利躁烦，不得卧寐，手足厥冷，脉不至等，死证立至矣。四逆汤之用，其可缓乎！

山田正珍：本节不说病证，而独说脉者，盖承上三条而发之也。言少阴病虽有如上三条所述者，若其脉沉者，不可下之，急温之可也。乃知上三条，虽名曰少阴，其脉不沉可知矣。再按：少阴病脉沉，乃脉微细而沉也，微细二字含蓄在少阴病三字中也。

吴人驹：脉沉须辨虚实及得病新久，若得之多日及沉而实者，须从别论。

〔评述〕

少阴病脉象，在提纲中已经举出是"脉微细"了，而本条更揭出一个"沉"字，可见本条的脉沉，当是沉而微细，不是沉而实大。这一点成氏没有叙及，未免美中不足。汪氏对此则描述甚详，指出此脉为"轻取之微脉不见，重取之细脉几亡，伏匿而至于沉"，是具独到之见。山田正珍也认为此"沉"当是微细而沉，"微细二字含蓄在少阴病三字之中"。吴氏更强调指出，脉沉当辨虚实，这是很值得注意的。因为本条沉脉，是内藏极虚极寒之证，故脉当沉而微细，而少阴病热化转实的大承气汤证，也可能见到沉脉，但则必然沉而有力。此二者，一为极虚极寒，一为大实大热，于此水火两异之机，若虚实不辨，攻补误施，则生死易如反掌。因此，仅据脉沉而不进一步明辨虚实，是不够全面的。这些方面，正如尤氏所说，要会通全书，不可拘于一文一字之间，才能得其要领。

本条仅叙脉沉，并没有指出亡阳虚脱之证，为什么又提出要"急温之"呢？我们体会，这"急温之"三字，正是仲景示人对虚寒之证应该早期治疗，以免延误病机的谆谆告诫。诚如成氏所言，如下利清谷，四肢厥逆等证悉具，则显而易见属于少阴虚寒证，稍具医学知识的医生，都会放胆使用温药治疗，本条虽上述诸证未必悉具，但见脉沉微细，则是少阴虚寒的本质已经显露，此时，若不急用温法，吐利厥逆等亡阳证症状，便会接踵而来。因此，提"急温之"，不但有利于把握时机，提高疗效，而且对于防止病情发生不测之变也有积极的意义。

本条的辨证要点应重在少阴病的全身症状，不应完全注重脉沉。脉沉固然是少阴病证之一，但若全身症状不一，则其治也各异。如301条"少阴病，始得之，反发热，脉沉者，麻黄细辛附子汤主之"，305条"少阴病，身疼痛，手足寒，骨节痛，脉沉者，附子汤主之"都是，可与本条对看。

（张士卿）

〔原文〕

324. 少陰病，飲食入口則吐，心中溫溫欲吐，復不能吐，始得之，手足寒，脈弦遲者，此胸中實⁽¹⁾，不可下也，當吐之；若膈上有寒飲⁽²⁾，乾嘔者，不可吐也，當溫之，宜四逆湯。

〔校勘〕

《金匮玉函经》："则吐"作"即吐"；"心中温温"作"心下嗢嗢"。"不可吐"下无"也"字。

《千金方》：作"心中嗢嗢"。

《金匮玉函经》、成无己本："当"均作"急"。

〔词解〕

温温：同愠愠，是欲吐不吐，心中自觉泛泛不适的意思，即后世所说的恶心。

〔句解〕

(1) 胸中实：是指胃中有痰涎，故为实证。

(2) 膈上有寒饮：系指阳虚不化，水饮停于胃中，属于虚证。

〔提要〕

胸中实宜吐与膈上有寒饮宜温的证治。

〔选注〕

成无己：伤寒表邪传里，至于少阴。少阴之脉，从肺出，络心注胸中。邪既留于胸中而不散者，饮食入口则吐，心中温温欲吐，阳气受于胸中，邪既留于胸中，则阳气不得宣发于外，是以始得之，手足寒，脉弦迟，此是胸中实，不可下，而当吐。其膈上有寒饮，亦使人心中温温而手足寒，吐则物出，呕则物不出，吐与呕别焉。胸中实，则吐而物出；若膈上有寒饮，则但干呕而不吐也。此不可吐，可与四逆汤以温其膈。

尤在泾：肾者，胃之关也，关门受邪，上逆于胃，则饮食入口即吐，或心中温温欲吐，而复不能吐也。夫下气上逆而为吐者，原有可下之例，如本论之哕而腹满，视其前后，知何部不利者而利之。《金匮》之食已即吐者，大黄甘草汤主之是也。若始得之，手足寒，脉弦迟者，胸中邪实而阳气不布也，则其病不在下而在上，其治法不可下而可吐，所谓因其高者而越之也。若膈上有寒饮而致干呕者，则复不可吐而温可，所谓病痰饮者，当以温药和之也。故实可下，而胸中实则不可下；饮可吐，而寒饮则不可吐。仲景立法，明辨详审如此。

柯韵伯：欲吐而不吐者，少阴虚证，此饮食入口即吐，非胃寒矣。心下温，即欲吐，温止则不欲吐矣。复不能吐者，寒气在胸中，似有形而实无形，非若有形而可直拒之也。此病升而不降，宜从高者抑之之法，下之则愈矣。而不敢者，以始得病时手足寒，脉弦迟，疑其为寒，今以心下温证之，此为热实，然实不在胃而在胸中，则不可下也，当因其势而利导之，不出高者越之之法。然病在少阴，呕吐多属于虚寒，最宜细究。若膈上有寒饮，与心下温者不同，而反干吐者，与饮食即吐者不同矣，瓜蒂散不中与也……手足寒，脉弦迟，有心温膈寒二证，须着眼。

《金鉴》：饮食入口即吐，且心中嗢嗢欲吐复不能吐，恶心不已，非少阴寒虚吐也，乃胸中寒实吐也。故始得之脉弦迟。弦者饮也，迟者寒也。而手足寒者，乃胸中阳气，为寒饮所阻，不能通于四肢也。寒实在胸，当因而越之，故不可下也。若膈上有寒饮，但干呕有声而无物出，此为少阴寒虚之饮，非胸中寒实之饮也，故不可吐，惟急温之，宜四逆汤或理中汤加丁香、吴茱萸亦可也。

程郊倩：温温字，与下文寒饮字对；欲吐复不能吐，与下文干吐字对。干，空也。饮食入口即吐，业已吐讫矣，仍复温温欲吐，复不能吐，此非关后入之饮食，吐之未尽，而胸中另有物，为之格拒也。胸中实者，寒物窒塞于胸中，则阳气不得宣越，所以脉弦迟，而非微细者比，手足寒，而非四逆者比，但从吐治，一吐而阳气得通。若膈上有寒饮，干呕者，虚寒从下上，而阻留其饮于胸中，究非胸中之病也，直从四逆汤，急温其下矣。

黄坤载：入口即吐者，新入之饮食，心中温温欲吐，复不能吐者，旧日之痰涎。此先有痰涎在胸，故食入即吐，而宿痰胶滞，故不能吐。温温者，痰阻清道，君火郁遏，浊气翻腾之象也。手足寒者，阳郁不能四达也，阳衰湿旺，是以脉迟，土湿木郁，是以脉弦，此胸中邪实，不可下也。腐败壅塞，法当吐之，若膈上有寒饮干呕，则土败胃逆，当急温之，宜四逆汤。

曹颖甫：饮食入口即吐，有肠胃隔塞不通而热痰上窜者，于法当下，此《金匮》大黄甘草汤证也。惟肠胃不实而气逆上膈者，不在当下之例。所谓心中温温欲吐者，譬如水之将沸，甑底时泛一沤。气上逆者不甚，故欲吐而复不能吐，今人谓之泛恶。始得之手足寒，则中阳不达可知。脉弦为有水，迟则为寒，寒水留于心下，故曰胸中实，此与太阳篇气上冲咽喉不得息者同例。彼言胸有寒，为水气在心下，故宜瓜蒂散以吐之；此言胸中实，亦心下有气，故亦宜瓜蒂散以吐之。仲师所以不列方治者，此节特为少阴寒证不可吐而当温者说法，特借不可下而当吐者以明其例耳。惟膈上有寒饮干呕，其方治似当为半夏干姜散，轻则小半夏加茯苓汤，仲师乃谓宜四逆汤者，按《金匮》云："呕而脉弱，小便复利，身有微热见厥者，难治，四逆汤主之。"少阴本证，脉必微细，四肢必厥逆，水寒血冷，与《金匮》脉弱见厥相似，而为阴邪上逆之危候，故亦宜四逆汤也。

〔评述〕

本条当分作两节来看。第一节"少阴病……当吐之"，是胸中有痰实，可用吐法治疗的瓜蒂散证。因胸中有痰涎等实邪阻塞，所以饮食入口则吐，即使是不当进食之时，也感觉胸中泛泛而欲以一吐为快，但毕竟由于痰涎胶滞，因此又欲吐复不能吐。手足寒是胸中阳气，为痰涎所阻，不能达于四肢。弦脉主痰饮，弦而兼迟是痰浊阻遏，阳气不布之象。况且，此病以始得之时，即见手足寒、脉弦迟等现象，尤为胸中邪实之确据。胸中实为邪在上，自非攻下之剂所能驱除，所以说"不可下也"。《内经》谓"其高者，因而越之"，所以说"当吐之"，可选用瓜蒂散一类方剂治之。本节可与太阳篇166条"病如桂枝证，头不痛，项不强，寸脉微浮，胸中痞硬，气上冲咽喉，不得息者，此为胸有寒也，当吐之，宜瓜蒂散"和厥阴篇355条"病人手足厥冷，脉乍紧者，邪结在胸中，心下满而烦，饥不能食者，病在胸中，当须吐之，宜瓜蒂散"等参看。

第二节"若膈上有寒饮……宜四逆汤"，是膈上有寒饮，当用温法治疗的四逆汤证。膈上有寒饮，是由于中下焦阳虚，不能运化，以致水饮停聚而形成，虚寒之气，由下逆上，所以出现干呕之症。此节膈上有寒饮与上节胸中实，虚实判然有别，病位上下各异，因此，催吐之法自在禁用之例。《金匮要略》云："病痰饮者，当以温药和之。"故本证"当温之，宜四逆汤"，以探本之治，用姜附以温脾肾之阳，俾阳气运行，则寒饮自散。

从选注看，各家对于本证的看法大体一致。尤氏对于虚实辨证、治疗异同的分析，尤为精当。对于"温温"二字的理解，柯氏理解为寒温之"温"，认为"心温膈寒二证"相对，程氏亦认为"温温字与下文寒饮对"，这种认识实可谓"千虑之一失"，不若曹氏"所谓心中温温欲吐者，譬如水之将沸，甑底时泛一沤"；黄氏认为"痰阻清道，浊气翻腾"以及《金鉴》所谓"恶心不已"之解释较为生动而确切。对于"脉弦迟"的理解，黄氏认为脉弦为"土湿木郁"，脉迟为"阳衰湿旺"；《金鉴》认为"弦者饮也，迟者寒也"，无论从病理上，或治法上都于理难通，就从本身的注释来看，也前后矛盾。本证之所以出现脉象弦迟，主要是由于痰涎实邪阻结，阳郁不宣，脉气受遏所致，观阳明腑实的大承气汤证，因燥实内结而见迟脉者足可为凭。至于"胸中实"一证，柯氏认为是"热实"，《金鉴》、程氏、曹氏等皆认为属"寒实"，其实均未揭示出疾病的本质，不如黄氏认为"痰涎在胸，宿痰胶滞"较为妥切，且与用瓜蒂散之吐法更能合拍。

（张士卿）

〔原文〕

325. 少陰病，下利，脉微涩，嘔而汗出，必數更衣，反少者[1]，當溫其上，灸之。原注：脉經云，灸厥陰可五十壯。

〔校勘〕

《金匮玉函经》：原注"五十壮"上无"可"字。

〔词解〕

(1) 必数更衣，反少者：指大便次数多而量反少。钱潢云："即里急后重之谓也。"舒驰远云："数更衣而出恭反少也，出恭者，矢去也。"

〔句解〕

（1）下利，脉微涩，呕而汗出，必数更衣：下利，脉微涩是脾肾阳虚，气血俱不足；呕而汗出是里寒上逆，迫阳外亡；必数更衣，反少者是阳气虚而下陷。下利汗出，阳气不断亡失，营血难以维持，但主要是阳气衰陷，故治疗当以温阳举陷为急。

（2）当温其上，灸之：方有执云："上，谓顶，百会是也。"汪琥云："百会，治小儿脱肛不差，此证亦灸之，升举其阳也。"温其上系指用灸法，灸法的穴位以百会为主，可以在此穴用隔姜灸。也可配合中脘、关元、气海等任取一穴，加灸足三里则效力更大。

〔提要〕

少阴下利而阳虚气陷的证候和治法。

〔选注〕

方有执：微，阳虚也；涩，血少也；汗出，阳气不能固外，阴弱不能内守也；更衣反少者，阳虚则气下坠，血少所以勤努责，而多空坐也。上谓顶，百会是也；灸，升举其阳，以调养夫阴也。

程郊倩：少阴病下利，阳微可知，乃其脉微而且涩，则不但阳微而阴且竭矣。阳微故阴邪逆上而呕，阴竭故汗出而勤努责，一法之中，既欲助阳，兼欲助阴，则四逆、附子辈俱难用矣。惟灸顶上百会穴以温之，既可代姜附辈之助阳而行上，更可避姜附辈之辛窜而燥下，故下利可止，究于阴血无伤。可见病在少阴，不可以难用温，遂弃去温也。

钱潢：阳气衰少则脉微，寒邪在经则脉涩；阴邪下走则利，上逆则呕也。肾藏之真阳衰微，不能升越而为卫气，卫气不密，故汗出也；必数更衣，反少者，即里急后重之谓也，乃下焦阳虚，清阳不能升举，少阴寒甚，阴气内迫，而下攻也。阳气陷入阴中，阴阳两相牵掣，致阴邪欲下走而不得，故数更衣；阳气虽不得上行，犹能提吸，而使之反少也。当温其上，前注皆谓灸顶上百会穴，以升其阳，或曰仲景无明文，未可强解。以意测之，非必巅顶，然后谓之上也。盖胃在肾之上，当以补暖升阳之药温其胃，且灸之，则清阳升，而浊阴降，水谷分消，而下利自止矣。灸之者，灸少阴之脉穴，或更灸之三脘也。即前所谓当灸之，附子汤主之之法。

〔评述〕

少阴病脉微涩，微是阳气虚，涩是阴血少，阴邪上逆则呕，阳虚而卫外不固则汗出，阳主升，虚则气下坠故数更衣，阴虚则肠乏津液濡润，故量反少。本证不仅是阳气阴血两虚，而且是阳气虚而下陷，阴邪盛而上逆，用温寒降逆剂则有碍于下利，用温寒升阳剂则有碍于呕逆，汤剂难施，所以用灸法治疗。然而这毕竟是权宜之法，所以说"当温其上"，若病情稍有转机，则配合汤剂内服，还是必要的。

从各家之注来看，方氏、程氏均认为本证是阳虚血少，这是正确的。但程氏又说证既阳虚血少，则"一法之中，既欲助阳，兼欲助阴"，势难兼顾，所以采用灸法。本证虽属阴阳两虚，但仍以阳虚为急，病的机转，不但阳虚气陷，同时阴盛气逆，如单用升阳之剂，必有碍于呕逆，但阳虚下陷又必须升举其阳，所以用灸法温其上部，以补汤剂之不足。钱氏认为脉微为阳气衰少，脉涩为寒邪在经，没有看到阳虚之中尚有血少一端，是其不足之点。但他认为"当温其上"的"上"，不能局限理解为巅顶百会，而以肾上胃脘之处皆可谓之"上"，所以"当以补暖升阳之药温其胃，且灸之"，如此药物与灸法配合，"则清阳升而浊阴降，水谷分消而下利自止矣"，这种看法似较全面。

（张士卿）

辨厥阴病脉证并治

〔原文〕

326. 厥陰之爲病，消渴，氣上撞心，心中疼熱，饑而不欲食，食則吐蚘。下之利不止。

〔校勘〕

《金匮玉函经》："食则吐蚘"作"甚者食则吐蚘"。

《金匮玉函经》《脉经》《千金翼》："下之利不止"均作"下之不肯止"。

〔词解〕

蚘：蚘是蛔的异体字，指蛔虫。

〔提要〕

厥阴病寒热错杂证和蛔厥证。

〔选注〕

陆九芝：厥阴之上，风气主之，中见少阳火化，故有热；人身无阳，到此亦化阳邪退伏于内，不能交达于外，故有厥。此其热固是热，而其厥则更是热，非当其热时则为热，而当其厥时即为寒也。

舒驰远：此条阴阳错杂之证也。消渴者，膈有热也，厥阴邪气上逆，故上撞心。疼热者，热甚也，心中疼热，阳热在上也。饥而不欲食者，阴寒在胃也。强与食之，亦不能纳，必与蚘俱出，故食即吐蚘。此证上热下寒，若因上热误下之，则上热未必即去，而下寒必甚，故利不止也。

张卿子：尝见厥阴消渴数症，舌尽红赤，厥冷脉微，渴甚，服白虎黄连等汤皆不救，盖厥阴消渴，皆是寒热错杂之邪，非纯阴亢热之证，岂白虎黄连等药所能治乎？

沈尧封：此厥阴病之提纲也，然消渴气上撞心，心中疼热，饥不欲食，食则吐蚘之外，更有厥热往来，或呕、或利等症，犹之阳明病，胃家实之外，更有身热汗出、不恶寒、反恶热等证，故阳明病必须内外证合见，乃是真阳明；厥阴病亦必内外证合见，乃是真厥阴。其余或厥、或利、或呕，而内无气上撞心、心中疼热等症，皆似厥阴而实非厥阴也。

汤本求真：厥阴为阴证之极，病毒迫于上半身，而尤以头脑为最，遂现消渴、心中疼热之症，且虽感空腹，然不欲饮食，强食则时吐蛔虫，误泻下之，则下利遂致不止。一言以蔽之，阴虚证而上热下寒之剧者乃是也。

〔评述〕

对厥阴病的实质，历来看法不一，大体可归纳为以下几种：①认为厥阴为两阴交尽，为阴之极，因此厥阴病的本质是寒。②认为厥阴是阴尽阳生，阳气来复，复气不及则寒，复气太过则热，或为寒热错杂。③认为厥阴病的本质是热。

我们认为厥阴病的本质是热。热厥至极也可转化为寒厥，正如335条所说："伤寒一二日至四五日，厥者必发热。前热者，后必厥，厥深者热亦深，厥微者热亦微，厥应下之。"厥阴篇中的寒厥，如当归四逆汤证、吴茱萸汤证等，都是作为鉴别诊断列入篇中的。

研究厥阴病应和温病结合起来，厥阴病包括手厥阴心包和足厥阴肝的病理改变。厥阴之上，风气主之，阳明热盛至极，邪入心包，引动肝风而厥；少阴病阴虚内热，也可水不涵木而虚风内动，抽搐肢厥。所以养阴、清热、攻下是治疗厥阴病的主要方法。

（李铁军）

〔原文〕

327. 厥陰中風，脉微浮爲欲愈，不浮爲未愈。

〔校勘〕

《金匮玉函经》《千金翼方》："脉"上均有"其"字。

〔提要〕

厥阴病脉见微浮为欲愈的证候。

〔选注〕

成无己：经曰，阴病见阳脉而生。浮者阳也。厥阴中风，脉微浮，为邪气还表，向汗之时，故曰欲愈。

《金鉴》：厥阴中风，赅伤寒而言也。脉微，厥阴脉也；浮，表阳脉也。厥阴之病，既得阳脉之浮，是其邪已还于表，故为欲愈也。不浮则沉，沉，里阴脉也，是其邪仍在于里，故为未愈。

方有执：风脉当浮，以厥阴本微缓不浮，故微浮，则邪见还表，而为欲愈可诊。不浮，反不然。

钱潢：邪入阴经，脉多沉迟细紧，故其邪不易出表；若得微浮，为邪气向外，仍归太阳而欲解矣。

柯韵伯：厥阴受病，则尺寸微缓而不浮，今微浮，是阴出之阳，亦阴病见阳脉也。有厥阴中风欲愈脉，则应有未愈证，夫以风木之脏，值风木主气，时复中于风，则变端必有更甚他经者，不得一焉，不能无阙文之憾。

〔评述〕

本证脉微浮，应当是微浮轻缓柔和，寓有不沉、不弦等病脉之意，也非太阳伤寒脉浮紧之浮象，故为欲愈。若不浮，即沉脉之意，沉主里，说明邪气在内未解，故为未愈。柯氏指出"应有未愈之证"，固然有理，但条文本意在于通过脉象判断厥阴病的预后，故不详言有何未愈之证，这是可以理解的，所以他认为"不能无阙文之憾"，是不可取的。

（李铁君）

〔原文〕

328. 厥陰病，欲解時，從丑至卯上[1]。

〔校勘〕

《金匮玉函经》《千金翼方》："从丑至卯上"均作"从丑尽卯"。

〔句解〕

(1) 从丑至卯上：夜间一点至早晨五点。

〔提要〕

推测厥阴病欲解时。

〔选注〕

张令韶：少阳旺于寅卯，从丑至卯，阴尽阳生也，厥阴解于此时，中见少阳之化也。

徐旭升：三阳解时，在三阳旺时而解；三阴解时，亦从三阳旺时而解，伤寒以生阳为主也。

〔评述〕

厥阴中见少阳之化，病可望愈，欲解时之"欲"字，当活看，并非肯定之辞，大体如此，尚待进一步验于实践。

（李铁军）

〔原文〕

329. 厥陰病，渴欲飲水者，少少與之愈。

〔校勘〕

《金匮玉函经》《千金翼方》："愈"上均有"即"。

〔提要〕

厥阴病阳复口渴的处理。

〔选注〕

成无己：邪至厥阴，为传经尽，欲汗之时，渴欲得水者，少少与之，胃气得润则愈。

尤在泾：厥阴之病，本自消渴，虽得水未必即愈。此云"渴欲饮水，少少与之愈"者；必热邪还返阳明之候也。热还阳明，津液暴竭，求救于水，少少与之，胃气则和，其病乃愈，若系厥阴，则热足以消水，而水岂能消其热哉。

钱潢：邪在厥阴，惟恐其下利厥逆，乃为恶疾，若欲饮水，是阳回气暖，胃中燥热而渴，已复归阳明矣。若热气有余，则又有口伤烂赤，咽喉不利、吐脓血之变，故可少少与之，令阴阳和平则愈也。

〔评述〕

厥阴病本可口渴，条文言"少少与之愈"，可见此处之口渴，并非邪热亢盛，而是邪气已去，阴液未充，必已无厥阴病之脉证。尤氏释为热还阳明，津液暴竭，显属谬误。所以强调"少少与之"，意在告人，久病初愈，胃气未复，若一时暴饮，恐有停饮不化之弊，非独厥阴病愈初如此，诸病皆同此理。

（李铁军）

〔原文〕

330. 諸四逆厥者，不可下之，虛家亦然。

〔校勘〕

《金匮玉函经》从本条以下至篇末，别为一篇，题曰"辨厥利呕哕病形证治第十"。

〔提要〕

寒厥与虚寒者的治疗禁忌。

〔选注〕

尤在泾：按成氏曰，四逆，四肢不温也；厥者，手足冷也。然本篇云，厥者，手足逆冷是也。又云，伤寒脉促，手足厥逆者，可灸之。其他凡言厥逆之处不一，则四逆与厥，本无分别，特其病有阴阳之异耳。此条盖言阴寒厥逆，法当温散温养之，故云不可下之。前条（按：指335条）云厥应下之者，则言邪热内陷之厥逆也。学者辨之。虚家，体虚不足之人也，虽非四逆与厥，亦不可下之。经云，无实实，无虚虚，而遗人夭殃，此之谓也。

陈修园：手冷至肘，足冷至膝为四逆；手冷至腕，足冷至踝为厥。凡诸四逆厥者，多属阳气太虚，寒邪直入之证，而热深者亦间有之。虚寒厥逆其不可下，固不待言，即热深致厥，热盛于内，内守之真阴被灼几亡，不堪再下以竭之。吾为之大申其戒曰，此皆不可下之。推而言之，凡阴虚阳虚之家，即不厥逆，其不可下亦然。

〔评述〕

厥逆是一种症状，其有属虚寒，也有属实热。尤氏举335条"厥应下之"与本条对比，以明辨于学者，甚为得当。陈修园认为虽热厥也不可下，"大申其戒"，是对"下之"二字的误解。这里的"下"不专指攻下法，实包括350条治"脉滑而厥"的白虎汤，356条治"伤寒厥而心下悸"的茯苓甘草汤等，"下之"可理解为祛邪之意。本条"诸四逆厥者，不可下之"指的是虚寒证的厥逆，若误用祛邪之法，必犯虚虚之戒。由此推理，无论有无厥逆的表现，凡属虚证，皆不可单纯攻邪。

（朱邦贤）

〔原文〕

331. 傷寒先厥，後發熱而利者，必自止，見厥復利。

〔提要〕

厥热与下利的关系。

〔选注〕

成无己：阴气胜则厥逆而利，阳气复则发热，利必自止，见厥则阴气还胜而复利也。

柯韵伯：先厥利而后发热者，寒邪盛而阳气微，阳为阴抑故也。其始也，无热恶寒而复厥利，疑为无阳，甚继也。发热而厥利自止，是为晚发，此时阴阳自和则厥。若阴气胜，则虚热外退，而真寒内生，厥利复作矣。厥与利相应应愈，是阳消阴长之机。

章虚谷：邪入阴则厥，出阳则热，阳主升，其利必自止，阴主降，故见厥复利也。

〔评述〕

《伤寒论译释》指出："诸家对厥热胜复的认识大体一致，张兼善氏关于阴阳胜复的机转尤多阐发。张璐氏指出见厥复利乃予为防变之词亦是，但又说非阴证始病便见厥利也，这就大有可商了。"我们知道三阳经的共同特点是发热，三阴经的共同特点是下利，太阴则腹满自利，少阴则下利清谷，厥阴则厥利并见，所以病涉阴经，多有下利的证候。在临床上我们又不必拘执病程的长短，只要是厥逆、下利并见的证候，都应考虑到可能病属厥阴，因此，张氏的说法是不够妥当的。

（于振宣）

〔原文〕

332. 傷寒始發熱六日，厥反九日而利，凡厥利者，當不能食，今反能食者，恐爲除中⁽¹⁾。食以索餅⁽²⁾，不發熱者，知胃氣尚在，必愈，恐暴熱來出而復去也，後日脉之⁽³⁾，其熱續在者，期之旦日⁽⁴⁾夜半愈，所以然者，本發熱六日，厥反九日，復發熱三日，并前六日，亦爲九日，與厥相應，故期之旦日夜半愈。後三日脉之，而脉數，其不罷者，此爲熱氣有餘，必發癰膿也。

〔校勘〕

《金匱玉函经》："后日脉之"作"后三日脉之"。无自"所以然者"以下至"故期之旦日夜半愈"止，共三十八字。

〔词解〕

(1) 除中：证名。除中是胃气将绝的一种反常表现，即本应不能食，而反能食。

(2) 食以索餅："食"通"饲"。索饼，小麦面做成的一种条状食物。即给病人索饼吃。

(3) 脉之：即诊察病人。

(4) 旦日：即明日。

〔提要〕

除中的辨证及以寒热消长判定厥阴病之预后。

〔选注〕

柯韵伯：病虽发于阳，而阴反胜之，厥利，此胃阳将乏竭矣。如胃阳未亡，腹中不冷，尚能化食，故食之自安，若除中则反见善食之状，如中空无阳，今俗云食禄将尽者是也。此为阳邪入阴，原是热厥热利，故能食而不为除中，其人必有烦躁见于外，是热深厥亦深，故九日复能发热，复热则厥利自止可知。日热续在，则与暴出有别。续热三日来，其脉自和可知，热当自止，正与厥相应，故愈。此愈指热言。夜半者，阳得阴则解也。若续热三日而脉数，可知热之不止，是阳气有余，必有痈脓之患。便脓血是阳邪下注于阴窍；发痈脓，是阳邪外溢于形身，俗所云伤寒留毒者是也。

《金鉴》：热而不厥为阳，厥而不热为阴，伤寒始发热六日，厥亦六日，至七日仍发热而不厥者，是阳来复当自愈也。今厥九日，较热多三日，是阴胜阳，故下利也。凡厥利者，中必寒，当不能食，今反能食，恐是阴邪除去胃中阳气而为除中之病也。恐者，疑而未定之辞也，故以索饼试之，食后不发热则为除中，若发热，知胃气尚在，则非除中，可必愈也。若食后虽暴发热，恐热暂出而复去，仍是除中，故必俟之三日，其热续在不去，与厥相应，始可期之旦日夜半愈也；若俟之三日后，虽热不罢而亦不愈，其脉犹数者，此为热气有余，留连营卫，必发痈脓。又曰，不发热之"不"字，当是"若"字。若是"不"字，即是除中，何以下接恐暴热来出而复去之文也。

魏念庭：食索饼以试之，若发热者，何以知其胃气亡，则此热暴来出而复去之热也，即如脉暴出者，知其必死之义也。阴已盛极于内，孤阳外走，出而离阴，忽得暴热，此顷刻而不救之症也。凡仲景言日，皆约略之辞。如此九日之说，亦未可拘，总以热与厥较其均平耳。

〔评述〕

《金鉴》对本条的解释比较清楚。本条说明了三个方面的情况：①厥多于热时，反而能食，有可能是除中证；②可以用饮食的方法观察发热情况，判断预后；③说明厥阴病厥、热并存时向愈机理是厥热相等，假如阳复太过，热气偏亢也能发生热化变证。魏氏指出"凡仲景言日，皆以约略之辞"有其道理，此以日数之多少说明厥热的进退，临证不可拘泥。厥多热少，为阳衰阴盛，病转危重；厥热相等，为向愈之兆。《金鉴》认为食索饼后不发热的"不"当是"若"字，此说不妥。因此处不发热是与暴热相对而言，含有不发暴热，食后安然之意，若将不发热误作手足厥逆，则与原意相违。此时若发热续而不去，亦不为除中，故此句仍以魏氏的解释为妥。

（于振宣）

〔原文〕

333. 傷寒脉遲六七日，而反與黃芩湯徹[1]其熱，脉遲爲寒，今與黃芩湯，復除其熱，腹中應冷，當不能食，今反能食，此名除中，必死。

〔校勘〕

《金匮玉函经》："今与"作"而与"。

《金匮玉函经》《千金翼》："此名"均作"此为"。

〔词解〕

(1) 彻：音辙（chè），除也。此处作治疗解。

〔提要〕

误治转为除中的危证。

〔选注〕

成无己：伤寒脉迟六七日，为寒气已深，反与黄芩汤寒药，两寒相搏，腹中当冷，冷不消谷，则不能食，反能食者，除中也。四时皆以胃气为本，胃气已绝，故云必死。

刘守真：除者，除去也，与除夕之除同意。夫脉迟为寒，胃中真阳已薄，不可更与凉药，盖胃暖乃能纳食，今胃冷而反能食，则是胃之真气发露无余，而胃阳亦必渐去而不能久存，故必死。腹中即胃中也。

汪琥：脉迟为寒，不待智者而后知也，六七日反与黄芩汤者，必其病初起，便发厥而利，至六七日阳气回复，乃乍发热而利未止之时，粗工不知，但见其发热下利，误认以为太少合病，因与黄芩汤彻其热，彻即除也。又脉迟云云者，申明除其热之误也。

〔评述〕

上条是未经误治而自转逆候，本条是阴证误用寒凉，而造成中气败绝之除中，提示医者临床当注意以往脉证和治疗经过。注家解释都很中肯，柯氏、刘氏详细探讨除中的病机，说理深透；成氏之解条理分明；汪氏更能进一步推测其误治原委，于后学者颇有启发。

（于振宣）

〔原文〕

334. 傷寒先厥後發熱，下利必自止，而反汗出，咽中痛者，其喉爲痹[1]。發熱無汗，而利必自止，若不止，必便膿血，便膿血者，其喉不痹。

〔校勘〕

《金匱玉函經》："若不止"作"不止者"。

〔詞解〕

（1）其喉为痹：指喉部痛而红肿。

〔提要〕

先厥后热、阳复太过的两种病变。

〔选注〕

成无己：伤寒先厥而利，阴寒气胜也。寒极变热后发热，下利必自止，而反汗出，咽中痛，其喉为痹者，热气上行也。发热无汗而利必自止，利不止，必便脓血者，热气下行也。热气下而不上，其喉亦不痹也。

汪琥：先厥后发热，下利必自止，阳回变热，热邪太过而反汗出咽中痛者，此热伤上焦气分也。其喉为痹，痹者闭也，此以解咽中痛甚，其喉必闭而不通，以厥阴经循喉咙之后，上入颃颡故也。又热邪太过，无汗而利不止，便脓血者，此热伤下焦血分也。热邪泄于下，则不干于上，故云其喉不痹。

〔评述〕

本条先厥后热，是阴退而阳进。阴阳相平，则愈。若阳复太过，转归有二：热邪上攻向外，症见汗出、咽痛等；热邪向内下攻，可致便脓血。热邪泄于下则不干于上，攻于上则不从下泄，以邪有出路故也。本证的治疗，喉痹可选用养阴清热解毒之类药物；便脓血者，可考虑用白头翁汤、黄芩汤之类方剂。

（于振宣）

〔原文〕

335. 傷寒一二日至四五日，厥者必發熱，前熱者後必厥，厥深者熱亦深，厥微者熱亦微，厥應下之，而反發汗者，必口傷爛赤。

〔校勘〕

《金匮玉函经》、成无己本：在"四、五日"下均有"而"字。

〔提要〕

热厥病机及治法宜忌。

〔选注〕

程郊倩：伤寒毋论一二日至四五日而见厥者，必从发热得之，热在前，厥在后，此为热厥，不但此也，他证发热时不复厥，发厥时不复热，盖阴阳互为胜复也。惟此证孤阳操其胜势，厥自厥，热仍热，厥深则发热亦深，厥微则发热亦微，而发热中兼挟烦渴不下利之里证，总由阳陷于内，菀其阴于外，而不相接也。

尤在泾：伤寒一二日至四五日，正阴阳邪正交争互胜之时，或阴受病而厥者，势必转而为热，阴胜而阳争之也；或阳受病而热者，甚则亦变而为厥，阳胜而阴被格也。夫阳胜而阴格者，其厥非真寒也。阳陷于中而阴见于外也，是以热深者厥亦深，热微者厥亦微，随热之浅深而为厥之微甚也。夫病在阳者宜汗，病在里者宜下，厥者热深在里，法当下之，而反发汗，则必口伤烂赤，盖以蕴隆之热而被升浮之气，不从下出而从上逆故耳。

高学山：此条之厥与他处不同，他处为冷厥，此为热厥故也。盖直中厥阴，则先厥后热，故冷而禁下；传经则先热后厥，故热而宜下也。言厥阴伤寒，其直中传经二证，除厥而不返死证外，余皆热厥相应。如先厥一二日或四五日，后必热而与厥相应。如前热一二日或四五日，后必厥而与热相应，此种先热后厥之证，与寻常冷厥大异，盖其内既热，又与阴阳不相顺接，则是热逼阴气于外而厥，故又将前后相应之理变为内外，外厥冷至肘膝而深者内热亦深，外厥冷至手足而微者内热亦微，热厥与阳明胃实同治，以胃实而阻塞阳气，不得外通也。当视其热之深微而量主大小承气以下之。若因厥冷而误为太阳恶寒证，反用汤药以发其汗，则干以济热，而且提热于上，则不特咽痛喉痹而且口伤烂赤矣。

〔评述〕

学习本条可分三段理解：

（1）"伤寒一二日至四五日"，说明发病之经过时间，日数为约辞。

（2）"厥者必发热"至"厥微者热亦微"说明热厥的病机病证，由热邪内伏，阳气闭郁于内，格阴于外所致。多数注家对此认识大体一致。如高氏、程氏均明确指出此为热厥。尤氏着重论述热厥的成因，或由寒化热，或阳盛格阴，并非寒热对举。

"厥者必发热，前热者后必厥"，是指热厥发病的两种情况，或先见厥而后见热，或先见热而后见厥，厥时必有内热，而热时没有厥则不能理解为寒厥和热厥两种病证。

（3）"厥应下之"至"必口伤烂赤"一段，说明热厥治法宜忌。热厥忌汗，这是原则。但对"厥应下之"可灵活理解，高学山氏主用大、小承气，柯韵伯主张用白虎汤或四逆散都有一定道理，需根据临床具体情况决定取舍。

此外，应该指出，本条提出"厥应下之"，330条说"诸四逆厥者，不可下之"，一言热厥一言寒厥，这是应该严格区别的。附表（表6）于后以供参考。

表6　　　　　　　　　寒厥热厥证治鉴别表

证名	病机	主证	舌象	脉象	治则
寒厥	阴寒独盛，阳气衰微不达四肢	神倦、恶寒、肢厥、口不渴，或下利清谷、小便清	舌苔淡白润滑	微细欲绝或浮大无力	宜温补禁汗下
热厥	邪热内伏，阳气内郁不达四肢	肢厥胸腹灼热、烦躁或谵语口渴、小便赤、大便秘结或热结旁流	舌红苔黄而干，甚或焦黑有芒刺	滑数或沉实有力	宜清下禁汗禁温补

〔原文〕

336. 伤寒病，厥五日，热亦五日，设六日，当复厥，不厥者自愈，厥终不过五日，以热五日，故知自愈。

〔提要〕

厥热相等为病向愈之候。

〔选注〕

黄坤载：阴胜而厥者五日，阳复而热者亦五日，设至六日，则阴当又胜而复厥，阴胜则病进，复厥者病必不愈；若不厥者，阴不偏盛，必自愈也。盖天地之数，五日以后则气化为之一变，是以阴胜而厥，终不过乎五日，阴胜而阳不能复，则病不愈；以阳复而热者，亦是五日，阴不偏胜而阳不偏负，故知自愈。

程郊倩：言外见厥证虽已得热，尤须维护其胜不为阴复，方保无虞。当厥不厥，制胜已在我，此后亦不须过亢，不是厥热付之不理，一任病气循环之谓。

魏念庭：厥热各五日，皆设以为验之辞，俱不可以日数拘，如算法设为问答，以明其数，使人得较量其盈亏也。

《金鉴》：伤寒邪传厥阴，阴阳错杂为病，若阳交于阴，是阴中有阳，则不厥冷；阴交于阳，是阳中有阴，则不发热。惟阴盛不交于阳，阴自为阴，则厥冷也。阳亢不交于阴，阳自为阳，则发热也。盖厥逆相胜则逆，逆则病进；厥逆相平则顺，顺则病愈；今厥与日相等，气自平，故知阴阳和而病自愈也。

汪琥：此条乃厥阴中寒，阳气回复而自愈之证，厥热之日数相当而厥不复发，乃真阳胜而阴寒散，故知自愈。

〔评述〕

厥阴病，有热证，有寒证。热证时亢热不退，邪热暴张，若阳极反阴，便会现厥冷之证。若真阳微，阴寒盛，厥而不回则病危殆。若真阳来复，阴霾消退，则会由厥转热，阳起与邪争，使疾病恢复正常的发展过程。

厥阴病虽厥热互见，阴阳处于消长胜复之中，然其危殆，必由热转厥，由阳转阴。故厥去热回，意味着阳气之来复，若厥去热回，厥热相当，不复再厥，谓阳已胜阴，正已胜邪，故云其可自愈也。本条就是阐述了这个问题。

诸家意见基本一致，黄氏、《金鉴》初阐明了阴阳胜复之详细情况。而汪氏则直截了当提出："厥热之日数相当，而厥不复发，乃真阳胜而阴寒散，故知自愈。"然黄氏又以五日气化之一变，解释厥热发作的日期，虽言之成理，但征诸事实，则很难尽合。魏氏指出"厥热各五日，皆设以为验之辞，俱不可以日数拘"，还比较合乎临床实际，亦与本条原意相合。

（于振宣）

〔原文〕

337. 凡厥者，陰陽氣不相順接便爲厥。厥者，手足逆冷者是也。

〔校勘〕

《金匮玉函经》、成无己本："逆冷"后均无"者"字。

〔句解〕

阴阳气不相顺接便为厥：人体阴阳之气是互相连贯互相协调的，维持着气机上下升降内外出入的正常运动，以发挥人体阴阳平衡的正常生理功能，表现在经脉上亦阴阳相贯如环无端。若阴阳之气失去这种正常相贯的协调功能则气机逆乱发生厥证。

〔提要〕

厥证的病机、主证。

〔选注〕

成无己：手之三阴三阳，相接于手十指；足之三阴三阳，相接于足十指。阳气内陷，阳不与阴相顺接，故手足为之厥冷也。

尤在泾：按经脉足之三阴三阳，相接于足十指；手之三阴三阳相接于手十指，故阴之与阳，常相顺接者也。若阳邪内入，阴不能与之相接，而反出于外则厥；阴邪外盛，阳不能与之相接，而反伏于中亦厥，是二者虽有阴阳之分，其为手足逆冷一也。

魏念庭：凡厥者，其间为寒为热不一。总由肝脏受病，而筋脉隧道同受其患，非阴盛而阳衰，阳为寒邪所陷，则阳盛而阴衰，阴为热邪所阻。二气之正，必不相顺接交通，寒可致厥，热亦可致厥也。言凡厥者，见人遇厥，当详谛其热因寒因，而不可概论混施也。夫厥之为病何状？手足逆冷是为厥也。在阴经强诸证，原以手足温冷分寒热，今凡厥俱为手足逆冷，则是俱为寒，而非热矣。不知大寒似热，大热似寒，在少阴已然，至厥阴之厥证，阴阳凡不顺接，皆厥也。又岂可概言寒邪反混施也。此仲景就厥阴病中，厥之一证。令人详分寒热，便于立法以出治也。

黄坤载：平人阳降而交阴，阴升而交阳，两相顺接，乃不厥冷。阳上而不下，阴下而不上，不相顺接，则生逆冷，不顺而逆，故曰厥逆。足三阳以下行为顺，足三阴以上行为顺，顺行则接。逆行则阴阳离析，两不相接，其所以逆行而不接者，中气之不运也。足之三阳随阳明而下降，足之三阴随太阴而上升，中气转运，胃降脾升，则阴阳顺接，中气不运，胃逆脾陷，此阴阳不接之原也。中气之所以不转运者，阴盛而阳虚也。四肢秉气于脾胃，脾胃阳旺，行气于四肢，则四肢暖而手足温，所谓阳盛而四肢实也。缘土旺于四季，故阳受气于四末，四末温暖，是之谓顺，水盛火负，阳虚土败，脾胃寒湿不能温养四肢，是以厥冷。四肢阳盛之地，而阴反居之，变温为冷，是反顺而为逆也，因名厥逆。

陈平伯：本条推原所以致厥之故，不专指寒厥言也。用凡字冠首，则知不独言三阴之厥，并赅寒热二厥在内矣。盖阳受气于四肢，阴受气于五脏，阴阳之气相贯，如环无端。若寒厥则阳不与阴相顺接，热厥则阴不与阳相顺接也。或曰：阴不与阳相顺接，当四肢烦热，何反逆冷也？而不知热邪深入，阳遏于里，不能引达四肢，亦为厥冷，实非阴与阳不相顺接之谓乎！

〔评述〕

本条进一步论述厥证之病机及临床特点。对此诸家之认识基本一致。

首先，对于本条之厥，均认为是概指寒厥热厥而言，并非单论寒厥。仅黄氏从脾胃阳虚中焦不运立论，是对厥之概念认识不清之偏见。

其次，对于厥证之病机，文中指出"阴阳气不相顺接便为厥"。诸家之见，对于"阴阳气不相顺接"的具体认识各有所长。有从经脉之循行来认识阴阳之气不相顺接而致手足逆冷者，如成氏、尤氏等；有从内外脏腑认识阴阳之气不相顺接者，如陈氏；有从中气不运，而升降失司致不主四肢、手足逆冷者，如黄氏；亦有从厥阴属肝，肝主筋脉，经脉隧道不通而致阴阳气不相顺接者，如魏氏等。这些见解都是从不同方面说明了"阴阳气不相顺接"的病理机制，说法不同，但其实质一致。所谓不相顺接，诚如黄氏所言，"不顺而逆，故曰厥逆"，即是气机逆乱之谓。从335条〔词解〕所引的《内经》关于厥证的认识来说，《内经》对于厥证之病机，亦认为是气血逆乱所致。如《素问·方盛衰论》指出"是以气多少逆皆为厥"，《素问·解精微论》也指出"夫人厥则阳气并于上，阴气并于下"，均指出了厥证之病机是气机逆乱。当然《内经》之厥证多指卒然昏仆之危重急证，而《伤寒论》之厥则多如本条所言"手足逆冷者是也"。但其病机则基本一致，均属于气机之逆乱。

正常人之阴阳气的运行是有一定规律的。如《素问·阴阳应象大论》所言"清阳发腠理，浊阴走五脏；清阳实四肢，浊阴归六腑""阴在内，阳之守也；阳在外，阴之使也"，这是指阴阳之气的内外通顺而言；除了阴阳内外出入的关系，还有所谓上下升降，如《素问·太阴阳明论》指出："故阴气从足上行至头而下行循臂至指端，阳气从手上行至头，而下行至足。"他如肺气之肃降、肝气之疏泄、脾气之为枢、心肾之相交均包含有阴阳气上下升降的协调关系，阴阳之气在人体是无不出入、无不升降的。这种升降出入的协调关系，与脏腑经络的生理功能是有密切关系的，故成氏、尤氏引手足三阴三阳经脉之循行来解释手足逆冷之产生，黄氏引上下升降之障碍以脾阳虚寒为重点、陈氏以阴阳之气内外不相顺接来解释厥证，均从不同方面阐明了阴阳气不相顺接的病理机制。实际上这些方面都发生着有机的联系，并不是彼此孤立的，而是通过脏腑经络的生理活动，使全身的阴阳保持一个协调平衡的通顺状态。某一方面的病变，都会影响整个机体升降出入的阴阳变化，只不过当这种变化达到一定程度时，才能引起厥证。其中，尤不可忽视下焦肝肾的作用。因为肾是一身阳气之源，先天水火之所居，真阴真阳之失调逆乱最易引起厥证，故病机十九条指出"诸厥固泄，皆属于下"是应该注意的。

至于寒厥成热厥的发生，则应视阴阳之气不相顺接之主要原因何在。凡厥，都是阳气不达四肢而致。但有由于阴寒过盛，阳气虚衰者，因阳虚而不能通达四肢，是阴盛而产生寒厥。如《素问·厥论》所言："寒厥何失而然也？……阳气衰，不能渗营其经络，阳气日损，阴气独在，故手足为之寒也。"虽《素问·厥论》所述之寒厥、热厥的概念同本论不完全相同，但这段话对寒厥之病机还是有指导意义的。也是由于阳热过盛，深伏于内致阴气格拒于外者，也致阳气不能通达四肢，是阳盛而产生热厥。二者虽皆为厥，但一寒一热，一虚一实自当辨明。对于寒厥、热厥之因、机、证、治的鉴别，已在第335条下列表举出，兹不赘述。但王好古对于二者之不同，其论亦可参阅。他说："夫厥有阴有阳，初得病身热，三四日后热气渐深，大便秘结，小便黄赤，或语言谵妄，而反发热者，阳厥也。初得病身不热，三四日后，阳气渐消，大便软利，小便清白，或语言低微而不发热者，阴厥也。二证人多疑之，以脉皆沉故也。然阳厥而沉者，脉多有力；阴厥而沉者，脉当无力也。若阳厥爪指有时而温，若阴厥爪指时时常冷也"。当然寒厥热厥之辨，应综合舌脉证候、全身情况及发病经过而全面分析。但王氏之见实为临床心得，对我们诊断厥证确有助益。

对于厥证之临床特点，文中明确指出："厥者，手足逆冷者是也。"实际上也说明了厥在本论中所指是指手足逆冷之证，这是不同于《内经》中厥的概念的。厥何以手足逆冷，前面的病机分析已经指出，无论寒厥热厥，均是因为阳气不能通达四肢，而致手足逆冷。因为，四肢为诸阳之本。正常时阳气发于四肢，则经脉流通，气血和调，脏腑升降出入正常进行，阴平阳秘、卫外固密、邪无从入，若阳气不能通达四肢，则经脉闭塞，气血逆乱，不仅手足逆冷，脏腑功能活动及阴阳升降出入由此而失调，故厥为重证。但由于寒厥或热厥之程度不同，手足逆冷之程度和范围亦有轻重之别。第335条之"厥深热亦深，厥微热亦微"，是指热厥之内热深伏的程度和手足厥冷之程度有相应关系。即使寒厥，其手足厥冷之程度或范围亦与阳气虚衰之程度有关。故其范围轻者仅及手足，重者可至肘膝甚及全身。

另外，有人认为"厥"和"四逆"二者不同。如《伤寒明理论》云："厥者，冷也，甚于四逆也。"他认为："四逆者，四肢逆而不温者也。"认为"四逆"是病在少阴，较轻；而"厥"是病在厥阴，较重。这种认识似有道理，而实无强分之必要。无论从本论中所载，厥、逆经常并论；还是从临床上来看，厥、逆二者很难区分，实际上都是阳气不能通达于四肢所致，病机、病症完全一致。如钱潢所云："成氏云，四逆，四肢不温也，其说似与逆冷有异，然论中或云厥，或云厥逆，或云四逆，或云厥冷，或云手足寒，或云手足厥寒，皆指手足厥冷而言也。"故不必将二者强分。

应该指出，本条论述的"阴阳气不相顺接"是厥的基本病机，我们着重分析的寒厥、热厥，亦成厥证的基本类型。但凡导致阴阳气不相顺接者均可致厥，不仅寒热二邪，其他如痰、水、食积致气滞不通，均可阻碍阴阳气之正常通顺协调而不相顺接，引起厥证。如少阴篇318条之四逆散证即气厥、厥阴篇340条之膀胱关元冷结证及355条之痰食厥、356条水停心下之厥等等均是由于痰食水寒等邪结滞而引起之厥，他如脏厥、蛔厥亦属于阴阳气不相顺接之病机，这是我们在分析厥证时应予注意的。因其内容在后述各条中，此不再赘述。

（姚乃礼）

〔原文〕

338. 傷寒脉微而厥，至七八月膚冷，其人躁無暫安時者，此爲藏厥[1]，非蚘厥[2]也。蚘厥者，其人當吐蚘令病者静，而復時煩者，此爲藏寒[3]，蚘上入其膈，故煩，須臾復止，得食而嘔，又煩者，蚘聞食臭出，其人常自吐蚘。蚘厥者，烏梅丸主之，又主久利。

〔校勘〕

《金匮玉函经》："令病者静"作"令痛者静"。"而复时烦者"作"而复时烦"，"上入其膈"作"上入膈"，并无"又主久利"。

〔词解〕

（1）脏厥：指内脏真阳极虚而引起的四肢厥冷。

（2）蚘厥：因蚘虫扰动而引起的四肢厥冷。

（3）脏寒：是指内脏虚寒而言，此处可作胃寒理解。

〔提要〕

辨脏厥和蛔厥及蛔厥的治疗。

〔选注〕

成无己：藏厥者，死，阳气绝也。蚘厥虽厥而烦，吐蚘已则静，不若脏厥而躁无暂安时也。病人脏寒胃虚，扰动上膈，闻食臭出，因而吐蚘，与乌梅丸温脏安蚘。

· 441 ·

柯韵伯:伤寒脉微厥冷,烦躁者,在六七日,急灸厥附以救之,此至七八日而肤冷不烦而躁,是纯阴无阳,因脏寒而厥,不治之证矣。然蛔厥之证,亦有脉微肤冷者,是内热而外寒,勿遽认为脏厥而不治也。其显证在吐蛔,而细辨在烦躁。脏寒则躁而不烦,内热则烦而不躁,其人静而时烦,与躁而无暂安时迥殊矣。此与气上撞心、心中疼热、饥不能食,食即吐蛔者,互文以见意也。看厥阴诸证,与本方相符,下之利不止,与又主久利句合,则乌梅丸为厥阴主方,非只为蛔厥之剂矣。

〔评述〕

本条提出以下三点对脏厥和蛔厥进行鉴别:①脏厥为躁,蛔厥为烦;②脏厥躁无暂安时,蛔厥静而复时烦;③脏厥不吐蛔,蛔厥吐蛔。我们认为应着重从病机上认识二者的区别:脏厥为真阳衰弱,阳虚不能温煦四肢而厥;蛔厥固然也有阳气不足的一方面,但厥的主要原因是蛔虫扰动,气机逆乱,阴阳不相顺接而厥。因此,除上述三点以外,还应参考病人的脉象、舌象及精神意识等方面的表现,综合分析。脏厥的病情要比蛔厥严重得多,二者在临床上的鉴别,一般说并不困难。

对于蛔证病机的认识,成氏认为是脏寒,柯氏认为是内热。前者偏重于胃中虚寒,后者偏重于膈上有热,并非矛盾,两者结合起来,即上热下寒、寒热错杂,反映了乌梅丸证的本质。

〔方剂〕

乌梅丸方

乌梅三百枚　细辛六两　乾薑十两　黄连十六两　当歸四两　附子六两（炮,去皮）蜀椒四两（出汗）　桂枝六两（去皮）　人参六两　黄蘗六两

上十味,异捣筛,合治之[(1)],以苦酒渍乌梅一宿,去核,蒸之五斗米下,饭熟捣成泥,和药令相得,内臼中,与蜜杵二千下,丸如梧桐子[(2)]大。先食服饮十丸,日三服,稍加至二十丸,禁生冷滑物臭食等。

〔校勘〕

成无己本:"丸"作"圆"。

《千金方》:"五斗米"作"五升米","泥"作"堊","和药"作"盘中搅"。

《金匮玉函经》:"饭熟"作"饭熟取"。"臭食"作"食臭"。

〔词解〕

(1) 异捣筛,合治之:分别捣碎过筛,再混合在一起。

(2) 梧桐子大:一梧桐子大重约0.3g。

〔方解〕

本方以乌梅敛肝安蛔,蜀椒温中杀虫,桂枝、附子、细辛、干姜温阳散寒,黄连、黄柏清热止呕,人参、当归补气养血。由于本方寒热并用,补泻兼施,故不仅用于蛔厥之证,对邪气未尽而寒热错杂之久利也有良效。

〔验案〕

某,蛔厥心痛,痛则呕吐酸水,手足厥冷,宜辛苦酸治之:川连、桂枝、归身、延胡、川椒、茯苓、川楝子、炮姜。(《静香楼医案》)

〔评述〕

乌梅丸是治疗厥阴病的主方之一。伤寒邪入厥阴，病情大多属寒热错杂，虚实互见。乌梅丸的组方，寒温并用，补泻兼施，正是根据厥阴病的特点而设。本方苦辛酸合用，符合"蛔得酸则静，得辛则伏，得苦则下"之旨，故功能温脏安蛔，用以治蛔厥，疗效卓著。后世制蛔的方剂，多由此方化裁而成，如《通俗伤寒论》的连梅安蛔汤、《万病回春》的理中安蛔汤，以及《常见急腹症》的安蛔汤等。现代临床多以此方加减治疗蛔虫性肠梗阻、胆道蛔虫症，多获良效，足见本方有继续研究分析之必要。

（段荣书　陈　庚）

〔原文〕

339. 傷寒熱少微厥[1]，指頭寒，嘿嘿不欲飲食，煩躁，數日小便利，色白者，此熱除也，欲得食，其病爲愈。若厥而嘔，胸脅煩滿者，其後必便血。

〔校勘〕

《千金翼方》："指头"作"稍头"。

〔词解〕

（1）微厥：厥逆轻微。

〔提要〕

热厥轻证的转归和辨证。

〔选注〕

柯韵伯：身无大热，手足不冷，但指头寒，此热微厥亦微也。凡能食不呕，是三阴不受邪，若其人不呕，但嘿嘿不欲食，此内寒亦微。烦躁是内热反盛，数日来小便之难者已利，色赤者仍白，是阴阳自利，热除可知。不欲食者，今欲得食，不厥可知矣。若其人外虽热少厥微，而呕不能食，内寒稍深矣。胸胁逆满，内热亦深矣，热深厥深，不早治之，致热伤阴络，其后必便血也，此少阳半表半里证。微者，小柴胡汤和之；深者，大柴胡汤下之。

程郊倩：热既少，厥微而仅指头寒，虽属热厥之轻者，然热与厥并现，实与厥微热亦微者同，为热厥之列，故阴阳胜复，难以揣摩。但以嘿嘿不欲食、烦躁，定为阳胜；小便利白色、欲得食，定为阴阳复。盖阴阳不甚在热厥上显出者，如此证热虽少而厥则不仅指头寒，且不但嘿嘿不欲食而加之呕，不但烦躁而加之胸胁满，则自是热深厥亦深之证也。阴微当不能自复，必须下之，而以破阳行阴为事矣。苟不如此，而议救于便血之后，不已晚呼？此条下半截数日小便利色白，则上半截短赤可知，是题中之二眼目；嘿嘿不欲食，欲得食，是二眼目；胸胁满烦躁与热除，是二眼目。热字包括有烦躁等症，非专指发热之热也。

〔评述〕

本证初起时热不甚，故仅见"指头寒"，当为热微厥亦微之热厥轻证。阳热内郁，故神情嘿嘿、不欲饮食，阳郁求伸故烦躁不安。其转归有二：一为痊愈。证见数日后小便欲畅而色清，说明热邪尽除，阴液得复，欲进食，可知胃气也和。二为转剧。热深厥亦深，邪热内结而见胸胁烦满而欲呕，甚者，热伤阴络而便血。

程氏指出小便、饮食、胸满烦躁为辨证之眼目，深得本证之要领。其治疗，柯氏主张热微者用小柴胡汤，热深者用大柴胡汤，固亦可取，但总不如用四逆散加减宣郁清热更为贴切。

（段荣书）

〔原文〕

340. 病者手足厥冷，言我不結胸，小腹滿，按之痛者，此冷結在膀胱關元⁽¹⁾也。

〔词解〕

（1）膀胱关元：关元为任脉经穴，在脐下三寸，此处指病位在脐下。

〔提要〕

冷结关元而致的厥证。

〔选注〕

周禹载：言我不结胸，知非阳邪结于阳位也；小腹满，按之痛，知为阴邪必结于阴位也。仲景恐人疑为五苓散，或蓄血证，故曰此为冷结，则用温用灸，自不待言。

程郊倩：发厥，虽不结胸，而小腹满实作痛，结则似乎可下，然下焦之结多寒，不比上焦之结多热也。况膀胱关元之处尤为藏室，下之发动脏气，害难言矣，益不可也。下焦为生气之源，冷结于此，周身之阳气均无所仰，故手足厥冷。

尤在泾：手足厥冷，原有阴阳虚实之别。若其人结胸，则邪结于上而阳不得通，如后所云，病人手足厥冷，脉乍紧，邪结在胸中，当须吐之，以通其阳者也。若不结胸，但少腹按之痛者，则是阴冷内结，元阳不振，病在膀胱关元之间，必以甘辛温药，如四逆白通之属，以救阳气而驱阴邪也。

〔评述〕

本证为下焦元阳不足，阴寒结于脐下所致。其病位与蓄水、蓄血相同，然一属热属实、一属寒属虚，二者在病机上完全不同，故周氏指出不能疑为五苓散证或蓄血而妄用下法，是很有必要的。本证的治疗，周氏主张用温用灸；尤在泾提出以辛甘温药，如四逆白通之属，以救阳气而驱阴邪。从大法上说，都是正确的，临证可酌情选用，或以温灸与汤药结合治疗。

（段荣书）

〔原文〕

341. 傷寒發熱四日，厥反三日，復熱四日，厥少熱多者，其病當愈。四日至七日熱不除者，必便膿血。

〔校勘〕

《金匮玉函经》：无"者"字，"便"作"清"。

成无己本："厥少热多者"无"者"字，"必便脓血"作"其后必便脓血"。

〔提要〕

热多于厥为阳复胜阴，为病退向愈；但阳复太过，又为病进。

〔选注〕

柯韵伯：伤寒以阳为主，热多当愈，热不除为太过，热盛厥微，必伤阴络，医者当于阳盛时予滋其阴，以善其后也。四日至七日，自发热起至厥止而言，热不除指复热四日，复热四日句，语意在其病当愈下。

尤在泾：热已而厥者，邪气自表而至里也，乃厥未已，而热之日又多于厥之日，则邪复传而之表矣，故病当愈，其热则除，乃四日至七日而不除者，其热必侵入营中，而便脓血，所谓热气有余，必发痈脓也。

〔评述〕

厥阴为三阴之尽，阴尽而阳生，故厥热胜复是厥阴病的病机特点。厥为阴胜，为病进；热为阳复，为病退。仲景以厥和热的时间长短来具体说明厥阴病阴阳胜复的病理变化。但阳复太过则可化热，热伤阴络而便脓血。此与339条"其后必便血"的机理是一样的。

柯韵伯指出："伤寒以阳为主，热多当愈，热不除为太过，热盛厥微，必伤阴络，医者当于阳盛时予滋其阴，以善其后也。"启示我们治疗阳盛的厥阴病应以养阴清热为大法。

（段荣书）

〔原文〕

342. 傷寒，厥四日，熱反三日，復厥五日，其病爲進[1]。寒多熱少，陽氣退，故爲進也。

〔校勘〕

喻嘉言、程郊倩、《金鉴》均把本条接前条为一条。

〔词解〕

(1) 进：病情进展。方有执说："此反上条而言。进，谓加重也。"

〔提要〕

厥多热少，为阳退病进。

〔选注〕

程郊倩：厥阴少阳，一脏一腑，少阳在三阳为尽，阳尽则阴生，故有寒热之往来。厥阴在三阴为尽，阴尽则阳生，故有厥热之胜复。凡遇此证，不必论其来自三阳，起自三阴，只论厥与热之多少。热多厥少，知为阳胜，阳胜病当愈；厥多热少，知为阴胜，阴胜病日进。热在后而不退，则为阳过胜，过胜则阴不复，遂有便血诸热证；厥在后而不退，则为阴过胜，过胜则阳不能复，遂有亡阳诸死证。所以调停二者，治法须合乎阴阳进退之机，阳胜宜下，阴胜宜温，若不图之于早，坐令阴竭阳亡，其死必矣。

周禹载：此二条总以邪胜则厥，正胜则热。所以厥者，以厥阴脏中，本无真阳也，故厥阴证中，喜其发热者，以正胜也，正胜则邪退，故当愈也；假使热气太过，则其热非正气之复，而为有余之邪，故肝藏之血，为热所逼，疾走下窍，势所必然；若寒多热少，又是正不胜邪，其病为进，盖邪与元气不两立也。

沈明宗：盖厥阴胜而厥四日，土弱不胜，热反三日，木再乘土，复厥五日，乃胃阳气衰，故为病进。然厥阴邪盛为多，胃阳气衰为少，是以木土互言，为寒多热少，即胃气退而肝邪进，所谓阳气退而为进，非虚寒之谓也。

汪琥：此条证，与上条相反，乃真寒厥也。

常器之：可四逆汤，待其热退寒存，厥不复热，始可用之。

任应秋：本条和前条总的在说明机体阴阳的消长，关于病变的进退，不一定真有这种病证的出现。

〔评述〕

对于本条，注家都认为厥阴病厥热胜复的厥多热少表示人体阳气衰微，阴寒邪甚，病情加重，故必须急扶阳气，与四逆汤抢救，以防阳亡。沈氏仅说是胃阳气衰，把阳衰范围缩小在胃是不全面的。

本条当与331、334，336、341 等条结合起来看，都是讨论厥阴病厥热胜复的条文。

厥热胜复为厥阴病在发展过程中阴阳消长的外在表现，即四肢厥冷与发热交替出现。邪入厥阴，正邪交争，可有如下几种情况：厥热相等，是阳气来复，病情向愈；热多厥少是正能胜邪，病趋好转；厥多热少为正不胜邪，其病为进；热而复厥，为阳复不及，病又复作；但厥不热，表示阴盛阳衰，病情危重；厥退而热不止，表示阳复太过，病从热化。随邪热所伤部位不同，而有不同的证候。若热势向上，伤及咽部，则发生喉痹；若热势向下，伤及阴络，则有便脓血之证。总之，从厥逆与发热时间的长短，可以估计正邪盛衰和阴阳消长的情况，对于诊断治疗和判断预后有一定的意义。

对于厥热胜复，尚要注意一个问题：厥是热厥还是寒厥？根据《伤寒论》原文精神，以先热后厥为热厥、先厥后热为寒厥来划分，那么331、334、336、342 条是寒厥，339、341 条是热厥。寒厥过程中，厥少热多，说明阴邪消衰，阳气来复，病情向愈。热厥过程中，厥少热多，说明假象（厥逆）消除，表现真象，病情单纯，经正确治疗，预后亦佳。厥热胜复的预后，固然主要取决于人体的正气强弱，但与厥的寒热性质也不无关系。一般来说，寒厥如果厥多热少，说明寒甚阳微，主病危重。热厥如果厥多热少，说明热厥已向寒厥转变，因为热厥要死亡，必定要转变成寒厥才能死亡。

任氏认为在临床上没有看到厥热胜复各几日交替出现的情况，我们在临床所见也确是如此。但是有遇到这样两种情况：如急性下痢，入院后不久就出现体温下降、血压低下、四肢厥逆的寒厥症状，经回阳救逆抢救后，厥除而身热又高，乃与清热凉血利湿而愈。有时急性下痢，高热而厥，此时属热厥，如果治不合法，也会转为寒厥休克而死。这说明厥热胜复，一方面有病情的变化，另一方面也有治疗因素在内。从厥热胜复可以推测病人的正邪盛衰和阴阳消长情况。所以我们认为，厥热胜复的实质，在于说明人体正气的重要性。病至厥阴，人体正气的恢复与否与治疗措施的及时和正确有着密切的关系，对于厥证治疗必须要把重点放在帮助正气恢复上，这才是临床上应持的积极态度。

（陈克正）

〔原文〕

343. 傷寒六七日，脉微，手足厥冷，煩躁，灸厥陰⁽¹⁾，厥不還者，死。

〔校勘〕

《千金翼方》："脉微"作"其脉数"。

〔词解〕

（1）灸厥阴：灸厥阴经的穴位。

〔提要〕

寒厥阳衰阴盛，灸之厥不还者危。

〔选注〕

成无己：伤寒六七日，则正气当复，邪气当罢，脉浮身热为欲解；若反脉微而厥，则阴胜阳也。烦躁者，阳虚而争也。灸厥阴，以复其阳，厥不还，则阳气已绝，不能复正而死。

汪琥：此条乃寒厥之死证，寒中厥阴，所忌者厥，所喜者热，伤寒脉微手足厥冷，至四五日，阳回当热，今者六七日而阳不回，反加烦躁。成注云，阳虚而争，乃藏中之真阳欲脱，而神气为之浮越，故作烦躁，是皆为厥冷之兼证也，此时药力不足恃，宜急灸厥阴以回其阳，如灸之而络厥，阳气不还者死……武陵陈氏云，灸厥阴，如关元气海之类……夫气海者，是男子生气之海也，殆藏气虚惫，真气不足，一切气疾久不差，悉皆灸之。

程郊倩：脉微厥冷而烦躁，即是前条中所引脏厥之证，六七日前无是证也。

常器之：可灸太冲穴。

〔评述〕

厥阴病寒厥以阳气为重，如果阳长阴退则生，阳衰阴盛则危。本条阳衰阴盛，故脉微手足厥冷；浮阳欲脱，故见烦躁。此时疾病危笃，固当回阳救逆，深恐药力来不及，所以一面急投四逆汤类，一面立即温灸元阳，才有希望挽救垂危之阳。因为汤药煎服有一定时间，而温灸可以立即作用于人体，所以特别指出要温灸。如果温灸也不能使厥回温，说明阳微殆尽，病人立即将死。

关于"灸厥阴"，诸家意见：常器之认为当灸太冲，张令韶认为当灸行间、章门，武陵陈氏认为当灸关元、气海。尽管取穴不同，然而温复元阳的目的则一。根据我们临床体会，灸关元、气海，确有治愈的病例。

（陈克正）

〔原文〕

344. 傷寒，發熱下利，厥逆，躁不得臥⁽¹⁾**者，死。**

〔句解〕

（1）躁不得卧：躁扰不安，而不能安卧，形容躁之甚。

〔提要〕

阴极阳脱的危候。

〔选注〕

喻嘉言：厥证但发热则不死，以发热则邪出于表，而里证自除，下利自止也。若发热下利厥逆，烦躁有加，则其发热又为阳气外散之候，阴阳两绝，亦主死也。

张璐：躁不得卧，肾中阳气越绝之象也。大抵下利而手足厥冷者，皆为危候，以四肢为诸阳之本故也。加以发热躁不得卧，不但虚阳外露，而真阴亦已消尽无余矣，安得不死乎？

〔评述〕

本条比上条更为严重，阳衰阴盛，阴阳已欲离决。下利厥逆，是阴盛阳衰的表现；发热，是阴盛于内而格阳于外的表现；躁不得卧，是阳气脱越的表现。阴阳即将离决，已经接近死亡阶段，所以主死。如果抢救，可试用通脉四逆加人参汤，并可灸气海、关元以治之。

关于烦躁一症，《伤寒论》中多次出现，必须分清其寒热虚实。烦，是病人主观的一种感觉，是胸中热郁不安的意思。躁，是病人不自觉失神的外部表现，手足躁动不安。《伤寒明理论》说："烦为扰扰而烦，躁为愤躁之躁，合而言之，烦躁为热也。析而分之，烦也，躁也，有阴阳之别焉。烦，阳也；躁，阴也。"以阴阳来区别烦躁，这是不够妥当的。寒热虚实都可出现烦躁，例如承气汤证也有躁证（239、251 条），如何可以躁为阴呢？烦与躁是相关联的两个症状，只能讲烦为轻，躁为重。病轻时，但烦不躁；进一步烦躁并见；病重时，躁甚于烦，但并不是说不烦而躁。298 条所谓"不烦而躁"，是病人神昏躁动已经神志不清，不能自言其烦而已。一般来说，但烦不躁，病人神志尚清；而躁甚于烦时，神志已经不清。因此，只能以轻重分烦躁，而不能以阴阳分烦躁。也就是说躁有阴躁，也有阳躁。

《伤寒论》中提到阴躁者，有 61 条的"昼日烦躁不得卧，夜而安静"的干姜附子汤证，有 69 条"烦躁"的茯苓四逆汤证，有 296 条的"吐利烦躁四逆者"死证，有 298 条"不烦而躁"的死证，有 309 条的"烦躁欲死"的吴茱萸汤证，有上条"烦躁"灸厥阴证，有本条"躁不得卧者"的死证。这些都是以阳虚阴盛为其主要病理机制，但有程度轻重之不同。干姜附子汤证、茯苓四逆汤证和吴茱萸汤证，是烦躁并见，是阳与阴相争的表现，说明阳气尚可与阴邪一争。而 296、298 条、上条和本条，都是以躁甚于烦，说明虚阳外越，阳气无力与邪相争而欲外脱的表现。所以尽管都是阴盛，前者正气尚可与邪相争，故主以温阳就可治；后者正气将尽，故仲景无出方治，主死。

至于躁的阴阳之分别，当于躁动的有力无力及其他兼证来分辨。如果躁之若狂，弃衣而走，登高越垣，兼见不大便腹满实、脉滑有力、苔厚舌红，这是阳躁，当用清下。如果躁动不宁，撮空理线，循衣摸床，兼见下利清谷、四肢厥逆、脉微欲绝、舌淡而胖，这是阴躁，当用温补。《伤寒论》对阴躁论述较详，而对阳躁论述不够全面，后世温病学家对中焦气分证、营分证，以及下焦热极动风和虚风内动作了比较全面的论述，可以互参。

（陈克正）

〔原文〕

345. 傷寒，發熱，下利至甚，厥不止者，死。

〔校勘〕

《金匮玉函经》：无此条。

〔提要〕

阴阳离决的危候。

〔选注〕

成无己：六府气绝于外者，手足寒；五脏气绝于内者，利下不禁。伤寒发热，为邪气独甚，下利至甚，厥不止，为府脏气绝，故死。

钱潢：发热则阳气已回，利当自止，而反下利至甚，厥冷不止者，是阴盛极于里，逼阳外出，乃虚阳浮越于外之热，非阳回之发热，故必死矣。

汪琥：此条承上文而言，伤寒发热，纵未至于躁不得卧，但利而厥不止，亦是死证。成注引《金匮》云："六府气绝于外者，手足寒；五脏气绝于内者，利下不禁。脏府气绝，故主死也。"

〔评述〕

本条与上条症状相似，惟无"躁不得卧"，但疾病本质同样是阴阳离决，所以主死。

成氏认为发热是"邪气独甚"，是不够确切的，应从钱氏认为"虚阳浮越于外之热"来理解。须知邪盛发热和虚阳外脱的发热是不同的。邪盛发热，是指邪正俱盛，相互抗争的发热；而本条是正气已无力与邪相争，虚阳外脱欲绝的发热，这是假热，与邪盛发热有着本质的区别。考《伤寒论》中发热，有表热、里热、虚热的不同。表热，就是有表证的发热，大多是"翕翕发热"。里热，是往往内外都有热象，而主要的是从内出外，大多是"蒸蒸发热"。虚热，是在正气不足，阴液亏损的情况下产生的，表面虽然有热象，但实际是假热。在虚热之中，又可分为三种：一是阴虚发热，一是阳虚发热，一是阳越发热。本条所言发热，就是阳越发热，是发热中最危笃的一种。

（陈克正）

〔原文〕

346. 伤寒六七日，不利⁽¹⁾**，便发热而利，其人汗出不止者，死，有阴无阳故也。**

〔校勘〕

《金匮玉函经》："不利"作"不便利"，"便发热"作"忽发热"。

〔词解〕

（1）不利：指本来没有腹泻。

〔句解〕

（1）便发热而利：忽然发热而又腹泻。

（2）有阴无阳：方有执说："发热而利，里虚邪入，故曰有阴；汗出不止，表阳外绝也，故曰无阳。"

〔提要〕

阴盛亡阳的危候。

〔选注〕

成无己：伤寒至七日，为邪正相争之时，正胜则生，邪胜则死。始不下利，而暴忽发热，下利汗出不止者，邪气胜，正阳气脱也，故死。

魏念庭：伤寒六七日不下利，此必见阳微之证于他端也，而人反不觉，遂延误其扶阳之方，其人忽而发热，利行，汗出且不止，则孤阳为盛阴所逼，自内而出亡于外，为汗为热，自上而随阴下泄为利，顷刻之间，阳不守其宅，阴自独于里，有阴无阳而死，倘早为备，为何致以噬脐莫追乎？

汪琥：此亦厥阴中寒之死证也。愚以伤寒六七日下，当有脱简，寒中厥阴，至六七日，当亦厥六七日矣，不言厥者，阙文也。厥则当利，其不利者，武陵陈氏云"阳气未败，犹能与邪相枝梧也"。若至发热即利者，亦当止，今则发热与利特然并至，加之汗出不止，则知其热非阳回而热，乃阳脱而热，故兼下利而汗出不止也。阴寒之邪中于里，为有阴；真阳之气脱于外，为无阳。有阴无阳，焉得不死。

王肯堂：厥阴病发热不死，此三节发热亦死者，首节在躁不得卧，次节在厥不止，三节在汗出不止。

郭雍：汗出不止者死，先服防风牡蛎汤以止汗，次服甘草干姜汤以复其阳，得厥愈足温，更作芍药甘草汤以和之。

〔评述〕

各注家均平允可从，一致认为本条是纯阴无阳，为阴盛亡阳的死证。尤其王氏对此前三条的厥阴发热死候阐发颇为精当。对厥阴病的发热，要分辨是阳复发热，还是阳越发热？阳复发热，应该厥逆消除，下利好转，病情转轻。如果发热而厥逆不止、下利加重，更加躁不得卧、汗出不止，这是阳越发热，为阴阳离决之证。仲景之所以列此三条，是以示中医辨证，不能单以发热某一症为凭，当从全面考虑，综合分析，了解疾病的本质，这样才能提高辨证论治的正确性。

本条治法，郭雍所言，恐病重药轻，不能获效，如选用大剂参附龙牡汤，可能效力更大。

以上几条都讲厥阴病的死证，可见厥阴病的生死，决定于阳气的存亡。厥阴，为一阴，阴中包含着阳，阳气有回复的可能；但厥阴，又为两阴交尽，也有阳气浮越的可能。病至厥阴，是伤寒病发展的最后阶段。临床所见，病至危重阶段，也确有这样两种可能：一种阳气来复，阴病出阳，疾病很快就会痊愈；另一种，阳气脱越，病人立见死亡。所以我们应该从阴阳互根的理论，急护阳气，使正能胜邪，阴阳互相维系，这才是极为重要的措施。

（陈克正）

〔原文〕

347. 伤寒五六日，不结胸，腹濡[(1)]**，脉虚复厥者，不可下，此亡血**[(2)]**，下之死。**

〔校勘〕

《金匮玉函经》："此亡血"作"此为亡血"。

〔词解〕

（1）腹濡：腹部按之柔软。

（2）亡血：阴血不足之意。

〔提要〕

血虚而厥者禁下。

〔选注〕

尤在泾：伤寒五六日，邪气传里，在上则为结胸，在下则为腹满而实。若不结胸，腹濡而脉复虚，则表里上下都无结聚，其邪为已解矣。解则其人不当复厥，而反厥者，非阳热深入也，乃血不足而不荣于四末也，是宜补而不可下，下之是虚其虚也。玉函云：虚者重泻，其气乃绝，故死。

程郊倩：伤寒五六日，外无阳证，内无胸腹证，脉虚复厥，则虚寒二字，人人知之，谁复下者！误在肝虚则躁而有闭证，寒能涩血故也，故曰此为亡血，下之死。

〔评述〕

尤氏的解释切中病情。伤寒五六日，如邪热传里，与痰水相结则成结胸，症见心下硬满，甚或连及少腹，痛不可近，脉当沉紧有力。若不结胸而结聚于肠胃者，必腹部硬满而拒按。今胸部无结胸见证，腹部按之濡软不痛，且脉见虚弱，可知其肢厥是由于阴血亏虚，不能荣养四肢而致，故不可下，下之则阴血更伤。程氏的看法也有一定道理，虚寒厥逆不可下，"人人知之"，此处既曰不可下，一定有某些似乎当下之证，程氏认为"误在肝虚则躁而有闭证"，大体指血虚便闭一证而言。血虚便闭当养血通便，故禁用下法。这样解释，于理虽通，但不免有些牵强。

（段荣书）

〔原文〕

348. 發熱而厥，七日下利者，爲難治。

〔校勘〕

《金匮玉函经》《千金翼方》："发热"上均冠有"伤寒"二字。

〔提要〕

阳气外浮，阴寒内盛者难治。

〔选注〕

尤在泾：发热而厥者，身发热而手足厥，病属阳而适虚也。至七日，正渐复而邪欲退，则当厥先已而热后除，乃厥如故，而反加下利，是正不复而里益虚矣。夫病非阴寒，则不可以辛甘温其里，而内虚不足，复不可以苦寒坚其下，此其所以为难治也。

章虚谷：七日为阳复之期，先发热后厥，七日而下利不复热，其阳随邪陷而不出，故为难治。

喻嘉言：厥利与热，不两存之势也，发热而厥七日，是热者自热，厥利者自厥利，两造其偏，漫无相协之期，故虽未现烦躁等证，而已为难治，盖治其热则愈厥愈利，治其厥利则愈热，不至阴阴两绝不止矣。

〔评述〕

各家之注，基本精神一致。本证为阴寒内盛，阳气外浮而厥利，厥逆与下利并见，阳气有时时欲脱之危。正如喻嘉言所说"盖治其热则愈厥愈利，治其厥利则愈热"，故为难治。辨其病机，与317条"少阴病，下利清谷，里寒外热，手足厥逆……"颇为相似，故也可试投通脉四逆汤以救万一。

（段荣书）

〔原文〕

349. 傷寒脉促，手足厥逆，可灸之。

〔校勘〕

《金匮玉函经》、成无己本：均作"厥逆者可灸之"。

〔提要〕

阳虚脉促厥逆可用灸法。

〔选注〕

柯韵伯：促为阳脉，亦有阳虚而促者，亦有阴盛而促者，要知促与结皆代之互文，皆是虚脉，火气虽微，内攻有力，故灸之。

《金鉴》：伤寒，阴证见阳脉者，虽困无害，无宁俟之也。今伤寒脉促，手足厥逆，而曰可灸之者，盖以欲温则有阳脉之疑，欲清则有厥阴之碍也。夫证脉无寒热之确据，设以促之一阳脉清之，惟恐有误于脉；或以厥之一阴证温之，又恐有误于证；故设两可之灸法，斯通阳而不助热，回厥而不伤阴也。

陈修园：阳盛则促，虽手足厥逆，亦是热厥，忌用火攻，然而阴盛之极，反假见数中一止之促脉。但阳盛者，重按之指下有力；阴盛者，重按之指下无力。

〔评述〕

促脉不仅阳盛可见，阴盛之极也可出现，条文既曰证见手足厥逆而用灸法，显然本证脉促为阴盛所致。柯韵伯之注言简意赅，正中病机。陈修园以促脉之有力无力，辨病属阳盛还是属于阴盛，很有实际意义。惟《金鉴》认为，本"证脉无寒热之确据"，故用"两可之灸法"，显然是错误的。灸法本为温里回阳之法，只可用于里虚寒证，"火气虽微，内攻有力"，若误作两可之法而用于阳热实证，必然引起不良后果。

（段荣书）

〔原文〕

350. 伤寒，脉滑而厥者，裏有热，白虎汤主之。

〔校勘〕

《金匮玉函经》《注解伤寒论》："热"字下均有"也"字。

〔词解〕

脉滑而厥：《活人书》云："其脉虽沉伏，按之而滑"，即脉沉伏而滑。

〔提要〕

热厥证治。

〔选注〕

钱潢：滑者，动数流利之象，无沉细微涩之形，故为阳脉，乃伤寒郁热之邪在里阻绝阳气，不得畅达于四肢而厥，所谓厥深热亦深也。

《金鉴》：伤寒脉微细，身无热，小便清白而厥者，是寒虚厥也，当温之。脉乍紧，身无热，胸满而烦厥者，是寒实厥也，当吐之。脉实小、大便闭、腹满硬痛而厥者，热实厥也，当下之。今脉滑而厥，滑为阳脉，里热可知，是热厥也。然内无腹满痛不大便之证，是虽有热而里未实，不可下而可清，故以白虎汤主之。

〔评述〕

注家之中以《金鉴》的注解较为全面。伤寒热厥是热深伏于里，阳气不能畅达于四肢，故手足厥冷。此属热厥而非寒厥，与"厥深热亦深"同义。脉滑为阳盛之脉，虽有肢厥，乃瘀热在里，阳气不达四末之故。此为无形邪热，宜清不宜下，故以白虎汤清里热，热邪去则肢厥除。本证除"脉滑而厥者"外，还应有胸腹灼热、口渴欲饮、舌苔黄燥等表现，以此与寒厥作鉴别。

"厥"仅是一个证候表现，根据其病因之不同，有热厥、寒厥、气厥、痰厥、蛔厥、血虚寒滞厥等不同，临证需根据致厥的原因，采用相应的治疗措施，如热厥用白虎汤或承气汤、寒厥用四逆汤、气厥用四逆散、痰厥用瓜蒂散、蛔厥用乌梅丸、血虚寒滞厥用当归四逆汤等，不可简单地拘于"寒""温"二法。

（胡荫奇）

〔原文〕

351．手足厥寒，脉细欲绝者，当归四逆汤主之。

〔校勘〕

《金匮玉函经》《千金翼方》："脉细欲绝者"均作"脉为之细绝"。

〔提要〕

血虚寒滞厥证的证治。

〔选注〕

成无己：手足厥寒者，阳气外虚不温四末，脉细欲绝者，阴血内弱，脉行不利，与当归四逆汤，助阳生阴也。

柯韵伯：此条证为在里，当是四逆本方加当归，如茯苓四逆之例，若反用桂枝汤攻表，误矣，既名四逆，岂得无姜附。

钱潢：四肢为诸阳之本，邪入阴经，致手足厥而寒冷，则真阳衰弱可知，其脉细欲绝者。《素问·脉要精微论》云"脉者血之府也"，盖气非血不附，血非气不行，阳气既已虚衰，阴血自不能充实，当以四逆汤温复其真阳，而加当归以营养其阴血，故以当归四逆汤主之。

陈莲舫：阴阳血气皆虚，故用当归四逆，和厥阴以散寒邪，调营卫以通阳气。

郑重光：手足厥冷，脉细欲绝，是厥阴伤寒之外证，当归四逆是厥阴伤寒之表药耳。

〔评述〕

对于本条大多注家认为是血虚寒滞所致的厥证，这是正确的。本条的着眼点在于"脉细欲绝"，说明血虚寒滞而不能荣于脉中，四肢失于温养，所以手足厥寒。脉细欲绝与脉微欲绝是有区别的，脉微欲绝为阳虚寒甚，所以当用四逆汤类回阳救逆；脉细欲绝，为血虚寒滞，所以当用当归四逆汤养血通络、温经散寒。前者重点寒在气分，后者重点寒在血分，二者不能混淆。程门雪氏说："本方之用与少阴亡阳四逆汤、通脉四逆汤等大异，所主之证不同也。其大别则在一治阴盛亡阳之厥，一治血虚寒束之厥耳。仲景言阴证亡阳厥逆，以大汗出、下利清谷为主要点；大汗乃亡阳之主因，下利清谷乃亡阳之主证也。凡四逆汤、通脉四逆汤、白通汤证均点明下利，故主以姜附回阳之品。此条既不言大汗出，又不言下利，正是分别眼目处，盖所以别于亡阳之四逆汤也。"

（陈克正）

• 453 •

〔方剂〕

當歸四逆湯方

當歸三兩　桂枝三兩（去皮）　芍藥三兩　細辛三兩　甘草二兩（炙）　大棗二十五枚（擘，一法十二枚）　通草二兩[1]

上七味，以水八升，煮取三升，去滓，溫服一升，日三服。

〔校勘〕

成无己本："枚"作"个"。

《金匮玉函经》："细辛三两"作"一两"。

〔词解〕

（1）通草：即今之木通，而今之通草古称"通脱木"。

〔方解〕

成无己：《内经》曰："脉者，血之府也。"诸血者，皆属心。通脉者，必先补心益血。若先入心，当归之苦，以助心血；心苦缓，急食酸以收之，芍药之酸，以收心气；肝苦急，急食甘以缓之，大枣、甘草、通草之甘，以缓阴血。

汪琥：足厥阴之脏，本属肝，肝者藏血之府，成注不言当归入肝，反言补心，殊非紧要语。

四逆之名多矣，此当归四逆汤固不如四逆汤及通脉之热，亦不若四逆散之凉，盖四逆之故不同，有因寒而逆，有因热而逆，此则因风寒中于血脉而逆，当归四逆所由立也。风寒中于血脉，则已入营气之中，阴阳虽欲相顺接而不可得，邪涩于经，营气不流，非通其血脉不可。当归辛温，血中气药，能散内寒而和血，故以为君；然欲通血脉，必先散血中之邪，桂枝散厥阴血分之风者也；细辛泄厥阴血分之寒者，故以二物为辅。芍药大枣甘草，调和营卫者也，未有营卫不和而脉能通者。桂枝汤，治卫不与营和谐；此方治营不与卫和谐，而大枣之用，多于桂枝汤一倍有奇，以大枣能助经脉和阴阳而调营卫也。且邪并肝经，木盛则侮土，甘草大枣之用，倘兼有厚脾土而御侮之意邪。通草者，本经称其通利九窍血脉关节，盖邪气阻塞于血分，吾以通草之入血分而破阻塞者治之，即众药亦藉通草之力而无不通矣，制方之神奇有如是哉！

王晋三：当归四逆汤不用姜附者，阴血虚微，恐重竭其阴也，且四逆虽寒而不至于冷，亦惟有调和厥阴，温经复营而已，故用酸甘以缓中，则营气得至太阴而脉生，辛甘以温表，则卫气得行而四末温，不失辛甘发散之理，仍寓治肝四法，如桂枝之辛以温肝阳、细辛之辛以通肝阴、当归之辛以补肝、甘枣之甘以缓肝、白芍之酸以泻肝，复以通草利阴阳之气，开厥阴之路。

〔医案〕

赵某，男性，30余岁，滦县人。于1946年严冬之季，天降大雷，当时国民党政府以清乡为名，大肆骚扰，当地居民被迫逃亡，流离失所，栖身无处，死亡甚多，赵南奔至渤海滨芦丛中，风雪交加，冻仆于地，爬行数里，偃卧于地而待毙，邻近人发现后，抬回村中，其状殆危。结合病情，以其手足厥逆，卧难转侧，遂急投与仲景当归四逆汤：当归9g，桂枝9g，芍药9g，细辛3g，木通3g，炙草6g，大枣4枚，嘱连服数剂，以厥回体温

为度，4 剂药后，遍身起大紫疱如核桃，数日后即能转动，月余而大愈。(《岳美中医案集》138 页)

患者严某，女，29 岁，农民，1960 年 11 月初诊。去春因难产大出血后，卧床几经半载，始起觉背肌发麻，经针灸治疗后，背部麻感稍瘥，但四肢又觉发麻，清晨厥冷不温，十指伸屈僵拘不灵，必须以热水浸洗或稍加运动后，麻冷始能缓解，病历年余，多方治疗未效。面容㿠白，口唇及爪甲色淡不华，形寒怕冷，秋末即著棉衣，每到夜静后四肢发麻，不能成寐，月经量少色淡，周期不准。稍劳则汗出神疲，两手震颤。初诊用当归四逆加黄芪、川芎、川断等，服 10 剂后昼麻减轻，入夜仍麻。复诊加大生地丹参，并加重桂芍之用量，连服 15 剂而愈。(《中医杂志》1964 年第 5 期)

患者闽某，男性，32 岁，农民，1961 年 3 月初诊。三个月来头顶每日阵发掣痛，昼夜不休，无呕吐，自觉时冷时热，胸闷不舒，某医误诊为结核性脑膜炎，选用抗生素、索灭痛等药而头痛不减，形瘦食减，面容苍白，常终夜失眠，恶闻音响，惧怕亮光，故喜塞牖闭户，垂帐孤眠，稍闻吵闹，则痛势更剧，四肢厥冷，脉细如丝，舌质淡白不泽。拟方：当归三钱，桂枝一钱五分，生白芍二钱，北细辛八分，炙甘草一钱五分，木通八分，熟枣仁四钱，大红枣 20 枚。上方连服十剂，头痛逐日减轻，复诊时诉大便干燥，常间日而行。原方加细生地、火麻仁各三钱，再服三剂，头痛告愈，大便、食欲亦转正常，惟形瘦未复，且时有失眠，稍劳则心悸乏力，乃以六味地黄加当归以善其后。(《中医杂志》1964 年第 5 期)

〔评述〕

当归四逆汤，功用温经散寒，养血通脉。方由桂枝汤去生姜加细辛当归通草组成，是桂枝汤的变法。方中桂枝、细辛散表里之寒邪，温通血脉；当归、芍药养血和营；甘草、大枣温养脾气；通草入经通脉，合用成为温经散寒，养血通脉之剂。

方以四逆命名者，有四逆散、四逆汤、当归四逆汤等，虽同名四逆，而主治用药，各不相同。周扬俊说："四逆汤全从回阳起见，四逆散全从和解表里起见，当归四逆全从养血通脉起见。"其辨别颇为中肯。

当归四逆汤，为桂枝汤的变方。但二者也有不同，桂枝汤的见证是营弱卫强，卫气不共营气谐和；当归四逆汤则是血衰营卫俱虚，经脉痹阻。所以，前者以浮缓脉为主，后者以细涩脉为主。

当归四逆汤目前在临床上常用以治疗冻疮、妇人寒凝气滞的痛经、雷诺病、血栓闭塞性脉管炎、周围神经炎、小儿麻痹后遗症、骨髓炎（加黄芪、鹿茸）等等。

总之，当归四逆汤养血通络，为一张改善毛细血管微循环的方剂。对治疗神经、血管、关节、肝胃等疾患属虚寒者，疗效颇佳。

(陈克正)

〔原文〕

352. 若其人内有久寒者，宜當歸四逆加吳茱萸生薑湯。

〔校勘〕

《金匮玉函经》：与前条紧接为一条，在"久寒"下无"者"字。

〔句解〕

内有久寒：内有寒饮宿疾或素有寒积。陆渊雷说："久寒，即指素有痰饮等证而言，所以便得用吴茱萸生姜等散陈寒的药。"汪琥说："此承上条而言，若其人内有久寒者，以其人平日间脏腑之内有寒积也，即用前汤加吴茱萸之辛热以散积寒，生姜之辛温以行阳气。"

〔提要〕

血虚寒滞挟有寒饮的治法。

〔选注〕

陈平伯：仲景治四逆，每用姜附，今当归四逆汤中并无温中助阳之品，即遇内有久寒之人，但加吴茱萸、生姜，不用干姜、附子何也？盖厥阴肝脏，脏营血而应肝木，胆府内寄，风木同源，苟非寒邪内犯，一阳生气欲寂者，不得用辛热之品，以扰动风火；不比少阴为寒水之脏，其在经之邪，可与麻、辛、附子合用也。是以虽有久寒，不现阴寒内犯之候者，加生姜以宣泄，不取干姜之温中，加吴萸以苦降，不取附子之助火，分经投治，法律精严，学者所当则效也。

钱潢：本条承上文而言，手足厥寒，脉细欲绝，固当以当归四逆治之矣。若其人平素内有久寒者，而又为客寒所中，其痼阴宿寒，难以解散，故更加吴茱萸之性燥苦热，及生姜之辛热以泄之，而又以清酒辅助其阳气，流通其血脉也。

柯韵伯：此本是四逆，与吴茱萸相合，而为偶方也。吴茱萸配附子、生姜，佐干姜，久寒始去。

〔评述〕

本条是上条的加减法，因为内有宿寒，所以加吴萸、生姜辛温祛寒，再加清酒助药以行，注家的观点一致。陈氏尤指出，久寒之所以不用姜附，是因为辛热之品易伤阴血而扰动风火。因此，仅用吴萸、生姜，这样散寒而不助火，养营而不滞邪。陈氏此论深得仲景心法。

内有久寒，为什么要加吴萸呢？《本经疏证》说："据仲景之用吴茱萸，外则上至颠顶，下彻四末；内则上治呕，下治痢，其功几优于附子矣。不知附子、吴茱萸功力各有所在，焉得并论？附子之用以气，故能不假系属，于无阳处生阳；吴茱萸之用以味，故仅能拨开阴霾，使阳自伸阴自戢耳。历观吴茱萸所治之证，皆以阴壅阳为患，其所壅之处，又皆在中宫。是故干呕吐涎沫、头痛、食谷欲呕，阴壅阳于上，不得下达也。吐利，手足逆冷，烦躁欲死，手足厥寒，脉细欲绝，阴壅阳于中，不得上下，并不得外达也。《伤寒论》中但言其所以，而未及抉其奥，《金匮要略》则以一语点明之，曰呕而胸满，夫不壅何以满？谓之胸满，则与不满有间，可知不在他所矣……且土壅则木不伸而为病，土气疏通，则木伸而病已，盖其施力之所在脾，所愈者实肝病也，谓之为肝药，又何不可之有与？"由于吴茱萸入肝胃二经，配生姜为伍，既可散肝经之寒邪，又可除中宫之陈寒，更不伤及阴血，一举而三得，足见仲景用药之精。

〔方剂〕

當歸四逆加吴茱萸生薑湯方

當歸三兩　芍藥三兩　甘草二兩（炙）　　通草二兩　桂枝三兩（去皮）　　細辛三兩

生薑半斤（切）　　吴茱萸二升　大枣二十五枚（擘）

上九味，以水六升，清酒六升和，煮取五升，去滓，温分五服。一方，酒、水各四升。

〔校勘〕

《千金翼方》："细辛三两"作"二两"，并谓"用水酒各四升，煮取三升，分四服"。

《金鉴》："生姜半斤切"作"三两"。"吴茱萸二升"作"半斤"。并谓"用水酒各四升，煮取三升，分四服"。

《金匮玉函经》："吴茱萸二升"作"二两"。

〔方解〕

《金鉴》：凡厥阴病，必脉细而厥，以厥阴为三阴之尽，阴尽阳生，若受邪则阴阳之气不相顺接，故脉细而厥也。然相火寄居于厥阴之脏，经虽寒而脏不寒，故先厥者后必发热也。故伤寒初起，见手足厥冷，脉细欲绝者，皆不得遽认为虚寒而用姜附也。此方取桂枝汤君以当归者，厥阴主肝为血室也，佐细辛味极辛，能达三阴，外温经而内温脏；通草性极通，能利关节，内通窍而外通营；倍加大枣，即建中加饴用甘之法；减去生姜，恐辛过甚而迅散也。肝之志苦急，肝之神欲散，甘辛并举，则志遂而神悦，未有厥阴神志遂悦而脉细不出，手足不温者也。不须参、苓之补，不用姜附之峻者，厥阴、厥逆与太阴、少阴不同治也。若其人内有久寒，非辛温甘缓之品所能兼治，则加吴茱萸、生姜之辛热，更用酒煎，佐细辛直通厥阴之脏，迅散内外之寒，是又救厥阴内外两伤于寒之法也。

汪琥：汤内加清酒和煮者，酒之性大热，味甘而辛，海藏云其能引诸经，不止与附子相同，其力能润肝燥，通血脉，散寒邪，病人内有久寒者，汤中大宜用之。

程门雪：其人内有久寒一句，极有出入，须熟思之。盖久寒者，长久之沉寒痼冷也。受之久，故曰久寒，寒是邪留，而非亡阳虚寒之比，故曰内有。寒者温之，留者祛之，治当辛温之品，散其内伏之久寒，故加吴萸生姜二味，重其分两于当归四逆原方之，佐之以酒，流通血脉，如是则沉寒去，血脉通，手足厥寒自回，脉细自起矣。此加方是温通为主，温血散寒，而散寒注重偏甚者。观此加法，更知与回阴之方大异其拘矣。（《上海中医药杂志》1963年"伤寒论歌诀"）

〔医案〕

古禄村陈某，40岁。月经一向后至，量少，色暗红，近停经已四月。初疑为受孕，但历时许久未见腹中动静，且常觉少腹疼痛，知为经闭而非妊娠，故来就医。患者近十余日来少腹疼痛逐渐频剧，初只在夜间痛，现则昼夜均痛。其痛绵绵，每日有三至五次加剧。常感胃脘痞闷，口涎增多，时时欲呕，肢末常冷，面色苍白，唇及眼睑下呈暗紫色，舌苔白滑，脉象虚涩。诊断为寒阻中焦，气血凝滞。治拟温运中阳，通调气血。处方：当归三钱，杭芍（酒炒）二钱，桂枝三钱，木通三钱，半夏三钱，生姜三钱，吴萸二钱，炙草二钱，细辛七分，大枣三枚。嘱隔日服一剂，服完三剂后再来复诊。过七八日，不见患者来诊，颇感惊奇。自信此证用此方，即使无效，谅亦不至大害，但心中总觉不安。不久，因出诊逢于途，获悉患者只服前药三剂，月经来潮，诸证好转，故不再要求续治。（《伤寒论汇要分析》）

陈某之长媳，寡居数载，肝气多郁，因冬月洗衣，感受风寒，腰痛甚剧，不能俯仰，稍一动摇，则呼号欲绝，脉细而迟，舌青而温，手足不温，头痛无汗，此属寒中厥阴……其脉细而迟，四肢不温，是阳虚而血亦虚，应温经为宜，以当归四逆加吴茱萸生姜汤。服后脉证相合，即用前方合香苏散再加桔梗独活续断与服，一剂痛减，再服爽然若失。（《湖南中医医案选辑·陈养和医案》）

〔评述〕

当归四逆加吴茱萸生姜汤，是当归四逆汤加吴茱萸生姜清酒组成。上引三家注家，对其方义论述透彻，已得本方之要领。

本方尚可治：①霍乱多寒，手足厥冷，脉绝者；②寒疝癥瘕；③妇人带下；④风湿痹证；⑤慢性胃病，腹痛胸满呕吐涎沫；⑥体质虚寒的妇人月经不调和痛经等。

总之，以温运养血为其主要作用，它比当归四逆汤更适宜于肝胃虚寒者。所以秦伯未氏说："本方主治厥阴伤寒，手足逆冷，脉细欲绝，系温肝祛寒，营血通脉之剂。如有久寒者可加吴萸生姜，名为当归四逆加吴茱萸生姜汤。一般对肝脏受寒或体用俱虚，惯常用此加减，成为温肝的主方。肝病中用温法，不论逐寒和回阳，不用附子干姜，而用桂枝、细辛、吴萸、川椒，尤其虚证多用肉桂，因其入肝走血分，能助长生气。"

另外，《伤寒论》中仲景用清酒者，仅本方和炙甘草汤二方。其目的在于加强温通血脉，此点往往被人忽视，这是仲景的用药特点之一，特提出引起重视。

（陈克正）

〔原文〕

353. 大汗出，热不去，内拘急[1]，四肢疼，又下利、厥逆而恶寒者，四逆汤主之。

〔校勘〕

《千金翼方》："拘急"上无"内"字，"又"字作"若"字。

《脉经》：无"又"字。

〔词解〕

（1）内拘急：指腹内挛急紧张不舒适的自觉症状，多因寒气入里所致。

〔提要〕

阳亡于表，寒盛于里，真寒假热的厥利证治。

〔选注〕

成无己：大汗出，则热当去；热反不去者，亡阳也。内拘急下利者，寒甚于里。四肢疼，厥逆而恶寒者，寒甚于表。与四逆汤，复阳散寒。

尤在泾：此过汗伤阳，病本热而变为寒证。大汗出，热不去者，邪气不从汗解，而阳气反从汗亡也。阳气外亡，则寒冷内生，内冷则脉拘急而不舒也。四肢者，诸阳之本，阳虚不足，不能实气于四肢，则为之疼痛也。甚至下利厥逆而恶寒，则不特无以内守，亦并不为外护矣，故必以四逆汤救阳驱阴为主。

陈平伯：大汗身热四肢疼，皆是浮越之热邪为患。而仲景便用四逆汤者，以外有厥逆恶寒之证，内有拘急下利之候，阴寒之象内外毕露，则知大汗为阳气外亡，身热为虚阳外越，肢疼为阳气内脱，不用姜、附以急温虚，阳有随绝之患，其辨证处又只在恶寒下利也。总之，仲景辨阳经之病，以恶热不便为里实；辨阴经之病，以恶寒下利为里虚，不可不知。

陈亮斯：大汗出，谓如水淋漓；热不去，谓热不为汗衰。盖言阳气外泄，寒邪独盛，表虚邪盛如此，势必经脉失和，于是有内拘急、四肢疼之证也。再见下利厥逆，阴寒内盛，恶寒阳气大虚，故用四逆汤温经复阳，以消阴翳。

《金鉴》：通身大汗出，热当去矣，热仍不去，而无他证，则为邪未尽而不解也。今大汗出热不去，而更见拘急肢疼，且下利厥逆而恶寒，是阳亡于表，寒盛于里也。故主四逆汤，温经以胜寒，回阳而敛汗也。

〔评述〕

三阳病证，外有表邪者，汗出之后，其热当去，今大汗出而热不去，知不是表证发热，里有实热而大汗出，热不去者，必兼烦渴引饮或腹满不大便等证，今虽汗出而热不去，且有腹内拘急，下利厥逆，可知不属阳明里热。细究其所现各证，实属阳从汗亡，阴自利脱，阴阳离决，真寒假热之危证。阳亡于外，故大汗出；阳被阴格，故热不去；阳气外亡，阴寒内生，寒主收引，故腹内拘急不舒；四肢为诸阳之本，阳衰不能实气于四肢，阴脱不能濡养筋骨，故四肢作痛；下利手足厥冷恶寒等证，均系阴盛阳亡现象，故以四逆汤急救回阳。对于本条的理解，成氏、尤氏之说均为中肯。陈平伯以恶热不便为阳明里实，恶寒下利为阴证里虚，对本证加以阐发，颇为扼要。惟陈亮斯解"热不去"，是"热不为汗衰"。其实，此语本出自《素问·评热病论》。原意系指温热病的发热，虽汗出而病不解，与本证的"大汗出，热不去"二者精神完全不同，切不可混为一谈。

（张士卿）

〔原文〕

354. 大汗，若大下利而厥冷者，四逆湯主之。

〔校勘〕

《金匮玉函经》《千金翼方》："汗"字下均有"出"字。

〔提要〕

大汗、大下而致阳虚厥逆的治法。

〔选注〕

成无己：大汗，若大下利，内外虽殊，其亡津液、损阳气则一也。阳虚阴胜，故生厥逆，与四逆汤固阳退阴。

《金鉴》：大汗出，汗不收者，桂枝加附子汤证也。大下利，利不止者，理中加附子汤证也。今大汗出，又大下利不止，而更见厥冷，乃阳亡于外，寒盛于中，非桂枝理中之所能治矣，当与四逆汤急回其阳，以胜其防，使汗利止而厥冷还，则犹可生也。

钱潢：上条大汗出，而热不去；此条大汗出，而不言热，是无热矣。或曰：上文下利厥逆而恶寒，且多内拘急四肢疼证；此条亦大下利厥冷，而不恶寒。其不言热，乃阳气犹未飞跃于外，得毋较前为稍轻乎？曰：无热则阳气更微，大下利则阴邪更盛，故亦以四逆汤主之。

喻嘉言：此证无外热相错，其为阴寒易明。然既云大汗大下，则阴津亦亡，但此际不得不以救阳为急，俟阳回乃可徐救其阴也。

周禹载：喻云俟阳回尚可徐救其阴，所以不当牵制。岂知回阳即所以救阴乎？如果阴亡，则仲景早用四逆加人参法已。

陈亮斯：汗而云大，则阳气亡于表；下利云大，则阳气亡于里矣。如是而又厥冷，何以不列于死证条中？玩本文不言五六日、六七日，而但云大汗大下，乃阴寒骤中者，邪气强盛而正气初伤，急急用温，正气犹能自复，未可即称死证，不比病久而大汗大下，阴阳脱而死也。故用四逆胜寒毒于方危，回阳气于将绝，服之而汗利止，厥逆回，犹可望生。

尤在泾：此亦阳病误治而变阴寒之证，成氏所谓大汗若大下利，表里虽殊，其亡津液损阳气一也，阳虚阴胜，则生厥逆，虽无里急下利等证，亦必以救阳驱阴为急。易曰：履霜坚冰至。阴盛之戒，不可不凛也。

程知：不因汗下而厥冷者，用当归四逆；因汗下而厥冷者，用四逆，此缓急之机权也。

〔评述〕

本条也是阴证阳亡的危候。大汗大下，皆能使阴液亏乏，阳气耗损，严重者，每多导致亡阳。如太阳篇20条"太阳病，发汗，遂漏不止，其人恶风，小便难，四肢微急，难以屈伸者，桂枝加附子汤主之"即是因过汗而阳虚脱液。又如91条"伤寒，医下之，续得下利，清谷不止……救里宜四逆汤"是因误下而致阳虚下陷。本条是因汗下太过，不仅亡津液，而且更损阳气，阳气外亡导致手足厥冷，甚至顷刻间有阴阳离决之危，所以临诊时必须当机立断，单刀直入，用四逆汤来回阳救绝。

从上述几家之注来看，成氏、钱氏之见均属恰当。《金鉴》能将本条与桂枝加附子汤证和理中加附子汤证相比较，更可理解条文深义。程氏以厥冷之因于汗下或不因于汗下而为四逆汤证与当归四逆汤证之辨，虽也有一定道理，但要知二者在厥冷的程度上以及其他脉证上是有着根本区别的。当归四逆汤证是血虚寒滞，经脉不利而致，症见"手足厥寒，脉细欲绝"，而绝无汗出、下利等症；本条四逆汤证则是由于汗下过多，阴盛阳亡，证见汗利不止，四肢厥冷，其脉象必沉微欲绝，或伏而不出，无论从厥冷或是脉象微弱的程度上都要比当归四逆汤证严重得多。因此，临诊时必须明辨详审。至于喻氏认为本证之治，"阳回乃可徐救其阴"，而周氏则辨之曰"回阳即所以救阴"，也是较为恰当的。在本证的病因方面，陈氏意谓"阴寒骤中"，与尤氏"阳病误治"之说相反，然而不论误治与直中，凡阳虚厥逆者，总宜四逆回阳救逆。

〔方剂〕

四逆[1]汤方

甘草二两炙　乾薑一两半　附子一枚（生用、去皮、破八片）

上三味，以水三升，煮取一升二合，去滓，分温再服。强人可大附子一枚，乾薑三两。

〔校勘〕

《千金翼方》：甘草作一两。

《金匮玉函经》：作"生去皮破"。

成无己本："味"字下有"㕮咀"二字。

〔词解〕

（1）四逆："四逆"二字始见于《灵枢》，亦四肢厥逆之义。顾宪章《伤寒溯源集》云：案言四者，四肢之省文也。四肢，自指至肘，足至膝是也，其病为深；凡言手足者，自指至腕，足至踝而已，其病尚浅。仲景下字不苟，其轻重浅深，一览了然矣。

〔方解〕

王晋三：四逆者，四肢逆冷，因证以名方也。凡三阴一阳证中，有厥者皆用之。故少阴用以救元海之阳，太阴用以温脏中之寒，厥阴薄厥，阳欲立亡，非此不救。至于太阳误汗亡阳亦用之者，以太、少为水火之主，非交通中土之气，不能内复真阳，故以生附子、生干姜彻上彻下，开辟群阴，还阳归舍，交接于十二经，反复以炙草监之者，亡阳不至于大汗，则阳未必尽亡，故可缓制留中，而为外召阳气之良法。

钱潢：四逆汤者，所以治四肢厥逆而名之也。《素问·阳明脉解》云"四肢者，诸阳之本也，阳盛则四肢实"，即《阴阳应象论》之"清阳实四肢"也。《灵枢·终始》篇云："阳受气于四末，阴受气于五藏。"盖以谷入于胃，气之清者为营，行于脉中，浊者降于下焦，为命门真阳之所蒸腾，其真达皮肤，而为卫气，先充满于四末，然后还而温肌肉，密腠理，行于阴阳各二十五度，故四肢为诸阳之本。此真阳虚衰，阴邪肆逆，阳气不充于四肢，阴阳不相顺接，故手足逆冷……仲景急以温经复阳为治，故立四逆汤，其以甘草为君者，以甘草甘和而性缓，可缓阴气之上逆。干姜温中，可以救胃阳而温脾土，即所谓四末皆禀气于胃而不得至经，必因于脾，乃得禀焉，此所以脾主四肢也。附子辛热，直走下焦，大补命门之真阳，故能治下焦逆上之寒邪，助清阳之升发，而腾达于四肢，则阳回气暖而四肢无厥逆之患矣。是以名之曰四逆汤也。

《金鉴》：君以甘草之甘温，温养阳气，臣以姜附之辛温，助阳胜寒；甘草得姜附，鼓肾阳，温中寒，有水中暖土之功；姜附得甘草，通关节，走四肢，有逐阴回阳之力；肾阳鼓，寒阴消，则阳气外达，而脉自升，手足自温矣。

左季云：甘草味甘平，《内经》曰：寒淫于内，治以甘热，却阴扶阳，必以甘为主，是以甘草为君。干姜味辛热，《内经》曰：寒淫所胜，平以辛热，逐寒正气，必先辛热，是以干姜为臣。附子味辛大热，《内经》曰：辛以润之，开发腠理，致津液通气也，暖肌温经必凭大热，是以附子为使。简言之，附子补火回阳，干姜温中散寒，炙草缓三焦之急，皆用以扶阳也。

柯韵伯：仲景凡治虚证，以里为重，协热下利脉微弱者，便用人参；汗后身疼脉沉迟者，便加人参。此脉迟而利清谷，且不烦不渴，中气大虚，元气已脱，但温不补，何以救逆乎？观茯苓四逆之烦躁，且用人参，况通脉四逆，岂得无参？是必因本方之脱落而成之耳。

〔验案〕

苏某妻，三十余岁。月经期中不慎冲水，夜间发寒战，继即沉沉而睡，人事不省，脉微细欲绝，手足厥逆。当即针人中及十宣穴出血，血色紫暗难以挤出。针时能呼痛，并一度苏醒，但不久仍呼呼入睡。此因阴寒大盛，阳气大衰，气血凝滞之故。急当温经散寒，挽扶阳气。拟大剂四逆汤一方。处方：炮附子八钱，北干姜四钱，炙甘草四钱。水煎，嘱分四次温服，每半小时灌服一次。

病者家属问：此证如此严重，为何将药分作四次，而不一次服下使其速愈？我说：正因其症状严重，才取"重剂缓服"办法。其目的为使药力相继，缓缓振奋其阳气而驱散阴寒。譬如春健大地，冰雪自然溶解；如果一剂顿服，恐有"脉暴出"之变，譬如突然烈日当空，冰雪骤解，反致弥漫成灾。家属信服。

服全剂未完，果然四肢转温，脉回，清醒如初。(《伤寒论汇要分析》)

〔评述〕

本方是回阴救逆法中的主要方剂。《伤寒论》用作治阴寒内盛，真阳衰微之证。所谓四逆，即指阳气式微，四肢厥逆而言。四肢为诸阳之本，阳气不足，阴寒加之，则阳气不能敷布，以致手足厥逆。此时非纯阳之品，不足以破阴寒而振阳气，故姜附在所必用。凡寒邪深入于里，脾肾阳衰，四肢厥冷，下利清谷，腹痛，神疲欲寐，脉沉，或汗多亡阳等证，急投本方以挽回垂绝之阳。

本方是根据"寒者热之"的治疗原则组合的。《素问·至真要大论》说"寒淫于内，治以甘热"，即是本方的立方本旨。方中附子大辛大热，为回阳祛寒要药，可以振奋心肾之阳，使阳气通达于四末，则肢冷脉微之症可除；干姜温中散寒，使脾阳得温，能运化水谷，则下利清谷之症可愈。干姜与附子同用，心肾脾胃兼顾，回阳之力益大，所谓"附子无姜不热"，就是说两者相须为用，相得益彰。甘草和中益气，有补正安中之功。三药相伍，药简而效宏，故本方为优秀的古方之一。

阴盛阳衰的病机，尚有缓急轻重之不同，因此，在运用本方时，可以随证加减。例如：本方加重干姜用量一倍，名通脉四逆汤，治四逆，脉微欲绝，身反不恶寒，其人面色赤，是借重干姜之温阳守中，温中回阳以通脉。本方加人参名四逆加人参汤证，治四逆下利，而利忽自止，但恶寒脉微之症仍在，则非阳回之象，乃阴液内竭而利止，此时若单独回阳，非但不能收效，且恐促其死亡。所以应在本方内加人参一味，以回阳复阴。若汗、下后阴阳两伤而见烦躁者，可于四逆加人参汤中重加茯苓，即茯苓四逆汤，以回阳镇逆。假使少阴寒证，下利厥逆，面赤烦躁而脉微者，是阴寒在下，阳气衰微，可于四逆汤中去甘草，加葱白，即白通汤，取葱白之辛滑行气，可以通行阳气，解散寒邪。若阴盛格阳于外，症见面赤、干呕、烦躁者，可于白通汤中加人尿、猪胆汁，即白通加猪胆汁汤。此时上下不通，阴阳相格，故在阳药中反佐咸寒苦降，一以引阴中之阳气上升，一以导上浮之阳气下达，使阴阳之气相接，同时，又可以防止阴证对热药的格拒，即《素问·至真要大论》所谓"热因寒用"，"甚者从之"之义。上述加减变化，仅一二味药的出入，但治法方义各有不同，对病情的处理，更觉泛应曲当。

丹波元简引《医经会解》云：阴毒心硬肢冷，加麝香、皂荚，俱用少许，呕吐涎沫，或小腹痛，加盐炒吴茱萸、半夏、生姜，呕吐不止，加半夏、生姜汁；泻不止，加白术、人参、黄芪、茯苓、升麻。

《保命集》浆水散，即本方加肉桂、半夏、良姜，以浆水煎服，以治暴泻如水，周身汗水，身上尽冷，脉微而弱，气少不能语，甚者加吐之急证。

《太平圣惠方》正阳散，即本方加麝香、皂荚为末，每服二钱，水煎热服或熟汤调下，治阴毒伤寒，面青，张口出气，心下硬，身不热，只额上有汗，烦渴，舌黑多唾，四肢俱冷。

近世有用四逆汤加黄连治疗小儿虚寒泄泻，症见体温增高不明显（微热），肢冷，脉微弱，舌苔白者。方用：附子五分，干姜、甘草各三钱，加水 300ml，微火煎至 150ml，再加入黄连三钱，仍用微火煎至 80ml，过滤后，加糖适量，煮沸备用。服法：五个月以下的小儿每服 3 ~ 5ml，六至十个月的小儿每服 5 ~ 8ml，一岁到一岁半的小儿每服 8 ~ 10ml，每四小时服一次。注意事项：如属热证，则不适宜，或服药过程中见舌转红燥、苔黄燥者，急宜改换方药。（《浙江中医杂志》1964 年第 8 期）

根据现代医药研究，本方能兴奋心脏及胃肠功能，促进血液循环，而治疗新陈代谢机能低下或衰竭的危脱。可用于急性胃肠炎吐泻过多，或急性病大汗出而呈现虚脱者。以本方为基础加减，治胃下垂亦有效。

关于附子一枚大小的问题：丹波元简引吴遵程方注云：从前附子皆野生，大者是难得，重半两者即少，不若今时种附子，重一两外也。近世用二三钱一剂，即仲景时二三枚，分三剂相等耳。

关于附子生用与炮用的问题：曹颖甫《伤寒发微》曰："四逆汤用生附子一枚，若畏生者猛峻，而改用熟附子……则无济矣。"观仲景书中，凡四逆汤类方剂（包括干姜附子汤在内）用附子皆取生者，其余如桂枝去芍药加附子汤、桂枝加附子汤、附子汤、真武汤、麻黄细辛附子汤等等方剂用附子皆取炮者。可知其用附子法，若意在急救回阳，力挽厥逆则取生用，以其力宏而效速；若意在温经散寒或固卫复阳则取炮用，以其温而不烈。然后世及今已多不生用，以防其毒性。从上述病案可见用炮者其效亦佳，故于临床实际中不必拘于生者。

关于四逆汤中有无人参之辨：柯韵伯氏认为四逆汤中无人参是因"脱落而成"，且后世名医用此方亦每多加用人参，故对此不必泥于有无之事，当视临床实际之需要随证用之。

（张士卿）

〔原文〕

355. 病人手足厥冷，脉乍紧[1]者，邪[2]结在胸中，心下满而烦，饥不能食者，病在胸中，当须吐之，宜瓜蒂散。

〔校勘〕

《千金翼方》："病人"作"病者"。"脉乍紧"作"脉乍结"。"饥不能食者"，无"者"字。"当须吐之"，无"当"字。

《注解伤寒论》："心下"作"心中"。

〔词解〕

（1）乍紧：乍，《辞源》："忽也，猝也。"乍紧，就是突然出现紧脉。

（2）邪：这里指停痰、食积等致病因素。

〔句解〕

病在胸中：概指疾病的部位在胸膈和胃之上脘。

〔提要〕

瓜蒂散证之二——痰食阻塞胸脘重证。

〔选注〕

成无己：手足厥冷者，邪气内陷也。脉紧牢者，为实；邪气入府，则脉沉。今脉乍紧，知邪结在胸中为实，故心下满而烦，胃中无邪则喜饥，以病在胸中，虽饥而不能食，与瓜蒂散，以吐胸中之邪。

程郊倩：手足乍冷，其脉乍得紧实者，此由阳气为物所遏而不得外达，以致厥也。考其证，心下满而烦，烦因心满可知。饥不能食，实不在胃可知，以此定其为邪结在胸中也。夫诸阳受气于胸中，胸中被梗，何能复达于四末！但须吐以宣之，不可下也。

陈修园：此言痰之为厥也。厥虽不同，究竟统属于厥阴证之内。

周禹载：脉乍紧，则有时不紧，而兼见之脉不一，意在言外。惟胃有寒饮，遏抑阳气，推外证与脉，知邪滞于高位，其心下满而烦，饥不能食，惟痰聚上焦，物不得下，知病在上，更无疑矣。用吐之后，胃气上升，津液傍达，吾知手足之温，脉之和缓，心胸豁然，顷刻如故。用吐法者，勿以厥冷为顾忌也。

柯韵伯：手足为诸阳之本，厥冷则胃阳不达于四肢，紧则为寒，乍紧者，不厥时不紧，言紧与厥相应也，此寒结胸中之脉证。心下者，胃口也。满者，胃气逆；烦者，胃火盛。火能消物，故饥。寒结胸中，故不能食。此阴并于上，阳并于下，故寒伤形，热伤气也。非汗下温补之法所能治，必瓜蒂散吐之。此寒因通用法，又寒因寒用法。

尤在泾：脉紧为实，乍紧者，胸中之邪能结而不能实也。夫胸中阳也，阳实气于四肢，邪结胸中，其阳不布，则手足无气而厥冷也。而胃居心下，心处胸间，为烦满，为饥不能食，皆邪结胸中，逼处不安之故。经云："其高者，引而越之"。胸邪最高，故当吐之。瓜蒂苦而能涌，能吐胸中结伏之邪也。此证不必定属阴经，即阳病亦有之也。

《金鉴》：病人手足厥冷，脉若微而细，是寒虚也，寒虚者可温可补。今脉乍紧劲，是寒实也，寒实者宜温宜吐也。时烦吐哕，饥不能食，仍病在胃中也，今心下烦满，饥不能食，是病在胸中也。寒饮实邪，壅塞胸中，则胸中阳气为邪所遏，不能外达四肢，是以手足厥冷，胸满而烦，饥不能食也。当吐之，宜瓜蒂散涌其在上之邪，则满可消，而厥可回矣。

喻嘉言：此与太阳之结胸迥殊，其脉乍紧，其邪亦必乍结，故用瓜蒂散涌载其邪而出，斯阳邪仍从阳解耳。

〔评述〕

（1）对本条疾病性质、病因、病变部位、病理机制的认识，诸注家看法不一致，兹列表以说明之（表7）。

表7   诸家对疾病性质、病因、病变部位、病机的认识列表

注家	疾病性质	病因	病位	病机
成无己	实	邪	胸中	邪气内陷
程郊倩	实	物	胸中	阳气郁遏
陈修园	—	痰	—	—
周禹载	寒、实	饮	上焦	阳气遏抑
柯韵伯	上：寒实；中：热实	上为寒；中为火	胸中、胃	阴并于上，阳并于下
尤在泾	实	邪	胸中	阳气不布
医宗金鉴	寒实	寒	胸中	阳气为邪所遏
喻嘉言	阳实	阳邪	—	—

对疾病性质的认识，各注家均认为本条属于实证。但是寒是热，则有分歧。笔者认为，根据瓜蒂散药性以测疾病，则应是热证。

对疾病原因的认识，有四种不同意见：一为阳邪或火；一为寒或寒所形成的饮；一为痰；一为笼统的物或邪结。笔者认为，疾病之热实性质既定，则寒和饮自可排除于本条病因之外。又凡使用吐剂之病，其成因必为有形之物，故无形之阳邪或火邪亦非本条之因。考体内有形之废物不外三种：一曰瘀血；二曰痰饮；三曰宿食。因为瘀血之治疗不用吐法，寒饮又非瓜蒂散之所宜。所以，本条确切之成因——"物"或"邪结"只能是热痰和宿食。

对疾病定位的认识，各注家基本遵循张仲景"胸中"之说。在此基础上，周禹载又扩大为"上焦"，柯琴更进一步提出了"胃"，笔者认为均有道理。因凡用吐法之病，没有一个患者上焦至胃无停痰停食者，故"胸中"应泛指胃上口以上为是。

对病理机制的认识，多数注家认为是阳气为有形之邪郁遏所致，这种提法符合条文精神。由于阳气为邪所遏，伏匿于阴中，外证似阴寒，颇类"两阴交尽"、"阴尽阳生"之病，所以《伤寒论》把本条列入厥阴篇中，以资与真正的厥阴病相鉴别。

（2）本条的症状和脉象是痰热、宿食阻于胸脘，可产生如下症状：

手足厥冷——其特点是乍冷乍热，时而手足冰凉，时而手足变暖。这是由于胸中阳气为痰食所遏，不能顺利畅达于四肢末端所致。

心下满而烦——其特点是心下膨满，若不能容物，心烦不安，坐卧不宁。根据《伤寒论》著文的特点，在"而"字之后者，常是疾病的主症，所以，本条之"烦"应重于"满"。烦满的形成，都与痰食内郁，热扰胸膈有关。

饥不能食——其特点是似觉饥饿，见食则厌恶。与厥阴病之"饥而不欲食"，得食则"吐蛔"有虚实之别。本条之"饥"，是由于脾之运化尚属正常；"不能食"，是由于胃之受纳已被实邪阻塞，故治疗应从祛邪入手。

本病之脉象为"乍紧"，其特点如程郊倩所言："紧而不常，往来中倏忽一见也。"常见肢厥时脉紧，厥回则脉不紧。这是因为肢厥时阳气不能外达四末，寒邪乘阳气之虚而居之，寒主收引，故令脉紧也。

（3）治则和方剂：根据症状和脉象的特点，不同的疾病应采用不同的治疗。同样是手足厥冷，若脉滑者，为里有热，用白虎汤（350 条）；脉细欲绝者，为血虚有寒，用当归四逆汤（351 条）；脉微欲绝身反不恶寒，其人面色赤者，为阴盛格阳，阳微欲绝，用通脉四逆汤（317 条）；厥逆无脉，干呕烦者，为阴阳格拒，用白通加猪胆汁汤（315 条）。本条脉乍紧，又兼见心下满而烦，饥不能食，为痰热宿食阻塞胸脘之重症。因病位偏上，故应遵《内经》"其高者因而越之"之旨，采用瓜蒂散以涌吐实热有形之邪。

（4）根据《伤寒论》120、121、166、324、355 条所述，归纳瓜蒂散证。

内在——痰热、宿食（亦包括毒物）。

外在——寒邪化热入里，与在里之实邪相搏结。

病位——自胸膈至胃上脘。

脉症——见表 8。

表 8   **355 条脉症列表**

	轻型	重型
症状	病如桂枝证，头不痛，项不强，气上冲咽喉不得息	手足厥冷；或手足寒，心下满而烦，饥不能食
脉象	寸脉微浮	乍紧；或弦迟

病势——向上。

治则——"其高者因而越之"——吐法。

方剂——瓜蒂散——寒性酸苦涌吐剂。

禁忌 ⎰ 太阳病，干呕吐逆者——病势向外，吐之易生变证。
⎱ 膈上有寒饮，干呕者，不可吐也。
⎱ 诸亡血虚象，不可与之。

（李春生）

〔原文〕

356. 傷寒厥而心下悸，宜先治水，當服茯苓甘草湯，却治其厥；不爾，水漬入胃[1]，必作利也。

〔校勘〕

成无己本、《金匮玉函经》："心下悸"下均有"者"字。

《金匮玉函经》："当服"作"当与"。

〔词解〕

（1）水渍入胃：水饮渗入胃肠。

〔提要〕

水停心下而厥逆的治疗原则。

〔选注〕

钱潢：《金匮》云，水停心下，甚者则悸；太阳篇中有饮水多者，心下必悸。此二语，虽皆仲景本文，然此条并不言饮水，盖以伤寒见厥，则阴寒在里，里寒则胃气不行，水液不布，必停蓄于心下，阻绝气道，所以筑筑然而悸动，故宜先治其水，当服茯苓甘草汤以渗利之，然后却与治厥之药。不尔则水液既不流行，必渐渍入胃，寒厥之邪在里，胃阳不守，必下走作利也。

汪琥：厥而心下悸者，明系消渴饮水多，寒饮留于心下，胸中之阳不能四布，故见厥，此非外来之寒比也。故仲景之法，宜先治水，须与茯苓甘草汤，而治厥之法即在其中，盖水去则厥自除也。不尔者，谓不治其水也。不治其水，水渍而下入于胃，必作湿热利也。

〔评述〕

条文明言"厥而心下悸，宜先治水"，可知致厥的原因乃由于水饮内停，阳气被遏所致。茯苓甘草汤温阳化水，水饮宣化则胸阳得布，四肢自然温暖，所谓"宜先治水"也，有治本之意。钱氏主张先治其水，后治其厥，与条文原意相符，但根据水饮为致厥之因这一点来看，汪氏的分析更为妥当，对临证的指导意义更大。

（王大鹏）

〔原文〕

357. 伤寒六七日，大下後，寸脉沉而迟，手足厥逆，下部脉[1]不至，喉咽不利[2]，唾脓血，泄利不止者，爲难治，麻黄升麻汤主之。

〔校勘〕

《金匮玉函经》："脉沉"下无"而"字，"喉咽"作"咽喉"，"泄利"作"下利"，成无己本、《千金翼方》：均无"寸"字。

〔词解〕

（1）下部脉：指尺脉而言。

（2）喉咽不利：咽喉疼痛，吞咽困难的意思。

〔提要〕

厥阴误下后，阴阳错杂的变证及治法。

〔选注〕

尤在泾：伤寒六七日，寒已变热而未实也，乃大下之，阴气遂虚，阳气乃陷。阳气陷，故寸脉沉而迟；阴气虚，故下部脉不至；阴阳并伤，不相顺接，则手足厥逆。而阳邪之入内者，方上淫而下溢，为咽喉不利，为吐脓血，为泄利不止，是阴阳上下并受其病，而虚实冷热，亦复混淆不清矣。是以欲治其阴，必伤其阳；欲补其虚，必碍其实，故曰此为难治。麻黄升麻汤合补泻寒热为剂，使相助而不相悖，庶几各行其事，而并呈其效。

喻嘉言：寸脉沉而迟，明是阳去入阴之故，非阳气衰微可拟。故虽手足厥逆，下部脉不至，泄利不止，其不得为纯阴无阳可知。况咽喉不利，唾脓血，又阳邪搏阴上逆之征验，所以仲景特于阴中提出其阳，得汗出而错杂之邪尽解也。

柯韵伯：寸脉沉迟，气口脉平矣。下部脉不至，根本已绝矣。六府气绝于外者，手足寒；五脏气绝于内者，利下不禁，咽喉不利，水谷之道绝欲。汁液不化而成脓血，下濡而上逆，此为下厥上竭，阴阳离决之候，生气将绝于内也。麻黄升麻汤，其方味数多而分两轻，重汗散而畏温补，乃后世粗工之技，必非仲景方也。此证此脉，急用参附以回阳，尚恐不救，以治阳实之品，治亡阳之证，是操戈下石矣，敢望其汗出而愈哉？绝汗出而死，是为可必。仍附其方，以俟识者。

丹波元简：案此条，证方不对，注家皆以为阴阳错杂之证，回护调停，为之注释。而柯氏断然为非仲景真方，可谓千古卓见矣。

《金鉴》：伤寒六七日，邪传厥阴，厥热胜复之时，医不详审阴阳而大下之，致变中寒下竭之坏证。中寒故寸脉沉迟，手足厥逆；下竭故尺脉不至，泄利不止也。盖未下之前，阳经尚伏表热，大下之后，则其热乘虚下陷，内犯厥阴，厥阴经循喉咙，贯膈注肺，故咽喉不利、唾脓血也。此为阴阳错杂，表里混淆之证，若温其下，恐助上热，欲清其上，愈益中寒，仲景故以此汤主之，正示人以阴阳错杂为难治，当于表里上下求治法也。盖下寒上热，固为难温，里寒无汗，还宜解表，故用麻黄升麻汤，以解表和里，清上温下，随证治之也。

成无己：伤寒六七日，邪传厥阴之时。大下之后，下焦气虚，阳气内陷，寸脉迟而手足厥逆，下部脉不至。厥阴之脉，贯膈上注肺，循喉咙。在厥阴随经射肺，因亡津液，遂成肺痿，咽喉不利而唾脓血也。《金匮要略》曰：肺痿之病，从何得之，被快药下利，重亡津液，故得之。若泄利不止者，为里气大虚，故云难治。与麻黄升麻汤以调肺之气。

〔评述〕

历来注家对本条的看法不同，主要分为两种观点：多数注家认为本证是误下后的变证，由于阴阳悖逆，证情错杂，所以组方亦寒热并用，补泻兼施。以柯韵伯为代表的一种观点认为本证是亡阳之证，虚多而实少，而麻黄升麻汤"味数多而分两轻，重汗散而畏温补，乃后世粗工之技，必非仲景方也"。故认为方证不符，应予以否定。

从古代医籍来看，《外台秘要》第一卷中亦载此方，并引《小品》注云"此仲景《伤寒论》方"。《伤寒选录》说："此药之大者，若瘟毒瘴，利表里不分，毒邪沉炽，或咳，或脓，或血者，宜前药。"很难将麻黄升麻汤完全否定。同时，近世又有陈逊斋的治疗方法。因此，本方是否出于张仲景并非主要问题，而关键是它的临床适应证应该讨论。本证的咽喉不利、吐脓血，确是热毒上蒸的现象。如果此时患者的症状趋于阳虚，是柯氏所说的亡阳之证，那么应急投参附以回阳救逆，本方是不可妄投的。相反的，本证的手足厥逆，是由于大下之后，阳邪陷里，不是阳虚，而是热郁于里，同时尚有表邪郁遏，没有外解的现象，那么，透达阳邪，清热解毒，以本方参酌使用，尚无不可。因此，使用本方的关键应在于临床辨证，阳虚则不可投，而只能用于误下后阳郁于里的变证。

〔方剂〕

麻黄升麻汤方

麻黄二两半（去節）　升麻一两[1]一分　當歸一两一分　知母十八銖[1]　黄芩十八銖　萎蕤（一作菖蒲）十八銖　芍藥六銖　天門冬六銖（去心）　桂枝六銖（去皮）

茯苓六铢　甘草六铢（炙）　　石膏六铢（碎，绵裹）　　白术六铢　乾薑六铢

上十四味，以水一斗，先煮麻黄一二沸，去上沫，内⁽²⁾諸藥，煮取三升，去滓，分温三服，相去如炊三斗米頃，令盡，汗出愈。

〔校勘〕

《金匮玉函经》："麻黄当归"作"各一两六铢"。

《金匮玉函经》《千金翼方》："天门冬"均作"麦门冬"。

《千金方》：麻黄、知母、萎蕤、黄芩各三两，余十味各二两。

《外台秘要》引小品载本方方后云：此张仲景《伤寒论》方，古本有菖蒲十八铢，无萎蕤、天门冬。

〔词解〕

（1）两、铢：古代权衡单位之一。二十四铢为一两。唐以后十钱为一两。后汉一两相当于现代 13.9g（据吴承洛《中国度量衡史》）。后汉的药秤一两，是当时常用秤的二分之一（据《新修本草》引苏恭说），所以《伤寒论》中的一两约为现代的 6.96g，合现在药用市秤（16 量制的旧市秤）约 2.25 钱。

（2）内：同纳。

〔句解〕

相去如炊三斗米顷，令尽：即在间隔为煮熟三斗米饭的时间内服完。

〔方解〕

方有执：邪深入而阳内陷，寸脉沉而迟也，故用麻黄、升麻升举以发之；手足厥逆而下部脉不至也，故用当归、姜、桂温润以达之。然芍药敛津液，而甘草以和之，咽喉可利也。萎蕤、门冬以润肺，而黄芩、知母以除热，脓血可止也。术能燥土，茯苓渗湿，泄利可愈也。石膏有彻热之功，所以为斡旋诸佐使而妙其用焉。

尤在泾：方用麻黄、升麻，所以引阳气发阳邪也，而得当归、知母、萎蕤、天冬之润，则肺气已滋，而不蒙其发越之害矣。桂枝、干姜所以通脉止厥也。而得黄芩、石膏之寒，则中气已和，而不被其燥热之烈矣。其芍药、甘草、茯苓、白术则不特止其泄利，抑以安中益气，以为通上下和阴阳之用耳。

《金鉴》：下寒上热若无表证，当以黄连汤为法。今有表证，故复立此方，以示随证消息之治也。升麻、萎蕤、黄芩、石膏、知母、天冬，乃升举走上清热之品，用以避下寒，且以滋上也；麻黄、桂枝、干姜、当归、白芍、白术、茯苓、甘草，乃辛甘走外温散之品，用以远上热，且以和内也。分温三服令尽，汗出愈，其意在缓而正不伤，彻邪而尽除也。脉虽寸脉沉迟，尺脉不至；证虽手足厥逆，下利不止。究之原非纯阴寒邪，故兼咽喉痛、唾脓血之证，是寒热混淆阴阳错杂之病，皆因大下夺中所变。故仲景用此汤，以去邪为主，邪去而正自安也。

成无己：《金匮玉函经》曰：大热之气，寒以取之；甚热之气，以汗发之。麻黄、升麻之甘，以发浮热；正气虚者，以辛润之，当归桂姜之中以散寒；上热者，以苦泄之，知母、黄芩之苦，凉心去热；津液少者，以甘润之，茯苓、白术之甘，缓脾生津；肺燥气热，以酸收之，以甘缓之，芍药之酸，以敛逆气，萎蕤、门冬、石膏、甘草之甘，润肺除

热。

〔验案〕

李梦如子，曾二次患喉痰，一次患溏泻，治之愈。今复患寒热病，历十余日不退。邀余诊，切脉未竟，已下利二次，头痛，腹痛，骨节痛（足见表证仍在），喉头尽白而腐，吐脓样痰挟血。六脉浮中两按皆无，重按亦微缓不能辨其至数，口渴需水，小便少，两足少阴脉似有似无。诊毕无法立方，且不明其病理，连拟排脓汤、黄连阿胶汤、苦酒汤，皆不如意，复拟干姜黄连黄芩人参汤，终觉未妥。又改拟小柴胡汤加减，以求稳妥。继因雨阻，寓李宅附近。然沉思不得寐，复讯李父，病人曾出汗几次？曰："始终无汗。"曾服下剂否？曰："曾服泻盐三次，而至水泻频仍，脉忽变阴。"余曰："得之矣，此麻黄升麻汤证也。"（以未曾汗解而攻其里，表热内攻故上热，下之里虚故下寒）。病人脉弱易动，素有喉痰，是下虚上热体质，新患太阳伤寒而误下之，表邪不退，外热内陷，触动喉痰旧疾，故喉间白腐、脓血交并。脾弱湿重之体，复因大下而成水泻，水走大肠，故小便不利。上焦热甚，故口渴。表邪未退，故寒热头痛、骨节痛，各症仍在。热闭于内，故四肢厥冷。大下后，气血奔集于里，故阳脉沉弱；水液趋于下部，故阴脉亦闭歇。本方组织有桂枝汤加麻黄，所以解表发汗；有苓术干姜化水，利小便，所以止利；用当归助其行血通脉，用黄芩、知母、石膏以消炎清热，兼生津液；用升麻解咽喉之毒、用玉竹以祛脓血、用天冬以清利痰脓。明日即可照服此方。李终疑脉有败征，恐不胜麻、桂之温，欲加丽参。余曰："脉沉弱肢冷是阳郁，非阳虚也。加参转虑掣消炎解毒之肘，不如勿用，经方以不加减为贵也。"后果愈。（《陈逊斋医案》）

〔评述〕

本方药味较多，方组复杂，是《伤寒论》中最大的一个方剂。注家各有详释，大致归纳起来，本方作用如下：麻黄、石膏、甘草为越婢汤主药，发越内郁之阳；甘草、桂枝、白芍为桂枝汤主药，调和营卫。黄芩、知母、天冬、升麻升阳解毒，清上热；白术、干姜、茯苓补脾利水，温下寒；当归、葳蕤滋养营血，且防发越之弊。从陈逊斋医案来看，本方所治疾病的证候是非常复杂的，临床审证亦很困难。确诊本证和使用本方的关键，在于问诊：通过曾出汗几次之问，得悉始终无汗；询问曾服下剂否，得悉曾服泻药三次，从而测知病变的由来。以未曾汗解而攻其里，表热内攻故上热，下之里虚故下寒。因之投以麻黄升麻汤，取得立竿见影的效果。

（肖燕军）

〔原文〕

358. 伤寒四五日，腹中痛，若转气下趣⁽¹⁾少腹者，此欲自利也。

〔校勘〕

《金匮玉函经》："此"字作"为"字。

〔词解〕

（1）趣：与"趋"同，作疾走讲。

〔提要〕

伤寒欲作自利的证候。

〔选注〕

尤在泾：伤寒四五日，正邪气传里之时，若腹中痛而满者，热聚而实，将成可下之证。兹腹中痛而不满，但时时转气下趋少腹者，热不得聚而从下注，将成下利之候也。而下利有阴阳之分，先发热而后下利者，传经之热邪内陷，此为热利，必有内烦脉数等证；不发热而下利者，直中之阴邪下注，此为寒利，必有厥冷脉微等证。要在审问明白也。

钱潢：伤寒四五日，邪气入里传阴之时也。腹中痛，寒邪入里，胃寒而太阴脾土病也。转气下趋少腹者，言寒邪盛而胃阳不守，水谷不别，声响下奔，故为欲作自利也。

张璐：腹痛亦有属火者，其痛必自下而上攻，若痛自上而下趋者，定属寒痛无疑。

方有执：腹中痛转气下趋者，里虚不能守，而寒邪下迫也。

成无己：伤寒四五日，邪气传里之时。腹中痛，转气下趋少腹者，里虚遇寒，寒气下行，欲作自利也。

〔评述〕

本条从腹痛、转气下趋少腹，断为欲作下利，这在临床上是常见到的。但张璐等以转气的上攻或下趋来分寒热，却不够全面。注家之中，以尤在泾的看法比较全面、客观。一般说来，热利多有发热、口渴、内烦、脉数等症；寒利多有厥冷、脉微、口不渴、小便清长等症。临床诊断，必须脉证互参，才能施治不误。

本条可与356条"不尔，水渍入胃，必作利也"互相参看。

（肖燕军）

〔原文〕

359. 伤寒，本自寒下，醫复吐下之，寒格⁽¹⁾，更逆吐下，若食入口即吐，乾薑黄芩黄連人参湯主之。

〔校勘〕

《金匮玉函经》："若食入口"无"若"字，"即吐"作"即出者"，"黄连"下无"人参"两字。

《千金翼方》："寒格"上有"而"字。

〔词解〕

（1）寒格：《医宗金鉴》："格者吐逆之病也。"《伤寒来苏集》："寒热相阻则为格证。"指上热为下寒所格，致饮食入口即吐之症。

〔句解〕

本自寒下：《伤寒贯珠集》云："伤寒本自寒下，盖即太阴腹满自利之证。"即谓伤寒病本因虚寒而腹泻。

〔提要〕

误治形成寒格的变证及其治疗。

〔选注〕

尤在泾：伤寒本自寒下，盖即太阴腹满自利之证，医不知而复吐下之，里气遂虚，阴寒益甚，胃中之阳被格而上逆，脾中之阴被抑而下注，得不倍增吐下乎？至食入口即吐，则逆之甚矣。若以寒治逆，则寒下转增；或仅投温剂，则必格拒而不入。故以连芩之苦，以通寒格；参姜之温，以复正气而逐阴邪也。

成无己：伤寒邪自传表，为本自寒下，医反吐下，损伤正气，寒气内为格拒。经曰：格则吐逆。食入即吐，谓之寒格，更复吐下，则重虚而死，是更逆吐下，与干姜黄芩黄连人参汤以通寒格。

柯韵伯：治之小误，变症亦轻，故制方用泻心之半。上焦寒格，故用参姜；心下蓄热，故用芩连；呕家不喜甘，故去甘草。不食则不吐，是心下无水气，故不用姜夏。要知寒热相阻，则为格证；寒热相结，则为痞证。

《金鉴》：经曰：格则吐逆。格者，吐逆之病名也。朝食暮吐，脾寒格也；食入即吐，胃热格也。本自寒格，谓其人本自有朝食暮吐寒格之病也。今病伤寒，医见可吐可下之证，遂执成法，复行吐下，是寒格更逆于吐下也。当以理中汤温其太阴，加丁香降其寒逆可也。若食入口即吐，则非寒格乃热格也，当用干姜人参安胃、黄连黄芩降胃火也。

秦皇士：言伤寒则为热病，若阴证自寒下利，吐下之即死矣，岂尚可用芩连乎？因其人表热里寒下利，医有误认挟热，复吐下之，则寒格而食入口即吐出，故用参、姜温其寒，芩、连折其热。

〔评述〕

此证病属素体中焦阳气虚弱，脾的运化输布功能失司，影响其升清降浊之能。又且感受寒邪，寒为阴邪，最易伤人阳气，使不足的中阳益虚，脾失斡旋之功，致使脾的清气不升。《素问·阴阳应象大论》说："清气在下，则生飧泄。"出现了脾气虚寒之泄泻，故曰"本自寒下"。而再投以吐下之剂，是犯了"虚虚"之戒，造成脾气下陷，寒盛于下，阳被格拒而食不得入口，形成上热下寒的寒格证。阴寒盛而阳气微，故见下利。热为寒所格拒，壅遏于上而不降，则成呕吐不食，出现了"食入口即吐"之症。这种病症符合厥阴病上热下寒之证。但本证病位在中焦，是胃阳被阴寒所格而上逆，与白通汤证的全身虚寒性的"阴寒于下，格阳于上"的上热下寒自不相同。

〔方剂〕

乾薑黄芩黄連人參湯

乾薑　黄芩　黄連　人參各三兩

上四味，以水六升，煮取二升，去滓⁽¹⁾，分温再服。

〔词解〕

（1）滓：音资（zī）。《论文》："滓，淀也。"沉淀渣物谓滓。在这里指药渣。

〔方解〕

王晋三：厥阴寒格吐逆者，阴格于内，拒阳于外而为吐，用芩连大苦泄去阳热，而以干姜为向导开通阴寒。但误吐亡阳，误下亡阴，中州之气索然矣，故必以人参补中，俾胃阳得转，并可助干姜之辛，冲开阴格而吐止。

章虚谷：仲景云，伤寒本自寒下，复吐下之，寒格，更逆吐下，是本来中宫虚寒，误行吐下，反动厥阴相火，与寒气格拒，更逆吐下，故以人参、干姜温中助气，芩、连泻三焦之相火，使阴阳气和，则吐下自止。此但中焦受伤，故不用附子，与少阴之格阳证不同也。

陈修园：伤寒本自寒下者，以厥阴之标阴在下也。医复吐下之，在下益寒，而反格热于上，以致食入即吐。方用干姜辛温以救其寒，芩连苦寒降之且以坚之。然吐下之后，阴阳两伤，胃气索然，必藉人参以济之，俾胃气如分金之炉、寒热各不相碍也。方名以干姜冠首者，取干姜之温能除寒下，而辛烈之气又能开格而纳食也。

〔验案〕

白叶乡林某，五十岁，患胃病已久。近来时常呕吐，胸间痞闷，一见食物便产生恶心感，有时勉强食少许，有时食下即吐，口微燥，大便溏泄，一日二三次，脉虚数。我与干姜黄芩黄连人参汤。处方：横纹潞5g，北干姜9g，黄芩6g，黄连4.5g。水煎，煎后待稍冷时分四次服。

本证属上热下寒，如单用苦寒，必致下泄更甚；单用辛热，必致口燥，呕吐增剧。因此，只宜寒热，苦辛并用，调和其上下阴阳。又因素来胃虚，且脉虚弱，故以潞党参甘温为君，扶其中气。药液不冷不热方作四次，是"少少与和之"之意。因胸间痞闷热格，如果顿服，虑药被拒不入。

服一剂后，呕恶泄泻均愈。因病者中寒为本，而热为标，现标已愈，应扶其本。乃仿照《内经》"寒淫于内，治以甘热"之旨，嘱病者购生姜、红枣各一斤，切碎和捣，于每日三餐蒸饭时，量取一酒盅置米上蒸熟，饭后服食。取生姜辛热散寒和胃气，大枣甘温健脾补中，置米上蒸熟，是取得谷气而养中土。

服一疗程（即尽两斤姜枣）后，胃病几瘥大半，食欲大振。后病又照法服用一疗程，胃病因而获愈。(《伤寒论汇要分析》)

〔评述〕

本方是为上热下寒而见呕吐、下利之证而设。病者本自寒下，而医又复吐下，徒使中气更虚、寒邪更甚于下。故以干姜之温热以救其寒；人参甘温，益气生津，以补误治吐下后损伤脾胃之气。二者相配则可温暖其脾胃中州，健运脾气，使清阳得升、浊阴得降，则泻利自止。此为治其根本。因寒甚于下而格热于上，出现了在上的热邪壅滞，故用芩、连之苦寒，直清在上之热，并配干姜之辛，取其辛开苦降之功。俾格拒开，而食能降，则不复吐矣。故陈修园说："方名以干姜冠首者，取干姜之温能除寒下，而辛烈之气又能开格而纳食。"

（安效先）

〔原文〕

360. 下利有微热而渴，脉弱者，今自愈。

〔校勘〕

《金匮玉函经》《千金翼方》：均无"今"字。

〔提要〕

阴盛下利，阳复自愈证。

〔选注〕

程郊倩：下利脉绝者死，脉实者亦死。必何为而脉与证合也。缘厥阴下利，为阴寒胜；微热而渴，则阳热复也。脉弱，知邪已退，而经气虚耳，故令自愈。

钱潢：脉弱者，方见其里气本然之虚，无热气太过，作痈脓便血及喉痹口伤烂赤之变，故可不治，令其自愈也。若或治之，或反见偏胜耳。

喻嘉言：此条不药自愈之证，盖重释下利、脉沉弦者下重，脉大者为未止，脉微弱数者，为欲自止，虽发热不死之文，而致其精详。彼脉微弱而数，利欲自止，但得不死耳，病未除也。此独言弱，乃阴退阳复，在表作微热，在里作微渴，表里之间，微有不和，不治自愈，治之必反不愈矣。

方有执：微热，阳渐回也；渴，内燥未复也；弱，邪退也；令自愈，言不须治也。

《金鉴》：厥阴下利，有大热而渴，脉强者，乃邪热俱盛也。今下利有微热而渴，脉弱者，是邪热衰也。邪热既衰，故可令自愈也。

〔评述〕

本条为厥阴下利而见有阳复邪退之证，以预测疾病的预后。厥阴为六经最后一经，即正气与邪气进行斗争、消长进退的生死关头。其临床表现以"阴阳错杂，寒热相混"为主。阴甚之下利而又见"微热口渴"、"脉弱"等证，标志着机体阳气来复，病情由阴转阳。脉弱说明邪气已衰，胃气尚存。似此，正气渐复而邪气已衰，实为疾病向愈之佳兆。这与第344条"伤寒发热下利厥逆，躁不得卧者死"、第345条"伤寒发热，下利至甚，厥不止者死"两条的病机截然不同。第344条病机为阴盛于内，格阳于外，属于内真寒而外假热，故其发热而利不止，四肢厥冷。可见其发热并非阳气回复之象，且更见"躁不得卧"为阴极而阳虚，阳气为阴寒所迫，完全发露于外，行将越脱，故为死矣。柯韵伯曰："厥利不止，脏腑气绝矣。躁不得卧，精神不治矣。微阳不久留故死。"张璐亦指出："大抵下利而手足厥冷者，皆为危候。"以四肢为诸阳之本故也。加以发热、躁不得卧，不但虚阳发露，而真阴亦烁尽无余，安得不死。第345条在病理机制上和第344条基本相同，只是无"躁不得卧"一症，但"下利至甚，厥不止"却更为严重，亦属阴阳竭绝之死候。由上述的比较，可以看出厥阴病的实质为正邪斗争消长进退的生死关头。如果正能胜邪，阳长阴消则预后为佳，如本条所述之证。如果邪胜正负，阴长阳消，则预后不良，如第344条、第345条所述的内容。

对于本条的诸家观点基本相同，一致指出"微热"是阳气来复；"脉弱"是邪气衰退，正胜邪祛，所以断为"自愈"。

（安效先）

〔原文〕

361. 下利脉數，有微熱汗出，今自愈，設復緊[1]爲未解。

〔校勘〕

《金匱玉函经》《千金翼方》："有"均作"若"，"汗出"下均有"者"字，"自愈"上无"今"字。

〔词解〕

（1）复紧：指见紧脉。

〔提要〕

阴盛下利将愈的脉证及未解的脉象。

〔选注〕

成无己：下利，阴病也；脉数，阳脉也。阴病见阳脉者，生微热汗出，阳气得通也，利必自愈。诸紧为寒，设复脉紧，阴气犹胜，故云未解。

程郊倩：下利脉数，寒邪已化热也。微热而汗出，邪从热化而出表也，故令自愈。设复紧者，未尽之邪复入于里，故为未解。盖阴病得阳则解，故数与紧，可以定愈不愈。

钱潢：此条又言下利，微热而脉数，若汗出者，亦可自愈。脉数则太过之热邪内郁，故必清脓血；汗出则热气外泄，故脓血可免，而亦令自愈也。设其脉复紧，在阳经为寒邪在表，在阴经则为寒邪在里，其下利之证，犹未解也。平脉篇云：假令下利，以胃中虚冷，故令脉紧也。

柯韵伯：汗出是热从汗解，内从外解之兆。紧即弦之互文。

〔评述〕

本条与前条相同，亦为厥阴下利，属于阴证。但"脉数"是为阳脉，阴证见阳脉则回，为病有向愈之趋势。说明病由阴证转为阳证，预示阳气行将回复。而"脉数"一般为阳热复太过，为论中第363条所云："下利，寸脉反浮数，尺中自涩者，必清脓血。"第367条所云："下利脉数而渴者，今自愈。设不差，必清脓血，以有热故也。"都说明阴证下利，若阳能回复为佳兆，但不可太过，否则邪无出路，热不得泄，以致内伤阴络，血为热蒸、腐化为脓而见大便脓血。本证除"下利脉数"之症外，还有"微热汗出"之症，故知其热并非高热，且伴有汗出，使热邪有外出之径路。柯韵伯说："汗出是热从汗解，内从外解之兆。"因而本证虽为阳复"脉数"，但不属于太过，即使有热邪，亦能随汗而解，为厥阴病阳胜阴退的良好转归。诸家看法颇为相同，都认为阴病见阳脉是疾病的良好机转，所以即使不服药，亦能自愈。而"脉数"所以不属于厥阴阳复太过，是由于"汗出"邪有出路的关系。如果见到紧脉，是里寒未去之征，邪犹逼留，虽有"微热汗出"等阳复之证，正气尚不能驱邪外出，故病不能转愈。

本条乃仲景以脉证合参，来测知疾病的预后转归，告诫后学者临证须脉证并重，全面分析，方能得出比较正确的结论。

（安效先）

〔原文〕

362. 下利，手足厥冷，無脈者，灸之不溫，若脈不還，反微喘者，死。少陰負趺陽[1]者，爲順也。

〔校勘〕

《金匮玉函经》："若"作"而"。

《金匮玉函经》、成无己本："少阴"以下均作另一条。

〔词解〕

(1) 少阴负趺阳：少阴即太溪脉，趺阳即冲阳脉，少阴负趺阳谓太溪脉小于趺阳脉。

〔提要〕

厥利无脉的治法及预后。

〔选注〕

成无己：下利，手足厥逆，无脉者，阴气独胜，阳气大虚也。灸之阳气复，手足温而脉还，为欲愈。若手足不温，脉不还者，阳已绝也；反微喘者，阳气脱也。

李荫岚：少阴，肾脉也；跌阳，胃脉也。肾脉候于太溪，亦候于二尺，胃脉候于足跌上，亦候于右关。六腑为阳，五脏为阴，然三阳以阳明为主，盖阳明为燥土，阳热最高也。三阴以少阴为主，盖少阴可寒水，阴寒为甚也。三阴下利之证，得阳为顺，少阴负跌阳者，谓跌阳大于少阴也，此阴病得阳也，不得阳为逆。跌阳负少阴者，谓少阴盛于跌阳也，此阴病不得阳也。土胜水，则厥利止；水侮土，则厥利作。故跌阳负为逆，逆者，死之候也；少阴负为顺，顺者，生之候也。

〔评述〕

本条的基本精神在于说明寒厥之证，阳回则生。由于太溪、跌阳脉诊，目前临床应用较少，其实际意义尚待进一步研究探讨。学习本条重在认识到"阳存则生，阳竭则死"是阴经病判断生死的一般规律。因胃为后天之本，为脉所从生，少阴负跌阳，则胃气犹盛，其病虽危，而正气仍可奋起抗邪，所以为顺；反之，如跌阳负于少阴，则说明胃气将亡，难以救治。

（李铁军）

〔原文〕

363. 下利，寸脉反浮數，尺中自澀者，必清膿血。

〔提要〕

厥阴下利，阳复太过，热伤阴络而成便脓血的脉证。

〔选注〕

李荫岚：厥阴寒利，脉当微细，今寸反浮数者，阳气盛也。又阳盛脉当滑，今尺中自涩者，阴血伤也。清与圊通，圊者，厕也。圊脓血，即谓便脓血也。寸以候阳，尺以候阴，凡病阳虚阴盛者，则阴必上乘其阳；阴虚阳盛者，则阳必下乘其阴，令厥阴下利，阴液被夺，其血必虚，血虚者，气必归之，如是者，经热转甚，热伤其血，血腐成脓，随利下血，故曰必清脓血也。

秦皇士：寸脉主气，尺脉主血；今寸脉浮数，气中有热，尺中自涩，血分受伤，热胜于血，故曰必圊脓血也。

舒驰远：关前为阳，寸脉浮数，阳盛可知；关后为阴，尺中自涩，阴亏可知。今以阳热有余，逼迫微阴，所以必圊脓血也。

柯韵伯：寸为阳，沉数是阳陷阴中，故圊血。今脉反浮，是阴出之阳，利当自愈矣。涩为少血，因便脓血后见于尺中，亦顺脉也。此在脓血已圊后，因寸浮尺涩而揣摩之辞，不得以必字作一例看。

周禹载：阴证阳脉，病家最幸，今云反浮数，虽则下利，安知不转出阳分，有汗而解；然合尺中自涩观之，则精血受伤，正气难复，况阳邪正炽，势必下陷而内入伤阴，不至圊血不已也。

〔评述〕

对于本条的看法，大多诸家认为其病变机理为厥阴下利，阳复太过，以致热逼营阴，血分受伤，故出现"寸脉反浮数""尺中自涩""大便脓血"。而柯韵伯氏认为，尺中脉涩，是"因便脓血后见于尺中，亦顺脉也"，亦有道理，特录于此，以作参考。

厥阴虚寒下利，所下多为清谷，其脉来必然沉迟，方为脉证相符。此等虚寒阴证，若能得阳气来复，则为正胜邪衰，病向愈兆。但今反见寸脉浮数，尺脉自涩，是为阳热回复太过，邪无出路，热不得泄，灼伤阴络，血为热蒸，腐化成脓，故大便下脓血。与论中第341条"伤寒发热四日，厥反三日，复热四日，厥少热多者，其病当愈；四日至七日，热不除者，必便脓血"机理大致相同，正是说明阳复胜阴在病变机理来说虽为顺证，但若阳气来复太过，反致阳热偏亢，则会发生其他病变。而与论中第361条"下利脉数，有微热汗出，今自愈"相比较，同为厥阴虚寒下利，阳气来复，但第361条所述之证，为阳气来复不为太过，且有"汗出"而使热邪有外出之路，故不会发生热蕴肠中，伤其营血，腐化成脓，形成大便脓血之证。而本证则为阳复太过发生的变证。

（安效先）

〔原文〕

364. 下利清谷，不可攻表。汗出必胀满。

〔校勘〕

《金匮玉函经》："不可攻"下有"其"字。

〔提要〕

寒厥下利清谷误用汗法之变证。

〔选注〕

舒驰远：下利清谷，虚冷之极，里阳已自孤危，误汗未有不脱者也，腹满亦云幸矣。故一切腹痛、呕泄之证，严戒不可发汗。

山田正珍：下利清谷，为里寒甚，当与四逆汤温之。虽有表证，然不可发汗，汗出则表里俱虚，中气不能宣通，故令人胀满，亦四逆汤证也。

尤在泾：清与圊同，即完谷也。乃阳不运而谷不腐也，是当温养中土，不可攻表出汗，汗出则阳益虚，阳虚则气不化，故必胀满。此寒中太阴之证，非厥阴病也。

〔评述〕

证见下利清谷，可知里阳虚弱，故无论有无表证，皆不可发汗。误汗则中阳更虚，浊阴不行故胀满。以上各家之注都很明了。考历代注家对本条的看法也有两个小争议：一是本条之证是否属厥阴病。二是有无表证。仅就本条简略的文字来看，很难明断。因为本条所述的证候和治疗禁忌，对三阴病都适宜，有无表证，皆不可发汗，这是普遍适用的原则，所以我们认为只有在临证时结合具体的脉症全面分析才能决定。单就本条文字既不可能，也没有必要对这点分歧强求统一的认识。

（李铁军）

〔原文〕

365. 下利，脉沉弦者，下重[1]也；脉大者，爲未止；脉微弱数者，爲欲自止，雖發热，不死。

〔校勘〕

《千金翼方》《金匮玉函经》："下重"下均无"也"字。

· 477 ·

《千金翼方》："脉大"上有"其"字。

〔词解〕

（1）下重：指肛门部有重滞之感。

〔提要〕

辨脉以决下利的预后。

〔选注〕

尤在泾：沉为里为下，弦为阴，下利、脉沉弦者，阴邪在里而盛于下，故下重也。脉大者，邪气盛，经曰大则病进，故为未止。脉微弱，为邪气微，数为阳气复，阴寒下利，阳复而邪微，则为欲愈之候。虽复发热，亦是阳气内充所致，不得比于下利发热者死之例也。

钱潢：寒邪下利，其脉本当沉迟虚细，然沉主下焦，弦则坚劲，故脉沉则阴寒在下，脉弦则里寒未解，所以仲景有"下利、脉数今自愈，设复紧为未解"之文。然则弦亦紧之类也，故沉弦为下焦之寒邪甚盛，其气随下利之势而下攻，必里急后重也。脉大者，在阳经热利，若发热脉大，则邪不可量，当为剧证，此虽阴邪，然脉大则亦为邪气未衰，故为未止。若脉微弱，则阳气虽弱而寒邪已衰，数则阳气渐复，故为自止也。然脉微弱则阴气已虚，脉数则热气必甚而发热矣，以阳明相半之厥阴，惟恐其寒邪独盛而为死证，又恐其复热太过，而为痈脓便血及喉痹等变。然痈脓便血，皆非必死之证，而阴极无阳，则死矣，故曰虽发热不死。

汪琥：此辨热利之脉也。脉沉弦者，沉主里，弦主急，故为里急后重，如滞下之证也。脉大者，邪热甚也，经云大则病进，故为利未止也。脉微弱者，此阳明之热已退，真阴之气将复，故为利自止也。下利一候，大忌发热，兹者脉微弱而带数，所存在邪气有限，故虽发热不至死耳。

《金鉴》：此详申上条，下利圊脓血之证脉也。脉沉主里，脉弦主急。下重，后重也，下利脉沉弦，故里急后重也。凡下利之证，发热脉大者，是邪盛，为未止也。脉微弱数者，是邪衰，为欲自止，虽发热不死也。由此可知滞下脉大、身热者必死也。

〔评述〕

各注家根据《素问·脉要精微论》脉"大则病进"之旨，比较深刻地阐明了本条文的理论和实践意义，都有可取之处，值得认真学习。仅对于本证下利之寒热属性，钱、汪二氏意见相反。我们认为，本条文旨在通过脉象之大小变化，反映正邪的消长进退，从而判断下利的转归预后，因此对于寒、热下利以至一切疾病都有原则性的指导意义。不结合具体的病证，不可能得出属寒还是属热的结论，没有根据的分析也没有实际意义。

（安效先）

〔原文〕

366. 下利，脉沉而迟，其人面少赤，身有微热，下利清谷者，必郁冒[(1)]汗出而解，病人必微厥，所以然者，其面戴阳[(2)]，下虚[(3)]故也。

〔校勘〕

《金匮玉函经》："清谷"下无"者"字。

〔词解〕

(1) 郁冒：指郁闷昏晕之表现。

(2) 戴阳：指面部淡红，娇嫩如妆，见于两颧，为虚阳上浮之象。

(3) 下虚：下焦虚寒之意。

〔提要〕

格阴轻证，阳回郁冒汗出而解。

〔选注〕

喻嘉言：太阳阳明并病（指48条），面色缘缘正赤者，为阳气怫郁在表，宜解其表。此云下利，脉沉迟而面见少赤，身见微热，乃阴寒格阳于外则身微热，格阳于上则面少赤。仲景以为下虚者，谓下无其阳，而反在外在上，故云虚也。虚阳至于外越上出，危候已彰，或其人阳尚有根，或用温药以胜阴助阳，阳得复反而与阴争，差可恃以无恐。盖阳返，虽阴不能格，然阴尚盛亦未肯降，必郁冒少顷，然后阳胜而阴出为汗，邪从外解，自不下利矣。

张璐：阳邪在表之怫郁，必面合赤色而手足自温，若阴证虚阳上泛而戴阳，面虽赤，足胫必冷，不可但见面赤，便以为热也。

承淡安：原文有"汗出而解"，不知误尽多少苍生。以虚阳外越，最忌出汗，一片阴寒，所剩此一线微阳，能急用通脉四逆汤大温其里，或可十救一二，若视为阳气怫郁于上宜小汗之，麻桂下咽，转瞬即毙矣。

成无己：下利清谷，脉沉而迟，里有寒也。面少赤，身有微热，表未解也。病人微厥，《针经》曰：下虚则厥。表邪欲解，临汗之时，以里先虚，必郁冒，然后汗出而解也。

〔评述〕

本条也为阴盛阳虚之证，虚阳为阴所格而上越，阳越于上则面赤如微酢之戴阳；越于外则外有假热。然其文以面少赤，身微热，与317条之面色赤，身反不恶寒有程度上的区别，"少""微"表示阳气潜藏者多，发越者少，因此正气易复，在适宜的治疗护理下，可由郁冒汗出而解。对此，注家的意见大体一致。喻、张氏指出本证应与阳气怫郁在表之面赤鉴别，有实践意义。

（朱邦贤）

〔原文〕

367. 下利，脉數而渴者，今自愈，設不差[1]，必清膿血，以有热故也。

〔校勘〕

《金匮玉函经》《千金翼方》："脉"字下有"反"字。

〔词解〕

(1) 不差：即指病不愈。

〔提要〕

下利阳复自愈与阳复太过而为便脓血之变证。

〔选注〕

程郊倩：脉数而渴，阳胜阴矣，亦令自愈；若不差，则阴虚热甚，经所云脉数不解，而下利不止，必协热而便脓血是也。

尤在泾：此阴邪下利，而阳气已复之证。脉数而渴，与下利有微热而渴同义。然脉不弱而数，则阳复者已过，阴寒虽解，热气旋增，将更伤阴而圊脓血也。

柯韵伯：脉数有虚有实，渴亦有虚有实，若自愈，则数为虚热，渴为津液未复也。若不差，则数为实热，渴为邪火正炎矣。

《金鉴》：此承上条互言，以详其变也。下利脉数而渴者，是内有热也。若身无热，其邪已衰，亦可令自愈也。设下利，脉数而渴，日久不差，虽无身热，必圊脓血，以内热伤阴故也。

〔评述〕

阴寒下利而见数脉、口渴之阳证，主阳气回复，阴寒退却，是为佳兆，故病有自愈之趋势。但阳气回复太过，热无从出，灼伤阴络，发生下利脓血之变。对于本条的见解诸家大体相同，惟柯氏之注欠妥，实际上虚寒下利而见脉数口渴，为阳气回复，故可自愈。脉数口渴而病不愈，说明内有邪热内盛，故可灼热阴络而便脓血，前者言正气，后者指邪热，并不在于虚热实热之分。

(安效先)

〔原文〕

368. 下利後脉絶，手足厥冷，晬時[1]脉還，手足温者生，脉不還者死。

〔校勘〕

《金匮玉函经》《千金方》："脉"字上均有"其"字，均无"冷"字，"生"字下均无"脉"字，"不还"下均有"不温"二字，《千金方》同。

〔词解〕

(1) 晬时：一昼夜的时间。

〔提要〕

下利后脉绝、肢冷，决生死于晬时之后。

〔选注〕

钱潢：寒邪下利而六脉已绝，手足厥冷，万无更生之理，而仲景犹云周时脉还，手足温者生，何也？夫利有新久，若久利脉绝而致手足厥冷，则阳以渐而虚，直至水穷山尽，阳气磨灭殆尽，脉气方绝，岂有复还之时。惟暴注下泄，忽得之骤利而厥冷脉绝者，则真阳未至陡绝，一时为暴寒所中，至厥利脉伏，故阳气尚有还期。此条乃寒中厥阴，非久利也，故云晬时脉还，手足温者生；若脉不见还，是孤阳已绝而死也。

陈修园：此言生死之机，全凭于脉，而脉之根，又借于中土也。夫脉生于中焦而注于手太阴，终于足厥阴，行阳二十五度，行阴二十五度，水下百刻，一周循环，至五十度而复大会于手太阴，故脉还与不还，必视于晬时也。

〔评述〕

从脉绝肢厥而下利分析，本条属于暴寒所中之厥阴下利，致津液大泄，阳气暴脱之寒厥证候。钱氏之分析，颇有见地。因下利泄泻，津液大伤，一时阳随液脱，气不足以鼓动血脉，血不足以充斥脉道，则脉伏不见而绝；阳虚不能通达四肢则手足厥冷。若周时之后，阳气渐复者，则脉还而手足温，故可生；反之，若脉仍不见而肢厥者，为阳气已绝，故曰死。钱氏说"暴注下泄""真阳未至陡绝，故阳气尚有还期"，简明扼要地点出了本证脉还手足温则可生的机理。陈氏从经脉的运行进一步阐明预后判断"必视于晬时"的道理，符合经旨，可与钱氏之注相互补充。联系临床实际所见，"晬时"也常常可以反映出疾病的预后转归。可见仲景以"晬时"脉证的变化决断生死，并非主观臆测，而是有理论根据和实践基础的。一般来说，久利、脉绝、肢厥者，阴阳俱竭，多难以挽救；而暴泄脉伏、肢厥者，元阴之阳未绝，只要救治及时，多可恢复。故本条的基本精神对临证判断预后是有一定指导意义的。

（姚乃礼）

〔原文〕

369．傷寒下利，日十餘行，脉反實[1]**者死。**

〔校勘〕

《千金翼方》："脉"字上有"其人"二字。

〔词解〕

（1）脉反实：实脉为长大有力之脉，多见于大实大热的证候。虚证而见脉实，所以说脉反实。

〔提要〕

下利脉证不符之死候。

〔选注〕

成无己：下利者，里虚也，脉当微弱，反实者，病胜脏也，故死。《难经》曰，脉不应病，病不当脉，是为死病。

尤在泾：伤寒下利至日十余行，邪既未尽而正已大惫矣。其脉当微或弱，而反实者，是邪气有余，所谓病胜脏也，故死。

钱潢：所谓实者，乃阴寒下利，真阴已败，中气已伤，胃阳绝而真脏脉现也。

〔评述〕

多数注家认为下利日十余行为正气大虚，反见实脉为脉病不相应，正虚邪实，故主死。成氏以《难经》理论为依据，指出本证的脉反实说明"邪既未尽而正已大惫"，言之成理，颇有说服力。钱氏认为所谓脉实乃胃阳绝而真脏脉现，其说亦通，此与《素问·平人气象论》"泄而脱血脉实，病在中脉虚，病在外脉涩坚者，皆难治"的精神是一致的。

条文中所谓"死"，意在说明正气衰竭，病情危重，随着医学的发展，"死证"也有转危为安的可能，应予积极抢救，这也是需要说明的。

（姚乃礼）

〔原文〕

370．下利清穀，裏寒外熱，汗出而厥者，通脉四逆湯主之。

〔校勘〕

《金匮玉函经》："厥"字下无"者"字。

〔提要〕

阴寒内盛，逼阳外越的证治。

〔选注〕

汪琥：此条乃下利当急温之证。下利清谷为里寒也，外热为身微热，兼之汗出，此真阳之气外走而欲脱也。前条（366条）汗出为欲解，此条汗出而反厥，成注云阳气大虚也，与通脉四逆汤，以温经固表，通内外阳气。

喻嘉言：下利里寒，加以外热，是有里复有表也。然在阳虚之人，虽有表证，其汗仍出，其手足必厥，才用表药，立至亡阳；不用表药，终是外邪不服，故于四逆汤中加葱为治，丝丝入扣，为万世之法程。

《金鉴》：此承上条（366条）互详其义，以出其治也。下利清谷，里寒也，身有微热，外热也。上条有无汗怫郁面赤之表，尚可期其冒汗而解；此条汗出而厥，则已露亡阳之变矣。故主以通脉四逆汤救阳以胜阴也。

吴人驹：有协热下利者，亦完谷不化，乃邪热不杀谷，其别在脉之阴阳虚实之不同。

〔评述〕

本条脉证，各注家意见基本一致，认为是阴寒内盛，阳气外越的里真寒、外假热病证，并当与317条合参，但病势较317条严重。独喻、吴二氏指出有里寒挟表热的可能，也有一定道理。近人陆渊雷氏指出"今验之，小儿患此者最多"，确为经验之谈。然无论其阴盛格阳或表热里寒，治则均以温里祛寒为要，不可用辛温发散之剂，喻氏指出"才用表药，立至亡阳"，绝非危言耸听。

(朱邦贤)

〔原文〕

371. 熱利下重者，白頭翁湯主之。

〔校勘〕

《金匮玉函经》：无"者"字。

〔提要〕

热利证治。

〔选注〕

柯韵伯：暴注下迫，皆属于热。热利下重，乃湿热之秽气郁遏大肠，故魄门重滞而难出也。《内经》曰："小肠移热于大肠，为虚瘕即此是也。"

钱潢：谓之热利，非复如前厥后之热，直本热之利也。热邪在里，湿热下滞，故以白头翁汤主之。

程郊倩：下重者，厥阴经邪热下入于大肠之间，肝性急速，邪热甚则气滞壅塞，其恶浊之物急欲出而不得，故下重也。

《金鉴》：热利下重者，热伤气滞；里急后重，便脓血也。以白头翁汤主之者，以其大苦大寒，寒能胜热，苦能燥湿也。

尤在泾：伤寒热邪入里，因而作利者，谓热利。下重即后重也，热邪下注，虽利而不得出也。白头翁苦辛除邪气，黄柏、黄连、秦皮，苦以坚之，寒以清之，涩以收之也。

〔评述〕

本条叙证甚简，仅言"下重"一症，却点出痢疾的临床特征。以"热利"二字指出了本证的病因病机为热邪所致，病位在肠。痢疾一病在《素问》中称作"肠澼"，在《难经》中有较为详细的论述。如《难经·五十七难》说："大瘕泄者，里急后重，数至圊而不能便，茎中痛。"所谓"大瘕泄"者即后世所称之痢疾。因其临床表现多有滞重下利，故古方书又谓之"滞下"。如巢氏《诸病源候论》说："此谓今赤白滞下也，令人下部疼重。"因湿热积于肠道，滞而不走，使腑气阻滞，气血凝涩，化为脓血，故证见腹痛、里急后重、痢下赤白脓血。仲景以"下重"二字概括其特征，可谓言简意赅，后学者当于无字之处体会此病其他表现。

因本汤证和桃花汤证均有腹痛、下利、便脓血等证候，故需加以鉴别。桃花汤证，病机为少阴虚寒下利，乃脾肾阳虚，下焦滑脱之证。方中以赤石脂入下焦血分而固脱，干姜暖中焦气分而散寒，粳米益脾胃而补虚，尤以赤石脂之半量为末冲服，取其收涩以固肠胃，故重在温涩，所谓"涩可固脱"之义。这与白头翁汤一寒一热，一虚一实，病机显然有别。俞长荣云："同有腹痛、下利便脓血，但白头翁汤下利便脓血，血色鲜明，气味很臭，有里急后重、肛门灼热感觉；桃花汤证的下利便脓血，色泽暗晦，其气不臭，泄时滑脱不禁。且桃花汤证之脉沉细，舌淡苔白或灰黑与白头翁汤证的脉舌也有显著不同。"这些宝贵的经验可供临床参考。

〔方剂〕

白頭翁湯方

白頭翁二兩　黃蘗三兩　黃連三兩　秦皮三兩

上四味，以水七升，煮取二升，去滓，溫服一升，不愈，更服一升。

〔校勘〕

《金匮要略》《金匮玉函经》："白头翁二两"均并作三两。

〔方解〕

钱潢：白头翁，《神农本草经》言其能逐血，止腹痛。陶弘景谓其能止毒痢。东垣李杲曰"仲景治热痢下重，若白头翁汤，盖肾欲坚急，食苦以坚之"，即成氏之说也。又云"治男子阴疝偏坠，盖亦厥阴专经之药，故仲景用之为君，以治厥阴热利；黄连苦寒，能清湿热、厚肠胃；黄柏泻下焦之火，若中气虚寒及寒湿下利者最忌，热利非此不可，故以之为臣；秦皮亦属苦寒，李时珍云，梣皮色青，气寒，味苦性涩，乃厥阴肝、少阳胆经药也，治下利崩滞，取其收涩也"。以此推之，则创法立方之意殆可见矣。

《金鉴》：三阴俱有下利证。自利不渴者，属太阴也；自利而渴者，属少阴也。惟厥阴下利，属于寒者，厥而不渴，下利清谷；属于热者，消渴下利，下重便脓血也。此热利下重，乃火郁湿蒸，秽气奔逼大肠，魄门重滞而难出，即《内经》所云暴注下迫者是也。君白头翁，寒而苦辛，臣秦皮，寒而苦涩，寒能胜热，苦能燥湿，辛以散火之郁，涩以收下重之利也。佐黄连清上焦之火，则渴可止。使黄柏泻下焦之热，则利自除也。治厥阴热利有二，初利用此方之苦以泻火，以苦燥之，以辛散之，以涩固之，是谓以寒治热之法；久利则用乌梅丸之酸以收火，佐以苦寒，杂以温补，是谓逆之从之，随所利而行之，调其气使之平也。

尤在泾：白头翁苦辛除邪气，黄连、黄柏、秦皮，苦以坚之，寒以清之，涩以收之也。

柯韵伯：四物皆苦寒除湿胜热之品也。白头翁临风偏静，长于驱风，盖腑脏之火，静则治，动则病，动则生风，风生热也，故取其静以镇之。秦皮木小而高，得清阳之气，佐白头以升阳，协连、柏而清火，此热利下重之宣剂。

〔验案〕

朱右，年高七十有八，而体气壮实，热利下重而脉大，苔黄，夜不安寝，宜白头翁汤为主方。白头翁三钱，秦皮三钱，川连五分，黄柏三钱，生军三钱（次下），枳实一钱，桃仁泥三钱，芒硝二钱（另冲）。（《经方实验录》）

〔评述〕

白头翁汤在临床上对于急性菌痢属于湿热型而以热邪偏重者，其症状有下腹部急迫疼痛，大便脓血，便时肛门重坠灼热，小便黄赤，舌苔黄腻，脉沉弦或沉数，用之有明显的疗效。化裁活用：如后重可加大黄、槟榔之属以导滞；腹痛可用木香、厚朴之类以行气；脓血多者，宜和营血，用当归、白芍、甘草之品以提高疗效。至于其他的肠道感染，只要证情符合即可施用，亦多能取效。

（安效先）

〔原文〕

372. 下利，腹脹滿，身體疼痛者，先温其裏，乃攻其表。温裏宜四逆湯，攻表宜桂枝湯。

〔校勘〕

成无己本：无两个"宜"字。

〔提要〕

虚寒下利兼表证的治疗先后原则。

〔选注〕

柯韵伯：下利而腹尚胀满，其中即伏清谷之机，先温其里，待其急而始救也。里和而表不解，可专治其表，故不曰救而曰攻。

喻嘉言：此与太阳中篇下利身疼，用先里后表之法大同。彼因误下而致下利，此因下利而致腹胀，总以温里为急者……身疼痛有里有表，必清便已调，其痛仍不减，方属于表。

章虚谷：脾脏虚寒，故下利；浊阴不化，故腹胀，所谓脏寒生满病也。若实热胀满，既下利，其胀必消也。脾主肌肉，寒邪伤之，身体痛也。里为本，表为标，故当先温里，后攻表也。

张景岳：此一条乃言表里俱病而下利者，虽有表证，所急在里，盖有不实，则表邪愈陷。即欲表之，而中气无力亦不能散，故凡见下利中虚者，速当先温其里，里实气强则表邪自解，温中可以散寒，即此谓也。

〔评述〕

本条再次论述里虚兼表的治疗原则。柯韵伯以"寒在表里，治有缓急"八个字，高度概括了本条的基本精神。章氏认为本证之病机为脾脏虚寒，言虽在理，似嫌不足，应同时考虑到肾阳虚弱。张氏和喻氏对治法的具体分析也很中肯。对里虚下利又见身疼痛一证，应作具体分析，凡因脾肾阳虚失于温煦的肢体痛，温里回阳则肢痛也随之消失。若里虚而兼有表邪者，则应先温其里，后治其表。多数情况下，通过温补脾肾阳气，正气得复，无需专事解表，而表可自解。如确实仍有表证者，可再以桂枝汤解表散邪。此外，应该明确，仲景指出"先温其里，乃攻其表"，意在强调绝不可先表后里，并不完全排斥表里同治的方法。

〔原文〕

373. 下利欲飲水者，以有熱故也，白頭翁湯主之。

〔校勘〕

《金匮玉函经》《千金翼方》："以有热故也"均作"为有热也"。

〔提要〕

承 371 条辨热利证治。

〔选注〕

钱潢：此又申上文热利之见证，以证其为果有热者，必若此治法也。夫渴与不渴，乃有热无热之大分别也，里无热邪，口必不渴，设或口干，乃下焦无火，气液不得蒸腾，致口无津液耳。然虽渴亦不能多饮，若胃果热燥，自当渴欲饮水，此必然之理也。

罗谦甫：少阴自利而渴，乃下焦虚寒，而用四逆者，恐不可以渴、不渴分热寒也，正当以小便黄白别之耳。

《金鉴》：下利欲饮水者，热利下夺津液，求水以济干也。

尤在泾：伤寒自利不渴者，为脏有寒，太阴自受寒邪也；下利欲饮水者，以里有热，传经之邪，厥阴受之也。白头翁汤除热坚下，中有秦皮，色青味苦，气凉性涩，能入厥阴，清热去湿而止利也。

柯韵伯：下利属胃寒者多，此欲饮水，其内热可知也。

〔评述〕

本条内容是承接第 371 条白头翁汤证，补叙热利的又一辨证要点是渴欲饮水。将前后两条参合来看，可知仲景所述白头翁汤治疗的热利，其临床症状既有里急后重、便下脓血，又有渴欲饮水。前条所说的里急后重、便下脓血是因热邪蕴结肠道，腑气阻滞，气血凝涩，化为脓血；而本条渴欲饮水则是热邪内蕴，灼伤胃津。这一补充，为临床辨别热利之证增添了内容。故钱潢说"此又申上文热利之见证，以证其为果有热者，必若此治法也"。本条与第 360 条"下利有微热而渴，脉弱者今自愈"、第 367 条"下利脉数而渴者今自愈"相比较，同为下利口渴，但前二者皆自愈，而本条则须以白头翁汤治疗。其区别就在于前二者始为阴寒下利，后因阳气回复，阴证转阳，故主向愈，虽有口渴、微热亦不为甚，故无需治疗。而白头翁汤证为里热内蕴肠道，故里急后重、便利脓血为必有之证，再兼有口渴，更说明病为里热，治法必以苦寒清热燥湿方可得愈。当然，如果阴寒下利，阳复太过，热无出路而发生下利便血、里急后重之证，说明病变性质已由阴转阳，亦需治疗。如论中"下利脉数而渴者，今自愈，设不差，必清脓血，以有热故也"即是此证，常器之曰"可用黄芩汤"。我们认为，若此等病证临床表现下利脓血、里急后重、口渴、脉沉数时，亦可用白头翁汤治疗。

少阴病的下利，亦有口渴，如第282条"少阴病，欲吐不吐，心烦、但欲寐，五六日自利而渴者属少阴也"。这种下利为少阴虚寒，其利必清稀溏泄或下利清谷。这种口渴，亦并非阳热有余，消灼津液，乃是真阳不足，不能蒸化津液上承之故，其渴亦必喜热饮，且饮亦不多，故仲景自注为"虚故引水自救"。除此而外，少阴下利证还当有少阴病的"脉微细、但欲寐"及"小便色白"等症，这与白头翁汤证自有明显区别。

综上所述，我们可以看出，"口渴"一症，虽在一定程度上能分别有热无热，但却不能视为惟一的辨证要点，必须详细了解病情，脉证合参，全面分析方能确诊无误。

（安效先）

〔原文〕

374. 下利譫語者，有燥屎也，宜小承氣湯。

〔校勘〕

《千金翼方》："下利"下有"而"字，"谵语"下无"者"字，"有"字上有"为"字，"燥屎"下无"也"字。

〔提要〕

燥实内阻，热结旁流的证治。

〔选注〕

《金鉴》：下利里虚，谵语里实，若脉滑大，证兼里急，知其中必有宿食也。其下利之物，又为稠黏臭秽，于此推之，可知燥屎不在大便通与不通，而在里之急与不急，便臭与不臭也。

汪琥：下利者，肠胃之疾也，若谵语则胃家实，与厥阴无与，乃肠中有燥屎不得下也。治宜小承气汤者，此半利半结，须缓以攻之也。或问：既下利矣，则热气得以下泄，何由而致谵语有燥屎也？答曰：此系阳明府实，大热之证，胃中糟粕为邪所壅，留着于内，其未成实者，或时得下，其已成实者，终不得出，则燥屎为下利之根，燥屎不得出，则邪上乘于心，所以谵语。要之，此证须以手按脐腹，当必坚痛，方为有燥屎之证。

黄坤载：下利、谵语者，阳复热过，传于土位，胃热而有燥屎也。宜小承气汤，下其燥屎，以泄胃热。又曰：厥阴阴极阳复，热过伤津，亦有小承气证，厥阴自病，则无是也。

〔评述〕

本证下利所以用承气汤，是因下利与谵语并见，谵语是诊断里热实证的主要根据之一。210条云："夫实则谵语，虚则郑声。"谵语由实热之邪扰乱神明所致，故此利当属热结旁流。燥屎与邪热内阻，必有腹胀满拒按、潮热、舌苔黄燥、小便黄赤、脉沉实或滑疾等里实脉证，其所下粪便必臭秽难闻，与321条"少阴病自利清水，色纯青，心下必痛，口干燥者……"病证相似，只不过在病情上有轻重之别。

本条为何列入厥阴篇中？《伤寒论译释》认为：一方面因为下利的辨证，连类而及；一方面因为病变源于厥阴，实际上病仍属阳明，惟燥实的程度还不太甚，用小承气汤已能解决问题，自不需大承气的峻攻了。

（肖德新）

〔原文〕

375. 下利后，更烦，按之心下濡者，爲虚烦也，宜栀子豉汤。

〔校勘〕

《金匮玉函经》：“栀子”上无“宜”字，“汤”之下有“主之”二字。

〔提要〕

厥阴病下利而烦的栀子豉汤证。

〔选注〕

尤在泾：下利后更烦者，热邪不从下减，而复上动也，按之心下濡，则中无阻滞可知，故曰虚烦。

柯韵伯：虚烦对实热而言，是胃中空虚，不是虚弱之虚。

周禹载：下利后似腐秽已去，则烦可止，乃其烦更甚，属实乎，抑虚乎？治烦之法，只有虚实二途，实者可下，虚者不可下也。欲知之法，按其心下无所结痛，则其烦为虚。在太阳下后，身热，心下结痛，尚取此汤，因邪在膈上，可涌去也，况但烦不言热乎。

〔评述〕

本条说“下利后更烦”，本来因热而烦，热邪不从下利而减，故仍烦。“按之心下濡”，是实烦和虚烦的鉴别诊断。大承气汤证的实烦是烦而腹满痛，心下硬；栀子豉汤证的虚烦是烦而胸中窒，按之心下濡。前者为有形燥实，后者为无形热邪，所以此“虚烦”是对燥实而言。

心下濡需与痞证相鉴别。从病机来说，痞证是误下，热陷气结成痞，栀子豉汤证是余热未尽，留扰胸膈，证较前为轻；从临床表现来说，痞证以心下痞塞或痞满为主症，栀子豉汤证以虚烦不眠、心中懊憹、饥不能食为主症。所以在治疗上，前者以诸泻心汤开结泄痞，后者以栀子豉汤清热除烦。

本条是厥阴病下利后而见虚烦用栀子豉汤。纵观栀子豉汤有用于太阳汗吐下后，有用于阳明下后，也有用于厥阴下利后，凡见热扰胸膈出现虚烦懊憹症者，均可用之。故善用伤寒方者，只要抓住主证，透析病机，便可运用自如，此用方之妙也。

（王庆其）

〔原文〕

376. 呕家[(1)]有痈脓者，不可治呕，脓尽自愈。

〔校勘〕

《金匮玉函经》：“痈脓”下无“者”字，后一“呕”字连在下一句读。

〔词解〕

（1）呕家：这里是指平素有呕吐的病人。

〔提要〕

因痈脓致呕，不可治呕，应因势利导。

· 487 ·

〔选注〕

《金鉴》：心烦而呕者，内热之呕也；渴而饮水呕者，停水之呕也。今呕而有脓者，此必内有痈脓，故曰不可治，但俟呕脓尽自愈也。盖痈脓腐秽欲去而呕，故不当治，若治其呕，反逆其机，热邪内壅，阻其出路，使无所泄，必致他变，故不可治呕，脓尽则热随脓去，而呕自止矣。

喻嘉言：厥阴之邪上逆而干呕、吐涎沫，可用吴茱萸汤以下其逆气。若热气有余，结而为痈，溃出脓血，即不可复治其呕，正恐人误用吴茱萸汤治之耳。识此意者，用辛凉以开提其脓，亦何不可耶！

周禹载：不言治法，而曰脓尽自愈，则治法已善为人言之矣。总以热结于厥阴多血之藏，故无论在肺在胃，不离乎辛凉以开其结，苦泄以排其脓，甘寒以养其正，使脓尽而呕自止耳。

汪琥：肺胃成痈，由风寒蕴于经络，邪郁于肺，或入胃府，变而为热，热甚则气瘀血积而为痈。痈者，壅也，言热毒壅聚而成脓也。

尤在泾：痈脓者，伤寒热聚于胃口而不行，则生肿痈。而脓从呕出，痈不已，则呕不止，是因痈脓而呕，故不可概以止呕之药治之。脓尽痈已，则呕自止。

〔评述〕

本条提示我们，治疗呕吐应针对病因进行，不应见呕止呕。呕吐一症，原因很多，治法亦异。《金鉴》和喻氏对呕吐的原因和治法提出了很多，如胃气上逆的应镇逆止呕、胃中蕴热的应清热、水饮内停的宜利水、肝胃气逆的应平肝降逆。这些都是从其致呕之因而治之，是"治病必求其本"原则的体现。而本条所述的呕吐证，是因胃内有痈脓而引起的。各家对本证的病因病机认识一致，分析清晰。认为邪热壅积于内，结而不行，日久酿成痈脓。痈脓必须排出，呕吐正是痈脓的出路。痈脓尽出，则呕吐自然而止，故"不可治呕"。如果强行止呕，使腐浊被阻不得排出体外，必加重病情，或发生他证。至于本证是何部之痈，汪氏认为是"肺胃成痈"，尤氏认为是"胃痈"，二家说法都有道理。因为肺痈、胃痈都有吐脓血的症状，不过临床上以胃痈吐脓血为多见。对于本证的治疗，仲景虽然未提出治法，但从"脓尽自愈"一句来看，应当因势利导，以消痈排脓之法治之，以加快疾病的痊愈。周氏提出"辛凉以开其结，苦泄以排其脓，甘寒以养其正"的治法是可以应用的。我认为临床上治这一病证，应用《金匮要略》的排脓汤和《千金》苇茎汤。

（项　琪）

〔原文〕

377. 呕而脉弱，小便復利，身有微热，見厥者，難治，四逆湯主之。

〔提要〕

阴盛阳虚而呕的证治。

〔选注〕

成无己：呕而脉弱，为邪气传里，呕则气上逆，小便当不利，小便复利者，里虚也。身有微热，见厥者，阴胜阳也，为难治，与四逆汤温里助阳。

钱潢：呕而脉弱，则知非阳经之呕矣，且小便复利，尤知里无热邪，而显属阴寒。上文云厥者必热，热后当复厥，不厥者自愈，则热与厥不应并见，此云身有微热，而反见厥，是阳微不能胜盛阴，故为难治。此非上文热不除者可比，而以四逆汤主之。

程郊倩：呕而脉弱，厥阴虚也；小便复利，少阴寒也。上不纳而下不固，阳气衰微可知。更身微热而见厥，则甚寒逼微阳而欲越，故为难治。

喻嘉言：呕而脉弱，小便利，里虚且寒，身有微热，证兼表里，其人见厥，则阴阳互错，故为难治。然不难于外热，而难于内寒也，内寒则阳微阴盛，天日易霾，故当用四逆以回阳，而微热在所不计也。

尤在泾：脉弱便利而厥，为内虚且寒之候，则呕非为邪，乃是阳气上逆；热非寒邪，乃是阳气外越矣，故以四逆汤救阳驱阴为主。然阴方上冲，而阳且外越，共离决之势，有未可即为顺接者，故曰难治。

汪琥：按诸条厥利证，皆大便利。此条以呕主病，独小便利而见厥，前后不能关锁，用四逆汤以附子散寒，下逆气，助命门之火，上以除呕，下以止小便，外以回厥逆也。

〔评述〕

本条重点讨论了厥阴病呕吐、厥逆难治证的症状和治疗。历代注家对本条呕吐、厥逆的病理机制分析基本一致，认为是阴盛阳虚而致。由于胃虚阳衰，阴寒上逆，则为呕吐；呕吐太甚，正气衰弱，则脉见弱象；呕则损伤脾肾之阳气，肾阳不固，则小便复利；进一步发展，阳衰阴盛，不能温达四肢，则四肢厥冷；阴盛虚阳外越，则身有微热。综观全条症状，可以看出本证是阴寒盛极，虚阳外越，阳虚欲脱的危急病证，故曰难治，急投四逆汤，温经回阳，可救万一。汪氏对四逆汤的分析中肯，可作参考。

对于本证"难治"的病机病因，各家看法略有不同。钱氏认为是"阳微不能胜盛阴，故为难治"；尤氏以"阴方上冲，而阳且外越，其离决之势，有未可即为顺接者，故曰难治"；程氏更以"甚寒逼微阳而欲越，故为难治"；喻氏还以"身有微热，证兼表里，其人见厥，则阴阳互错，故为难治"。这些认识，是注家从不同的角度分析，虽然有轻重之不同，但总的精神是一致的，那就是以本证是阴盛阳衰严重，故视为难以治疗之证。应当认识到，本条如果单是呕而脉弱，是呕吐后一时正气虚弱的现象，尚未形成难治的地步，可用补中和胃降逆之剂治之，以恢复其正气，正复则呕吐自止。惟再加有小便复利，手足厥冷，身有微热为脾肾阳衰，阴不胜阳，虚阳外越，其病情危急，实属难治之证。仲景采取积极治疗，提出四逆汤以为救急之法。

同时，本条的呕厥应与309条吴茱萸汤证加以鉴别。二者都有呕吐和四肢厥冷的症状，但有轻重主次之不同。309条是因寒邪犯胃，浊阴上逆所致，以呕逆为主症，虽有下利，手足逆冷，但不太严重，未至真阳欲绝之候，故以吴茱萸汤温胃降逆止呕；而本条是因阴盛于内，虚阳外越而致，有真阳欲绝之危险，故以四肢厥逆、身有微热为主症，急以四逆汤救治。由此可见，对呕而厥逆之证，应以疾病的厥逆的程度和兼症加以辨证，抓住疾病的实质，才能治有大法，用方精切，获效显著。

（项　琪）

〔原文〕

378. 乾嘔，吐涎沫，頭痛者，吳茱萸湯主之。

〔校勘〕

《金匮玉函经》《千金翼方》：在"吐涎沫"后均有"而复"二字。

〔提要〕

厥阴病浊阴上逆的证治。

〔选注〕

张璐：凡用吴茱萸汤有三证：一为阳明食谷欲呕；一为少阴吐利，手足厥冷，烦躁欲死；此则干呕，吐涎沫，头痛。经络证候各殊，而治则一者。总之，下焦浊阴之气上乘于胸中清阳之界，真气反郁在下，不得安其本位，有时欲上不能，但冲动浊气，所以干呕、吐涎沫也。头痛者，厥阴之经，与督脉会于巅也。食谷欲呕者，浊气在上也。吐利者，清气在下也。手足厥冷者，阴寒内盛也。烦躁欲死者，虚阳扰乱也，故主吴茱萸汤。

成无己：干呕、吐沫者，里寒也；头痛者，寒气上攻也，与吴茱萸汤温里散寒。

方有执：厥阴之脉，挟胃属肝，上贯膈，布胸胁，循喉咙之后，上入颃颡，连目系，上出与督脉会于巅，其支者，复从胃别贯膈，上注肺。故《灵枢》曰："是主肝所生病者，胸满呕逆。"然则厥阴之邪，循经气而上逆，故其见证如此。

柯韵伯：呕而无物，胃虚可知矣；吐惟涎沫，胃寒可知矣；头痛者，阳气不足，阴寒得以乘之也。吴茱萸汤，温中益气，升阳散寒，呕痛尽除矣。干呕、吐涎沫是二证，不是并见。

徐灵胎：吐涎沫，非少阴之干呕，然亦云干呕者，谓不食谷而亦呕也；头痛者，阳明之脉上于头，此胃中寒饮之证。

张令韶：今干呕、吐涎沫者，痰涎随呕而吐出也。

钱潢：邪入厥阴之经，寒邪上逆而干呕，胃中虚冷而吐涎沫，故以补中暖胃之吴茱萸汤主之。

舒驰远：此条多一干字，既吐涎沫，何为干呕，当是呕吐涎沫，盖为阴邪协肝气上逆，则呕吐涎沫。

〔评述〕

本条论述了厥阴病肝胃虚寒，浊阴上逆而致的呕逆头痛证的治疗。以条文所述的"干呕，吐涎沫，头痛"三症来看，都是肝寒气逆的表现。因为足厥阴肝经，其经脉循行挟胃属肝，与胃的关系密切。由于寒伤厥阴，下焦浊阴之气，循经上逆，乘于胸中清阳之位，使胃气不降，气逆作呕。加之寒邪伤胃，胃阳不能温化水津，故呕吐清稀之涎沫。又由于厥阴之脉，与督脉会于巅顶，所以阴寒之邪随经上冲，而为头顶疼痛。本证既然是肝寒浊气上逆而致，故以吴茱萸汤散寒止呕，温胃降逆。方氏深领仲景之义，认为本证是"厥阴之邪，循经气而上逆"而致。这一认识，抓住病机，说理明彻，可作参考。

但是，对本证的病机分析，不少注家持有不同的意见。如成氏概括为"里寒"，但未言何脏何腑之寒；柯氏以为"胃虚"、"胃寒可知"；徐氏以"胃中寒饮"为主因。这些看法，只抓住了疾病在标的表现，但未抓住疾病在本的关键所在。应当明确，本证胃寒是标，肝寒是本。本证因厥阴受寒，肝木横克脾土，致使胃气失降，而为干呕；胃中清稀泛沫随上逆之气而吐出，故以吐涎沫是本证的特点之一。同时，胃寒呕吐很少并见头痛之症状，而肝寒上逆之呕逆，能引起头顶部疼痛，这也是本证的特征。因此，只认为胃寒胃虚是本证之主要病理机制，是不全面的。

此外，舒氏认为"此条多一干字"，应是"呕吐涎沫"，不是"干呕"；柯氏认为干呕与吐涎沫不能并见。这些看法，亦是脱离实际的。临床上经常见到先干呕而后吐涎沫，或者干呕与吐涎沫同时出现。

对于本证的头痛，应当与三阳经之头痛证相鉴别。本证是头巅部痛，属于阴寒证；而太阳病是头项强痛、少阳病是头两侧痛、阳明病是头额部痛，三者均为阳热证。故治疗时，应区别对待，才能收效。

对于干呕一症，应当与桂枝汤和小柴胡汤二证加以区分。《伤寒论》第12条之"鼻鸣干呕者"，是太阳中风，风邪伤表，肺气不利，影响胃气，上逆而致，故以桂枝汤解肌调和营卫，则干呕即止。97条的"心烦喜呕"，是邪热郁阻胸中，气机不宣，胃气不降所致，以小柴胡汤和解之。本证是肝寒气逆所致，故不仅干呕，还要吐涎沫，故以吴茱萸汤温胃散寒治之。正如徐氏所曰："吐涎沫，非少阳之干呕。"此种看法是正确的。

本条对于临床实践有很大的指导意义。历代医家用吴茱萸汤治疗阴寒而致的厥阴头痛，收到良好的效果。但必须在有干呕、吐涎沫、头巅顶疼痛的情况下应用之。对于因肝阳上亢之头痛证禁用。

《伤寒论》中对吴茱萸汤主治证候共有三条，张璐的注释甚为详切。为了便于前后参照，掌握应用，现作一小结。

病机：肝寒胃虚，浊阴上逆。

主治：①食谷欲呕（阳明篇第243条）；②吐利、手足逆冷、烦躁欲死（少阴篇第309条）；③干呕、吐涎沫、头痛（厥阴篇第378条）。三证都以呕逆为主，应有脉弦迟、舌苔白滑。

作用：散寒止呕，温胃降逆。

禁忌证：邪热留连胸腹呕吐，或表邪未解之呕吐，以及肝火上逆之呕吐、头痛应禁用。

方药：吴茱萸一升，人参三两，生姜六两，大枣十二枚。

（项 琪）

〔原文〕

379. 吐而發熱者，小柴胡湯主之。

〔校勘〕

《金匮玉函经》：把本条列在377条前。

〔提要〕

厥阴病转属少阳的证治。

〔选注〕

成无己：经曰呕而发热者，柴胡证具。

钱潢：邪在厥阴，惟恐其厥逆下利，若见呕而发热，是厥阴与少阳脏腑相连，乃脏邪还腑，自阴出阳，无阴邪变逆之患矣，故当从少阳法治之，而以小柴胡汤和解其半表半里之邪也。

徐灵胎：但发热而非往来寒热，则与太阳阳明同，惟呕则少阳所独，故亦用此汤。

章虚谷：呕而发热者，邪出少阳也。少阳主升，故不下利而呕；发热者，邪势向外。故以小柴胡转少阳之枢，其邪可经表解矣。

陈修园：发热二字，当是寒热往来。

〔评述〕

本条说明了厥阴病当出现呕吐发热的症状时，是由阴转阳的表现，应用小柴胡汤治之。因为热病发展到厥阴病，是疾病正邪斗争的最后阶段，当有阴阳相争，厥热胜复的变化。如是阳虚阴寒太甚，阳不胜阴，则厥逆下利，病情向严重方向发展。如是阳回阴退，阳气来复，则可出现呕而发热、口干咽痛，是病情自阴出阳，向有利于痊愈的方向发展。此时，应抓住时机，因势利导，和解少阳，引邪外出，其病必愈。这充分说明厥阴与少阳相表里，少阳病进，可以转入厥阴；厥阴病衰，也可以由里出表，由脏出腑，转出少阳。本条就是厥阴病转出少阳的表现，虽然只有呕而发热，但少阳之主证已俱，所以用小柴胡汤治疗。这是本证第101条指出应用小柴胡汤时，应以"但见一证便是，不必悉具"精神的体现。故钱氏认为"脏邪还腑，自阴出阳……当从少阳法治之"；章氏以"呕而发热者，邪势向外，故以小柴胡转少阳之枢"。二家注释中肯，说理透彻，实为发挥仲景原义之佳句。

但是，对"呕而发热"的认识，注家也有不同的看法。徐氏认为"呕为少阳所独有"，陈氏以"发热二字，当是寒热往来"，故只能用小柴胡汤主治。这种看法，我认为似属局限。因为尽管寒热往来和心烦喜呕是少阳柴胡证之主症，但少阳为阴证转出阳证之枢，本证由厥阴转出少阳后，不一定是往来寒热，只要发热而不兼表证，就可以用小柴胡汤治疗，使邪由少阳而出。这是符合第149条"伤寒五六日，呕而发热者，柴胡汤证俱"精神的。

应当指出，本证呕而发热，应与其他经的呕而发热证鉴别。太阳病中亦有呕与发热证候，如太阳伤寒有呕逆证（见原文第3条）、太阳中风有干呕证（见原文第12条）。但麻黄汤证必具有呕逆、恶寒、无汗、身痛、脉浮紧的主症，桂枝汤证必俱有恶风、汗出、脉浮缓的主症，这都是风寒邪束，肺胃气逆所致，故以治表为主。厥阴病亦有呕兼身微热（见原文第377条），但必须是呕而脉弱、小便复利、身有微热之主症，为阴盛阳虚，虚阳外越而致，故以四逆汤回阳救急。而本证的呕而发热，既无表证，又无阳虚阴盛之虚寒证，显然是厥阴之邪转出少阳，所以用小柴胡汤引邪从外而解。由此可见，仲景强调随着疾病的发展，细心辨认疾病的变化，及时掌握正邪斗争和阴阳消长的趋势，才能识别疾病的转归，采取恰当的治法，以达疾病早日痊愈的目的。

（项　琪）

〔原文〕

380. 伤寒，大吐大下之，极虚，复极汗者，其人外气怫郁[1]，复与之水，以发其汗，因得哕。所以然者，胃中寒冷故也。

〔校勘〕

《千金翼方》："复与之水"作"复与其水"。

《注解伤寒论》："复极汗者"作"复极汗出者"，在"其人外气怫郁"之前，有一"以"字。

〔词解〕

（1）外气怫郁：指体表无汗而有郁热。

〔句解〕

复极汗者：是又用饮水方法以求其大汗。

〔提要〕

误治致哕的病理。

〔选注〕

成无己：大吐大下，胃气极虚，复极发汗，又亡阳气。外邪怫郁于表，则身热，医与之水，以发其汗。胃虚得水，虚寒相搏成哕也。

尤在泾：伤寒大吐大下之，既损其上，复伤其下，为极虚矣。纵有外气怫郁不解，亦必先固其里，而后疏其表。乃复饮水以发其汗，遂极汗出，胃气重虚，水冷复加，冷虚相搏，则必作哕。哕，呃逆也。此阳病误治而变为寒冷者，非厥阴本病也。

程郊倩：哕之一证，有虚有实。虚自胃冷得之，缘大吐大下后，阴虚而阳无所附，因见面赤，以不能得汗而外气怫郁。医以面赤为热气怫郁，复与之水而发汗，令大汗出，殊不知阳从外泄而胃虚，水从内搏而寒格，胃气虚极矣。安得不哕，点出胃中冷字，吴茱萸汤主治也。

张隐庵：此统承厥阴篇之呕吐、下利、厥热，而论哕证之因，胃中寒冷而为败呃也。

钱潢：其所以哕者，盖因吐下后，阳气虚极，胃中寒冷，不能运水耳，非水冷而难消也。水壅胃中，中气遏绝，气逆而作呃忒也。治法当选用五苓散、理中汤，甚者四逆汤可耳。

〔评述〕

本条可分两段来理解：

（1）"伤寒……其人外气怫郁"叙述伤寒病者被医用吐、下、汗法误治的经过及所生坏病的症状。伤寒病者被医用大吐大下，使其胃之阴阳俱受伤，中焦阳气极虚。复极发其汗，则在表之阴阳亦伤。表里阴阳都受到伤耗，阴虚微阳亦无所附，浮越于外，产生类似表邪未解，身热无汗之"外气怫郁"病象，这是病情进入危重阶段的表现。

（2）"复与之水……胃中寒冷故也"叙述进一步误治的变证及其病理。"外气怫郁"本来是表里阴阳俱虚，浮阳外越，病情恶化的表现，医者反误认为表邪未解，乃用水治劫发其汗。水入于胃，由于中阳极虚，不能运水，致水停胃中，胃中愈加寒冷，水寒搏激，气不顺行，而上逆作呃，这是胃气将绝之候。

上述对呃逆形成原因和病理的认识，诸注家基本一致。对于"外气怫郁"一证，尤在泾主张先固其里，后疏其表，其意仍认为表邪未解，这种看法不够妥当。因为假如表邪未解的话，误治之后，邪当内陷，决无依然在表之理；况且此病吐、下、发汗在前，出现"外气怫郁"在后，与一般表证发病过程亦不相符，所以决无邪仍在表之理。程郊倩以阴虚阳无所附来解释此症，比较合理。

本条阐述的变证以呃逆为主，而呃逆又是阴阳离决的表现，因此，在治疗呃逆时既要注意到温胃降逆消水，也要注意到回阳救阴。具体方药，笔者认为用茯苓四逆汤合《医统》丁香散（丁香、柿蒂、良姜、炙甘草）较为适宜。

（李春生）

〔原文〕

381. 伤寒，哕而腹满，视其前后⁽¹⁾，知何部不利，利之即愈。

视前后作问

〔校勘〕

《金匮玉函经》："视"作"问"。

《千金翼方》："哕而腹满"句之后有"者"字，"利之即愈"作"利之则愈"。

〔词解〕

（1）前后：前，指小便。后，指大便。

〔提要〕

哕而腹满的治法。

〔选注〕

成无己：哕而腹满，气上而不下也。视其前后部，有不利者即利之，以降其气。

尤在泾：哕而腹满者，病在下而气溢于上也，与病人欲吐不可下之者不同。彼为上行极而欲下，此为下行极而复上也。经曰："在下者，引而竭之。"故当视其前后二阴，知何部不利而利之，则病从下出而气不上逆，腹满与哕俱去矣。此热入太阴而上攻阳明之证，与厥阴无涉也。

张令韶：伤寒致哕，非中土败绝，即胃中寒冷，然亦有里实不通，气不得下泄，反上逆而为哕者。《玉机真脏论》曰："脉盛、皮热、腹胀、前后不通、闷瞀，此为五实……身汗，得后利，则实者活。"今哕而腹满，前后不利，五实中之二实也。实者泻之，视其前后二部之中何部不利，利之则气得通，下泄而不上逆，哕即愈矣。夫以至虚至寒之哕证，而亦有实者存焉，则凡系实热之证，而亦有虚者在矣。医者能审其寒热虚实，而为之温凉补泻于其间，则人无夭札之患矣。

《金鉴》：伤寒哕而不腹满者，为正气虚，吴茱萸汤证也。哕而腹满者，为邪气实，视其二便，何部不利，利之则愈也。

陈修园：即一哕通结六经之证，以见凡病有虚实，不特一哕而为然也。然即一哕，而凡病之虚实皆可类推矣。故于此单提哕证一条，不特结厥阴一篇，而六篇之义俱此结煞，是伤寒全部之结穴处也。

王肯堂：仲景无方。《活人》前部宜猪苓汤，后部宜调胃承气汤。

沈芊绿：鳌按前数条，由胃冷之故；此条，由胃热之故。

〔评述〕

哕证有虚实之别。属虚者如380条所述，乃胃中寒冷，水寒搏激，气机上逆所致，临床见呃声低微，良久而作，是预后不良之兆。属实者即本条所述，乃里实不通，浊气不得下泄，反而上逆所致，除有腹满见症外，尚可见呃声响亮，频频发作，治疗应以泻浊攻实为急务。其方法应视病人大小便何部不利，给予因势利导。若小便不利者，系水热互结，应予清热利尿；若大便不利，系肠间壅塞，应予软坚通便。二便畅利，邪有出路，胃中浊气得以下降，则哕证自愈。

上述注家，一致认为本条是热实致哕。沈金鳌引《类证活人书》语，提出小便不利用猪苓汤，大便不通用调胃承气汤，补充了本条文未出方剂之不足。陈修园把对哕证虚实的认识扩大到《伤寒论》全书的辨证中去，其观点也是正确的。

（李春生）

辨霍乱病脉证并治

〔原文〕

382. 问曰：病有霍亂者何？答曰：嘔吐而利，此名霍亂。

〔校勘〕

成无己本、《金匮玉函经》："此名"均作"名曰"。

《千金翼方》："何"下有"也"字，"此名"作"名为"。

〔词解〕

霍乱：根据《伤寒论》原文自答，呕吐而利，名为霍乱。古代把上吐下泻同时并作的病都包括在霍乱的范围内，认为是胃肠挥霍缭乱的现象，所以叫霍乱。它既包括烈性传染病的"霍乱"，也包括一般的急性胃肠炎。

〔提要〕

霍乱的概念。

〔选注〕

成无己：三焦者，水谷之道路，邪在上焦，则吐而不利；邪在下焦，则利而不吐；邪在中焦，则既吐且利，以饮食不节，寒热不调，清浊相干，阴阳乘隔，遂成霍乱。轻者止曰吐利，重者挥霍缭乱，名曰霍乱。

张令韶：霍者忽也，谓邪气忽然而至，防备不及，正气为之仓忙错乱也。胃居中土，为万物之所归，故必伤胃，邪气与水谷之气交乱于中，上呕吐而下利也。吐利齐作，正邪纷争，是名霍乱。

葛洪：凡所以得霍乱者，多起于饮食。或饱食生冷物，杂以肥鲜酒脍，而当风履湿，薄衣露坐，或夜卧失覆之所致也。

巢元方：霍乱者，由人温凉不调，阴阳清浊二气有相干乱之时。其乱在于肠胃之间者，因遇饮食而变，发则心腹绞痛，其有先心痛者，则先吐；先腹痛者，则先利；心腹并痛者，则吐利俱发。挟风而实者，身发热，头疼体痛，而复吐利；虚者，但吐利，心腹刺痛而已。亦有饮酒食肉，腥脍生冷过度，因居处不节，或露卧湿地，或当风取凉，而风冷之气归于三焦，传于脾胃，脾胃得冷则不磨，不磨则水谷不消化，亦令清浊二气相干，脾胃虚弱则吐利，水谷不消则心腹胀满，皆成霍乱。霍乱，言其病挥霍之间便致缭乱也。

〔评述〕

本条介绍了霍乱的主要症状是呕吐而利，明确了霍乱的概念。历代注家论述甚详，无论从病因、病机、证候表现以至分类等方面都有描述。病因是因于"饮食或饱食生冷物，杂以肥鲜酒脍，而当风履湿，薄衣露坐，或夜卧失覆"，病机是三焦气化不利，脾胃虚弱，正邪纷争，证候除有吐利之外，尚有腹痛、发热、头疼、体痛等症状，对本病的认识详尽而且也很正确。

（郭正权）

〔原文〕

383. 問曰：病發熱頭痛，身疼惡寒，吐利者，此屬何病？答曰：此名霍亂。霍亂自吐下，又利止，復更發熱也。

〔校勘〕

成无己本："自吐下"上无"霍乱"二字。

《金匮玉函经》："寒"字下有"不复"二字，"此名"作"当为"，无"自"字。

《千金翼方》："寒"下有"而复"二字。

〔提要〕

表里同具的霍乱证。

〔选注〕

成无己：发热、头痛、身疼、恶寒者，本是伤寒，因邪入里，伤于脾胃，上吐下利，令为霍乱。利止里和，复更发热者，还是伤寒，必汗出而解。

《金鉴》：此承上条，以详出其证也。头痛、身疼、发热、恶寒，在表之风寒暑热为病也；呕吐、泻利，在里之饮食生冷为病也。具此证者，名曰霍乱。若自呕吐已，又泻利止，仍有头痛、身疼、恶寒，更复发热，是里解而表不解也。

方有执：发热头痛、身疼恶寒，外感也；吐利，内伤也。上以病名求病证，此以病证实病名，反复鲜明之意。

张令韶：夫但曰利止，而不曰吐止者，省文也。

〔评述〕

注家对本条看法是一致的，均认为是表里同病，发热头痛、身疼恶寒是表证，吐利是里证；利止是里证得解，更复发是表证不除。

中医学中的霍乱，概念比较广泛。它既包括了现代医学中的霍乱，又包括了急性胃肠炎。有的病例兼有外感表证，但并不是所有发热都可作为表证，正如陆渊雷所说："霍乱初起，但有胃肠证候，吐利前不发热，其后转为全身症状，乃发热谵妄，颇似伤寒。"此种情况不可不辨而妄用表散之剂。

（郭正权）

〔原文〕

384. 傷寒，其脉微澀者，本是霍亂，今是傷寒，卻四五日，至陰經上[1]轉入陰必利，本嘔下利者，不可治也。欲似大便，而反失氣，仍不利者，此屬陽陰也，便必鞕，十三日愈，所以然者，經盡故也。下利後當便鞕，鞕則能食者愈，今反不能食，到後經[2]中，頗能食，復過一經[3]能食，過之一日[4]當愈，不愈者，不屬陽明也。

〔校勘〕

《金匮玉函经》："必利"作"当利"，"本呕下利者"句"本"字下有"素"字，"不可治"作"不治"，"欲似"作"似欲"，"而反"作"但反"，"仍不利者"作"而仍本利"，"此属阳明也"句作"是为属阳明"，"必硬"作"必坚"，自"下利后"句以下，另立一条，成无己本同。而"硬"字，《金匮玉函经》部作"坚"，"不愈者"作"若不愈"。

〔词解〕

（1）至阴经上：这里阴经指太阴经。

（2）后经：即第二个六天，古人认为伤寒按日传变，六天为传完一经。

（3）复过一经：即过了第二个六天。

（4）过之一日：即上文的"十三日愈"，指两个六天再加一天。

〔提要〕

霍乱后又病伤寒的病理变化和转归。

〔选注〕

成无己：微为亡阳，涩为亡血。伤寒脉微涩，则本是霍乱，吐利亡阳、亡血。吐利止，伤寒之邪未已，还是伤寒，却四五日邪传阴经之时，里虚遇邪，必作自利。本呕者，邪甚于上；又利者，邪甚于下，先霍乱里名大虚，又伤寒之邪，再传为吐利，是重虚也，故为不治。若欲似大便，而反失气仍不利者，利为虚，不利为实，欲大便而反失气，里气热也，此属阳明，便必硬也。十三日愈者，伤寒六日，传遍三阴三阳，后六日再传经尽，则阴阳之气和，大邪之气去而愈也。

《金鉴》：此承上条辨发热头痛、身疼恶寒、吐利等症，为类伤寒之义也。若有前证而脉浮紧，是伤寒也。今脉微涩，本是霍乱也，然霍乱之初，即有吐利，伤寒吐利，却在四五日后，邪传入阴经之时始吐利也。此本是霍乱之即呕吐、即下利，故不可作伤寒治之，俟之自止也。若止后似欲大便，而去空气，仍不大便，此属阳明也。然属阳明者，大便必硬，虽大便硬，乃伤津液之硬，未可下也，当俟至十三日经尽，胃和津回，便利自可愈矣；若过十三日大便不利，为之过经不解，下之可也。下利后肠胃空虚，津液匮乏，当大便硬，硬则能食者，是为胃气复至，十三日津回，便利自当愈也，今反不能食，是为胃气未复，俟到十三日后，过经之日，若颇能食，亦当愈也。如其不愈，是为当愈不愈也。当愈不愈者，则可知不属十三日过经便硬之阳明，当属吐利后胃中虚寒不食之阳明，或属吐利后胃中虚燥之阳明也。此则非药不可，俟之终不能自愈也，理中、脾约，择而用之可矣。

魏念庭：此申解霍乱病，似乎伤寒，应为辨明孰为伤寒之吐利，孰为霍乱之吐利，以定治法无误也。伤寒中之吐利有六经形证，而霍乱中之吐利有表里阴阳，俱应一一辨明，方有确见，而不摇惑也。

张璐：若利止而不能食，邪热去而胃气空虚也，俟过一经，胃气渐复，自能食矣。

〔评述〕

成无己认为本条是先病霍乱，后病伤寒，原文也明言是"本是霍乱，今是伤寒"。《金鉴》认为本条是"承上条辨发热头痛，身疼恶寒，吐利等证，为类伤寒之义"，又根据"脉微涩"仍认为是霍乱，所以二者无甚根本分歧。本条通过描述阳明病的病理变化和转归，示人以能食为胃和是疾病当愈的关键，不能食则胃不和，一定要能食才能痊愈。

从患霍乱之后条文中所描述的从太阴证转化为阳明证过程，正是机体的胃肠功能渐复的过程，也正是"虚则太阴，实则阳明"这一病理变化的体现。在客观上依据"当便硬"和"能食"。

（郭正权）

〔原文〕

385. 恶寒脉微而復利，利止，亡血⁽¹⁾也，四逆加人參湯主之。

〔词解〕

（1）亡血：这里作亡津液解。气为阳，血为阴，因此，血又可代表阴液、津液。这里的亡血，是指腹泻后津液亡失而言。

〔提要〕

霍乱病亡阳脱液的脉证和治法。

〔选注〕

成无己：恶寒脉微而利者，阳虚阴胜也，利止则津液内竭，故云亡血。《金匮玉函》曰：水竭则无血，与四逆汤温经助阳，加人参生津益血。

张璐：亡血本不宜用姜附以损阴，阳虚又不当用归芍以助阴，此以利后恶寒不止，阳气下脱已甚，故用四逆以复阳为急也。其所以用人参者，不特护持津液，兼阳药得之，愈加得力耳。设误用阴药，必与腹满不食，或重加泄利呕逆，转成下脱矣。

尤在泾：恶寒脉紧者，寒邪在外也；恶寒脉微者，阳虚而阴胜也。则其利为阴寒而非阳热，其止亦非邪尽而为亡血矣。故当以四逆以温里，加人参以补虚益血也。

《金鉴》：利止亡血，如何用大热补药？利止，当是"利不止"；亡血，当是"亡阳"。

〔评述〕

霍乱病，吐利频作，可以导致阴液大量外泄，而亡阳亡阴的两种可能性均存在。本条恶寒脉微而復利，可知阳气已极度虚衰，如脉数肢温而下利止，当为阳回欲愈。然今虽利止，而恶寒脉微仍在，便非阳回欲愈，而是津液内竭，无物可下之故。由此可见，此证已属亡阳脱液，证候凶险，故必须用四逆汤以回阳固脱，加人参以生津益血，共救欲脱之元阴元阳。

对本条证治的理解，成氏、尤氏之说皆为可从。张氏指出本证若误投阴药，势必加重病情，转成下脱，也是我们在临床治疗所必须引以注意的。惟《金鉴》以为利止不得用大热补药，并以为"亡血"当是"亡阳"之说，殊不知单纯亡血，固不宜大热补药，但本证利止，不仅亡血（亡津液），而阳亦衰微。津亡而阳不虚者，其津自能再生，阳亡而津不亡者，其津亦无后继，故用四逆加人参汤回阳以生津。

〔方剂〕

四逆加人參湯方

甘草二两（炙）　附子一枚（生、去皮、破八片）　乾薑一两半　人參一两

上四味，以水三升，煮取一升二合，去滓，分温再服。

〔校勘〕

《千金要方》《外台秘要》：人参均作"三两"。

〔方解〕

魏念庭：于温之中，佐以补虚生津之品，凡病后亡血津枯者，皆可用也。不止霍乱也，不止伤寒吐下后也。

徐忠可：今利虽止，而恶寒脉微如故，则知其非阳回而利止，乃津液内竭而利止也。

故曰亡血，又当加人参，以生津益血矣。

〔验案〕

徐国祯，伤寒六七日，身热目赤，索水到前，复置不饮，异常大躁，将门牖洞启，身卧地上，辗转不快，更求入井。一医汹汹，急以大承气与服。喻诊其脉，洪大无伦，重按无力，谓曰："此用人参附子干姜之证耶！"医曰："身热目赤，有余之邪，躁急若此，再与姜附，踰垣上屋矣。"喻曰："阳欲暴脱，外现假热，内有真寒，以姜附救之，尚恐不能胜回阳之任，况敢以纯阴之药，重劫其阳乎？观其得水不欲咽，情已大露，岂水尚不欲咽，而反可咽大黄、芒硝乎？天气燠蒸，必有大雨，此证顷刻大汗，不可救矣。且既认大热为阳证，则下之必成结胸，更可虑也。惟用姜附，所谓补中有发，并可散邪退热，一举两得，不必疑虑。"以附子、干姜各五钱，人参二钱，甘草二钱，煎成冷服后，寒战戛齿有声，以重棉和头复之，缩手不肯与诊，阳微之状始见，再与前药一剂，微汗热退而安。（《寓意草》）

王锡村陈某，年三十许，某年夏月，在田间耕作，突然腹痛，急回家。甫登床，便吐泻交作，家属前来请求赶往急诊。到达其家时，病者不能起坐。据家属称：病者素体强健，一向早出晚归，冒暑耕作，常饮井水解渴，少有疾病。今晨下地之前，无任何不适。现发病未及一小时，已吐泻五六次。吐出物初为菜饭，后仅混浊水液，排泄物亦然。触其手足厥冷，遍身冷汗自出，幸喜不黏，按脉沉微。病情急剧，恐煎药不及，因嘱先购桂附理中丸两粒，冲开水顿服。复处人参四逆汤及人参白虎汤各一剂，嘱两方同时购回，同时分煎。其方为：①炮附子三钱，炙甘草三钱，北干姜二钱，横纹潞五钱。②生石膏一两六钱，肥知母三钱，生甘草二钱，粳米一两，八百光参二钱。

患者有一堂叔，颇知药性，见我处方，不解其意，略带责难口气问我，两方药性悬殊，一用附子、干姜，一用石膏、知母，莫非先生对此证属寒属热，尚把握不定？我说，所言似是，但亦不是。此证乃寒邪挟暑。盖病者于劳动时常饮冷水，寒邪早伏于内，又在烈日下耕作，暑邪盛受于外。寒暑交结，已非一日，因其体壮，故未发作。正因邪伏已久，不发则已，发则暴剧。现吐利、肢厥、脉微、汗出，若不急予驱寒扶阳，阳气一脱，则难救治。但证属寒暑交结，辛热之药，虽能扶阳，亦能助暑，阳复太过，虑有躁烦之变，故备煎人参白虎一剂，以应急需。第一剂药煎毕，嘱分三次与服，每隔半小时服一次。服全剂毕，吐利止，手足温，汗敛，神清。甫及二小时，竟呼口渴，唇干，鼻孔烘热，心中烦热。诊其脉濡数，乃令将人参白虎汤频频与服，遂获全安。（《伤寒论汇要分析》）

一宫姓妇，年四十五岁，经停三月，忽然漏下，腹不痛而小腹胀滞下垂，血下成块，头晕，目黑，面色惨白，时时冷呕，脉沉微，身体不能转动，稍动则血下更多，余急命用醋炭薰法，并嘱仰卧勿稍动，速煎大剂"四逆加人参汤"。方用：附子三钱，别直参五钱，频频呷服，一剂稍振，呕止，晕眩减。复诊与"四逆加人参"合"温经汤"，两剂而血止，调治旬日告痊。（《古方临床之应用》）

〔评述〕

本方以四逆汤温经回阳，加人参以生津益血，治阴阳两虚的证候最为合宜。因此，凡病阳气不足，兼有亡血津枯者，皆可采用，不必局限于霍乱、伤寒吐利一途。

从上述病案可见，吐利、宫血等脱水脱血而导致阴竭阳亡、厥冷脉微，甚至出现里真寒外假热等证者，皆当亟用本方，不可迟误。《景岳全书》"四味回阳饮"即本方，治亡阳虚脱，危在顷刻。

（张士卿）

〔原文〕

386. 霍亂，頭痛發熱，身疼痛，熱多飲水者，五苓散主之；寒多不用水者，理中丸主之。

〔校勘〕

成无己本："丸"作"圆"。

《金匮玉函经》《千金翼方》：均作"汤"。

〔句解〕

（1）热多饮水者，五苓散主之：吐泻交作，兼有发热头痛、身疼痛的表证，热多饮水属热证，用五苓散外解表邪，内散水气，利小便即实大便。

（2）寒多不用水者，理中丸主之：吐泻过度，中阳不足，属于寒性的霍乱，口不渴，当用理中丸治疗。

〔提要〕

辨霍乱表里寒热不同的证治。

〔选注〕

魏念庭：伤寒者，外感病；霍乱者，内伤病也。伤寒之发热、头痛、身疼、恶寒，风寒在营卫；霍乱之头痛、身疼、恶寒必兼吐下，风寒在胃府也。风寒之邪，何以逼入胃府，则平日中气虚歉，暴感风寒，透表入里，为病于内。因其为风寒客邪，故发热头痛，身疼恶寒，与伤寒同；因其暴感胃府，故兼引吐利，与伤寒异。此二病分开之源头也。其所以吐利时不热，利止复热者，感则亦因中气虚弱，当吐利行时，邪虽在胃，而气散热不能发，利止气收方发耳。亦异于伤寒之发热在表，无作息时也。既明霍乱致病之由，为病与伤寒之异，而治法方可就其人之寒热施之。热多者，胃虽虚自热多，虚热者，吐利行必大饮水，五苓散主之，导湿清热滋干，所必用也。寒多者，胃素虚且寒多，虚寒者，吐利引，必不用水，理中丸主之，温中燥湿，补虚所必用也。

成无己：头痛发热，则邪自风寒而来，中焦为寒热相半之分，邪稍高者，居阳分，则为热，热多欲饮水者，与五苓散以散之；邪稍下者，居阴分，则为寒，寒多不用水者，与理中丸温之。

陆渊雷：此条言霍乱既转全身症状时，分热多寒多两种治法，热多寒多是言其因，非言其证，欲从饮水与不用水上勘出，病虽转属全身症状，其吐利仍未止，何以知之？以五苓散主水，入则吐，理中丸亦主吐利故也。五苓散必小便不利，此条不言者，省文也。凡霍乱小便不利者，预后多恶，故五苓为霍乱要药。由药效以测病理，知头痛、发热、身疼，皆尿中毒所致，其证颇近于表；理中则专治胃肠，其证仍在于里，虽有全身症状，自较五苓为少也。

〔评述〕

以上三家注释各有所取之处。魏氏认识到吐泻是由"风寒客邪，暴感胃府"所引起，成无己亦认为是风寒外邪引起，这点是正确的。霍乱是外邪致病，非内伤杂病。古代所说的霍乱，当包括今日的急性胃肠炎及真性霍乱在内。在辨寒热时，成无己以偏上、偏下辨寒热，陆渊雷以偏表、偏里辨之，均不妥。应以临床脉证辨别。若渴欲饮水、脉浮、发热、头痛、身痛、吐泻交作，可用五苓散，分利水湿，外解表邪，后世恐其力逊，多以胃苓汤取效；若口不渴、脉沉迟、吐泻、身冷等寒证时，应用理中丸。条文中只以渴与不渴辨寒热是约客之法，应结合临床具体脉证综合分析才行。

〔方剂〕

理中丸方

人参　乾薑　甘草（炙）　白术各三兩

上四味，搗篩，蜜和爲丸，如鷄子黄許大，以沸湯數合，和一丸，研碎，溫服之，日三四，夜二服，腹中未熱，益至三四丸，然不及湯。湯法：以四物依兩數切，用水八升，煮取三升，去渣，溫服一升，日三服。若臍上築者，腎氣動也，去术加桂四兩；吐多者，去术加生薑三兩；下多者，還用术；悸者，加茯苓二兩；渴欲飲水者，加术，足前成四兩半；腹中痛者，加人參，足前成四兩半；寒者，加乾薑，足前成四兩半；腹滿者，去术，加附子一枚。服湯後如食頃[1]，飲熱粥一升許，微自溫，勿發揭衣被。

〔校勘〕

《金匮玉函经》："丸"作"圆"，"筛"字下有"为末"二字，"如鸡子黄许大"句作"如鸡子黄大"，"日三服"句下有"加减法"三字。

《金匮玉函经》、成无己本："日三四"作"日三服"。

〔词解〕

（1）如食顷：相当一顿饭的工夫。

〔方解〕

方有执：理，治也，料理之谓；中，里也，里阴之谓。参术之甘，温里也；甘草甘平，合中也；干姜辛热，散寒也。

柯韵伯：太阴病，以吐利、腹满痛为提纲，是遍及三焦矣。然吐虽属上而由于腹满，利虽属下而由于腹满，皆因中焦不治，以致之也。其来由有三，有因表虚而风寒自外入者，有因下虚而寒湿自下上者，有因饮食生冷而寒邪由中发者。总不出乎虚寒，法当温补，以扶胃脘之阳，一理中而满痛吐利诸症悉平矣。故用白术培脾土之虚，人参益中宫之气，干姜散胃中之寒，甘草缓三焦之急也。且干姜得白术，能除满而止吐，人参得甘草能疗痛而止利。或汤或丸，随机应变，此理中确为之主剂欤。

钱潢：后加减方，文理悖谬，量非仲景之法。

陆渊雷：理中丸、人参汤为太阴病主方，其证心下痞硬，腹痛吐利。心下痞硬且吐者，胃机能衰弱也，人参干姜主之；腹痛者，伤寒而蠕动亢进，干姜主之；下利者，小腹有卡他性炎症，肠内容物不被吸收，反有炎性渗出物流于肠管也，术主之；吐利腹痛则急迫可知，甘草主之。今以治霍乱者，以霍乱之吐利，由胃肠感寒而起，补救人体之弱点，即所以抵抗病毒也。

左季云：本汤兼治：①寒霍乱；②吐血；③四肢浮肿；④心下嘈杂吐水；⑤咳嗽吐清水；⑥唾水不休；⑦呃逆不休；⑧手足微冷少神；⑨虚寒脏躁；⑩久病大便难；⑪久患腹泻，遂成足痿；⑫遗精；⑬安胎；⑭反胃；⑮口中流涎；⑯口渴；⑰上热下寒之喉痹、大泄证。

〔验案〕

某女，36 岁。慢性泄泻四五年，大便稀烂黏液，每日一至三次，常伴腹痛，每于受凉或食生冷之物后泄泻及腹痛加重。检查大便常规无异常，细菌培养阴性。诊时见面色萎黄，脐周轻度压痛，舌质淡而胖嫩，苔白，辨证属脾胃虚寒。予党参 12g，炮姜 12g，甘草 6g，白术 12g，肉桂 3g，附片 9g（先煎）。三帖后，腹冷痛减，便溏有所改善，乃续以桂附理中丸治之，一周后大便减为每日一次，质多半成形，腹冷痛续减。(《经方应用》)

〔评述〕

理中丸（汤）是伤寒论中的重要方剂，为甘辛温补之剂，是太阴病的主方，在伤寒论中其证有三条：159、386、396 条。其病症有"霍乱，寒多不用水者"，有"大病差后，喜唾，久不了了，胸上有寒者"，有"腹病自利者"。其方药，以柯韵伯解释为好。至于方后加减法，杂乱无章，又不切临床实用，同意钱潢所注"量非仲景之法"。而后世的一些加减法颇为临床实用。如加大黄治胃中寒、肠中热的大便初硬后溏证，又可治《伤寒论》中"固瘕"一证；加川椒、乌梅，可温胃而止吐蛔；加附子可治六脉沉细，腹痛吐利；加茵陈蒿，可治阴黄证。太阴病挟胃中有热者，可用连理汤；加枳实成治中汤，可治太阴病兼气滞者；食少纳呆者加木香、砂仁为香砂理中汤；胃中寒冷痛甚者，可加丁香、吴萸成丁萸理中汤；兼有肝郁者，可加木瓜为和中汤。后世经验颇为丰富，不可据守条文中的加减法。理中汤为强壮性的健胃剂，可以治疗多种疾病，运用极其广泛，如小儿单纯性消化不良、中毒性消化不良、胃十二指肠球部溃疡、肠结核、咳嗽、慢性肠炎、佝偻病等，但须结合脉证，适当加减化裁，辨证施治。

(纪晓平)

〔原文〕

387. 吐利止，而身痛不休者，当消息[1]和解其外，宜桂枝汤小和[2]之。

〔词解〕

(1) 消息：斟酌的意思。

(2) 小和：意思是"少少与之"，取其调和之意。

〔提要〕

本条叙述里和表不解的治法。

〔选注〕

成无己：吐利止，里和也；身痛不休，表未解也，与桂枝汤小和之。

张令韶：《本经》凡言小和、微和者，谓微邪而毋庸大攻也。

〔评述〕

本条主要说明霍乱病呕吐、腹泻停止后，身体疼痛不止，这是里和表不解的缘故，应该斟酌情况，先解除表证，一般来说，选用桂枝汤小剂和解，调和营卫是较为适宜的。

仲景文笔简要，理意深奥，往往是方中寓法，法外示方。本条寥寥数语虽指明霍乱病吐利止而身痛不休的治法和选方，然消息二字寓有灵活变通、随证选药的意思，示人要斟酌病情，辨证论治。如吐利止、身痛不休，还必须兼有脉浮头痛、发热恶寒等表证，选用桂枝汤才适合；如见表证身痛不休，而脉沉迟，这是阴液受耗，筋脉失养，应选桂枝新加汤；若兼阳虚恶寒重，当再加附子以复阳；若卫虚多汗而身痛的，可用黄芪建中汤治疗，不必拘于桂枝汤一方。

（李　林）

〔原文〕

388. 吐利汗出，發熱惡寒，四肢拘急，手足厥冷者，四逆湯主之。

〔提要〕

吐利汗出亡阳脱液证治。

〔选注〕

张隐庵：吐利汗出，乃中焦津液外泄；发热恶寒，表气虚也；四肢拘急，津液竭也；手足厥冷者，生阳之气不达于四肢，故主四逆汤，启下焦之真阳，温中焦之土气。

陈修园：此言四逆汤能滋阴液也。此证尚可治者，在发热一证，为阳未尽亡。又曰：中焦之津液，内灌溉于脏腑，外濡养于筋脉，吐则津液亡于上矣，利则津液亡于下矣，汗出则津液亡于外矣。亡于外，则表虚而发热恶寒；亡于上下，则无以荣筋，而四肢拘急，无以顺接而手足厥冷者，以四逆汤主之，助阳气以生阴液。方中倍用炙甘草，以味补阳。

〔评述〕

本条叙述了霍乱吐利汗出，以致亡阳液脱。阳气虚则恶寒，阳气虚不能达于四肢则手足厥冷，阳气越于外则身热；津液大量丧失而脱液，筋脉无以濡养则转筋。故用四逆汤逐寒回阳，阳回则阴液自复。

陈氏谓四逆汤能滋阴液，是从"阳生阴长"的角度提出来的，因此只有在阳未尽亡，阳微不能化液的情况下，用本方助阳气以生阴液，从而达到治疗目的。若前阴竭，是由阳亢所致，用四逆汤犹抱薪救火，必致危殆。

（李　林）

〔原文〕

389. 既吐且利，小便復利，而大汗出，下利清穀，內寒外熱[1]，脉微欲絶者，四逆湯主之。

〔校勘〕

《金匮玉函经》："内寒"作"里寒"。

〔词解〕

（1）内寒外热：即内真寒外假热。

〔提要〕

内真寒外假热之阴盛格阳证治。

〔选注〕

钱潢：吐利则寒邪在里，小便复利，无热可知，而大汗出者，真阳虚衰而卫气不密，阳虚汗出也；下利清水完谷，胃寒不能杀谷也；内寒外热，非表邪发热，乃寒盛于内，格阳于外也；阴寒太甚，阳气衰微，故脉微欲绝也。急当挽救真阳，故以四逆汤主之。

《金鉴》：霍乱之为病，既吐且利，津液内亡，小便当少，而无汗。今小便复利，而大汗，下利清谷，脉微欲绝者，是外之阳虚不能固护，内之阴寒独盛于中，内真寒而外假热也。故不用理中，而以四逆主之也。

柯韵伯：吐利交作，中气大虚，完谷不化，脉微欲绝，气血衰亡矣。小便复利而大汗出，是门户不要，玄府不闭矣。所幸身热未去，手足不厥，则卫外之阳，诸阳之本犹在，脉尚未绝，有一线生机，正胜而邪可却也。

丹波元简：案据少阴篇厥阴篇之例，此条所主当是通脉四逆汤。

〔评述〕

钱氏、《金鉴》等认为"内寒外热"是内真寒外假热，本证虽言外热，余无表证、表脉可征，且有一派里虚寒见证，可见此外热并非表证，而是阴盛格阳，虚阳外浮的现象，与317条"身反不恶寒"同理。根据317、370条"里寒外热"为阴盛格阳证，是知此条亦是阴盛格阳证。钱氏、《金鉴》之说极是。

丹波元简认为本证所主当是通脉四逆汤。观通脉四逆汤所主者是阴盛格阳重证，设四逆汤不足以杀其势者，自可选用通脉四逆汤以救之。

（周安方）

〔原文〕

390. 吐已下断，汗出而厥，四肢拘急不解，脉微欲绝者，通脉四逆加猪胆汤主之。

〔校勘〕

《千金方》："吐已下断"作"吐下已断"，无"加猪胆"三字。

《金匮玉函经》、成无己本："胆"下有"汁"字。

〔提要〕

阴竭阳亡证治。

〔选注〕

成无己：吐已下断，津液内竭，则不当汗出，汗出者不当厥，今汗出而厥，四肢拘急不解，脉微欲绝者，阳气大虚，阴气独胜也。若纯与阳药，恐阴为格拒，或呕或躁，不得复入也，与通脉四逆汤加猪胆汁。胆苦入心而通脉，胆寒补肝而和阴，引置阳药不被拒格。《内经》曰："微者逆之，甚者从之。"此之谓也。

方有执：已，止也；下，即利也；断，绝也。此总上文言吐利两皆止绝，而又以其余证之不解者，更出以治也。不解之证者，阳极虚阴极甚，脾气亦衰微也，然极则剧矣。通脉四逆加猪胆汁者，与少阴白通同一反佐以疏利，则正治反格拒之意也。

陈修园：此合上两节之证而言也，上节以四逆汤滋阴液，次节以四逆汤助阳气，此节气血两虚，又宜通脉四逆加猪胆汁汤生气而补血也。

吴遵程：汗出而绝，脉微欲绝，而四肢拘急全然不解，又兼无血以柔其筋，脉微欲绝，固为阳之欲亡，亦兼阴气亏损，故用通脉四逆以回阳，而加猪胆汁以益阴，庶几将绝之阴不致为阳药所劫夺也。注家认为阳极虚，阴极盛，故用反佐之法以通其格拒，误矣。

〔评述〕

吐已下断，并非阳复佳兆，乃无物可吐而自已，无物可下而自断，是为阳气、阴液俱竭的危候。这一点，各注家的意见基本相同。至于成、方二氏所论阳极虚阴极盛，此"阴"，乃指阴寒之邪气独胜，而非阴液之无损之意，故吴氏的指责不妥。对本条中猪胆汁的功用，注家看法不一，多数认为意在反佐，而吴氏认为取其益阴之功。查诸本草，并无猪胆汁益阴之说，且单以猪胆汁一味，也难起到救阴之效，故应以反佐之说为是。

〔方剂〕

通脉四逆汤方

甘草二两（炙）　　乾薑三两（强人可四兩）　　　附子大者一枚（生，去皮，破八片）猪膽汁半合

上四味，以水三升，煮取一升二合，去渣，内猪膽汁，分温再服，其脉即來，無猪膽，以羊膽代之。

〔校勘〕

《金匮玉函经》：猪胆汁"半合"作"四合"，《肘后方》作"一合"。

〔方解〕

通脉四逆汤即四逆汤倍干姜，其复阳驱阴的功用较四逆汤为急，但恐辛热太甚，反为阴寒所格，故取猪胆汁以为反佐，取《内经》"甚者从之"之意。

〔验案〕

触受寒疫不正之气，挟湿滞交阻，太阴阳明为病，清浊相干，升降失常，猝然吐泻交作，脉伏肢冷，目陷肉削，汗出如雨。脾主四肢，浊阴盘踞中州，阳气不能通达，脉伏肢冷，职是故也。阴无退散之期，阳有散亡之象，阴霍乱之重证，危在旦夕，勉以通脉四逆汤加味，驱内脏之阴，复外散之阳，未识能有挽回否。熟附片、淡干姜、炙甘草、仙半夏、淡吴萸、制川朴、赤猪苓、姜川连、猪胆汁、葱白头。(《丁甘仁医案》)

〔评述〕

本方加味深得仲景法度，妙在以葱白加强破阴回阳之功，更添黄连一味，与猪胆汁协同，反佐之效更佳，实堪后世师法。

(朱邦贤)

〔原文〕

391. 吐利發汗[1]，脉平[2]，小煩[3]者，以新虚不勝穀氣[4]故也。

〔校勘〕

《金匮玉函经》《脉经》："吐利发汗，脉平，小烦者"均作"吐利发汗后，其人脉平小烦者。"

〔词解〕

(1) 吐利发汗：山田正珍根据本论"发汗吐下后病脉证并治篇"于"吐利发汗"句下补一"后"字，当从之。

（2）脉平：即脉象平和，恢复正常之脉。

（3）小烦：即略觉烦闷不舒。

（4）不胜谷气：谷气，指食物。不胜谷气，即消化力弱的意思。

〔提要〕

病后胃弱，须注意饮食调理。

〔选注〕

《金鉴》：霍乱吐下已断，汗出已止，脉平和者，内外俱解也，法当食。食之小烦者，以吐下后新虚不胜谷气故也，节其饮食，自可愈矣。

陈修园：此言人以胃气为本，经曰："得谷者昌，失谷者亡。"霍乱吐利，胃气先伤，当顾之，故结此一条，似终霍乱之义。

〔评述〕

《伤寒论译释》指出："本条原文未出治法，《金鉴》谓节其饮食，自可向愈，这是就本条的情况而言，但若给以适当的药物来助运化，亦未为不可。"

（周安方）

辨阴阳易差后劳复病脉证并治

〔原文〕

392. 傷寒，陰陽易之爲病，其人身體重，少氣，少腹裏急，或引陰中拘攣，熱上衝胸，頭重不欲舉，眼中生花，膝脛拘急者，燒裩散主之。

〔校勘〕

《金匮玉函经》："花"字下有"眼胞赤"，"裩"作"裙"。

《千金翼方》："花"作"痂胞赤"。

《诸病源候论》："眼中生花"作"眼内生眯"。

〔词解〕

裩：音坤（kūn），有裆的裤子，以别于无裆的套裤而言。

〔提要〕

阴阳易证治。

〔选注〕

成无己：大病新差，血气未复，余热未尽，强合阴阳得病者名曰易。男子病新差，未平复，而妇人与之交，得病，名曰阳易；妇人病新差，未平复，男子与之交，得病，名曰阴易。以阴阳相感，动其余毒相染着，如换易也。其人病身体重，少气者，损动真气也；少腹里急，引阴中拘挛，膝胫拘急，阴气极也；热上冲胸，头重不欲举，眼中生花者，感动之毒，所易之气薰蒸于上也，与烧裩散以道阴气。

陈素中：男病新差，女子与交，曰阳易；女病新差，男子与交，曰阴易，细考之，即女劳复也。有谓男病愈后，因交而女病；女病愈后，因交而男病，于理未然，古今未尝见此病也。

〔评述〕

阴阳易一病，古今医家认识不一。一种认为是病后交媾，男病传女，女病传男。易，作交易解释，成氏即此观点。另一种认为本证即女劳复，病后正气未复，房劳伤精，病与先易，易作变易理解，如陈素中所注。现代医家多以后者为是。根据证候并结合临床实际分析，成氏的说法似乎与理不合，正如《伤寒论译释》所说："一、从病名上来讲，既曰交易，则其病应与先病之人症状相同，因此才为传染之规律，但考之伤寒六经中，未有见此证候记载。二、谓因毒气盛，故好人感之即病。既然毒气盛，为何病人得以痊愈而行交接呢？三、从此病的证候上看，全属津亏之象，诸家也都承认这一点。"

总的说来，本条可提示人们注意，病初愈，元气未复，应严格节制房室，以免耗伤精气而致旧病复发或导致他变。

〔方剂〕

燒裩散方

婦人中裩近隱處，取燒作灰。

上一味，水服方寸匕，日三服，小便即利，陰頭微腫，此爲愈矣。婦人病，取男子褌燒服。

〔校勘〕

《金匮玉函经》、成无己本：作"上取妇人中褌近隐处剪烧灰，以水和服方寸匕，日三服，小便利，阴头微肿则愈。妇人病，取男之褌裆烧灰"。

〔方解〕

《金鉴》：男女褌裆浊败之物也，烧灰用者，取其通散，亦同气相求之义耳。服后或汗或小便利则愈，阴头微肿者，是所易之毒，从阴窍而出，故肿也。

王肯堂：尝治伤寒病未平，复犯房室，命在须臾，用独参汤调烧褌散，凡服参一二斤余，得愈者三四人，信哉用药不可执一也。

〔评述〕

对本方后世少有实践应用记录，恐无多少实际价值。王氏虽曾治愈三四人，但皆重用人参，很难证明是烧褌散的功用，故仍不足为凭。

（肖德新）

〔原文〕

393. 大病[1]**差後勞復**[2]**者，枳實梔子豉湯主之。**

〔校勘〕

《金匮玉函经》《注解伤寒论》："主之"句下均有"若有宿食者，加大黄如博棋子大五六枚"十六字。

〔词解〕

(1) 大病：《诸病源候论》云："大病者，中风、伤寒、热劳、温疟之类是也。"

(2) 劳复：疾病新愈，因劳累又发的，叫劳复。

〔提要〕

劳复证治。

〔选注〕

钱潢：凡大病新差，真元大虚，气血未复，精神倦怠，余热未尽，但宜安养，避风节食，清虚无欲，则元气日长，少壮之人，岂惟复归而已哉。若不知节养，必犯所禁忌，而有劳复、女劳复、食复、饮酒复剧诸证矣。夫劳复者，如多言多虑，多怨多哀，则劳其神，梳洗沐浴，早坐早行，则劳其力，皆可令人重复发热，如死灰之复燃，为重复之复，故谓之复。但劳复之热，乃虚热之从内发者，虽亦从汗解，然不比外感之邪，可从辛温发散取汗也，故以枳实栀子豉汤主之。惟女劳复，虽为劳复之一，而其见证危险，治法迥别矣，多死不救。所以吴绶谓前人有大病新差，如大水浸墙，水退墙酥，不可轻犯之喻也。

曹颖甫：大病差后，精气消歇，静以养之，犹恐本原之难复。若夫病后劳力，则百脉张而内热易生，汗液泄而表阳不固；内热生则不思饮食，表阳虚则易感风寒。烦热在里，则中气易塞，风邪外袭，则表气不濡。枳实以降之，栀子以清之，香豉以散之，而表里自和矣。若以病后中虚，食入易停，便当从宿食治，但加大黄如博棋子大五六枚。不需用大小承气者，则以病后胃虚，不胜重剂故也。

〔评述〕

凡大病新瘥，正气要复或余邪未尽，每因操劳过度、饮食不节、七情伤感、房劳饮酒等皆可令旧病复发，通称劳复。《通俗伤寒论》将伤寒复证分为劳复、食复、房复、感复、怒复等几种，认为本条所述之证为食复。以方测证，本证当见胸腹胀闷、发热烦躁等表现。

〔方剂〕

枳實梔子豉湯方

枳實三枚（炙）　梔子十四個（擘）　豉一升（綿裹）

上三味，以清漿水[1]七升，空煮取四升，内枳實、梔子，煮取二升，下豉，更煮五六沸，去滓，温分再服，復令微似汗。若有宿食者，内大黄如博棋子大[2]五六枚，服之愈。

〔词解〕

（1）清浆水：①徐灵胎曰：浆水即淘米泔水，久贮味酸为佳。②吴仪洛曰：一名酸浆水，炊粟热投冷水中浸五六日，味酢生白花，色类浆，故名。若浸至败者害人，其性凉善走，能调中宣气，通关开胃，解烦渴，化滞物。以上二说大致相同。

（2）博棋子大：《千金方》羊脂煎方后云，棋子大小如方寸匕；又《千金方·服食门》云，博棋子长二寸，方一寸。

〔方解〕

枳实宽中下气，栀子泄热除烦，香豉宣泄陈腐，更用浆水煮药，以开胃调中化滞，合之具有泄热除烦，和中化滞的作用。若更兼宿食者，再加大黄以荡涤肠胃，推陈致新。

（肖德新）

〔原文〕

394. 傷寒差以後，更發熱，小柴胡湯主之。脉浮者，以汗解之；脉沉實者，以下解之。

〔校勘〕

成无己本、《金匮玉函经》："发热"下均有"者"字。

〔提要〕

差后更发热的治法。

〔选注〕

《金鉴》：此承上条详言证脉以别其治也。伤寒差已后，更复发热者，虽有劳复、食复之别，然须分或宜和，或宜汗，或宜下之不同。如脉浮有表证当以汗解者，用枳实栀子豉汤汗之；脉沉有里证当以下解者，用枳实栀子豉加大黄汤下之；若无表里证当和解之者，用小柴胡汤和之。对证施治，斯为合法。

钱潢：伤寒既差已后，更发热者，若病后余气作虚热，若复感外邪而发热，亦属病后新虚，理宜和解，但察其脉证之类于半表半里之少阳者，小柴胡汤主之。若脉浮则邪盛于表，必有可汗之表证，仍当以汗解之，但病后新虚，不宜用麻黄过汗，使伤卫亡阳。若脉沉实者，沉为在里，实则胃实，仍当用下法解之，但胃气已虚，不宜用承气峻下，宜消息其虚实，或小承气，或调胃，或如博弈子之法，随其轻重以为进止可也。

〔评述〕

伤寒病后，邪气虽退，正气尚未全复，若调摄失宜，或受外感，或饮食过度，每会引起再度发热。治疗这种发热时，与一般发热不同，因为病后正气已虚，虽有邪气，亦必须在照顾正虚的前提下祛邪。本条不过举例而言，总的精神是解表不可过汗，攻下切忌峻泻。临证时，应酌情注意在益气、养胃、滋阴的基础上祛邪。

（肖德新）

〔原文〕

395. 大病差後，從腰以下有水氣者，牡蠣澤瀉散主之。

〔校勘〕

《金匮玉函经》："水气"下无"者"字。

〔提要〕

大病差后，腰以下水肿的治疗。

〔选注〕

钱潢：大病后，若气虚则头面皆浮，脾虚则胸腹胀满，此因大病之后，下焦气化失常，湿热壅滞，膀胱不泻，水性下流，故但从腰以下水气壅积，膝胫足跗皆肿重也。似未犯中上二焦，中气未虚，为有余之邪，脉必沉数有力，故但用排决之法，而以牡蛎泽泻散主之。

喻嘉言：腰以下有水气者，水渍为肿也。《金匮》曰"腰以下肿，当利小便"，此定法也。乃大病后脾土告困，不能摄水，以致水气泛溢，用本汤峻攻，何反不顾其虚耶？正因水势未犯半身以上，急逐其水，所全甚大，设用轻剂，则阴水必袭入阳界，驱之无及矣。庸工遇大病后，悉用温补，自以为善，孰知其大谬哉。

〔评述〕

本条文文字虽简略，但据方测证，可知此为重病愈后，下焦气化失常，湿热壅滞，以致水气不行，停留作肿。肿的部位在腰半以下，可说明其病的重心在下在里，属热属实。《金匮要略》指出："诸有水者，腰以下肿，当利小便；腰以上肿，发汗乃愈。"可与本条互证。钱氏认为"以未犯中上二焦，中气未虚，为有余之邪，脉必沉数有力"，指出了本证病机和脉象的特点，很有说服力。但必须注意，牡蛎泽泻散为攻逐利水之峻剂，实肿为宜，若病后脾虚作肿者，慎不可用，当从真武汤、济生肾气丸、实脾饮、防己黄芪汤等一类方剂中选择使用。

〔方剂〕

牡蠣澤瀉散方

牡蠣（熬） 澤瀉 蜀漆（暖水洗去腥） 葶藶子（熬） 商陸根（熬） 海藻（洗去咸） 栝樓根各等分

上七味，异捣下篩爲散，更於臼中治之，白飲和服方寸匕，日三服，小便利，止後服。

〔校勘〕

成无己本："葶苈"下无"子"字，"于臼"作"入臼"。

〔方解〕

《金鉴》：以牡蛎破水之坚，泽泻利水之蓄，海藻散水之泛，栝楼根消水之肿。又以蜀漆、苦葶苈、商陆根辛苦有毒之品直捣其巢，峻逐水气，使从大小二便而出。然此方施之于无形气实者，其肿可随愈也。若病后土虚，不能制水，肾虚不能行水，则又当别论，慎不可服也。

尤在泾：牡蛎泽泻散咸降之力居多，饮服方寸匕不用汤药者，急药缓用，且不使助水气也。若骤用补脾之法，恐脾气转滞，而水气转盛，宁不泛滥为患。

〔验案〕

脉如涩，凡阳气动则遗，右胁汩汩有声，坠入少腹，可知肿胀非阳道不利，是阴道实，水谷之湿热不化也，议用牡蛎泽泻散。左牡蛎、泽泻、花粉、川桂枝木、茯苓、紫厚朴，午服。（《临证指南医案》）

〔评述〕

本方中牡蛎、泽泻咸寒利水入肾，泻膀胱之湿热；栝楼根解烦渴而行津液；蜀漆祛痰逐水；葶苈、商陆苦寒，专于行水；海藻咸寒软坚化痰利水，合而为咸寒利水之峻剂。临床应用，总以下焦湿热、正气不虚为审证眼目。正如《金鉴》指出："若病后土虚，不能制水，肾虚不能行水，则又当别论，慎不可服也。"

（肖德新）

〔原文〕

396. 大病差後，喜唾[1]，久不了了[2]，胸上有寒，當以丸藥溫之，宜理中丸。

〔校勘〕

《金匮玉函经》《注解伤寒证》："胸上"均作"胃上"。

《金匮玉函经》：无"以丸药"三字。

〔词解〕

(1) 喜唾：唾是指吐口液。喜唾，是时时泛吐唾沫的症状。

(2) 久不了了：是指缠绵不已的意思。

〔提要〕

大病愈后，虚寒喜唾的治法。

〔选注〕

张令韶：大病差后喜唾者，脾气虚寒也。脾之津为唾，而开窍于口，脾虚不能摄津，故反喜从外窍而出也。久不了了者，气不清爽也。所以然者，以胃上有寒，故津唾上溢，而不了了也。

钱潢：胃上者，胃之上口，贲门也。不用理中汤而用理中丸者，非取其缓也。因病后余症，不必用大剂力救，但欲其常服耳。

周禹载：理中者，理中焦，利在下焦，已为非治，今寒在胃上，何宜理中乎？不知痰积膈上者，总胃虚不能健运也。设复以逐饮破滞之药与之，痰即出矣。独不虑今日之痰虽去，而明日之痰复积乎。惟温补其胃，自使阳气得以展布，而积者去，去者不复积也。

尤在泾：大病差后，胃阴虚者，津液不生，则口干欲饮；胃阳弱者，津液不摄，则口不渴而喜唾，至久之而尚不了了，则必以补益其虚，以温益其阳矣。曰胃上有寒者，非必有寒气也，虚则自生寒耳。理中丸补虚温中之良剂，不用汤者，不欲以水资吐也。

〔评述〕

本条论述了病后中土阳虚，不能收摄津液而致的喜唾证之治疗方法。病后喜唾涎沫证，病因种种。这里指的胸上有寒，其实是由于脾胃阳虚所致。因为脾之津为唾，脾开窍于口。大病之后，脾胃虚寒，运化失司，不仅不能运化水谷之精微，营养于脏腑全身，反而水气停蓄不化，凝积成涎，上溢于口，故喜唾涎沫，久久不已。本证既是脾胃虚寒证，故治应以温补中阳之剂主之，使中阳健运，布精化液，其喜唾之证，必然可愈。而理中丸有健脾补中，温胃化饮之功，故用其治之，以达治病求本之目的。正如周氏所说："惟温补其胃，自使阳气得以展布，而积者去，去者不复积也。"

诸家对本证的分析，探本索源，认识一致，尤以张、周二氏注释清晰，说理透彻，足资参考。从临床实践来看，喜唾一证，原因颇多。本条是中焦虚寒证，故以理中丸温中化饮治之。还可以用香砂六君子汤治疗，应用于脾虚胃弱为主，其中寒不甚者。如是因肾虚不纳，涎沫上泛者，法当补阳镇纳，用都气饮加胡桃肉、补骨脂，或佐制附子以温之，佐白术以制之。如属胃有湿热而口腻唾浊，小便黄赤者，则又当用苦寒清利之剂，佐以芳香化浊，如芩、连、山栀、藿香、佩兰叶、白蔻仁之类。如是肝胃寒逆之吐涎沫，当以吴茱萸汤温胃降逆治之。总之，应辨证求因，施用方剂，才能达到预期效果。

（项琪）

〔原文〕

397. 傷寒解後，虛羸[1]少氣，氣逆欲吐，竹葉石膏湯主之。

〔校勘〕

《注解伤寒论》：在"欲吐"下有"者"字。

〔词解〕

（1）虚羸：羸，音雷（léi）。"虚羸"，是指身体瘦弱。

〔提要〕

伤寒愈后，余热未除，气液两伤的症状和治法。

〔选注〕

汪琥：伤寒本是热病，热邪所耗，则精液消烁，元气亏损，故其人必虚羸少气。气逆欲吐者，气虚不能消饮，胸中停蓄，故上逆而欲作吐也，与竹叶石膏汤调胃气，散热也。

张隐庵：此言差后而里气虚热也。伤寒解后，则津液内竭，故虚羸，中土不足，故少气，虚热上炎，故气逆欲吐，竹叶石膏汤主之。

钱潢：仲景虽未言脉，若察其脉虚数而渴者，当以竹叶石膏汤主之。虚寒者，别当消息也。

《金鉴》：伤寒解后虚羸，寒伤形也；少气，热伤气也；气逆欲吐，余邪挟饮犯胃也。故宜竹叶石膏汤，益虚清热，以降逆气也。

程知：伤寒解后，津液不足则虚羸，余热不尽则伤气，与竹叶石膏汤，以调胃而去虚热。盖前条是治病后虚寒，此条是治病后虚热也。

〔评述〕

伤寒病不但能损伤人体的阳气，而且在化热之后，又能消烁人体之阴液。本条所述之证，虽然伤寒新差，而余热未尽，此时因病程已长，气津已遭到损伤。津液损伤，不能滋养形体，故身体消瘦而虚羸；元气不足，中气亦伤，故动则短气不足以息；余邪未尽，热气上逆，则气逆欲吐。总观全条所述之证，是由于伤寒病后，气液两伤，余热未清所致。而竹叶石膏汤具有生津清热养阴的作用，故作为治本证之主方。所以《金鉴》曰："故宜竹叶石膏汤，益虚清热，以降逆气也。"然而，本条叙证简略，从竹叶石膏汤方药组成来测证，除有以上主要症状外，还应有虚热烦渴，脉象虚数，舌质绛嫩无苔等现象。故钱氏指出"仲景虽未言脉，若察其脉虚数而渴"，为必有的症状。

本条的"气逆欲呕"与397条的"喜唾，久不了了"症状，均为伤寒病后，正虚而致的病变，但有本质的不同。上条是伤寒病后损伤脾胃之阳气，以致脾胃虚寒，不能温化津液所引起，故喜唾口涎；本证是伤寒病后气津两伤，余热未清，胃中虚热气逆欲呕，可见二证同为伤寒病后的虚证，但有虚寒虚热之别，说明仲景以此两条相接，互相对照，以示后人辨证要精细。

〔方剂〕

竹葉石膏湯方

竹葉二把[(1)]　石膏一斤　半夏半升（洗）　麥門冬一升（去心）　人參二兩　甘草二兩（炙）　粳米半升

上七味，以水一升，煮取六升，去渣，内粳米，煮米熟，湯成去米，温服一升，日三服。

〔校勘〕

《金匮玉函经》《注解伤寒论》：人参均作"三两"。

〔词解〕

（1）二把：《本草序例》云："凡云一把者，二两为止。"

〔方解〕

《金鉴》：是方也，即白虎汤去知母，加人参、麦冬、半夏、竹叶也。以大寒之剂，易为清补之方，此仲景白虎变方也。经曰：形不足者，温之以气；精不足者，补之以味。故用人参、粳米，补形气也；佐竹叶、石膏，清胃热也。加麦冬生津，半夏降逆，更逐痰饮，甘草补中，且以调和诸药也。

钱潢：竹叶性寒，而止烦热；石膏入阳明，而清胃热；半夏蠲饮而止呕吐；人参补病后之虚，同麦冬而大添胃中之汁液。又恐寒凉损胃，故用甘草和之，而又以粳米助其胃气也。

尤在泾：竹叶石膏汤乃白虎汤之变法。以其少气，故加参、麦之甘以益气；以其气逆有饮，故用半夏之辛以下气蠲饮，且去知母之咸寒，加竹叶之甘寒。尤于胃虚有热者为有当耳。

〔验案〕

夷坚志云：袁州天庆观主首王自正，病伤寒旬余，四肢乍冷乍热，头重气塞，唇寒舌青，累日不能食，势已甚殆。医徐生诊之曰，脉极虚，是为阴证，必服桂枝汤乃可。留药而归，未及煮，若有语之曰，何故不服竹叶石膏汤，王回顾不见，如是者三，遂买现成药两帖，付童便煎，即尽其半。先时头不能举，若载物千斤，倏尔轻清，唇亦渐暖，咽膈通畅，无所碍，悉服之。少顷汗出如洗，径就睡，及平旦，脱然如常时。（《伤寒论今释》）

吉秀贞妻，年三十，伤寒数月，热不解，脉虚数，舌上黄胎，不欲饮食，咳嗽甚，痰喘壅盛。余与竹叶石膏汤，二三日热稍减，舌上湿润，小便色减，因与竹茹温胆汤（柴胡、橘皮、半夏、竹茹、茯苓、莎草、枳实、黄连、人参、桔梗、麦冬、甘草、生姜），痰退咳安，食大进，不日全快。（《伤寒论今释》）

一男人患暑疫，数十日不解，虚羸，脉细数，舌上无苔而干燥，好冷饮，不食，烦冤不堪，与竹叶石膏汤二剂，烦渴解，食少进，后以气血枯燥，大便难，再与参胡芍药汤，徐徐恢复。（《古方临床之运用》）

〔评述〕

诸家对本方的注释均为清晰，尤其是《金鉴》以《内经》的理论来分析方药的配伍，阐发了仲景制方之深义，说理明确，足资参考。

竹叶石膏汤是一个清补的方剂，它是由白虎加人参汤去知母，加竹叶、半夏、麦冬组成。方中以竹叶、石膏清热除烦，人参、甘草益气生津，麦门、粳米滋养胃液，尤妙在配用半夏辛散，调补药之滞，以和中降逆。因病后虚热，非实火之证，故去原方中知母之苦寒，意在育阴，不在泻火。整个方剂的药物配伍，清中有补，滋中有利，实为益气生津，滋养阴液之良剂，为治伤寒病后、虚而有热的主方。故徐灵胎说："此仲景先生治伤寒愈后调养之方也。"

本方既然有清热除烦，滋阴养液的作用，因此，不论是伤寒、温病、杂病之病后，有气阴两伤的虚热病证者均可应用。前面列举的三个验案，充分地说明了这一点。例一是伤寒旬余，气阴两伤，余热未清，故有乍寒乍热，脉象虚的症状，用本方二剂收功。例二是患伤寒数月热不解，表现为脉虚数，不欲食的证候，亦为久病伤正，气津两虚的虚热证，用此方取得良好效果。例三是患暑热之病，日久不解，脉虚数，舌干无苔，食少烦冤，为暑热伤津，正气不足的虚热证，亦用上方而治愈。由此可见，应用本方，必须是在气阴两伤的情况下，有虚羸少气，气逆欲吐，脉虚数，舌质绛而无苔的症状，用之有效。临床上应掌握这些适应证的特点。

后世医家对本方的应用十分广泛。《外台秘要》用它治"天行表里虚烦，不可攻者"；还可治"骨蒸，唇干口燥，欲得水"的病证。《千金》用此方去石膏、粳米，加茯苓、大枣，治"产后虚渴，少气力"。《总病论》以本方治"虚烦病，兼治中暍吐逆，而脉滑数者"。《张氏医通》云"上半日嗽多，属胃中有火，竹叶石膏降泄之"。《类聚方广义》提出："伤寒或麻疹、痘疮后，余热不退，烦冤咳嗽，口渴，心下痞硬，或呕、或哕者，有效。"近代医家，对肺炎、流感、麻疹，或其他热性病后期，虚热烦渴，食少体弱的病证，用本方治之，同样取得良好的效果。我自己在治热性病和慢性病的恢复期，只要是虚热、食少、烦渴者，用之多收显效。这说明了《伤寒论》的方剂，对临床实践有很大的实用价值，值得研究应用。今将竹叶石膏汤证小结如下表（表9）。

表9 竹叶石膏汤证小结表

病机	久病伤津，余热未尽，气虚体弱
主证	伤寒解后，虚羸少气，气逆欲吐（397条） 还应有虚烦口渴，脉象虚数，舌干无苔的症状
作用	益气生津，清热降逆
方药	竹叶二把　石膏一片　半夏半升　麦冬一升　人参二两　甘草二两　粳米半升

（项　琪）

〔原文〕

398. 病人脉已解[1]，而日暮微烦，以病新差，人强与谷，脾胃气尚弱，不能消谷，故令微烦，损谷[2]则愈。

〔校勘〕

《金匮玉函经》："病人"作"伤寒"。

〔词解〕

（1）脉已解：病脉已除，脉象平和。

（2）损谷：即节制饮食的意思。

〔提要〕

指出病解微烦的机转和处理。

〔选注〕

《金鉴》：病人脉已解，谓病脉悉解也，惟日西微烦者，以病新差，强食谷早，胃气尚弱，不能消谷，故令微烦，不需药也，损谷则愈。

钱潢：病人脉已解，是邪气衰去矣。而日暮犹微觉烦闷者，何也？以邪气初解，为病之新差，脾胃气尚弱，则胃未能消，脾不转输，人强与谷，谷不能消，故至申酉阳明旺时，胃中之谷气郁蒸而烦也。若日将暮时的发热，则是胃中停谷不化，已成日晡潮热，乃阳明胃实之证，即当以下法解之矣。此不过病后新虚，胃不胜谷，谷气稍重耳，故其烦亦微也。不需药物，但节损其谷，则自愈矣。

〔评述〕

本条基本精神与391条完全一致，宜合参。病后初愈，脾胃功能尚未恢复，强令多食，难以消化，故使微烦。文中所谓日暮须活看，若解释为申酉之时，过于狭隘，实际上应指从午后至黄昏这一段时间，一天所进的食物已积累较多，故微烦，经过一夜的休息、消化，则可缓解。由此提示我们，病初愈时要注意节制饮食，以免蓄食不化而生他变。至于其治疗，文中指出"损谷则愈"，意在告诫医者，不可妄施攻伐。联系临床实际，如食积不化，烦闷较甚者也可酌情给予消导化食之剂。

（肖德新）

附录一 条文索引

附录二 方剂索引